# 骨科术后康复

## Rehabilitation for the Postsurgical Orthopedic Patient

## 第 3 版

主　编　Lisa Maxey　Jim Magnusson

主　译　蔡　斌　蔡永裕

副主译　袁　华　李云霞　潘　钰

人民卫生出版社

**敬告**

本书的作者、译者及出版者已尽力使书中的知识符合出版当时普遍接受的标准。但医学在不断地发展，随着科学研究的不断探索，各种诊断分析程序和临床治疗方案以及药物使用方法都在不断更新。强烈建议读者在使用本书涉及的诊疗仪器或药物时，认真研读使用说明，尤其对于新的产品更应如此。出版者拒绝对因参照本书任何内容而直接或间接导致的事故与损失负责。

需要特别声明的是，本书中提及的一些产品名称(包括注册的专利产品)仅仅是叙述的需要，并不代表作者推荐或倾向于使用这些产品；而对于那些未提及的产品，也仅仅是因为限于篇幅不能一一列举。

本着忠实于原著的精神，译者在翻译时尽量不对原著内容做删节。然而由于著者所在国与我国的国情不同，因此一些问题的处理原则与方法，尤其是涉及宗教信仰、民族政策、伦理道德或法律法规时，仅供读者了解，不能作为法律依据。读者在遇到实际问题时应根据国内相关法律法规和医疗标准进行适当处理。

**图书在版编目(CIP)数据**

骨科术后康复/(美)丽莎·麦克西(Lisa Maxey)主编；
蔡斌，蔡永裕主译. —北京：人民卫生出版社，2017
ISBN 978-7-117-24025-3

Ⅰ.①骨… Ⅱ.①丽…②蔡…③蔡… Ⅲ.①骨疾病-
外科手术-康复 Ⅳ.①R680.9

中国版本图书馆 CIP 数据核字(2017)第 012182 号

| 人卫智网 | www.ipmph.com | 医学教育、学术、考试、健康，购书智慧智能综合服务平台 |
| --- | --- | --- |
| 人卫官网 | www.pmph.com | 人卫官方资讯发布平台 |

**骨科术后康复**

主　　译：蔡　斌　蔡永裕
出版发行：人民卫生出版社(中继线 010-59780011)
地　　址：北京市朝阳区潘家园南里 19 号
邮　　编：100021
E - mail：pmph @ pmph.com
购书热线：010-59787592　010-59787584　010-65264830
印　　刷：三河市宏达印刷有限公司
经　　销：新华书店
开　　本：889×1194　1/16　印张：38　插页：12
字　　数：1177 千字
版　　次：2017 年 2 月第 1 版　2024 年 9 月第 1 版第 5 次印刷
标准书号：ISBN 978-7-117-24025-3/R·24026
定　　价：268.00 元

打击盗版举报电话：010-59787491　E-mail：WQ @ pmph.com
(凡属印装质量问题请与本社市场营销中心联系退换)

# 骨科术后康复

## Rehabilitation for the Postsurgical Orthopedic Patient

### 第 3 版

主　　编　Lisa Maxey　Jim Magnusson

主　　译　蔡　斌　蔡永裕

副 主 译　袁　华　李云霞　潘　钰

译校者名单（以姓氏汉语拼音为序）

| | | | | | |
|---|---|---|---|---|---|
| 蔡　斌 | 蔡永裕 | 陈冠文 | 陈睿亨 | 程　图 | 杜子婧 | 方仲毅 |
| 干耀恺 | 韩　冬 | 何雨舟 | 华英汇 | 姜　鑫 | 蒋　佳 | 李慧武 |
| 李圣坤 | 李天骄 | 李云霞 | 刘　达 | 刘丽琨 | 刘　颖 | 陆沈吉 |
| 潘　钰 | 任　锟 | 阮雅莉 | 宋红云 | 唐　燕 | 陶海荣 | 王　菲 |
| 王　祥 | 王　昕 | 王亚伟 | 吴　琼 | 武　文 | 谢幼专 | 徐丽丽 |
| 徐　泉 | 许　涛 | 严孟宁 | 叶济灵 | 袁　华 | 岳　冰 | 张锦程 |
| 张　峻 | 张　鑫 | 赵　龙 | 邹　悦 | | | |

秘 书 组　范　帅　金　磊　吕榆燕　吴超伦　杨海霞　姚　远

人民卫生出版社

# ELSEVIER

**Elsevier(Singapore)Pte Ltd.**

3 Killiney Road
#08-01 Winsland House I
Singapore 239519
Tel:(65)6349-0200
Fax:(65)6733-1817

# 作者名单

Adam Cabalo

Andrew A. Brooks

Babak Barcohana

Ben B. Pradhan

Benjamin Cornell

Bert R. Mandelbaum

Boris A. Zelle

Brian E. Prell

Carlos A. Guanche

Chris A Sebelski

Chris Izu

Christine Prelaz

Clive E. Brewster

Craig Zeman

Curtis A. Crimmins

Daniel A. Farwell

Danny Arora

David Pakozdi

Derrick G. Sueki

Diane Coker

Diane R. Schwab

Edward Pratt

Eric Giza

Eric S. Honbo

Erica V. Pablo

Erin Carr

Freddie H. Fu

George F. Rick Hatch III

Graham Linck

Haideh V. Plock

Holly J. Silvers

James H. Calandruccio

James R. Andrews

James Zachazewski

Jane Gruber

Jason A. Steffe

Jessie Scott

Jim Magnusson

Joel M. Matta

Jonathan E. Fow

Joshua Gerbert

Julie Wong

Kai Mithoefer

Karen Hambly

Kelly Akin Kaye

Kevin E. Wilk

Kristen G. Lowrance

Kyle Coker

Linda de Haas

Linda J. Klein

Lisa Maxey

Luga Podesta

Mark Ghilarducci

Mark R. Phillips

Mark T. Bastan

Mayra Saborio Amiran

Michael D. Ries

Michael M. Reinold

Morgan L. Fones

Neil McKenna

Patricia A. Gray

Paul D. Kim

Paul Slosar

Ralph A. Gambardella

Renee Songer

Reza Jazayeri

Richard D. Ferkel

Richard Joreitz

Rick B. Delamarter

Robert Cantu

Robert Donatelli

Steven L. Cole

Steven R. Tippett

Timothy F. Tyler

Timothy Hartshorn

Tom Burton

Will Hall

本书受"上海市卫生计生系统重要薄弱学科建设计划（2015ZB0404）"项目资助。

# 中文版序一

选译 *Rehabilitation for the Postsurgical Orthopedic Patient*(第 3 版),是明智之举。这是因为该书具有一些独到的特点。全书从软组织与骨骼的修复与愈合开始,按部位讨论骨科伤病与手术康复。原著从实用出发,阐述的内容着重于评估、康复分期和居家锻炼三个重点部分,由临床医师与物理治疗师或作业治疗师共同撰写。讨论手术后康复,当然必须对医疗指征、技术要求、操作步骤进行描述,但原著回避了一般康复著作中治疗部分过于漫长、将康复学写成骨科学或骨科手术学的弊端;而用较多的篇幅侧重于以循证医学和个体评估为基础的康复分期和居家锻炼,这在一定程度上解除了当前患者住院时间不断缩短所带来的困惑和不便。患者在伤口尚未拆线、康复治疗刚刚开始时即出院返家,患者及其家属只能根据短暂的住院阶段所获得的指导,独立地在家中进行康复训练,在短期内难得再有机会返回医院康复门诊接受后续的检查与康复指导,导致中断康复或进行错误的康复活动。本书的"居家锻炼"为医务人员和患者提供了基本的家庭自我康复方案,医务人员可以据此结合患者的实际情况,为每位患者制订个性化的分阶段康复计划。书中并附有300 余幅图片,和简洁、合理、易参照的康复步骤与方案,有利于不同教育背景的康复人员、患者和家属的理解执行。

本书的另一个特色是还用专门章节讨论了如何帮助指导运动员在手术后重返运动场,例如如何恢复跳和跑的训练等。

很有意思的是,原书作者强调他们的著作不是一本"烹饪书"。烹饪手册可以为我们提供炒一碟小菜需要多少种食材、调料,使用的火候,以及加料、起锅的具体时间和顺序,能精确到克、毫升、分或秒。而居家康复不可能十人、百人千篇一律地共用一份计划。也就是说,应该根据病情和手术效果评估,安排个性化康复。康复计划还与年龄、性别、职业、家庭环境乃至个人性格都有密切关联,必须做到个性化、结构化。叙述语言必须大众化、精准而且简洁。本书的原著和译著都达到了上述要求,相信本书会受到读者们的欢迎。

2016 年 8 月

# 中文版序二

一直以来,骨科比较专注手术,包括创伤、脊椎、关节、运动医学等方面,康复治疗未能完全达到患者需要。康复治疗可以帮助他们手术后重新适应生活,投入工作。现有的康复治疗未能帮助患者完全恢复功能,因为各科的康复均由医院的同一个康复部门负责,大多数医院都没有骨科康复单元,一般康复治疗师对各专科手术的认识不及骨科康复治疗师全面,所以患者未能获得一气呵成的骨科康复治疗。患者需要一个全面的康复计划,协助他们最大程度地恢复自理能力,手术才算成功。

骨科运动医学是新兴的专科,涵盖了骨科、运动医学及康复,帮助受伤的市民和运动员恢复,评估伤势,提供专业治疗,促进运动功能康复。要发展骨科运动医学,就需要具备以下条件,设立卓越中心(centre of excellence):

一、提供高水平临床服务

二、具有专业人员团队及完善培训

三、从事科研,不断引进新技术

四、转化新技术为服务和产品

上海第九人民医院康复医学科蔡斌主任在推动骨科运动医学发展方面一直不遗余力。一方面,他带领骨科康复专业团队完善医院编制,在上海第九人民院建立良好的骨科康复环境,成为中国大陆骨科康复的培训基地与示范点之一。另一方面,他在全国范围内积极推进骨科、运动医学与康复的融合,倡导"No pain, more gain"的人性化理念与核心技术。本次我们翻译了美国的 *Rehabilitation for the Postsurgical Orthopedic Patient* 一书,提纲挈领、图文并茂、翔实地讲解了骨科康复各方面的知识,第 3 版更是首次把重返运动场的内容纳入书中,相信中文译版对中国骨科运动医学的发展会起到积极的作用。

陈启明

2016 年 8 月香港中文大学

# 前言

起初,由于针对骨科门诊患者的术后康复知识的匮乏,于是我们开始了有关这个主题的研究论著,希望对这个领域的发展有所帮助。我们知道,随着新兴的手术和康复技术的提高和(或)重新定义,在较之前版本的基础上,有关这个主题的内容将会得到进一步的完善。在第3版中,我们仍然坚持同样的宗旨:增加新章节及更新原有章节。我们坚信这本书将会为临床医师提供最全面的术后康复的循证依据。

在第3版中,我们感到高兴的是增加了居家锻炼的网络形式,这样更有助于"建议的居家维护方案"的贯彻实施。除此之外,我们还新增了多个章节:"第10章富血小板血浆疗法的临床应用""第17章腰椎间盘置换术"、"第25章自体软骨细胞移植"及"第32章跖囊炎切除术"。同时,为了帮助患者能够重返之前的功能水平,本书还涵盖了"第34章患者重回跑步的康复",进一步扩充了有关"第33章跳跃型运动员重回运动场的康复"和"第13章投掷型运动员重回赛场的康复"的指导方针。

第3版是以有关软组织愈合和治疗原则的概述作为开篇。临床医师必须牢记组织愈合的生物学以及影响愈合的各种因素。目前,涉及的一些概念也许具有争论性,但是曾经被认为具有实验性的概念也已日趋成为一种临床治疗方法(如富血小板血浆治疗)。对这些内容的描述是为了使临床医师从细胞水平的角度建立起对组织愈合修复的诊疗思路。

物理治疗一直不断地在实践中发展着。在过去的60年里,通过不断接受第三方的仔细审阅,督促我们去证实治疗方法的有效性,物理治疗学已经逐渐演变成一门科学。我们的专业正处于一个至关重要的时期,我们需要根据特定情况或者ICD-9编码判断有多少治疗是必需的。同时,这些实践往往忽略了我们治疗的对象。这不是一本一蹴而就的"烹饪书",而是一本能帮助临床医师找到定位的指南书。这些内容是我们呕心沥血地为了帮助临床医师能找到患者术后康复指南资源而做出的努力。

我们认为本书的第3版将和前两版一样,成为每一个从事骨科方面的临床医师的有价值的资源。我们聚集了70多位纵横英美的作者。他们中的很多人都是耳熟能详的专家,也有一些是乐于分享经验的优秀临床医师。我们希望临床医师能先在每个案例的医师部分将常规手术入路进行具象化描述,然后根据物理治疗师的指导来设立一个有效的治疗计划。自从2001年开始编写这本书以来,据了解,没有发现这种深度水平(有这么多人的帮助)的可参照的原版。我们相信这会是一本独特珍贵的书,因为我们一直在根据临床需求不断地做更新变化,并且帮助患者重返从前的活动水平。

## 如何使用这本书

随着过去5年知识的积累更新,第3版的内容得到进一步的扩展。如前所述,我们增加了五个新的部分。首先,我们制定了表格形式的指南、更容易执行的居家锻炼和更多示意图,以便临床医师发现问题、解决问题。其次,我们还增加了训练互动,这样医师可以更加容易地指导患者进行居家锻炼。我们坚信,对于每一位从事骨科术后治疗的临床工作者来说,这本书是非常有价值的。

此书帮助医师对各种损伤情况下的手术进程有了一个清楚的认识,从而制订恰当的康复方案。每一个章节介绍了手术适应证和注意事项;详细的手术步骤,包括了有关康复的术中关注点;康复治疗方案指南。同时,在康复进程中,针对可能存在困难的地方提出了相应的解决方案。

本书中每一个疾病的手术治疗适应证、注意事项和进程是由各个领域中优秀的手术医师进行描述的。对受伤和修复的机制也都有一定的描述。

治疗指南分为三个部分:

- 评估
- 康复分期
- 居家训练建议

在首次物理治疗时,要制订康复方案,必须先做详细的体格检查。随着治疗的进展,还要不断地进行评估。当康复治疗对组织修复造成负担时,康复计划需要推迟,然后重新评估介入的时间。书中的治疗方案以表格的形式进行概述,非常一目了然。

本版书对康复进程中的每一个阶段都进行了详细描述,将治疗进行分解,既便于管理,也是保证康复能有序进行的方法。每个阶段所需要的时间和目标都被一一记录。对训练内容做了详细的解释说明,并配有相应的图片辅助解释。

术后的居家训练是康复计划的重要组成部分。即使患者可以在治疗师的指导下进行门诊治疗,但是一天中大多数的时间里还是得靠自己。患者需要明白居家训练对术后康复疗效最大化的重要性。在一个成功的居家锻炼计划里,患者是康复的关键,而治疗师扮演的是引导者、沟通者、协调者和助动者的角色。当治疗师成功地完成了这些工作,并且患者积极参与服从,居家锻炼将会颇有成效。

当患者态度消极、服从性差或者疼痛耐受度低时,需要与相关手术的人员进行谈话沟通,比如医师、康复护士或者其他专业人士。及时、准确而且直观的文档记录在出现"问题"的病案中也很重要。根据当前医疗管理文件规定,强调患者居家训练的参与积极性更加必要。

一个有效的居家训练方案的关键在于训练的结构化、个性化、合理性和简洁性。结构化包括训练的周期、次数、频率、强度和技术要点,让患者知道做什么和怎么做。有图像或视频演示的居家训练有助于患者理解训练的内容和意图。某些电脑合成的居家训练也可以提供训练所需的足够的看得见的指导。物理治疗师提供生硬的数据和图像往往不清楚,使患者产生疑惑。

个性化是指在一个具体的时间点根据患者实际需求及时地给予合适的训练。它包括可以足够灵活地使患者的康复计划融入到日常生活中,而不是只有一个所谓的"理想"治疗计划。此外,还需要考虑患者的家庭、财务问题、后续的地理问题以及患者的认知能力。

合理性和简洁性涉及患者居家锻炼时间使用的最大优化。如果患者在门诊,负荷运动应该居家锻炼,而不是在门诊常规进行。如果患者时间有限,医师可以提供给患者最有效的训练方法。最好不要在家里进行太多的训练。理想情况下,患者一次进行的训练动作最好不超过 5~6 种。为了将训练量安排在可控范围内,医师需要在减少训练(动作种类和时间)的同时加入新的训练方法。

*Lisa Maxey*
*Jim Magnusson*

# 致谢

我要再次感谢 Jim Magnusson, CliveBrewster 和所有的撰写作者,感谢他们的辛勤工作和职业操守。他们致力于服务他人的无私奉献精神令我十分敬佩。我很荣幸地成为物理治疗职业中的一份子。真心地祝福和我一起工作的医疗工作者和我治疗过的患者。最后我要特别感谢我的家人: Albertand Yvonne Liddicoat, Albert Jr. Liddicoat, Brent Liddicoat, Jim Maxey, Paul Maxey, Rebecca Maxey, Jessica Maxey, Stephen Maxey, and Christine Maxey。

*Lisa Maxey*

我要感谢我的妻子,Tracy,感谢她一直对我的包容和理解。感谢我的父母,Nancy 和 Chuck,感谢他们教会了我尊重、诚实和爱。感谢我的兄弟,Bill 和 Bob,感谢他们帮助我形成了有信仰的价值观、待人谦逊、挑战自我和从不放弃梦想的精神。还要感谢我的最爱——James 3:13。

我的祖父,Dr. James Logie,他帮助我了解并认识了一个想成为专业领域中佼佼者所需要的奉献精神。我研究了一些他在学校时手绘的人体解剖图,并且目睹了他是怎样无私地服务于他的患者,并且得到祝福。他教会了我耐心的重要性和"飞蝇钓鱼"的艺术。

在人的一生中,我们会遇到各种人,好人或坏人,他们可能会潜移默化地影响我们,从而造就我们成为某种人。在我 25 年的物理治疗工作里,不仅通过临床工作,还有生活经历,我也和各式各样的人打过交道,他们教会了我热情、奉献、同情和尊重的价值意义。虽然许多物理治疗师都提供过私人帮助,但是我(特别)指出的(这些)治疗师还是对无数其他治疗师带来积极影响的,如 Dee Lilly, Rick Katz, Gary Souza, andCharles Magistro。

最后,我要感谢上帝,感谢它让我在生命中遇到了我的妻子、伴侣和同伴——TracyMagnusson, PT。

*Jim Magnusson*

# 目录

## 第一部分 引 言

第 1 章　软组织与骨修复的发病机制 ……………… 2
第 2 章　术后软组织愈合的思考 ……………… 14

## 第二部分 上 肢

第 3 章　肩峰成形术 ……………… 26
第 4 章　肩前方关节囊重建 ……………… 41
第 5 章　肩袖修复与康复 ……………… 70
第 6 章　上盂唇前后部损伤修复 ……………… 94
第 7 章　全肩关节置换 ……………… 112
第 8 章　腕短伸肌松解术及肱骨外上髁
切除术 ……………… 137

第 9 章　尺神经转移术重建尺侧副韧带 ……… 147
第 10 章　富血小板血浆的临床应用 ……… 162
第 11 章　手指屈肌腱损伤的一期手术修复
方法及康复治疗 ……… 183
第 12 章　腕管松解术 ……………… 206
第 13 章　投掷运动员重返运动场的
过渡期 ……………… 223

## 第三部分 脊 柱

第 14 章　颈前路椎间盘切除融合 ……………… 244
第 15 章　腰椎后路显微镜下髓核摘除术与
康复 ……………… 268

第 16 章　腰椎融合术 ……………… 297
第 17 章　腰椎人工椎间盘置换 ……… 318

## 第四部分 下 肢

第 18 章　全髋关节置换术 ……………… 344
第 19 章　全髋关节置换术的新方法——
前方入路微创全髋关节置换术 ……… 357
第 20 章　髋关节镜 ……………… 363
第 21 章　髋部骨折切开复位内固定术 ……… 369
第 22 章　前交叉韧带重建术 ……………… 383
第 23 章　关节镜下髌旁外侧支持带松解 ……… 405
第 24 章　半月板切除和半月板修复术 ……… 418
第 25 章　自体软骨细胞移植 ……………… 433
第 26 章　髌骨骨折切开复位内固定 ……… 447

第 27 章　全膝关节置换术 ……………… 456
第 28 章　踝关节外侧韧带的修复 ……… 479
第 29 章　踝关节切开复位内固定术 ……… 494
第 30 章　踝关节镜 ……………… 509
第 31 章　跟腱修补和康复 ……………… 526
第 32 章　跗囊切除术 ……………… 549
第 33 章　跳跃型运动选手回到场上的
过渡期 ……………… 571
第 34 章　让患者重回跑步的过渡期 ……… 584

# 第一部分

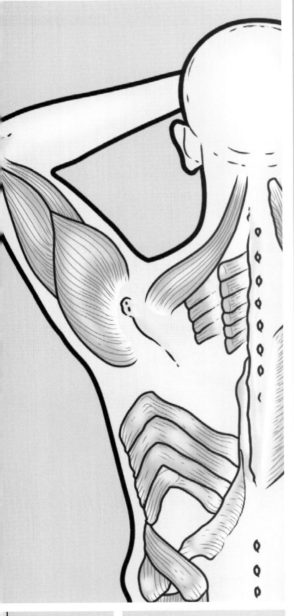

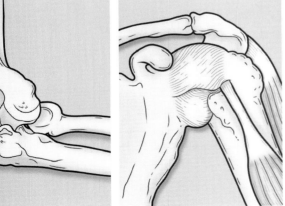

# 引言

第 1 章　软组织与骨修复的发病机制　　2

第 2 章　术后软组织愈合的思考　　14

# 第1章

## 软组织与骨修复的发病机制

*Boris A. Zelle*，*Freddie H. Fu*

当肌肉骨骼结构所承受的应力超过其内在稳定性的时候通常会导致肌肉骨骼损伤，引起骨、肌腱、肌肉、韧带损伤或者这些结构的复合伤。这些结构损伤后的生理修复反应各不相同，受很多内在、外在因素的影响，如损伤程度、解剖部位、患者的生理功能及接受的治疗方式等。本章旨在综述软组织与骨愈合的概念及影响修复过程的因素。

### 切口与伤口愈合

对于表皮组织，手术切口是一种"控制性创伤"。切口和伤口愈合在手术后立即启动，其过程分为4期：①凝结期（图1-1）；②炎症期；③肉芽期（图1-2）；④瘢痕形成和成熟期。表1-1显示了每一期的大概时间范围以及每一期结束的标志。伤口愈合需要

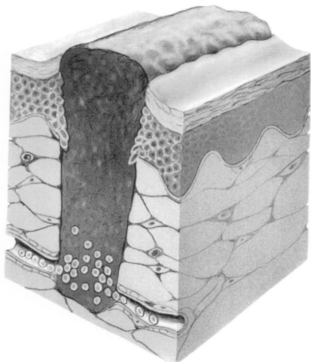

图1-1 伤口愈合的凝结期；伤口缺损被血凝块充填。（Skeletal trauma—basic science，management，and reconstruction，ed 3，Philadelphia，2003，Saunders.）

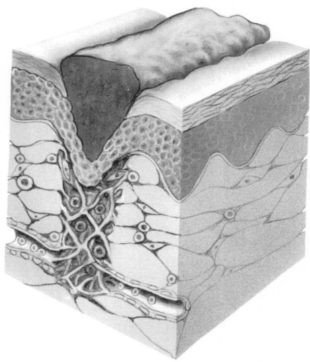

图1-2 伤口愈合的肉芽期，纤维增殖、血管再生、上皮生长、伤口收缩。（Skeletal trauma—basic science，management，and reconstruction，ed 3，Philadelphia，2003，Saunders.）

表1-1 上皮组织修复

| 凝结期（见图1-1） | 血管收缩，血小板聚集，血栓形成 | 即刻开始，持续几分钟 |
| --- | --- | --- |
| 炎症期 | 血管舒张，中性粒细胞（polymorphonuclear，PMN），吞噬细胞 | 伤口边缘表皮立即开始增厚；在第一个48小时内，整个伤口上皮化；持续数小时 |
| 肉芽期 | 纤维组织增生，上皮化，伤口收缩 | 成纤维细胞出现于2～3日，且10日以内均为主要细胞 |
| 瘢痕形成/成熟期（见图1-2） | 胶原合成；很少恢复全部的弹性和力量 | 持续数周至数月，甚至1年 |

Browner BD, et al: Skeletal trauma—basic science, management, and reconstruction, ed 3, Philadelphia, 2003, Saunders

一个清洁的环境、良好的血液循环、伤口边缘适当的接近及细胞机制平衡，这种平衡确保在伤口环境中启动适当的免疫反应。伤口通过形成瘢痕达到愈合。很多内在因素（如年龄、代谢和循环疾病、患者的生理功能以及合并症）、外在因素（如营养、水化、吸烟、伤口暴露和伤口处理）会影响伤口的愈合反应和瘢痕形成。

## 韧带损伤及愈合

### 韧带解剖与功能

韧带是致密的纤维结缔组织。可以分为两大类：①连接骨骼的韧带（骨骼组）；②连接其他器官的韧带，如腹部的悬韧带（内脏组）。本章主要关注骨骼韧带。韧带的命名与韧带的解剖部位及骨骼附着点有关（如内侧副韧带、距腓后韧带），也与韧带的形状和功能有关（如尿生殖膈、交叉韧带、三角韧带）。

从结构上来说，韧带胶原纤维平行成束，里面有成排的成纤维细胞。韧带湿重的2/3是水，干重的约70%是胶原纤维。韧带的胶原超过90%是Ⅰ型胶原，还有少量其他类型胶原，如Ⅲ、Ⅴ、Ⅹ、Ⅻ及Ⅹ、Ⅳ型胶原[1]。Ⅰ型胶原基本结构的2/3均由含高浓度甘氨酸、脯氨酸和羟脯氨酸的多肽链构成。分子间力使得三个多肽链结合成三股螺旋结构的胶原分子，这种像绳子一样的结构赋予胶原很强的抗张强度特性（图1-3）。韧带内，胶原纤维通常纵向排列于细胞外基质（见图1-1）[2]，被水溶性分子（如蛋白多糖、氨基葡聚糖和结构性糖蛋白分子）包绕。尽管这些分子只占韧带干重的约1%，但是它们对韧带正确的形成与排列十分重要。它们的亲水特性可维持韧带组织的黏弹性及组织润滑，以利纤维滑动；蛋白多糖偶联相邻的胶原小纤维以保持韧带的机械完整性[3]。

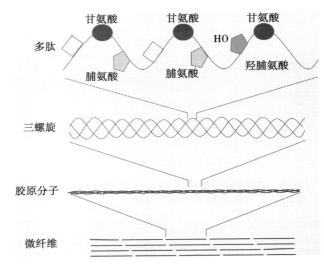

图1-3 胶原结构示意图。含有高含量脯氨酸、甘氨酸和羟脯氨酸的线性多肽，折叠成α螺旋。三条多肽链形成三螺旋。胶原分子组装微纤维。（改编自 Gamble JC, Edward C, Max S: Enzymatic adaption of ligaments during immobilization. Am J Sports Med 12: 221-228, 1984）

### 韧带损伤

从临床角度，韧带损伤可以分为3度[4]。Ⅰ°：轻度扭伤，韧带结构完整，可能有水肿、肿胀及点状出血。Ⅱ°：个别小纤维撕裂，但韧带总体的连续性存在，经常有明显的水肿和出血，韧带稳定性降低。Ⅲ°：韧带完全断裂。大多数韧带损伤可以通过临床检查和关节稳定性检查进行诊断。磁共振（magnetic resonance imaging，MRI）是最常用的诊断韧带损伤的影像学检查。

较多关于膝关节内侧副韧带（medial collateral ligament，MCL）的研究为我们提供了关于韧带愈合的知识。韧带的愈合过程根据形态学的改变分为炎症期（伤后数日）、增生期（伤后1～6周）及重塑期（伤后7周开始）（表1-2）[5]。此分期是一个连续的过程而非截然分开。炎症期主要的细胞类型是炎性细胞与红细胞。韧带断裂后，断端回缩，就像一个破破烂烂的"拖把",断端之间由毛细血管破裂形成的血肿充填。组织学上,炎症反应的特点是血管舒张,毛细血管通透性增加,白细胞迁移。炎症期,损伤组织内水分和葡萄糖胺聚糖增加。增生期,富含细胞(主要为成纤维细胞)的瘢痕开始形成,新形成的胶原纤维最早可于伤后 4 天出现,约 2 周后可充填撕裂的韧带断端之间的间隙;然而瘢痕中的水分含量依然较高,胶原的密度偏低,胶原纤维不像正常韧带组织那样排列有序。重塑期,细胞和血管减少,胶原密度增加,且更有序地沿韧带长轴排列。

表 1-2　韧带愈合

| 炎症期 | 血管舒张,纤维蛋白凝块形成,毛细管渗透性及白细胞迁移增加 | 伤后立即开始,持续数分钟至数小时 |
|---|---|---|
| 增生期 | 主要是成纤维细胞,胶原小纤维形成(最早伤后 4 天可见) | 伤后 1~6 周 |
| 重塑期 | 胶原合成,密度增加,很难完全恢复弹性与强度 | 7 周至 1 年 |

兔 MCL 愈合研究显示重塑期是一个漫长的持续进行的过程[6]。韧带中部损伤 10 个月后,瘢痕肉眼可见,且其横截面明显增宽。这说明即使在伤后 10 个月,瘢痕组织的细胞增多,但排列仍欠佳;尽管水分含量恢复正常,但糖胺聚糖浓度仍较高,胶原浓度较低;胶原在愈合过程中逐渐增加,但其浓度停滞于正常组织浓度的 70%。韧带瘢痕中的胶原类型与正常组织不同,主要为 Ⅲ 型胶原[6]。

不同韧带的愈合反应不同。MCL 损伤可自发愈合,其他韧带损伤,如前交叉韧带(anterior cruciateligament,ACL)损伤较少自发愈合。近期研究发现,与 ACL 损伤相比,损伤的 MCL 内成肌纤维细胞与生长因子受体表达增加[7]。MCL 愈合反应优于 ACL 的原因有多种,首先,ACL 承受的高张力阻碍了韧带的断端充分接触,且有强大的软组织包裹;其次,ACL 是关节内结构,当它撕裂时,出血被关节滑液稀释,阻碍了血肿的形成和愈合机制的启动。最后,关节滑液被认为是软组织愈合的不利环境,因此 ACL 损伤时,膝关节内促炎症因子增加,形成了不利于 ACL 愈合的关节内微环境[8]。

### 活动与制动对韧带愈合的影响

影响韧带损伤患者康复的重要因素是损伤后活动的时机。过度活动显然会影响瘢痕愈合,但长时间的制动可能会降低新形成瘢痕的形态学和生物力学特性。韧带愈合合适的制动程度目前尚不明。

较多的动物实验研究了活动与制动对韧带愈合的影响[9-11]。一项关于大鼠 MCL 愈合的研究中,Vailas 等[11]比较了以下四种情况下 MCL 横断面特性:①手术修复后制动 2 周然后普通笼子内活动 6 周;②手术修复后制动 2 周然后跑台训练 6 周;③手术修复后制动 8 周;④不行手术修复也不进行运动。8 周后处死,比较韧带的湿重、干重、胶原蛋白总量及造成韧带断裂的极限负荷量,结果显示完全制动组最低,训练组最高[11]。Gomez 等[9]在兔 MCL 横断面模型上植入钢钉产生张力,观察其对愈合中的 MCL 的影响。MCL 切断 12 周后,植入张力钢钉可显著减轻内翻和外翻松弛,减少瘢痕组织的细胞增生,使胶原纤维更趋纵向排列。这些学者认为对愈合中的 MCL 施加可控的应力更有利于增强其生物化学、形态学及生物力学特性[9]。最近 Provenzano 等[10]观察了后肢制动对大鼠 MCL 横断模型愈合过程的影响,结果显示活动组在韧带生物力学特性方面存在显著优势;显微镜下制动组韧带纤维束方向杂乱、细胞外基质不连续,提示瘢痕形成和细胞分布的异常[10]。

这些实验结果强调了应力与运动对愈合中的韧带功能性恢复的重要性。然而,动物的生理学和关节运动学与人类不同,因此,韧带愈合过程中理想的活动与制动量很难通过动物实验确定,且运动量较难控制,现有的在体模型中很难精确定量应力。未来需要临床研究来确定对不同韧带损伤的愈合施加的最佳应力。

## 肌腱损伤与愈合

### 肌腱解剖与功能

肌腱是连接肌肉与骨之间的成束致密纤维结缔组织,将肌肉中产生的力传导至骨,使关节产生运动。部分肌腱可以连接两条肌腹(如二腹肌、肩胛舌骨肌)。肌腱结构各异,有圆柱形的,也有扁平形的(如腱膜)。圆形肌腱的横断面积与其发出肌肉的等长肌力有关。骨骼的肌腱附着处通常存在一个小的滑囊(如肩峰下滑囊、鹅足、跟腱滑囊)。肌腱滑囊的解剖位置常位于可能压迫滑动肌腱的骨突处。

显微镜下,肌腱与韧带结构相似。肌腱是由平行的胶原纤维组成的复合物,细胞相对较少,主要的细胞成分是成纤维细胞,在胶原纤维之间平行排列成排(图 1-4,A 和 B)。肌腱和韧带的生物化学组成亦非常相似。肌腱湿重的主要组成是水分,肌腱干重中 I 型胶原纤维占 70% ~ 80%,弹性蛋白占 1% ~2%,其他类型胶原较少,这点亦与韧带相似。细胞外基质中的蛋白多糖和氨基葡萄糖对肌腱的黏弹性和抗张强度非常重要,它们的亲水力为肌腱提供了润滑并在拉伸应力时促进小纤维滑动。

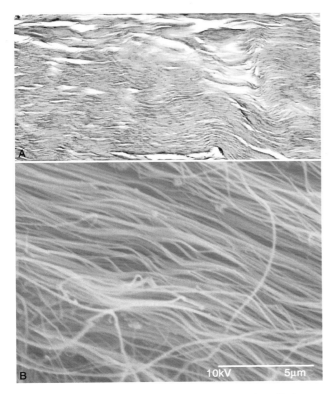

**图 1-4**　显微镜下的髌韧带纵切面。**A.** 苏木精-伊红(HE)染色证实纤维光镜下胶原纤维和成纤维细胞呈平行排列;**B.** 电镜下纤维呈波浪状(卷曲)。(来自 Fu FH, Zelle BA: Ligaments and tendons: basic science and implications for rehabilitation. In Wilmarth MA, editor: Clinical applications for orthopaedic basic science: Independent study course, La Crosse, Wis, 2004, American Physical Therapy Association.)

根据外膜不同,肌腱可分成滑膜鞘内肌腱(鞘内肌腱)及腱旁组织覆盖的肌腱。手部及足部的肌腱往往都是包裹在滑膜鞘内。腱鞘引导肌腱的走向,并且产生滑液,允许肌腱滑动并为肌腱提供营养。肌腱真正的腱鞘只存在于摩擦较大处或者肌腱急剧弯曲处(如手部屈肌腱)。单纯的周围软组织膜性增厚称为腱旁组织,通常围绕无真正的滑膜鞘的肌腱,如跟腱。腱旁组织由疏松的纤维组织组成,它就像一个弹力袖套一样允许肌腱紧靠着周围组织进行

自由活动,然而并不似真正的腱鞘一样有效。

和韧带一样,肌腱的血供有限。血管注射研究发现,肌腱周围通常有血管网围绕[12],肌腱的动脉通常来自与其连接的肌肉、骨骼上的附着点、腱旁组织或腱鞘,而鞘内肌腱和腱旁组织包裹的肌腱血供来源有所不同。腱旁组织包裹的肌腱血供主要来自于腱旁组织中的血管;鞘内肌腱的血供受滑膜鞘的限制,这些肌腱中部为无血管区[12-14]。因此对鞘内肌腱而言,滑囊液中营养扩散对于维持内环境稳定的重要性甚至超过血管灌注。如屈指肌腱 90% 的营养来自于扩散[15]。因此,鞘内肌腱通常认为是无血供肌腱,而腱旁组织包裹的肌腱是有血供肌腱。

### 肌腱损伤

肌腱损伤通常由直接或间接外伤导致(图 1-5,A 和 B)。直接损伤包括挫伤和切割伤,如手部屈肌腱的切割伤;间接损伤通常是超负荷拉伸的结果。由于多数肌腱比其相连的肌肉或骨性附着点能承受更大拉伸力,肌-腱连接处的撕脱性骨折较肌腱中部断裂更常见。肌腱内部在间接外伤时发生断裂通常与其受伤前就存在肌腱退变有关,这一点在跟腱断裂的组织学研究得到证实:有断裂史的肌腱中肌腱细胞坏死增加,纤维结构丢失,血管增加,胶原含量减少,黏多糖含量增多[16-18]。

### 肌腱愈合

腱旁组织包裹的肌腱的修复通常由外来炎性细胞的浸润启动。与韧带损伤类似,修复的过程包括炎症期、增生期及重塑期[19-21]。炎症期,凝血块充填断端间启动修复过程。损伤后的前几天,增生期开始,主要的细胞类型是排列紊乱的成纤维细胞,可以检测到胶原合成。重塑期,胶原纤维顺着肌腱的轴向排列。重塑期可持续数月,特点是胶原纤维排列更有序,胶原纤维之间的分子间连接增加,随后瘢痕组织减少,抗张强度增加(表 1-3)。

腱旁组织包裹的肌腱的修复是由炎症细胞的浸润启动已经得到共识,然而滑膜鞘内肌腱修复过程的启动尚有争议,存在内源性或外源性机制假说。外源性理论认为与腱旁组织包裹的肌腱一样,鞘内肌腱修复是通过腱鞘和周围组织的肉芽,肌腱细胞自身并不发挥重要作用。内源性理论认为肌腱细胞于损伤处增生导致胶原及细胞外间质的产生[15,20]。修复过程的启动,可能同时存在两种机制。

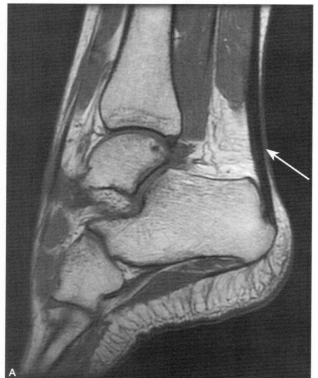

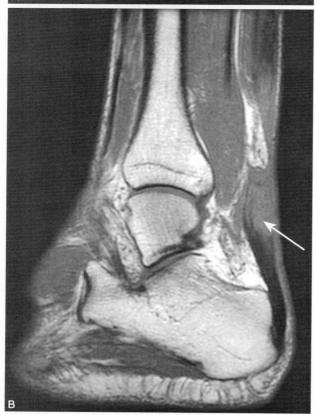

**图 1-5** 跟腱的 MRI 检查。TI 加权矢状位显示正常连续的跟腱（**A**）（箭头）和断裂的跟腱（**B**）（箭头）

**表 1-3　肌腱愈合**

| 炎症期 | 血管舒张，血肿形成充填缺损处（或间隙），毛细血管通透性增加，白细胞迁移；内和（或）外炎症细胞浸润 | 伤后立即开始，持续数分钟至数小时 |
|---|---|---|
| 增生期 | 主要是成纤维细胞，胶原合成 | 伤后 1～6 周 |
| 重塑期 | 胶原合成，密度增加 | 可持续数月 |

### 活动和制动对肌腱愈合的影响

各种肌腱损伤理想的活动方案不在本节讨论范围。很明显，早期过度剧烈活动可能导致肌腱再断裂。科学研究证据提示活动和应力可以增加胶原的产生，加速重塑，改善肌腱愈合中的生物力学特性[22-24]。然而愈合过程中施加的最佳应力及活动水平仍需更多的临床研究证据。

## 骨骼肌损伤与愈合

### 骨骼肌的解剖与功能

骨骼肌是人体最大的组织，约占体重的 50%，起于骨骼，通过肌腱附着于骨。骨骼肌可通过肌肉收缩（缩短）、力量经由肌肉-肌腱-骨骼复合物进行传导，从而实现骨骼活动。

骨骼肌的基本结构单位是肌纤维。肌纤维是一种多核共质结构，由可收缩的肌原纤维组成，它使得骨骼肌在光镜下呈条纹状。肌原纤维由肌丝（肌动蛋白和肌球蛋白纤维）组成。周围结缔组织（肌内膜、肌束膜、肌外膜）将肌纤维组织成肌肉，使肌纤维可以作为一个整体活动。肌内膜包绕每条肌纤维，肌外膜将肌束组合形成肌腹。

骨骼肌收缩通过肌丝的滑动完成[25,26]，基本收缩单位是肌小节，肌小节内的有效收缩单元是肌动蛋白和肌球蛋白丝。这些肌丝平行排列，较大的肌球蛋白微丝与较小的肌动蛋白微丝相互交织。肌动蛋白通过由肌球蛋白发出的横桥沿着肌球蛋白微丝表面滑动。肌肉内肌动蛋白和肌球蛋白细丝的协调滑动转化成整个单元的收缩，从而产生力和活动。

### 肌肉损伤与愈合

运动相关损伤多为骨骼肌损伤[27,28]，可分为间接

损伤和直接损伤。间接损伤是由于负荷超过了肌肉
的正常反应能力,如肌肉拉伤和延迟性肌肉酸痛。
直接损伤通常是由外力作用引起,如肌肉挫伤和撕
裂伤。多数损伤通过临床表现即可明确诊断,MRI
对肌肉水肿和出血具有高敏感性,是判断损伤类型
和肌肉受累程度最好的影像学手段(图 1-6)[18,29]。
大面积肌肉损伤其修复能力有限,修复过程常常导
致瘢痕组织产生。严重的肌肉损伤将导致患者数周
无法进行体育训练或比赛,且复发概率高[30,31]。

　　与韧带和肌腱相似,骨骼肌损伤后经历分解变
性、炎症、增生和纤维化过程(表 1-4)。肌肉损伤
后,肌肉断端回缩,间隙由局部的血肿充填,肌纤
维的断裂导致细胞外钙水平增加,激活补体通
路,肌纤维发生坏死。炎症反应是肌肉组织损伤
的早期反应,中性粒细胞在损伤处浸润,释放炎
性因子,随后巨噬细胞增加吞噬细胞碎片。肌纤
维的结构损伤通常以瘢痕组织形式愈合(图 1-7,
A 至 D)[29]。

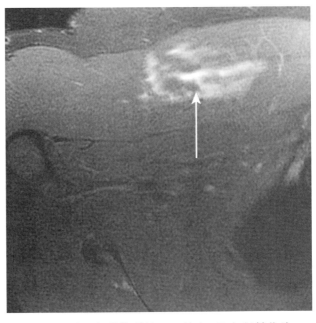

**图 1-6**　胸肌部分撕裂的 MRI 检查。$T_2$加权轴位片
显示胸肌内水肿形成(箭头)

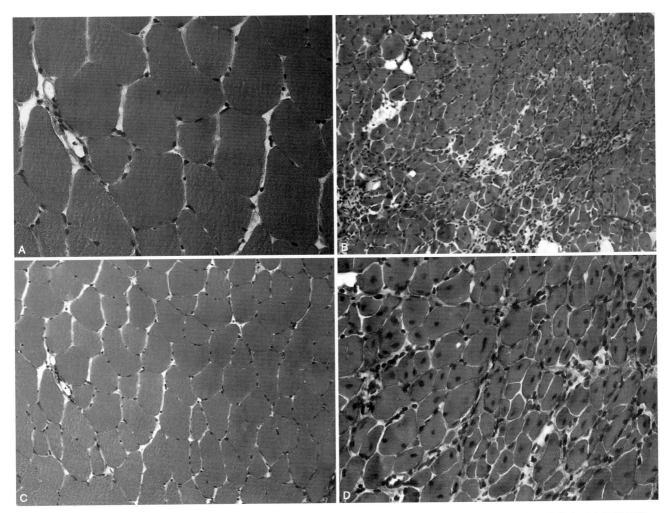

**图 1-7**　小鼠肌肉组织学图片。**A 和 B.** 正常肌肉;**C 和 D.** 显示实验性肌肉撕裂 2 周后三色染色法证实纤维化和再生的肌纤维

表 1-4　肌肉愈合（涉及肌肉细胞结构破坏）

| 炎症期 | 血肿形成，血管扩张，毛细血管通透性增加，细胞外钙增加，白细胞迁移增加 | 伤后立即开始，持续数分钟至数小时 |
| --- | --- | --- |
| 增生期 | 中性粒细胞和巨噬细胞迁移 | 伤后 1～6 周 |
| 重塑期 | 胶原合成，密度增加，瘢痕形成 | 可持续数月 |

最常见的肌肉损伤包括延迟性肌肉酸痛（delayed-onsetmuscle soreness，DOMS）、肌肉挫伤、肌肉拉伤和肌肉撕裂伤。不同损伤类型的损伤机制、病理改变、处理及预后差别较大，将分别进行详细讨论。

## 延迟性肌肉酸痛（DOMS）

DOMS 是过量运动的结果，常于运动结束 12～48 小时后发生，通常由于肌肉受到的应力超过了它在维持结构完整前提下的最大承受能力。DOMS 的症状在离心收缩训练时最严重，反复次强收缩其次[32,33]。DOMS 的特征是结构完整性的改变、炎症反应及功能丢失[34,35]。炎症反应很可能是对肌肉结构完整性破坏的反应，一般持续数天。为了减轻炎症反应，最初 2～3 天的处理包括：休息、冷疗、加压和抬高肢体（rest，ice，compression，and elevation，RICE）。推荐牵伸训练用来帮助浅层瘢痕组织重塑及修复纤维有序排列。然而，多数竞技运动员发生 DOMS 以后很快就恢复正常活动，DOMS 并不引起持续损害[32]。

## 肌肉挫伤

肌肉挫伤是由直接钝性损伤引起肌肉纤维的损伤和部分断裂。通常，肌肉挫伤与毛细血管断裂和局部血肿形成有关，引起炎症，包括中性粒细胞与巨噬细胞活性增加，释放炎性细胞因子、产生前列腺素、局部发生水肿。临床体征及症状包括瘀斑、浅层和深层软组织肿胀、疼痛、局部压痛、关节活动范围减少或异常。Jackson 和 Feagin[36]按临床症状将肌肉挫伤分为 3 度。轻度挫伤特征是局部压痛，关节活动度基本正常，步态基本正常。中度挫伤通常包括肌肉肿胀、关节活动度减少 50%，减痛步态。重度挫伤特征是明显的压痛和肿胀，关节活动度减少 75%，严重跛行[36]。

伤后即刻处理包括 RICE 预防进一步出血，接着主动和被动的关节活动，最后使用热疗、涡旋浴和超声。功能性康复包括增强肌力训练。肌肉挫伤的修复依赖致密瘢痕组织的形成，伴有不同程度的肌肉再生。损伤肌肉早期牵伸训练对于功能性瘢痕组织重塑和新生胶原纤维的正常排列有重要作用。相反，长时间制动往往导致肌肉功能恢复较差[36]。

## 肌肉拉伤

肌肉拉伤指肌肉内部撕裂，可能是应力过度（如急性拉伤）或持续过度使用（如慢性拉伤）的结果[33]。跨双关节的肌肉特别容易拉伤，如腘绳肌和腓肠肌。慢性肌肉拉伤通常由于反复过度使用引发肌肉疲劳引起；急性拉伤则是肌肉承受力量过大。损伤通常发生在肌肉最薄弱部位，即肌肉-肌腱连接处。组织学上，肌肉拉伤的特点是出血和炎症反应，程度有所不同。轻度拉伤可无明显的结构损伤，病理改变仅限于炎症反应、水肿，运动时有不适感。中度拉伤可见明显的肌肉损伤，炎症反应和水肿，不适感较轻度拉伤重。重度拉伤肌腹或肌肉-肌腱连接处完全断裂。

肌肉拉伤的处理完全取决于其损伤程度。轻度拉伤常用 RICE 原则处理症状，严重拉伤则需手术重建。MRI 可见肌肉拉伤愈合后形成纤维瘢痕组织[29]。

## 肌肉切割伤

肌肉切割伤可能由于肌肉和周围软组织的贯穿伤引起。肌肉功能的恢复取决于切割的方向，垂直于肌纤维的切割可造成部分节段失神经支配，功能恢复较差[37,38]。缝合修复常引起整个撕裂处的瘢痕形成，因此，切割伤处无肌肉再生，其功能连续性常不能恢复。此外，由于远端常失神经支配，即使手术修复肌腹可能也不能使这部分肌肉恢复神经支配，因此，肌肉切割伤的功能恢复通常是有限的。

## 骨化性肌炎

骨化性肌炎是指在肌肉内异常的骨形成，是肌肉损伤后一个常见的并发症，可发生于任一肌肉，但常见部位是股前侧及上肢。骨化性肌炎的临床症状包括局部压痛、肿胀及肌无力，可通过普通 X 线片检测到（图 1-8，A 和 B），MRI 检查可提示发生部位及程度，同位素骨扫描有利于早期发现、判断成熟度及活动性。骨化性肌炎的发病机制尚不完全清楚。骨置换术后或髋臼骨折术后髋关节周围软组织异位骨化是一个棘手的临床问题。meta 分析证实手术时服用中等至大剂量非甾体类抗炎药（nonsteroidal anti-inflammatorydrugs，NSAIDs），如吲哚美辛，可减少发生异位骨化的概率[43]。NSAIDs 预防异位骨形成的机制并不明确，可能机制为早期抑制了前列腺素依赖的成骨细胞。骨化性肌炎为早期手术的禁忌证，因为通常会再次骨化。手术探查并切除异位骨化，仅适用于有症状，且骨扫描与连续 X 线片显示低活性、骨化已成熟的患者[40]。

## 骨损伤与愈合

### 骨形态学

骨由矿物质、蛋白质、水、细胞及其他大分子（脂肪、糖）组成。年龄、饮食习惯、健康状况不同，骨组织的成分不同。一般来说，矿物质占骨组织的 60% ~ 70%，水占 5% ~ 10%，其余部分为有机骨基质。矿物质主要是羟磷灰石 $[Ca_{10}(PO_4)_6(OH)_2]$。有机骨基质中约 90% 为 Ⅰ 型胶原，其余包括少数胶原、非胶原蛋白及其他大分子。

骨组织的主要细胞类型包括成骨细胞、骨细胞和破骨细胞。成骨细胞为骨形成细胞，排列于骨基质表面，骨细胞则包裹于矿化骨基质中；这两类细胞都来源于相同的骨原细胞。成骨细胞与矿化骨基质之间有一层非矿化的骨基质（类骨组织），当成骨细胞被矿化骨基质包围时，它就变成骨细胞。与成骨细胞相比，骨细胞的特点是核浆比增高，细胞器减少。破骨细胞是主要的骨吸收细胞，它的特点是体积大、多核。破骨细胞来源于骨髓的多能干细胞，它们位于骨吸收区的 Howship 陷窝；多能干细胞亦是造血前体细胞，可分化为单核细胞与巨噬细胞。

### 骨损伤与愈合

骨折是骨连续性完全或部分中断，通常由低强度力长期反复循环作用引起（如应力性骨折），或由强度足以引起骨结构破坏的力一次作用引起。多数骨折可以通过 X 线平片识别，部分病例中，计算机断层扫描（computedtomography，CT）或者 MRI 可以为骨折类型提供额外信息。骨折修复的独特之处在于无瘢痕形成，修复的结果是成熟的骨组织。这个修复过程由四个阶段组成：炎症期、软骨痂期、硬骨痂期和重塑期（表 1-5）。

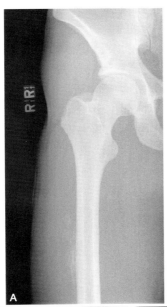

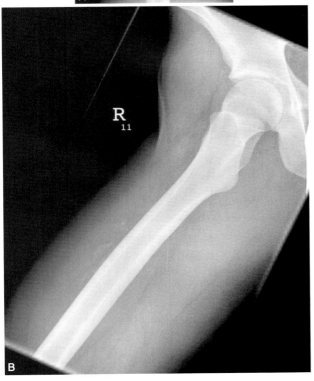

**图 1-8**　右侧股骨前后位（A）和侧位（B）X 线证实股骨中 1/3 处外侧有异位骨形成

化性肌炎常发生在骨干附近，提示来自骨膜的成骨细胞发生迁移，在损伤的肌肉或血肿内成骨[39,40]。部分病例的异位骨化并不靠近骨，这些病变的发病机制并不清楚。有一种理论认为肌肉损伤后，损伤肌肉的血液循环减少引起骨化[41]。另一些理论认为肌肉损伤后，未分化结缔组织的快速增生形成了肌肉内的骨化[42]。

骨化性肌炎早期，推荐 RICE 处理。全髋关节

**表 1-5    稳定骨折的骨愈合**

| | | |
|---|---|---|
| 炎症期 | 出血、细胞坏死;血肿和血纤维蛋白凝块充填缺损区 | 伤后立即开始 |
| 软骨痂期 | 骨折端之间纤维软骨形式,血管增生,毛细血管长入骨痂;细胞增殖增加,破骨细胞清除死骨碎片 | 伤后 1~6 周 |
| 硬骨痂期 | 纤维软骨转化骨痂,编织骨形成,破骨细胞不断去除死骨 | 伤后 4~6 周 |
| 重塑期 | 编织骨慢慢变成板层骨;髓腔重新形成,骨折部位直径缩小到原来的宽度 | 6 周至数月甚至数年(决定于许多解剖和生理因素) |

骨折发生后立即进入炎症期,其特征是出血、细胞坏死、血肿和纤维蛋白凝块形成。主要的细胞类型是血小板、多核粒细胞、单核细胞和巨噬细胞。很快成纤维细胞和骨原细胞出现,血管开始长入缺损处。这个血管新生过程由组织内氧含量梯度引发和维持,被血管生成因子增强。

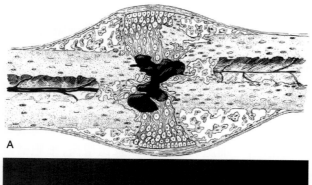

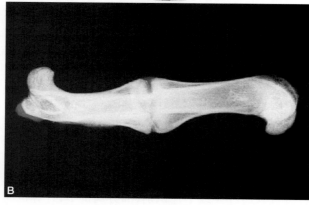

图 1-9    骨折愈合的阶段 Ⅱ(如软骨痂),骨折处附近骨膜下成骨和中央骨痂形成,但骨折中央区域充填的是软骨和纤维组织,外周有致密结缔组织包裹形成新的骨膜(**A**),X 线片上并不明显(**B**)(来自 Skeletal trauma—basic science, management, and reconstruction, ed 3, Philadelphia, 2003, Saunders.)

软骨痂期特征是在骨折断端内出现纤维或软骨组织以及大量增加的血管(图 1-9,A 和 B),骨折断端不再能自由移动。临床上,此期特点为疼痛、肿胀减轻。

硬骨痂期,纤维骨痂被未成熟的编织骨取代(图 1-10,A 和 B)。软骨痂向硬骨痂的转换有一定随意性,而且由于不同部位转换进展速度不同,这两个阶段存在重叠。重塑期,在应力情况下遵循 Wolff 定律,编织骨慢慢地转变成板层骨和骨小梁[44]。重塑期可持续至骨折后数年。

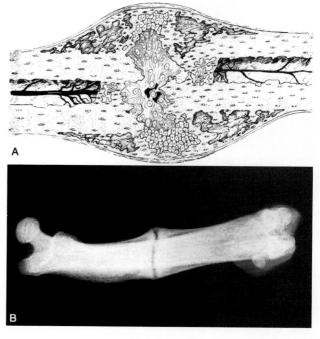

图 1-10    骨折愈合阶段 Ⅲ(硬骨痂)。**A.** 骨开始在由周围软组织血管供应的外周骨痂区形成;**B.** 早期形成的骨可以非常薄,没有达到 X 线可以检测的致密度,中心区域仍然是大块的桥接组织(来自 Skeletal trauma—basic science, management, and reconstruction, ed 3, Philadelphia, 2003, Saunders.)

多数骨折(90%~95%)可成功处理[45]。然而,一些局部或系统性因素会影响骨折愈合。局部因素包括:周围软组织损伤过重、血供减少、复位不充分、活动不够、局部感染或骨折部位存在恶性组织。系统性因素包括内分泌因素(如糖尿病、更年期)、全身骨丢失(如骨质减少、骨质疏松)、患者营养(吸烟、维生素或钙吸收不足)和周围血液循环(血管性疾病)。很多骨折不愈合都存在多个危险因素。骨愈合不良可表现为骨愈合延迟或者骨不连。骨愈合延迟通常是指骨折在预期的时间内没有愈合,但存在愈合的可能性。骨不连则指的是在骨折愈合前所有的愈合过程都停止了。

骨不连缺乏愈合潜力,需要进一步干预处理。骨不连分为肥大型和萎缩型,肥大型骨不连指血管和骨痂过度形成,这是典型的生物力学不稳定的结果,具有很好的生物学愈合潜力,治疗时需对骨折部位进行生物力学稳定。萎缩型骨不连愈合潜能有限,血管减少、骨痂形成减少,处理困难,可能包括清创、稳定、使用骨植入或其他骨刺激因子。

## 生物学治疗方法

肌肉骨骼损伤的成功治疗仍然是富于挑战性的。韧带和肌腱血液供应差,细胞更新少。最近的实验研究试图建立新的生物学治疗方法,如生长因子刺激。多数新技术并没有进入临床实践,我们简要综述这个领域的研究现状和未来的展望。

### 生长因子与基因治疗

生长因子是一类由固有细胞(如成纤维细胞)和迁移细胞(如巨噬细胞)合成的蛋白,可刺激细胞增生、迁移和分化[46]。数位作者研究了生长因子刺激肌肉骨骼愈合反应的作用,在多种组织中证实了部分生长因子的刺激效应(表 1-6)[47]。

表 1-6　生长因子对肌肉骨骼组织的作用

| | 肌肉 | 软骨 | 半月板 | 韧带/肌腱 | 骨 |
|---|:---:|:---:|:---:|:---:|:---:|
| IGF-1 | + | + | + | + | + |
| (a,b)FGF | + | + | | + | + |
| NGF | + | | | | |
| PDGF(AA,AB,BB) | + | | | | + |
| EGF | | + | | | |
| TGF-α | | | + | | |
| TGF-β | | + | + | + | + |
| BMP-2 | | + | | | + |
| BMP-4 | | | | | + |
| BMP-7 | | | | | + |
| VEGF | | | | | + |

BMP(Bone morphogenetic protein)=骨形态生成蛋白;EGF(endothelial growth factor)=内皮生长因子;FGF(fibroblast growth factor)=成纤维细胞生长因子;IGF(insulin-like growth factor)=胰岛素样生长因子;NGF(nerve growth factor)=神经生长因子;PDGF(platelet-derived growth factor)=血小板源生长因子;TGF(transforming growth factor-alpha)=转化生长因子;VEGF(vascular endothelial growth factor)=血管内皮生长因子

多数生长因子的应用由于生物半衰期短、需要反复使用而受到限制[48,49]。为了解决这个问题,进行了转基因技术实验研究。基因治疗的基础是调节细胞的基因信息(图 1-11),因此将编码生长因子的基因转染到损伤局部细胞调节其基因编码,使生长因子可以持续产生,以不间断地刺激损伤的肌肉骨骼组织。为了获得基因表达,编码生长因子的 DNA 必须转染到宿主细胞的核内,转染后,细胞大量表达目的因子(图 1-12)。腺病毒和反转录病毒是最常用的载体病毒。转染宿主细胞有两条策略:①在体途径;②离体途径[48,49]。在体途径是在损伤部位注射含编码生长因子基因的病毒(通常是腺病毒)。离体途径为收获宿主细胞后于体外进行基因调节(通常用反转录病毒),再将调节后的细胞注射至损伤局部。尽管在体途径看起来在技术上简单一些,但是体外途径更安全,因细胞转染过程在体外可控的条件下进行。

尽管实验数据证实了基因治疗的巨大潜力,但基因治疗尚未成为肌肉骨骼损伤患者的首选。其主要问题为技术的安全性。可能的危险因素包括不可控的修复组织过度刺激及过度生长、病毒载体的变异、引发肿瘤和免疫反应。为了将基因治疗向临床应用转化,未来还需要对基因治疗的安全性进行研究和优化。

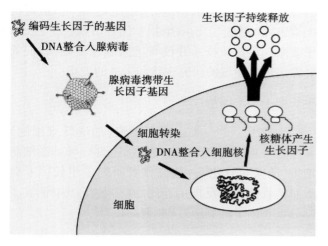

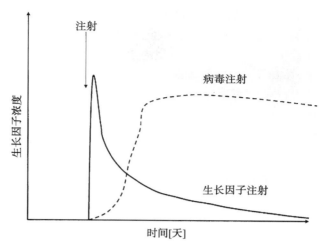

图 1-11　基因表达通路。编码一个生长因子的 DNA 插入病毒载体。病毒载体转染细胞,生长因子基因插入细胞核。被转染的细胞产生生长因子并分泌到细胞外间隙(改编自 Lattermann C, Fu FH: Gene therapy in orthopaedics. In Huard J, Fu FH, editors: Gene therapy and tissue engineering in orthopaedics and sports medicine, New York, 2000, Birkhauser Boston.)

图 1-12　注射纯蛋白与基因治疗后生长因子浓度比较。注射纯化生长因子,浓度达到峰值很快回到基线水平。基因治疗引起靶组织内生长因子浓度持续较长时间(转载自 Fu FH, Zelle BA: Ligaments and tendons: basic science and implications for rehabilitation. In Wilmarth MA, editor: Clinical applications for orthopaedic basic science: independent study course, La Crosse, Wis, 2004, American Physical Therapy Association.)

# 临床案例回顾

1　患者可通过什么方式来促进损伤愈合?

　　损伤愈合是通过瘢痕形成的。外源性因素(营养、水合、吸烟、伤口暴露情况和伤口管理)将影响愈合反应和瘢痕形成。

2　为什么有些韧带损伤可以愈合,有些则需要修补手术?

　　不同韧带的修复反应不同。以膝关节为例,内侧副韧带具有自发愈合的潜力,而其他韧带(如

ACL),却很少有自发愈合,这是因为:

　　(1) ACL 承受高应力,使得撕裂的断端不能充分接触。

　　(2) ACL 周围无强大的软组织包被,而是个关节内结构;当它撕裂时,血液被关节液稀释,阻碍了血凝块的形成而不能启动修复机制。

　　(3) 与损伤的 ACL 相比,损伤的 MCL 成肌纤维细胞和生长因子表达增加[7]。

(袁华　译　蔡斌　校)

## 参考文献

1. Liu SH, et al: Collagen in tendon, ligament, and bone healing. Clin Orthop 318:265-278, 1995.
2. Fu FH, Zelle BA: Ligaments and tendons: basic science and implications for rehabilitation. In Wilmarth MA, editor: Clinical applications for orthopaedic basic science: independent study course, La Crosse, Wis, 2004, American Physical Therapy Association.
3. Raspanti M, Congiu T, Guizzardi S: Structural aspects of the extracellular matrix of tendon: an atomic force and scanning electron microscopy study. Arch Histol Cytol 65:37-43, 2002.
4. Marshall JL, Rubin RM: Knee ligament injuries: a diagnostic and therapeutic approach. Orthop Clin North Am 8:641-668, 1977.
5. Jack EA: Experimental rupture of the medial collateral ligament. J Bone Joint Surg Br 32:396-402, 1950.
6. Frank CB, et al: Medial collateral ligament healing: a multidisciplinary assessment in rabbits. Am J Sports Med 11:379-389, 1983.
7. Menetrey J, et al: alpha-Smooth muscle actin and TGF-beta receptor I expression in the healing rabbit medial collateral and anterior cruciate ligaments. Injury 42(:8)735-741, 2011.
8. Cameron M, et al: The natural history of the anterior cruciate ligament-deficient knee: Changes in synovial fluid cytokine and keratan sulfate concentrations. Am J Sports Med 25:751-754, 1997.
9. Gomez MA, et al: The effects of increased tension on healing medial collateral ligaments. Am J Sports Med 19:347-354, 1991.
10. Provenzano PP, et al: Hindlimb unloading alters ligament healing. J Appl Physiol 94:314-324, 2002.
11. Vailas AC, et al: Physical activity and its influence on the repair process

of medial collateral ligaments. Connect Tissue Res 9:25-31, 1981.

12. Kolts I, Tillmann B, Lullmann-Rauch R: The structure and vascularization of the biceps brachii long head tendon. Ann Anat 176;75-80, 1994.

13. Hergenroeder PT, Gelberman RH, Akeson WH: The vascularity of the flexor pollicis longus tendon. Clin Orthop 162:298-303, 1982.

14. Zbrodowski A, Gajisin S, Grodecki J: Vascularization of the tendons of the extensor pollicis longus, extensor carpi radialis longus and extensor carpi radialis brevis muscles. J Anat 135:235-244, 1982.

15. Manske PR, Lesker PA: Comparative nutrient pathways to the flexor profundus tendons in zone II of various experimental animals. J Surg Res 34:83-93, 1983.

16. Cetti R, Junge J, Vyberg M: Spontaneous rupture of the Achilles tendon is preceded by widespread and bilateral tendon damage and ipsilateral inflammation: A histopathologic study of 60 patients. Acta Orthop Scand 74:78-84, 2003.

17. Maffulli N, Barrass V, Ewen SW: Light microscopic histology of Achilles tendon ruptures: A comparison with unruptured tendons. Am J Sports Med 28:857-863, 2000.

18. Steinbach LS, Fleckenstein JL, Mink JH: Magnetic resonance imaging of muscle injuries. Orthopedics 17:991-999, 1994.

19. Gelberman RH, et al: Flexor tendon repair in vitro: a comparative histologic study of the rabbit, chicken, dog, and monkey. J Orthop Res 2:39-48, 1984.

20. Manske PR, et al: Intrinsic flexor-tendon repair: A morphological study in vitro. J Bone Joint Surg Am 66:385-396, 1984.

21. Russell JE, Manske PR: Collagen synthesis during primate flexor tendon repair in vitro. J Orthop Res 8:13-20, 1990.

22. Feehan LM, Beauchene JG: Early tensile properties of healing chicken flexor tendons: Early controlled passive motion versus postoperative mobilization. J Hand Surg Am 15:63-68, 1990.

23. Kubota H, et al: Effect of motion and tension on injured flexor tendons in chickens. J Hand Surg [Am] 21:456-463, 1996.

24. Mass DP, et al: Effects of constant mechanical tension on the healing of rabbit flexor tendons. Clin Orthop 296:301-306, 1993.

25. Huxley HE: The mechanism of muscular contraction. Science 164:1356-1366, 1969.

26. Huxley AF, Simmons RM: Proposed mechanism of force generation in striated muscle. Nature 233:533-538, 1971.

27. Croisier JL, et al: Hamstring muscle strain recurrence and strength performance disorders. Am J Sports Med 30:199-203, 2002.

28. Garrett WE, Jr: Muscle strain injuries. Am J Sports Med 24(suppl 6):S2-S8, 1996.

29. Speer KP, Lohnes J, Garrett WE, Jr: Radiographic imaging of muscle strain injury. Am J Sports Med 21:89-95, 1993.

30. Orchard J, Best TM: The management of muscle strain injuries: an early return versus the risk of recurrence. Clin J Sport Med 12:3-5, 2002.

31. Verrall GM, et al: Clinical risk factors for hamstring muscle strain injury: A prospective study with correlation of injury by magnetic resonance imaging. Br J Sports Med 35:435-439, 2001.

32. Friden J, Sjostrom M, Ekblom B: Myofibrillar damage following intense eccentric exercise in man. Int J Sports Med 4:170-176, 1983.

33. Stauber WT: Eccentric action of muscles physiology, injury, and adaptation. Exerc Sport Sci Rev 17:157-185, 1989.

34. Barash IA, et al: Desmin cytoskeletal modifications after a bout of eccentric exercise in the rat. Am J Physiol Regul Integr Comp Physiol 283:958-963, 2002.

35. Lieber RL, Shah S, Friden J: Cytoskeletal disruption after eccentric contraction-induced muscle injury. Clin Orthop 403:S90-S99, 2002.

36. Jackson DW, Feagin JA: Quadriceps contusions in young athletes. J Bone Joint Surg Am 55:95-105, 1973.

37. Botte MJ, et al: Repair of severe muscle belly lacerations using tendon grafts. J Hand Surg 12A:406-412, 1987.

38. Garrett WE, et al: Recovery of skeletal muscle after laceration and repair. J Hand Surg 9A:683-692, 1984.

39. Arrington ED, Miller MD: Skeletal muscle injuries. Orthop Clin North Am 26:411-422, 1995.

40. King JB: Post-traumatic ectopic calcification in the muscles of athletes: A review. Br J Sports Med 32:287-290, 1998.

41. Hierton C: Regional blood flow in experimental myositis ossificans. Acta Orthop Scand 54:58-63, 1983.

42. Illes T, et al: Characterization of bone forming cells in post traumatic myositis ossificans by lectins. Pathol Res Pract 188:172-176, 1992.

43. Neal BC, et al: A systematic overview of 13 randomized trials of non-steroidal anti-inflammatory drugs for prevention of heterotopic bone formation after major hip surgery. Acta Orthop Scand 71:122-128, 2000.

44. Regling G, editor: Wolff's law and connective tissue regulation: Modern interdisciplinary comments on Wolff's law of connective tissue regulation and rational understanding of common clinical problems, Berlin, NY, 1992, W de Gruyter.

45. Einhorn TA: Enhancement of fracture healing. J Bone Joint Surg Am 77:940-956, 1995.

46. Zelle BA, et al: Biological considerations of tendon graft incorporation within the bone tunnel. Oper Tech Orthop 15:36-42, 2005.

47. Huard J: Gene therapy and tissue engineering for sports medicine. J Gene Med 5:93-108, 2003.

48. Evans C, Robbins PD: Possible orthopaedic applications of gene therapy. J Bone Joint Surg Am 77:1103-1114, 1995.

49. Robbins PD, Ghivizzani S: Viral vectors for gene therapy. Pharmacol Ther 80:35-47, 1998.

# 第 2 章

## 术后软组织愈合的思考

*Robert Cantu, Jason A. Steffe*

物理治疗师每天都要处理各种结缔组织,这种组织是动态的,具有令人惊叹的变化能力。多种因素可引起这些结缔组织的改变:外伤、手术、制动、姿势和重复应力等。物理治疗师应充分了解结缔组织的正常组织学和生物力学,并进一步了解其对制动、外伤和再动时的反应方式。无论有无经验,治疗师在为术后患者制订康复策略及治疗方案时,需对结缔组织进行全面的思考。

传统认识中,结缔组织在外伤或制动情况下是惰性、不可收缩的,唯一可收缩的是肌肉,这一观点曾得到广泛认可。然而,新的研究揭示了一些令人兴奋的可能性,即结缔组织也具有收缩性能。若筋膜、韧带和肌腱具有有限的收缩能力,那么手法治疗后很多治疗师所感受到的即刻变化可得到证实,且治疗策略亦会发生改变,或得到更好的解释。针对术后处理,像处理"收缩"组织那样去处理"惰性"组织可能确实能改变治疗思路。

### 手术的定义

本书主要讨论的是术后康复,因此首先给手术一个定义。考虑到软组织的损伤和修复,手术应该定义为"由训练有素的专业人士为纠正不受控制的创伤而制造的受控制的创伤"。使用这个特定的、上下文相关的定义是由于结缔组织对制动和创伤产生独特的反应。由于手术本身是一种创伤,会带来某种形式的制动,物理治疗师必须了解组织对制动和创伤的反应方式。

本章从对结缔组织的基本组织学和生物力学的经典认识开始,然后介绍结缔组织的组织病理学与病理力学(即结缔组织对制动、创伤和再动的反应方式),并阐述基于结缔组织对制动、创伤和再动反应的软组织松动术的一些基本原则,最后将讨论最新的报道结缔组织有一定收缩潜能的部分文献。

### 结缔组织的组织学与生物力学

结缔组织在人体分布十分广泛,占体重的16%,含水量占全身水分的25%[1]。"柔软"的结缔组织形成韧带、肌腱、骨膜、关节囊、腱膜、神经鞘、肌肉鞘、血管壁及内脏器官的支撑结构。若去除骨骼,由于结缔组织的存在,人体结构的外观仍然能保持[1-5]。

受制动影响的多为"惰性"的结缔组织。进行关节松动术时,被松动的组织是关节囊和周围的韧带与结缔组织。被松动的组织遵循关节运动学原则,但多认为是不收缩的结缔组织。因此,结缔组织的组织学和组织病理学的背景知识对物理治疗师的实践非常重要。

#### 结缔组织细胞正常的组织学和生物力学

结缔组织由两部分组成:①细胞;②细胞外基质。结缔组织中最重要的两种细胞是成纤维细胞和成肌纤维细胞。成纤维细胞合成结缔组织中所有不收缩的成分,包括胶原、弹性蛋白、网状蛋白和基质[1-5]。成肌纤维细胞是一种特异性细胞,含有平滑肌成分,具有收缩能力[6-9]。

#### 细胞外基质

结缔组织的细胞外基质包括结缔组织纤维和基质。结缔组织纤维包括胶原蛋白(最具抗拉性)、弹性蛋白和网状蛋白(最具伸展性),这些提供了结缔组织的张力支撑。是否具有延展性取决于结缔组织纤维的相对致密程度和百分比含量。胶原蛋白较少而弹性纤维较多的组织比胶原纤维致密且含量高的组织更柔软[1-3]。

在结缔组织对制动、创伤和再动的反应中，基质发挥重要作用。基质是一种黏稠的，似凝胶样物质，细胞与结缔组织纤维散布其间。正常活动时，它为胶原纤维提供润滑作用，并且能维持纤维之间关键的距离；亦是营养物质和代谢废物扩散的介质，是微生物入侵的机械屏障。基质的半衰期远比胶原蛋白短，制动对它的影响也比胶原蛋白快[4,10]，将在后续内容讨论。

### 三种结缔组织

根据纤维密度和方向，人体内的结缔组织分为三类：①致密规则的；②致密不规则的；③疏松不规则的（表 2-1）[11,12]。

表 2-1　结缔组织分类

| 组织类型 | 结构 | 组织特性 |
| --- | --- | --- |
| 致密规则 | 韧带、肌腱 | 致密，胶原纤维平行排列；基质较少 |
| 致密不规则 | 腱膜、骨膜、关节囊、真皮、高机械应力区域 | 致密，胶原纤维多方向排列；可抵抗多向应力 |
| 疏松不规则 | 浅筋膜鞘、肌肉和神经鞘、内脏器官的支撑鞘 | 稀疏，胶原纤维多向排列；更多弹性蛋白出现 |

致密规则型结缔组织包括韧带和肌腱（图 2-1）[5]。纤维单向排列可减弱单向应力，较高的胶原

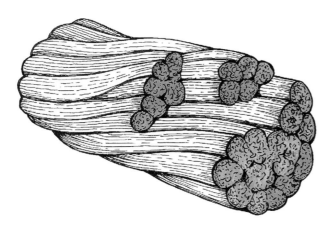

**图 2-1**　致密规则型结缔组织，图示胶原纤维平行紧密排列（修订自 Williams P，WarwickR，editors：Gray's anatomy，ed 35，Philadelphia，1973，Saunders.）

纤维密度使得这些组织具备高抗张强度，但缺乏延展性；血管和水分较少使得营养物质扩散慢，延缓了愈合时间。致密规则的结缔组织是抗拉力最强而延展性最低的一类结缔组织。

致密不规则型结缔组织包括关节囊、骨膜和腱膜，与致密规则型结缔组织最重要的差别是其具有多维纤维走向（图 2-2）。这个多维方向使组织可抵御各个方向的应力。胶原纤维密度高，抗拉力强而延展性低。致密不规则型结缔组织血管和水分含量也少，营养物质的扩散和愈合时间均缓慢[5]。

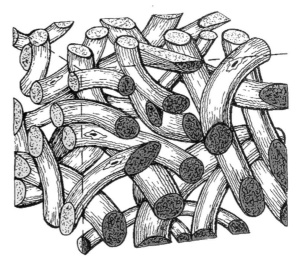

**图 2-2**　致密不规则性结缔组织，图示胶原纤维多向紧密排列（修订自 Williams P，WarwickR，editors：Gray's anatomy，ed 35，Philadelphia，1973，Saunders.）

疏松不规则型结缔组织包括（并不限于）皮肤下浅层筋膜、肌肉和神经鞘以及内脏器官支撑结构。与致密不规则型结缔组织一样，它的纤维多维走向，然而胶原纤维密度较之相去甚远。血管和含水量远高于致密规则和（或）不规则型结缔组织，因此，它更加柔韧，延展性更好，创伤后修复更快，亦更容易松动[5]。

### 结缔组织的正常生物力学

结缔组织独特的形变特性使它成为有效的减震系统，这被称为黏弹特性[1-3,13]。黏弹性是结缔组织特有的，使其可以随着施加的应力而发生变化。结缔组织具备在外力作用下能增厚或变得更加伸展的能力，认识这一点是手法治疗师帮助患者增加活动性的基本前提。

黏弹模型中，两个成分结合在一起赋予了结缔组织这种动态形变的属性。第一个是弹性成分，代

表受到应力时,结缔组织长度发生暂时的改变(图2-3)。如同一个弹簧有负荷时被拉长,去除负荷又回到起始位置。弹性成分是结缔组织内的"松弛部分"[1-3]。

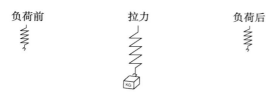

**图2-3**　结缔组织的弹性成分。(来自 Grodin A,Cantu R:Myofascial manipulation:Theory and clinical management,Centerpoint,NY,1989,Forum Medical.)

此模型的另一成分为黏性或者塑性成分,是指结缔组织受到外力时发生的永久性改变。可以用液压缸或者活塞来说明(图2-4),当力量施加于活塞,活塞缓慢移出缸;当去除外力,活塞并不回缩而是保持在这个新的长度,说明发生了永久性改变。这个永久性改变是胶原分子、纤维及交联的分子间及分子内连接被打断的结果[1-3]。

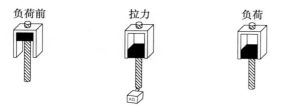

**图2-4**　结缔组织的黏性或塑性成分(来自 Grodin A,Cantu R:Myofascial manipulation:Theory and clinical management,Centerpoint,NY,1989,Forum Medical.)

黏弹性模型即结合前述的两个成分(图2-5)。当在组织延长的中间范围内施加轻微的力,组织发生弹性延长然后回到初始长度。若应力将组织推到活动范围末端,弹性成分耗尽,即发生塑性形变。应

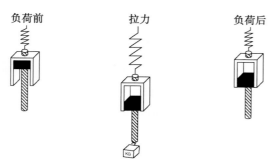

**图2-5**　结缔组织的黏弹性成分(来自 Grodin A,Cantu R:Myofascial manipulation:Theory and clinical management,Centerpoint,NY,1989,Forum Medical.)

力解除时,已有部分组织发生永久性形变。注意,并不是所有的延长(只有一部分)是永久性保持的[1-3]。

临床上,这种现象经常发生。例如,一个冻结肩患者上举活动度只有90°,松动后关节活动度达到110°,数日后复诊,肩关节活动度介于90°~110°,仅有部分延长得到保留。

这个黏弹现象可用应力-应变曲线来说明。根据定义,应力是施加于单位面积的力,应变是组织长度改变的百分比。当结缔组织开始受应力或负荷时,拉长组织仅需较小的力,然而应力持续增加,松弛部分或弹簧拉长后,就需要更多的力,组织改变也更少(图2-6)。当组织受反复应力时,曲线显示每次应力后组织都被拉长,但只有部分回到初始长度,因此,每次应力后组织都增加一定长度,即进入塑性形变范围。临床上,重复治疗阶段可观察到这一现象。每次治疗后增加的关节活动度,会在治疗间歇丢失部分[1-3]。

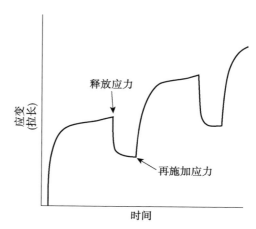

释放应力

应变（拉长）

再施加应力

时间

**图2-6**　应力-应变曲线提示结缔组织在重复应力下被逐渐拉长(来自 Grodin A,Cantu R:Myofascial manipulation:Theory and clinical management,Centerpoint,NY,1989,Forum Medical.)

### 新进展——结缔组织是动态的、可收缩的

以往的结缔组织模型并没有完全解释在手法治疗中结缔组织所发生的快速改变。目前,有多种理论来解释这种现象。文献中最多的看法是由于结缔组织中成肌纤维细胞的存在而具有有限的收缩能力。成肌纤维细胞是分化的成纤维细胞,不仅合成胶原和基质,还保持了收缩能力。这种特化的细胞最先在未成熟的瘢痕组织中发现,被认为是瘢痕收缩和挛缩的原因[6,7,14-16]。

最新的文献报道了正常结缔组织、小腿筋膜及腰背筋膜中存在成肌纤维细胞与平滑肌纤维[16,17]。

成肌纤维细胞的细胞质中含有平滑肌类型的肌动蛋白和肌球蛋白,因此,影响平滑肌的刺激也可以影响它[20]。Schleip 及其同事描述了结缔组织"张力"可能受影响的一些自主机制[14,15,18,19]。

首先,手法刺激结缔组织的细胞间隙与 Ruffini 机械感受器,可影响自主神经系统,局部血管扩张,新鲜血液更多地流向间质组织,改变局部液体代谢。其次,组织内机械感受器刺激自主神经系统,具有"下丘脑微调"效应,使全身肌张力下降。最后,手法在局部产生一个自主神经反应抑制结缔组织中的平滑肌细胞,放松结缔组织中成肌纤维细胞中的肌动/肌球蛋白活性。综合这三种基本机制可以更好地解释手法治疗后感受到的即刻改变。

例如,一个肩袖修补术后 4 周的患者,存在明显的肩关节囊挛缩,被动活动时有明显的反应和肌卫现象。对肩胛带包括肩胸区域、外侧肩胛、上斜方肌和胸大肌、胸小肌等进行轻柔的软组织治疗均可即刻增加关节活动度,降低患者的反应。患者关节活动度短时间内明显增加,很难用关节囊的机械改变来解释。更合理的解释应为肩关节周围轻柔的手法治疗产生的自主性反应,使得结缔组织内的可收缩成分得以放松。

## 制动、再动和创伤对结缔组织的作用

### 制动

制动和创伤使结缔组织的组织学和正常生物力学发生显著改变。既往对制动的组织学研究大多采用了相同的实验模型[13,20-27]。实验动物内固定不同时间后解除内固定、处死动物,采用组织学和生物力学研究来观察组织的变化。部分研究中,动物解除内固定后恢复活动一段时间再进行分析,来观察制动的效应是否可逆[28]。

肉眼下,制动组织腔隙有明显的纤维脂肪浸润,随着制动时间延长,浸润物更趋纤维化,引起腔隙粘连,这种纤维化的改变没有创伤也会引起。组织学和组织化学分析显示最主要是基质有显著改变,而胶原无丢失。基质改变包括氨基葡萄糖及水分的大量丢失,基质的主要功能为结合水来帮助水化,因此,基质丢失引起水分丢失。

基质的另一个作用是润滑胶原纤维并使相邻的胶原纤维保持关键的间距。若胶原纤维距离太近则导致显微镜下可见的粘连,从而限制了组织的柔韧

性和延展性(图 2-7)。**而且,在应力-应变和负荷-断裂研究中制动时间过长的胶原组织强度减弱并很快断裂**[10,25,27,29-33]。

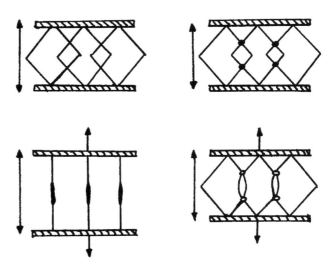

**图 2-7**　结缔组织的编织结构。制动后,纤维之间的距离缩短,形成交联性粘连(来自 Cantu R,Grodin A:Myofascial manipulation:Theory andclinical application,Gaithersburg,Md,1992,Aspen.)

此外,活动会影响新合成胶原的方向,制动关节的胶原呈现杂乱的干草一样的排列,进而与原有胶原纤维发生粘连,进一步限制了关节活动。(图 2-8)

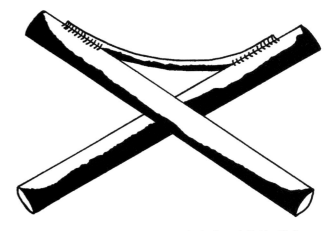

**图 2-8**　制动后的瘢痕组织发生进一步粘连,像杂草堆一样杂乱排列(来自 Cantu R,Grodin A:Myofascial manipulation:Theory andclinical application,Gaithersburg,Md,1992,Aspen.)

生物力学研究揭示,要松动已经僵硬的关节需要的力矩是松动正常关节所需力矩的 10 倍。反复松动后,这些关节逐渐恢复到正常,这些研究的作者认为延展性降低的结缔组织既有纤维脂肪的微粘连又有显微镜下增加的胶原纤维交联[13,20,27]。

## 再动

经典研究提示,活动与再活动可防止韧带与肌腱内胶原纤维无序排列,同时也刺激基质的产生。当结缔组织开始受活动应力时,组织再水化,胶原交联消失,新的胶原纤维更有序地排列[13,20-28,34]。

而且,胶原开始顺着应力方向排列至适当长度。早期活动可增加韧带和肌腱强度与抗拉力,并增加关节稳定性,更有力地防止韧带撕裂[4,9,10,25-27,29,31,34-36]。

不仅如此,制动阶段形成的粘连在恢复活动后部分被拉长,部分被撕裂,组织的整体活动性增加,关节被动活动与主动活动均可达到类似效果。

## 创伤

以前的研究应用价值有限,因为他们观察的是正常、健康关节的制动,因此,我们需研究创伤和瘢痕对制动的影响。

## 瘢痕

瘢痕组织的生物力学不同于正常的结缔组织。正常结缔组织是成熟的、稳定的,柔韧性有限,未成熟的瘢痕组织更加柔韧可变。瘢痕组织的形成包括四个不同阶段,各阶段在制动与活动时有不同特点[1-3]。

阶段 I 为炎症期:受伤后即刻启动。血液凝结几乎立即开始,紧接着巨噬细胞及组织细胞迁移,开始清除这个区域。此阶段通常持续 24～48 小时,此时制动是重要的,因活动可能引起进一步损伤。部分情况不适合常规制动,如前交叉韧带(anterior cruciate ligament,ACL)重建术,移植物安全固定,轻柔活动几乎不引起损伤,越早(术后第 1 天)运动受益越大。研究显示,早期活动可使韧带更快地再生,修复的 ACL 可更快达到最大负荷[32]。

阶段 II 为肉芽期:此期组织血管非特异性增生。增生的血管对保持充足营养、满足组织修复的代谢需求非常重要。组织类型与损伤程度不同,肉芽期差别较大。通常,损伤组织的未受损区域血供越少,瘢痕形成的整个过程将越长。如肌腱或韧带较肌肉或上皮组织瘢痕形成所需时间更长。活动在肉芽期是有益的,尽管瘢痕组织很容易受到破坏。医师与治疗师需根据可能的风险讨论合适的活动量。

阶段 III 为纤维形成期:此期成纤维细胞数量增加,胶原纤维和基质增生较快。胶原加速形成并通过微弱的流体静力压连接,使组织更易伸展。此阶段是对瘢痕组织进行重新塑形的绝佳窗口期,发生再损伤

的危险性不大。损伤组织的组织学构成和血管分布不同,纤维期可持续 3～8 周。此期的瘢痕组织不易受损,应力下易重塑(图 2-9)。此外,成肌纤维细胞在瘢痕组织成熟的最后两个阶段最活跃。这一阶段及下一阶段,成肌纤维细胞是瘢痕挛缩的原因[1,3,6-8,37]。

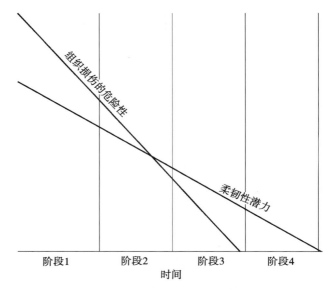

图 2-9　组织柔韧性与损伤危险性之间的关系

阶段 IV 为成熟期:此期胶原成熟、变硬并皱缩。此期组织可承受最大应力而无损伤风险。由于胶原合成仍在加速,若适当活动仍可显著重塑;相反,若放任不管,胶原纤维发生交联,组织明显收缩。成熟期的最后,组织进入更成熟、不活动、无柔韧性的状态,重塑变得更困难。

## 手术角度

本章手术的定义是训练有素的专业人士为了纠正非可控创伤而采取的可控制的创伤。术后患者将受到制动、创伤和瘢痕形成的影响。然而,这种可控创伤的好处在于术后的瘢痕组织通常比非控制创伤或过度使用形成的瘢痕更易控制。

处理手术后瘢痕组织时,物理治疗师应谨记以下原则:

- 评估瘢痕发展的大致阶段。不同组织的发展不尽相同,有血管的组织较无血管的组织发展快。
- 只要可能,早期活动对控制瘢痕组织的方向和长度是有帮助的。**与相关医师沟通讨论合适的运动量**。Flowers 和 Pheasant 等研究发现,石膏固定的关节比坚强内固定的关节更快地恢复活动度[38]。这可能是因为石膏提供的制动并不像坚强固定一样,关节可有少量的活动,足以预防坚强

固定所带来的一些变化。

- 谨记组织损伤的相关风险（图 2-9），选择恰当的施加应力的时机。尽管早期活动更能改变瘢痕组织，但发生损伤的危险性也更高。阶段 Ⅲ 进行活动，其收益可能高于风险。
- 对软组织即便是最轻微的抚触活动都可影响自主神经系统[39]，可放松这些组织中的收缩成分。这种轻微的自主效应风险最小，收益很大，去触摸你的患者！

## 活动的目标

1945 年 John Mennell 写道："活动或按摩只可能产生两种效应：反射性效应（自主的）和机械性效应"[36]。活动引起机械性与自主性效应的目的总结如下：

- 活动使结缔组织通过机械及自主机制发生水化与再水化。
- 活动可打断并预防胶原纤维的交联形成。
- 活动可打断并预防粘连。
- 活动使结缔组织发生塑性形变，并得到持久拉长。
- 活动可使胶原纤维与瘢痕组织根据应力排列为合适的方向和长度。
- 活动可使处于纤维塑形期和成熟期的胶原纤维发生塑形和重塑。
- 活动通过机械和自主机制防止瘢痕挛缩。

- 活动可产生广泛的自主效应：增加血流、增加静脉和淋巴回流、增加细胞代谢。
- 活动可产生特定的自主效应：结缔组织中平滑肌纤维的松弛、成肌纤维细胞中肌动-肌球蛋白复合物的放松。

## 结缔组织活动的原则

本部分结合基础医学研究与多年临床经验，介绍一系列帮助治疗师处理制动组织的实用技术。

### 三维结缔组织

结缔组织是三维的。尤其是损伤和制动后，瘢痕组织的排列方向与这个部位运动学或关节运动学方向并不一致，因此，找出限制的部位及方向对于瘢痕组织松动非常重要。

### 蠕变

蠕变是结缔组织塑性形变的另一种说法。活动性瘢痕组织比正常的结缔组织更具"蠕变性"（在外力下更容易拉长）[2]。所有的松弛成分均释放后就会发生蠕变，低负荷长时间牵伸时最明显，亦可使用其他手法技术或动态夹板。组织应沿正常的活动力线被拉长，但有时限制性损伤并不遵循运动力线。治疗师必须确认受限的方向，并直接松动受限部位。

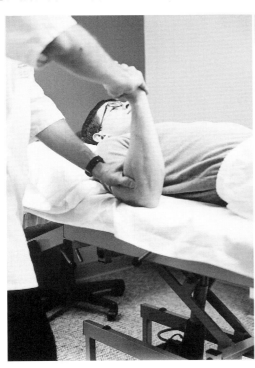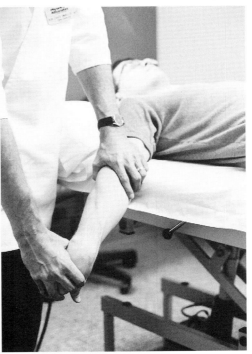

图 2-10　短长原则。软组织处于短缩范围进行松动，然后立即拉长

瘢痕可能是垂直的或者水平的,在限制方向内松动瘢痕可以在常规平面内带来更多的活动[13]。

### 软组织的收缩性

如前所述,结缔组织有收缩元素——平滑肌细胞和成肌纤维细胞。即刻发生的"蠕变"是自主现象[14,15]。轻柔的手法,通过刺激机械感受器,可以产生放松的自主效应,增加结缔组织的柔韧性、增大活动度、减少疼痛。

### 短与长的原则

短与长的原则是指组织处于缩短状态下进行松动随后立即拉长时会变得更具延展性(图2-10)。例如外上髁炎,应在肘关节被动屈曲、腕关节被动伸展位进行外上髁交叉按摩,短缩范围内进行交叉按摩后,立即将组织牵伸至塑性范围。短缩范围内,可触摸到深部组织,而当组织绷紧时,只能触摸到浅层组织,当组织略有松弛时,可触摸深层组织并准备进行牵伸[2]。

短-长原则也有神经肌肉含义。若存在肌卫现象,松动肌肉使其缩短可抑制肌卫,使随后的即刻拉长变得容易。

## 结缔组织松动术示例

下面配图举例说明一些简单、有效的软组织松动手法。

### 肌肉剥离

肌肉剥离是将粘连的纵向肌肉纤维或结缔组织分离的技术(图2-11)。粘连限制了这些组织被动

拉长或主动缩短的能力。当肌束或结缔组织束粘连时,肌肉纤维收缩效率降低。例如,腕屈肌进行软组织松动及肌肉剥离手法后,通常出现抓握力轻微增大。其实,并非肌力增加,而是由于软组织柔韧性增加从而提高了肌肉收缩的效率,肌肉可在结缔组织中更加有效地收缩[2]。

### 横向肌肉弯曲

横向肌肉弯曲手法是指抓握收缩部分并垂直于纤维方向进行松动(图2-12)。这种垂直弯曲的方法来松动结缔组织,类似于折叠花园浇水管(图2-13)。将肌肉周围的结缔组织鞘想象成水管,肌肉即水管内的水。若结缔组织鞘僵硬,其中的肌肉亦

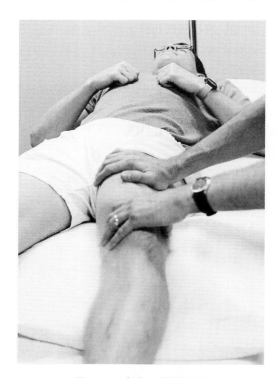

**图2-12**　弯曲肌肉筋膜鞘

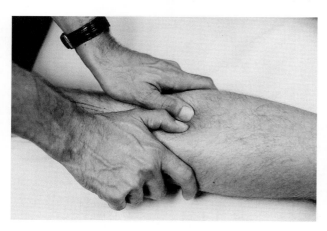

**图2-11**　筋膜的伸展或者纵向分离

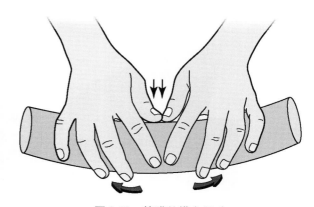

**图2-13**　筋膜的横向运动

较难收缩,肌肉无法横向伸展,收缩效率不足,出现轻度的"间室综合征"。通过松动这些肌肉鞘,使正常活动平面的整个活动性增加[2]。

此外,肌肉弯曲特异性地刺激了 Ruffini 机械感受器。Ruffini 小体对侧方和(或)横向牵伸尤其敏感。这种牵伸产生自主效应,降低"水管"的交感张力,使结缔组织柔韧性增加[14,15]。

### 骨清除

骨清除技术类似于肌肉剥离术,不同之处在于沿着那些紧邻或附着于骨表面的软组织的长轴进行松动(图 2-14)。如胫前疼痛时,于胫骨的前外侧缘进行纵向滑动。若胫骨边缘的结缔组织增厚、粘连,治疗师可尝试此法进行结缔组织松动[2]。

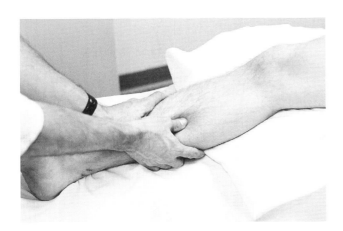

图 2-14　纵向滑动将筋膜与骨表面分离

### 交叉按压

交叉按压是由 James Cyriax 倡导并发展起来的手法,对松动瘢痕与无血管结缔组织非常有效。这是一种比较激烈的软组织松动技术,可打断瘢痕粘连,暂时增加非血管区域的血流。这种手法适用于期望达到完全愈合的韧带和肌腱,亦可用于瘢痕组织,需沿各个方向进行多角度松解[2]。

## 肌肉平衡

手法治疗与被动关节活动可增加结缔组织柔韧性,同时治疗师需关注主动活动度及肌力。关节周围的肌肉对功能障碍的反应不尽相同,可据此进行分类。通常,姿势性肌肉对损伤、异常应力及手术的反应为紧张或易化;相位性肌肉则是无力或被抑制[2]。

人体每一个关节复合体,都包括稳定关节的肌群及提供原动力的肌群。如股内斜肌(vastus medialis oblique,VMO)在膝关节屈伸时稳定髌骨;功能障碍时,VMO 及股四头肌的其他三条肌肉的反应是肌力减弱、抑制和萎缩;相反,腘绳肌的反应则是紧张[2]。

术后康复阶段,治疗师应该采用手法治疗相关关节的姿势性肌肉,也要增强(当修复允许时)变弱了的相位性肌肉。以肩袖手术后的肩关节为例,最初,在康复的急性保护期,治疗师应处理肩胛提肌、斜方肌、肩胛下肌、大圆肌和胸小肌(作用于肩关节复合体的姿势性肌肉)。患者进入主动康复期时应加强外旋肌群、下斜方肌、菱形肌和前锯肌(均为稳定肩关节复合体的相位性肌肉)[2]。

表 2-2 ～ 表 2-4 列举并总结了姿势性和相位性肌肉的分类、主动肌、拮抗肌关系。

表 2-2　肩部姿势性与相位性肌肉

| 分类 | 肌肉 |
| --- | --- |
| 姿势性 | 上斜方肌 |
| | 肩胛提肌 |
| | 胸大肌 |
| | 胸小肌 |
| | 肩胛下肌 |
| | 大圆肌 |
| 相位性 | 下斜方肌/中、下菱形肌 |
| | 背阔肌 |
| | 中斜方肌 |
| | 菱形肌 |
| | 小圆肌,冈下肌,冈上肌 |

来自 Cantu R,Grodin A:Myofascial manipulation:Theory and clinical application,Gaithersburg,Md,1992,Aspen.

表 2-3　髋部姿势性与相位性肌肉

| 分类 | 肌肉 |
| --- | --- |
| 姿势性 | 髂腰肌 |
| | 阔筋膜张肌 |
| | 髋内收肌 |
| | 髋内旋肌 |
| | 腰方肌 |
| | 梨状肌 |
| 相位性 | 臀大肌 |
| | 臀中肌/小 |
| | 髋关节外旋 |
| | 腹横肌 |

**表 2-4　膝姿势性与相位性肌肉**

| 分类 | 肌肉 |
|---|---|
| 姿势性 | 腘绳肌<br>腓肠肌 |
| 相位性 | 股四头肌[股内侧斜肌(VMO)]、背屈肌 |

来自 Cantu R，Grodin A：Myofascial manipulation：Theory and clinical application，Gaithersburg，Md，1992，Aspen.

## 小结

本章概述了术后软组织处理的基本原则和指导方针，讨论了瘢痕组织形成的各阶段。**根据组织的血管分布和手术操作不同，各期的时间框架有所不同。**这些内容在后续章节中还将详细阐述。

为了有效处理损伤组织，治疗师应理解结缔组织对制动、外伤、再动以及瘢痕重塑的反应。此外，治疗师应了解手法治疗对组织收缩性的整体效应及特殊的自主效应。熟知处理软组织的机械和自主原则，加上良好的医患沟通，是术后康复持续有效的保证。

# 临床案例回顾

**1　在一次手法治疗过程中关节活动度改善的机制是什么？**

通过手法刺激间质或 Ruffini 机械感受器，刺激自主神经系统具有"下丘脑微调"的作用，使全身肌肉张力降低。

**2　为什么制动后要关注结缔组织？**

制动期间，胶原纤维失去水分，若胶原纤维靠得太近，纤维将相互粘连。这些交联会产生一系列显微镜下可见的粘连，限制组织的柔韧性和延展性。而且在应力-应变试验和负荷-断裂研究中，制动过长时间的胶原组织强度减弱，更易断裂。

**3　瘢痕组织接受应力的合适时机？**

瘢痕组织承受应力存在窗口期。需谨记在瘢痕未成熟阶段，过度应力对组织有发生关联性损伤或小创伤的危险性。尽管早期应力改变瘢痕组织的潜能更大，但这个阶段损伤的危险性也更大。阶段Ⅲ(纤维塑形期)可能是活动收益大于危险性的阶段。这个阶段持续 3~8 周，取决于损伤组织的组织学构成和血管分布情况。

（袁华　译　蔡斌　校）

## 参考文献

1. Cummings GS, Crutchfield CA, Barnes MR: Orthopedic physical therapy series: Soft tissue changes in contractures, Atlanta, 1983, Stokesville Publishing.
2. Cantu R, Grodin A: Myofascial manipulation: Theory and clinical application, Austin, Tex, 1992, ProEd Publishers.
3. Cummings GA: Soft tissue contractures: Clinical management continuing education seminar, course notes, Atlanta, March 1989, Georgia State University.
4. Ham AW, Cormack DH: Histology, Philadelphia, 1979, JB Lippincott.
5. Warwick R, Williams PL: Gray's anatomy, ed 35, Philadelphia, 1973, Saunders.
6. Darby IA, Hewitson TD: Fibroblast differentiation in wound healing and fibrosis. Int Rev Cytol 257:143-175, 2007
7. Gabbiani G: The myofibroblast in wound healing and fibrocontractive diseases. J Pathol 200:500-503, 2003.
8. Hinz B, et al: Biological perspectives: the myofibroblast—One function, multiple origins. Am J Pathol 190(6):1807-1816, 2007.
9. Inoue M, et al: Effects of surgical treatment and immobilization on the healing of the medial collateral ligament: A long-term multidisciplinary study. Connect Tissue Res 25(1):13-26, 1990.
10. Goldstein WM, Barmada R: Early mobilization of rabbit medial ligament and collateral ligament repairs: Biomechanics and histological study. Arch Phys Med Rehab 65(5):239-242, 1984.
11. Copenhaver WM, Bunge RP, Bunge MB: Bailey's textbook of histology, Baltimore, 1971, Williams & Wilkins.
12. Sapega AA, et al: Biophysical factors in range-of-motion exercise. Phys Sportsmed 9:57-65, 1981.
13. Woo S, et al: Connective tissue response to immobility. Arthritis Rheum 18:257-264, 1975.
14. Schleip R: Fascial plasticity—a new neurobiological explanation: Part 1. J Bodywork Movement Ther 7(1):11-19, 2003.
15. Schleip R: Fascial plasticity—a new neurobiological explanation: Part 2. J Bodywork Movement Ther 7(2): 104-116, 2003
16. Yahia LH, Pigeon P, DesRosiers EA: Viscoelastic properties of the human lumbodorsal fascia. J Biomed Eng 15:425-429, 1993.
17. Stecco C, et al: A histological study of the deep fascia of the upper limb. J Anat Embryol 111(2):1-5, 2006.
18. Schleip R: Active contraction of the thoracolumbar fascia—indications of a new factor in low back pain research with implications for manual therapy, 5th Interdisciplinary World Congress on Low Back and Pelvic Pain, Melbourne, Australia, 2004.
19. Schleip R, Klinger W, Lehmann-Horn F: Active fascial contractility:

Fascia may be able to contract in a smooth muscle-like manner and thereby influence musculoskeletal dynamics. Med Hypotheses 65:273-277, 2005.

20. Akeson WH, Amiel D: The connective tissue response to immobility: A study of the chondroitin 4 and 6 sulfate and dermatan sulfate changes in periarticular connective tissue of control and immobilized knees of dogs. Clin Orthop 51:190-197, 1967.

21. Akeson WH, Amiel D: Immobility effects of synovial joints: The pathomechanics of joint contracture. Biorheology 17:95, 1980.

22. Akeson WH, et al: The connective tissue response to immobility: An accelerated aging response? Exp Gerontol 3:289-301, 1968.

23. Akeson WH, et al: The connective tissue response to immobility: Biochemical changes in periarticular connective tissue of the immobilized rabbit knee. Clin Orthop 93:356, 1973.

24. Akeson WH, et al: Collagen cross-linking alterations in the joint contractures: changes in the reducible cross-links in periarticular connective tissue after 9 weeks of immobilization. Connect Tissue Res 5:15, 1977.

25. Woo S, et al: The biomechanical and morphological changes in the medial collateral ligament of the rabbit after immobilization and remobilization. J Bone Joint Surg Am 69(8):1200-1211, 1987.

26. Woo SL, et al: New experimental procedures to evaluate the biomechanical properties of healing canine medial collateral ligaments. J Orthop Res 5(3):425-432. 1987.

27. Woo SL, et al: Treatment of the medial collateral ligament injury. II: Structure and function of canine knees in response to differing treatment regimens. Am J Sports Med 15(1):22-29, 1987.

28. Evans E, et al: Experimental immobilization and mobilization of rat knee joints. J Bone Joint Surg 42A:737, 1960.

29. Gelberman RH, et al: Effects of early intermittent passive mobilization on healing canine flexor tendons. J Hand Surg Am 7(2):170-175, 1982.

30. Hart DP, Dahners LE: Healing of the medial collateral ligament in rats. The effects of repair, motion, and secondary stabilizing ligaments. J Bone Joint Surg Am 69(8):1194-1199, 1987.

31. Lechner CT, Dahners LE: Healing of the medial collateral ligament in unstable rat knees. Am J Sports Med 19(5):508-512, 1991.

32. Muneta T, et al: Effects of postoperative immobilization on the reconstructed anterior cruciate ligament: An experimental study in rabbits. Am J Sports Med 21(2):305-313, 1993.

33. Thornton GM, Shrive NG, Frank CB: Healing ligaments have decreased cyclic modulus compared to normal ligaments and immobilization further compromises healing ligament response to cyclic loading. J Orthop Res 21(4):716-722, 2003.

34. Piper TL, Whiteside LA: Early mobilization after knee ligament repair in dogs: An experimental study. Clin Orthop Relat Res 150:277-282, 1980.

35. Gomez, MA, et al: The effects of increased tension on healing medial collateral ligaments. Acta Orthop Scand 54(6):917-923. 1983.

36. Mennell JB: Physical treatment by movement, manipulation and massage, ed 5, London, 1945, Churchill Livingstone.

37. Tomasek JJ, et al: Myofibroblasts and mechano-regulation of connective tissue remodeling. Mol Cell Biol 3:349-362, 2002.

38. Flowers KR, Pheasant SD: The use of torque angle curves in the assessment of digital stiffness. J Hand Ther 1(2)69-74, 1988

39. Dicke E, Schliack H, Wolff A: A manual of reflexive therapy of the connective tissue, Scarsdale, NY, 1978, Sidney S Simon.

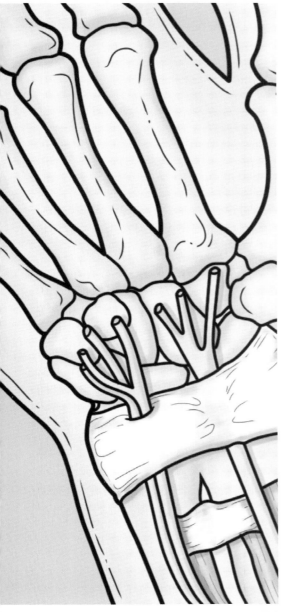

# 第二部分

# 上肢

| 第 3 章 | 肩峰成形术 | 26 |
|---|---|---|
| 第 4 章 | 肩前方关节囊重建 | 41 |
| 第 5 章 | 肩袖修复与康复 | 70 |
| 第 6 章 | 上盂唇前后部损伤修复 | 94 |
| 第 7 章 | 全肩关节置换 | 112 |
| 第 8 章 | 腕短伸肌松解术及肱骨外上髁切除术 | 137 |
| 第 9 章 | 尺神经转移术重建尺侧副韧带 | 147 |
| 第 10 章 | 富血小板血浆的临床应用 | 162 |
| 第 11 章 | 手指屈肌腱损伤的一期手术修复方法及康复治疗 | 183 |
| 第 12 章 | 腕管松解术 | 206 |
| 第 13 章 | 投掷运动员重返运动场的过渡期 | 223 |

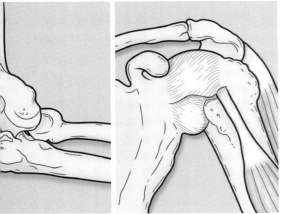

# 第 3 章

# 肩峰成形术

*Steven R. Tippett, Mark R. Phillips*

在讨论肩峰成形术之前,探讨一下肩峰下撞击综合征。1972 年,Neer[1] 将肩峰下撞击描述为一种独特的临床现象。他对肩峰下间隙的解剖结构与骨和软组织的关系进行相关性研究,并描述了撞击发生的区域。Neer[2] 发现肩峰下撞击综合征包括三个临床病理阶段,从可逆的炎症反应到肩袖全层撕裂,为大家对肩峰下撞击综合征的认识提供了理论基础。肩峰的前 1/3、喙肩韧带和肩锁(acromioclavicular,AC)关节,与肩峰下软组织——包括肩袖,这些解剖结构之间的关系仍然是大多数后续肩峰下撞击征手术研究的对象。其他学者对进一步丰富肩峰下撞击综合征的知识也做出了贡献,其中 Meyer[3]、Codman[4]、Armstrong[5]、Diamond[6]、McLanghlin& Asherman[7] 的工作均有重要的历史意义。

## 手术指征与注意事项

### 解剖病因学

任何破坏肩峰下间隙内正常关系的异常因素均可引起撞击,包括内源性(肌腱内)和外源性(肌腱外)。研究证实,肩袖肌肉力量薄弱可引起张力负荷过大、肱骨头上移以及冈上肌腱退变,在高强度、反复过顶运动中最为常见[8,9]。有学者[10-12]描述了滑囊的炎症和增生对肩峰下撞击综合征的影响。Jobe[13]与 Jobe,Kvitne 和 Giangarra[11] 研究了微创伤和过劳因素对内源性肌腱炎和盂肱关节不稳定的影响,以及对于过顶投掷运动员的意义。肌腱退行性变也被认为是肩峰下撞击综合征的内源性因素之一[14]。

外源性或肌腱外致病因素构成了撞击综合征的第二大类原因。一些少见的外源性病因(例如,继发于颈椎神经根病变的神经病理学因素、冈上神经卡压)并不在本章讨论,但是主要的外源性因素与相应的解剖关系是术前需首要考虑的因素。肩关节独特的解剖结构和"三明治"十分相似:中间部分是肩峰下间隙的软组织结构(如肩袖肌腱、喙肩韧带、肱二头肌长头肌腱、滑囊),其上方结构是肩峰前部、AC 关节和喙突,而其下方结构是肱骨头大结节和上关节盂部分。Toivonen、Tuite 和 Orwin[15] 均支持 Bigliani,Morrison 和 April[16] 对肩峰三种形态以及其与肩峰撞击和全层肩袖撕裂关系的描述。AC 关节退变也是肩峰撞击的重要外源性因素[1,2]。许多学者赞同 Neer 最初关于 AC 关节退变疾病引起撞击的论点[17,18]。肩峰小骨、未融合的肩峰远端骨骺,也被认为是引发撞击的独立而且潜在的致病因素[19]。盂肱关节不稳定是次要的外源性因素,存在引发撞击的可能。虽然目前尚缺乏二者相关性的研究,但有助于解释在年轻、从事竞技体育、过顶投掷类运动员患者中,肩峰成形术失败的原因[11,20,21]。

### 诊断和评估

病史和体格检查对于诊断肩峰下撞击综合征至关重要。结果发现可能是微妙的,其症状容易和其他疾病相混淆,故撞击综合征鉴别有时存在困难。典型的病史表现为起病隐匿、进展缓慢,可持续数月,好发年龄超过 40 岁,常见于娱乐、休闲运动、竞技体育和工作中进行重复性活动的人群。疼痛是最常见的症状,特别是对于那些高需求和肩关节反复远离胸壁的过顶运动者。夜间疼痛在肩峰撞击征中出现较晚,是炎症反应加剧后的表现。肌力下降和关节僵硬可能继发于疼痛抑制。如果在疼痛消失后仍有肌力下降,那么需要注意是否存在肩袖撕裂或神经源性颈椎压迫;如果关节僵硬持续存在,则应与冻结肩相关的情况(如粘连性关节囊炎、炎性关节炎、退变性关节疾病)相鉴别并加以排除[22]。年轻的运动员和投掷类患者还需要评估盂肱关节的稳定性。

撞击综合征的体格检查聚焦在肩颈区域。颈部体格检查有助于排除神经根性颈椎病、退变性关节疾病以及与肩关节区域疼痛有关的其他颈椎疾病。肩关节评估包括肌肉对称性和萎缩程度的一般检查,特别是冈上肌区域。评估中应着重活动范围(range of motion,ROM)、肌力以及盂肱关节稳定性的检查。Neer 征[2]和 Hawkins-Kennedy 征[23]是临床诊断撞击征的金标准。其中,在肩峰下注射利多卡因麻醉剂后,反复地进行撞击试验,对于撞击综合征的确诊最有帮助。临床医生还需要评估 AC 关节的疼痛,可以通过直接触诊和水平内收肩关节。选择性 AC 关节封闭注射同样有助于诊断。肱二头肌长头肌腱的病变,包括肌腱断裂,临床中少见但仍可能发生。体格检查可以明确肌腱问题对于撞击综合征的影响。对于年轻运动员患者应特别注意关节稳定性检查,观察患者是否存在典型的恐惧症,进行 Jobe 再复位试验,记录所有发现的阳性体征。

### 影像学评估

标准的影像学评估应特别关注前后位(anteroposterior,AP)、30°尾部倾斜 AP 位和冈上肌出口位[24,25]。这些平片检查有助于显示肩峰解剖形态、增生的喙肩韧带骨刺、AC 关节骨关节病以及钙化性肌腱炎。结合腋位投照检查,可以发现肩峰小骨病变。磁共振检查(magnetic resonance imaging,MRI)有助于进一步明确诊断,特别是怀疑存在肩袖撕裂和其他内部结构紊乱的病理变化(如盂唇或二头肌腱病变)[26]。

## 手术操作

对于非手术治疗无效的肩峰下撞击综合征需要行手术治疗。经物理治疗、运动疗法、非甾体抗炎药(nonsteroidal antiinflammatory agents,NSAIDs)和肩峰下注射皮质激素一系列治疗后无效者,应考虑行肩峰成形术和肩峰下减压术(subacromial decompression,SAD)。

追溯历史发现,开放性肩峰成形术取得了良好疗效并仍然在手术治疗中发挥着显著作用[1,19,27]。Ellman[28]被认为是第一位重要的关节镜下 SAD 手术技术的研发者,很多外科医生和研究人员在此基础上,改进了该技术,并将其使用于肩峰下撞击综合征的手术治疗中[29-34]。肩峰下撞击综合征的手术指征包括非手术治疗无效的持续性疼痛和功能障碍。非手术治疗方法包括医师或治疗师指导下的物理治疗、口服 NSAIDs 类药物、肩峰下皮质类固醇激素或利多卡因注射以及适当运动调整。

关于手术指征最具争议的话题在于非手术治疗被认定失败之前的观察时间。大多数外科医生和研究人员推荐大约 6 个月的非手术治疗[19]。然而,这取决于患者的个体情况和病理学状态,应按照具体情况区别对待。例如,患者,42 岁,肩部疼痛数月,呈持续加重趋势,在工作或娱乐活动中需要高要求、重复性过顶运动,无肩关节不稳,钩状肩峰(Ⅲ型)且 MRI 显示部分肩袖撕裂,那么该患者不需要忍受 6 个月非手术治疗以满足手术指征。相反,对于依从性不好的患者,又和工伤赔偿有关,其肩峰形态扁平且临床体征模棱两可,可能无法满足手术指征。

### 操作步骤

以下将讨论开放性肩峰成形术和关节镜下 SAD 操作。在众多研究中,开放性肩峰成形术技术已被充分的证实有显著疗效[1,27,29,30,35]。关节镜下减压手术对技术的要求比较高,因此外科医师在选择手术方法时,不应完全放弃这种已被证明有效的开放手术技术。外科医师也应在关节镜手术失败后或术中面临困难时考虑这种开放式。手术方法的选择取决于医生的手术经验和熟练程度,开放手术和关节镜下 SAD 达到的手术目的应该一致。

关节镜下肩峰减压术治疗撞击综合征具有许多优势。首先,关节镜技术可以评估盂肱关节相关的盂唇、肩袖、二头肌长头肌腱病变以及 AC 关节,并可针对这些问题加以手术治疗。其次,关节镜术是微创手术,残障率低,对三角肌的分离损伤小。然而,关节镜下 SAD 需要比其他骨科操作更漫长的学习周期。

已有很多相关的关节镜技术被报道,但本章的作者介绍的是由 Caspari[36]最初描述的改良技术。患者一般采用全身麻醉和斜角肌区域阻滞麻醉,在大多数社区医院中这两种麻醉方法结合已取得很大成功,患者可以在手术后出院。斜角肌区域阻滞和居家患者自控镇痛(patient-controlled analgesia,PCA)能够较好地减轻疼痛,并保证术后恢复相对舒适。

患者进入深度麻醉后,手术者在仰卧位和半卧位进行患侧和健侧的对比检查,同时评估肩关节的稳定性。然后,采用标准沙滩椅位,开始进行关节镜手术,使用压力水泵(Davol)以维持组织间隙适度扩张,在灌注液体内加入肾上腺素(浓度 1mg/L)以加强止血效果。

选择合适的关节镜入路对于顺利进行手术至关重要。仔细触诊骨性标志并标记肩峰、锁骨、AC关节和喙突，有助于关节镜入口的定位（图3-1）。首先，在AC关节后方直接探触软组织凹陷区域，通过该标志来确定适当的穿刺方向，标记可重复性的后方、前方和外侧肩关节镜入路。

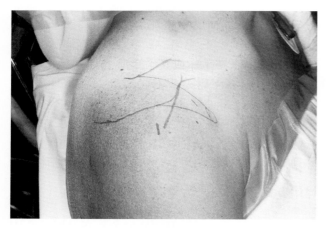

**图3-1**　沿AC关节前方解剖形态延伸画线，于该线的后下方即肩峰外侧区域做外侧入路

通过标准的后方入路，将关节镜置入盂肱关节，仔细检查盂唇、肱二头长头肌腱和肩袖解剖形态，排查任何可能存在的病变。紧接着对肩峰下间隙进行检查。

在肩峰下操作中，推荐采用较长的诊断性双套管关节镜。带有钝头内芯的套管从后方入路进入，从肩袖的上方进入肩峰下间隙，并从前方入路穿出。

将这根套管作为交换棒，手术医师置入表面有塑性防渗装置的套管，并将其重新放回肩峰下间隙。仔细撤回关节镜套管并插入关节镜。充分扩张间隙并维持流入和流出平衡，对保证良好手术视野和发挥间接止血作用至关重要。我们采用的技术确保了这些目标的实现。接下来，我们可以确定外侧入路，外侧入路一般位于肩峰的外侧区域，在AC关节的后下方的延伸线上（见图3-1）。腰椎穿刺针或有助于精确定位该入路，其对于器械置入和保持清晰的手术视野非常重要。

自后方入路置入关节镜，并采用锋利的刨刀进行滑膜切除，手术医师一般采用外侧入路进行滑囊切除和肩峰下间隙软组织清理。清理时应遵循一定顺序，依次为外侧滑囊区、AC关节区的前侧和内侧。腰椎穿刺针可以置入前外侧和AC关节区域以便帮助术者了解空间解剖关系。肩峰下滑膜切除及肩峰下表面清理后，肩袖上方区域可以显露，同时AC关节及肩峰前方解剖更容易辨识。外科医师需注意在最初的滑膜清理时不要损害喙肩韧带。

此时，手术医师可从外侧入路置入关节镜进行

观察，通过后方入路沿着正常肩峰的后坡，进行有序的肩峰成形术。在Caspari[36]报道的技术中，肩峰刨削器的柄直接靠于肩峰后坡处，自后方向前方依次完成肩峰成形术。这样做首先提供了可靠的和可重复性的模板，使任何异常的钩状、倾斜或弯曲的肩峰形态变成正常的扁平的Ⅰ型肩峰形态。其次，在骨性止点处清理部分喙肩韧带，减少喙肩动脉出血的概率，从而使镜下视野清晰最大化并使技术难度最小化。随后，可通过外侧和前侧入路完成任何进一步的修整或"微调"。清理肩峰止点上残留的喙肩韧带，切除剩余的滑囊。

此时，进一步评估AC关节，切除其下方骨赘。根据术前评估结果，锁骨远端的手术操作也可实施，通过关节镜技术，或者本章作者所偏爱的方法，通过AC关节区域上方的小切口。如果患者肩关节在水平内收或直接触诊AC关节出现疼痛，或者影像学证实有病理学问题，或者二者同时存在，外科医师应考虑锁骨远端切除。"T"形关节切口位于AC关节区域上方，前方和后方的关节囊从锁骨远端的骨膜下剥离。通过小的Homan拉钩，手术医师使用摆锯切除锁骨远端（通常1.5~2cm），然后将锁骨远端打磨光滑，检查肩峰的下表面，可通过小切口技术清除所有残留的骨赘。

依解剖层次依次闭合软组织，三角肌一般未分离，所以无须修补。常规皮下缝合。患者术后肩关节悬吊固定，通常建议局部冷疗。患者出院后继续治疗，如果有保险或健康需求，可以过夜观察。物理治疗在术后第1天可立即开始并依据标准治疗方案进行[36]。

## 结果

关节镜下SAD、部分肩峰成形术和锁骨远端切除术的手术疗效大多数文献报道均良好[16,32,33]。很多研究对比了开放或闭合式，发现总体疗效类似。SAD有以下三个主要目标：

1. 使患者能够重新恢复发病前的关节活动范围和肌力。

2. 消除疼痛。

3. 消除撞击综合征中的解剖机械性因素。

## 挑战与预防

手术失败最常见的原因往往是骨赘切除不完全以及未重视AC关节的病变。这些常见的陷阱可以通过完美的手术技术、或进行（如果必要）锁骨远端切除、或联合开放手术加以消除。关节镜下SAD失败的另一常见原因在于诊断不恰当或患者选择不慎。另外，术前进行仔细评估，特别是对肩关节不稳、潜在损

伤加以鉴别诊断,这些失败将大幅度减少。

### 康复关注点:手术医生观点

康复治疗师会比手术医生花更多的时间在患者术后阶段,他们的介入和指导对取得成功的预后有着重要的作用。他们对程序、术后疼痛、患者理解程度及一般医疗关注点的了解程度是至关重要的。物理治疗可对任何伤口问题和表皮感染(红斑征象)早期诊断,避免潜在的严重并发症。通过仔细观察,可判断是否有术后感染。即使很少出现,但是冻结肩所伴有的僵硬问题会在术后出现,并且最佳的处理方法是早期诊断及渐进性物理治疗。

## 康复治疗指南

肩峰下减压术(SAD)术后,运动治疗计划的目标是通过增加锁骨下方空间来增强手术减压的效果。对肩胛上回旋肌群与肱骨下沉肌群的肌力训练,可以增加锁骨下方的空间。通过运动治疗,使手术减压的效果更加明显。

**对物理治疗师来说,关键点在于采用适当的运动治疗方案而不让正在愈合的组织承受过多负荷。**

术后康复计划分成三个阶段:

1. 阶段 I　着重恢复角度。
2. 阶段 II　强调重拾肌肉力量。
3. 阶段 III　强调提高耐力、改善功能。

此三阶段并非各自独立,而是互相重叠。三个阶段共同作用,指导物理治疗师给肩峰下减压术后患者制订出有效的康复方案。患者疼痛消失是术后活动进阶到较高(康复)阶段的主要指标。这些阶段训练为患者康复提供了简单的参考,也可根据患者个体情况进行相应调整。标准运动方案是针对无盂肱关节不稳定以及肩袖肌腱完整的患者使用,患者如有严重的肩袖损伤、关节软骨缺陷、术前严重的角度或肌力的缺失、术前或术后的并发症、盂肱关节不稳定等情况,可不必严格按照复健治疗指引的进程来执行。

在运动过程中出现下列症状时,提示当前的运动方案过于激进:

- 在三角肌连接处疼痛感有所增加。
- 夜间疼痛。
- 运动后疼痛持续超过 2 小时[39]。
- 因疼痛而改变活动或运动[39]。

### 评估

制订每一个康复计划前,都需进行初次物理治疗

的全面评估,为制订治疗计划提供相关信息。患者在治疗过程中,也应继续进行评估。对某些会对患者损伤部位造成较大应力刺激的活动,要进行新的评估。在栏 3-1 提供物理治疗的评估内容与项目。

---

**栏 3-1　物理治疗评估项目**

**背景信息**
- 关节囊状态
- 肩袖状态
- 关节软骨状态
- 先前过程
- 会影响康复的相关医疗问题(如心血管问题,糖尿病)
- 工伤
- 保险状况
- 动机
- 理解能力

**主观信息**
- 术前功能程度
- 现在功能程度
- 患者目标和期望
- 疼痛强度
- 疼痛位置
- 疼痛频率
- 夜间疼痛是否存在
- 家中的协助状况
- 复健设施的使用
- 药物(剂量、影响、耐受力、适应性)

**客观信息**
- 观察
  - 肌肉萎缩
  - 休息姿势
  - 吊带使用
  - 伤口状态
  - 肿胀情况
  - (患处)颜色
- 关节活动度(主动/被动)
  - 盂肱关节被动关节活动度
  - 上胸椎
  - 肩胛胸廓关节
  - 胸锁关节
  - 肩峰锁骨(肩锁)关节
  - 肩胛胸廓节律
- 力量
- 肩袖
- 肩胛上回旋肌群
- 肩胛后缩肌群
- 肩胛前伸肌群
- 三角肌
- 二头肌

---

注意:肌力测试须等到安全与合适阶段才能进行。二头肌肌力测试可比三角肌肌力测试先执行。过程当中须小心,以便复原组织不被连累与刺激

## 阶段 I

**时间**：术后第 2 ~ 3 周

**目标**：着重在于控制术后炎症与疼痛，保护复原中的软组织，减少制动影响与活动限制（表 3-1）

**控制炎症与疼痛**。外科医生也许会开非甾体抗炎药（NSAIDs）以控制正常的术后炎症与疼痛。这些可与物理治疗师使用的其他方法共同应用，以减轻炎症反应（如温和治疗性运动，冷疗）。

治疗师应该确定患者在全身麻醉时，是否有进行额外的斜角肌阻滞（scalene block）。

假如已进行阻滞，则术后疼痛的开始时间将会延迟；应监督患者有无动作恢复延迟的征兆以及过长或异常的感觉减退现象。假设在术后前几天患者使用了麻醉药物，则治疗师必须小心地进行运动治疗计划。

可应用冷敷帮助管理术后疼痛。压碎的冰块能良好地适应肩部形态，一些冷敷加压系统的商品（PolarCare，Cryocuff）虽然使用起来比较单调乏味，但能减少使用上的不便。冷敷在置于厚重繁复的术后无菌衬垫下使用。物理治疗师需熟知这两者的使用方法并将其正确结合使用。

**保护复原的软组织**。在肩峰下减压术之后，减少上肢活动能保护复原中的软组织。是否使用吊带，则依照外科医师的处置或是手术时的发现。通过吊带，可使肱骨头处于盂头窝的中央相对位置，以减少冈上肌肌腱的受力。在大部分案例中，鼓励患者术后第 2 ~ 3 天使用吊带，具体时间按吊带对患者带来的不适感来调节。

虽然使用吊带能降低疼痛，但会增加患者的不适感。冈上肌肌腱呈现低血管性"临界区"（critical zone）最初是由 Rathbun 与 McNab[40]所提出，此区域造成相对休息位置时的肩部疼痛。部分学者对"临界区"的存在有争议，但近期由 Lohr 与 Ulthoff[41]学者证实 Rathbun 和 McNab 最初的发现。这个临界区域对应在冈上肌肌腱内血管与骨血管间。当手臂放置在身侧，临界区内的血管充盈量变差，而在手臂外展时，反而没有观察到冈上肌肌腱被拧的现象。假如患者在练习中，因手臂长时间摆置身侧而有不适感，可在腋窝（手臂被支撑且微外展姿势）处放置一个垫枕（直径 5.08 ~ 7.62cm），帮助减少疼痛。

**制动与活动限制**。即使使用吊带可以保护盂肱关节周围的组织愈合，但仍须鼓励患者做近端与远端关节的动作。肩胛前伸、后缩与上提的动作皆能在吊带使用期间进行。患者每天应该至少移除吊带 3 ~ 4 次，进行手肘、手腕与手部的关节活动度运动。

患者在此阶段需持续进行热身运动。热身运动可以加快肌肉放松的速度、减少恶性阻力（黏滞阻力）以增加肌肉的机械效能、允许更多的血红蛋白与肌红蛋白分解，减少血管床的阻力、增加神经传导速度，降低心电图异常的危险、增加代谢。

物理治疗师应告知患者，让患者明白被动牵拉至外旋角度产生的不适感源自关节囊，是由于冈上肌松弛。基本上，从事久坐性质工作且不需要提物品的患者，能在阶段 I 的复健时间内回到职场。在回归岗位后，仍应在工作中进行肩胛、手肘、手腕与手部运动锻炼。

## 阶段 II

**时间**：术后第 3 ~ 6 周

**目标**：着重训练肌肉肌力，并持续进行肩袖肌群与肩胛稳定的肌力训练（表 3-2）

通常采用肌电图（EMG）评估加强肩袖肌群与肩胛稳定肌肉的运动训练[44]。肌电图（含表层与细导线）用来记录肩袖肌群与肩胛肌肉在不同运动治疗过程中的肌电活动。肩袖肌群的肌力训练能选择在仰躺与直立阻力运动姿势下做进阶训练。肩袖肌群（尤其是冈上肌）有相对较小的横切面与短力臂。当运动时，治疗师给予的阻力应从最小的 0.22kg 慢慢增加至 0.45kg，接着在能忍受范围下再增加 0.23kg 或 0.45kg 的重量。对于冈上肌来说，重量少有超过 1.36 ~ 2.27kg。冈下肌与肩胛下肌能承受较大的重量，2.27 ~ 3.63kg。在增加远端活动度前，治疗师应该先致力于肩胛近端的稳定性。

Townsend，Jobe 与 Pink[46]在 17 个运动当中检测三角肌、胸大肌、背阔肌与四块肩袖肌肉的肌电图输出。此研究的发现指出，大部分肌肉能在下列动作中有效地被募集（征召）：

- 肩胛平面（合并肩内旋）
- 屈曲
- 水平外展合并外旋
- 俯卧撑（press-ups）（坐姿下手压椅座让屁股离开椅面）

因为冈上肌是肩袖肌肉群中最常被影响且需要肩峰下减压方式的肌肉，致力于冈上肌肌力的恢复是非常重要的。通过众多的研究发现一项最有效的募集冈上肌的运动。肩胛上提平面（例如：肩胛平面）合并肩内旋被称为倒罐姿势（empty-can position）（图 3-2）。

表 3-1 肩峰成形术

| 康复阶段 | 目标 | 介入 | 解释 | 预期失能与功能受限 | 进阶至此阶段的标准 |
|---|---|---|---|---|---|
| **阶段 Ⅰa**<br>术后 1～2 日 | • 降低疼痛<br>• 避免感染<br>• 最大限度减少因为废弃使用而造成手腕与手的无力 | • 冷疗 20～30 分钟<br>• 监督切口部位<br>• 抓握运动（如有肿胀则手臂必须抬高） | • 自疼痛与水肿处理<br>• 避免在愈合过程中产生并发症<br>• 废弃使用产生的萎缩达最小化与促进循环 | • 疼痛<br>• 水肿<br>• 上肢依赖（依照修复状况，通常使用吊带或飞机夹板） | • 术后 |
| **阶段 Ⅰb**<br>术后 3～10 日 | • 改善被动关节活动度，避免刺激手术位置<br>• 产生 3～4 级旋转肌肉的收缩<br>• 恢复/维持肩胛活动<br>• 减少疼痛关节僵硬 | 持续第 Ⅰa 阶段的介入并加入下列内容：<br>• 肩部被动关节活动度<br>• 等长收缩——在吊带休息位置进行亚最大至最大内旋与外旋收缩<br>• 支撑下的正中至最大内旋与外旋<br>• 主动关节活动度——肩胛前伸与收缩（位置与等长收缩相同） | • 增加被动关节活动度，预备进阶主动关节运动动作<br>• 肩袖反射抑制最小化<br>• 肩胛稳定肌群废弃使用萎缩最小化<br>• 使用低等级（无阻力）关节松动度以减少肌肉防护作用与增加关节可忍受的等级的活动，以维持关节平面动作 | 如上（第 Ⅰa 阶段） | • 无伤口渗液或伤口感染 |
| **阶段 Ⅰc**<br>术后 11～14 日 | • 屈曲被动关节活动度至 150°<br>• 外/内旋被动关节活动度至功能角度（或全活动度）<br>• 肩胛胸廓被动关节活动度至全角度<br>• 仰卧主动屈曲关节活动度 120°<br>• 对称肩锁/胸活动度<br>• 增加水中主动屈曲关节活动度至 100°<br>• 最小化心血管去适应作用<br>• 改善整体肌肉力量与耐力 | 接续第 Ⅰa 与 Ⅰb 阶段内容：<br>• 主动关节活动度：外旋（在外展 60～90°）<br>• 仰卧屈曲<br>• 主动关节活动度——仰卧肩胛前伸（肘关节伸直）"拳击"<br>• 侧躺（中间角度）外旋并在腋下给予支撑（毛巾）<br>• 趴姿肩胛后缩<br>• 冰池疗法（若切口处未完全密合则使用合适防水敷料）<br>• 心血管运动（脚踏车、走路计划）<br>• 依照职业活动，恢复有限的工作职务内容 | • 屈曲/上提和旋转运动以增加关节囊延展性<br>• 使肩袖动为仰卧上提做准备<br>• 启动强化肩胛稳定肌群（近端稳定）<br>• 在肩袖运动中给予腋下支撑，以允许血管的供应<br>• 鼓励肩锁/胸锁关节运动以提供完整肩部活动度<br>• 注意水中浮力的环境能提供屈曲助力<br>• 下肢体能训练能促进愈合与改善心血管适应能力<br>• 早期提供人类工程学教育以避免未来并发症 | • 间接性疼痛<br>• 限制上肢前伸与举起的活动<br>• 关节活动度的受限<br>• 力量的受限 | • 不使用吊带也能感觉舒适<br>• 无感染征兆或夜间疼痛 |

表 3-2　肩峰成形术

| 康复阶段 | 目标 | 介入 | 解释 | 预期失能与功能受限 | 进阶至此阶段的标准 |
|---|---|---|---|---|---|
| **阶段 II a**<br>术后 3~6 周 | • 各角度全被动关节活动度<br>• 对称性主动屈关节活动度<br>• 盂肱关节与胸锁/肩锁关节对称副运动<br>• 站姿下屈主动关节活动度至肩前部高度并不在肩胛胸廓区域产生代偿<br>• 肩胛稳定肌群与肩旋转肌群力量对称 | • 接续先前阶段运动<br>• 渐进性阻力运动与肩胛后缩弹力管运动<br>• 第 3 周后加上外旋与肩胛前伸<br>• 等张收缩——一侧卧（腋下支撑）使用 0.23~0.45kg 重量<br>• 站姿肩胛平面合并肩外旋使用 0.23~0.45kg 重量<br>• 手肘与手腕渐进性阻力运动并使用适当重量<br>• 评估肩胛向外滑动（lateral scapular slide） | • 恢复术前功能使用与上肢关节活动度<br>• 开始力量加强训练；内旋肌群（肩胛下肌）通常不会因为手术而受影响<br>• 开始肩胛后缩，只要力量前力量最小化即可（相对前伸）<br>• 包含可忍受范围内的外旋肌肉与肩胛前伸的进阶运动<br>• 冈下肌在外旋直线平面上为次要行动者<br>• 上半身肌肉力量强化<br>• 抗重力下肩屈曲与外展可抵制肩胛上提动作 | • 前伸与上举功能的受限，尤其高于肩部位置<br>• 在高于肩部位置置其手臂力量与耐力有受限<br>• 主动关节活动度受限 | • 主动关节活动度 120°<br>• 主动关节活动度有进步趋势<br>• 有正常手摆动步态<br>• 旋转肌肌力至 4/5（徒手肌力测试[MMT]）~5/5 正常<br>• 能自我疼痛处理 |
| **阶段 II b**<br>术后 6~8 周 | • 冈上肌与三角肌力量对称<br>• 恢复正常手臂力量比率（患侧/健侧）<br>• 借助力量和耐力，恢复术前活动/运动等级<br>• 避免不良的投掷力学<br>• 预备上肢开始高阶活动 | • 接续先前阶段的运动；维持肩袖力量<br>• 主动关节活动度渐进性阻力运动——站姿肩胛平面<br>• 以冈上肌为主要行动者做肌力训练<br>• 肌姿内旋（倒罐子）；低于 70°肩胛平面<br>• 肌姿或弯腰执行水平外展至 100°<br>• 开始非阻力运动，接着增加重量，起始重量为 0.23kg<br>• 依照状况慢慢增加重量<br>• 开始投掷计划，大纲见第 13 章<br>• 开始增强式训练 | • 继续恢复关节活动度与上半身肌肉力量<br>• 进阶肩胛稳定肌群的力量训练<br>• 在保守基础下渐进增加活动力<br>• 循序渐进地增加活动 | • 无法长时间执行过头高度的工作<br>• 无法参与高举过头之投掷竞技 | • 重力下屈曲与外展设有肩胛胸廓的代偿<br>• 对称的外旋胸廓肌肉力量 |

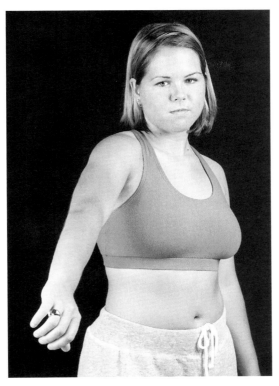

图 3-2　肩胛平面合并内旋应在低于 90° 执行，以避免夹挤肩峰内组织

为了减少冈上肌在肱骨大结节与肩峰下结构内的挤压可能性，倒罐运动活动范围不超过 60°～70°。

肩胛平面也能在肱骨外旋下进行（图 3-3）。

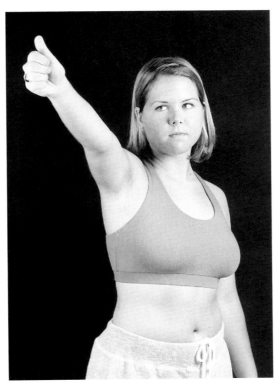

图 3-3　肩胛平面合并外旋可在全关节角度下安全地执行

另一种能有效募集冈上肌的动作为患者俯卧，肩关节水平外展至 100°（图 3-4）。

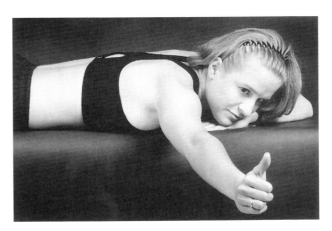

图 3-4　俯卧位，水平外展合并肱骨外展至 100°。物理治疗师应注意盂肱关节是否向前不稳定

如果存在因盂肱关节不稳导致的继发性撞击，则注意避免将手臂置于使其静态限制结构应力增加的位置。应借助在肩胛平面下进行上述各种肌力运动训练，加强肱骨头稳定性[47]。

栏 3-2 总结各研究所发现最能有效募集冈上肌的动作[48-54]。

| 栏 3-2　冈上肌肌力训练 | |
| --- | --- |
| Jobe | 倒罐运动 |
| Blackburn | 水平外展（外展 100°）＞倒罐运动 |
| Townsend | 军式推举＞倒罐运动 |
| Worrell | 水平外展（外展 100°）＞倒罐运动 |
| Malanga | 倒罐运动＝满罐运动 |
| Kelly | 倒罐运动＝满罐运动 |
| Takeda | 倒罐运动＝满罐运动＞水平外展 |
| Reinold | 水平外展（外展 100°）＞外旋 |

也不能忽略其余肩袖肌肉的训练。在 0° 外展时外旋，能最大程度地募集到冈下肌主动活动。冈下肌在外展过程中（冠状面与肩胛平面）也扮演重要的角色，尤其合并外转动作与承受较大的阻力时[55]。小圆肌在上述运动中对冈下肌可有些微的帮助，而在肱骨水平外展同时伴有肩胛骨后缩及盂肱关节伸展时对冈下肌的协助最有效[56]。两篇实用且全面的综述（review）探讨了常见的肩部运动时肩关节肌肉活性与功能，也许对读者有帮助[57,58]。

虽然特定某块肌肉对全方面强化训练有非常重要的影响，但同一个关节的肌肉群的协同运动也需要被重视。Wilk[59]与 Toivonen,Tuite,与 Orwin[15]发现在高举过头的活动中,肩胛下肌在横切面上抗衡冈下肌与小圆肌,而三角肌在冠状面上抗衡冈下肌与小圆肌。因为高举过头动作被列入复健计划中,而物理治疗师应注重在此活动下,上斜方肌与下斜方肌产生的肩胛上回旋力偶作用。在盂肱关节屈曲与外展运动中使用动态反应仪而非弹力绳或袖带重量阻力,可增加上斜方肌与下斜方肌的募集[60]。多平面上的训练有益于同时产生躯干、肩胛胸廓与盂肱关节的动态共同动作。站姿下可执行两个运动,能在前锯肌作用前诱发上斜方肌与下斜方肌,其中一个动作包含躯干后伸、单侧肩胛后缩/上回旋与肘屈曲、盂肱后伸与外旋(lawnmower exercise);另一个动作为躯干后伸同时双侧肩胛后缩/上回旋,肘屈曲,盂肱关节后伸与外旋(robbery exercise)[61]。

当进行肩内旋肌肉的肌力训练,不可在患者侧躺时练习。压着患侧躺,通常会增加肩部疼痛;因此,内旋动作适合在站姿或俯卧位时执行。在同一个阶段中进行冈上肌肌力训练与站姿肩屈曲与外展,应先执行重力下阻力活动再进行冈上肌肌力训练。按照顺序的训练可使冈上肌在锻炼过程中不产生疲累,达到有效的力偶作用。尸体研究分析肩袖肌群的肌肉是由 type Ⅰ(型一)与 type Ⅱ(型二)纤维组成[62]。因此,阻力的施加应考虑在特定功能的速度和重复次数下,同时保持肌肉健康修复的状态。

综合运动训练可有效强化肩部肌肉。Wolf[63]描述"四方型"(four square)动作,综合弹力管阻力性屈曲、后伸、外旋与内旋接续外旋与外展肌肉的牵拉。"around the world"运动包含屈曲、外展和水平外展接续肩袖肌肉牵拉,此动作也可以用于阶段Ⅱ的训练。物理治疗师应注意水平内收等肩袖运动时可能产生的撞击症状。

强壮的肩胛稳定肌是盂肱关节、上提肩峰在胸壁上后缩与前伸的稳定性基础[64]。Moseley 与合作者[65]经由留置肌电图研究 8 个肩胛肌肉,确定出四种核心运动,包含肩胛平面外旋动作(如 full can)、划船运动(rowing)、俯卧撑(press-ups)与伏地挺身(push-up with a plus)。Ludewig 与合作者[66]发现伏地挺身(push-up with a plus)能有效募集前锯肌,而减少斜方肌活动。Lear 和 Gross[67]发现伏地挺身(push-up with a plus)并同时双脚上抬可增加前锯肌的活动。Decker 与合作者[68]发现伏地挺身(push-up with a plus)、拳击(punching)、肩胛平面抬高(scaption)与动态拥抱(动态肩胛骨前推)(dynamic hug)皆

能使前锯肌活动量多出最大自主收缩的 20%。Ekstrom,Dontatelli 与 Soderberg[69]发现相较于其他九种开链运动中,坐姿时肩部斜向上举(diagonal movement of forward flexion),水平内收(horizontal adduction)与外旋(external rotation)最能有效地募集前锯肌。

在高举过头动作中,除了缜密详细的观察肩胛肱骨节律外,还可通过肩胛向外滑动试验(lateral scapular slide test)评估肩胛稳定性。此测试最初是由 Kibler[64]提出,观察与评估在肩外展下的肩胛动作。栏 3-3 说明修改版的肩胛向外滑动试验步骤。

---

**栏 3-3　修改版 Kibler 肩胛向外滑动试验(modified Kibler's lateral scapular slide test)**

1. 站姿,患者双臂自然垂放身侧
2. 治疗师触摸两侧肩胛下角中间的棘突(通常在第 7 胸椎)
3. 治疗师测量并记录棘突至左右两边肩胛下角的距离
4. 患者手臂外展至 90°
5. 患者内旋肩部让大拇指朝向地面
6. 治疗师测量并记录棘突至左右侧肩胛下角的距离

---

\* 正常测试结果为左右两边距离相当

---

肩胛向外滑动试验是评估肩胛动作的一种有效测试。Kibler[64]指出测试时,双侧比较,如有 1cm 的差异则表示有肩胛肱骨失能现象。其他作者评估肩胛向外滑动试验的信度,发现 1cm 的差异不能作为肩胛肱骨失能的指标,因为 1cm 差异可来自不同施试者的可变性[71]。

第Ⅱ阶段持续关节活动度运动,尤其关节囊的延展性受限会不利于生理动作。增加牵拉运动、盂肱关节松动术与自我松动对增加关节角度有所帮助[72]。患者若有盂肱关节松弛问题,应特别考虑关节活动度与肌力训练的进度计划。对那些合并有肩关节向前不稳定的患者,运动则不应该强调极端的水平外展与外旋动作。如果是盂肱关节向后不稳定则需注意水平内收与内旋动作。对于肩关节不稳定的肌力训练,在肩胛平面下进行最为适当。

## 阶段Ⅲ

**时间:**术后第 9~12 周

**目的:**强调增加运动知觉(kinesthesia),关节位置感觉(joint position sense),增加耐力,强化肩胛稳定肌肉,完成特定工作与运动任务(表 3-3)

表 3-3　肩峰成形术

| 康复阶段 | 目标 | 介入 | 解释 | 预期失能与功能受限 | 进阶至此阶段的标准 |
|---|---|---|---|---|---|
| 阶段Ⅲ<br>术后第 9～12 周 | • 不限制高举过头类型的工作与运动 | • 正式恢复投掷与高举过头活动 | • 设计具体的训练计划帮助患者恢复期望的活动程度 | • 工作与特定运动的耐力下降 | • 双边角度与上半身肌力对称 |

　　当患者陆续完成第Ⅰ与第Ⅱ阶段,明显消除了一些手术造成的影响(例如:疼痛、动作受限、力量下降)。但耐力与本体觉的恢复还不明显。关节囊的侵害、肩关节的使用减少与动作异常或受限皆有可能降低耐力和本体觉。有篇研究[73]表示肩关节松弛的患者会呈现出本体觉的下降,相对于内旋,他们比较容易察觉外旋动作,尤其在活动度的末端。运动可以改善被动监测肩部的运动知觉与主动关节归位的关节位置觉。Voight 与合作者[74]认为盂肱关节的本体觉与肩袖肌群无力有关。

　　减少肌力强化训练的阻力,增加重复次数,可增强肌肉耐力。肩胛稳定肌力训练每组 30 下的次数可依需求增加。特定工作与专项运动任务训练则应该遵循指导方针内的重复次数来执行。因冈上肌肌腱最容易受伤,所以应该设置在最后再做肌力强化训练。

　　物理治疗师应借助完成功能任务与强调肌肉收缩的适时性和动作有无代偿来加强本体觉。当针对需要高于头部投掷的运动员进行复健治疗,Pappas,Zawaki 与 McCarthy[75]提出肌肉收缩的适时性关系到主动外展、水平后伸与外旋投掷动作的顺序性。能在适当的时间良好收缩可使用神经肌肉本体诱发技术(proprioceptive neuromuscular facilitation techniques)做训练[76]。虽然上肢在执行日常活动、工作与运动的主要功能时为开链运动,但闭链运动反而能刺激盂肱关节,加强关节意识和运动觉(对继发性撞击尤其重要)。那些通过最大自主等长收缩百分比证实的闭链运动,应从低地面反作用力(体重的百分比)进阶至高反作用力,能够募集到更多的肩关节肌肉群[77]。

　　功能进展方案可用来增进本体觉与耐力。功能进展包括一系列在特定运动与工作下的基础动作模式,依照技术的难度与患者耐受力在程度上做调整。我们不可能提供每个职业或运动项目的全面性功能进展方案。因此,对于患者需要恢复投掷、游泳、网球活动的方案可查找其他信息[78,79]。增强式运动可帮助恢复耐力、本体觉与肌肉力量[80,81]。

## 居家训练建议

　　栏 3-4 为患者参照的肩部康复大纲。

---

### 栏 3-4　术后居家训练建议

**第 1 周**
周目标:控制疼痛与肿胀,开始恢复各关节活动度
第 0～2 天:练习抓握力量运动。若有肿胀需提高手臂
第 3～7 天:
1. 练习钟摆运动(pendulum exercises)2 分钟,每天 3～4 次
2. 练习手肘、手腕与手部主动关节活动运动。每方向 3 组,每组重复 15 下,每天 3～4 次
3. 练习内旋与外旋等长收缩各 10 秒,每组重复 10 次,每天 10 组
4. 运动后冰敷

**第 2 周**
周目标:避免失用性萎缩。
第 8～10 天:继续术后第 3～7 天计划,并加入下列运动:

1. 可忍受范围内的主动协助仰卧屈曲动作。每天 2 次,每次 3 组,每组重复 15 下
2. 仰卧,在 90°屈曲肩胛后缩。每天 2 次,每次 3 组,每组重复 15 下
3. 侧卧外旋直至与地面水平。每天 2 次,每次 3 组,每组重复 15 下
第 11～14 天:停止第 3～7 天的运动,只练习第 8～10 天的运动。运动后仍需冰敷

**第 3 周(只需回访一次)**
周目标:避免关节囊粘连与最大程度地减少失用性萎缩
1. 若被动关节角度未在正常受限范围内且不对称,则进行关节松动等门诊患者治疗。安排每周 3 次
2. 开始弹力管或绳的阻力内旋运动。每天 2 次,每次 3 组,每组重复 15 下

## 栏 3-4(续)　　术后居家训练建议

3. 开始弹力管或绳的肩胛后缩运动。每天 2 次,每次 3 组,每组重复 15 下

4. 开始侧卧外旋运动(手臂下需支撑),使用 0.23～0.45kg 重量。每天 2 次,每次 3 组,每组重复 15 下

5. 开始渐进性阻力运动(PREs):肘屈曲与伸直

6. 评估肩胛外侧滑动

**第 3～6 周(进行 1～2 次回访,需 3 周以上)**

阶段目标:增加阻力以提升肩胛稳定肌的收缩量

1. 外旋加上弹力管或绳当阻力。每天 2 次,每次 3 组,每组重复 15 下

2. 在站姿下执行无阻力全角度的肩向前屈曲与外展运动。使用 0.23kg 或 0.45kg

3. 延续之前的内旋,但减少至每天 1 次,接着每 2 天 1 次

4. 加上抗重力肩胛平面上举伴随无阻力肩外旋。每天 2 次,每次 3 组,每组重复 15 下

5. 肩胛前突加上弹力管或绳当阻力。每天 2 次,每次 3 组,每组重复 30 下

6. 继续先前的肩胛后缩运动

7. 增加心血管活动,包含使用上肢(如:使用爬梯机,划船机,上肢手摇测功仪)

**第 7～8 周**

阶段目标:回归正常工作或运动(依状况限制活动)和惯用手非惯用手肌力比率正常化

1. 肩胛平面小于 70°外展合并内旋动作(使用空罐运动)。一开始不使用阻力;接着重量从 0.23kg 慢慢增加至 0.45kg。每天 2 次,每次 3 组,每组重复 15 下

2. 俯卧与俯身合并水平外展,肩外展在 100°。一开始在中间角度范围内无阻力。每天 2 次,每次 3 组,每组重复 15 下

3. 开始恢复投掷方案计划

4. 开始缓和性增强式运动

**第 9～12 周(回访 1～2 次,需 4 周以上)**

阶段目标:取得关节活动度与足够的肌肉力量以符合较激烈的职场与运动需求量

1. 正式恢复投掷与高举过头活动

---

物理治疗师可依照此大纲制定适合各患者的疗程。

肩峰下减压术手术不像其他程序较复杂的关节镜手术与步骤精密的开放式手术,因此,肩峰下减压术术后患者无须完全规范地按照以临床为架构的康复计划。大部分患者在肩峰下减压手术过程中若未发生特别问题,则可以按照一般居家运动计划训练。含有特殊状况的患者需按照结构更严谨的康复治疗内容执行,以帮助在肩峰下减压术后侦测问题。特殊状况通常会发生在下列情形的患者身上:

- 手术前的关节活动度不足
- 全厚度(full-thickness)肩袖肌肉病理性变化
- 二头肌肌腱或盂唇病理性变化
- 关节软骨问题
- 继发性"撞击"
- 有过度瘢痕形成倾向
- 曾有复杂性区域疼痛症候群(regional complex pain syndrome)或反射性交感神经营养不良(reflex sympathetic dystrophy,RSD)病史

## 问题解析

1. **注意肩胛胸廓关节活动**　假使患者无法在抗重力下执行屈曲或外展而不产生肩胛上提的代偿动作,则应先致力于在未代偿的角度内训练。观察肩胛向外滑动试验中的肩胛动态稳定度。因为当连接肩胛胸廓肌肉的功能失调,可以在抗重力、慢速且受控的离心屈曲和外展动作下明显观察到异常。

2. **合适的运动量**　Dye[82]描述功能阈值区(envelope of function),此区域定义为在特定时间内给予关节一个程度范围的负荷量而不超负荷组织。治疗介入的挑战是最大化功能性胶原交联而不超过功能阈值区。当功能程度提高,则改变治疗性运动量。若有严重肩胛胸廓失能(胸长神经病变),可使用肩胛胸廓贴布贴扎或"8"字形绑带增加稳定度[83]。

3. **监测并发症**　肩峰下减压术术后并发症几乎很少发生,但必须避免反射性交感神经营养不良(RSD)发生。对于有不同程度疼痛的患者,应先认定为 RSD 问题,直到证明非 RSD 造成。每天进行积极关节活动度活动和疼痛控制。长久(即术后超过 3 周)失去关节内附属运动的患者易患粘连性关节囊炎。应给予每周 3 次的关节松动与进行积极关节活动度运动。

4. **针对收缩性组织给予负荷**　渐进性地给予

收缩性组织负荷量。愈合中组织初期介入以动作内容担任次要移动者为主（动作是由其他肌肉承受阻力），后期介入再渐渐进阶成主要移动者。

5. 预防　正如老话所说，预防胜于治疗。预防早期原发性撞击症状变成慢性症状也许能避免手术。Nilschl[8] 发现预防慢性撞击症候群的关键因素：缓解发炎、肌力强化（特别是外旋肌、外展肌与肩胛稳定肌）、柔软度（特别是肩内旋肌与内收肌）、体适能状态、教育程度与合适的器材装备。

## 总结

本章节探讨肩峰下减压术手术步骤与术后康复的原则。外科医生合理的诊断、处置与外科技术并配合专业物理治疗师推动患者进行术后康复阶段，患者一般都能获得良好的愈后。更为重要的是，建立融洽外科医师与治疗师的关系，以及护理者与患者的关系。

## 临床案例回顾

1　Carl 在接受肩峰成形术后第 5 周来进行治疗。他无法顺利地完成肩关节屈曲与肩胛平面运动。偶尔在做手臂上提运动超过 70° 时，会有轻微耸肩现象。治疗师要如何制订运动治疗以帮助 Carl 提高手臂举高超过肩部高度的能力？

　　假如患者正准备进阶至冈上肌肌力训练和执行肩上举运动（例如肩屈曲、外展或肩胛平面运动），必须要先进行抗重力上举运动。首先让冈上肌有效做功又不产生疲劳并有足够的力偶，才能帮助 Carl 顺利完成上举运动。

2　Drew 是一位 55 岁的水管工人。有超过 2 年肩部疼痛的病史与颓坐姿势。他曾在 8 周前接受肩峰成形术。目前在拿取高度过头的物品和摸背后口袋仍有些许主动关节活动度的缺失。在评估过程中，Drew 在肩屈曲的被动关节活动度接近全角度。内旋被动关节活动度和内旋合并肩后伸的被动关节活动度受限。那么什么是介入要点以及在 Drew 的治疗中需要使用哪种治疗技术？

　　改善 Drew 的姿势，可以让他的肩关节举高过头的角度更大一些。颓坐姿势会限制肩关节主动屈曲动作。须立即评估肩关节囊是否有受限。考虑到更好的关节面动作及增加关节活动度，应着重松动关节囊。前、后与下侧关节囊皆受限。须对整个区域的关节囊做松动并且针对前侧关节囊做特别松动技巧。Drew 之后接受关节活动度运动与牵拉，包括手摸背后动作。此次治疗后，显著地增加手摸背后的被动与主动关节活动度。

3　Kelly 在 6 周前接受右肩峰成形术。她抱怨在手高举过头肩屈曲与外展最后 20° 时有捏痛感。同时，捏痛感也发生在需要手主动地做横跨身体的水平内收动作。在被动活动时，水平内收、肩屈曲与外展到终末端时有疼痛产生。在下一个阶段中哪种治疗对她有所帮助？

　　Kelly 仍需接受盂肱关节的松动术治疗以增加肩屈曲与肩外展角度。过去一直在仰卧位手臂呈解剖位置下进行肩锁关节松动。然而，此次介入肩峰关节松动改成在水平内收基础上在肩屈曲 >140° 下执行。此松动方式需要协助者帮忙固定患者的肢体。治疗后，肩屈曲、外展与水平内收的主动关节活动度皆增加了 10° 且无疼痛产生。此外，主诉疼痛强度也比之前减少许多。再经过下一次相同的治疗，此患者达到全关节活动度。

4　Cynthia 在 5 天前接受右边肩峰成形术。抱怨一整天有中等程度至严重程度的间接性疼痛。同时，因为肩部疼痛而有睡眠困难问题。她是一个有小孩的年轻妈妈。可能的话，患者需要使用上臂做一些轻度的日常生活活动（activities of daily living，ADLs），患者在各方向的关节活动度皆有受限。因疼痛和组织正在愈合的问题，肌力未测试。治疗师要如何给予建议并处理患者的疼痛？

　　治疗师鼓励患者使用一些日子的吊带，以防止过度使用康复中的肢体。并告知她在起床活动时应使用吊带以保护并注意患肢休息。小孩和其他人应避免碰撞或抓患侧手臂。也鼓励可在一天内间断地使用冷疗。治疗师建议她睡觉时可使用躺椅或半躺卧的姿势并把手臂摆在关节休息位置（loose packed position）。治疗包含颈椎评估。松动沿着颈部区域并配合按摩颈部与肩胛肌肉群以降低肌肉防卫和痉挛现象。患者的疼痛程度在治疗后有稍微下降。在接下来几天后疼痛开始消失。

5　Mike 在 4 周前，右肩接受肩峰成形术。他注意到在做包含短抛动作的早期功能项目有肩部疼痛现象。不适感位于肩部后侧部位。这种不适感最明显发生在投掷动作后。无夜间疼痛,但是在日常高举过头动作会有轻微不舒服感。他的肩袖肌肉力量良好,肩胛肱骨节律正常。患者需要注意哪些事项?

　　因为 Mike 是投掷运动员,导致他肩袖问题的原因是因为盂肱关节向前不稳定造成继发性撞击。微小的向前不稳定问题会因为后侧关节囊过紧而增加不稳定程度。既然 Mike 的症状是因为后侧关节囊过紧,因此,必须做牵拉后侧关节囊活动。初期的徒手技巧着重在先把手摆放在水平内收且无须固定肩胛腋下缘,接着进阶至固定肩胛骨并着重盂肱动作。睡眠者伸展(sleeper stretch)(侧躺在患侧肩部,上臂前屈并让前臂被动地推往地面方向)可能有帮助,但须注意上臂屈曲角度不能超过 70°。

6　Tim 是货车司机,需要在高举过头的动作下搬运和堆放货物。他在 5 周前接受肩峰下减压术手术,目前准备回归工作岗位。康复过程进行得很顺利,唯一的问题的是屈曲最后末端 5°~8° 才能接触到送货车的上货架。末端角度的受限伴随僵硬情形但不会疼痛。术前他末端角度也因为疼痛和僵硬而有轻微受限。在持续肩部被动关节活动度下,还有哪些问题需要注意?

　　增加肩部上抬的末端角度较为棘手。很多是因为颈胸关节交接处到中间胸椎关节活动度的下降造成肩部末端角度的缺乏。评估此区域关节内动作可能会发现一节甚至多节关节面的活动度受限。恢复这些区域正常的附属活动可帮助重拾肩部上提全角度活动。

7　John 因为术后状态不佳而被外科医师转诊至物理治疗。他主诉在 6 周前接受肩部减压术,术后没有接受物理治疗。他在网络上找到肩袖肌力训练计划,然后每天进行自我锻炼并使用"1.36kg 或 1.81kg"重量。除了有严重的肩袖肌力不足外,评估显示肩胛骨位置不正、肩胛内下角突出、喙突疼痛且有不正常肩胛肱骨节律。试问要如何修正 John 的训练计划?

　　给予过多的负荷在肩袖且肩胛胸廓关节近端稳定度不足。此外,肩袖肌肉(尤其冈上肌)因为短力臂和相对较小的生理横切面,无法承受过大的外在阻力。John 在这个时间点不应该给予肩袖肌肉渐进式阻力运动。治疗师应该着重在前侧胸廓肌肉群的柔软度与强化肩胛稳定肌群。

8　Ann 的工作内容为数据输入,右肩在过去 3 年断断续续有疼痛感偶尔抱怨有"腕管(carpal tunnel)"问题。她在 3 周前接受肩峰下减压术,因为术后疼痛位置无法定位所以未开始康复。在第一次评估后 2 天,Ann 复诊同时抱怨肩部疼痛增加,且有间接性麻木与刺痛感传至上臂和手部。请问这样的情形是否能继续安全地进行康复?

　　首先应该询问 Ann 是否有增加活动量而造成不舒服,也许是因为延迟性肌肉酸痛和(或)她目前的活动量超过她现在所能承受的程度所致。处理并解决 Ann 目前的活动程度和运动量,就要判断现在的不舒服是来自于延迟性肌肉酸痛还是来自于正在愈合的组织。目前间接性麻木和刺痛感不是治疗的禁忌证,但也不能忽略。未开始治疗之前,应排除 Ann 是否有颈椎、不良神经张力和(或)压迫和外围神经卡压。

(张峻　阮雅莉　译　徐丽丽　蔡永裕　校)

## 参考文献

1. Neer CS II: Anterior acromioplasty for the chronic impingement syndrome in the shoulder: A preliminary report. J Bone Joint Surg Am 54-A:41-50, 1972.
2. Neer CS II: Impingement lesions. Clin Orthop 173:70, 1983.
3. Meyer AW: The minute anatomy of attrition lesions. J Bone Joint Surg Am 13:341-360, 1931.
4. Codman EA: Rupture of the supraspinatus tendon and other lesions in or about the subacromial bursa. In Codman EA, editor: The shoulder, Boston, 1934, Thomas Todd.
5. Armstrong JR: Excision of the acromion in treatment of the supraspinatus syndrome: Report of ninety-five excisions. J Bone Joint Surg Am 31-B(3):436-442, 1949.
6. Diamond B: The obstructing acromion: Underlying diseases, clinical development and surgery, Springfield, Ill, 1964, Charles C Thomas.
7. McLaughlin HL, Asherman EG: Lesions of the musculotendinous cuff of the shoulder. IV. Some observations based upon the results of surgical repair. J Bone Joint Surg Am 33-A:76-86, 1951.
8. Nirschl RP: Rotator cuff tendinitis: Basic concepts of patho-etiology. In The American Academy of Orthopedic Surgeons, editor: Instructional course lectures, vol 38, Park Ridge, Ill, 1989, The American Academy of Orthopedic Surgeons.
9. Nirschl RP: Rotator cuff tendinitis: Basic concepts of patho-etiology. In Nicholas JA, Hershman EB, editors: The upper extremity in sports medicine, St Louis, 1990, Mosby.
10. Ark JW, et al: Arthroscopic treatment of calcific tendinitis of the shoulder. Arthroscopy 8:183-188, 1992.

11. Jobe FW, Kvitne RS, Giangarra CE: Shoulder pain in the overhand or throwing athlete: The relationship of anterior instability and rotator cuff impingement. Orthop Rev 18:963-975, 1989.

12. Uhthoff HK, et al: The role of the coracoacromial ligament in the impingement syndrome: A clinical, radiological and histological study. Int Orthop 12:97-104, 1988.

13. Jobe FW: Impingement problems in the athlete. In Nicholas JA, Hershmann EB, editors: The upper extremity in sports medicine, St Louis, 1990, Mosby.

14. Ogata S, Uhthoff HK: Acromial enthesopathy and rotator cuff tear: A radiologic and histologic postmortem investigation of the coracoacromial arch. Clin Orthop 254:39-48, 1990.

15. Toivonen DA, Tuite MJ, Orwin JF: Acromial structure and tears of the rotator cuff. J Shoulder Elbow Surg 4:376-383, 1995.

16. Bigliani LU, Morrison DS, April EW: The morphology of the acromion and its relationship to rotator cuff tears. Orthop Trans 10:228, 1986.

17. Kessel L, Watson M: The painful arc syndrome. Clinical classification as a guide to management. J Bone Joint Surg Am 59-B(2):166-172, 1977.

18. Watson M: The refractory painful arc syndrome. J Bone Joint Surg 60-B(4):544-546, 1978.

19. Bigliani LU, Levine WN: Current concepts review: Subacromial impingement syndrome. J Bone Joint Surg Am 79-A(12):1854-1868, 1997.

20. Fu FH, Harner CD, Klein AH: Shoulder impingement syndrome: A critical review. Clin Orthop 269:162-173, 1991.

21. Glousman RE: Instability versus impingement syndrome in the throwing athlete. Orthop Clin North Am 24:89-99, 1993.

22. Nevaiser RJ, Nevaiser TJ: Observations on impingement. Clin Orthop 254:60-63, 1990.

23. Hawkins RJ, Kennedy JC: Impingement syndrome in athletes. Am J Sports Med 8:151-158, 1980.

24. Gold RH, Seeger LL, Yao L: Imaging shoulder impingement. Skeletal Radiol 22:555-561, 1993.

25. Ono K, Yamamuro T, Rockwood CA: Use of a thirty-degree caudal tilt radiograph in the shoulder impingement syndrome. J Shoulder Elbow Surg 1:546-552, 1992.

26. Beltran J: The use of magnetic resonance imaging about the shoulder. J Shoulder Elbow Surg 1:321-332, 1992.

27. Rockwood CA Jr, Lyons FR: Shoulder impingement syndrome: Diagnosis, radiographic evaluation, and treatment with a modified Neer acromioplasty. J Bone Joint Surg Am 75-A:409-424, 1993.

28. Ellman H: Arthroscopic subacromial decompression: Analysis of one-to three-year results. Arthroscopy 3:173-181, 1987.

29. Altchek DW, et al: Arthroscopic acromioplasty: technique and results. J Bone Joint Surg Am 72-A:1198-1207, 1990.

30. Esch JC, et al: Arthroscopic subacromial decompression: Results according to the degree of rotator cuff tear. Arthroscopy 4:241-249, 1988.

31. Johnson LL: Diagnostic and surgical arthroscopy of the shoulder, St Louis, 1993, Mosby.

32. Kuhn JE, Hawkins RJ: Arthroscopically assisted techniques in diagnosis and treatment of rotator cuff tendonopathy. Sports Med Arthrosc 3:60, 1995.

33. Paulos LE, Franklin JC: Arthroscopic S.A.D. Development and application: A 5 year experience. Am J Sports Med 18:235-244, 1990.

34. Snyder SJ: A complete system for arthroscopy and bursoscopy of the shoulder. Surg Rounds Orthop, pp 57-65, July 1989.

35. Basamania CJ, Wirth MA, Rockwood CA Jr: Treatment of rotator cuff tendonopathy by open techniques. Sports Med Arthroscopy Rev 3(1):68, 1995.

36. Caspari R: A technique for arthroscopic S.A.D. Arthroscopy 8(1):23-30, 1992.

37. Gartsman GM, et al: Arthroscopic subacromial decompression: An anatomical study. Am J Sports Med 16:48-50, 1988.

38. Buuck DA, Davidson MR: Rehabilitation of the athlete after shoulder arthroscopy. Clin Sports Med 15(4):655, 1996.

39. O'Connor FG, Sobel JR, Nirschl RP: Five-step treatment for overuse injuries. Phys Sportsmed 20(10):128-142, 1992.

40. Rathbun JB, McNab I: The microvascular pattern of the rotator cuff. J Bone Joint Surg Am 52B:540, 1970.

41. Lohr JF, Ultoff HK: The microvascular pattern of the supraspinatus tendon. Clin Orthop 254:35-38, 1990.

42. Chansky HA, Ianotti JP: The vascularity of the rotator cuff. Clin Sports Med 10(4):807-822, 1991.

43. Wenger HA, McFayeden R: Physiological principles of conditioning. In Zachazewski JE, Magee DJ, Quillen WS, editors: Athletic injuries and rehabilitation, Philadelphia, 1996, Saunders.

44. Bradley JP, Tibone JE: Electromyographic analysis of muscle action about the shoulder. Clin Sports Med 15(4):789-805, 1991.

45. McCann PD, Wooten ME, Kadaba MP: A kinematic and electromyographic study of shoulder rehabilitation exercises. Clin Orthop 288:179-188, 1993.

46. Townsend H, Jobe FW, Pink M: Electromyographic analysis of the glenohumeral muscles during a baseball rehabilitation program. Am J Sports Med 19(3):264-272, 1991.

47. Graichen H, et al: Glenohumeral translation during active and passive elevation of the shoulder: A 3D open-MRI study. J Biomech 33:609-613, 2000.

48. Blackburn TA, et al: EMG analysis of posterior rotator cuff exercises. J Athl Train 25(1):40-45, 1980.

49. Jobe FW, Moynes DR: Delineation of diagnostic criteria and a rehabilitation program for rotator cuff injuries. Am J Sports Med 10:336-339, 1982.

50. Kelly BT, Kadrmas WR, Speer KP: The manual muscle examination for rotator cuff strength: An electromyographic investigation. Am J Sports Med 24:581-588, 1996.

51. Malanga GA, et al: EMG analysis of shoulder positioning in testing and strengthening of the supraspinatus. Med Sci Sports Exerc 28:661, 1996.

52. Reinold MM, et al: Electromyographic analysis of the rotator cuff and deltoid musculature during common shoulder external rotation exercises. J Orthop Sports Phys Ther 34(7):385-394, 2004.

53. Takeda Y, et al: The most effective exercise for strengthening the supraspinatus muscle: Evaluation by magnetic resonance imaging. Am J Sports Med 30(3):374-381, 2002.

54. Worrell TW, Corey BJ, York SL: An analysis of supraspinatus EMG activity and shoulder isometric force development. Med Sci Sports Exerc 24(7):744-748, 1992.

55. Alpert SW, et al: Electromyographic analysis of deltoid and rotator cuff function under varying loads and speeds. J Shoulder Elbow Surg 9(1):47-58, 2000.

56. Meyers JB, et al: On the field resistance-tubing exercises for throwers: An electromyographic analysis. J Athl Train 40(1):15-22, 2005.

57. Escamilla RA, et al: Shoulder muscle activation and function in common shoulder rehabilitation exercises. Sports Med 39(8):663-685, 2009.

58. Reinold ML, Escamilla R, Wilk KE: Current concepts in the scientific and clinical rationale behind exercises for glenohumeral and scapulothoracic musculature. J Orthop Sports Phys Ther 39(2):105-115, 2009.

59. Wilk KE: The shoulder. In Malone TR, McPoil T, Nitz AJ, editors: Orthopaedic and sports physical therapy, ed 3, St Louis, 1997, Mosby.

60. Lister JL, et al: Scapular stabilizer activity during Bodyblade®, Cuff Weights, and Theraband® use. J Sport Rehabil 16:50-67, 2007.

61. Kibler WB, et al: Electromyographic analysis of specific exercises for scapular control in early phases of shoulder rehabilitation. Am J Sports Med 36(9):1789-1798, 2008.

62. Lovering RM, Russ DW: Fiber type composition of cadaveris human rotator cuff muscles. J Orthop Sports Phys Ther 38(11):674-680, 2008.

63. Wolf WB: Shoulder tendinoses. Clin Sports Med 11(4):871-890, 1992.

64. Kibler WB: The role of the scapula in the overhead throwing motion. Contemp Orthop 22(5):525-532, 1991.

65. Moseley JB, et al: EMG analysis of the scapular muscles during a shoulder rehabilitation program. Am J Sports Med 20(2):128-134, 1992.

66. Ludewig PM, et al: Relative balance of serratus anterior and upper trapezius muscle activity during push-up exercises. Am J Sports Med 32(2):484-493, 2004.

67. Lear LJ, Gross MT: An electromyographical study of the scapular stabilizing synergists during a push-up progression. J Orthop Sports Phys Ther 28(3):146-157, 1998.

68. Decker MJ, et al: Serratus anterior muscle activity during selected rehabilitation exercises. Am J Sports Med 27(6):784-791, 1999.

69. Ekstrom RA, Donatelli RA, Soderberg GL: Surface electromyographic analysis of exercises for the trapezius and serratus anterior muscles. J Orthop Sports Phys Ther 33(5):247-258, 2003.

70. Tippett SR, Kleiner DM: Objectivity and validity of the lateral scapular slide test. J Athl Train 31(2):S40, 1996.

71. Odom CJ, Hurd CE, Denegar CR: Intratester and intertester reliability of the lateral scapular slide test and its ability to predict shoulder pathology. J Athl Train 30(2):S9, 1995.

72. Hertling D, Kessler RM: The shoulder and shoulder girdle. In Hertling D, Kessler RM, editors: Management of common musculoskeletal disorders: Physical therapy principles and methods, ed 3, Philadelphia, 1996, Lippincott.

73. Blasier RB, Carpenter JE, Huston LJ: Shoulder proprioception: effect of joint laxity, joint position, and direction of motion. Orthop Rev 23(1): 45-50, 1994.

74. Voight ML, et al: The effects of muscle fatigue and the relationship of arm dominance to shoulder proprioception. J Orthop Sports Phys Ther 23(6):348-352, 1996.

75. Pappas AM, Zawacki RM, McCarthy CF: Rehabilitation of the pitching shoulder. Am J Sports Med 13(4):223-235, 1985.

76. Lephart SM, Kocher MS: The role of exercise in the prevention of shoulder disorders. In Matsen FA, Fu FH, Hawkins RJ, editors: The shoulder: A balance of mobility and stability, Rosemont, Ill, 1992, American Academy of Orthopaedic Surgeons.

77. Uhl TL, Carver TJ, Mattacola CG: Shoulder muscular activation during upper extremity weight-bearing exercise. J Orthop Sports Phys Ther 33(3):109-117, 2003.

78. Andrews JR, Whiteside JA, Wilk KE: Rehabilitation of throwing and racquet sport injuries. In Buschbachler RM, Braddom RL, editors: Sports medicine and rehabilitation: A sport-specific approach, Philadelphia, 1994, Hanley & Belfus.

79. Tippett SR, Voight ML: Functional progressions for sport rehabilitation, Champaign, Ill, 1995, Human Kinetics.

80. Goldstein TS: Functional rehabilitation in orthopaedics, Gaithersburg, Md, 1995, Aspen.

81. Voight ML, Draovitch P, Tippett SR: Plyometrics. In Albert M, editor: Eccentric muscle training in sports and orthopaedics, ed 2, New York, 1995, Churchill Livingstone.

82. Dye SF: The knee as a biologic transmission with an envelope of function: a theory. Clin Orthop 323:10-18, 1996.

83. Host HH: Scapular taping in the treatment of anterior shoulder impingement. Phys Ther 75(9):803-812, 1995.

# 第4章

## 肩前方关节囊重建

*Renee Songer, Reza Jazayeri, Diane R. Schwab, Ralph A. Gambardella, Clive E. Brewster*

## 前言

肩关节前方不稳是运动员肩关节损伤诊疗中最常见的疾病之一。它的发病原因多样,相应的病理解剖变化也有多种手术方法解决。随着关节镜技术的发展以及对肩关节解剖和生物力学认识的深入,肩关节前方不稳定的治疗取得相应的进展。虽然先前数十年间关于前方盂肱关节不稳治疗的话题一直存在争议,但是一致认为应当依据患者功能需求以及不稳定分型和程度制订个体化的治疗方案。肩关节前方不稳的治疗需要准确的诊断、详细的手术计划、娴熟的关节镜和开放手术的技术,以及个体化的康复计划。

## 病因/评估

肩关节不稳通常不是一个独立的诊断,而是一系列病理表现的一个方面(图 4-1)。这在过顶投掷运动员中较为明显,该类患者的肩关节和周围软组织长期承受巨大应力刺激和反复的微创伤,导致盂

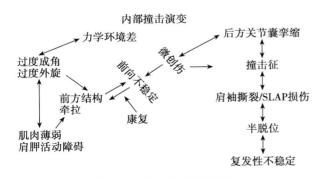

**图 4-1** 肩关节不稳演变图

肱关节和其他稳定结构(如肩袖、盂肱韧带和盂唇)的损伤。

肩关节不稳通常伴随内部组织间的撞击,即盂唇后上方和肩袖的关节面发生撞击并引起损伤。在投掷运动员中引起内部撞击的原因很多,如击发阶段上肢的过度成角或者运动员本身缺乏耐力,则可导致肩关节前方结构的病理性牵拉。如果运动员本身肩胛周围稳定装置薄弱和内旋功能障碍则会进一步加重。以上诸因素相结合以及投掷运动的反复劳损会导致内部撞击,对周围组织结构造成损坏。

很多患者无法简单归类于通常的类型,即 TUBS 和 AMBRI。TUBS 代表"创伤性不稳定、单向、Bankart 损伤和手术治疗"。而 AMBRI 代表"非创伤性不稳定、多向、双侧和首选康复治疗",若非手术治疗失败,则可采用下方关节囊转位手术。肩关节不稳可以相应归类于以下四组之一,见栏 4-1。

---

**栏 4-1　肩关节不稳定的分类**

第 I 组:单纯撞击征;无不稳定
第 II 组:源于盂唇慢性微创伤的原发性不稳定;继发性撞击征
第 III 组:源于退变性韧带过度松弛的原发性不稳定;继发性撞击征
第 IV 组:单纯不稳定;无撞击征

---

第 I 组肩关节前方不稳患者的临床检查通常提示盂肱关节内旋障碍(glenohumeral internal rotation deficit,GIRD),恐惧试验和复位征阳性。伴随着后方关节囊的紧缩使肱骨头向前上方移动,引起后方撞击和盂唇病理改变。如不治疗,该型不稳定可引起内部撞击以及肩袖和盂唇撕裂(第 II 组)。

部分患者也可伴有外源性撞击或肩袖肌腱炎、滑囊炎或二头肌肌腱炎。一般来说,这类患者比内源性撞击患者的发病年龄更大。并且,即使经非手术治疗和肩峰下减压手术治疗,这类患者的症状依然可能持续存在。

韧带松弛的年轻患者(第Ⅲ组)是肩关节不稳定的另一种类型,可以发现复位试验阳性和内源性撞击。最后,(第Ⅳ组)创伤可引起前方不稳定,即Bankart损伤,这类患者通常无撞击表现。

如早期诊断为前方肩关节不稳定,大部分患者非手术治疗是有效的。95%的患者可重新回到原来的竞技水平。锻炼的焦点在于牵伸后侧关节囊、强化肩胛周围肌肉力量以及强调正确的投掷方式。在投掷中调整运动节律、适当休息、结合规范的治疗计划对保护前方肩关节结构有重要意义。并且,持之以恒和关注细节对于取得良好疗效也是至关重要,这样可以无须手术而最终消除肩部疼痛并重返活动。

对于经恰当的非手术治疗3~6个月无效患者,可考虑行前方关节囊盂唇重建手术(anterior capsu-lolabral reconstruction,ACLR)以治疗复发性不稳定,或行Bankart损伤修复术以治疗创伤性不稳定。

## 手术指征

通过详细的病史、体格检查和影像学检查以明确不稳定的病因,从而选择恰当的治疗方法。采用的手术方案结合了术前和术中评估,可能达到最优良的治疗效果。无论开放手术还是关节镜手术修复对前方肩关节不稳的治疗均有一定作用。虽然关节镜下关节囊盂唇修复手术近年来成为治疗前方不稳的标准,但是开放手术仍是一种可靠、经得起时间检验的治疗方法,在某些情况下依旧是金标准。

在麻醉下对患者进行查体。轻度的不易察觉的肩关节不稳,通常在麻醉状态下更易发现。无论采用何种术式,均应行全面的诊断性关节镜检查。患者取侧卧位,通过外展牵引装置以约4.5kg重量持续分离肩关节。关节镜从后方入路进入肩关节,评估盂肱关节的病变,如盂肱下韧带薄弱或缺如或关节囊松弛、冗余、"推拉"试验阳性。冈上肌肌腱和后盂唇之间如果存在内部撞击,通常可以表现为关节磨损或冈上肌肌腱关节面侧部分撕裂(partial ar-ticular supraspinatus tendon avulsion,PASTA)损伤。

对于创伤性前方不稳定患者,可见到Bankart损伤,或偶伴有Hill-Sachs损伤。年轻过顶投掷运动员存在前方不稳但无滑囊炎性增厚,肩峰下间隙通常是正常的;而存在外部撞击患者肩峰下间隙减小。

根据术前检查、麻醉后评估和关节镜检查,选择最合适的手术方案。

## 关节镜操作

关节镜下稳定手术对于大部分肩关节前方不稳的患者是目前首选的治疗方法。手术目标与开放手术相似,包括治疗Bankart损伤和(或)前盂唇骨膜下袖套状撕脱(nterior labral periosteal sleeve avul-sion,ALPSA)病变以使之重回肩胛盂正常解剖位置;改善关节囊的过度松弛;修复肩袖间隙。此外,关节镜下手术能够更好地鉴别和治疗伴随的病理改变,包括上盂唇前后部(SLAP)损伤、松解后方紧张的关节囊以及肩峰下撞击。

传统上,开放稳定手术是金标准。但是,越来越多的关节镜下缝合锚钉修补术后的复发率与开放手术相当,对于那些高需求运动员的疗效也很相似。近期有报道镜下手术取得92%~97%的优良率,对于创伤性不稳定需重返赛场的高需求接触类运动员而言优良率达91%。多向不稳也可通过关节镜稳定手术治疗,预期效果良好。

关节镜是微创手术,避免了开放手术的解剖分离,降低了病残率,可以在门诊进行手术。同时,保护了肩胛下肌的完整性,以利于术后肌肉功能的恢复,康复时间缩短,特别是针对过顶运动员,这些优势尤为明显。

首先关节镜通过标准的后方入路进行诊断性检查。前上方入路就在二头肌肌腱的前方,此入路用于游离关节囊盂唇复合体和后续的缝合操作。前下方入路正置于肩胛下肌上缘上方,用于在肩胛颈下方区域置入缝合锚钉。评估关节囊韧带复合体的移动度非常重要,其对于判断软组织是否移位,或在ALPSA损伤中软组织是否与肩胛颈的内侧部分发生瘢痕粘连均有意义。联合使用探针、骨锉、电动刨削器和骨膜剥离子将下方的软组织充分游离至肩胛盂的6点位置。

磨锉去除肩胛盂前方骨皮质以备锚钉置入。在关节面的2点、3点和5点方向置入锚钉,采用缝合套索a或类似装置将盂唇韧带复合结构向上方和内侧拉紧,将缝线通过组织,镜下打结将软组织固定在肩胛盂上。所有锚钉拉紧后,评估修复的稳定性并检查前方"支撑结构"是否恢复，是否足以约束不稳定的发生。

伴随肩关节不稳定的其他病变也应该在镜下加以治疗，如肩袖间隙（rotator interval，RI）功能不全和关节囊松弛。与 RI 撕裂可能相伴随的其他关节镜下表现为冈上肌和肩胛下肌之间的关节囊冗余、二头肌肌腱磨损、上盂肱韧带（SGHL）撕裂以及肩胛下肌上缘磨损。关节镜下将 SGHL 的深层与中盂肱韧带（MGHL）重叠缝合构成前上部关节囊，即可治疗 RI 关节囊功能不全。

关节镜治疗的禁忌证包括巨大的 Hill-Sachs 损伤（关节面弧度的 25%～35%）、外展外旋位与前方肩胛盂边缘相交锁的 Hill-Sachs 损伤和肩胛盂前下方缺损超过 20%～25%。

多向脱位可导致关节囊盂唇组织薄弱，质量较差的残留组织往往难以移动从而使得镜下修复十分困难，这部分患者倾向于采用开放性稳定手术。开放性稳定手术的其他适应证包括镜下稳定手术失败不稳定复发以及关节囊盂唇组织自肱骨撕脱［盂肱韧带自肱骨撕脱（HAGL）损伤］。

近来关节镜技术得到进一步发展，也扩大了镜下治疗肩关节前方不稳的范围。由 Wolf 提出的"Remplissage"手术（法语"充填"之意）包括将后关节囊和冈下肌肌腱的关节囊韧带固定术以充填 Hill-Sachs 损伤[b]。虽然其他学者也报道该技术疗效满意[c]，但这种手术对肩关节生物力学存在一定影响[d]。

## 开放手术

即便是最先进的关节镜技术有时也无法顺利解决所有的病变，如合并巨大骨缺损的前方不稳定或软组织缺损，此时开放手术是首选的治疗方法。

皮肤切口推荐沿 Langer 线的前方腋部入路，切口起自喙突外侧 2cm 向远端延伸 5～7cm 达腋窝前方皱襞。找到三角肌胸大肌间隙，将头静脉连同三角肌向外侧牵拉。找出联合腱并向内侧牵拉。肩关节外旋位时，在肩胛下肌肌腱上 2/3 和下 1/3 的交界线沿肌纤维方向横向劈开肩胛下肌。

解剖分离肩胛下肌使其与关节囊分离，自肩胛下肌内侧肌肉部分向外侧延伸。放置牵开器以维持肩胛下肌间隙，允许在肩胛下肌劈开线处行水平位切开前方关节囊。在关节囊瓣的两侧进行标记缝合，于盂唇外侧显露肩胛盂。

如果 Bankart 损伤不明显，采用缝合锚钉将关节囊韧带组织修复至肩胛盂颈的前下方解剖位置。评估关节囊体积、质量以及阻挡肱骨头向前下方脱位的能力。关节囊移动的程度依照松弛的程度进行调整。若发现关节囊松弛或无力，则可以重叠缝合以消除冗余部分。将关节囊的下叶和下方伴随的盂肱韧带向近端拉近。关节囊的上方部分沿前方肩胛颈转入下方部分和盂唇。采用"汗衫套裤子"技术用不可吸收缝线将下方和上方的边缘行重叠缝合。如果盂唇完整且无须修复，仅做关节囊重叠即可减少关节的体积。

关节囊闭合后，检查手臂的活动度，记录修复区域受力时的伸展度数。这有助于确定术后允许患者安全活动的范围。手术医师必须与治疗师进行明确沟通以确保康复的安全。

确定了安全的术后活动范围后，手术医师重新评估肩胛下肌并闭合三角肌胸大肌间隙，然后行皮下缝合，拉力胶布拉紧皮肤。手臂于外展外旋位予以支具固定。

## 讨论

肩关节前方不稳的治疗随着关节镜技术的发展而不断改进，关节镜提供了相对于传统的开放手术更有效的治疗选择。而且，关节镜操作允许对伴随的病变进一步评估和治疗，包括 SLAP 损伤、部分肩袖撕裂、肩峰下撞击、RI 和关节囊松弛等，且避免了开放手术带来的常见并发症。

但是对于关节镜下无法处理的特定损伤，开放稳定手术仍发挥重要作用。针对不稳定治疗的手术决策选择受到具体病变类型和医师经验因素的影响。

为达到患者受益最大化，选择合适的手术患者和全面诊断存在的病理改变至关重要。不管手术决策如何选择，我们的成功应建立在对肩关节活动度的保留、减少康复时间、恢复本体感觉控制并最终让患者恢复先前的运动水平的基础上。

## 康复治疗指南

因为在重建手术中没有切除肌肉，康复过程中

---

a. Arthrex，Naples，Fla
b. Hill-Saches"充填"：以关节镜技术修补 Hill-Sachs 区域
c. 肩关节前方不稳修补中采取关节镜下双滑轮充填技术修补 Hill-Sachs 区域
d. 关节镜下充填术可能降低关节活动度

有下列两个目标:恢复组织结构柔软度,以及强化动态盂肱关节以及肩胛胸廓稳定。此章节包括运动与徒手治疗以恢复正常的三位一体功能:关节活动度,肌肉力量,与耐力。成功的关键在于同时把握这三个构成要素,而非单一接连各要素。最佳计划应该具有整体性:在关节未获得全范围前就开始肌力训练,且当整体力量改善时应强调肌肉耐力。当物理治疗师在旁监督运动训练,以保证其完成的准确性,可显著地增加最佳术后结果的可能性。在过程中需谨慎,避免为恢复全关节角度采取激进的方法,而影响组织的愈合。

## 阶段 I A

**时间:**术后第 1 天至第 2 周(表 4-1)
**目标:**处理疼痛与保护手术伤口避免感染
　　　保护前方关节囊以避免过度拉力
　　　活化肩胛稳定肌群与保持正确的肩胛姿势
　　　开始关节的被动与主动助力性活动以达到屈曲平面 135°目标
　　　维持手肘与手腕关节功能性活动度

**表 4-1　前方关节囊重建**

| 康复阶段 | 进阶至此阶段标准 | 预期失能与功能受限 | 介入 | 目标 | 解释 |
|---|---|---|---|---|---|
| **阶段 I A**<br>术后第 1 天至 2 周<br>• 术后保护 | • 术后 | • 术后疼痛<br>• 术后水肿<br>• 上肢置于外展支具内<br>• 活动度受限<br>• 力量受限<br>• 日常生活能力受限 | • **仪器:**<br>　• 水疗<br>　• 电刺激<br>• **被动关节活动:**<br>　• 患者如因为疼痛无法执行助力性主动关节活动,则需进行各方向活动<br>• **助力性主动关节活动:**<br>　墙上运动,桌上滑动,和墙上行走(爬墙运动)<br>　• 肩:屈曲、内旋和外展,避免前方关节囊的张力<br>• **主动关节活动:**<br>　• 手肘:屈曲、后伸、旋前、旋后<br>　• 手腕——屈曲、后伸、桡侧和尺侧偏<br>• **次最大等长收缩:**<br>　• 肩:在正中位置下个方向动作(在中立位下的各方向运动)<br>　• 肩胛稳定<br>• **徒手治疗:**<br>　• 第一级,第二级盂肱关节松动<br>　• 本体神经肌肉诱发模式<br>• **肩胛定位运动:**<br>　• 肩胛定位之本体神经肌肉诱发<br>　• 俯卧位与站立位肩胛后缩<br>• **核心肌力训练(如果可以)** | • **仪器:**<br>　• 处理疼痛与水肿<br>• **被动关节活动:**<br>　• 肩胛平面屈曲达到135°<br>• **助力性主动关节活动:**<br>　• 肩胛平面屈曲达到135°<br>　• 外旋限制在0°<br>• **主动活动度:**<br>　• 保持手腕与手肘全关节活动度<br>• **等长收缩:**<br>　• 肩部肌肉能达到良好收缩质量<br>• **徒手治疗:**<br>• **功能:**<br>　• 允许日常功能活动在疼痛能忍受的情况以低于肩部高度来执行 | • **仪器:**<br>　• 减轻水肿以使不适感和局部肌肉抑制效应降到最低<br>• **被动关节活动:**<br>　• 如果患者因为疼痛无法独立完成运动,则维持活动度<br>• **助力性主动关节活动:**<br>　• 在保护前方关节囊的情况下,减少活动度的丢失<br>• **主动关节活动:**<br>　• 尽量减少周围关节的活动丧失<br>• **等长收缩:**<br>　• 活化肩袖肌群与肩胛稳定肌群以最大程度地减小萎缩现象<br>• **徒手治疗:**<br>　• 使粘连最小化及控制疼痛<br>　• 诱发肌肉活化及做好肩胛定位<br>• **功能:**<br>　• 在手术修复的范围内,最大程度的运用肩关节功能 |

在第 2～4 周，手臂应放置在外展支具内。如果要手术预后长期成功，就有必要保护手术时修复的组织。许多患者有关节松弛情形，因此，大多能在正常康复过程中恢复活动度。炎症反应与生理愈合初期的成纤维细胞期和（或）造粒期发生在术后开始的 2 周内[1-3]。不要使用过于激烈的治疗而延长炎症阶段的时间，使最大量的胶原纤维沉积并最小限度地破坏以达最后较佳的愈合。**避免在你的手法介入中施加对前方关节囊的应力。**

在患者第一次初访，移除支具与量测屈曲与外展肩胛平面的被动关节活动度。在此时期，不要让外旋角度超过 0°，以防止前方关节囊过大的拉力。测量在疼痛可忍受的内旋角度内进行，因为在此范围内不会破坏愈合中的组织。在第一次初访时还要评估手腕与手肘活动。研究表明，早期持续松动可以改善术后组织的愈合[4,5]。没有进行关节松动的患者较少能恢复到全关节活动度。因此，在不产生不

舒服感受的限度内，尽可能开放肩部的活动范围是很重要。在术后初期几天，因为疼痛，避免做主动关节活动度的活动，可进行被动或徒手助力性主动关节活动。独立的助力性主动关节活动可安全地从墙壁运动、桌上滑行和爬墙运动开始至屈曲和肩胛平面动作。当术后疼痛减轻后，需评估肩胛平面的主动上举动作。

立即评估肩胛定位与主动肩胛活动度，并开始肩胛定位运动。强调前锯肌与斜方肌中束和下束的活化，促进肩胛骨后缩和上回旋动作[6]。运动应该包含①肩胛骨周围的神经肌肉促通技术（proprioceptive neuromuscular facilitation techniques，PNF），在术后立即介入非常有效且安全的运动[7]；②俯卧位或站立位时进行肩胛骨后缩锻炼。避免过度活化上斜方肌或背阔肌，这些肌肉会导致不适当的肩胛上提或下沉[6]。

居家运动计划应立即开始（栏 4-2）。

---

**栏 4-2 术后居家训练建议**

**阶段 I A：0～2 周**
每天 2～4 次，每次 15 分钟，在不适感可承受的关节活动范围内
Codman 钟摆运动
手肘：屈曲，后伸
前臂：旋前，旋后
手腕：掌屈，背伸，尺与桡偏
肩胛稳定
肩胛后缩：使用支具与不使用支具
抓和（或）挤捏球
白天或晚上有不适感可以冰敷

**阶段 I B：2～4 周**
关节活动：
助力性主动关节活动：
墙上活动：屈曲，满贯运动（full can），外旋至 45°，手放至背后
爬墙运动：屈曲，满贯运动
牵伸（如下所示）：
跨躯干后侧关节囊牵伸
肩胛稳定
静态维持"划船"
静态维持前锯肌俯卧撑
肩袖肌力训练
手肘在体侧做等长收缩：屈曲、后伸、外展、内旋和外旋
多负荷等长收缩（一旦患者可完成对肩胛骨的控制且治疗师有信心患者可以正确地完成该运动）
若白天有不适感可以冰敷
注意事项：在此阶段不可强迫外旋。患者避免在无人照看

情况下，45° 内的过度牵伸。

**阶段 II：4～8 周**
关节活动：
助力性主动和（或）主动关节活动：
墙上，进阶至屈曲，肩胛平面，外旋与手放至背后之全关节活动度
牵伸（如下所示）：
睡眠者牵伸
肩胛稳定：
肩胛前突（伸）：
前锯肌俯卧撑进阶：
墙壁：两手臂＞单手臂
桌面高度：两手臂＞单手臂
平板撑：膝支撑＞全支撑
动态水平内收不超过 90°
肩胛骨后缩
俯卧位划船，后伸
肩袖肌力训练：
侧躺外旋，外展，和水平屈曲
内旋和外旋，使用弹力带
开链屈曲与满贯动作

**阶段 III：2～3 个月**
关节活动：此阶段可趋于正常化。持续在各个受限方向下进行关节活动
牵伸：持续如下所示
肩胛稳定：
肩胛前伸和（或）上回旋：
前锯肌：

每天需移除支具 3~4 次，完成每次 15 分钟的运动，如下列：肩胛内缩，主动的肘关节屈曲和（或）伸直，旋前和（或）旋后，腕关节屈曲、后伸、尺偏与桡偏，挤压握力球（gripper ball）。在运动后进行冰敷，并且继续使用支具。若患者的肩关节没有过度松弛的问题，Codman 钟摆运动也适合其居家锻炼[8]。

疼痛的物理因子治疗，例如电刺激与水疗，也能在治疗过程中使用。假如患者有过度的疼痛，可以进行对颈椎进行评估与治疗。术前的功能代偿，手术中的摆位与手术后的疼痛保护反应（guarding）会导致颈椎小关节与软组织失能。目标通过对颈椎检查对比发现，颈椎第 3、4、5 节的病变会过度疼痛，肌肉抑制或肩部僵硬问题，治疗师应适当对颈椎进行处理[9]。

即刻开始核心肌力训练。腹肌、腰椎后伸肌群与臀肌是运动员与身体劳动者在动力链中的重要要素。核心力量与下肢肌力的训练计划可以安全且简单地合并在一起。一旦患者在治疗过程中能够独立且能保障自己的安全，可将这些运动转换到居家运动计划里，让患者有更多的时间去密切监测自己的肩部运动。

**阶段 Ⅰ B**

**时间：** 第 2~4 周（表 4-2）

**目标：**

- 在保护好前方关节囊的情况下，从被动关节活动进阶至助力性主动关节活动再到主动关节活动
- 进阶至肩胛稳定运动
- 在保护好前方关节囊的情况下，开始肩袖肌群锻炼运动

一般在此阶段可以不使用支具。生理愈合从肉芽组织阶段进入增生和（或）成纤维细胞期[1-3]。因为胶原纤维的沉积，愈合组织有部分已发展出内部完整性，可承受较温和的应力。皮肤伤口将愈合且疼痛已最小化。

测量从主动关节活动至开始产生不适感的角度，包括屈曲、肩胛平面屈曲和内旋。测量从外旋开始至 45° 或开始出现不舒服的角度，看哪一个不适感先出现。评估主动活动时的肩胛骨活动度和活动质量，观察是否有翼状肩，肩胛胸廓或肩胛肱骨节律与肌肉收缩情况不正常的现象。在疼痛可忍受的情况下，也可以在各平面的正中位置对肩袖肌肉进行温和的力量评估。目标为测试肌肉募集情况而非进行撕裂测试（break testing），此撕裂测试需肌肉爆发最大力量且会潜在地伤害手术愈合中的组织导致疼痛。

主动助力性关节活动运动包括木棒协助屈曲（wand flexion）与肩胛平面的外展动作，外旋至 45° 且将手放至背后动作。患者的活动角度应活动至他或她开始感觉有初期牵伸感。确保患者了解此阶段的治疗目标，已开始进行关节活动而不增加前方关节囊的拉力。这些运动可以与居家运动合并。

在此阶段患者必须学会自己主动控制肩胛骨位置。阶段目标是使肩胛稳定度最大化，尽力改善翼状肩。患者可较好地控制肩胛骨位置后需要进阶至肩袖的运动训练。斜方肌中束、下束和前锯肌是该阶段中需活化的三条关键肌肉。进阶性运动包括在俯卧位或站立位时，保持肩胛骨后缩，使用弹力带完成静态划船动作。患者两手抓住弹力带，保持肩胛后缩同时维持肘关节屈曲至 90° 且与身体平面接近，

表 4-2　前方关节囊重建

| 康复阶段 | 进阶至此阶段标准 | 预期失能与功能受限 | 介入 | 目标 | 解释 |
|---|---|---|---|---|---|
| **阶段 I B**<br>术后第 2～4 周<br>· 术后保护<br>· 开始关节活动度与肌肉活化 | · 无感染征兆<br>· 使用药物或仪器来控制疼痛<br>· 初次评估无关节活动度缺失 | · 患者可以不使用支具<br>· 活动度受限<br>· 肌力受限<br>· 因为无力和不适感，使上臂功能在自理与日常生活中的使用最小化<br>· 手肘与手腕全关节主动活动 | · 仪器：<br>　· 按照疼痛与水肿程度，如有需要则继续使用仪器<br>· 助力性主动关节活动：如有需要则进行<br>· 主动关节活动：<br>　· 肩—屈曲，肩胛平面，和肩胛至可忍受下内旋动作；外旋至 45°<br>　· 避免前方关节囊张力（避免压迫前方关节囊）<br>　· 应需求持续手肘与手腕活动<br>· 等长运动：<br>　· 肩—渐进式负荷等长收缩<br>· 等张运动：<br>　· 俯卧位后伸<br>　· 侧卧位系列运动<br>　· 静态前锯肌俯卧撑<br>　· 静态静止（维持）"划船"<br>· 徒手治疗：<br>　· 软组织松动<br>　· 盂肱与肩胛胸廓松动 | · 仪器：<br>　· 处理疼痛与水肿<br>· 助力性主动关节活动<br>· 主动关节活动：<br>　· 肩—屈曲，肩胛平面，和肩胛至可忍受上达到健侧内旋在功能需求上达到健侧 70%<br>　· 外旋限制在 45° 以避免压迫前方关节囊<br>　· 应需求持续手肘与手腕活动<br>· 等长运动：<br>　· 无痛范围内肩袖进行有力的强直性收缩<br>· 等张运动：<br>　· 在无刺激的站立和俯卧下进行良好的肩胛骨运动控制<br>　· 俯卧位与侧卧时：能良好维持 3×10 重复动作<br>· 徒手治疗：<br>　· 活动度最大化<br>　· 生物力学排列最佳化<br>· 功能：<br>　· 不超过肩关节的高度下，独立完成日常活动与自理<br>　· 进行核心肌群与下肢肌力训练 | · 仪器：<br>　· 水肿最少化以让不适感和抑制肌肉效应应降到最低<br>· 助力性主动和（或）主动关节活动：<br>　· 肩部—尽快在安全范围内进阶活动度<br>　· 避免压迫前方关节囊<br>· 等长收缩：<br>　· 一旦肌肉募集良好，可尽快进阶至较高难度运动<br>· 等张收缩：<br>　· 提高肩胛胸背控制以进行更有挑战性的肩袖运动<br>　· 在安全的范围内运动，提高肌力和耐力<br>· 徒手治疗：<br>　· 减少生物力学障碍，避免影响正常关节活动度与力量<br>· 功能：<br>　· 功能性活动依赖度最小化<br>　· 维持核心运动以避免身体能下降 |

让弹力带产生张力。接着慢慢向后走动,以增加弹力带的张力,使后侧肩胛稳定肌的承受负荷量。静态划船使肌肉在维持负荷的状态下做等长运动,或是让肌肉重复在承受负荷与放松活动中移动。早期活化前锯肌是在静态下维持肩前屈下压(static hold serratus press)的改良式墙上俯卧撑姿势(modified push-up position)来完成(图4-2,A)。

此姿势相似于传统俯卧撑(push-up plus)的"plus"姿势,显示前锯肌有高肌电图活动[10,11]。患者双手放置在墙上与肩部同高度,头部与脊椎在正中位(neutral alignment)。患者双手向墙壁推并且借肩胛骨向前突的动作让身体远离双手,以达到"plus"姿势。进阶至更具挑战性的姿势可降低双手放至桌子高度,如此通过增加重力以增加前锯肌的工作量(图4-2,B)。

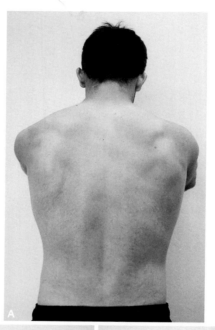

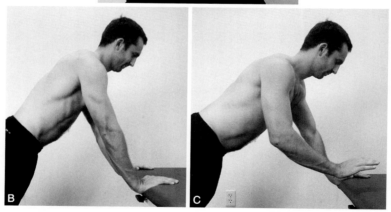

**图4-2**　前锯肌俯卧撑:**A.** 墙壁俯卧撑;**B.** 桌上俯卧撑;**C.** 单手桌上俯卧撑

这些可加进居家计划中的安全运动,因为盂肱关节不参与主动动作(见栏4-2)。

一旦患者能控制与维持肩胛骨的位置,就可在能忍受范围内,缓慢地渐进式地进行肩袖肌力强化运动,允许肌肉力量和合适的动作形式。注意患者的手肘不能超过身体平面以避免前方关节囊遭受压力。以次大化等长肌力训练开始,在正中姿势下进入肩屈曲、后伸、内旋和外旋,以及外展(图4-3)。

肩袖运动早期的进阶锻炼包括使用弹力带以不同负荷量进行等长收缩练习。患者站立位,握住弹力带,完成基本的等张内旋和外旋运动。此运动关键并非移动手臂,而是患者跨步远离弹力带的固定端,维持手臂固定不动,从而在安全状况下增加阻力与肩袖肌肉的负荷量。另一个早期安全的锻炼肌力的方案是,俯卧位肩胛稳定情况下完成主动动作。患者俯卧位做肩关节后伸是项很好的运动,起

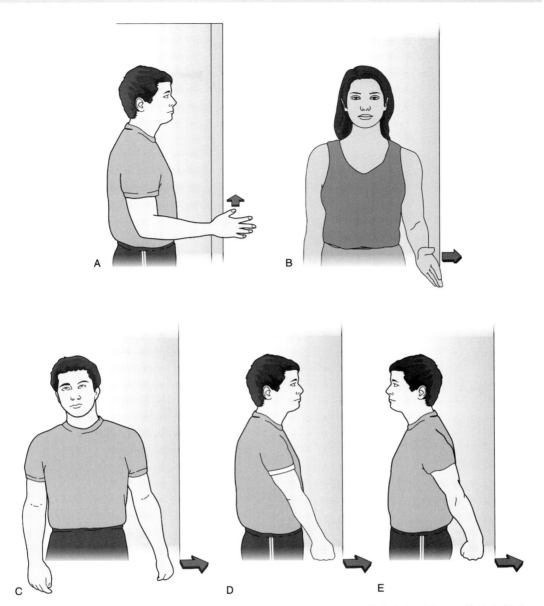

图 4-3　**A.** 等长肩部内旋；**B.** 等长肩部外旋；**C.** 等长肩部外展；**D.** 等常肩部屈曲；**E.** 等长肩部后伸（自 Jobe FW：Operative techniques in upper extremity sports injuries，St Louis，1996，Mosby.）

始动态是肩胛稳定与中斜方肌的活化（冷却）（图4-4，A）。

此运动手肘要保持完全伸直，动作到身体水平面即停止，以保护前方关节囊。

肩关节前侧不稳定常伴肩关节后侧软组织受限或后侧关节囊紧绷。若存在受限问题，由 Tyler 测试[12]和水平内收关节活动度[10,11]确认，则会导致肩关节前侧结构的恶化与前方关节囊愈合的张力（并在修复中产生应力）。牵伸后侧关节囊需要同时进行好几周的徒手治疗与居家自我牵伸运动以达正常化。徒手治疗包括对后侧关节囊紧绷与软组织进行松动，和由前往后的盂肱关节松动[14,15]。物理治疗师应小心避免手部施加过多的压力在肩关节前方，给

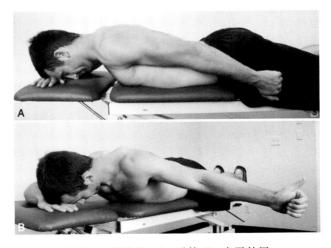

图 4-4　俯卧位。**A.** 后伸；**B.** 水平外展

患者造成非常疼痛的感觉。若患者状况允许,居家运动可包含跨躯干(cross-body)牵伸后侧关节囊(图4-5)[16,17]。

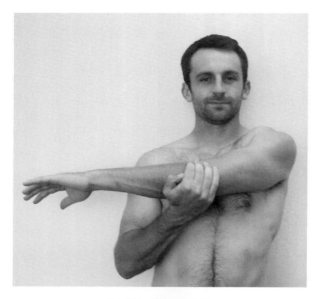

图4-5　跨躯干牵伸

盂肱关节松动的第二级手法,由前往后和往头端和(或)尾端方向可用来处理疼痛[18]与避免该时期出现过多的软组织粘连[14]。

夜间不适会对患者造成困扰,治疗师可以建议患者更改睡眠姿势。睡眠时将枕头支撑在手肘下保持肩胛骨在肩胛平面上,能减少前方关节囊的张力。枕头不要直接放置在肩部下,因为这样会让肩胛骨处于过度前突和向前倾斜的位置。

**阶段Ⅱ**

**时间:**第4~8周(表4-3)

**目标:**

- 第8周可期望达全关节活动度
- 进阶至动态肩胛稳定与肩袖肌力强化运动
- 恢复日常生活活动(activities of daily living,ADLs)和功能性活动且不增加前方关节囊张力

生理上,此阶段愈合过程中组织进入增生和(或)成纤维细胞期[1-3]。在该区域有丰富的胶原纤维,并且手术修复区的完整性尚可。在细胞阶段,物理治疗的目标是使这些胶原纤维沿着正常张力排序至合适的位置[15]。此阶段牵伸对组织伤害性减小,是组织愈合最理想的时期。让患者在无痛情况下大范围移动手臂,愈合中组织可承受适当的张力,产生最佳的愈后效果。

基本上,徒手肌力测试和各方向的主动关节活动度测试适合在此阶段进行。包括肩袖和肩胛稳定肌群的肌力测试,以确保各方面动力链在需求下持续进步。**不强迫后伸,外旋或水平外展,以避免牵拉到前方关节囊。**

功能活动度在此阶段开始恢复。患者在术后最容易完成的是过头伸手屈曲动作,这个是最舒服的角度。通常,患者主诉在功能活动涉及后伸和外旋动作会有疼痛,例如穿外套。患者应在术后2个月达到全范围的被动活动度,主动活动度接近全角度,但外旋除外,约有接近10°受限[20]。通过主动活动温和牵伸前方关节囊,而不是使用被动介入强迫牵伸,例如肩胛墙壁动作(wand scaption)或外旋动作。假如术后6周,肩关节外旋有25°或超过25°以上的缺失,需要更激进的徒手技术或自我牵伸运动来恢复全角度。作者意见是在正中位置以及在术后8周,外展90°的外旋5°~10°的角度缺乏是常见的,不影响最终的愈后。手术重建处需要在接下来的2~4个月持续牵伸。需谨记手术目标是为减少病理性松弛。在修复处给予强烈的牵伸会让患者又进入术前过度松弛的状况,因此,此阶段应避免剧烈牵伸。患者在家中要按需持续进行关节活动(见栏4-2)。

此阶段,须强调要有适当的动态肩胛胸廓和肩胛肱骨节律运动。允许盂肱关节过多的活动,以代偿不正确的肩胛胸廓活动会造成前方关节囊与愈合位置过多张力。最佳观察肩胛胸廓与肩胛肱骨节律方式是让患者不穿上衣,确保在计划进阶前有适当力度。肩胛滑动测试[21],虽然在文献中的有效性不一致,但仍能作为早期康复过程中量化肩胛活动差异性的评估工具。物理治疗师测量肩胛下角连线对应同样高度的胸椎正中线位置的距离。测量方法为比较患侧肩与健侧肩在双手置于身侧0°位置、45°双手置于髋部位置和90°外展合并内旋位置的对称性。除评估动作质量外,还要再加上动作的活动量。目标是产生流畅的肌肉收缩与在向心动作期和离心动作期的适当做功模式。如果在进阶至较难运动前,出现不稳定的动作模式和肉眼可见的肌肉束状收缩的不正常现象,需调整后再进入下一个运动。

在活动中,前锯肌适当地参与,对于正常的肩部功能是非常重要的,并且患者可避免出现外因性夹挤问题。前锯肌下压运动进阶成单手桌面高度稳定性运动(见图4-2,C)。更进一步的进阶运动为以双膝支撑在地面,进行全平板支撑姿势(Full plank)(图4-6,A),最后平板支撑在地面上(图4-6,B)。

表 4-3　前方关节囊重建

| 康复阶段 | 进阶至此阶段标准 | 预期失能与功能受限 | 介入 | 目标 | 解释 |
|---|---|---|---|---|---|
| 阶段 II<br>术后 4~8 周<br>• 小心关节活动度与开始肌力强化训练 | • 有力的强直性等长肌肉活化<br>• 可独立在俯卧位与侧卧位下运动与肩胛稳定<br>• 使用药物或仪器控制疼痛<br>• 无关节活动度的丧失 | • 活动度受限<br>• 力量受限<br>• 上肢伸手取物,上举,和搬运活动的忍受受限 | 仪器:<br>• 有疼痛和水肿下持续使用仪器<br>助力性主动关节活动:依需求<br>主动关节活动:<br>• 依需求持续阶段 I 介入<br>• 肩——屈曲,肩胛平面,内旋和外展至可忍受范围<br>等张运动:<br>• 依需求持续阶段 I 介入<br>• 肩胛稳定:前锯肌俯卧撑进阶:墙面 > 桌面 > 地面 > (4-4, C) 单手<br>• 平板支撑:膝支撑 > 全支撑 (4-8A, 4-8B)<br>• 肩胛后缩——俯卧位划船后伸<br>• 肩胛前伸和(或)上回旋<br>• 低于 90° 动态拥抱<br>• 4 周:俯卧后伸和划船:范围通过外旋和(或)内旋<br>• 6 周:俯卧位水平外展;侧卧开放链之外旋,内旋,外展,水平屈曲<br>• 8 周:开放链屈曲,肩胛平面,阻力肌力训练器(弹力绳)内外旋<br>• 上肢肌力训练器 ( upper body ergometer ),一开始患侧以被动模式进行<br>徒手治疗:<br>• 软组织松动<br>• 盂肱与肩胛胸廓关节松动<br>• 对角线的本体神经肌肉诱发<br>• 模式和功能性姿势 | 仪器:<br>• 处理疼痛与水肿<br>助力性主动关节活动:<br>• 8 周达肩部全关节主动活动度<br>• 期望下外旋可能限制为 10°<br>等张运动:<br>• 在站立位与俯卧位与闭锁链下有良好肩胛控制:<br>俯卧位,侧躺,和站立位运动:能重复 3×20 次并维持良好形式<br>• 站立位开放链:能重复 3×10 次维持良好形式<br>徒手治疗:<br>• 关节活动最大化<br>• 机械学姿态最佳化<br>功能:<br>• 自我照顾与日常生活活动能在肩部高度与超过肩部高度下,独立无痛进行<br>• 力量 60%~70%<br>• 提举 2.27kg<br>• 参与核心,下肢肌力与有氧运动计划 | 仪器:<br>• 水肿最少化以让不舒服感和抑制肌肉效应降到最低<br>助力性主动和(或)主动关节活动:<br>• 肩——在安全范围内快速进阶活动度<br>• 避免在前方关节囊移动多张力,例如力量过大有不适感<br>等长收缩:<br>• 肩胛控制以进阶较高挑战度的肩袖与功能运动<br>• 进阶地挑战肩胛稳定肌肉,肩袖肌群与主要移动肌肉以建立力量和耐力<br>徒手治疗:<br>• 减少机械障碍,以避免正常常动度与力量<br>功能:<br>• 最小化功能活动依赖性<br>• 保持健身,以最小化体能丧失 |

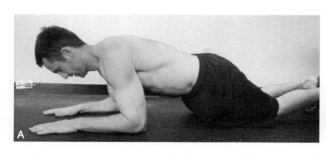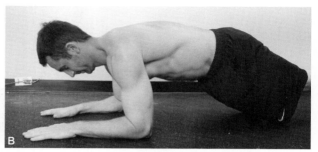

**图 4-6**　平板支撑：**A.** 双膝跪位半平板支撑；**B.** 全平板支撑

前锯肌动态拥抱<90°上举是非常好的功能性角度进阶运动[10]（图 4-7）。

俯卧位水平外展（见图 4-4，B）和俯卧位划船（图 4-8）重点在于斜方肌中束与下束[22]，以及后侧肩

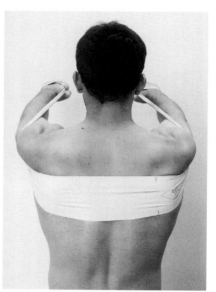

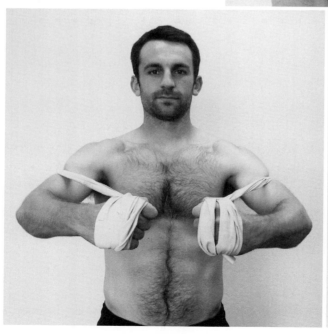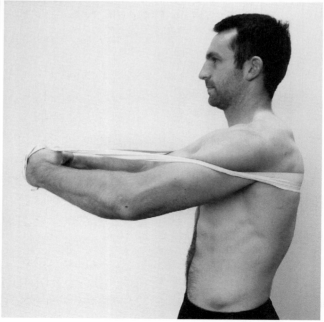

**图 4-7**　前锯肌动态拥抱上举低于 90°

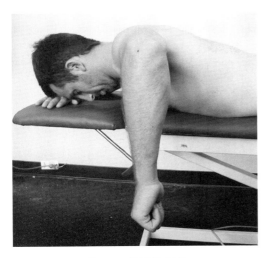

**图 4-8**　俯卧位划船

袖肌肉[23]。

开始主动关节运动时,要告知患者,适当的肩胛控制活动和进阶以轻度重量,可加快肌肉恢复进度。因为对康复患者有针对性地再教育,可降低前方关节囊的危险度,这些运动能很好地增加肌肉耐力。

一旦患者完成动态肩胛控制,可开始更有针对性的肩袖肌力强化运动。侧躺外旋[23]、外展和水平前屈[24],相较于在身体平面各种有限的活动度,更要保持肩胛动态稳定以维持肩部安全的活动度。小心注意以确保(即使)过度肩胛内收和躯干旋转下,不会影响斜方肌(中束与下束)的稳定度。

进展到用弹力带进行全关节角度内旋和外旋,特别注意肩胛骨的稳定性,以确保最适当旋转肌群的激活[25,26]。在腋下使用毛巾卷以保证适当的摆位,增加肌肉的募集,并改善内收肌群和外旋肌群的协同功能[23]。

开始在站立时使用开链运动,包括在满贯动作(full can position)[23]弯曲和外展平面下,利用重力的阻力,做肩部肩胛平面上举(scaption)。这些运动当用 AROM 进行时可以用来训练正确的肩胛肱骨节律和特定肌肉的强化训练,后者效果不明显。当动作模式、肩胛稳定度和整体肌力改善时,可以增加较轻的重量或弹力带。患者对离心控制较差和翼状肩胛骨往往会成为进展至增加阻力训练的限制因素。

上肢测力器(upper body ergometer,UBE)可以在康复前期搭配使用。初期患侧手臂是被动活动的,重点在活动度上,大部分的动作是健侧产生的。简单的 5 分钟运动计划包含了在舒适的速度下交替向前和向后转动。在重复使用时,患侧手可以开始在

可忍受的范围下参与动作,渐渐地增加力量,直到手术后 2 个月的患者可以主要使用患侧手进行。

如果发现肩部前侧疼痛,肩胛骨前移[27],或肱骨头向前移位的情况,需要重新评估可能的肩部后侧活动限制。如果呈现关节囊或肌肉组织活动受限,可以配合较激进的徒手治疗和居家运动。为了纠正以上不良功能并使之正常化,可能需要在不同角度的肱骨弯曲和旋转下进行第四等级以上(Grade Ⅵ+)的后向关节松动术[14]。睡眠者伸展(sleeper stretch)(图 4-9)是个对于改善后侧关节囊伸展性很好的居家运动[17,28]。除此之外,肩胛下肌的收缩能力(excursion)和柔韧性(pliability)在手术后常常受影响且阻止患者增加到全关节活动角度。温和的软组织松动术可以改善受限,使患者可以主动活动到增进的角度。

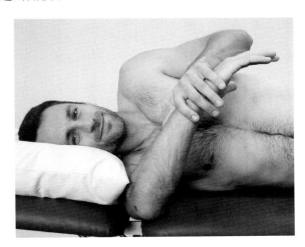

**图 4-9**　卧位牵伸

**阶段Ⅲ**

**时间:**第 2～3 个月(表 4-4)
**目标:**

- 各方向完整关节活动
- 在所有平面动作使用渐进式抗阻的肌力训练
- 除了运动外,正常的功能性活动不会有任何受限

在生理学上,在这阶段关节囊组织的修复是进展到脱离增生和(或)纤维生长(proliferative/fibroblastic)的阶段并进入重朔和(或)成熟阶段[1-3]。当胶原组织成熟时,它对应力有较好的顺应性,因此,更多的应力施加在关节囊上也不会有损伤的风险。因为这增加了组织的强度,增加 ROM 机会的空间在此阶段会丧失。要确定在此阶段患者已经达到所需的 ROM,不然在这之后增加 ROM 是非常困难的。

表 4-4　前方关节囊重建

| 康复阶段 | 进展到此阶段的条件 | 预计的受损和功能限制 | 介入方式 | 目标 | 理由 |
|---|---|---|---|---|---|
| 阶段 III<br>手术后 2～3 个月<br>• 渐进强化 | • 维持所有活动面完整关节活动度，但可预期有 10° 的外旋角度缺损（缺失）<br>• 在开始俯卧、侧躺、站立时，具有适当的肩胛骨位置和稳定性<br>• 执行 3×20 重复次数的地俯卧位和侧躺运动及适当的站立的 3×10 重复次数的站立适当开链运动（OKC）模式 | • 手举过肩活动力量受限<br>• 搬取和携物活动力量受限<br>• 无法参与上肢体育活动 | • 仪器：<br>　• 如果需要继续仪器治疗<br>• 主动关节活动：<br>　• 如果 ER 角度有丢失时继续阶段 II 的治疗<br>• 等张肌力训练：<br>　• 持续阶段 II 的运动<br>　• 使用闭链式运动及进阶肩胛骨稳定运动：窄支撑平面俯卧撑，滑墙，上举 120° 前锯肌直拳<br>　• 8 周：俯卧位满贯动作<br>　• 10 周：冈上肌直拳（supraspinatus punch）；俯卧位划船动作加上 ER 和 IR<br>　• 12 周：离心阻力 ER 和 IR<br>　• UBE：进展到单手<br>　• 在肩胛骨稳定允许下开始强化肱二头肌，肱三头肌，背阔肌，三角肌和胸肌<br>• 徒手治疗：<br>　• 如果需要可进行软组织和 GH 的松动术<br>　• PNF 模式的斜向和功能性姿势举可增加速度和阻力 | • 仪器：<br>　• 疼痛控制<br>• 主动关节活动：<br>　• 12 周时各方向完整部主动活动<br>• 等张肌力训练：<br>　• 良好的肩胛骨控制和适当的所有俯卧位，侧躺和站立运动：3×20 重复次数<br>• 徒手治疗：<br>　• 关节活动度最大化<br>　• 力学排列最大化<br>• 功能：<br>　• 独立且无痛执行手举过头和 ADLs<br>　• 肌力达到 80%<br>　• 可拿 2.26kg（5 磅）重物<br>　• 参与核心，下身力量强化和心肺运动计划 | • 仪器：<br>　• 使不适感最小化<br>• 主动关节活动：<br>　• 在所有平面上正常化关节囊移动幅度<br>• 等张肌力训练：<br>　- 展现良好的 SH 和 ST 动作模式<br>　- 展现良好离心率控制<br>　- 在现有程度上无痛运动<br>　• 闭链和手举过头位置的肩胛骨控制对于正常运动参与是很重要的<br>　• 渐进的挑战肩胛稳定肌，肩袖和主动肌以增强肌力和耐力<br>• 徒手治疗：<br>　• GH 和 ST 功能正常化<br>　• 在此阶段结束时增加关节移动幅度<br>　• 增加肩部前侧肌肉产生动作时的负受度<br>• 功能：<br>　• 功能性活动最大化是为了让患者恢复到之前的功能程度 |

在手术后 3 个月,物理治疗的最主要目标是在所有主动活动范围进行强化训练。患者可以在以下某项运动进行时增加阻力:①此项动作可以在正确的肩胛肱骨和肩胛胸廓动作模式下完成;②他或她可以在关节活动运动时表现出良好的离心控制;③此项动作是不会造成疼痛的。

为了去检测功能性肌力,在所有活动平面中包括末端角度,需要进行撕裂测试(break testing)。在中立位(neutral position)实行徒手肌力测试不足以确保运动员有足够的功能性肌力和耐力。如果在手过头(overhead)运动时发生力量不足的情况,那么大多需要手过头的运动员们将无法完成所有必需的功能活动。

在开链和闭链活动时,足够的前锯肌力量,在维持肩胛骨前突并避免翼状肩胛骨的过程中极为重要的[6]。必须评估所有向心运动和离心移动。力量训练的下个阶段可能是用改良微小范围肩胛俯

卧撑(push-up plus)使用较窄的抓握和手肘紧贴身体[11]。刚开始时在墙上训练,之后可进展到桌子高度,然后到地板。千万不要进展过快,这样会危害到前方关节囊。**因为愈合中的组织的弹性力量不足,在此阶段不允许患者做正常的俯卧撑。但很多运动员将俯卧撑视为一个功能性力量的黄金标准,并会渴望尽快可以完成俯卧撑动作,导致肩部疼痛和损伤。**当手超过头时肩胛骨的向上旋转和向后倾也是前锯肌在发挥作用[27]。用滑墙来训练手过头的动作,并强化把手推向墙和把身体推离墙(图4-10)[30]的运动。

当患者已学会动作模式时,进展到上举 120°前锯肌直拳(serratus punch)(图 4-11),在功能性手举过头动作中,这些动作的肌电图(EMG)活动较高[10]。

利用把手臂移动到不同平面的动作来促进下束斜方肌和中央肌肉力量和耐力。俯卧位满贯动作

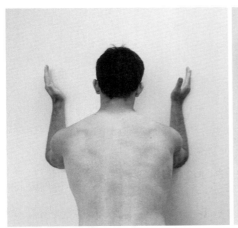
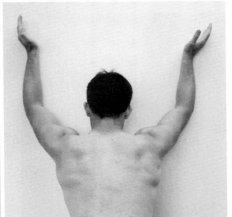
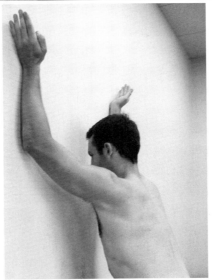

**图 4-10**　手举过头滑墙运动

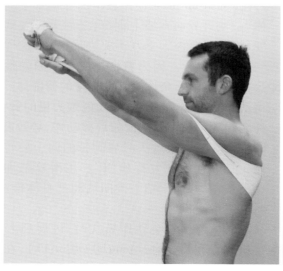
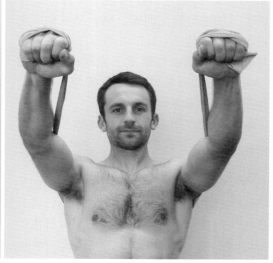

**图 4-11**   120°前锯肌直拳

（图4-12）强化下束斜方肌,俯卧位划船强化中束斜方肌[22]。

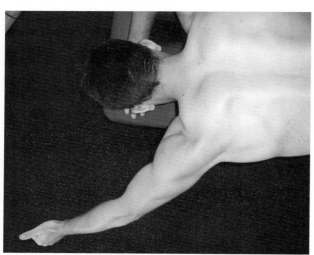

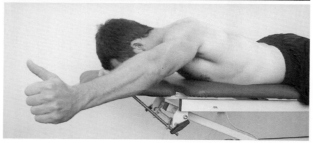

**图 4-12**   俯卧位满贯动作

当肩胛稳定肌和肩袖有适当力量和离心控制时,俯卧位划船可以进展到增加外旋到90°/90°位置（图4-13）。

避免在外旋末端时造成疼痛,因为在这位置前关节囊会受到应力。

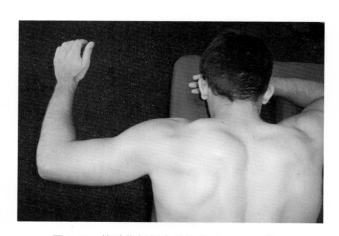

**图 4-13**   俯卧位划船合并外旋至90°/90°位置

上述的肩袖运动可以用增加阻力或重复次数来进展到下阶段。因为这些肌肉是动态盂肱关节稳定肌[31,32],我们需要考虑肩袖的耐力而不是力量,并注重在较轻的重量和较多的重复次数。对比于用较重的力量和较少的重复次数,较适当的训练模式是较轻的重量和较多的重复次数。在肩胛平面的中段活动范围内完成冈上肌直拳（supraspinatus punch）是一个开始训练手举过头力量练习的好方法[10]。仰卧位,手臂摆位在外展45°～90°时使用弹力带做内旋和外旋,可以允许在安全范围内通过手臂的移动进展更多的功能位。

持续PNF对于这些患者来说是一个有价值的徒手治疗方法。治疗师可以用PNF的动作模式来强化肌肉在动作末端的力量和整体动作模式的全部活动范围[7]。施予少量的阻力使肌肉收缩模式最佳化而不只是注重整体的力量或速度。

当治疗师确定肩袖肌群和肩胛骨稳定肌已经有足够的力量和耐力时,强化肱二头肌、肱三头肌、阔背肌、三角肌和胸肌较为重要。运动员常常会通过举起很重的重量来训练较大的肌肉群,然而较适当的办法是使用轻到中度的重量来进行渐进性运动。谨记对患者来讲,现在这个时间点距离上次真正训练课程已经过了好几个月,并且肩袖和肩胛骨肌肉必须提供必要的肩复合关节稳定度。不能因为患者说"20.4kg(45lb)是我手术前使用的重量"就允许患者在这个负荷下做肱二头肌屈曲,这会造成肩部不适。

渐进的只用一只手做 UBE,并注重耐力训练和增加速度。

**阶段Ⅳ**

时间:第 3~4 个月(表 4-5)

目标:

- 依据所想要的体育活动或工作需求,在功能性活动里连续性地用渐进式力量强化运动
- 大约术后 4 个月后开始恢复手举过头体育活动训练计划

在组织继续重塑过程中,我们相信手术修复之处已经够强壮,可以承受逐渐增加的应力。随着时间的推移,我们不用担心手术修补会受到伤害。可以预期,此阶段可达到完整的关节活动度。从功能上来说,患者应该觉得一切正常,除了对提举较重物品的整体力量不足和长时段活动时感觉耐力缺乏。手举过头的体育运动和工作中特殊的活动很有可能在力量和耐力方面对患者仍有挑战性。

考虑体育运动的特殊活动和位置的要求(positional requirements),需要持续注意确认现有的功能缺失。让患者从事与他们体育活动相似的动作模式,但不要增加速度和承重。如果患者是投手,评估他当前的能力与主观的耐受程度后,将手臂上举至蓄力(cocking)位置,然后做好全身投球动作,最后才能允许他或她丢球。如果患者是排球选手,模仿发球和拦截动作,一开始只有手臂动作然后慢慢进展到实际的全身动作。这样可逐渐找到能够于向心和离心动作期的控制能力。询问患者在动作时有没有疼痛、受限或无力。用这些信息来引导接下来几周的治疗,确保患者在术后 4 个月时能够顺利过渡到体育活动的特殊训练。

用棒式(planks)或在治疗球上上肢前走(图4-14)来强化前锯肌,持续强化在所有运动时肩胛骨前伸和肩胛向上旋转。

在地板上从棒式推到下犬式(pikeposition)(图4-15)会训练到前锯肌手举过头的闭链控制。

躯体姿势也可以使用稳定球上进行(图 4-16),还有一些非常具有挑战性高难度的运动,这些动作可能只适合那些最强壮的患者在康复最末期使用。

完整角度(全范围),手举过头,开链运动,例如向前弯曲、满贯和冈上肌下压(supraspinatus press),当手臂在侧边被逐渐放下时可以用来训练肩胛骨离心控制。这些动作比较像是神经肌肉再训练的运动而不是真的力量增进运动。再次提醒,评估动作质量,而不是简单的动作次数或举重量。

如果患者是手举过头运动员或工作者,维持手臂在手举过头位置的耐力可能对完成这些活动来说十分重要。手举过头持续拍弹小球、体操球或药球30~60 秒,注意力应放在在后缩、后倾和肩胛上旋位置时肩胛的稳定度上。

在返回体育活动前患者必须对肩袖肌群有良好的离心控制。这对于在治疗手举过头运动的运动员来说是特别重要的,因为后侧肩袖肌群负责了手臂活动的离心减速,例如投掷、发球或击球[33,34]。治疗师帮助患者在俯卧位时,肩关节外旋可以强化后侧肩袖的离心运动。选择一个较重但可控制的重量,然后治疗师帮助患者的手摆位在 90°/90°的位置,接着释放重物,迫使患者控制此重物并往反向移动。当要训练内旋离心力量时,患者仰卧位,同样的,治疗师帮助患者的手摆位在 90°/90°的位置,后侧肩袖肌群强化的居家运动计划可以用弹力带来执行。患者仰卧把弹力带绑在腿上,然后另一端缠绕在手上(图 4-17,A)。手臂摆位在 90°外展正中旋转位置。在弹力带放松的时候,手臂外旋到 90°/90°位置,大拇指指向地面(图 4-17,B)。脚伸直增加弹力带张力,同时维持手臂在 90°/90°位置(图 4-17,C)。慢慢地,手臂在后侧肩袖产生离心负载状态下回复到正中起始位置(图 4-17,D)。

当进行 PNF 动作模式时增加速度和阻力[7]。手举过头活动训练有个有效的训练方案是:在多个平面做内旋和外旋的向心和离心速度训练。体育项目可以是排球、网球、游泳、水球(water polo)和投掷,这些体育活动在从 D1/D2 动作模式内,活动范围末端训练得到巨大的好处。当患者较独立地完成这些运动时,也可以开始使用弹力带,然后转移到特殊的体育活动的热身操练。

表 4-5　前方关节囊重建

| 康复阶段 | 进展到此阶段的条件 | 预计的受损和功能限制 | 介入方式 | 目标 | 理由 |
|---|---|---|---|---|---|
| 阶段 IV<br>手术后 3～4 个月<br>● 功能性和离心力量训练 | ● 12 周时各方向完整关节活动度<br>● 良好的肩胛骨控制和良好的各俯卧位、侧躺和站立重复次数<br>● 独立无痛的手举过头 ADLs<br>● 80% 力量<br>● 拿 2.3kg（5 磅）重物 | ● 上肢力量耐力受限<br>● 无法执行持续性或重复性手举过头和伸手取物活动<br>● 持物品的忍受度受限 | **仪器治疗**<br>● 如果运动后需要<br>**主动关节活动:**<br>● 维持各牵伸<br>**等张肌力训练**<br>● 持续阶段 II 的运动<br>● 进阶肩胛骨稳定运动：地板和（或）球上棒式，地板和（或）球上躯体（下犬式，pike），桌子高度肩胛俯阻撑<br>**徒手治疗**<br>● 手举过头 OKC 为了离心控制<br>● 持续性手举过头耐力训练<br>● 在功能性位置上训练肩袖离心力量<br>● 进阶肩胛带驱动肌肉（prime movers）训练<br>**体育运动特殊（专门）强化**<br>● 在相关位置上强化<br>● 注重特化（专门）训练的力量,速度和耐力部分<br>● 增强式训练（plyometrics）<br>**徒手治疗**<br>● 如果需要可进行软组织和 GH 的松动<br>● PNF 模式的斜向（对角线）的 PNF 模式）和功能性姿势并可增加速度和阻力 | **仪器治疗**<br>● 疼痛控制<br>**主动关节活动:**<br>● 无不足<br>● 等张肌力训练：良好的肩胛骨控制和适当的所有俯卧位、侧躺和站立运动：3×20 重复次数<br>● 肩复合体和核心达 90% 力量<br>**徒手治疗**<br>● 关节活动度最大化<br>● 力学排列最大化<br>**功能**<br>● 整体 90% 力量<br>● 手举过头负重 80% 力量<br>● 手举不过头可负重 90% 力量<br>● 开始返回体育活动计划 | **仪器治疗**<br>● 最小化不舒服<br>**主动关节活动:**<br>● 在所有平面上正常化关节移动幅度<br>**等张肌力训练：运动时增加阻力**<br>- 展现良好的 SH 和 ST 动作模式<br>- 展现良好离心控制<br>- 在现有程度上无痛运动<br>● 闭链运动和手举过头位置的肩胛控制对于正常运动参与和避免夹挤很重要<br>● 渐进地挑战肩胛稳定肌，肩袖和驱动肌（prime movers）增强肌力和耐力<br>**徒手治疗**<br>● 维持患者返回体育活动所需的 ROM<br>**功能:**<br>● 功能性活动最大化是为了让患者恢复到之前的功能程度 |

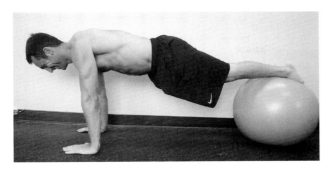

**图 4-14** 稳定球上行走

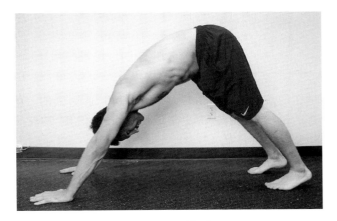

**图 4-15** 下犬式

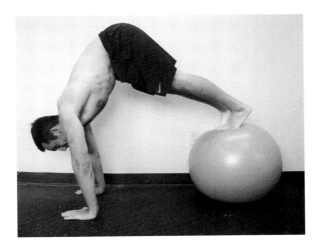

**图 4-16** 下犬式稳定球上俯卧撑

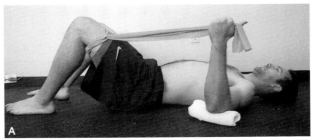

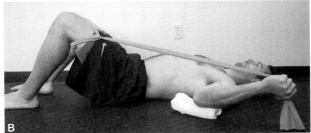

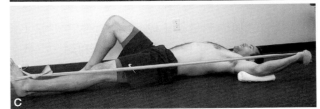

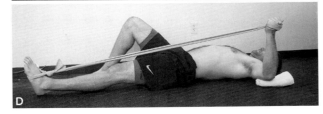

**图 4-17** 离心外旋。**A.** 起始；**B.** 负载到 90°/90° 位置；**C.** 负载同时下肢伸直；**D.** 离心控制回到原始位置

### 阶段 V

　　**时间：**第 4~6 个月（表 4-6）

　　**目标：**

- 回到体育活动或工作
- 避免肩部疼痛再次发生

　　在这时，很多患者已经回到正常的生活中，包括在肩部高度下进行体育活动或只需较少上肢参与的体育活动。手举过头类型的运动员必须要有足够的力量和耐力才能衔接到体育活动特殊的训练。

　　增强式训练（plyometrics）对于运动员的康复是很重要的一部分。在高跪姿/半跪姿或站立时模仿体育活动所需的动作向弹簧床掷球。用较轻的药球玩接球可以训练向心和离心的投球动作。当患者俯卧位的时候在 90°/90° 位置接球，把手臂离心地下放球到外展 90° 正中旋转位置，然后外转手臂到 90°/90° 位置

　　在恢复到体育活动前的最后治疗阶段，三角肌、肱二头肌、肱三头肌、背阔肌和胸肌的力量训练非常重要。然而肩袖和肩胛稳定肌是控制和耐力肌群，是手臂最主要的驱动肌肉，也是力量较大的肌肉[33-35]，可配合较重重量和较少重复次数的背阔肌下拉、肱二头弯曲、肱三头伸直和划船运动计划。

把球投掷回治疗师。对于较大的动作模式，投掷2.26kg（5 磅）到 4.53kg（10 磅）的药球，胸口高度传球、侧传或手过头投掷，这些是专业的体育训练，球的选择没有限制，因为球对于增强式练习没有联系。

**表 4-6　前关节囊重建**

| 康复阶段 | 进展到此阶段的条件 | 预计的受损和功能限制 | 介入方式 | 目标 | 理由 |
|---|---|---|---|---|---|
| 阶段 V<br>手术后 4 个月及以后<br>• 恢复体育活动 | • 良好的所有等速离心和向心控制<br>• 肩复合体和核心 90% 力量<br>• 整体 90% 力量<br>• 手举不过肩可负重 90% 力量<br>• 手举过头负重 80% 力量 | • 可能降低体育强化活动的耐力 | • 如果需要，持续阶段 IV<br>• 撑地俯卧撑<br>• 等速内旋外旋 200°/秒<br>• 当力量达到 80%～90% 开始体育活动强化训练（见第 13 章） | • 恢复体育活动 | • 用高速度阻力训练强化和改善肩部肌肉耐力<br>• 安全地恢复体育活动且不会受伤 |

用等速肌力测量来比较健侧和患侧手臂是一个非常好的方式，可以确定整体的力量和耐力。我们必须了解到惯用手会比预期的更强壮，这可能会改变力量测试的解读方式。此篇作者的等速肌力测试是在内旋每秒 120° 和外旋每秒 240° 下测试的。**体育活动特殊训练可以在患侧展示出健侧 70%～80% 力量时开始。**

体育活动强化计划在栏 4-3～栏 4-6 提出。

---

**栏 4-3　投手的投掷康复计划**

第 1 步：每 2 天 1 次对墙投球（无须挥臂），从每天 25～30 球开始，累计到 70 球，并逐渐增加投掷距离。

| 投掷次数 | 距离（m） |
|---|---|
| 20 | 6.1（热身） |
| 25～40 | 9.1～12.2 |
| 10 | 6.1（缓和） |

第 2 步：隔日进行对墙投球（轻松挥臂）。

| 投掷次数 | 距离（m） |
|---|---|
| 10 | 6.1（热身） |
| 10 | 9.1～12.2 |
| 30～40 | 15.2 |
| 10 | 6.1～9.1（缓和） |

第 3 步：用轻松挥臂的方式并逐渐增加投掷距离。

| 投掷次数 | 距离（m） |
|---|---|
| 10 | 6.1（热身） |
| 10 | 9.1～12.2 |
| 30～40 | 15.2 |
| 10 | 6.1～9.1（缓和） |

第 4 步：投掷距离增加到 18.3m。持续打击练习并偶尔投掷不到 50% 的速度。

| 投掷次数 | 距离（m） |
|---|---|
| 10 | 9.1（热身） |
| 10 | 12.2～13.7 |
| 30～40 | 18.3～21.3 |
| 10 | 9.1（缓和） |

第 5 步：投掷距离逐渐增加到 45.6m。

阶段 5-1

| 投掷次数 | 距离（m） |
|---|---|
| 10 | 12.2（热身） |
| 10 | 5.2～18.3 |
| 15～20 | 21.3～24.4 |
| 10 | 15.2～18.3 |
| 10 | 12.2（缓和） |

**栏 4-3（续）　投手的投掷康复计划**

阶段 5-2

| 投掷次数 | 距离（m） |
| --- | --- |
| 10 | 12. 2（热身） |
| 10 | 15. 2 ~ 18. 3 |
| 20 ~ 30 | 24. 4 ~ 27. 4 |
| 20 | 15. 2 ~ 18. 3 |
| 10 | 12. 2（缓和） |

阶段 5-3

| 投掷次数 | 距离（m） |
| --- | --- |
| 10 | 12. 2（热身） |
| 10 | 18. 3 |
| 15 ~ 20 | 30. 5 ~ 33. 5 |
| 20 | 18. 3 |
| 10 | 12. 2（缓和） |

阶段 5-4

| 投掷次数 | 距离（m） |
| --- | --- |
| 10 | 12. 2（热身） |
| 10 | 18. 3 |
| 15 ~ 20 | 36. 6 ~ 45. 7 |
| 20 | 18. 3 |
| 10 | 12. 2（缓和） |

第 6 步:进阶抛球制 50% ~ 75% 速度。尝试使用符合生物力学的方式,尤其不在投手球时:
- 保持在球顶端
- 保持手肘向上
- 投掷过于顶端
- 手臂和躯干跟进动作
- 用双腿推

阶段 6-1

| 投掷次数 | 距离（m） |
| --- | --- |
| 10 | 60（热身） |
| 10 | 36. 6 ~ 45. 7（高球） |
| 30 | 13. 7（下丘） |
| 10 | 18. 3（下丘） |
| 10 | 12. 2（缓和） |

阶段 6-2

| 投掷次数 | 距离（m） |
| --- | --- |
| 10 | 15. 2（热身） |
| 10 | 36. 6 ~ 45. 7（高球） |
| 20 | 13. 7（下丘） |
| 20 | 18. 3（下丘） |
| 10 | 12. 2（缓和） |

阶段 6-3

| 投掷次数 | 距离（m） |
| --- | --- |
| 10 | 15. 2（热身） |
| 10 | 18. 3 |
| 10 | 36. 6 ~ 45. 7（高球） |
| 10 | 13. 7（下丘） |
| 30 | 18. 3（下丘） |
| 10 | 12. 2（缓和） |

阶段 6-4

| 投掷次数 | 距离（m） |
| --- | --- |
| 10 | 15. 2（热身） |
| 10 | 36. 6 ~ 45. 7（高球） |
| 10 | 13. 7（下丘） |
| 40 ~ 50 | 18. 3（下丘） |
| 10 | 12. 2（缓和） |

若此时投手已经顺利完成阶段 6-4 且无疼痛或不适,并达到四分之三的球速,那么投手教练可以让投手进行到第 7 步:上下牛棚(up-down bullpens)。上下牛棚是用来模拟比赛(up-down bullpens)。投手在一系列的投球练习中休息,模拟局与局之间的休息时间。

第 7 步:上下牛棚(up-down bullpens):(一半至四分之三球速)

第 1 天

| 投掷次数 | 距离（m） |
| --- | --- |
| 10 热身投球 | 36. 6 ~ 45. 7（高球） |
| 10 热身投球 | 12. 2（下丘） |
| 40 投球 | 12. 2（下丘） |
| 休息 10 分钟 | |
| 20 投球 | 12. 2（下丘） |

### 栏 4-3(续)　投手的投掷康复计划

**第 2 天**

休息

**第 3 天**

| 投掷次数 | 距离(m) |
| --- | --- |
| 10 热身投球 | 36.6~45.7(高球) |
| 10 热身投球 | 18.3(下丘) |
| 30 投球 | 18.3(下丘) |
| 休息 10 分钟 | |
| 10 热身投球 | 18.3(下丘) |
| 20 投球 | 18.3(下丘) |
| 休息 10 分钟 | |
| 10 热身投球 | 18.3(下丘) |
| 20 投球 | 18.3(下丘) |

**第 4 天**

休息

**第 5 天**

| 投掷次数 | 距离(m) |
| --- | --- |
| 10 热身投球 | 36.6~45.7(高球) |
| 10 热身投球 | 18.3(下丘) |
| 30 投球 | 12.2(下丘) |
| 休息 8 分钟 | |
| 20 投球 | 12.2(下丘) |
| 休息 8 分钟 | |
| 20 投球 | 12.2(下丘) |
| 休息 8 分钟 | |
| 20 投球 | 12.2(下丘) |

此时投手可以准备开始常规练习,从投打练习到牛棚投球。教练或物理治疗师应该视情况调整计划。计划中每一步所需的时间可能比上述的更多或更少,教练、物理治疗师和医师应该监督此计划。投手必须记住,努力练习是必要的,但不能过头。

注:患者从适合他们的步骤开始练习。术后患者要从第 1 步开始。进展速度取决于他们维持无痛状态以及肌力、肌耐力的程度。

自 Jobe FW:Operative techniques in upper extremity sports injuries,St Louis,1996,Mosby.

---

### 栏 4-4　捕手、内野手、外野手的康复计划

- 注意:每一步骤执行 3 次。
- 每次掷球需出现抛物线或曲球(hump)。
- 内野手和捕手的传球距离最大是 36.6m。
- 外野手的传球距离最大是 61m。

第 1 步:轻松挥臂抛球。双脚与肩同宽且面向接球者。专注于旋转并且保持在球的顶端。

| 投掷次数 | 距离(m) |
| --- | --- |
| 5 | 6.1(热身) |
| 10 | 9.1 |
| 5 | 6.1(缓和) |

第 2 步:侧面向接球者。双脚与肩同宽。抛球时重心向后脚集中并以此为枢纽。

| 投掷次数 | 距离(m) |
| --- | --- |
| 5 | 9.1(热身) |
| 5 | 12.2 |
| 10 | 15.2 |
| 5 | 9.1(缓和) |

第 3 步:重复第 2 步。前脚向目标处跨一步,后脚于挥臂后跟上前脚。

| 投掷次数 | 距离(m) |
| --- | --- |
| 5 | 15.2(热身) |
| 5 | 18.3 |
| 10 | 21.3 |
| 5 | 15.2(缓和) |

第 4 步:假设投手的位置。抬起前脚并往前跨步。后脚于挥臂后跟上前脚。

| 投掷次数 | 距离(m) |
| --- | --- |
| 5 | 18.3(热身) |
| 5 | 21.3 |
| 10 | 24.4 |
| 5 | 18.3(缓和) |

**栏 4-4（续）　捕手、内野手、外野手的康复计划**

第 5 步：外野手：与手套同侧的脚在前。往前一步，向上跳（crow hop），然后抛球

内野手：与手套同侧的脚在前。往前拖曳一步然后传球。最后 5 次传球要在一直线上

| 投掷次数 | 距离（m） |
| --- | --- |
| 5 | 18.3（热身） |
| 5 | 21.3 |
| 10 | 24.4 |
| 5 | 18.3（缓和） |

第 6 步：使用第 5 步中的投掷技巧。假设你的传球位置。内野手和捕手不要投掷超过 120 英尺。外野手不要投掷超过 45.7m（中外野）

| 投掷次数 | 内野手和捕手的距离（m） | 外野手的距离（m） |
| --- | --- | --- |
| 5 | 24.4（热身） | 24.4（热身） |
| 5 | 24.4~27.4 | 27.4 反复 100 |
| 5 | 37.4~30.5 | 33.5 反复 38.1 |
| 5 | 33.5~36.6 | 39.6~45.7 |
| 5 | 24.4（缓和） | 24.4（缓和） |

第 7 步：内野手、捕手和外野手都假设各自的位置。

| 投掷次数 | 内野手和捕手的距离（m） | 外野手的距离（m） |
| --- | --- | --- |
| 5 | 24.4（热身） | 24.4~27.4（热身） |
| 5 | 24.4~27.4 | 33.5~39.6 |
| 5 | 27.4~30.5 | 150~175 |
| 5 | 33.5~36.6 | 54.9~61 |
| 5 | 24.4（缓和） | 27.4（缓和） |

第八步：重复第 7 步。使用铝棒击球到内野手和外野手的正常守备位置

自 Jobe FW：Operative techniques in upper extremity sports injuries，St Louis，1996，Mosby.

**栏 4-5　网球运动员的康复计划**

以下的康复计划设计为每 2 天执行 1 次。每次都要先完成以下的热身运动。没有执行康复计划时，仍然继续做肌力训练、柔软度和调节运动

**热身**

下肢：
- 沿网球场周围慢跑四圈。
- 伸展：
- 腓肠肌
- 阿基里斯腱
- 腘绳肌
- 股四头肌

上肢：
- 伸展肩关节：
- 后侧旋转肌袖
- 下方关节囊
- 菱形肌

- 伸展前臂/手腕
- 屈腕肌
- 伸腕肌

躯干：
- 侧弯
- 伸直
- 旋转

正手拍击落地球：
- 朝球场另一侧围栏击球
- 不用担心球在球场上

在上述的击球过程中，记住以下关键步骤：
- 屈曲你的膝关节。
- 转身。
- 向球跨步。
- 当球弹出在你面前时击球。

避免用开放的站立位击球因为这会对你的肩部产生

栏 4-5（续）　网球运动员的康复计划

过多压力。特别是当你本来就有肩关节前侧不稳定或夹挤症候群的问题时,正手击球时压力更大。有后侧不稳定者,使用反手击球亦然。

在这些特定运动训练的第 1 天,先从对地击球开始。尝试自己将球反弹并且在腰的高度击中球。这将使下列要素具一致性:

- 球如何迎向你
- 使每次击球的时机点接近相同
- 朝目标处挥拍,确定挥臂动作完整且完全伸直
- 符合生物力学,减少肩关节前侧压力

**第 1 周**

**第 1 天**

- 25 次正手击球
- 25 次反手击球

**第 2 天**

- 如果第 1 天训练后没有问题,增加正手和反手的击球数。
- 50 次正手击球
- 50 次反手击球

**第 3 天**

- 50 次正手击球(在腰的高度)
- 50 次反手击球(在腰的高度)
- 25 次高位正手击球
- 25 次高位反手击球

**第 2 周**

进阶到将球适时投向你,使你有充足的时间从完整的挥臂动作后回复姿势(即等待已落入对侧场地后才喂球)。始终瞄准场上的某个目标或一个点。

若你在练习基础对地击球,请要求另一个人持续将球反弹到你的腰部高度。

若你在练习高位正手击球,请要求另一个人将球反弹到你的肩部高度或更高的位置。

**第 1 天**

- 25 次高位正手击球
- 50 次在腰部高度正手击球
- 50 次在腰部高度反手击球
- 25 次高位反手击球

**第 2 天**

- 25 次高位正手击球
  - 50 次腰部高度正手击球
  - 50 次腰部高度反手击球
  - 25 次高位反手击球

**第 3 天**

- 反复击出对角线球并到达底线,在腰的高度正手和反手击球。

- 25 次高位正手击球
- 50 次腰部高度正手击球
- 50 次腰部高度反手击球
- 25 次高位反手击球

**第 3 周**

持续每周 3 次的计划。加入规律且高位的正手和反手截击。此时你可能需要另一个人用一篮网球喂球给你。这将让你感觉好像是被另一个网球拍击回。你的伙伴应该等待你击出的球在对侧场地弹地后才喂球给你。这是为了强调做出完整的挥臂动作而不急着打出下一球。一如往常,重点是要做出符合生物力学的动作。

**第 1 天**

- 25 次高位正手击球
- 50 次腰部高度正手击球
- 50 次腰部高度反手击球
- 25 次高位反手击球
- 25 次低位反手和正手截击
- 25 次高位反手和正手截击

**第 2 天**

- 同第 2 周的第 1 天

**第 3 天**

同第 3 周的第 2 天,重点放在球的方向(对角线方向并且到达底线)。记得,动作的生物力学必须是好的:

- 保持膝关节屈曲。
- 在球的上升期击中。
- 当球来到你的正面时击球。
- 转身。
- 不要以完全开放的姿势击球。
- 保持重心在脚尖。

**第 4 周**

**第 1 天**

请你的伙伴在球篮外击球给你。在底线左右移动并用正手和反手交替击球。同样地,重点是必须符合生物力学。

反复将球打到底线和对角线。此练习可能需要一篮装满的网球(100 ~ 150 颗网球)。

按照这计划练习高位和低位截击可能需要半篮网球(50 ~ 75 颗球)。这次也是练习横向移动,击球后必须回到场中间。

你的伙伴应容许你有充足的时间回到场中间接下一颗球。这是为了避免因匆促接球而出现错误动作。

**第 2 天**

同第 4 周的第 1 天

**第 3 天**

同第 4 周的第 2 天

**栏4-5(续)　网球运动员的康复计划**

**第5周**

**第1天**

找到一位能打出具有一致性落地球的伙伴(能够一直将球打到同一个区域,例如,将球打到你的腰部高度正手击球位置)。

和这伙伴开始交替使用正手和反手对打。持续约15分钟后,加入截击,伙伴仍在底线接球。你交替使用正手和反手的高低位截击。截击练习15分钟后,你将会反击共30~40分钟。

在此阶段的最后,站在底线练习几次发球。首先,在阴凉处热身1~3分钟。轻松握拍并绕着身体做"8"字形挥拍。不要僵硬地挥拍。当你已经准备发球,一定要确定球在你面前抛起,球拍在你身后保持向上,屈膝,并在高点击球。不要在意你要产生多少力气,也不要在意发球线,尝试将球打到后面的围栏。

在球场的两侧练习发10颗球。记得,这是你的第一次练习发球,所以不要试图使出全力。

**第2天**

和第5周的第1天一样,但开始增加发球数。在练完对打和截击之后,回到发球线然后发球,在高点击球、屈膝、挥臂、保持球在你的前方。接着在球场两侧方向击球20次(即20次右半边球场,20次左半边球场)。

**第3天**

和第5周的第2天一样,练习地上传球、截击和发球。不要增加发球数。专注在下列动作:

- 屈膝
- 握好球拍
- 注意步法
- 在你身体前方击球
- 视线跟着球
- 挥臂跟上
- 到达下一个击球位置
- 发球时保持球在你身体前方

这天的练习应该和第2天一样,但如果你有注重正确的动作要领如之前所述,那你应当感觉今天的锻炼比第2天辛苦。

**第6周**

**第1天**

做完平常的热身运动后,开始练习落地回击,你将球打向底线而你的球伴将球打向对角线。这迫使你要在场上快速移动。并注意使用正确的动作要领。在执行这个训练10~15分钟后再换击球方向。此时要求你的球伴将球打向底线而你将球打向对角线,然后继续练习。交替使用正手和反手击球,然后上前截击。依这顺序重复10~15分钟。最后练习发球50次到左边球场和50次到右边球场。

**第2天**

和第6周的第1天一样,再加上重回发球至球场各两边(右边和左边)。最后练习发球50颗至各侧。

**第3天**

依照次顺序练习:热身;对角线和底线传球;反手、正手、截击;接发球;发球。

**第7周**

**第1天**

先做热身运动。再做之前的训练然后接发球。在练发球之前,先做10~15次肩上击球。持续强调正确的动作要领。练习中加上射击途径。

**第2天**

和第7周的第1天一样,但要加倍练习肩上击球(25~30次)。

**第3天**

先做热身运动和对角线传接球。再加入在肩上使用反手、正手、截击练习。如果你是位认真的运动员,你应该会想要尝试各种击球方式或比赛中的状况,那么就逐步将它们加入你的训练中。适当的力学应该应用在所有击球动作中,包括空中轻轻截击(drop volley)、切球、快速上旋球、吊球(drop shots)、高球(进攻和防守)。

**第8周**

**第1天**

热身然后一局定胜负(one-set match)之模拟赛。每3场比赛后务必休息。记得,你必须更加专注于身体力学。

**第2天**

进行第2次模拟赛,但两局定胜负(two-set match)。

**第3天**

再次进行模拟赛,这次三盘两胜制(a best-of-three match)。

如果一切顺利,你可以制订计划返回你的常规练习和比赛日程。若你的状况允许,你也可以做训练或比赛。

自 Jobe FW:Operative techniques in upper extremity sports injuries,St Louis,1996,Mosby.

---

**栏 4-6　高尔夫球运动员的康复计划**

　　这项针对特定运动的治疗计划是设计每 2 天做 1 次。每次都要先做这计划中的热身运动。在没有打球的日子里也持续执行肌力、柔软度和调节训练。每 2~4 周进阶到下阶段 I，进度取决于你肩部的状况，在每个阶段做到无痛才进阶。

**热身**

　　下肢：慢跑或快步走，绕行绿地三四圈。伸展腘绳肌、股四头肌和阿基里斯腱。

　　上肢：伸展肩关节（后侧旋转肌群、下方旋转肌群、菱形肌）以及腕屈肌和腕伸肌。

　　躯干：侧弯、伸直、旋转。

**第 1 阶段**

| | | |
|---|---|---|
| 推杆 | 50 | 3 次/周 |
| 中长距离 | 0 | 0 次/周 |
| 长距离 | 0 | 0 次/周 |

**第 2 阶段**

| | | |
|---|---|---|
| 推杆 | 50 | 3 次/周 |
| 中长距离 | 20 | 2 次/周 |
| 长距离 | 0 | 0 次/周 |

**第 3 阶段**

| | | |
|---|---|---|
| 推杆 | 50 | 3 次/周 |
| 中长距离 | 40 | 3 次/周 |
| 长距离 | 0 | 0 次/周 |

不超过最佳距离的 1/3

**第 4 阶段**

| | | |
|---|---|---|
| 推杆 | 50 | 3 次/周 |
| 中长距离 | 50 | 3 次/周 |
| 长距离 | 10 | 2 次/周 |

达到最佳距离的 1/2

**第 5 阶段**

| | | |
|---|---|---|
| 推杆 | 50 | 3 次/周 |
| 中长距离 | 50 | 3 次/周 |
| 长距离 | 10 | 3 次/周 |

**第 6 阶段**

| | | |
|---|---|---|
| 推杆 | 50 | 3 次/周 |
| 中长距离 | 50 | 3 次/周 |
| 长距离 | 20 | 3 次/周 |

每周练习下场比赛一次

自 Jobe FW: Operative techniques in upper extremity sports injuries, St Louis, 1996, Mosby.

---

## 问题解析

### 误解组织质量

　　患者有"正常"或较紧的结缔组织时，必须更早和更用心地去活动，同时要避免在手术后第 1 个月施加过多的应力在前方关节囊上。反之，对于过度松弛的患者在推进关节活动度时治疗师不可以操之过急。患者可以快速重新掌握动作，并且需要在尝试极端动作前让组织修复。

### 前侧肩部疼痛

　　尽管手术之后，有些患者仍会在触诊近端肱二头肌肌腱或肱骨横韧带时持续有前侧肩部疼痛。这可能是因为"剩余的炎症"。虽然结构上的问题已经经过手术修正了，但残留的炎性组织不可能一夜间就消失。检查后侧肩袖和关节囊组织是否有足够的长度。可以尝试牵伸，让肱骨头能够良好地在正常的肩盂接触点上活动，这可以减少前侧组织的应力并解除对其的刺激。治疗师可以在诊所用仪器治疗来降低不适感，并且患者在家需要遵从例行性的冰敷。

### 后侧肩部疼痛

　　很多患者发现疼痛在肩部后侧，尤其是在做一些需要上举过 120° 和需要水平外展向后超过冠状面的动作时。另一个完成有难度的动作是肩关节向后过度伸直超过身体平面时。偶尔，患者会发展成肩袖外旋肌群肌腱炎，尤其是小圆肌，这可以依照症状治疗。治疗师可能会发现在触诊时，后侧肩袖肌肉终点、后侧关节囊或近端 1/3 的肩胛骨腋下区有疼痛，还有后侧组织的伸展能力下降，这可能会影响到肱骨头和肩盂的力线。依照症状使用仪器牵伸和用循序渐进的力量强化治疗。

### 关节活动度不足

　　如果术后在患者恢复正常动作前已经过去太多时间，关节囊形成粘连，肩关节的总活动度会受限。针对此问题，最好的防御方式就是最好的进攻：物理治疗师应当了解患者的组织特性并且鼓励患者适当地进行早期活动。如前文所提，每个人的正常活动度不同，所以一个精心设计的牵伸治疗计划必须基于不同患者的组织特性和功能性需求。该计划应该包括治疗师的徒手牵伸和患者自主牵伸，目标是既达到功能性角度又不过头。例如，一个棒球投手可能需要 130° 的外转，而大部分人不需要这么大角度。**但是运动员确实需要这种程度的外转角度，过多的外转却可能导致不稳定。好的柔软度和组织受伤之间仅一线之隔。精准的生物力学动作是预防复发的关键。**

如果患者在最后几度的肩屈曲感到疼痛或僵硬，而治疗师确定他的盂肱关节和肩胛活动是正常的，那问题可能在脊椎。应评估下颈椎和上胸椎是否有活动度不足的情形。肩关节屈曲的末段动作需要颈椎胸椎交接处的后伸动作。有时候该区域的脊椎受限会限制肩关节屈曲的角度。往脊椎伸直的方向松动可以使肩胛胸廓和颈胸椎交接活动恢复正常，并且达到功能性屈曲的最终角度。

## 肌力和肌耐力

康复计划通常会着重增加肌肉力量。然而，对大多数患者而言，包括在肩上（手举过头）掷球的人，耐力对于整体功能来说可能比肌力更重要。耐力训练对于有过职业伤害的人来说也相对重要。耐力不足的人，肌肉会产生代偿模式以使他们能够继续工作或运动，但这将导致肌肉的动作要领改变。这些代偿模式和变异常常导致组织受损。治疗师应该考虑到患者肩关节的功能需求，针对特定肌群制订肌力训练运动。控制肩胛骨上旋的肌群以及旋转肌群需要较多的耐力训练，而另外一些主要控制大动作的肌群，如做出肩屈曲、伸直、外展的肌肉则需要较多的肌力训练。

另一个需要关注却容易被忽略的问题是，在活动时有肩胛骨前倾（anterior tipping）和翼状肩胛的情形。这通常是前锯肌无力或耐力不足的表现。当手臂在做开链的离心控制时或在稳定球上做闭链动作时容易发现此现象。这种缺乏肩胛骨动态控制导致肩关节压力过大的现象，可能引起手术前的症状复发。若肌力和肌耐力恢复，患者应当能够在举手和放下的全程维持肩胛骨平贴胸壁。闭链动作的评估显示在负重的情况下动态控制的能力，患者应能在稳定球上做出 10 下行走（walk-outs）并维持肩胛骨沿着胸壁滑动到前突（protracted）位置。最后，必须观察患者实际完成功能性动作时前锯肌的肌力、肌耐力。举例来说，物理治疗师要观察一位投手重复模拟投球动作，用正常速度，以确保肩胛骨的控制

能力足以让他回到场上安全地投球。治疗师必须确定患者的前锯肌有足够的动态稳定度才让他进行高级功能性训练。

## 拉伸注意事项

当患者有肩关节前侧不稳定时可能伴随后侧关节囊紧绷的问题。尽管接受矫正手术，后侧紧绷的情形也可能持续，若不接受治疗也会导致术前的症状复发。有两个很好的自我拉伸后侧关节囊技巧，分别是跨躯干牵伸合并肩胛稳定（见图 4-5）与睡眠者牵伸（见图 4-9）。

在肩胛骨周围的肌肉中，胸小肌和肩胛提肌常常受限。这两者受限会造成肩胛骨前倾（anteriorly tipped）和下回旋，进而阻止肩胛骨正常转动，然后引起肩部夹挤。治疗师应该要怀疑患者是否有圆肩和肩胛前突的问题。这两条肌肉的牵伸动作可以是治疗师徒手处理或患者自己做。软组织松动术也很有效。在处理这类问题时要记得别让前方关节囊过度拉伸。治疗师不要拉伸任何投掷运动员肩部的前侧组织，除非他或她确定存在紧缩的问题。总的来说，这类患者会表现出惯用手侧有肩关节前侧松弛的现象。在进行任何拉伸动作之前，仔细评估关节活动度，并考虑所有因素和体能要求。

## 机械学机制

虽然患者本身肩部有良好的关节活动度、肌力和耐力，仍需要正确的训练。患者最常发生的受伤原因为不良的身体力学应用。了解运动的应用力学可以更有效地让患者恢复。举例来说，在治疗投掷性的运动员，康复治疗师必须确定全身的动力链是适当使用的，包括前脚要指向板子、适当的步长、足够的平衡、在还没做好挥臂准备之前不将前脚踏地。在治疗运动员时，了解网球、排球、游泳和高尔夫的运动力学是非常重要的。如果没有结合适当的力学以及适时的调整，运动员可能会重拾手术前的旧习惯，导致肩关节问题的再次恶化及受伤。

# 临床案例回顾

1 John 是一位 35 岁的冲浪运动员。他的肩部曾多次在滑冲浪板时脱臼。他主诉有肩部前侧疼痛。在经过非手术治疗无效后，在 11 周前接受了前

方关节囊重建手术。被动关节活动角度以及主动关节活动角度皆良好。他主诉为肩部前侧持续性疼痛。触诊肱二头肌肌腱及肱骨横韧带时，

会诱发疼痛。做肌力训练后此症状会延迟发生。这位患者应该如何治疗呢?

John 之前接受了肱二头肌肌腱炎的治疗,或者近端肱二头肌肌腱和肱骨横韧带炎症的治疗。尽管接受了结构上的修补,这些组织仍然容易被刺激。因为后侧关节囊也轻微受限,所以,后侧关节囊松动术可让肱骨头到盂肱内的力线正常化,这样可消除会持续恶化前侧结构的影响因素。

2　Peter 是一位 20 岁棒球队的投手。他有右肩关节松弛和因夹挤产生的疼痛问题。他在 10 周前进行一次右肩关节囊重建手术。但他的被动关节活动角度仍有受限,肩屈曲受限 15°,肩外展受限 20°,内旋受限 20°。此时要担心下降的关节活动角度吗? 如果是,又该用什么方法来增加关节活动角度呢?

在进一步的调查发现,peter 有后侧关节囊紧绷的现象。治疗师用后侧关节囊松动术来增加肩屈曲和内转角度。然后患者的肩屈曲角度和内转角度增加 10°~15°,外展角度增加 5°~10°。经过松动术和被动关节活动后,此患者还要完成主动关节活动,包括肩屈曲、外展和内旋。

3　Caroline 是一位 18 岁高中排球运动员,肩关节经常在比赛中发生前侧脱臼。在术后 16 周,当她在模拟肩上发球的动作时,发现肩部前侧有咔嚓声并伴随轻微疼痛。她的患侧肩关节动作和肌力检查发现是正常的。然而健侧肩关节的内转角度比患侧多 30°。这可能是哪些结构出了问题呢?

再次检查她的肩关节在内转 90° 以及 90° 以上的状态时,虽然她的内转对大多数人而言是正常的,和健侧手比起来仍然缺少 30°。经过积极地用软组织松动术处理后侧旋转肌袖后,活动度得到了改善,同时也解决了疼痛,消除了咔嚓声。

4　Lucy 是一位 13 岁中学游泳选手,在仰泳的时候,她有前侧肩关节疼痛和夹挤的症状出现。在术后 3 周,她已经拥有完全的外旋被动关节活动角度,没有阻力或疼痛。这时你会怎么处理呢?

教导 Lucy 以及她的父母关于生理学和手术的目标,以及表达你对她进行过多外旋角度运动的忧虑,向她解释并希望她能尽量限制此动作,好让生理性愈合能够顺利进行。在这时候先不对她进行任何包含拉伸外旋的运动。

5　Steve 是一位 29 岁计算机工程师,术后 4 周。他的前侧肩部疼痛未能如期消失。进阶关节活动

比起僵硬问题反而让疼痛更糟,且各方向活动末端关节感受是空的。因为疼痛,夜间睡眠也有困难。这些问题应该采取什么方式解决?

应评估颈椎,包括关节活动度、触诊和颈椎力量测试。通常会有各节颈椎失能,导致转移性肩部疼痛与受限。这与颈部神经根病变(cervical radiculopathy)不同,因为没有神经症状发现,例如肌节无力、反射改变或感觉问题。

6　Kari 是位 40 岁的母亲,闲暇时间会打排球和跑步。她注意到过去这两年,她的非惯用肩在从事需要基本伸手触及的活动时,只要频率增加就会有半脱位现象。她因为肩部不稳定而必须停止打排球。Kari 目前是术后 6 周,肩部伴有轻微疼痛。她在治疗过程中已经可以重拾关节活动度,但无法在每个疗程间维持所达到的角度。什么方法可以着重帮助她保持肩关节的活动度呢?

在患者和(或)治疗师结束牵伸后,PNF 模式是个有效的方式,让肌肉在新增加的角度开始收缩。PNF D1 和 D2 模式伴随轻微阻力,在无痛范围内可以促进肩袖与肩胛肌肉以帮助 Kari 维持这些新角度。在家中,她可以用无阻力或轻度弹力带来帮助强化对主动活动的末端角度控制。

7　Marc,42 岁,为业余篮球运动员,现在为术后 5个月。他在各方向有全关节活动度,但在初次尝试重回球场,发现前侧肩部在末端屈曲角度产生疼痛。每次当伸手带球上篮(lay up)就会有尖锐的疼痛,但马上又消失。医师在触诊时会发现哪些问题?

有可能 Marc 会有后侧肩袖肌肉紧绷和肱二头肌近端触压痛。当他伸手带球时,突然的加速和发力使肩关节屈曲,假如肩袖力偶功能无法良好完成,肱二头肌肌腱在尖峰下位置就会产生夹挤。

8　Angela 是个竞技体操员,2 周前接受前方关节囊重建手术。她在物理治疗评估时,显示外旋 30°的末端感觉是空的,屈曲 150° 和外展 90° 有轻微疼痛。她注意到现阶段有轻微的术后疼痛,并且穿戴支具(只因为医生告诉她要这样做)。在第一次物理治疗,你的治疗方案是什么?

在此生理阶段,胶原纤维正在沉积,互相连接以限制关节囊组织的延展性。如果在此阶段要增加关节活动度,可能会因为过度延伸新生纤维而危害正在愈合中的新生关节囊。治疗方案着重在执行助力性主动活动度运动,并在限制的范围内进行,即使她有能力可以做,也不允许她去做注意事项内的内容。

等一段时间过后,则可在医师建议的限制范围内进阶活动。

9　有两条肌肉特别重要,可产生适当的肩胛肱骨节律。请问是哪两条?

肩胛提肌和前锯肌。假如肩胛提肌受限制且失去正常延展性,则会让肩胛骨无法在手臂往上抬时产生上回旋。若前锯肌无力,则无法适当地引导肩胛骨在手臂上抬时进入上回旋。如果两条肌肉皆无法良好活动,则肩胛骨会失能且导致次发性夹挤。需在康复过程中仔细评估与再次评估此两条肌肉的功能。

（张峻　阮雅莉　译　徐丽丽　蔡永裕　校）

## 参考文献

1. Frank CB: Ligament structure, physiology and function. J Musculoskelet Neuronal Interact 4(2):199-201, 2004.

2. Hardy MA: The biology of scar formation. Phys Ther 69(12):22-32, 1989.

3. Woo SL, Apreleva M, Hoher J: Tissue biomechanics of ligaments and tendons. In Kumar S, editor: Biomechanics in ergonomics, Philadelphia, 1999, CRC Press.

4. Burroughs P, Dahners LE: The effect of enforced exercise on the healing of ligament injuries. Am J Sports Med 18:376-378, 1990.

5. Lechner CT, Dahners LE: Healing of the medial collateral ligament in unstable rat knees. Am J Sports Med 19:508-512, 1991.

6. Mottram SL: Dynamic stability of the scapula. Manual Ther 2(3):123-131, 1997.

7. Saliba V, Johnson GS, Wardlaw C: Proprioceptive neuromuscular facilitation. In Basmajian JV, Nyberg RE, editors. Rational manual therapies, Baltimore, 1992, Williams & Wilkins.

8. Long JL, et al: Activation of the shoulder musculature during pendulum exercises and light activities. J Orthop Sports Phys Ther 40(4):230-237, 2010.

9. Dwyer A, Aprill C, Bogduk N: Cervical zygapophyseal joint pain patterns: A study in normal volunteers. Spine 15(6):453-457, 1990.

10. Decker MJ, et al: Serratus anterior muscle activity during selected rehabilitation exercises. Am J Sports Med 27(6):784-791, 1999.

11. Moseley JB Jr, et al: EMG analysis of the scapular muscles during a shoulder rehabilitation program. Am J Sports Med 20:128-134, 1992.

12. Tyler TF, et al: Reliability and validity of a new method of measuring posterior shoulder tightness. J Orthop Sports Phys Ther 29(5):262-269, 1999.

13. Laudner KG, Stanek JM, Meister K: Assessing posterior shoulder contracture: The reliability and validity of measuring glenohumeral joint horizontal adduction. J Athl Train 41:375-380, 2006.

14. Hengeveld E, Banks K, editors: Maitland's peripheral manipulation, ed 4, Philadelphia, 2005, Butterworth-Heinemann.

15. Threlkeld A: Effects of manual therapy on connective tissue. Phys Ther 72(12):893-902, 1992.

16. Warner JJP, et al: Patterns of flexibility, laxity, and strength in normal shoulders and shoulders with instability and impingement. Am J Sports Med 18:366-375, 1990

17. McClure P, et al: A randomized controlled comparison of stretching procedures for poster shoulder tightness. J Orthop Sports Phys Ther 37(3)108-114, 2007.

18. Conroy DE, Hayes KW: The effect of joint mobilization as a component of comprehensive treatment for primary shoulder impingement syndrome. J Orthop Sports Phys Ther 28(1):3-14, 1998.

19. Reference 19 deleted in proof.

20. Ellenbecker TS, Mattalino AJ: Glenohumeral joint range of motion and rotator cuff strength following arthroscopic anterior stabilization with thermal capsulorraphy. J Orthop Sports Phys Ther 29(3):160-167, 1999.

21. Kibler WB: The role of the scapula in athletic shoulder function. Am J Sports Med 36(9):1789-1798, 1998.

22. Ekstrom RA, Donatelli RA, Soderberg GL: Surface electromyography analysis of exercises for the trapezius and serratus anterior muscles. J Orthop Sports Phys Ther 33(45):247-258, 2003.

23. Reinold MM, et al: Electromyographic analysis of the rotator cuff and deltoid musculature during common shoulder external rotation exercises. J Orthop Sports Phys Ther 34:385-394, 2004.

24. Cools AM, et al: Rehabilitation of scapular muscle balance: Which exercises to prescribe? Am J Sports Med 35(10):1744-1751, 2007.

25. Myers JB, et al: On-the-field resistance-tubing exercises for throwers: an electromyographic analysis. J Athl Train 40:15-22, 2005.

26. Hintersmeister RA, et al: Electromyographic activity and applied load during shoulder rehabilitation exercises using elastic resistance. Am J Sports Med 26(2):210-220, 1998.

27. Laudner KG, Moline MT, Meister K: The relationship between forward scapular posture and posterior shoulder tightness among baseball players. Am J Sports Med 38(10):2106-2112, 2010.

28. Laudner KG, Sipes RC, Wilson JT: The acute effects of sleeper stretches on shoulder range of motion. J Athl Train 43(4):359-363, 2008.

29. Ludewig PM, Cook TM, Nawoczenski DA: Three-dimensional scapular orientation and muscle activity at selected positions of humeral elevation. J Orthop Sports Phys Ther 24:57-65, 1996.

30. Hardwick DH, et al: A comparison of serratus anterior muscle activation during a wall slide exercise and other traditional exercises. J Orthop Sports Phys Ther 36(12):903-910, 2006.

31. Escamilla RF, et al: Shoulder muscle activity and function in common shoulder rehabilitation exercises. Sports Med 39(8):663-685, 2009.

32. Lee SB, et al: Dynamic glenohumeral stability provided by the rotator cuff muscles in the mid-range and end-range of motion: A study in cadavera. J Bone Joint Surg Am 82:849-857, 2000.

33. Jobe FW, et al: An EMG analysis of the shoulder in throwing and pitching: A preliminary report. Am J Sports Med 11(1):3-5, 1983.

34. Jobe FW, et al: An EMG analysis of the shoulder in pitching: A second report. Am J Sports Med 12(3):218-220, 1984.

35. Jobe FW, Pink M: Classification and treatment of shoulder dysfunction in the overhead athlete. J Orthop Sports Phys Ther 18(2):427-432, 1993.

36. Crosbie J, et al: Scapulohumeral rhythm and associated spinal motion. Clin Biomech 23(2):184-192, 2008.

37. Boyles RE, et al: The short-term effects of thoracic spine thrust manipulation on patients with shoulder impingement syndrome. Manual Ther 14(4):375-380, 2009.

# 第5章

# 肩袖修复与康复

*Lisa Maxey*, *Mark Ghilarducci*

## 病因

肩袖病变通常认为是多因素造成的,包括创伤、盂肱关节不稳定、肩胛胸壁功能障碍、先天性不稳定以及肩袖退行性改变。原发性肌腱退变的内源性因素和外源性机械因素已被广泛讨论,并被认为是导致肩袖病变的重要因素。1931年,Codman 和 Akerson[1]提出肩袖的退变引起撕裂。肩袖血供的微血管研究提示临近肱骨止点区域的冈上肌内存在稀疏血管区域[2-4]。稀疏血管区域的相对缺血被认为伴随衰老而发生,并引起肌腱细胞结构退化以及临近骨骼止点处肩袖的最终撕裂。

由于冈上肌从喙肩弓的下方通过,肩峰与肱骨头之间的压力会引起肩袖磨损。Neer[5,6]推测95%的肩袖撕裂源于肩峰下撞击。Neer[5]将最终引起肩袖撕裂的撞击分为三个阶段。阶段 I 的特征是肩峰下组织水肿和肩袖出血,通常患者年龄<25 岁;阶段 II 包括肩袖的纤维化和肌腱变性,通常患者年龄在20~40 岁;阶段 III 病变继续进展表现为肌腱的部分或完全撕裂以及骨性改变,一般患者年龄超过40岁[5]。Bigliani,Morrison 和 April[7]描述了三种肩峰形态:①I 型扁平形态;②II 型弯曲形态;③III 型钩状形态。肩峰弯曲(II 型)或钩状形态(III 型)会增加肩袖撕裂的发病率。其他外源性撞击的因素包括肩锁关节骨赘、喙突和肩胛盂的后上区域。

肩袖撕裂可以在一次突然的运动或创伤后出现。据估计,年龄超过60 岁的盂肱关节脱位患者中肩袖撕裂的发生率超过80%。老年患者的肩袖撕裂通常发生于肩关节退变(继发性撞击征后)的晚期。

从事重复过头运动(如投掷、游泳、网球)的运动员,在继发性撞击征后的退变进程后期有可能发生轻度的肩袖撕裂。继发性撞击征是由盂肱关节的不稳定或功能性肩胛胸壁关节不稳定引起的[11]。原发性潜在的盂肱关节不稳定的发生是一个连续的进程,从前向半脱位到撞击征,直至肩袖撕裂[12]。治疗上主要解决肩关节不稳的问题。

投掷运动员亦可发生因为功能性肩胛不稳定引起的继发性撞击征。由重复投掷动作引起的肩胛骨稳定结构的疲劳导致肩胛骨位置不正,引起肱骨和肩胛骨抬升时失去了同步性,导致肩峰无法充分抬升从而限制了肩袖的自由活动[11]。肩袖与肩峰密切接触,引起微创伤和撞击,导致逐渐发生肩袖撕裂。

总之,肩袖疾病的病因复杂多样。血管因素、撞击、退变因素以及发育性因素均对肩袖病变和进程产生影响(栏5-1)。

### 临床评估

#### 病史

肩袖功能障碍的大部分患者都有肩关节疼痛。患者主诉肩关节无力、功能受限、僵硬、肌力下降和不稳定症状。对急性或明显创伤与过劳或微创伤进行区分很重要。大部分患者表现为渐进性的疼痛,无明显外伤史。若出现肌力的下降通常伴随慢性撕裂,而疼痛数年的肩关节肌力急速下降提示慢性撕裂基础上的急性发作。

疼痛主要发生于上臂的三角肌粗隆和肩峰前外侧区域,夜间疼痛加重,过头运动诱发症状。典型的表现包括运动耐力丧失、活动受限、捻发音、肌力下降和关节僵硬。

## 体格检查

全面的肩关节检查包括颈椎和上肢神经的评估，并且与健侧肩关节进行对比观察，完成对肩关节的视诊、压痛触诊、活动范围（ROM）的检查。触诊包括 AC 关节、胸锁（sternoclavicular, SC）关节、肩峰下间隙、二头肌肌腱、斜方肌以及颈椎。若 Hawkins，Misamore 与 Hobeika[13]（如前屈 90° 伴内旋）和 Neer 与 Welch[14]（前方上举伴内旋）描述的撞击试验检查引发疼痛，则认为撞击征阳性，提示肩袖功能失常。肩袖肌肉肌力应分别检查。肩胛下肌肌力检查包括 lift-off 试验和压腹症。lift-off 试验将上臂置于脊柱后上方，嘱患者抗阻力将手抬离背部。压腹症将手置于腹部并屈肘 90°，嘱患者肘部向前抗阻力。此外，肩关节的稳定性也需要评估，恐惧症、阳性复位试验或下方凹陷征均提示肩关节不稳。稳定性检查应在不同体位下完成（如坐位或仰卧位）以消除继发性撞击征引起的不稳定。肩袖病变的依据包括疼痛性撞击征或肌力下降以及运动时疼痛弧存在[5]。

## 诊断性检查

诊断性检查包括注射、影像学、关节造影、磁共振成像（MRI）或超声。撞击征试验（肩峰下间隙注射至少 10ml 1% 的利多卡因）在评估肩关节疼痛病因中非常重要。注射后数分钟内进行体格检查，包括 ROM、撞击征、肌力和稳定性。在没有不稳定情况下出现的肩关节症状提示肩袖原发性病变或撞击征。有证据表明的不稳定状态下的疼痛缓解提示可能有原发性不稳及继发于肩关节力学变化的肩袖病变。

常规影像学检查是评估肩袖撕裂病理改变的一项重要工具，可用于排除关节炎和骨折，评估肩峰形态，并有助于寻找肩关节的钙化病灶。虽然关节造影对于诊断肩袖完全撕裂非常可靠，但已不再是诊断肩袖撕裂的金标准，而且对发现肩袖部分撕裂的可靠性不高。经改进的 MRI 已成为诊断肩袖和盂唇病变的出色的非侵入性检查手段，是除超声外评估肩袖撕裂的主要诊断方法。MRI 提供了其他诊断方式无法给出的重要信息，包括肌肉萎缩、滑囊肿胀、肩锁关节形态和肩关节软骨。关节内造影剂（钆）和 MRI（磁共振成像技术）相结合可以更好地显示肩袖和盂唇的异常，包括肩袖部分表层撕裂[15,16]。肩关节超声检查随着技术进步而越发流行，成为诊断肩袖病变的重要方法。超声检查具有花费低、无 MRI 检查的禁忌证、患者静态和动态下均可检查。但是，超声检查的准确度取决于操作者，检查者需要较长的学习周期。

## 治疗

针对肩袖病变（肌腱炎、部分或全层肩袖撕裂）通常最初采用非手术治疗方式。治疗包括采用非甾体抗炎药（NSAIDs）、热疗、冷疗、休息、激素注射以及康复锻炼。治疗最初目标在于恢复正常的 ROM，继而进行肩袖力量训练。在能够耐受非负重情况后采用橡皮拉力器进行抗阻力训练。为避免加重肩袖损伤，所有力量训练最初均应在肩关节平面以下进行。外旋力量训练能降低肩峰下压力和疼痛，同时可提高肩袖压迫限制肱骨头上移的能力。

非手术治疗通常进行 3~6 个月，成功率在 50%~90%[17-21]，大约 50% 的肩袖撕裂伴显著临床症状的患者通过非手术治疗可获得满意疗效，但这些疗效或随时间逐渐变差[22]。引起疗效巨大差异的原因可能和对肩袖损伤的分类、治疗指征以及治疗方案的认识缺乏一致性有关。有些肩袖撕裂的患者临床无疼痛症状且活动正常，但是有些患者则有感觉无力和疼痛感，这就提示仍需更深入研究引起不同临床表现的发病因素。

### 手术指征

　　肩袖手术的指征包括非手术治疗 3～6 个月无效或年龄<50 岁、活动积极的急性全层肩袖撕裂患者。而早期手术治疗的适应证包括症状持续存在且患者要求完全恢复肌力、因疼痛无法耐受治疗或症状有改善但进入停滞阶段。早期手术干预也适于全层肩袖撕裂伴随明显肌力降低和肩袖后部受累的急性创伤患者，特别是年轻的有更高运动需求的患者。此外，急性肩袖撕裂或慢性肩袖撕裂突然加重的患者均能在早期手术治疗中获益[23]。

　　总之，非手术治疗的持续时间必须因人而异，这基于对疾病病理的认识、患者的治疗反应以及功能需求和治疗预期。

### 手术目标

　　肩袖手术的最初目标是缓解疼痛，包括静息痛、夜间痛和日常生活活动（ADLs）的疼痛。除此之外，是为了阻止肩袖进一步的损伤，改善肩关节功能。

## 手术治疗

### 肌腱炎和肩袖部分撕裂

　　撞击综合征常见的手术方式有 Neer 描述的开放性肩峰前方成形[63]、关节镜肩峰下减压（SAD）松解或部分松解喙肩韧带。喙肩韧带松解从肩峰前外侧的下表面开始。肩峰成形术是通过骨锉将肩峰修整为扁平形态。如果在肩锁关节下方出现骨赘，可以自锁骨远端开始清理。部分肩袖撕裂可能发生在滑囊侧或关节侧。它可通过单纯滑膜清理、滑膜清理结合肩峰成形或肩袖修补进行治疗。如部分撕裂出现在滑囊侧或存在机械性撞击的征象，适合选择肩峰下减压和（或）肩峰成形术。累及肌腱宽度超过 50% 的部分肩袖撕裂通常采用关节镜下原位修复或肌腱内修复，或采用小切口或关节镜下修复[24]。部分肩袖撕裂修复相对于单纯滑膜清理治疗这部分患者疗效更佳。对于患有肩袖疾病的过头投掷运动员，因他们的需求不同，很少采用肩峰成形术。

　　据报道，采用单纯滑膜清理或结合肩峰成形术治疗轻度（<50%）部分肩袖撕裂，短期随访满意率为 75%～88%[18,25-27]。对比轻度部分撕裂的滑膜清理或小尺寸全层撕裂的修复治疗，重度（>50%）部分肩袖撕裂修复的疗效与两者相似。

### 肩袖全层撕裂

　　肩袖全层撕裂的主要治疗方法是手术修复。根据撕裂的类型、方式、大小以及外科医师的技术，可以选择关节镜、小切口或完全开放的手术方式。

　　小或中等尺寸的（≤3cm）部分或全层冈上肌或冈下肌撕裂可采用关节镜下或小切口技术完成。大尺寸（3～5cm）撕裂、肩袖移动良好且能够解剖修复时，也可通过小切口或关节镜完成。

　　较大的累及肩胛下肌或小圆肌以及肌-腱结合处的肩袖移动不良的撕裂，可能需要采用开放性手术。巨大的慢性萎缩性肩袖撕裂应考虑关节镜下清理手术以控制疼痛。

## 手术技术

　　所有在近期文献所报道的基础肩袖撕裂修复术的治疗方法都包含了肩峰前下方成形术以完成对肩峰下间隙的减压。目前作者对所有肩袖病变的患者采用盂肱关节镜和肩峰下滑囊镜技术进行治疗。

　　肩关节镜和肩峰减压正如前所述，在肩峰成形术完成后，评估肩袖滑囊表面。旋转肩关节，完全暴露肩袖，可移动的撕裂可以通过小切口技术或关节镜进行修复。

### 关节镜肩袖修复术

　　在过去 10 年间，随着关节镜下修复肩袖撕裂的临床应用越来越普遍，关节镜外科技术和器材也取得了显著的进步。关节镜修复与小切口或开放性肩袖修复有些相同的操作步骤。用无菌水笔勾画并标记骨性标志。采用多方位关节镜入路，包括后方、前方、外侧入路。根据肩袖撕裂的具体形态可采用其他的手术入路，如后外侧、前外侧以及外侧肩峰入路。这样有助于锚钉更贴合地置入缝合修补。通过肩峰下滑囊关节镜仔细观察并评估盂肱关节。切除肩峰下滑囊，然后用骨锉将肩峰前方磨平。如有 AC 关节症状，在关节镜下可以切除 AC 关节。完全暴露肩袖后，仔细评估肩袖的质量、完整性和移动度。松解肩袖撕裂的滑囊侧和关节侧的粘连以游离肩袖，以便将其在最小张力下修复至肱骨大结节的正常附着区域。对肩袖的撕裂形态要建立三维空间概念。边缘缝合的修复原则适用于"U"形、"L"形或倒"L"形撕裂。贯穿前后边对边缝合撕裂区域的边缘可以减少腱-骨间的张力,使原本无法挽回的撕裂得以修复。骨锉轻轻去除肱骨大结节表面的骨赘,用缝合锚钉将肌腱固定到骨面上。缝合锚钉的数量依据撕裂的尺寸和形态而定。一般而言,1 个缝合锚钉用于缝合 1cm 肩袖撕裂。

## 小切口开放肩袖修复术

在小切口开放手术中,肩峰下外侧入路切口可纵向或横向延伸以显露三角肌筋膜,沿肌纤维方向劈开三角肌筋膜显露撕裂区域。保留肩峰前方的三角肌切入口。自肩峰向外侧劈开三角肌纤维,不要超过 4cm 以避免损伤腋神经(图 5-1)。旋转上臂以显露撕裂区域。此时,可通过触诊评估肩峰成形术的完整性。在肱骨大结节处准备骨槽,采用穿骨桥或缝合锚钉的方式修复肩袖,收紧不可吸收缝线,将肩袖拉至肱骨骨槽中。

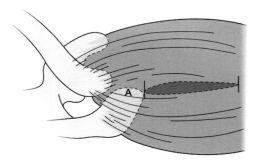

**图 5-1** 部分开放修复手术切口线。于肩峰(A)外侧缘起劈开三角肌,向肩峰外侧延伸,不要超过 4cm 以免损伤腋神经

## 开放肩袖修复术

固定的、挛缩的但仍可修复的肩袖撕裂,可采用 Neer 推荐的开放手术修复[5,6]。将肩峰前缘和喙突外侧约 2cm 的点连成 Langer 线作为斜切口,自肩峰前方区域开始松解三角肌前方部分,劈开三角肌至肩峰外侧,距离不超 4cm(图 5-2),对源自肩峰上的三角肌行骨膜下剥离,并松解喙肩韧带。

对肩峰前方进行截骨,清理肩峰前方至锁骨前方的区域,肩峰下表面自前向后削磨至扁平。如果肩锁关节存在骨关节病并伴有症状,可以考虑切除。切除锁骨远端使其平行于肩锁关节,以便上臂内收时无接触性撞击。

接着,观察并游离撕裂的肩袖组织,平行于肱骨关节面软骨外侧靠近大结节处做 0.5cm 的骨槽,采用缝合锚钉或肱骨大结节处穿骨桥的方式,用不可

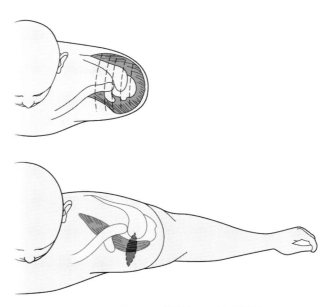

**图 5-2** 沿 Langer 线做切口,外观最佳

吸收缝线将撕裂的肩袖缝合至骨面(图 5-3)。其目的是以最小的张力完成修复。

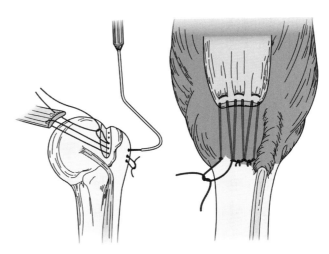

**图 5-3** 经骨修复肩袖肌腱。于肱骨近端关节面外侧做骨槽,经骨桥在大结节打结缝合肩袖

肩袖无须十分紧密地缝合,即使残留部分间隙仍可获得优良的疗效[29,30]。三角肌前方剥离的部分应通过保留的骨膜或钻孔缝合的方式修复至肩峰。最后,常规闭合皮肤切口。

肩袖修复的术后处理必须结合撕裂尺寸、组织质量、修复难度及患者需求进行个体化治疗。被动活动术后立即开展。总之,仰卧位主动辅助运动在术后第 1 天开始,手部的腕关节水平的运动通常术后即可开始。主动 ROM 和等张肌力锻炼术后 6~8 周开始。肌力的恢复因人而异,完整的康复时间需要 6~12 个月,术后 1 年功能仍可进一步的改善。

## 巨大肌腱缺损的治疗

巨大不可修复性肌腱缺损的治疗仍存争议。可供选择的方法包括 SAD、无活力肩袖的清理、自体或同种异体肌腱移植以及肌腱转位术。手术需要将肌腱转移至非解剖区域以覆盖肩袖缺损，可能会改变肩关节正常的生物力学。此外，也可以单纯采用清创术（开放或镜下）。

## 全层肩袖撕裂的治疗疗效

肩袖修复治疗疼痛的疗效比较满意，成功率达 85%～95%[5,13,32,33]，与是否进行肩峰成形术和 SAD 手术可能相关。功能的恢复程度与肩袖修复的完整性、术前预估肩袖撕裂的尺寸、肌腱的质量有密切关系。预后不良也与三角肌分离和失神经支配有关。

关节镜辅助小切口肩袖修复有较满意的临床疗效，其治疗小或中等尺寸的肩袖损伤（≤3cm）的疗效与开放性肩袖修复手术相当[35-37]。这些研究提示影响疗效的最重要因素是肩袖撕裂的尺寸，小或中等尺寸的撕裂往往有更好的疗效。Blevins 及其助手[38]在一项回顾性研究中发现如果忽略肩袖损伤大小，疗效良或优的比例可达 83%。大多数研究提示小切口修复患者能更迅速地返回满负荷运动状态。

完全关节镜下修复的临床疗效接近开放或小切口肩袖修复手术[39-47]。

以关节镜为基础的手术技术具有对关节内病变（关节软骨、盂唇、二头肌肌腱）可进行及时诊断和治疗的优势。镜下肩袖修复的其他优点还包括减少软组织分离、外形美观、保留三角肌止点、减轻术后疼痛以及更快恢复至正常的 ROM。

然而，康复过程并不因关节镜或小切口肩袖修复而加速，其限制原因在于腱-骨愈合过程并不随手术技术的变化而改变。

目前，尚无完美的手术技术存在。每一位外科医师必须基于损伤类型以及个人经验选择个体化治疗方案。过去 10 年随着肩关节镜的广泛应用以及手术技术和器械的改进，关节镜肩袖手术的比例将不断增加，而小切口或开放手术则越来越少。无论何种方法对肩袖撕裂都具有一定的治疗作用。

与肱骨关节软骨和大节结交接处平行做一个宽 0.5cm 的骨槽。旋转袖口肌撕裂的修复是直接固定缝线于骨头上或直接穿过大结节的骨突处。目标是要在手臂放置于身旁且最小张力的情况下来修复袖口肌。

## 康复治疗指南

以下叙述的康复治疗指南是针对旋转袖肌撕裂第 2 型（中到大的旋转袖肌撕裂，>1cm 但<5cm）。同时也有提供对于大撕裂伤治疗指南的表格。康复治疗计划是设计给较动态生活的患者（休闲运动员、劳动者）。比较年长或静态的患者在治疗的进程上会比较慢，而且这些患者亦不适合比较剧烈的运动。

近期的研究显示，对于早期恢复关节角度介入，采取比较保守的治疗与较长时间制动者可以减少术后袖肌再次撕裂或袖肌愈合不全的发生。即使袖肌还未完全愈合患者还是对于结果感到满意，但如果袖肌完全愈合，患者还是会比较愉悦，所以康复目标还是定在肌袖的完全愈合下。若早期给予太多关节活动度（ROM）运动或应力在刚修复的组织上可能会造成瘢痕组织的增生，进而使瘢痕组织的细胞内组织的质量较差[48]。研究显示两组在不同时间点开始做关节活动，一组是早期介入被动关节活动，另一组则是延迟介入被动关节活动。在 1 年后，两组受测者的肩关节活动度相同。而延迟接受被动关节活动那一组的愈合程度比早期接受被动关节活动组还高[48]。

有许多因素会影响这些修复手术的愈合速度，如组织的回缩（retraction of tissues）、年龄、早期还是晚期修复、患者的选择与术后的康复。>65 岁的患者、劳动者、骨质疏松者、>5cm 的撕裂伤、劳工赔偿个案或被诉讼者在预后方面都会比较差。而年轻的患者、较小的撕裂伤与早期手术修复介入者的预后相对会比较好。因为先前讨论的肩袖修复术后早期相对于延迟的关节活动的介入，在本书里我们采取了比较保守的物理治疗方式。早期就出现僵硬化现象的患者应采取较丰富的介入方式来恢复关节活动度。虽然早期开始关节活动的介入益处很少，但能提供安全的环境加速愈合是最好的益处。目标就是要避免给修复中的组织过大的应力与预防肩关节的僵硬化。

这些指南可以指导与提供治疗想法给治疗师参考。本章节的重点不在于教导治疗的方法与应用。章节中所建议的物理因子治疗、关节松动术与运动治疗应该经由受过上述康复指南训练的治疗师来进行,而治疗师要同时遵循手术医师给予的限制并挑选适当与安全的治疗给患者。

## 阶段 I

时间:术后 1 ~ 4 周

目标:舒适,保持修复组织的完整性,在不到达完全活动度的状况下依照可耐受的范围增加关节活动度,减少疼痛与炎症,降低颈椎的僵硬程度,保护手术区域,保持肘与腕关节的全范围关节活动度(表 5-1)

表 5-1 中型肩袖撕裂伤修复

| 康复阶段 | 进阶至此阶段标准 | 预期失能与功能受限 | 介入 | 目标 | 原理 |
|---|---|---|---|---|---|
| 阶段 I 术后 1~4 周 | • 术后 | • ROM 受限<br>• 肌力不足<br>• 疼痛<br>• 肩部 PROM 受限<br>• 依赖于用吊带或支具固定上肢 | • 冷疗<br>• 电刺激<br>• PROM:术后 2~3 周开始钟摆运动;开始肩胛面上做肩屈曲、外旋与外展运动<br>• AROM:肘屈曲与伸直<br>• PREs:用黏土锻炼手抓握<br>• 无阻力的肩关节松动<br>• 依所需做 C/S 松动 Rx<br>• 依所需做 C/S 与上背部软组织按摩的 Rx<br>• 教导正确的 C/S 区域 AROM 与牵伸运动 | • 减轻疼痛<br>• 控制水肿<br>• 增加 PROM 与活动的耐受度<br>• 改善肌肉募集质量<br>• 维持与增加邻近手术部位的关节的 ROM<br>• 维持与增加远端肌肉力量<br>• 控制疼痛 | • 控制疼痛<br>• 控制水肿<br>• 预防关节僵硬<br>• 促进健康的关节面与良好胶原蛋白合成与生长<br>• 预防上肢肌群进一步萎缩<br>• 消除神经肌肉的抑制<br>• 预防邻近关节无力、僵硬与功能障碍<br>• 准备抗阻牵伸以及预备有疼痛感<br>• 减轻肩颈肌肉紧张、僵硬与疼痛<br>• 改善肩 ROM |

AROM:主动关节运动;C/S:颈椎;ER:外旋;PREs:渐进式抗阻运动;PROM:被动关节运动;ROM:关节活动度;Rx:治疗

肩袖修复术后肩关节评估可参考栏 5-2。治疗师在评估同时需确保患者手术修复的组织安全,所以一些测试会需要延迟到治疗后期才进行。

使用冷冻治疗可减少疼痛与肿胀,也可以使用电刺激减少疼痛。指导患者摆位并鼓励患者尝试不同的姿势来找到最舒适的姿势。通常在坐位或仰卧的姿势下,用枕头支撑并把肩关节摆在休息位置(肩关节微屈、外展与内旋)下是最舒适的。患者通常术后比较难于仰卧位入眠,故会建议以半卧姿睡在躺椅里并将上肢摆在休息位置。

运用缓和的 I 和 II 级震荡与牵伸的关节松动术可以减轻疼痛、肌肉保护机制与痉挛。关节松动可以维持关节营养的交换并预防长期固定不动所带来的疼痛与退化(肿胀与疼痛的关节)[18]。偶尔会出现瘢痕组织过度增生并很快变很紧的病例,针对这些病例可以运用被动运动提供关节软骨养分并促进胶原蛋白的合成与排列[49-51]。胶原蛋白可随应力排列,同时减少不利的胶原蛋白的生成。在初期阶段可以开始在限制下进行被动关节运动与钟摆运动。若是大型的撕裂伤会考虑将被动关节运动延后到术后 4

周后。最近有建议不要早期或过多做肩关节活动,因为会延迟组织的愈合,所以进行被动关节活动时要注意不要施予过多的应力。被动关节运动需要在安全的平面上实施。肩关节屈曲的被动活动起始位置是在肩胛平面上,肘关节屈曲 90°,肩关节外旋至掌心朝向自己并起始于外展 45°[52]。在肩胛平面上实施被动关节运动可以减轻关节囊、韧带与肌腱复合体的张力[52]。外和(或)内旋运动应初期在肩关节外展 45°下实施,可减少修复处的张力[52]。

**记得在此阶段要避免水平内收、伸直与内旋的动作。同时也建议 12 周不要做以下动作:将身体重量靠在手肘上、睡在患侧边、快速突然的动作、拉或推、抬起或拿重物等动作[53]。**

判断施予多少力的标准是患者感到些微的不舒适而关节活动度在重复几次后应有些进步。施予关节活动或松动时要敏感与警觉地观察患者身体的回馈反映,因为患者的感觉决定了运动的平面与治疗师施予的力度。如果重复几次动作后发现肌肉保护机制不减反增应考虑将施予的力度减轻或稍微改变动作的平面,避免让患者感到疼痛或夹挤。治疗师通常都可以找到一个比较不易诱发肌肉保护机制的动作。所以要持续地评估施予徒手关节活动后的结果，并依据患者给予的回馈（如动作的平面、力度与次数）适时地改变治疗。若做得正确，随着角度的增加疼痛应相对地减少，但治疗的酸痛有时是无法避免的。治疗的酸痛通常在患者从被动关节运动进展成主动关节运动与从主动关节运动进展成关节抗阻运动时较明显。要记得此阶段的目标不在于全范围关节活动度，而是提供组织良好的愈合环境，同时避免僵硬化。

---

**栏5-2　康复评估内容**

**背景资料**
- 关节囊的状态
- 肩袖的状态
- 关节软骨的状态
- 先前步骤
- 会影响康复疗程的其他疾病（如心血管问题、糖尿病）
- 工作相关损伤
- 保险状况
- 理解能力

**主观资料**
- 先前功能水平
- 目前功能水平
- 患者的目标与期望
- 疼痛程度
- 疼痛位置
- 疼痛频率
- 易激惹症状
- 有无夜间痛
- 晚上睡眠小时时数
- 在家有无协助
- 到康复中心的方便性
- 药物（剂量、药效、耐药性、顺从性）

**客观数据**

**视诊**
- 肌肉萎缩

- 肌肉痉挛
- 休息姿势
- 有无使用吊带
- 伤口状态
- 肿胀
- 颜色

**肩部被动关节活动度（PROM）**
- 可耐受范围内肩屈曲
- 可耐受范围内肩外展
- 肩外旋
- 肩胛胸壁关节

**触诊**
- 二头肌肌腱（当接近手术部位的压痛与肿胀减轻）
- 斜方肌
- 颈部肌肉
- 上胸椎
- 胸锁关节
- 肩锁关节（术后2周的状态）

**改良颈椎评估**
延迟主动关节动作测试到术后7~8周
应延迟肌力测试到组织已经适时的愈合与测试过程中肩部不会受到刺激。直到医师许可应避免直接对肩袖实施肌力测试

---

患者会因为手术导致无法避免的伤口与先前肩关节的病变而产生肌肉保护机制。颈部与肩关节区域都会产生肌肉保护，所以患者也应当做颈部的主动关节活动与拉伸。而适当的颈椎松动可以减少肌肉保护与颈椎的僵硬，让肩关节活动度增加。

**阶段Ⅱ**

**时间**：术后5~8周
**目标**：保护手术部位，改善关节活动度，增加肌力，减轻疼痛与炎症，保持肘与腕关节活动度与减轻颈部僵硬程度（表5-2）

治疗师在阶段Ⅱ时应避免过度牵伸肌肉至会危及修复的组织的位置（如水平内收、内旋>70°，肩关节后伸）。

随着患者从被动关节运动进步到主动助动关节运动，再进展到需要抗重力的主动关节运动，肌力也会开始增强。主动助动关节运动可以在术后6周开始，而主动关节运动于术后7~8周开始。运用次最大等长收缩可以解除神经肌肉的抑制，增进肌肉的收缩与延迟肌肉萎缩。治疗师可以运用主动助动本体感觉神经肌肉促通技术（PNF）的D1与D2模式来模仿功能性动作，并强化在不同功能性平面的动作。在D1的模式里肩关节会同时做出屈曲，外展与外展的动作。D2的模式中肩关节会同时做出后伸，内收与内旋的动作[21,41]。这些运动初期应在仰卧的姿势下由治疗师带领下进行被动关节运动，接下来则进展为主动助动的D1与D2动作模式。最终进展为能独立在仰卧姿势下完成PNF的动作，而当能

力许可时进展至站姿下进行 PNF 动作。主动的肩屈曲，外展与肩胛骨面屈曲（scaption）的运动（图 5-4）在 7 周后开始实施。主动肩屈曲与肩胛骨面屈曲的起始角度为 0°～70°（肘关节屈曲 90°）进展则依据患者正确做出运动的能力而定。不正确的肩部抬高动作容易导致夹挤的问题。也需评估颈椎（C/S）与胸椎（T/S）组织因为可能为导致疼痛与肌肉紧绷的次要问题。需针对关节或软组织的问题进行处理。

表 5-2　中型撕裂伤的肩袖修复

| 康复阶段 | 晋级此阶段的标准 | 预期的损伤与功能限制 | 治疗 | 目标 | 原理 |
|---|---|---|---|---|---|
| 阶段 Ⅱ<br>术后 5～8 周 | • 手术切口已愈合良好<br>• 疼痛减到最低<br>• ROM 进步<br>• 睡眠状态改善 | • 对 ROM 耐受度受限<br>• 肌力不足<br>• 上肢相对较依赖 | • 持续阶段 Ⅰ 的运动<br>• 术后 6 周开始 A/AROM（仰卧），进展到 AROM<br>• 术后 6 周开始在仰卧位进行肘关节与腕关节的上肢（PNF）D1 与 D2 模式运动，并且过渡到 AROM<br>• 肩屈曲、外旋、外展与肩胛平面的 A/AROM 运动<br>• 手术部位愈合后，按需进行软组织松动<br>• 心肺耐力训练（如骑单车、行走）<br>• 开始肩屈曲、外旋与外展的长棍运动 | • 肩部屈曲/外展 PROM 达 150°～180°，外旋 70°，内旋 55°<br>• A/AROM 能高举过头<br>• 预防疼痛增加<br>• 增进瘢痕组织活动度；减轻疼痛<br>• 增进体适能 | • 持续阶段 Ⅰ 的运动来避免邻近关节僵硬<br>• 仿真与强化功能性动作<br>• 改善 ROM 与肌力<br>• 增加动作耐受度并准备开始 AROM<br>• 进行减轻肩峰下压力的运动<br>• 皮肤活动度正常化与降低瘢痕组织敏感性<br>• 提供良好的伤口愈合环境及使步态中摆手的动作正常化<br>• 允许在家进行 ROM 运动 |

A/AROM. 主动助动关节运动；AROM. 主动关节运动；ER. 外旋；PNF. 本体感觉神经肌肉促通；PROM. 被动关节运动；ROM. 关节活动度

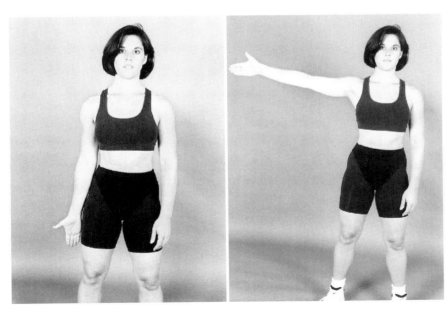

图 5-4　肩胛骨面等张屈曲运动。是肩关节在肩胛平面上做上举运动。患者将手臂伸直与水平外展 45°，拇指朝上的姿势下抬至与肩同高。患者进展为抬至最高角度并逐渐地增加重量

需注意术后 8 周内不得进行抗阻运动，在 6～12 周建议可做同腰高度的活动，而且术后 4～6 个月内不能提重物。若有显著的肿胀，疼痛或伤口渗出的增加（或出现红色斑纹）需立即反应并暂停所有运动。

### 阶段Ⅲ

时间：术后 8～13 周

目标：增加关节活动度，避免夹挤问题，达到接近全范围关节角度，增加肌力，缓解疼痛，改善功能与减少软组织的受限与瘢痕的增生。（表5-3）

进入此阶段患者需将疼痛降到最低，接近全范围关节活动度且肩部肌肉力量需达到 3/5 级以上。当患者进入新一阶段时（从主动助动关节运动到主动关节运动），肌肉酸痛会在初期比较明显。而患者通常能在进入新阶段的 1 周内适应。

表5-3　肩袖中度撕裂伤的修复

| 康复阶段 | 晋级此阶段的标准 | 预期的损伤与功能限制 | 治疗 | 目标 | 原理 |
|---|---|---|---|---|---|
| 阶段Ⅲ<br>术后 8～12 周 | • 稳定进步的 ROM 与肌力（动作可耐受）<br>• 使用药物与治疗控制疼痛<br>• 肌力普遍 > 3/5 级 | • AROM 受限<br>• 对使用上肢的耐受度受限<br>• 及物受限<br>• 抬举受限 | • 持续阶段Ⅰ与Ⅱ的运动<br>• AROM：长棍运动（屈曲、伸展、外展）进展到独立使用长棍<br>• AROM 进展到等张运动<br>• 开始用轻重量与腋下夹毛巾卷练习肩外旋，阶段末期再用弹力带<br>• 等张运动：术后 10 周在肩胛平面做肩屈曲与外展<br>• 肩胛运动<br>　• 反向划船动作<br>　• 水平外展（参考图 5-8）：俯卧位，肩外展 90°，不负重外旋<br>　• 肩胛平面下不负重屈曲<br>• 俯卧位，肩后伸<br>• 站姿位，面对墙面"伏地挺身"<br>• 开始低阶的螺旋桨摇摆（Body Blade）运动，再慢慢进展<br>• PNF 模式加上徒手阻力节律稳定与缓慢反转固定 | • 增加患者居家运动<br>• 全范围 ROM<br>• 肩部肌力大致上 >55%<br>• 高举过头活动不会疼痛<br>• 运动上肢进行自我照顾的活动 | • 促进自我照顾<br>• 转换到 AROM 但也强调 PROM<br>• 运用多种阻力与姿势增强肩与上半身肌力<br>• 肩胛运动来增强近端稳定进而提高远程活动度<br>• 随运动耐受度提升，AROM 进展为 PREs<br>• 在不痛范围内进行肩袖稳定运动 |

AROM：主动关节运动；ER：外旋；PNF：本体感觉神经肌肉促通；PREs：渐进式抗阻运动；PROM：被动关节运动；ROM：关节活动度

术后 9～12 周患者应达到全范围关节活动度，而在术后 12 周时，修复的组织已达到能在患者可接受程度下的牵伸。对于内旋与外旋肌的被动牵伸很重要，特别是投掷的运动员。这些部位肌肉过紧会导致肱骨头向前与向上位移，进而导致夹挤的相关问题[54]。关节活动度的进展通常不会遇到太大的困难。

肩锁关节疼痛在接受过肩袖修复术的患者中很常见。先前外伤或广泛骨性关节炎或肩肱关节异常的后遗症，如肩袖断裂或退化，皆有可能导致肩锁关节疼痛的症状[17]。

若有接受肩峰成形术，肩锁关节会比较敏感。当肩锁关节活动度低下且有症状的时候，松动术可以减轻部分症状同时增加活动度。（图5-5）

治疗师在切口愈合后可以在切口愈合处实施软组织松动并教导患者在瘢痕附近做按摩。早期活动

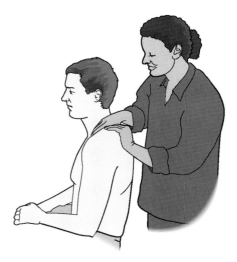

**图 5-5**　前后向（PA）的肩锁关节（AC）松动。治疗师一手固定于锁骨中间，另一手透过肩胛脊施予前后向的力道

可以降低瘢痕造成的紧绷。皮肤有正常的活动性才会有正常的动作出现[9]。

抗阻运动于术后 10 周开始。患者应能先正确无误地完成主动动作才能在特定角度范围内开始施予阻力。患者必须要能够正确实施抗阻运动，若无法正确实施动作应考虑改变动作。等张运动对于强化与促进动态肩关节稳定很重要。在此阶段会开始训练肱骨头的稳定肌。冈上肌、冈下肌、小圆肌与肩胛下肌负责将肱骨头固定在肩胛盂里并控制肱骨的转动，好让肱骨头与肩胛盂能保持着良好的力线[49]。冈下肌、小圆肌与肩胛下肌在肩部做抬高的动作时主要负责将肱骨头向下拉。因冈下肌出现于两组对于肩盂肱骨关节很重要的力偶中，所以肩关节的动作质量与冈下肌的功能有直接的关系[52]。

开始外旋的抗阻运动时，请患者侧躺于非患侧边并用手持的重量。手肘保持于 90°，起始为内旋的姿势下然后做外旋的动作（图 5-6，A 与 B）。逐渐地患者能进展为使用弹力带做内旋与外旋的向心-离心动作。在腋下可放置一个滚筒（axillary roll），可以因此避免完全内收姿势对冈上肌与肱二头肌肌腱造成的血管压力[10,26]。可以使用弹力管提供阻力做抗阻屈肘运动。肱二头肌长头被发现可以将肱骨头下压与引导[52]。Baylis 与 Wolf[55]描述一组运用弹力管的抗阻运动叫"四象限（four square）"，使肩屈曲、伸直、外旋与内旋（图 5-6），之后还有外旋与外展肌的拉伸。

须铭记近端的稳定是控制远程活动的基础[41]。Moseley 与团队[56]发表了四个可以明显增强肩胛肌肉

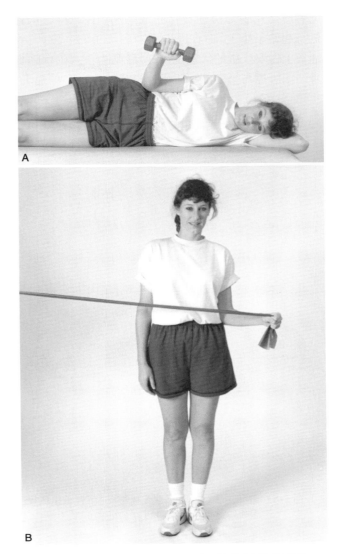

**图 5-6**　**A.** 患者侧躺于非患侧，维持肘关节屈曲90°，手持重量并做肩外旋；**B.** 患者维持肘关节屈曲90°，同时抵抗弹力带做肩外旋动作

的运动。这些运动包括肩胛平面屈曲、站立划船（upright row）、俯卧撑（press up）与前锯肌伏地挺身（push-up with a plus）[52]。在肩胛平面（非直立的平面）实施肩屈曲与外展较具功能性也降低对肩袖的伤害。也可以做俯卧划船（图 5-7）。

划船运动可以训练到斜方肌、肩胛提肌与菱形肌。这些肌肉在肩部做动作时协助肩胛骨维持在良好的力线。上与下斜方肌在做高举过头的动作时负责稳定肩胛骨。可以运用俯卧水平外展来强化大、小菱形肌与中斜方肌（图 5-8）[56]。动态拥抱运动（dynamic hug exercise）是初期开始训练前锯肌很好的运动。渐进式的伏地挺身运动可以强化前锯肌与胸小肌。研究发现，坐姿前锯肌伏地挺身可以有效地锻炼前锯肌，同时降低斜方肌的参与[56]。在此阶段

患者应运用腿部协助自己完成运动（图5-9）。伏地挺身起始于墙上，随着进步可降到桌子的高度，再到地板上做女生版的伏地挺身，最后则为正式的伏地挺身。俯卧撑与坐姿前锯肌伏地挺身适合动态的患者。

初期可以使用下肢给予支撑，而渐渐进步为只使用下肢维持平衡。这些运动可强化前锯肌，而前锯肌在肩部抬高的动作会下压肱骨头。较年长或静态的患者可以借抗力球的运动强化前锯肌（图5-10）。

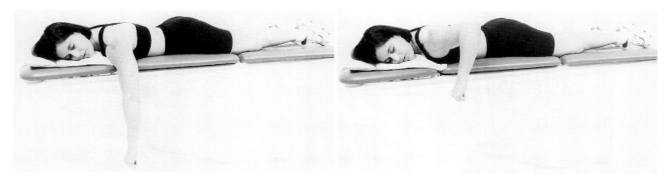

**图5-7**　俯卧划船。患者手臂吊在床外缘，透过肘关节屈曲与肩胛肌肉收缩将手臂往上抬，然后再慢慢放下

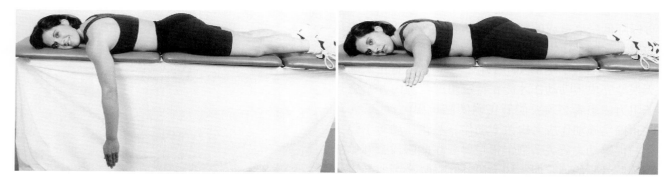

**图5-8**　俯卧飞鸟。患者采取俯卧姿势，手臂垂出床缘，手肘伸直。治疗师指示患者将手臂水平外展。初期不使用重量，之后逐渐增加重量。也可以在肩外展135°下操作此运动

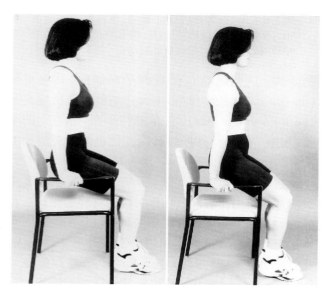

**图5-9**　坐姿前锯肌伏地挺身。患者在保持肘伸直的姿势下借将肩部下压而挺胸。将胸慢慢放下时，尽量避免过多肱骨头的向前位移

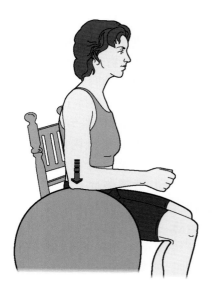

**图5-10**　运用抗力球练肩带下压。患者采取坐姿并将手肘放置于身旁的抗力球上。维持肘关节屈曲90°的同时，肩胛骨下压将手肘压入球中。此运动适合无法或不应该实施坐姿前锯肌伏地挺身的患者（如年长患者）

抗阻运动加上 PNF 动作模式可用功能性动作模式来强化肌群。比较常用的是 D2 动作模式,因为可以同时运用到向心与离心收缩。这对于投掷运动员特别有效。节律稳定运动与慢速反向对抗(slow reversal hold)等技巧需要给予徒手的阻力[21,41]。如果肌力无法对抗轻微阻力,先在较虚弱的范围内做维持对抗的模式或姿势(hold pattern or hold position)。节律稳定运动中较常运用的肩屈曲角度为 30°、60°、90° 与 140°。这个运动可以促进盂肱关节附近的肌肉收缩,同时可以提升力偶的工作效率与肱骨头的动态稳定性[52]。节律运动适用于比较虚弱角度范围,因此可以针对强化最需要的地方进而提升整体的动作。

开始肌力训练是先能做全范围主动关节运动,然后在适当的动作弧中加入轻微的阻力。肩关节屈曲的主动关节运动是由肘关节屈曲起始。当患者可以正确地在肘关节伸直的状态下做肩屈曲即可加入轻微的阻力。阻力可以先给予在肩屈曲 0°~70° 的范围,当患者能在 80°~150° 正确地实施肩屈曲的主动关节运动时即可加上阻力。患者必须在不疼痛且表现出正确的肩胛-肱骨动作要领的状态下完成主动动作 20 次才可以增加阻力[53]。如果说在动作第 10 下感到吃力但还是能完成 20 下,那就先维持阻力的大小。不是在为了力量而做训练,因为患者需要建立肌耐力,所以在增加阻力前先将动作次数增加到 30 次[53]。运用阻力时肩外展起始活动角度可以到达 45°,肩屈曲则可以到达 70° 或 80°。外旋的动作则是先在有支撑的姿势下,再进展为无支撑的姿势。使用弹力带时先让患者由黄色弹力带、动作次数 10 次开始。如果觉得吃力想休息,就换下一个运动。若觉得轻松,请患者再做 10 次然后再进入下一个运动。如果患者可以完好地完成动作 30 次,治疗师可以考虑增加阻力。至今低阻力多重复仍然是运动员突发性伤害与康复早期阶段的最好方法[57]。在 20 周后,运动员可以进展到更重的重量训练[48]。

依作者的个人经验,螺旋桨摇摆对于动态的患者很有帮助。螺旋桨摇摆运动初期肩部与上臂紧贴于躯干,之后进展为手臂抬离躯干。更进阶的阶段,在保持螺旋桨摇摆的震荡与正确的身体机制同时可以做一些特定的动作型态。这些运动可以增强关节附近的肌肉收缩,增强肌力,促进本体感觉,强化耐力与协调。螺旋桨摇摆也能比传统的抗阻运动更能锻炼到肩胛的肌肉[58]。

组织状态(fair tissue status)一般合并有严重撕裂伤的老年患者,要进展到对抗地心引力的主动肩屈曲的动作会更有困难。不加重量的肩屈曲离心收缩运动通常可以帮助这类患者转换成主动肩屈曲。先帮助患者将手高举过头,并指示让患者将手以控制住的方式放下,而非直接让手垂下。这些患者也需要强化肱骨头下压的肌群,所以请患者于镜子前练习,若出现耸肩的状况患者可自我调整。

强化躯干与下肢对于运动员是非常重要的。有许多研究指出躯干与腿部负责超过 50% 在投掷时所需的动能(参见第 13 章)。耐力训练同时也在此阶段开始。患者使用上半身的测工仪,一开始为短时间与低强度的回合数,然后进步为较长的时间与高强度的回合数。物理治疗在此阶段很少用上。通常疼痛指数比较低,但随着活动量有中度到极度的改变时疼痛就会增加。

实施等张肩屈曲运动时需谨慎。所有运动在实施时应只有一点或无关节疼痛,但肌肉的不舒服是可接受甚至是被期许的[19]。**若患者在特定范围抱怨有刺痛感,则治疗需改变运动,以避免疼痛弧的产生。**

### 阶段 Ⅳ

**时间:**术后 13~16 周

**目标:**维持全范围关节活动度,增加肌力与耐力,完善关节功能(表 5-4)

术后 13~16 周患者应有全范围关节活动度。若还没达到完整活动度应针对性地做治疗直到达成为止。治疗师可使用较激烈的等级 3+ 与 4+ 的松动术来牵伸盂肱关节关节囊受限的特定区块,借此使盂肱关节关节面动作正常。松动术可以在生理关节活动度末端,也可以在复合动作活动度末端实施(参考问与答情节的应用例子)。必须有适当的关节囊松弛度才能够让关节面有正常的滑动与转动。为了维持与增进受限区域的关节活动度,应持续做牵伸运动(图 5-11~图 5-13 建议一些牵伸动作)。

**要注意的是投掷运动员的前侧关节运动囊无须做太多的牵伸。有前侧关节囊不稳定的患者不应该在外展与外旋的末端角度运动,而后侧关节囊不稳定的患者要避免极度的内收与内旋。**

若患者抬高手时还是会耸肩(即肩胛胸廓代偿),应持续强化肱骨头稳定运动与肱骨头下压肌肉的训练。记住:肩袖的主要功能是提供肱骨头与肩胛盂好的排列,而这需要在实施任何复杂动作前先熟练掌握。盂肱关节力偶的效率是成功的关键。盂

表 5-4　中度撕裂伤的肩袖修复

| 康复阶段 | 晋级此阶段的标准 | 预期的损伤与功能限制 | 治疗 | 目标 | 备注 |
|---|---|---|---|---|---|
| 阶段Ⅳ<br>术后 13～16 周 | • 完整或接近完整 ROM<br>• 疼痛控制与自我管理<br>• 在阶段Ⅲ训练基础上维持肌力<br>• 夜间疼痛没有增加 | • 高举过头的活动耐受度受限<br>• 过度使用上肢会出现疼痛<br>• 肩袖肌力受限 | • 阶段Ⅲ运动的持续与进展<br>• 牵伸:如有需要可做墙角牵伸(参见图 5-11);若出现受限的情况,可做后侧关节囊牵伸(参见图 5-12);手置于背后牵伸(参见图 5-13)<br>• PREs 进展<br>　• 高阶患者在俯卧位做肩水平外展 90° 和更高水平面的外旋<br>　• 闭链运动;墙上做前锯肌伏地挺身,进展到桌上伏地挺身,再到地上;对于能主动活动的患者则进行坐位前锯肌伏地挺身(参见图 5-9);对于伏案工作者则运用瑞士球练习肩带下压(参见图 5-10)<br>• 阶段末期开始增强式训练<br>　• 模拟真实工作或运动的动作型态<br>• 螺旋桨摇摆运动进展<br>• 躯干与下肢肌力训练来回到先前功能等级<br>• 依需求牵伸和(或)松动颈与胸椎 | • 家庭训练的自我管理<br>• 全范围 AROM<br>• 肌力＞70%(依据撕裂伤的长度)<br>• 与高举过头活动有关疼痛的自我管理<br>• 进行前方与侧方轻物品的够物操作<br>• 短时间抬举轻重量物体(食品袋) | • 准备患者出院与持续自我照顾<br>• 关节囊活动度进步<br>• 恢复末端关节面动作<br>• 强化上半身肌力,特别是肩胛稳定肌群,在稳定但有挑战性的环境中<br>• 共同收缩运动来强化动态关节运动<br>• 帮助患者准备面对特殊活动的需求<br>• 维持与增进心肺耐力,加上上肢<br>• 恢复关节末端的运动学 |

AROM. 主动关节运动;ER. 外旋;PREs. 渐进式抗阻运动;ROM. 关节活动度

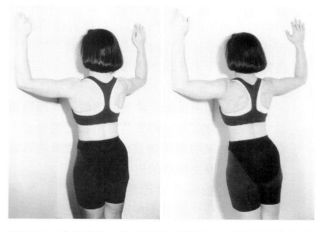

图 5-11　墙角牵伸。患者站距离墙角一步的位置,接着将前臂置于墙上,手肘与肩同高。治疗师指导患者往墙角里靠直到肩部前侧有被牵伸的感觉

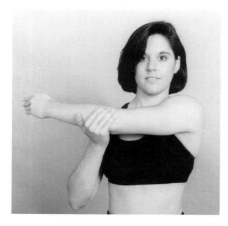

图 5-12　关节囊后侧牵伸。患者水平内收手臂到身体的另一侧,并用另一只手增加患侧手水平内收程度

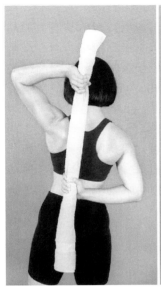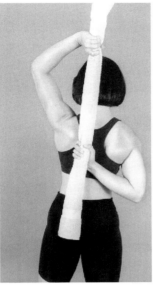

**图 5-13**　手放背后牵伸。患者站立并用双手握住毛巾，把手放在屁股或下背后方。将健侧手放在头后方，然后慢慢向上拉直到感觉到牵伸

肱关节的主要力偶为肩胛下肌对抗冈下肌与小圆肌，三角肌前头与冈上肌对抗冈下肌与小圆肌。肌力训练的进展是运用渐进式抗阻运动（PRE），如果可以的话提高到 1.4～2.3kg 重量或使用绿色的弹力带。弹力带的运动请参见图 5-16。

冈上肌与冈下肌（也被称为减速的肌肉）负责产生慢且受控的动作。这两块肌肉会承受较大的张力，在需要高举过头的运动项目会比较容易受伤[59]。Blackburn 透过肌电图的研究发现将冈下肌与小圆肌独立出来的运动是俯卧运动加上水平外展与外旋的元素。对于需要盂肱关节一致性与稳定性的运动员的最佳运动是在俯卧、肩外展 90° 与肘关节屈曲 90° 姿势下做外旋运动[60]。这些运动是以已功能性的速度且不负重开始，之后再慢慢加重量[61]。阻力外旋加外展运动对于运动员是另一个很好的肌力训练。

持续做墙上伏地挺身，如果可以的话进展到地上做女生版伏地挺身。比较活跃的患者或运动员可以进展为地上做标准的伏地挺身。闭链运动可促进共同收缩与增强关节动态稳定性[62]。

治疗师必须也同时考虑到透过神经肌肉系统本体感觉提供关节稳定，因为本体感觉的训练可以增进神经肌肉的控制，进而增进盂肱关节整体的动态稳定性[63]。运用螺旋桨摇摆器材做适当的肩运动可以提供本体感觉的训练、动态稳定训练与耐力训练。渐渐（康复后期）地，患者可以运用螺旋桨摇摆器材做许多肩部的动作，让运动员与上班族可以以特定姿势或形式运动。这些动作是模仿在运动或工作时的特定动作或姿势。在后期阶段可以运用弹力带提供阻力（参见图 5-17）。患者从术后 10 周进展为 18 周时要小心，因为在此阶段通常没有疼痛。

**阶段 V**

**时间：**术后 17～21 周

**目标：**维持完整关节活动度，增强肌力与耐力，增进神经肌肉控制，恢复功能性活动，开始特定运动的活动（表 5-5）。

表 5-5　中型撕裂伤的肩袖修复

| 康复阶段 | 晋级此阶段的标准 | 预期的损伤与功能限制 | 治疗 | 目标 | 备注 |
|---|---|---|---|---|---|
| 阶段 V<br>术后 17～26 周 | • 没有失去肌力或疼痛未增加的情况下完成阶段 IV<br>• 有潜力回到上肢高功能状态的活动（即竞技运动） | • 肩袖肌力与耐力受限<br>• 高举过头的活动时有持续可忍受的疼痛 | • 持续阶段 IV 的运动<br>• 适当的关节松动<br>• PREs 进展<br>　• 在不同活动度用轻重量做俯卧水平外展<br>　• 用弹力带在肩外展与肘弯曲 90° 下做 ER（只有运动员可以）<br>• 开始依据特定运动做肌力训练<br>• 开始等速肌力运动<br>• 增强式训练<br>• 适时的开始投掷训练（参见第 13 章） | • 高举过头的活动无疼痛产生<br>• 可以在不增加疼痛情况下进行 ADLs<br>• 恢复到先前的功能状态<br>• 增加肌力、耐力与神经肌肉控制 | • 在特定范围内强化肩袖功能（高举过头与向旁边伸）<br>• 提供最佳 ROM 让患者可以进行活动<br>• 让患者可以恢复或接近先前的功能状态 |

ADLs. 日常生活活动；ER. 外旋；PREs. 渐进式抗阻运动；ROM. 关节活动度

治疗师可以持续牵伸的治疗,如果需要的话可以教导患者自我松动的技术。患者也可以持续肩关节肌力强化的治疗,并透过增加手持重量来持续渐进式阻力训练。等速训练也是有益的。这些运动可以在全关节活动度里实施,因为等速训练可在其中起到调整的作用。即使在特定的动作里对抗不了阻力,还是可以在整个活动度里加阻力训练。

运动员与其他适合的患者可以开始进行肌肉牵伸-收缩的增强式运动。增强式运动 1 周可以练 2 次。所有竞技运动需要这种具有爆发力的肌肉牵伸-收缩循环(如跳、投掷、跑、游泳)[45]。增强式运动适合那些可以正确实施运动的患者。休闲与竞技运动员都会在比较高速的情况下实施运动,因此,会用比较多的离心肌肉收缩与高强度的进展训练。这些运动是传统肌力训练与正式投掷练习的衔接[63]。

将弹力条与做向心-离心收缩、等速运动与肩胛胸廓肌力训练结合的抗阻运动是可行的。需要持续地做高举过头活动的运动员或上班族可以用弹力带做外旋运动,一开始的姿势为在腋下夹枕头,再来到肩胛平面,如果可以的话到 90°/90° 的姿势。用弹力条做 D2 的斜向动作也可行。背阔肌肌力训练与肩胛内收运动可以运用弹力带实施[64]。运动员与较高能力的患者能在较快的速度下实施这些运动,但同时保有整体动作的控制。他们也可以在特别慢的速度下实施。对于投手与球类运动员运用等速运动或弹力带并针对后袖口肌群的运动是非常重要的。

后期患者准备好的时候可以开始给运动员做专一运动的训练(参见第 13 章)。投掷技巧需事先评估。

**如果患者在投掷时身体要领不正确,投掷技巧不正确或两者都是,组织会承受过度的张力,最后可能会再导致肩袖的问题。**较年长或静态生活的患者应针对特定日常生活功能活动进行训练。患者可以适当的进阶到比较困难的任务活动。

大致上来说,高尔夫球球员可以在术后 14~16 周开始练习推杆,并依能力进展。在术后 20~22 周网球选手可以开始正手与反手的挥杆,并慢慢的进展到发球。游泳在术后 20~26 周可以开始。在术后 7~9 个月可以重回竞技场。

### 阶段 Ⅵ

**时程:** 术后 22 周以后

**目标:** 回到正常活动,维持全范围关节活动度,持续肌力与耐力训练,渐渐回到以前的活动。运动员通常可以在术后 6~12 个月回到运动场上。

在术后 22~26 周,患者应保持牵伸与肌力的训练。运动员应持续肌力训练与运动衔接的训练。其他则进展为休闲运动。较年长者则进行持续渐进式抗阻运动与较高难度的 ADL。回到较高阶的活动会持续在术后 26 周至 1 年。术后 26 周后如果患者预期会在 ADL 或运动中需要剧烈的肩部动作则应持续牵伸与肌力强化。患者可以保持肌力训练与持续渐进式阻力训练,增加手持重物的重量,运动员可加至 2.7~4.5kg,较静态患者可加至 0.5~2.3kg。当运动员做外旋运动可举 2.3~40.5kg 时,内旋运动可举 6.8~9.1kg 且没有疼痛或明显水肿时,可开始等速运动[38]。患者应在 200°/秒开始肌力与耐力训练[38,72]。

## 问题解析

治疗时考虑除盂肱关节以外的影响因素,可以帮助治疗师在治疗患者时更有效率。这本书会给予大致性的建议,并不会详细教导治疗技巧的实际操作与应用。以下为盂肱关节以外应考虑的区域:

- 颈椎
- 胸椎
- 不正常的神经张力(ANT)
- 肩锁关节
- 胸骨锁骨关节
- 肩胛胸廓关节

### 颈椎

对于颈椎的评估可以找出影响治疗进展的颈部原因。当治疗肩袖时颈椎虽然不是造成肩失能的主要原因,但可能是相关影响因素。颈椎受伤常合并肩关节的创伤(如跌倒后上肢远程着地可能会导致颈椎与肩部的受伤)。因为拉长肌肉导致的次发性肩伤害或疾病会影响颈椎。挛缩的肌肉起始点或终止点连至颈椎会导致颈椎症状。因此,患者可能会合并颈椎或肩部症状。治疗颈椎可以减轻部分症状,进而减少疼痛,并提高盂肱关节功能的能力。治疗师需注意颈椎失能经治疗后,肩关节的治疗会更有效。

治疗师常用颈椎疾病形态来帮助区别肩与颈症状的差异,因为二者经常同时发生。脊椎疾病可能会造成牵涉痛(参见图 5-14)。关节动作异常可能会造成关节疼痛并与颈椎关节活动度与肩关节活动的改变有关。所以应该评估是否有颈椎关节异常导致的局部疼痛或转移痛反映到肩与手臂的区域[32]。（颈椎治疗可参考书籍为由 Corrigan 与 Maitland 所著的 *Practical Orthopedic Medicine* 和 Maitland[32] 所著的 *Vertebral Manipulation*[36]）。

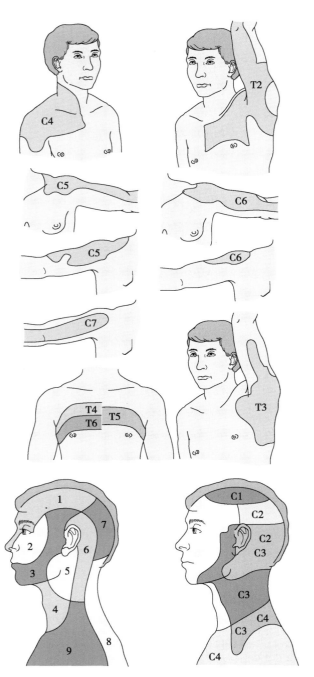

**图 5-14**　上肢的皮节分布（From Maxey L：Cervical spine. In Magee DJ，editor：Orthopedic physical therapy assessment，ed 3，Philadelphia，1997，Saunders. ）

### 胸椎

　　胸椎的活动度会影响肩关节的活动度。做单侧肩屈曲时，对侧的脊椎会产生侧屈的动作；当双肩同时做屈曲时，脊椎会产生伸直的动作[22]。所以胸椎活动度的下降或脊柱后突越多越会抑制肩关节的关节活动度[65]。

　　正确姿势的指导很重要，特别是对于可以自己调整并维持良好姿势的患者。进行上肢活动时保持直立的身体姿势，会让肩关节有更大的关节活动度。良好的姿势可以减少冲击，通过以下动作患者可以亲身体验到：

　　1. 请患者在驼背的姿势下做出最大肩屈曲的关节活动度。

　　2. 在良好的姿势下请患者再次做肩屈曲。

　　患者在较直立的姿势下可以将手举得更高。驼背时肩关节位于向前下的状态，盂肱关节也会处于内旋的姿势。这种姿势下会增加肩关节撞击的风险[65]。

　　评估与治疗胸椎对于后期关节活动度进展困难的患者会有所帮助。针对并治疗胸椎低活动度与减少的关节活动度会有更好的进展。松动活动度低下的胸椎与做关节活动度运动来增加胸椎伸直动作（如在瑞士球上仰卧）是有益处的。适合时也可以使用滚轮来增加胸椎的伸直动作与活动度（参见图 5-15）。（参考 Vertebral Manipulation[36] 有关胸椎评估与治疗的指导）。在摆位时，治疗师需考虑到肩关节与手术的部位来进行体位的选择。

　　如果颈椎区域的疼痛持续，应评估胸椎找出原因。对僵硬的胸椎实施松动（如许可的话）可以减轻部分或全部持续的颈部疼痛[66]。

### 异常神经张力

　　可以透过张力测试或其他的变化型态直接松动神经系统。神经组织的粘连会影响肩部的动作与肌力，进而影响到患者康复的进展。治疗师需谨慎注意患者有无任何禁忌证。当处理异常神经张力时需先谨慎评估。对于适合治疗的患者，神经松动术可有效地减轻症状并增加关节活动度与肌力。神经张力的问题应在修复组织已愈合，肩关节活动度不受限，也就是较后期时处理。受过神经松动术训练的治疗师只能针对神经系统做治疗，也须避免对神经做牵伸的动作。

　　**主要目的是在不牵伸神经的前提下，活动与松动神经。若疼痛、麻刺感与感觉异常等症状增加，代表神经可能被牵伸到了[73]。**

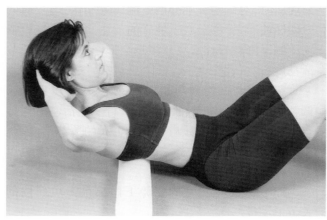
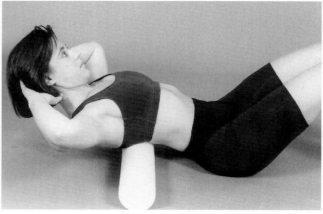

**图 5-15**    用滚轮或网球做胸椎的伸展。患者仰卧同时将两膝屈曲,然后将滚轮或球放于胸椎中间。患者接着将双手置于头后方,然后慢慢向后躺(注意不要在滚轮或球上拱背)直到感觉到牵伸

## 肩锁关节

肩锁关节处的骨性关节炎很常见[67]。可能为先前的创伤或骨性关节炎,冲击,关节囊炎等,扩散所引起的。肩锁关节骨性关节炎之后可能导致盂肱关节异常(e.g. 肩袖的退化与撕裂)而使肱骨头向上半脱位[32]。以作者的经验,许多有修复或无修复的肩袖撕裂伤的部分症状来自于肩锁关节。

因为所有关节的动作都会影响到肩部复合体,所以评估与治疗整个肩部复合体对于增进上肢功能是极为重要的[68]。表 5-6 有列出一些肩部复合体的动作。只要肩部复合体的一个区域受限就会直接的影响到其他的区域。

肩锁关节的疼痛通常为局部疼痛并集中于关节本身附近。最能确认此关节为疼痛来源的主动动作为水平内收至对侧肩部。治疗师可以透过关节附属动作测试判断肩锁关节为活动过度增强或低下[69]。若肩锁关节僵硬且敏感,松动后通常可以减轻部分症状并增加的关节活动度。肩锁关节也可能因为一同与肩袖手术所实施的肩峰切骨手术而敏感。治疗前,在患者可以忍受的情况下对肩锁关节做轻柔的动作是有益处的。如果肩锁关节因为关节炎而被移除,不要对此区域实施松动术。

可以对锁骨或肩峰实施附属动作。当只对锁骨处理时,只会影响到肩锁关节;当对应用到肩峰时,则会影响到肩锁关节与盂肱关节[6]。肩锁关节附属动作应在患者可忍受的疼痛范围内实施。治疗师可以透过固定锁骨的同时,由肩胛脊后侧给予肩锁关节向前滑动来增加肩锁关节的活动。这个方法可以避免直接的对关节或发炎组织给予压力达到肩锁

节的松动。

**表 5-6    肩复合体-活动度与动作轴**[*]

| 关节动作 | 活动度 (°) | 动作轴 |
|---|---|---|
| 胸骨锁骨关节旋转 (逆时钟) | 0~50 | 锁骨纵轴 |
| 盂肱关节屈曲 | 0~180 | 通过冠状面 |
| 外展 | 0~180 | 通过矢状面 |
| 水平内收 | 0~145 | 盂肱关节 |
| 内旋 | 0~90 | 垂直轴 |
| 外旋 | 0~90 | 通过肱骨干 |
| 肩锁关节 | 0~50 | 垂直轴通过肩锁关节 |
| 翼状肩胛 | | |
| 肩胛外展 | 0~30 | 前-后向轴 |
| 肩胛下角倾斜 | 0~30 | 胸腔壁冠状轴 |
| 肩胛胸廓 | | |
| 向上旋转 | 0~60 | 肩胛脊内侧附近 0°~30°;肩胛脊肩峰端附近 30°~60° |

* 当有互相矛盾的数据时,选择的是最常被引用的数据 Data from Codman EA, Akerson IB: The pathology associated with rupture of the supraspinatus tendon. Am Surg 93:348, 1931; Akeson WH, Woo SLY, Amiel D: The connective tissue response to immobility: biomechanical changes in periarticular connective tissue of the immobilized rabbit knee. Clin Orthop 93:356, 1973; Andrews JR, Kupferman SP, Dillman CJ: Labral tears in throwing and racquet sports. Clin Sports Med 10(4):901, 1991; Abrams JS: Special shoulder problems in the throwing athlete: Pathology, diagnosis and nonoperative management. Clin Sports Med 10:839, 1991; Bigliani LU et al: Operative management of failed rotator cuff repairs. Orthop Trans 12:674, 1988; Bross R, et al: Optimal number of exercise bouts per week for isokinetic eccentric training of the rotator cuff musculature. Wisc Phys Ther Assoc Newsl 21(5):18, 1991 (abstract); Butler DS: Mobilization of the nervous system, New York, 1991, Churchill Livingstone.

随着肩关节关节活动度的增加,可以在可行的肩关节屈曲或水平内收下实施同样的技巧(见图 5-5)。

Corrigan 与 Maitland[32]有描述一个类似用于肩锁关节的技巧。这方法是在锁骨外侧三分之一的前侧面给予前-后动作的力道并在肩胛脊给予固定。

### 胸骨锁骨关节

胸骨锁骨关节的退化性改变较肩锁关节不常见,但可能因为创伤或过度使用肩部而造成[70]。动作像是肩外展或屈曲会导致来自于胸骨锁骨关节的疼痛增加,因为这些动作会导致锁骨内侧端的旋转。胸骨锁骨关节疼痛通常局限于胸骨锁骨关节附近,但也有可能转移到其他区域。因为胸骨锁骨关节的原因,出现的症状为水平屈曲与胸骨锁骨关节被动附属动作时会诱发出疼痛。关节囊与附近的韧带通常会增厚也较敏感[69]。

胸骨锁骨关节的治疗包括休息,物理因子与关节松动术,但还是需要依据关节的状况给予[32]。活动度低下的胸骨锁骨关节依据所受到的限制可有几种正确的松动方式。可增加肩屈曲,可对近端的锁骨实施尾向的滑动[32,37]。

### 肩胛胸廓关节

诱导肩袖修复术的机制包括肩胛的肌肉群。但有些患者需要较激烈的训练来训练这些肌肉。肩胛是透过向心-离心动作移动的。患者的肩胛稳定肌群离心收缩控制不佳时会在从肩屈曲放下时会出现肩胛翘起的情况。前锯肌对于稳定肩胛内侧与下角,预防肩胛骨内旋(肩胛翘起)与前倾是很重要的[60]。这些患者还是可以有全范围关节活动度与屈

曲时有正常的动作。若肌肉无力很明显,那确保锻炼肩胛胸廓与盂肱关节周围的肌群的有正常的肌力是主要的目标。若肩胛肌肉无力也被过度牵伸,那在抬手过程中可能会造成肩胛过多的向外侧滑动。不正常肩胛肌群的肌肉收缩无力或受伤,会导致肩关节运作的效率降低,并提高受伤的概率[60]。

治疗师可以运用许多不同的 PNF 技巧,例如肩胛缓慢反转-固定,稳定的运动节奏与严格的锻炼程序强调可强化肩胛胸廓关节的动态控制与肌肉运动知觉。其他运动有对抗徒手阻力做肩胛外展、内收、上提与下沉[71]。

鼓励进行增进肩胛胸廓肌群动态控制的运动[71]。所以,应针对肩胛旋转肌群(即前锯肌、菱形肌、斜方肌与提肩胛肌)来帮助肱骨将肩胛盂与喙突形成良好对位。模拟投掷动作与肩水平外展的运动对于斜方肌、提肩胛肌与菱形肌都很有帮助。屈曲与肩胛骨面弯曲运动对于肩胛肌群是非常有益的(见图 5-4)。耸肩与前锯肌伏地挺身对于提肩胛肌、上斜方肌、前锯肌与胸小肌都是非常有效的。更多不同运动的想法可以参考[Prone Program Plus]。

## 总结

本章节所描述的指南是帮助治疗师并提供治疗的想法。肩袖修复有大有小,撕裂的组织与关节(即肩锁关节、盂肱关节)的状态都不同。除以上因素以外,治疗师需考虑患者个人的病史、外观与能力。必须考虑每个病例实际并选择最好的治疗,同时时常评估患者的反应。治疗师在确定治疗计划时需先跟患者讨论。

## 居家训练建议

以下是给小到中度撕裂术后患者的居家康复的建议。若为巨大的撕裂则稍微修改即可适用。

居家康复的表格是提供肩袖修复术后患者可进行的康复大纲。治疗师可以用来设计个体化的治疗计划,因为患者需要的是一个符合自身需求与能力的治疗计划。有些运动适合某一群体的患者不代表也适合其他的群体,患者进展的速度也都不同。治疗师必须将患者的年龄、修复组织的状态、撕裂伤的大小、造成撕裂伤的原因、愈合的速度、患者的能力与受伤前的功能状态都全盘考虑。

相较年轻且较动态的患者,年长的、生活状态较静态的患

者康复进展会比较慢。有些推荐的运动不一定适合年长患者。治疗师需根据患者个人能力、状态、需求来调整患者回家后的运动处方。本计划也可稍作调整用于大型撕裂伤的肩袖修复术后患者。

**术后 1~4 周**

此阶段的目标:控制疼痛与炎症,在患者可接受的范围内增加关节活动度,促进肌肉诱发活动。

1. 主动颈椎的旋转。
2. 上斜方肌的牵伸。
3. 钟摆运动。

## 🔲 居家训练建议（续）

4. 长棍运动或滑轮运动（增进被动关节活动度）于 2～3 周后开始。屈曲、肩胛面外展与外旋运动，每次做 3 组，每组 10 下，每天 2 次。

5. 每天都可间接冷敷来控制疼痛与炎症。

6. 教导患者使用枕头，在仰卧、坐姿、半仰卧或侧躺都能将肩部摆在休息位置。

### 术后 5～8 周

此阶段的目标：持续增加关节活动度，减轻疼痛与炎症，增加肌肉活动。

1. 依据所需使用冰敷。

2. 持续先前的运动。

3. 在术后 6 周开始主动助动的长棍运动。每次做 4 组，每组 10 下，每天做 3 次。

4. 通常在术后 6～8 周，在手术医师许可下，可加入仰卧位做肩屈曲运动。运动初期为手肘弯曲 90° 下进行。

5. 当手术伤口已愈合，可以开始按摩瘢痕组织。

### 术后 8～12 周

此阶段的目标：增加至最大关节活动度并持续增加肌力。用上肢进行较轻松的日常生活活动（ADL）。

1. 持续长棍运动来增加关节活动度。

2. 依患者所需持续主动颈椎关节活动与上斜方肌的牵伸。

3. 教导患者使用滚轮或网球进行胸椎的自我松动（不适合年长或脊柱后凸的患者）。

4. 面对镜子在功能性平面上做肩屈曲与外展并主动维持肱骨头下压（避免耸肩）。运动初期在手肘弯曲 90° 下进行。做 3 回合，每回合 10 下，1 天进行 3 次。

5. 手臂贴于身旁做对抗阻力的手肘屈曲。

6. 术后 11 周在可控制的关节活动度内用轻的重量可以开始等张运动（不能有代偿动作型态）。以下所列的运动，做 3 回合，每回合 10 下，1 天进行 3 次。

   a. 三角肌（依据撕裂伤大小于术后 10～12 周开始）（图 5-16，C 与 D）。

   b. 冈上肌（依据撕裂伤大小于术后 10～12 周开始）。

   c. 肩胛面运动（依据撕裂伤大小于术后 10～12 周开始）。

7. 运用弹力带或弹力条在术后 8 周开始阻力内旋运动，术后 11～12 周加上阻力外旋（需用腋下卷）与外展运动（参考图 5-16）。

8. 运用弹力带或弹力条站姿下做仰卧悬垂臂屈伸。

9. 站姿下于墙上做前锯肌伏地挺身。

10. 若有需要，加上运用瑞士球给阻力做肩下沉的运动（参考图 5-10）。

11. 术后 10～11 周如果可行的话，运动员可开始在正中姿势下，无重量，做俯卧水平外展。可以在外展 135° 进行同样的运动（参考图 5-9）。

### 术后 13～16 周

此阶段的目标：增加关节活动度，肌力与耐力并开始转换到较高阶的活动。

1. 持续长棍运动。

2. 持续主动颈椎关节活动，上斜方肌的牵伸与胸椎的松动。

3. 如有所需可做墙脚牵伸运动牵伸胸肌与前侧关节囊。

4. 运用水平内收牵伸来牵伸后关节囊。

5. 将手放置于背后并牵伸，可用毛巾协助。

6. 持续并增加等张运动，做肌力与耐力训练。每次做 3 组，每组 10～15 下。

7. 持续并增加弹力带与弹力条的抗阻运动（参见图 5-16）。

8. 若患者能力更强可考虑坐姿下做前锯肌伏地挺身（参见图 5-9）。

9. 做俯卧水平外展运动，如果允许患者可拿较轻的重量。

### 术后 17～21 周

1. 持续先前的牵伸运动。

2. 持续渐进式抗阻运动（PRE）（即等张运动）。

3. 持续弹力带或弹力条阻力仰卧悬垂臂屈伸运动。

4. 运用弹力带提供的阻力完成本体感觉神经肌肉诱发术（PNF）的动作模式（图 5-17）。

5. 开始衔接到竞技运动的计划，投掷的运动计划可参见第 13 章。

### 术后 22～26 周

1. 持续牵伸运动。

2. 持续渐进式抗阻运动。

3. 持续衔接到竞技运动的治疗计划。

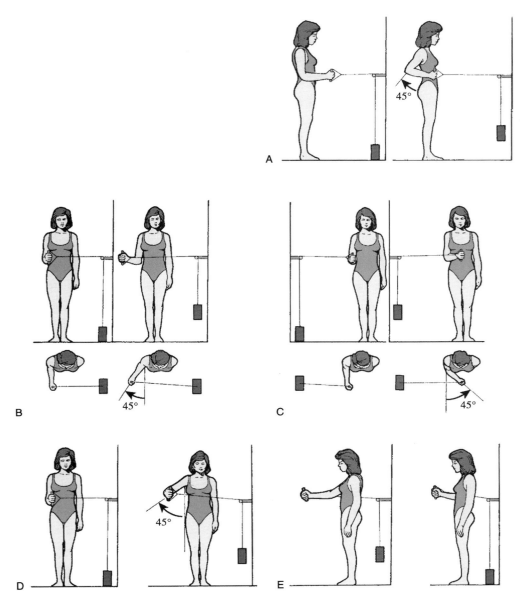

图 5-16 **A.** 肩伸直;**B.** 外旋;**C.** 内旋;**D.** 肩外展;**E.** 手肘伸直下做肩屈曲(From Wirth MA, Basamania C, Rockwood CA Jr: Nonoperative management of full-thickness tears of the rotator cuff. Orthop Clin North Am 28:59-67,1997.)

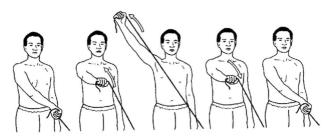

图 5-17 运用弹力带提供阻力做斜向本体感觉神经肌肉诱发术的动作型态(From Trumble TE, Cornwall R, Budoff J: Core knowledge in hand, elbow and shoulder, Philadelphia, 2006, Mosby.)

# 临床案例回顾

1 Paul 3 天前接受了肩袖修复手术,现因疼痛几乎无法睡觉。请问有什么建议可以让 Paul 晚上顺利入睡呢?

鼓励患者服用止痛药。计算服用止痛药的时间,使其在患者睡觉时能发挥最大的药效。建议患者睡半仰卧椅或以半仰卧的状态睡在床上。肩部应用枕头或软垫摆在休息位置,示范一次给患者看。同时也建议患者于肩部与颈部区域使用冰敷。治疗时,松动僵硬的颈椎关节与颈部区域过紧的软组织,应特别强调靠近患侧肩部的区域。最后运用等级 I 与 II 松动盂肱关节。

2 Jim 是一位 38 岁的周末运动员,在一场夺旗式美式足球赛跌倒并用手撑地导致肩袖受了巨大的撕裂伤。术后 3 周他开始抱怨肩部中度疼痛,从上斜方肌区域放射到肩胛内上侧的区域。Jim 也抱怨在过去几天颈部的僵硬感又越来越严重。在做被动关节活动度时,他都还采用保护性姿势。今天的治疗治疗师应针对哪些区域来增进动作的质量与关节活动度?

应评估颈椎来判定其是否为患者疼痛的来源,特别是颈部僵硬与肩胛内上侧的疼痛。若发现颈椎僵硬或软组织过紧,那适当的关节或软组织的松动术可以减缓症状。当疼痛减轻,肌肉的防卫机制就会解除,让肩部能更自由的活动。

3 Brent 是一位接受过大型撕裂伤肩袖修复的 27 岁男性。他的被动关节运动角度进展的很顺利。术后 9 周后,Brent 可以不费力地将手臂高举过头,但在屈曲 70°以上时会出现轻微的耸肩现象。Brent 在屈曲到 70°的范围内可以举多重的重量?

Brent 不应该举重超过屈曲 70°直到他可以正确地完成动作。他应该在镜子前练习屈曲的同时保持主动肱骨头下压。他只能在他可以正确完成动作的范围内做抗阻运动。Brent 在强化下压肩部的肌肉群同时需维持肱骨头与肩胛盂良好的排列(肩袖与前锯肌)。当他可以用正确的动作将手屈曲 70°时,就可以在超过 70°的范围内开始加重量提供阻力。

4 Rebecca 在 10 周前接受了肩袖修复手术。近期她主诉有间接性疼痛从肩锁关节外侧沿着手臂外侧延伸到前臂中间。通常会在高举过头或伸手到侧边时被诱发出来,但其他动作也是会诱发

的。有时在休息时也会有强度较低的间接性疼痛。在今天的治疗前需要评估什么呢?

需要评估肩锁关节。需检查颈椎 $C_5$、$C_6$ 与 $C_7$,还有小面关节。也需注意神经张力的征兆与软组织。最后也需要评估肘关节。

在评估的过程中,异常神经张力的征兆为在患者主诉疼痛处诱发出疼痛。神经松动术以后症状的强度与频率都明显下降许多。

5 Barbara 是一位在 12 周前接受过大型撕裂伤肩袖修复的 68 岁女性。她的兴趣是制作珠宝。为了要制作珠宝她需用她的患侧(右侧)手做锯东西的动作。此阶段患者屈曲与外展的肌力为 $3^-/5$,外旋肌力为 $3^+/5$,内旋肌力为 $4^-/5$。患者做锯东西的动作时,肌力不够抵抗阻力。她肌力与耐力皆不足。组织的状态为普通。治疗师应该安排此患者做什么运动?

患侧肩有全范围被动关节活动度。治疗师主要给予徒手协助运动与抗阻运动来强化活动度中较无力的点。治疗师也使用上肢与肩胛肌肉完成 PNF 型态。徒手抗阻运动来强化前锯肌与旋转肌群。肩下沉抗阻运动与节律稳定运动也有完成。用肩离心收缩缓慢放下运动来强化肩屈曲肌力,因为她无法对抗地心引力完成主动肩屈曲(主动肩屈曲至 30°之后出现了耸肩)。使用轻阻力的徒手运动模拟制作珠宝的锯东西的动作。患者在经过了 5~6 周的物理治疗运动与居家运动后,重回了制作珠宝工作。患者动机与配合度都很好。

6 Ruth 是一位 10 周前接受肩袖修复手术且较静态的 65 岁女性。她持续在屈曲>70°时会出现耸肩的问题。需要强调哪一些运动来校正此动作功能障碍?

抬手同时训练促进肩下沉的肌群是非常重要的。这些肌肉包括肩袖,还有特别是冈下肌。前锯肌也有帮忙在抬手时将肱骨下压,而二头肌则可帮忙将肱骨头固定住。因为 Ruth 较年长且生活状态属于静态的,所以早起运动为"运用抗力球做肩下压运动"较恰当。请她在镜子前抬手同时自主地维持肩下压是很有帮助的。透过离心收缩运动来训练肩屈曲肌群也有帮助。

7 Christine 是一位 6 个月前接受肩袖修复手术的

年轻母亲。她因为肩部有僵硬的问题所以重回治疗。她的主诉为向后伸手去抓物体有困难，特别是向车后座去伸手，因为小朋友在后座，所以她会很常做这个动作。她也想从后面系上胸罩。评估后发现肩屈曲与外展在活动度末端有一点受限。肩内旋与外旋也都有受限，但内旋、伸直与手放在背后的结合动作受最大的限制。患者的拇指可以主动地伸到 $T_{11}$ 的高度。哪一种形式的松动术会对她有帮助？

　　为了增加她上述所有功能性的角度，应该对关节囊的不同区域进行松动。也可在结合动作的末端角度使用等级 3 与 $4^+$ 的松动来增加她手放在背后的动作角度。患者用健侧手将患侧手固定于背后，治疗师则于肱骨上端给予后至前的力量。这是在结合动作的角度末端牵伸盂肱关节的关节囊前侧。接着运用毛巾做手放置于背后的牵伸，如图 5-13。患者经过两次治疗并回家继续运动后，手放置于背后的角度进步许多。

8　Yvonne 是一位因 5cm 撕裂伤而接受肩袖修复手术的 55 岁女性。她于 4 周前接受了手术并用吊带固定到现在。这是她第一次治疗。主治医师希望她能再固定 2 周的时间。她的治疗计划会需要将此事考虑进去吗？

　　如果患者可以肩屈曲 >120° 且没有软组织牵伸（leathery）或僵硬的感觉，那么，可以用吊带再固定 2 周，同时，在治疗中关节活动度可以正常地进阶。但若她有肩关节囊炎的病史，术后关节僵硬或损伤，肩屈曲被动关节活动度受限 <120°，则治疗师应告知主治医师。

9　James 是一位 6 周前接受肩袖修复手术的周末运动员。他的肩部这几年越来越差。手术很顺利，对肩部实施被动关节活动度进展得很顺利。在完成完被动关节活动度，肩屈曲为 0°~160°。他主诉在肩屈曲与外展活动度末端会在肩上端有中度疼痛。活动度末端的疼痛减慢了关节活动度的进展。肩锁关节用力压有一点敏感。询问得知没有颈椎的疼痛。颈椎主动旋转与侧弯都在功能范围内，但向右转与向两侧侧弯的角度都有些许的减少。请问还需要检查什么？

　　透过更详细的评估，在 $C_{3~4}$ 与 $C_{4~5}$ 右边单侧给前后压力，患者会比较敏感。触诊二头肌肌腱时只

有稍微的敏感。颈椎右侧的颈部肌肉比左侧稍微紧一些。治疗师于右侧 $C_{3~4}$ 与 $C_{4~5}$ 小关节面完成等级 3 的松动技巧。治疗师便在测试一遍肩屈曲的角度而发现 5°~10° 的进步，疼痛也减少。治疗师又再完成一次等级 3 右侧单边后前侧松动，接着右上斜方与颈部肌肉的牵伸。关节活动度又再进步一些，在活动度末端主诉的疼痛也下降许多。再一次治疗后右肩所有方向的活动度都恢复正常。

10　Silvia 是一位跌倒时用手撑地造成肩袖撕裂的女性。她在 14 周前接受了手术。虽然说有进步，但持续在肩部前侧、外侧与上方会疼痛。她有全范围关节活动度。阻力肩屈曲与外展运动会增加疼痛。患者可以做阻力肩伸直、外旋、内旋、肘屈曲与伸直而不会感到不舒服。靠近身体端着轻的物品不会造成疼痛，但离开身体就会疼痛。依据以上所有信息，您有什么想法？

　　这很有可能是二头肌肌腱炎症导致的。可能是在跌倒后就发生的。二头肌是肩部做动作时的主要肱骨头下压的肌肉，也是肩屈曲会用上的肌肉。二头肌肌腱很容易过度使用，特别是如果已经先拉伤的情况下。而且如果肩袖没有发挥百分之百的作用，二头肌的需求就会提高。

　　患者在做肩屈曲与外展的主动动作时会疼痛。肘屈曲与前臂旋后的徒手肌力测试虽然会刺激到肌腱但不会产生疼痛。阻力的肩屈曲与外展会疼痛。触诊二头肌肌腱发现肌腱较敏感，所以，按肌腱炎来治疗二头肌肌腱。

11　David 是一位 22 岁的运动员。他在 5 周前因为 5cm 的撕裂伤接受了肩袖修复手术。随着治疗而进步，他在每一个动作方向都有全范围活动度。他感觉良好。在下一个阶段需要针对哪一些问题来治疗呢？

　　教育患者懂得让修复组织愈合的重要性，特别是好动的年轻男性需要知道。在此阶段需要先愈合，之后再给予应力。患者需要避免抬举重物或使用患侧手与高举过头的动作。患者可以用手完成一些轻松不高于腰部的活动。术后 10~12 周才可开始轻微的阻力训练。David 感觉良好也很积极地想去尝试新的运动，这时治疗师需解释若他给予修复组织太大的应力会再受伤。他需要知道虽然他感觉良好，但这不代表修复的组织已经完全愈合。

（张峻　陈冠文 译　王菲　蔡永裕 校）

## 参考文献

1. Codman EA, Akerson IB: The pathology associated with rupture of the supraspinatus tendon. Am Surg 93:348, 1931.
2. Moseley HF, Goldie I: The arterial pattern of the rotator cuff of the shoulder. J Bone Joint Surg Br 45:780, 1963.
3. Rathburn JB, Macnab I: The microvascular pattern of the rotator cuff. J Bone Joint Surg Br 45:540, 1970.
4. Rothman RM, Parke WW: The vascular anatomy of the rotator cuff. Clin Orthop 41:176, 1965.
5. Neer CS: Anterior acromioplasty for the chronic impingement syndrome in the shoulder: A preliminary report. J Bone Joint Surg Am 54:41, 1972.
6. Neer CS: Impingement lesions. Clin Orthop 173:70, 1983.
7. Bigliani LU, Morrison DS, April EW: The morphology of the acromion and its relationship to rotator cuff tears. Orthop Trans 10:216, 1986.
8. Gerber C, Terrier F, Fane R: The role of the coracoid process in the chronic impingement syndrome. J Bone Joint Surg Am 67B:703, 1985.
9. Craven WM: Traumatic avulsion tears of the rotator cuff. In Andrews JR, Wilk KE, editors: The athlete's shoulder, New York, 1994, Churchill Livingstone.
10. Neviaser RJ, Neviaser TJ, Neviaser JS: Concurrent rupture of the rotator cuff and anterior dislocation of the shoulder in the older patient. J Bone Joint Surg Am 70:1308, 1988.
11. Brotzman BS: Clinical orthopaedic rehabilitation, St Louis, 1996, Mosby.
12. Kvitne RS, Jobe FW: The diagnosis and treatment of anterior instability in the throwing athlete. Clin Orthop 291:107, 1993.
13. Hawkins RJ, Misamore GW, Hobeika PE: Surgery for full-thickness rotator cuff tears. J Bone Joint Surg Am 67A:139, 1985.
14. Neer CS, Welsh RP: The shoulder in sports. Orthop Clin North Am 8:583, 1977.
15. Nelson MC, et al: Evaluation of the painful shoulder. J Bone Joint Surg Am 73(5):707-716, 1991.
16. Roger B, et al: Imaging findings in the dominant shoulder of throwing athletes: Comparison of radiography, arthrography, CT arthrography, and MR arthrography with arthroscopic correlation. AJR Am J Roentgenol 172:1371-1380, 1999.
17. Caspari RB, Thal R: A technique for arthroscopic subacromial decompression. Arthroscopy 8:23, 1992.
18. Gartsman GM, Milne JC: Articular surface partial-thickness rotator cuff tears. J Shoulder Elbow Surg 4(6):409-415, 1995.
19. Roye KP, Grana WA, Yates CK: Arthroscopic subacromial decompression: Two to seven year follow up. Arthroscopy 11:301, 1995.
20. Ryu RK: Arthroscopic subacromial decompression: A clinical review. Arthroscopy 8:141, 1992.
21. Seitz WH, Froimson AI, Shapiro JD: Chronic impingement syndrome: the role of ultrasonography and arthroscopic anterior acromioplasty. Orthop Rev 18:364, 1989.
22. Itoi E, Tabata S: Conservative treatment of rotator cuff tear. Clin Orthop 275:165, 1992.
23. Iannotti JP, et al: Prospective evaluation of rotator cuff repair. J Shoulder Elbow Surg 2:69, 1993.
24. Weber SC: Arthroscopic debridement and acromioplasty versus mini-open repair in the treatment of significant partial-thickness rotator cuff tear. Arthroscopy 15:126-131, 1999.
25. Patel V, et al: Arthroscopic subacromial decompression: Results and factors affecting outcome. J Shoulder Elbow Surg 8:231, 1999.
26. Payne L, et al: Arthroscopic treatment of partial rotator cuff tears in young athletes: A preliminary report. Am J Sports Med 25:299, 1997.
27. Synder S, et al: Partial thickness rotator cuff tears: Results of arthroscopic treatment. Arthroscopy 7:1, 1991
28. Wright S, et al: Management of partial-thickness rotator cuff tears. J Shoulder Elbow Surg 5:458, 1996.
29. Calvert PT, Packer NP, Staker DJ: Arthrography of the shoulder after operative repair of the torn rotator cuff. J Bone Joint Surg Br 68:147, 1986.
30. Lui SH: Arthroscopically-assisted rotator cuff repair. J Bone Joint Surg Br 76:592, 1994.
31. Burkhart S: Reconciling the paradox of rotator cuff repair versus debridement: A unified biomechanical rationale for treatment of rotator cuff tears. Arthroscopy 10(1):4, 1994.
32. Cofield R, et al: Surgical repair of chronic rotator cuff tears. J Bone Joint Surg Am 83A:71, 2005.
33. Harryman DT II, et al: Repairs of the rotator cuff: Correlation of functional results with integrity of the cuff. J Bone Joint Surg Am 73:982, 1991.
34. Bigliani LU, et al: Operative treatment of failed repairs of the rotator cuff. J Bone Joint Surg Am 74A:1505, 1992.
35. Baker CL, Liu SH: Comparison of open and arthroscopically assisted rotator cuff repairs. Am J Sports Med 23:99, 1995.
36. Lui SH, Baker CL: Arthroscopically-assisted rotator cuff repair: Correlation of functional results with integrity of the cuff. Arthroscopy 10:54, 1991.
37. MacConaill MA, Basmajian JV: Muscles and movements: A basis for human kinesiology, Baltimore, 1969, Williams and Wilkins.
38. Blevins FT, et al: Arthroscopic assisted rotator cuff repair: Results using a mini-open deltoid splitting approach. Arthroscopy 12:50, 1996.
39. Bishop J, et al: Cuff integrity after arthroscopic versus open rotator cuff repair: A prospective study. J Shoulder Elbow Surg 15:290, 2006.
40. Burkhart SS, Danaaceau SM, Pearce CE Jr: Arthroscopic rotator cuff repair: Analysis of results by tear size and by repair technique margin convergence versus direct tendon to bone repair. Arthroscopy 17:905, 2001.
41. Kim S, et al: Arthroscopic versus mini-open salvage repair of rotator cuff tear. Arthroscopy 19(7):746, 2003.
42. Murray T, et al: Arthroscopic repair of medium to large full-thickness rotator cuff tears: Outcome at 2- to 6-year follow-up. J Shoulder Elbow Surg 11(1):19-24, 2002.
43. Sauerbrey A, et al: Arthroscopic versus mini open rotator cuff repair: A comparison of clinical outcome. Arthroscopy 21:1415, 2005.
44. Severud E, et al: All-arthroscopic versus mini-open rotator cuff repair: A long-term retrospective outcome comparison. Arthroscopy 19(3):234, 2003.
45. Verma N, et al: All-arthroscopic versus mini-open rotator cuff repair: A retrospective review with a minimum 2-year follow-up. Arthroscopy 22:587, 2006.
46. Warner J, et al: Arthroscopic versus mini-open rotator cuff repair: A cohost comparison study. Arthroscopy 21(3):328, 2005.
47. Youm T, et al: Arthroscopic versus mini-open rotator cuff repair: A comparison of clinical outcomes and patient satisfaction. J Shoulder Elbow Surg 14:455, 2005.
48. Wilcox R: Controversies in rehabilitation progression following rotator cuff repair: An evidenced-based consensus guideline, 2010; Williams G: Am PT Association's 2nd combined sections meeting CSM 2010, Resourceful Recordings 2010
49. Akeson WH, Woo SLY, Amiel D: The connective tissue response to immobility: Biomechanical changes in periarticular connective tissue of the immobilized rabbit knee. Clin Orthop 93:356, 1973.
50. Davies GJ, Dickoff-Hoffman S: Neuromuscular testing and rehabilitation of the shoulder complex. J Orthop Sports Phys Ther 18(2):449, 1993.
51. De Palma AF, Cooke AJ, Prabhakar M: The role of the subscapularis in recurrent anterior dislocations of the shoulder. Clin Orthop 54:35, 1967.
52. Jenp NY, et al: Activation of the rotator cuff in generating isometric shoulder rotation torque. Am J Sports Med 24(4):477, 1996.
53. Leggon B: Controversies in rehabilitation progression following rotator cuff repair: An evidenced-based consensus guideline, 2010; Williams G: Am PT Association's 2nd Combined Sections Meeting CSM 2010, Resourceful Recordings 2010.
54. Brewster C, Moynes-Schwab D: Rehabilitation of the shoulder following rotator cuff injury or surgery. J Orthop Sports Phys Ther 18(2):422, 1993.
55. Baylis RW, Wolf EM: Arthroscopic rotator cuff repair: clinical and

arthroscopic second-look assessment. Paper presented at annual meeting of the Arthroscopy Association of North America, San Francisco, May 1995.

56. Maitland GD: Peripheral joint manipulation, ed 3, Newton, Mass, 1991, Butterworth.

57. Andrews JR, Harrelson GL, Wilk KE: Physical rehabilitation of the injured athlete, ed 3, Philadelphia, 2004, Saunders.

58. Lister JL, et al: Scapular stabilizer activity during Bodyblade, cuff weights, and Thera-Band use. J Sports Rehabil 16(1):50-67, 2007.

59. Andrews JR, Kupferman SP, Dillman CJ: Labral tears in throwing and racquet sports. Clin Sports Med 10(4):901, 1991.

60. Escamilla RF, et al: Shoulder muscle activity and function in common shoulder rehabilitation exercises. Sports Med 39(8):663-685, 2009.

61. Cyriax J: Textbook of orthopaedic medicine: diagnosis of soft tissue lesions, vol 1, Baltimore, 1975, Williams and Wilkins.

62. Kelly M, Clark W: Orthopedic therapy of the shoulder, Philadelphia, 1995, Lippincott.

63. Trott PH: Differential mechanical diagnosis of shoulder pain. Proceedings of the Manipulative Therapists Association of Australia, 1985.

64. Escamilla RF, Andrews JR: Shoulder muscle recruitment patterns and related biomechanics during upper extremity sports. Sports Med 39(7):569-590, 2009

65. Ayoub E: Posture and the upper quarter. In Donatelli R, editor: Physical therapy of the shoulder, New York, 1987, Churchill Livingstone.

66. Walser RF, Meserve BB, Boucher TR: The effectiveness of thoracic spine manipulation for the management of musculoskeletal conditions: A systematic review and meta-analysis of randomized clinical trials. J Man Manip Ther 17(4):237-246, 2009

67. Dehne E, Tory R: Treatment of joint injuries by immediate mobilization, based upon the spinal adaptation concept. Clin Orthop 77(218): 1971.

68. Lazarus MD, et al: Comparison of open and arthroscopic subacromial decompression. J Shoulder Elbow Surg 3:1, 1994.

69. Smith RH, Brunolti J: Shoulder kinesthesia after anterior glenohumeral joint dislocation. Phys Ther 69:106, 1989.

70. De Palma AF: Degenerative changes in the sternoclavicular and acromioclavicular joints in various decades, Springfield, Ill, 1957, Thomas.

71. Tibone JE, et al: Shoulder impingement syndrome in athletes treated by anterior acromioplasty. Clin Orthop 134:140, 1985.

72. Bross R, et al: Optimal number of exercise bouts per week for isokinetic eccentric training of the rotator cuff musculature. Wis Phys Ther Assoc Newsl 21(5):18, 1991 (abstract).

73. Butler DS: Mobilization of the nervous system, New York, 1991, Churchill Livingstone.

# 第6章

# 上盂唇前后部损伤修复

*Timothy F. Tyler, Craig Zeman*

## 前言

上盂唇前后部损伤(superior labral anterior posterior,SLAP)直到肩关节镜的应用后才逐渐被认识。Andrews,Carson 和 McLeod[1]首次描述了二头肌肌腱锚定区域的盂唇撕裂,而 Synder[2]首次将其分类并概述了相应治疗方法,描述了四种基本的损伤类型:Ⅰ到Ⅳ型(图 6-1)。此后,其他几种变异损伤类型陆续被发现提出。为了不拘泥于对分型的认识,SLAP损伤可通过治疗方法和并发诊断而加以理解。治疗SLAP损伤的两种主要方法是清创术和修复术。SLAP 损伤可在不稳定或撞击征的患者中发生,康复方案的选择取决于患者的病因。

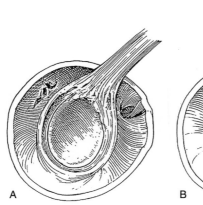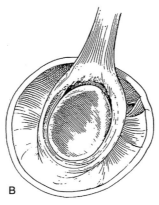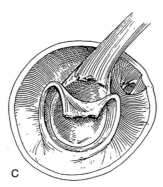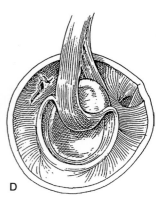

**图 6-1** SLAP 损伤分类。**A.** Ⅰ型;**B.** Ⅱ型;**C.** Ⅲ型;**D.** Ⅳ型

总体而言,非手术治疗对于大部分存在不稳定 SLAP 损伤的患者是无效的[1,3,4]。但是 Edwards 在他的研究中观察到约 50% 的失败率[5],所以认为应尝试非甾体抗炎药(nonsteroidal antiinflammatorydrugs,NSAIDs)和物理治疗的非手术治疗方法。很多研究统计发现,患者一般在首发症状后的平均 12 ~ 30 个月接受诊断性关节镜。大多数患者在接受诊断性关节镜前通过休息、理疗、激素注射和 NSAIDs 等治疗而无法缓解其症状。关节镜工具、锚钉和缝合技术的不断改进使得手术治疗更加有效并易于开展[7-16]。治疗方法需要依据损伤类型* 进行选择。通常,Ⅰ型和Ⅲ型损伤可采用清创术,而Ⅱ型和Ⅳ型则需修复手术[4,17-19]。SLAP 损伤修复后康复成为影响患者疗效的重要部分。

## 手术指征与注意事项

### 病因

上盂唇是肱二头肌长头的附着部分[3,9,11,21]。二头肌长头作为前方稳定结构,将肱骨头压在关节中[7,10]。SLAP 区域与前方和后方盂唇是相延续的,故上盂唇的撕裂可影响整个盂唇,反之,前或后盂唇的撕裂也可破坏上盂唇。引起 SLAP 损伤的经典的暴力机制,可能是将肱骨头向上推移的暴力,也可以是将肱骨头牵拉出上盂唇之外的暴力[8,22]。肱骨头牵拉上盂唇和二头肌腱止点锚定区域,将其自关节盂处撕脱[23,24]。此外,肩关节脱位时前或后盂唇的撕裂可延伸至上盂唇。反复的过顶抬高可钳夹上盂唇并将其向下方牵拉,亦可引起退变性 SLAP 撕裂。在投掷运动的减速期,二头肌发力阻止肘关节过伸的过程中引发上盂唇处受力,这种反复运动引起投掷运动员的 SLAP 损伤[25]。

### 临床评估

治疗师应了解引起肩关节向上剪切应力的损伤病史,如过顶或手臂受到牵引应力时上臂过伸位摔倒,或者突然抓取或牵拉某物使手臂处于强力牵拉状态(如滑水运动中肩关节被动牵拉),以及反复投掷运动中肩关节存在的轻微不稳定[26-28]。部分 SLAP 损伤患者无明确的发病原因。在寻求病因时,应重点询问是否有反复过顶提升运动或投掷运动。患者的主诉有肩关节不稳定或者模糊的疼痛。许多患者表现为撞击征,而部分患者表为交锁、弹响或活动受限。无针对 SLAP 损伤的经典症状。体格检查有助于 SLAP 损伤的诊断[4,17,20,29],最常见的两种检查方法为 Speed 试验和 O'Brien 试验,如果患者存在撞击时确定为阳性[30]。诊断 SLAP 损伤困难在于它通常合并有撞击征或不稳定。总而言之,有学者报道这些检查方法的灵敏性和特异性均良好,但是其他学者往往无法重复这样的结果[31-39]。临床医生需要鉴别 SLAP 损伤伴随的其他病变,如腱鞘囊肿、肩袖撕裂、后方关节不稳定以及肩锁关节(acromioclavicular,AC)炎[40-46]。

### 诊断性试验

诊断 SLAP 损伤时平片几乎没有价值,钆造影的磁共振成像(magnetic resonance imaging,MRI)或许是观察 SLAP 损伤的最佳方法[47-56],无钆造影的 MRI 也有成功报道[57]。MRI 的问题在于其过度敏感从而往往"过分解读"损伤。应用对比剂的计算机断层摄影(computerizedtomography,CT)和三维(three-dimensional,3D)重建也可用于观察盂唇撕裂,但同样也会过度敏感。在 MRI 和 CT 中均可发现盂唇囊肿,其通常是由 SLAP 损伤引起的[58]。

### 手术操作

SLAP 损伤的治疗在关节镜下完成,开放手术治疗 SLAP 损伤即便可行也非常困难。大部分 SLAP 损伤往往是在诊断性关节镜检查中发现的,因此外科医师必须在术中做好治疗 SLAP 损伤的准备。

#### Ⅰ 型

该型损伤仅是上盂唇磨损,没有上盂唇的撕裂和分离(图 6-1,A 与图 6-2)。磨损区域通常包括上盂唇的一部分,但不存在盂唇组织整体不稳定。这种损伤通常见于撞击征或肩袖撕裂的患者,很少见于不稳定的患者,它不会引起关节囊松弛。该型损伤通常采用关节镜下刨削器对上盂唇附着区域的单纯清创即可(图 6-3)[59]。(见文末彩图 6-2,6-3)

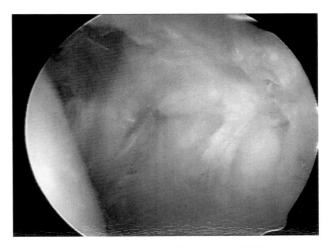

**图 6-2** Ⅰ型 SLAP 损伤。上盂唇磨损

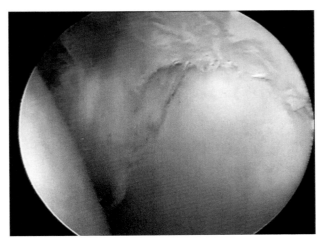

**图 6-3** Ⅰ型 SLAP 损伤行清理术后

### Ⅱ型

该型损伤存在上盂唇的不稳定分离。盂唇的基底处自肩胛盂上方牵拉分离且明显游离(见图6-1,B和图6-4,A)。如果二头肌腱牵引盂唇致使其撕裂分离超过3~4mm,即被认定不稳定撕裂[60-63]。盂唇复位后,关节囊体积也将得到恢复,并且前盂唇和后盂唇的位置发生改变至更加垂直的位置(图6-4,B)。Ⅱ型损伤需要手术复位(图6-5,A和B)。通过三个入路完成手术,一个后侧入路和两个前侧入路。带线锚钉可用于撕裂的修复,需要将分离的盂唇重新固定回原先在关节盂的解剖位置。(见文末彩图6-4,6-5)

建立关节镜入路后,以骨锉清理撕裂盂唇下方的上肩胛盂骨面,至骨床渗血以利于愈合。由表及里清理盂唇中松动和磨损部分至稳定的基底区域,自上方入路将锚钉置入准备好的骨床中。接下来牵拉缝合线的两端通过撕裂的盂唇组织,该过程可通

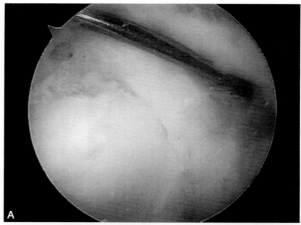

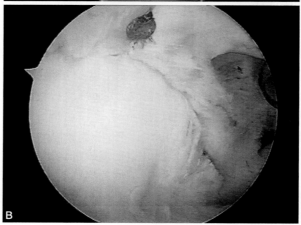

图6-5 A. Ⅱ型 SLAP 损伤(探针显示撕裂);B. Ⅱ型 SLAP 损伤(修复后)

过很多方式完成。通常做法如下:将末端带环的器械穿过撕裂的盂唇组织,将缝线的一端穿过环中,自盂唇中抽回器械从而将缝线穿过盂唇;重复以上步骤使缝线的两端均穿过盂唇。采用关节镜技术,撕裂的盂唇组织牢固地缝合回关节盂上方的骨质中(图6-6)。根据撕裂尺寸,可置入多个锚钉加以修复。(见文末彩图6-6)

### Ⅲ型

该型损伤可认为盂唇的桶柄状撕裂(见图6-1,C和图6-7,A和B)。不稳定的桶柄区域漂浮在盂肱关节(GH)内,在肩关节活动中卡在肱骨头和肩胛盂之间,牵拉盂唇和关节囊组织造成肩关节疼痛。撕裂区域未受累的盂唇部分通常与肩胛盂紧密相连,因此产生症状的部位在桶柄状撕裂区域,可单纯采用清创手术清除撕裂区域至稳定的基底部完成治疗,如同膝关节术中处理撕裂的半月板一样。(见文末彩图6-7)

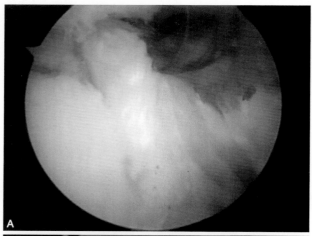

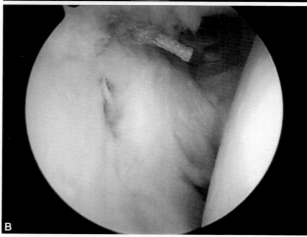

图6-4 A. Ⅱ型 SLAP 损伤,盂唇基底部自肩胛盂撕脱;B. Ⅱ型 SLAP 损伤(修复后)

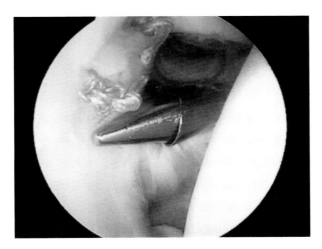

图 6-6　Ⅱ型 SLAP 损伤（缝合修复后）

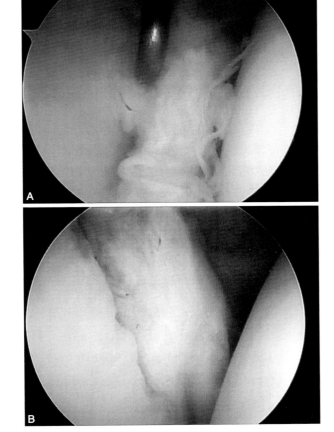

图 6-7　**A.** Ⅲ型 SLAP 损伤（不稳定的桶柄状撕裂）；**B.** Ⅲ型 SLAP 损伤清理更像处理膝关节半月板的桶柄状撕裂一样

## Ⅳ型

　　该型损伤包括盂唇桶柄状撕裂，延伸至肱二头肌肌腱内（见图 6-1，D 和 6-8，A-C）。治疗方法取决于撕裂的范围、患者的年龄和活动量大小。如果肱

二头肌至少 30% 保留而且残留的盂唇部分是稳定的，可清理撕裂的区域至稳定组织。若肱二头肌超过 30% 撕裂，手术选择则更加复杂。对于活动量较少的患者，清理撕裂区域加肱二头肌肌腱固定术是个好的选择。对于投掷运动员，最好选择是按照Ⅱ型损伤那样固定盂唇撕裂并修复二头肌肌腱，修复手术有助于稳定肩关节。（见文末彩图 6-8）

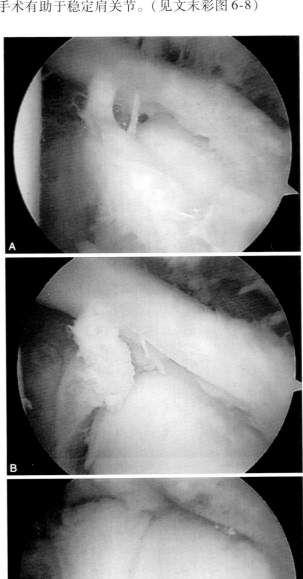

图 6-8　**A.** Ⅳ型 SLAP 桶柄状撕裂延伸至肱二头肌腱；**B.** Ⅳ型 SLAP 桶柄状撕裂，边缘修剪，待缝合；**C.** 缝线缝合Ⅳ型 SLAP 桶柄状撕裂

## 复合损伤

SLAP 损伤可合并前和后盂唇撕裂，并伴随撞击征和肩袖撕裂。在 SLAP 修复的同时可治疗其他损伤。治疗师将面对经过多种手术方式的患者进行康复治疗。肩袖修复时是否应进行 SLAP 的修复存在争论。一项文献综述提示对于中年患者最好不要进行 SLAP 修复，因为这将导致术后关节僵硬更严重[44-46]。相反，Levy 与其同事[67]研究显示对于年龄<50 岁且合并肩袖撕裂的患者行 II 型 SLAP 损伤修复治疗的短期手术疗效不错，患者能够恢复预期运动。**了解患者所接受的全部手术治疗过程对于设计正确的康复治疗计划非常重要。**

# 疗效

手术治疗和非手术治疗 SLAP 损伤的总体疗效已有报道[68-71]。仅接受简单清创手术治疗的患者其短期疗效有所提高，但长期随访失败率较高[72]。失败很可能和未处理潜在的不稳定有关。采用骨钉的早期治疗效果满意率达 80%[68]。使用缝合锚钉修复的首篇报道有 100% 的成功率[29]。后续综述研究报道采用不同的固定技术成功率约为 85%[17,20,73]。Stetson 与其同事[4]报道行 SLAP 损伤修复且未进行其他手术的患者，手术成功率为 82%。近期，更长时间的随访研究提示 II 型 SLAP 损伤修复治疗效果更好，特别针对创伤性损伤的运动员而言[73,74]。针对不同类型的 SLAP 损伤选择合适治疗方式是能获得可靠疗效的。

# 康复治疗指南

术后 2～4 周，为了保护在手术中处理的其他结构，最小化肱二头肌活动，肩部应解除绷带悬吊固定。手臂位置为内旋并放置在身体冠状面前方一些。因为术后初期盂唇强度差，早期康复疗程应比其他开放固定术式更加保守[29,47,68]。

**术后初期康复阶段（长达 4 周）主要强调维持近端与远端部位的肌力与活动度**，缓解疼痛，避免因为术后医源性改变而造成关节囊特定方向活动度变差。在此阶段，鼓励进行手肘活动度和抓握运动。作者发现指导患者睡觉时使用枕头放置在手肘以支撑肩部，能隔断盂唇张力与减少不舒适感。电疗也是缓和疼痛的有效工具。疼痛程度、术后肿胀与手

术所注明的 SLAP 撕裂类型关系到患者的进展[48,49]。身为临床治疗人员，康复师为了更好地照护患者，应与手术医师保持良好的沟通[48]，了解特定的手术过程、手术损伤及组织质量，这些都影响患者的恢复进展程度。

康复过程的成功，着重在四个关键点：

1. 恢复活动度。
2. 提供肩胛骨稳定性。
3. 恢复肩关节后侧延展性。
4. 恢复肩袖肌群肌力。

### 阶段 I（初期保护阶段）

**时间**：术后第 1 天到第 4 周

**目标**：保护手术部位，按照程序教导患者进行进阶性治疗，控制疼痛与炎症，外旋肌群与肩胛胸廓肌群的神经肌肉再训练

### 初次术后评估

门诊物理治疗可以在 SLAP 修复术后 3 天开始。这时期着重于胸锁关节、肩锁关节和肩胛胸廓关节活动度，如果合适可进行关节松动术治疗。初次评估表应包含观察关节镜切口（portal sites）、萎缩、肿胀、姿势和功能上的困难。观察结果和关节活动度量表及患者活动肩部的意愿和神经血管量测都应记录。**应注意避免在 2 周内有二头肌收缩（主动肘屈曲）。任何肩关节不稳定或盂唇病变的测试在此时间点皆不适合。**

### 初期保护性术后康复

获得近端关节的活动度后，再开始进行徒手肩胛稳定。在侧躺姿势，徒手阻力可以施加在肩胛骨上，抵抗上抬、下压、前伸和后缩动作（图 6-9）。疼

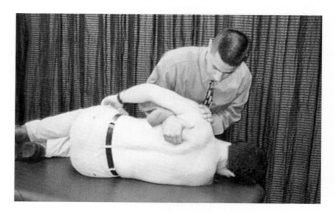

**图 6-9**　肩胛骨松动术与节律性稳定姿势

痛是开始肩胛稳定运动与肩袖肌群等长收缩运动的限制因素；然而，次最大内旋和外旋无痛交替等长收缩在术后第 7 天即可开始（图 6-10）。因为肩袖肌群未受损，此类运动可把手放在身侧。早期松动运动（例如钟摆）可用来缓解疼痛，避免粘连形成。钟摆运动已显示能产生些微肌肉活动，并可考虑成为大部分肩部手术在此阶段的安全运动[58]。

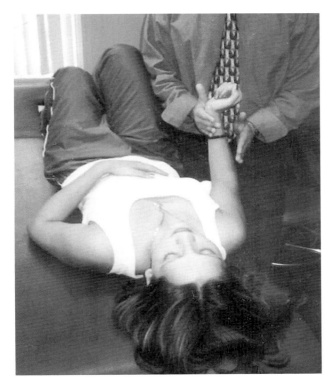

**图 6-10**　内旋与外旋节律性稳定运动在 0° 外展位置

**然而**，部分外科医生认为让手臂悬挂在无外界支撑的位置可能会对修复中的盂唇产生不必要的压力。针对矢状面屈曲与肩胛平面上抬，建议使用滑车系统开始主动协助性关节活动。此外，使用单拐、高尔夫球杆或雨伞能协助恢复屈曲、外展、内收和在 0° 与 30° 外展合并外旋动作（或手术过程中，外科医师使用的系统）。缓和的松动术（第一级和第二级）包含向后滑动可在此时期用来缓解疼痛。

**禁忌证**

- 3 周内，外旋不超过设置角度。
- 6 周内，不在 90°/90° 姿势完成外旋来避免盂唇剥离机制（peel-back mechanism）。
- 4 周内不进行主动肱二头肌收缩。

假使手臂屈曲可以维持在稍微低于 90° 且无痛位置，也可鼓励早期前锯肌肌力训练。因为制动，前

锯肌后续萎缩让肩胛骨休息在下回旋位置，导致肩胛骨下缘突出。Decker 和合作者[75]使用肌电图决定哪种运动持续诱发前锯肌可产生最大自主收缩（greatest maximum voluntary contraction，MVC）。研究显示前锯肌拳击（serratus anterior punch）、肩胛平面（scaption）、肩胛骨前推动作（dynamic hug）、俯卧撑-膝盖着地（knee push-up with a plus）和进阶俯卧撑（push-up plus）运动能持续诱发超过 20% 最大自主收缩（MVC）。最重要的是，研究显示进阶俯卧撑（push-up with a plus）和肩胛骨前推动作（dynamic hug）运动不但能维持最多的最大自主收缩（MVC）而且也维持肩胛骨在上回旋位置（图 6-11）。

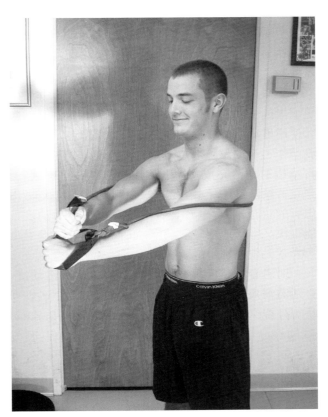

**图 6-11**　动态拥抱肩胛骨前推动作（dynamic hug）运动

虽然在康复过程中完成这些进阶运动太早，Decker 和合作者[75]强调前锯肌拳击（serratus anterior punch）是有价值的运动。在控制和监督的环境下开始早期前锯肌肌力训练，这是一个的良好选择。进阶至较高挑战的前锯肌运动则在术后 8 周开始，并且已有循序渐进运动过程为基础。

**逼迫患者训练太过度和有计划地鼓励他们循序渐进是有明确区分的**。在初期保护阶段，患者通常自我感觉比期望值来得好，因此治疗师一定要遵照

组织愈合的规则进行。达到三个里程碑以进阶下一个康复阶段①教导患者他或她所接受的康复内容以及康复中的期望；②提供一些疼痛缓和以至于患者能忍受肩袖肌群在0°外展的次最大等长收缩；③获得对称的胸锁、肩锁与肩胛胸廓关节活动度，同时肩胛对抗次最大阻力的前突、后缩、上抬与下压能力。协助性主动活动度目标包括达到屈曲110°～130°，外展至70°，肩胛平面内旋至60°，和肩胛平面外旋至设定角度。

### 阶段Ⅱ（中间阶段）

　　**时间**：术后第5～8周
　　**目标**：关节内活动正常化，获得神经肌肉控制，肩关节后侧柔软度正常化

　　在第5～8周，每周复诊3次，强调恢复肩胛稳定度与盂肱关节活动度。此阶段后期，开始肩袖肌群等张肌力训练。患者在此时期可移除吊带并开始更积极的协助性主动关节活动度运动。这些运动包含使用滑车系统或拐杖辅助肩胛平面向前上抬和内旋动作。初期外旋牵拉须在专业人士监督下把手臂自然贴于身侧完成，然后进阶至肩胛平面下进行。当在持续渐进的康复过程中，治疗师必须时刻考虑患者的状态，了解患者是否天生有高关节活动度且能很快又容易地恢复活动度，如果属于天生，这类型患者就无须特别逼迫。

　　**对患者有过度关节松弛或全身关节高活动度，必须监督康复**[76]。术后患者太早在90°/90°下过度执行外旋牵拉可能会影响最后康复情况。Burkhart和Morgan[77]发现剥离机制可发生在康复过程：当复原机制未开始即在90°/90°下用力被动地完成外旋动作。Kuhn和合作者[78]指出当二头肌被摆在具有张力的手臂伸展位置（cocking position）时，10个大体肩部中的九个出现二头肌盂唇上方复合体（biceps superior labral complex）剥离现象。剥离现象发生在当二头肌-盂唇复合体（biceps-labral complex）在外展和外旋下产生二头肌后侧向量以及二头肌固定处的修复位置在起点处被切断。

　　治疗性介入能协助降低二头肌-盂唇复合体的张力，恢复后侧延展性。借恢复后方关节囊的延展性，让肱骨头在肩盂窝位置中央且不被推向前侧。过紧的后方关节囊迫使肱骨头向前，使得二头肌-盂唇复合体产生不必要的张力而造成剥离现象发生。过紧肩部后侧结构与内旋活动度丧失有关，因此，需重视牵伸和松动后方关节囊[79]。失去活动度会潜在

地限制康复进展，后方关节囊太紧被认为是导致肩做向前屈曲时，肱骨头向上-向前位移造成SLAP撕裂的重要原因[80]。如果发现后方肩部过紧且内旋活动度减少，则必须进行仔细评估。Tyler测试可决定是否存在后方肩部过紧（图6-12）[79,81]。

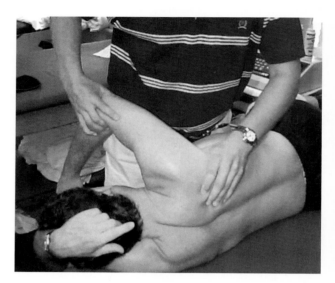

**图6-12**　肩部后侧紧度Tyler测试

　　近期Mullaney和合作者[82]制作比较简易的测量方法并使用电子水准仪显示其可重复性性（reproducibility）。为了进一步确认是否内旋角度缺乏是因为关节囊挛缩，而需完成向后滑动（图6-13）。

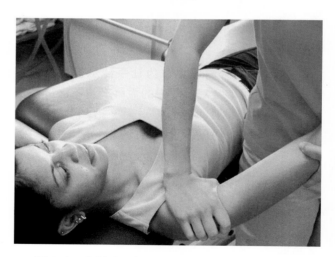

**图6-13**　肩胛平面向后滑动以识别后侧关节囊紧度

　　有效牵拉此区域的方法为用手固定患者肩胛下角，同时让患者在卧位下提供横跨胸口内收动作的力（图6-14）。
　　进一步的牵拉可能借助患者施加背侧手或手腕处向下往内旋方向的轻微压力而获得感觉。通过对

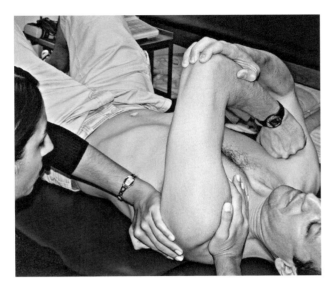

图 6-14　仰卧下肩胛固定协助肩后侧牵拉

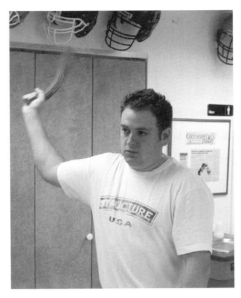

图 6-15　肩部肩胛平面振动，维持手肘、手腕与肩部稳定

六位接受 SLAP 修补超过 6 个月的患者的研究表明，患者针对后肩部有内部夹挤问题进行松动是有效的。[83]。

**外旋和外展被动关节活动度应限制在 65°和 70°内，避免对愈合中的二头肌-盂唇复合体造成压力。**初期活动度目标应达到 10°以内的内旋，150°~165°的被动肩胛平面的前屈角度。此目标是为维持足够的活动度与避免瘢痕增生。类似于 Burkhart 和 Morgan[84]，Burkhart，Morgan 与 kibler[85]，等张肌力训练运动可在外展、肩胛平面上抬、肩胛平面的内旋和外旋开始进行[86]。此外，末端角度的节律性稳定运动可在此时期开始进行。为了有正常的肩胛肱骨节律，须恢复动态肩胛稳定。此阶段的康复运动鼓励完成肩胛运动以抵制肩胛肱骨解离，并提供完成主动活动度时的稳定性支持[87]。最近，报道了在肩胛细微不稳定患者身上，肩胛稳定在产生肩部旋转力矩的重要性。研究结果发现有细微不稳定患者在肩胛稳定肌肉运动诱发疲劳后，外旋和内旋最大力矩有显著的下降[88]。许多作者测试肩胛肌力训练运动的肌电图活动，然而，当选择合适的运动，医师必须在无痛范围内与保护手术的修补处持续运动[89-92]。三位学者使用了在 SLAP 修补术后的相对低阶运动，分别是①弹性阻力划船运动（不在冠状面制动患侧手肘）；②站姿下肩胛后缩对抗弹性阻力，肩部屈曲且手臂伸直低于 90°；③肩部在肩胛平面振动，维持手腕，手肘与肩部稳定（图 6-15）。

最后，在此康复阶段的后期，患者进阶较挑战性的开链与闭链肩胛肌力训练运动。

肌力训练运动应该进阶为内旋、外旋、外展和后伸的弹力带阻力训练。维持盂肱关节在肩胛平面（冠状面前方 30°~45°）将减少盂唇张力性压力至最小[93]。

作者发现当训练外旋肌肉群时，给予挺胸与肩部向后夹紧的口头反馈会诱发肩胛稳定。Hintermeister 和合作者[94]发现对于术后患者而言施加肩部以低负荷量的弹性阻力训练是安全的。

我们认为在此时期，手臂于依赖位置使用无重量训练会让不利的肱骨位移可能性减至最小。侧躺外旋基本上在此阶段的后期开始进行（图 6-16）。

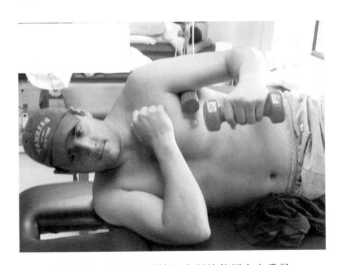

图 6-16　侧躺下，外旋肌力训练使用自由重量

手法、重量和活动度适当是非常重要的，以便安全地完成运动。稳定肱骨于胸廓以及不允许手肘移动经过身体冠状面，将让盂唇修补处的缠绕减

至最小。

在此时期,在舒适的关节活动度内使用最小的重量可以预防正在愈合中的二头肌-盂唇复合体产生不适当的压力。建议患者等到中间阶段结束再开始慢跑或是跑步(肱骨头可能会强力往前侧方向突进)。当务之急是治疗师要持续监督此时期的关节活动度进展,以保护愈合中组织[86]。进阶到下一康复阶段的临床里程碑包括①在肩胛平面达到屈曲160°;②肩胛平面外旋至65°;③外旋90°时外展达45°;④肩胛平面内旋接近全关节范围;⑤内旋90°时外展达45°;⑥150°外展;⑦对称的肩后方延展性;⑧在可达范围内,改善等张内旋和外旋肌力。

### 阶段Ⅲ(术后肌力强化阶段)

**时间:**术后第9~14周
**目标:**关节活动度正常化,肌力进阶,肩胛胸廓动作与肌力正常化,举高过头活动无疼痛

在第9~14周(通常每周2~3次疗程),继续向盂肱关节全关节活动度和肱骨头在盂窝的动态稳定进行康复治疗。获得或维持主动全关节活动度在矢状面10°以内的屈曲角度,并且在此阶段外旋角度恢复得较晚。在此时期,外旋、外展和屈曲角度的恢复并不是复原阶段的限制因素。一旦患者达到肩胛平面上70°~80°外旋的里程碑,他或她将可开始90°外展姿势下的外旋活动。虽然过去患者期待能在SLAP修补术后第8周有全关节主动活动度,但大部分患者在第8周仍不能达到。根据我们的经验,仰躺姿势下肩关节外展90°时进行测量外旋和内旋的活动度,通常不能达到全关节活动范围,直到10~12周甚至更久,这取决于患者的情况。

**睡眠者伸展(sleeper stretch)在此阶段可安全地完成恢复被动内旋活动度**(图6-17)。

其他学者也赞同此方法,表示患者在SLAP修补术后12周,无法恢复全关节角度[84,85,95,96]。在我们看来,在此阶段让这些患者成功康复的关键点是找出牵拉外旋肌并让患者自然恢复关节活动度两者间的平衡点。

手臂上半身测力计(upper body ergometer,UBE)使用轻度阻力对诱发关节活动度和开始主动控制肩部肌肉有益。

**上半身测力计的旋转轴心需维持在肩关节以下,才不会被迫向前屈曲超过80°。**为了避免二头肌-盂唇复合体产生压力,当进行上半身测力计活动

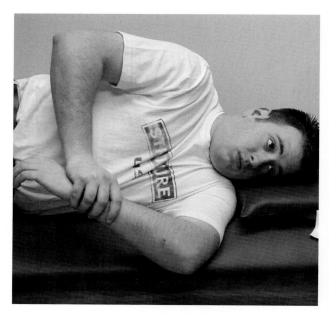

**图6-17**　睡眠者牵拉以增加内旋

时,患者应该位于远离旋转轴心并且不允许手肘移动至冠状面后方的位置。此运动不要过早开始进行,因为不清楚在执行上肢测力计活动时,二头肌-盂唇复合体会产生多少压力。

当设计肌力训练方案时,在限制和目标范围内设计合乎患者需求是非常重要的。正确设计的肌力强化计划强调通过患者的需求,尝试从每个运动处方中获取最大利益。先前肌电图研究已经提出肩部练习激活特定肌肉,这些应被视为临床医师开立的一个计划[58,75,76,90,91]。我们已经综合了许多针对广泛特定无力现象的方案。从这些研究,针对肩胛稳定与广泛性无力,我们已经发展了"趴姿计划(prone program plus)"。若运动没有产生疼痛,趴姿计划能在此阶段开始。趴姿计划包括趴姿下盂肱水平外展合并盂肱内旋(拇指朝下),趴姿下划船运动,趴姿肩胛平面上的肩部屈曲,趴姿90°/90°外旋,伏地挺身(治疗师以四足跪姿开始此动作)和球下压。患者在做这些运动时容易产生坏习惯或开始用不正确形式练习运动,建议临床医师,在这些运动成为患者部分居家计划前,教育他们做这些运动治疗时,要有足够的时间来形成正确的运动形式。

本体神经肌肉诱发(proprioceptive neuromuscular facilitation,PNF)可描述为结合旋转和对角线运动,非常类似于组件运动和工作中需要的动作模式。PNF提升本体感觉输入和神经肌肉反应,同时注重术后康复阶段的动作再学习。肩胛模式一般在侧卧姿势下完成,头和颈部要位于正中位置。偶合模式

分别为向前上提—向后下压,向前下压—向后上提。躯干旋转最终要合并肩胛与肢体 PNF 模式,以最大化的结合肌肉动作模式。技术有撑住—放松(hold-relax)、缓慢翻转(slow reversal)和收缩—放松(con-tract-relax),皆特别用来改善动作;而节律性稳定(rhythmic stabilization)、重复收缩(repeated contrac-tions)和等张收缩动作组合(combination of isotonics)用来强化向心和离心肌肉动作。具体来说 D2 屈曲模式综合屈曲、外展和外旋,强化肩袖后侧肌肉与后三角肌(图 6-18)。

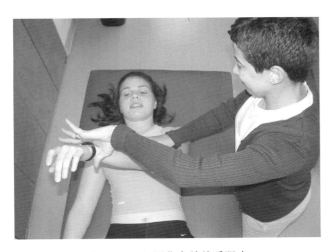

**图 6-18**　D2 屈曲合并徒手阻力

这些神经肌肉控制运动旨在重新奠定肩胛位置与肱骨头在盂窝的稳定度[87]。

当患者计划进阶,高度建议周期性复评肩胛动态失衡状况。作者强调此复评,特别针对患者在恢复全关节活动度与可能不再通过紧张软组织结构来抑制时。肩胛动态失衡这个术语,肩胛动作障碍这一术语,虽然表明了变化的存在是质的总称,但无法分辨肩胛位置与动作的类型[97]。因此,肩胛评估和分类具有挑战性。最常见的客观量化技术包括视觉评估、肩胛向外滑动测试(lateral scapular slide test,LSST)和 3D 技术。Kibler 和合作者[97]最近已介绍一个新的视觉评估技巧,也许能帮助医师标准化分类。此动态评估分为四组动态失衡:

- 类别 I:肩胛下角突出(水平面动作)。
- 类别 II:肩胛内侧缘向背侧突出(冠状面动作)。
- 类别 III:耸肩动作无翼状肩胛(矢状面动作)。
- 类别 IV:双侧对称动作(正常动作)。

如同所有肩胛分类技术,治疗师一定要注意综合动作、学习曲线与患者经验;然而,这的确可作为临床医师的一个有价值的工具,经由练习可以提高

临床沟通。

笔者也相信 SLAP 修补术后进行开链和闭链运动诱发功能性肌肉活化模式可提供有用的刺激输入来恢复功能。Lear 和 Gross[93]说明进阶式推墙运动可增加肩胛肌肉活动。**然而,此运动二头肌-盂唇复合体的应变(strain)未知且也许对 SLAP 修补术后患者的应变力会过大。此运动需逐渐建立并谨慎着手。**为了保护愈合中组织,临床医师应维持此运动直到术后进阶肌力训练阶段。

等张运动强调轻阻力与重复次数多(增加重复次数)来应用在单一或综合肩部动作模式。笔者使用渐进方式,从三组每组各 10 次,到两组每组各 15 次,到一组 30 次重复。若患者可以执行一组 30 次且有良好的形式又无代偿,则他或她可以进阶到使用 0.45~0.91kg 的重量,并回到三组每组重复 10 下的循环。这些原理是基于客观性进阶和肩袖肌群的自然张力以及肩胛骨稳定的。单一运动可用在加强或增加特定肌肉的力量。功能性活动模式结合等张运动在 PNF 模式下进行,使用弹性阻力或缆柱以增强协调动作。举例游泳,D1 模式使用弹性阻力可衔接运动员功能。在此阶段开始等速肌力训练可增加无痛范围内的肩部能力。有肩部不稳定的患者,在肌力强化时,适宜慢速进行。等速原则建议较快的等速速度产生平移力,然而慢速产生较大的压迫力(固定肩部)。达到下列里程碑以进阶至下一康复阶段,包括①在 10° 全活动度范围内肩胛平面上的前屈、外展、内旋和外旋;②肩胛胸廓活动与力量正常化;③中度高举过头活动无疼痛;④内收与外旋等长收缩肌力应达至少占健侧边 50% 以上。

### 阶段 IV(高阶肌力训练阶段)

**时间:**术后第 15~24 周

**目标:**无痛全关节活动度,改善肌肉耐力,改善动态稳定

第 15 周后是患者进入康复最后阶段。在此阶段需达到全关节主动活动度。唯一限制的活动度是外旋不能牵拉超过 90°。比较正确的是让运动员随时间增加外旋额外的角度,而不是加压二头肌-盂唇复合体,引起可能牵拉到修补处。

**假使全内旋活动度未达到,适合进行后方关节囊牵拉。**进行侧卧睡眠者牵拉鼓励内旋活动度(见图 6-17)。此阶段一开始,特定患者需要整体力量测试以评估需要强化的肌力方向。测试包括徒手

肌力测试、手持握力计和等速肌力强化（或综合这些技术）。测试应含肩部主要移动肌、肩部旋转肌和肩胛稳定肌。评估结果应着重全面肌力强化计划，含等张、向心和离心负荷运动。当设计这些计划时，要考虑每个患者每天的需求。针对过头投掷的运动员，迫切需要在投掷姿势下的肌力强化（图6-19）。

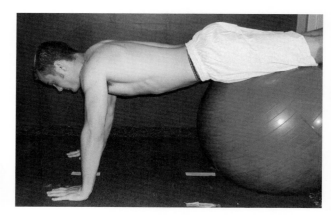

图6-20　瑞士球走路

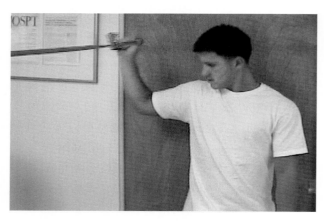

图6-19　外旋肌力训练在90°/90°姿势使用弹性阻力

一旦达到此康复阶段，治疗方向开始精简朝向患者功能需求前进[98]。

如何正式结束高阶患者，人们往往忽视启动一个设计合理的增强式训练计划。使用上肢增强式训练产生快速和强大的肌肉收缩，用于反应动态牵伸—诱导负荷到肌肉或肌肉群。有学者建议，增强式运动训练整个神经肌肉系统，按照储存弹性能量原理，尽可能让肌力迅速并有力。肌牵张反射能储存弹性势能。若运动动作慢，例如举重，能量会消散且无生产力。然而，如果动作快速，储存的弹性能量会比肌肉单独向心收缩还要更大。增强式训练是以渐进式负荷原则合并力量生成为最终目标。使用蹦床将增加肌电图活动以及提升肩旋转肌离心收缩的负荷[99]。因此，鼓励从双手过头投掷至单手过头投掷进阶以最大化发展投手运动员的力量。一个全面性的计划应同时强调肩部内旋和外旋肌群，以及躯干核心肌群。对于患者的外在挑战是借自然不稳定的表来训练稳定度，例如球，可挑战整个动力链。高阶运动，例如瑞士球"走出去（walk outs）"，例证此观念（图6-20）。

当患者在球上用手走路，核心稳定肌和盂肱稳定肌，就会被挑战。进阶至康复最后阶段的里程碑包括①无痛全关节活动度；②以90°每秒的内旋和外旋力量低于20%力量不足；③各姿势20%力量

不足。

**阶段Ⅴ（恢复活动和运动阶段）**

时间：术后第4~6个月
目标：无痛全关节活动度，肌力正常化，恢复运动或活动计划

此康复阶段，治疗师们很少有机会可以结束患者疗程。

往往患者会失去兴趣，在用尽保险给付或在完全恢复他们自己生活状态前，忽视了肩部微调的重要性。这个阶段是设计给患者准备恢复，毫无疑问地完全参与各项活动。成功完成此阶段的里程碑包括①对肩部完全有信心；②无痛全关节活动度；③等速或手持握力计在各姿势<10%力量不足[100]。

此阶段的运动持续强调功能性姿势，包含在90°外展下进行等速肌力强化。一旦患者没有疼痛，各平面角度接近全关节活动度，对肩部有信心，和内旋与外旋动作在每秒90°、180°和300°等速测试下达对侧边85%~90%力量，患者即允许逐渐恢复运动。

患者的信心可建立在当其有能力执行无痛范围内的功能性运动。我们的经验显示投掷运动员需要一个额外1~2个月的时间让肩部去调整动作。患者也报告需1年时间才会在SLAP修补后感到肩部变"正常"。最近，我们使用美国肩肘外科医师标准肩评估量表（American Shoulder and Elbow Surgeons Shoulder Evaluation From）来标准化疼痛、动作、力量、稳定度和功能的评估。虽然仍难取得足够的数据去决定恢复运动的标准分数，一旦6个月过去且达成临床里程碑，运动员可开始全投掷动作。这个时间框架与其他学者的发现一致[101]（表6-1）。

表 6-1　SLAP 术后恢复运动的时间

| 研究 | 年代 | 术式 | SLAP 种类 | 目标人群 | 恢复运动* | 完整投掷 |
|---|---|---|---|---|---|---|
| Yoneda, et al[68] | 1991 | 修补 | 第二类 | 运动员 | 未记录 | 未记录 |
| Resch, et al[102] | 1993 | 修补 | 第二类 | 无特定 | 6 个月 | 未记录 |
| Cordasco, et al[72] | 1993 | 清创 | 第二类 | 无特定 | 未记录 | 未记录 |
| Pagnani, et al[6] | 1995 | 修补 | 第二类和第四类 | 无特定 | 4 个月 | 6 个月（未指定） |
| Field & Savoie[29] | 1993 | 修补 | 第二类和第四类 | 无特定 | 未记录 | 未记录 |
| Berg & Ciullo[103] | 1997 | 修补 | 第二类和第四类 | 无特定 | 未记录 | 未记录 |
| Segmuller, et al[104] | 1997 | 修补 | 第二类和第四类 | 无特定 | 6 个月 | 未记录 |
| Morgan, et al[105] | 1998 | 修补 | 第二类 | 运动员和非运动员 | 4 个月 | 7 个月 |
| Samani, et al[106] | 2001 | 修补 | 第二类 | 运动员和非运动员 | 未记录 | 未记录 |
| O'Brien, et al[30] | 2002 | PAL，修补 | 第二类 | 运动员和非运动员 | 未记录 | 未记录 |
| Jazrawi, et al[107] | 2003 | ATCS 修补 | 第二类 | 运动员 | 3~4 个月 | 11.2 个月 |

ATCS(arthroscopic thermal capsular shift)= 关节镜热关节囊移动；
PAL(partial anterolateral acromioplasty)= 部分前外侧肩峰切除
*在大部分论文，时间是指初次回归运动，非完全恢复。
数据来自 O'brien SJ, et al：The trans-rotator cuff approach to SLAP lesions：Technical aspects for repair and a clinical follow-up of 31 patients at a minimum of 2 years. Arthroscopy 18(4)：372-377，2002.

## 总结

如患者有额外进行盂唇、韧带或二头肌腱的复位步骤，则必须要给予考虑。然而，更强的固定技术已经允许这些康复程序进展得更加迅速。这些连续性康复阶段的指引是建立在手术对于组织和周遭结构的影响。尽可能应用科学原理；然而，当手术步骤演变，康复也应当随之适当变化。这些准则不是一成不变的设定，所有运动都不是区分在特定阶段。目标和运动需要依据执行者、病理和表现需求进行改良。运动处方不应该被视为计划而是作为康复的指导方针。康复方针概要如栏 6-1。

---

**栏 6-1　SLAP 修补康复指引**

**Ⅰ. 早期保护阶段（0~4 周）**
**A. 目标：**
- 保护手术式式
- 告知患者步骤和治疗性进展
- 调节疼痛和控制炎症
- 开始关节活动度和动态稳定
- 外旋肌肉和肩胛胸廓肌肉的神经肌肉再教育

**B. 治疗方案（0~2 周）：**
- 吊带制动 2~4 周
- 抓握运动
- 手肘、手腕与手部关节活动度
- 钟摆运动
- 肩部被动关节活动度向前/外展/内旋/外旋。外旋不超过手术姿势设定角度（屈曲进展至协助性主动关节活动度）
- 内旋和外旋本体感觉训练（在控制角度内）
- 开始内旋和外旋温和交替式等长收缩在肩胛 0°外展
- 开始被动向前屈曲至 90°
- 开始肩胛活动

**C. 治疗方案（2~4 周）：**
- 关节活动度进阶：
  ○ 向前屈曲至 110°~130°
  ○ 肩胛平面外旋至 35°（手术设定姿势）
  ○ 肩胛平面内旋至 60°
- 肩胛平面外旋和内旋进阶次最大交替式等长收缩
- 开始肩胛肌力训练
  ○ 徒手肩胛后缩
  ○ 阻力性弹力绳后缩
（肩部后伸不超过躯干）
- 三角肌各方向等长收缩
- 二头肌—三头肌肌力训练
- 内旋和外旋开始轻度带锻炼（轻弹力带训练）

栏 6-1（续）　SLAP 修补康复指引

**D. 进阶里程碑：**
- 向前屈曲至 90°
- 外展至 70°
- 肩胛平面外旋至 30°
- 肩胛平面内旋至 20°
- 忍受次最大等长收缩
- 居家指导和禁忌证知识
- 相关关节活动度正常化（肩锁、胸锁、肩胛胸壁）

**Ⅱ. 中间阶段（5～8 周）**
**A. 目标：**
- 关节面动作正常化
- 获得神经肌肉控制
- 肩部后侧柔软度正常化
- 限制外旋/外展被动关节活动至 65°～70° 以保护愈合中二头肌/盂唇复合体

**B. 治疗方案：**
- 关节活动度进阶
  - 肩胛平面屈曲被动 150°～165°
  - 肩胛平面外旋至 65°
  - 肩胛平面内旋至全角度或在 10° 以内
- 若需要开始关节松动
- 开始关节囊后侧牵拉
- 肌力训练进阶
  - 内旋/外旋（盂肱关节在肩胛平面）使用弹性带
  - 侧卧外旋
  - 肩胛平面满贯运动（若有代偿模式则不使用重量）
  - 顺时钟/逆时钟球推墙
  - 躯干（身体）刀片（body blade）在正中或节律性稳定

**C. 里程碑进展**
- 向前屈曲至 160°
- 肩胛平面外旋至 65°
- 肩胛平面内旋全角度
- 对称性关节囊后侧活动度
- 内旋和外旋在可动活动度内进阶式等张肌力

**Ⅲ. 肌力训练阶段（9～14 周）**
**A. 目标：**
- 关节活动度正常化
- 肌力进阶
- 肩胛胸廓活动和肌力正常化
- 过头活动无疼痛

**B. 治疗计划：**
- 活动度进阶；盂肱外展在 90° 牵拉外旋
  - 各平面在 10° 以内全主动关节活动度
- 肩胛后缩和稳定肌肉进阶
  - 趴姿方案；下斜方肌、中斜方肌、菱形肌
  - 下斜方肌；肩胛下沉（压）肌肉
  - 肌力强化进阶
  - 挑战节律性稳定

- 上躯干计力器
- 开始等速肩胛平面内旋和外旋
- 开始盂肱外展 90° 的内旋和外旋
- 等张肌力训练；屈曲，外展
- 闭链运动

**C. 进阶里程碑**
- 肩胛平面达 10° 以内全主动范围
- 等长收缩内旋和外旋肌力少于 50% 不足
- 少于 30% 肌力不足；主要肩部肌肉和肩胛稳定肌

**Ⅳ. 进阶肌力训练阶段（15～24 周）**
**A. 目标：**
- 全关节活动度无疼痛
- 改善肌肉耐力
- 改善动态稳定度

**B. 治疗计划：**
- 维持柔软度
- 肌力强化进阶
- 高等闭锁链运动（进阶闭链运动）
- 墙上伏地挺身；使用和不使用球
- 持续过头肌力强化训练
- 持续等速内旋与外旋肌力强化；90° 盂肱外展
- 高等等速肌力强化（进阶等张肌力强化）
- 高等（进阶）节律性稳定训练在不同角度与姿势
- 开始增强式肌力强化
  - 胸口传递（chest passes）
  - 躯干旋转
  - 过头传递
  - 90°/90° 姿势单手增强式训练

**C. 进阶里程碑**
- 全关节活动度无疼痛
- 肌力不足内旋和外旋在 90° 盂肱外展少于 20%
- 各处力量<20% 力量不足

**Ⅴ. 恢复活动和运动阶段（4～6 个月）**
**A. 目标：**
- 全关节活动度无疼痛
- 肌力正常化
- 恢复运动或活动计划

**B. 治疗计划：**
- 持续等速训练
- 持续稳定度训练
- 高等（进阶）增强式训练
- 持续闭链运动

**C. 活动之里程碑：**
- 对肩部有信心
- 各处力量不足<10%
- 全关节活动度无疼痛
- 完成恢复运动或活动计划

A/AROM，active assistive range of motion，协助性主动关节活动度；AC，acromioclavicular 肩锁；AROM，active range of motion，主动关节活动度；ER，external rotation，外旋；GH，glenohumeral，盂肱；IR，internal rotation，内旋；LT，lower trapezius，下斜方肌；MT，middle trapezius，中斜方肌；PROM，passive range of motion，被动关节活动度；SC，sternoclavicular，胸锁；ST，scapulothoracic，肩胛胸廓；UBE，upper body ergometer，上身测力计

## 问题解析

### 盂肱关节的低活动度和高活动度

SLAP 术后的康复过程中,通常要恢复患者正常活动度是有困难的。对于这些有低活动度的患者需要早期开始松动和牵拉,以重拾正常关节面活动和关节间动作。使用第三级和第四级松动可帮助增加关节囊的柔韧性,尤其是后下方的关节囊。

治疗师应该避免在不安姿势(apprehension position)下牵拉且不给予一个向后归位的力,因为这会导致内部夹挤。

SLAP 术后,部分患者将经历高活动度。很多时候,这是由于全身韧带松弛,影响所有关节。借助测试拇指到前臂、掌指关节和远端指间关节伸直,以及手肘和膝反弓(recurvatum),这些患者会在进行肩部的功能性活动时,自行恢复正常关节活动度。因此,治疗师有必要松动和牵拉肩关节复合体。让这些患者慢慢地进步,并让患者自行恢复活动。

### 不良的肩胛稳定性

肩胛动态失衡,或不良肩胛肱骨节律是患者和治疗师在 SLAP 修补手术中常遇到的问题。不好的肩胛稳定可能是导致 SLAP 撕裂的先导或这可能是术后不使用和戴副木的直接结果。在这种情况下有必要借训练菱形肌、中下斜方肌和前锯肌的耐力来建立一个稳定基础。因为正常的动作需要这些肌肉强壮地活动,因此,需要锻练这些肌肉至疲劳。若建立稳固基础失败,在手臂放置 90°/90° 时会导致剥离。翼状肩导致肱骨头向前的力增加,因此,在进行投掷动作时会增加肱二头肌长头的拉力。避免在肩胛肱骨动作正常化之前进行肩袖肌群在 90°/90° 姿势的肌力训练。

### 后侧肩部延展性

投掷运动员一直以来都有外旋关节活动度过多且内旋关节活动度有下降和(或)受限。不保持完整的活动度又有严重的内旋活动度不足会导致 SLAP 撕裂。导致内旋关节活动度不足的原因可能来自后侧关节囊和肌肉过紧。若治疗师在术前能见到患者,就能发现此状况。事实上,外科医师可能在行 SLAP 修补时进行后侧关节囊松解。

**很多时候肩部后侧关节囊紧绷需要借治疗师的术后治疗。**针对后侧肩部将确保恢复完整关节活动度。

### 恢复活动阶段的夹挤症状

在 SLAP 术后,有时候,返回活动的患者会反映物理治疗时有肩部疼痛。这在运动员忘记居家运动计划或没有完成完整康复的运动员身上较常见。运动员通常抱怨肩部有机械性夹挤症状。对此,密切评估 90°/90° 姿势下的外旋力量、后侧肩部力量与肩胛肱骨节律是有帮助的。更可能会发现有一个或多个上述参数没有在患者恢复活动前恢复正常。

##  术后居家训练建议

因为物理治疗师与患者平均每周只一起度过 2～3 小时,所以这也是为什么患者本身的自我执行会影响最后的结果。物理治疗师是老师;当需要时,他们介入徒手治疗,但是直接的康复是基于愈合中组织的基础科学。与居家活动计划衔接是达到 SLAP 术后成功结果的关键。给予各患者的居家计划需基于每个患者个人的术后状况、年纪、营养程度、限制和个人需求而制订。运动频率、组数和重复次数取决于治疗师对预期结果的专业意见

**1. 早期(0～4 周)**
- 肩部与手肘协助性屈曲关节活动
- 钟摆
- 无二头肌主动活动
- 在 0° 外展位下等长外旋
- 肩胛捏紧、抓握运动

**2. 中期(5～8 周)**
- 在 45° 外展下使用弹力带进行等张外旋
- 使用弹力带进行划船运动(患侧肘不要超过冠状面)
- 爬墙
- 侧卧位外旋进行倒罐运动
- 外旋牵拉在 45° 使用高尔夫球棒(限制外旋/外展关节活动度至 65°～70°)
- 肩胛平面
- 二头肌卷曲,手肘需支撑(后期不用支撑,6～8 周)
- 球本体觉

**3. 动态肌力强化(9～14 周)**
- 在 90° 外展下使用弹力带执行外旋
- 睡眠者牵拉
- 上肢稳定在四足跪姿

## 术后居家训练建议（续）

- 门上牵拉
- 投者十项
- 离心二头肌卷曲，肩部不支撑旋后
- 使用弹力带进行本体神经肌肉诱发 D1，D2 模式
- 镜像运动——站在镜子前，屈曲好手至45°，患侧手模仿动作且眼睛闭上

**4. 恢复运动**

在 90°/90° 姿势下使用弹力带外旋，三组至有疲劳感

- 疲劳感定义

- 疲劳至无法完成全关节活动度（0°~90°）
- 上肢超过冠状面
- 手肘下垂
- 维持全内旋在 90°/90° 姿势
- 睡眠者牵拉
- 伏地挺身（push up with a plus）
- 划船
- 水平外展，冠状面举高，侧面举高，后侧举高
- 完成间歇式投掷计划

# 临床案例回顾

1　Aimee 在 4 小时前，从中心场到本垒投掷垒球时听到"啪"一声。她一直用冰敷在手臂，现来诊希望了解疼痛原因。哪些特殊检查有助完成物理评估时测试是否 SLAP 撕裂？

　　Speeds 测试和 O'Brien 测试通常可以用来测试。

2　Tom 在 SLAP 撕裂第一类型非手术康复后持续有疼痛。他的 MRI 没有显示二头肌复合体有病变增加。有哪些肩部相关损伤会导致他产生疼痛？

　　与 SLAP 相关病变包含腱鞘囊肿、肩袖肌撕裂、后侧不稳定与肩锁关节炎。

3　Sally 是一个 42 岁女性，SLAP 修补后 4 天来到诊所。她告诉治疗师她在术后就感觉不适；她说感到"筋疲力竭"发低烧且在过去几天觉得疲劳。她也抱怨肩关节附近有严重疼痛。她觉得她的疼痛已超过 10 分，没有任何动作可以让她觉得比较舒服。"当我不动时就会更痛，通常会让我痛醒。"治疗师经由观察注意到她的整个肩部为红色，肿胀且伤口有中度渗漏。切口处周围触诊是热的且皮肤感觉较硬。造成患者疼痛和不舒服最有可能的原因是什么？

　　Sally 显示术后脓血症感染现象。感到全身无力和低热是系统性感染的表现。Sally 应该立即复诊他的医师。

4　Tom 是一个 52 岁男性，到诊所时是 SLAP 修补术术后 4 周。依他医生的建议，Tom 笃定自己在过去 4 周一直穿着吊带。经由治疗师的初步评估，发现 Tom 在各个平面的活动度有疼痛且受限。最有可能造成 Tom 角度不足的原因是什么，如何最有效地治疗角度的不足？

　　Tom 很有可能有医源性盂肱粘连性关节囊炎（即冰冻肩）。因为他仍在康复的组织愈合阶段，治疗师不能使用第三或第四级的松动正常化关节面动作，因为可能会破坏修复。Tom 的治疗应该使用被动关节活动和协助性主动关节活动，以降低和预防未来因次发性关节囊粘连导致关节活动度不足。应该鼓励他马上移除吊带，每天多次进行钟摆运动，以提供牵伸并缓和活动度。

5　Dwight 是个右肩 SLAP 修补术后 6 周患者，初次评估主诉肩部顶端的外侧和后侧酸痛，同时肩部有紧绷的感觉。你可以注意到他将肩部维持在上提姿势以保护肩部。当观察他完成治疗性运动时，可注意到他做划船动作时双侧肩部耸肩，肩胛平面主动关节活动时右侧耸肩。从他的主诉你认为哪个是主要问题？应该评估哪些？以及治疗应该包含什么？

　　基于他的主观感受，他很有可能感觉上斜方肌紧绷且疼痛辐射至肌肉远端附着处。基于客观检查，Dwight 在休息与进行运动时过度使用上斜方肌，并使用继发性肩胛肱骨节律代偿模式。应测试其肩胛胸廓关节活动度、后侧肩部肌肉紧绷度和后侧关节囊活动度。

　　治疗应包括软组织松动和（或）按摩上斜方肌，肩胛胸廓松动，和对周围的关节进行适当的松动，包括盂肱和胸锁关节。进行运动时需给予特别注意。因为他进行肩部活动时倾向活化上斜方肌，视觉和触觉提示保持肩部"下沉和向后"，同时给予视觉或肌电图反馈抑制上斜方肌。肩胛稳定运动强化前锯

肌且应加上强化其他部分的斜方肌以帮助肩胛上回旋。

6　Shannon 是个 47 岁大学教授在 12 周前接受惯用手的 SLAP 修补。她接受物理治疗和术后预防。她来诊所时主诉在黑板上写字和伸手取物时有疼痛增加和不舒服感。经由评估，治疗师发现肩胛肱骨节律差，有翼状肩胛和下列徒手肌力测试分数：前锯肌 3/5，菱状肌/中斜方肌 3/5，和下斜方肌 3/5。基于临床发现，哪些治疗性运动应该加在 Shannon 的计划中以解决她的抱怨？

　　下列治疗性运动应加在 Shannon 计划：动态拥抱（dynamic hugs），伏地挺身（push-up with a plus），前锯肌拳击（serratus puches），肩胛平面（scaption），和徒手肩胛节律稳定训练。

7　在 SLAP 修补术后第 12 周，Lily 盂肱内旋被动活动度 45°和 40°主动活动度。她一直执行睡眠者牵拉但是在后四周并没有增加任何活动度。治疗师要如何决定内旋活动度受限是来自于关节囊或肌肉以确保有正确的治疗性运动？

　　治疗师应该执行 Tyler 测试和后侧滑动以寻找受限组织。假设 Tyler 测试阳性但后侧滑动呈阴性，则治疗师可决定内旋的受限是因为肌肉紧绷而不是关节囊紧绷引起。

8　Demetrius 是第二类型 SLAP 撕裂术后 20 周，他开始对能否在 2 周后及时回归娱乐性棒球队季后赛感到焦虑。治疗师应该要如何决定他何时可以准备恢复运动并且恢复到哪个程度的竞赛？

　　患者必须首先符合恢复活动和（或）运动的目标，包含无痛全关节活动度，肌力正常化（即<15%测量对侧肌力），并必须对特定运动有信心。一旦这些目标符合，患者之后需完成恢复活动的计划（如恢复投掷计划）。能使用美国肩肘外科医师标准肩评估量表（The American Shoulder and Elbow Surgeons Shoulder Evaluation Forms）做记录，并用来做比较判断。大部分文献显示第二类 SLAP 撕裂运动员在

4 ~ 6 个月恢复运动。

9　Steve 是个 22 岁大学棒球投手，在右侧 SLAP 修补（投掷臂）术后，他的治疗师已连续为其治疗了 23 周。Steve 已经开始执行治疗师在 3 周前设计的投掷计划，他一直在投掷中没有问题。然而，现在他的投掷计划开始增加投掷次数，他主诉前侧肩部疼痛，此疼痛大部分发生在"放球"和"完成动作"期的投掷阶段。排除 SLAP 修补的损伤，有哪些其他可能造成 Steve 投掷后期的疼痛？

　　因为二头肌扮演肘屈曲肌与前臂旋后肌，它的功能在投掷后期为手臂减速和伸直手肘。过度使用二头肌，若一直未适当地进行肌力强化则可导致二头肌肌腱炎。治疗师应该让 Steve 退回之前的投掷计划，并开始二头肌离心肌力训练，直到肌腱发炎反应消失。此外，应检查 Steve 的肩袖肌肉力量，因为如果肩袖肌肉无力且无良好功能时，肱骨头会下掉，造成肱二头肌的过度使用。

10　Mariano 在 SLAP 康复 24 周完成间歇式投掷计划后来到诊。他陈述完成投掷后肩部会痛。在病史取得后，治疗师感觉他有部分机械性夹挤。夹挤的可能原因有哪三个？

　　三个可能夹挤原因为①不好的肩胛稳定；②后侧肩部结构紧绷；③外旋肌肉无力。

11　Jon 是个 16 岁男性，SLAP 修补术后合并微小希尔-沙克病变（Hill-Sach lesion）并且已术后 26 周。他的主诉为在第三垒投掷到第一垒有不稳定，且他没有速度。他的徒手肌力测试肩部各平面为 4/5；外旋关节活动度在正常限制范围内；些微盂肱内旋不足 15°。Jon 的持续治疗内容应该包含什么？

　　Jon 通过睡眠者牵拉和肩后方牵拉来对他的肩部进行持续性牵伸可产生良好反应。包括通过"投手10"运动来持续性强化牵伸，并且继续恢复投掷间歇式计划的训练。

（武文　阮雅莉　译　张峻　蔡永裕　校）

## 参考文献

1. Andrews JR, Carson WG Jr, McLeod WD: Glenoid labrum tears related to the long head of the biceps. Am J Sports Med 13:337-341, 1985.

2. Snyder SJ, et al: SLAP lesions of the shoulder. Arthroscopy 6(4):274-279, 1990.

3. Prodromos CC, et al: Histological studies of the glenoid labrum from fetal life to old age. J Bone Joint Surg Am 72:1344-1348, 1990.

4. Stetson WB, et al: Long term clinical follow-up of isolated SLAP lesions of the shoulder. Paper presented at the 65th Annual Meeting of the American Academy of Orthopaedic Surgeons, New Orleans, March 23, 1998.

5. Edwards SL, et al: Nonoperative treatment of superior labrum anterior posterior tears: Improvements in pain, function, and quality of life. Am J Sports Med 38:1456-1461, 2010.

6. Pagnani MJ, et al: Arthroscopic fixation of superior labral lesions using a biodegradable implant: A preliminary report. Arthroscopy 11(2):194-198, 1995.

7. Itoi E, et al: Stabilizing function of the biceps in stable and unstable shoulders. J Bone Joint Surg Br 75:546-550, 1993.

8. Maffet MW, Gartsman GM, Moseley B: Superior labrum-biceps tendon complex lesions of the shoulder. Am J Sports Med 23:93-98, 1995.

9. Pal GP, Bhatt RH, Patel VS: Relationship between the tendon of the long head of biceps brachii and the glenoidal labrum in humans. Anat Rec 229:278-280, 1991.

10. Rodosky MW, Harner CD, Fu FH: The role of the long head of the biceps muscle and superior glenoid labrum in anterior stability of the shoulder. Am J Sports Med 22:121-130, 1994.

11. Vangsness CT Jr, et al: The origin of the long head of the biceps from the scapula and glenoid labrum: Anatomical study of 100 shoulders. J Bone Joint Surg Br 76:951-954, 1994.

12. Gartsman GM, Hasan SS: What's new in shoulder surgery. J Bone Joint Surg Am 83:45, 2001.

13. Rhee YG, Lee DH, Lim CT: Unstable isolated SLAP lesion: Clinical presentation and outcome of arthroscopic fixation. Arthroscopy 21(9):1099, 2005.

14. Wilk KE, et al: Current concepts in the recognition and treatment of superior labral (SLAP) lesions. J Orthop Sports Phys Ther 35(5):273-291, 2005.

15. Ide J, Maeda S, Takagi K: Sports activity after arthroscopic superior labral repair using suture anchors in overhead-throwing athletes. Am J Sports Med 33:507-514, 2005.

16. Boileau P, et al: Arthroscopic treatment of isolated type II slap lesions: Biceps tenodesis as an alternative to reinsertion. Am J Sports Med 37:929-936, 2009.

17. Resch H, et al: Arthroscopic repair of superior glenoid labral detachment (the SLAP lesion). J Shoulder Elbow Surg 2:147-155, 1993.

18. Brockmeier SF, et al: Outcomes after arthroscopic repair of type-II SLAP lesions. J Bone Joint Surg Am 91:1595-1603, 2009.

19. Fleega BA: Overlap endoscopic SLAP lesion repair. Arthroscopy 15(7):796-798, 1999.

20. Snyder SJ, Banas MP, Karzel RP: An analysis of 140 injuries to the superior glenoid labrum. J Shoulder Elbow Surg 4:243-248, 1995.

21. Cooper DE, et al: Anatomy, histology, and vascularity of the glenoid labrum: An anatomical study. J Bone Joint Surg Am 74:46-52, 1992.

22. Morgan CD, et al: Type II SLAP lesions: Three subtypes and their relationships to superior instability and rotator cuff tears. Arthroscopy 14(6):553-565, 1998.

23. Seneviratne A, et al: Quantifying the extent of a type II SLAP lesion required to cause peel-back of the glenoid labrum–a cadaveric study. Arthroscopy 22(11):1163,e1-6, 2006.

24. McMahon PJ, et al: Glenohumeral translations are increased after a type II superior labrum anterior-posterior lesion: A cadaveric study of severity of passive stabilizer injury. J Shoulder Elbow Surg 13(1):39-44, 2004.

25. Burkhart SS, Morgan CD, Kibler WB: Shoulder injuries in overhead athletes: The "dead arm" revisited. Clin Sports Med 19(1):125-158, 2000.

26. Oh JH, et al: The evaluation of various physical examinations for the diagnosis of type II superior labrum anterior and posterior lesion. Am J Sports Med 36:353-359, 2008.

27. D'Alessandro DF, Fleischli JE, Connor PM: Superior labral lesions: Diagnosis and management. J Athl Train 35(3):286-292, 2000.

28. Kim TK, et al: Clinical features of the different types of slap lesions: an analysis of one hundred and thirty-nine cases. J Bone Joint Surg Am 85:66-71, 2003.

29. Field LD, Savoie FH III: Arthroscopic suture repair of superior labral detachment lesions of the shoulder. Am J Sports Med 21:783-790, 1993.

30. O'Brien SJ, et al: A new and effective test for diagnosing labral tears and AC joint pathology. J Shoulder Elbow Surg 6:175, 1997 (abstract).

31. Mimori K, et al: A new pain provocation test for superior labral tears of the shoulder. Am J Sports Med 27:137-142, 1999.

32. Kim SH, Ha KI, Han KY: Biceps load test: A clinical test for superior labrum anterior and posterior lesions in shoulders with recurrent anterior dislocations. Am J Sports Med 27:300-303, 1999.

33. Berg EE, Ciullo JV: A clinical test for superior glenoid labral or "SLAP" lesions. Clin J Sports Med 8(2):121-123, 1998.

34. Holtby R, Razmjou H: Accuracy of the Speed's and Yergason's tests in detecting biceps pathology and SLAP lesions: comparison with arthroscopic findings. Arthroscopy 20(3):231-236, 2004.

35. Kim SH, et al: Biceps load test II: A clinical test for SLAP lesions of the shoulder. Arthroscopy 17(2):160-164, 2001.

36. Guanche CA, Jones DC: Clinical testing for tears of the glenoid labrum. Arthroscopy 19(5):517-523, 2003.

37. Myers TH, Zemanovic JR, Andrews JR: The resisted supination external rotation test: A new test for the diagnosis of superior labral anterior posterior lesions. Am J Sports Med 33:1315-1320, 2005.

38. Parentis MA, et al: An evaluation of the provocative tests for superior labral anterior posterior lesions. Am J Sports Med 34:265-268, 2006.

39. Ebinger N, et al: A new SLAP test: The supine flexion resistance test. Arthroscopy 24(5):500-505, 2008.

40. Lichtenberg S, Magosch P, Habermeyer P: Compression of the suprascapular nerve by a ganglion cyst of the spinoglenoid notch: The arthroscopic solution. Knee Surg Sports Traumatol Arthrosc 12(1):72-79, 2004.

41. Baums MH, et al: Treatment option in a SLAP-related ganglion cyst resulting in suprascapular nerve entrapment. Arch Orthop Trauma Surg 126(9):621-623, 2006.

42. Hosseini H, et al: Arthroscopic release of the superior transverse ligament and SLAP refixation in a case of suprascapular nerve entrapment. Arthroscopy 23(10):1134.e1-4, 2007.

43. Berg EE, Ciullo JV: The SLAP lesion: A cause of failure after distal clavicle resection. Arthroscopy 13(1):85-89, 1997.

44. Chochole MH, et al: Glenoid-labral cyst entrapping the suprascapular nerve: Dissolution after arthroscopic debridement of an extended SLAP lesion. Arthroscopy 13(6):753-755, 1997.

45. Forsythe B, et al: Concomitant arthroscopic SLAP and rotator cuff repair. J Bone Joint Surg Am 92:1362-1369, 2010.

46. Kessler MA, et al: SLAP lesions as a cause of posterior instability. Orthopade 32(7):642-646, 2003.

47. Chandnani VP, et al: Glenoid labral tears: Prospective evaluation with MR imaging, MR arthrography, and CT arthrography. AJR Am J Roentgenol 161:1229-1235, 1993.

48. Karzel RP, Snyder SJ: Magnetic resonance arthrography of the shoulder: A new technique of shoulder imaging. Clin Sports Med 12:123-136, 1993.

49. Tirman PFJ, et al: Magnetic resonance arthrography of the shoulder. Magn Reson Imaging Clin N Am 1:125-142, 1993.

50. Tirman PF, et al: The Buford complex–a variation of normal shoulder anatomy: MR arthrographic imaging features. AJR Am J Roentgenol 166:869-873, 1996.

51. Jee WH, et al: Superior labral anterior posterior (slap) lesions of the glenoid labrum: Reliability and accuracy of mr arthrography for diagnosis. Radiology 218:127-132, 2001.

52. Liu SH, et al: Diagnosis of glenoid labral tears: A comparison between magnetic resonance imaging and clinical examinations. Am J Sports Med 24:149-154, 1996.

53. Stetson WB, Templin K: The Crank test, the O'Brien test, and routine magnetic resonance imaging scans in the diagnosis of labral tears. Am J Sports Med 30:806-809, 2002.

54. Bencardino JT, et al: Superior labrum anterior-posterior lesions: Diagnosis with MR arthrography of the shoulder. radiology 214:267-271, 2000.

55. De Maeseneer M, et al: CT and MR arthrography of the normal and pathologic anterosuperior labrum and labral-bicipital complex. Radiographics 20:S67-S81, 2000.

56. Tuite MJ, et al: Superior labrum anterior-posterior (SLAP) tears: Evaluation of three MR signs on T2-weighted images. Radiology 215:841-845, 2000.

57. Connell DA, et al: Noncontrast magnetic resonance imaging of superior labral lesions: 102 cases confirmed at arthroscopic surgery. Am J

Sports Med 27:208-213, 1999.

58. Ellsworth AA, et al: Electromyography of selected shoulder musculature during unweighted and weighted pendulum exercises. Proceedings of the American Physical Therapy Association Combined Sections Meeting, Nashville Tenn, February 17, 2004.

59. Waldherr P, Snyder SJ: SLAP-lesions of the shoulder. Orthopade 32(7):632-636, 2003.

60. Snyder SJ: Shoulder arthroscopy, New York, 1994, McGraw-Hill.

61. Davidson PA, Rivenburgh DW: Mobile superior glenoid labrum: A normal variant or pathologic condition? Am J Sports Med 32:962-966, 2004.

62. Choi NH, Kim SJ: Avulsion of the superior labrum. Arthroscopy 20(8):872-874, 2004.

63. Mihata T, et al: Type II SLAP lesions: a new scoring system–the sulcus score. J Shoulder Elbow Surg 14(1 suppl S):19S-23S, 2005.

64. Franceschi F, et al: No advantages in repairing a type II superior labrum anterior and posterior (SLAP) lesion when associated with rotator cuff repair in patients over age 50: A randomized controlled trial. Am J Sports Med 36:247-253, 2008.

65. Abbot AE, Li X, Busconi BD: Arthroscopic treatment of concomitant superior labral anterior posterior (SLAP) lesions and rotator cuff tears in patients over the age of 45 years. Am J Sports Med 37:1358-1362, 2009.

66. Oh JH, et al: Results of concomitant rotator cuff and SLAP repair are not affected by unhealed SLAP lesion. J Shoulder Elbow Surg 20(1):138-145, 2010.

67. Levy HJ, et al: The effect of rotator cuff tears on surgical outcomes after type II superior labrum anterior posterior tears in patients younger than 50 years. Am J Sports Med 38(2):318-322, 2010.

68. Yoneda M, et al: Arthroscopic stapling for detached superior glenoid labrum. J Bone Joint Surg Br 73:746-750, 1991.

69. Katz LM, et al: Poor outcomes after SLAP repair: descriptive analysis and prognosis. Arthroscopy 2009 25(8):849-855.

70. Gorantla K, Gill C, Wright RW: The outcome of type II SLAP repair: a systematic review. Arthroscopy 26(4):537-545, 2010.

71. Kim SH, et al: Results of arthroscopic treatment of superior labral lesions. J Bone Joint Surg Am 84:981-985, Jun 2002.

72. Cordasco FA, et al: Arthroscopic treatment of glenoid labral tears. Am J Sports Med 21:425-431, 1993.

73. Brockmeier SF, et al: Outcomes after arthroscopic repair of type-II SLAP lesions. J Bone Joint Surg Am 91(7):1595-1603, 2009.

74. Friel NA, et al: Outcomes of type II superior labrum, anterior to posterior (SLAP) repair: Prospective evaluation at a minimum two-year follow-up. J Shoulder Elbow Surg 19(6):859-867, 2010.

75. Decker MJ, et al: Serratus anterior muscle activity during selected rehabilitation exercises. Am J Sports Med 27:784-791, 1999.

76. Tyler TF, et al: Electrothermally assisted capsulorrhaphy (ETAC): A new surgical method for glenohumeral instability and its rehabilitation considerations. J Orthop Sports Phys Ther 30(7):390-400, 2000.

77. Burkhart SS, Morgan C: The peel-back mechanism: Its role in producing and extending posterior type II SLAP lesions and its effect on SLAP repair rehabilitation. Arthroscopy 14(6):637-640, 1998.

78. Kuhn JE, et al: Failure of the biceps superior labral complex: a cadaveric biomechanical investigation comparing the late cocking and early deceleration positions of throwing. Arthroscopy 19(4):373-379, 2003.

79. Tyler TF, et al: Reliability and validity of a new method of measuring posterior shoulder tightness. J Orthop Sports Phys Ther 29:262-274, 1999.

80. Harryman D, et al: Translation of the humeral head on the glenoid with passive glenohumeral motion. J Bone Joint Surg 72A(9):1334-1343, 1990.

81. Tyler TF, et al: Quantification of posterior capsule tightness and motion loss in patients with shoulder impingement. Am J Sports Med 28(5):668-673, 2000.

82. Mullaney MJ, et al: Reliability of shoulder range of motion comparing a goniometer to a digital level. Physiother Theory Pract 26(5): 327-333, 2010.

83. Tyler TF, et al: Correction of posterior shoulder tightness is associated with symptom resolution in patients with internal impingement. Am J Sports Med 38(1):114-119, 2010.

84. Burkhart SS, Morgan C: SLAP lesions in the overhead athlete. Orthop Clin North Am 32(3):431-441, 2001.

85. Burkhart SS, Morgan CD, Kibler WB: The disabled throwing shoulder: Spectrum of pathology. II. Evaluation and treatment of SLAP lesions in throwers. Arthroscopy 19(5):531-539, 2003.

86. Diederichs S, Harndorf M, Stempfle J: Follow-up treatment with physiotherapy after arthroscopic reconstruction in SLAP lesions. Orthopade 32(7):647-653, 2003.

87. Kibler WB: Shoulder rehabilitation: principles and practice. Med Sci Sports Exerc 4S:40-50, 1998.

88. Tyler TF et al: Effect of scapular stabilizer fatigue on shoulder external and internal rotation strength in patients with microinstability of the shoulder. Paper presented at the AOSSM Annual Meeting, Keystone, Colo, 2005.

89. McCann P, et al: A kinematic and electromyographic study of shoulder rehabilitation exercises. Clin Orthop Relat Res 288:179-187, 1993.

90. McMahon PJ, et al: Comparative electromyographic analysis of shoulder muscles during planar motions: anterior glenohumeral instability versus normal. J Shoulder Elbow Surg 2:118-123, 1996.

91. Moseley JB, et al: ECG analysis of scapular muscles during a shoulder rehabilitation program. Am J Sports Med 20:128-134, 1994.

92. Schachter AK, et al: Electromyographic activity of selected scapular stabilizers during glenohumeral internal and external rotation contractions. J Shoulder Elbow Surg 19(6):884-890, 2010.

93. Lear LJ, Gross MT: An electromyographical analysis of the scapular stabilizing synergists during a push-up progression. J Orthop Sports Phys Ther 28(3):146-157, 1998.

94. Hintermeister RA, et al: Electromyographic activity and applied load during shoulder rehabilitation exercises using elastic resistance. Am J Sports Med 26(2):210-232, 1998.

95. Cordasco FA, et al: Arthroscopic treatment of glenoid labral tears. Am J Sports Med 21(3):425-430, 1993.

96. Warner JJ, Kann S, Marks P: Arthroscopic repair of combined Bankart and superior labral detachment anterior and posterior lesions: Technique and preliminary results. Arthroscopy 10(4):383-391, 1994.

97. Kibler WB, et al: Qualitative clinical evaluation of scapular dysfunction: A reliability study. J Shoulder Elbow Surg 11(6):550-556, 2002.

98. Burkhart SS, Morgan CD, Kibler WB: Shoulder injuries in overhead athletes: The "dead arm" revisited. Clin Sports Med 19(1):125-158, 2000.

99. Cordasco FA, et al: An electromyographic analysis of the shoulder during a medicine ball rehabilitation program. Am J Sports Med 24(3):386-392, 1994.

100. McFarland EG, et al: Results of repair of SLAP lesion. Orthopade 32(7):637-641, 2003.

101. Park HB, et al: Return to play for rotator cuff injuries and superior labrum anterior posterior (SLAP) lesions. Clin Sports Med 23(3):321-334, 2004.

102. Resch H, et al: Arthroscopic repair of superior glenoid detachment (the SLAP lesion). J Shoulder Elbow Surg 2:147-155, 1993.

103. Berg EE, Ciullo JV: The SLAP lesion: A cause of failure after distal clavicle resection. Arthroscopy 13(1):85-89, 1997.

104. Segmuller HE, Hayes MG, Saies AD: Arthroscopic repair of glenolabral injuries with an absorbable fixation device. J Shoulder Elbow Surg 6(4):383-392, 1997.

105. Morgan CD, et al: Type II SLAP lesions: three subtypes and their relationships to superior instability and rotator cuff tears. Arthroscopy 14(6):553-565, 1998.

106. Samani JE, Marston SB, Buss DD: Arthroscopic stabilization of type II SLAP lesions using an absorbable tack. Arthroscopy 17(1):19-24, 2001.

107. Jazrawi LM, McCluskey GM III, Andrews JR: Superior labral anterior and posterior lesions and internal impingement in the overhead athlete. Instr Course Lect 52:43-63, 2003.

# 第 7 章

# 全肩关节置换

*Chris A. Sebelski*，*Carlos A. Guanche*

## 临床评估

### 病史

肩关节骨关节炎晚期的患者最常见主诉为肩关节疼痛，特点为夜间疼痛。通常情况下，发病初期疼痛较轻微，偶有患者因急性疼痛发作，检查发现严重的盂肱关节骨关节炎。对于大多数患者，夜间疼痛是主要的症状，尤其是患者无法向病变一侧侧卧[1]。

首先，需要详细询问患者既往外伤史与手术史。对于全肩关节置换，肩袖的完整性是肩关节术后功能恢复的必要条件。肩袖撕裂病程较长的患者的主要症状是渐进性疼痛，它是由于继发性骨关节炎引起的[2]。

其次，需要关注的是患者是否接受过肩关节稳定手术治疗。其原因在于接受过关节囊过度收紧术的长期病例，关节盂的某些区域可能出现过早磨损[3]。最常见的磨损区域在关节盂后部。此外，对于某些类型的稳定手术，如小结节外移和喙突转位等骨转位手术，由于术后解剖结构扭曲，手术暴露可能存在困难。

### 体格检查

术前关节活动度是判断全肩关节置换术后疗效的最重要指标[4,5]。**因此医生应该记录患者在各个方向的肩关节活动度，并分析活动度下降对总体治疗结果的影响。**另一个重点是检查肩袖的完整性，标准肩关节置换的成功很大程度取决于肩袖的完整存在。因此，需要仔细检查患者的冈上肌、冈下肌、小圆肌和肩胛下肌。如果对于患者的肩袖功能状态有怀疑，则需进行 MRI 检查。一旦患者同时存在肩袖撕裂与严重的骨关节炎，只有在可以修补肩袖的情况下才考虑进行全肩关节置换术。对于病史或 MRI 检查显示慢性肩袖病变的患者，应该考虑实施半肩关节置换术或反置式全肩关节置换术（存在上肢假性瘫痪）[6]。

## 手术指征与注意事项

对于顽固性肩关节疼痛与活动障碍患者，若经正规非手术治疗无效（理疗、非甾体抗炎药、改变运动方式、避免诱发因素和关节内激素注射），可以考虑进行肩关节置换。理想情况下，患者的年龄也需要满足关节置换的标准。年龄>65 岁且活动水平相对较低的患者最为理想，但实际上很多患者并不符合这些标准。

对于年龄远<65 岁或实际活动量与年龄并不相称的患者，应该慎重考虑关节置换术（部分患者可以考虑关节融合术）。此外，关节置换术有多种方式可以选择，包括肱骨头置换术（通常称作半肩关节置换术）、半肩关节表面置换术和全肩关节置换术。对于肩袖撕裂患者，还可以使用逆置式全肩关节置换术。

## 手术步骤

麻醉方式根据外科医生与麻醉师的经验选择。肌间沟神经阻滞麻醉是一个非常重要的方式，它可以作为单独麻醉方法，也可作为全身麻醉的辅助。肌间沟神经阻滞麻醉已经被证明对患者术后康复产生非常积极的影响[7]。文献报道，对于没有采用肌间沟神经阻滞麻醉的患者，采用长效麻醉药（布比卡因）进行超前镇痛同样有助于患者术后恢复[8]。

肩关节置换手术前的准备包括一套标准流程。首先，患者取半卧位（沙滩椅位），肩胛骨下垫高以稳定关节盂便于术中暴露。接着，在麻醉下检查、测量和记录肩关节各个方向的活动度。最后，确保手术侧手臂可以适度的伸展及旋转，也就是所谓上臂举猎枪姿势,以利于术中肱骨头的处理及截骨(图7-1)。

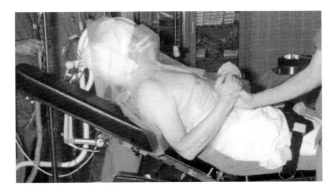

图7-1　全肩关节置换体位,可以保证关节置换时工具和假体的置入

全肩关节置换的标准切口是以三角肌胸大肌为中心,起自喙突紧贴其外缘向上臂近端延伸,注意避免进入腋窝(图7-2),远端在必要时应当能延伸暴露肱骨,这对于处理肱骨复杂情况,如处理术中安放假体时引起的肱骨骨折非常重要。

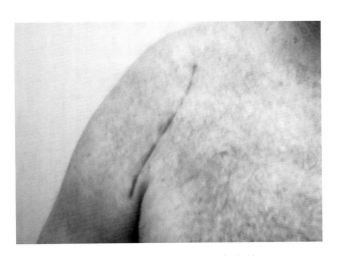

图7-2　肩关节前方标准切口,一般长约10cm

经三角肌胸大肌间沟进入,暴露头静脉并向内牵开。胸大肌肌腱位于外侧,对于一些病情严重的患者,需要松解1~2cm以更好地暴露盂肱关节。自锁骨前缘至胸大肌下端全程显露三角肌胸大肌间沟。三角肌下明显的粘连通常需要进行松解后才能使肱骨头脱出切口。

三角肌胸大肌间沟完全暴露后,辨认并向近端松解联合腱1cm,内侧拉钩置于联合腱下。此时需要注意保护肌皮神经。

接下来,辨别肩胛下肌腱,从外侧角开始,自上向下松解肩胛下肌腱,将肩胛下肌从小结节止点分离并向内侧牵拉,同时外旋肱骨头(图7-3),继续向

下沿肱骨头下进行松解,结扎或电凝旋肱前下血管网。松解程度根据情况而定。总的目标是可以保证肱骨头可以完全脱出以利切除,同时关节盂充分暴露以便必要时进行表面置换。

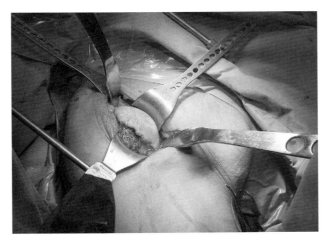

图7-3　自切口脱出右肱骨头。可见肱骨头正常软骨面完全缺如,关节周围骨赘明显

一旦显露完成,临床医师可以根据个人经验选择不同的肱骨头切除方式。本章作者选择于解剖颈基底切除肱骨头。在切除肱骨头之前,必须完全暴露肱骨头,切除周围骨赘,充分显示解剖结构(图7-4)。

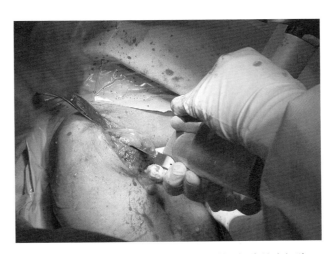

图7-4　去除骨赘后可以看清解剖结构,行肱骨头切除

肱骨头切除后,为假体植入进行肱骨髓腔处理。髓腔扩大器逐级扩髓至合适尺寸。假体型号根据影像学上肱骨髓腔大小来定,可通过术前在患者的影像学上进行模板测量获得。但是,假体的最终型号还需要术中决定,临床医师根据髓腔扩大时髓腔锉在骨内推进的感觉来判断合适大小。

随后逐级磨锉肱骨近端,使其外形与肱骨头假

体匹配。假体种类多样,主要分为两大类:①骨水泥固定假体;②非骨水泥固定假体。非骨水泥假体表面有金属涂层,利于骨组织长入(图7-5)。骨水泥假体采用 PMMA 骨水泥固定以获得即刻稳定性。两种装置各自的理论优缺点不在本章节的讨论范围,读者可以自行查阅相关文献[9-11]。

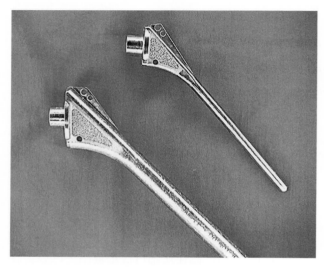

图7-5　经典的肩关节假体(肱骨侧),近端多孔金属涂层,利于骨长入

接下来进行关节盂处理。为提供假体有效的骨接触面,需要从前到后、从上到下完全暴露关节盂。关节囊从前上方开始向下后方切开,尽量向下后延伸以获得充分显露(图7-6)。显露完成后,确定关节盂中心,处理关节盂表面以准备假体置入。最后用 PMMA 骨水泥固定关节盂假体。

最后需要决定的是选择合适大小的肱骨头假体,使肩关节在肩胛下肌肌腱缝合前获得最佳的关节被动活动度以及轻微不稳或正常稳定性(图7-

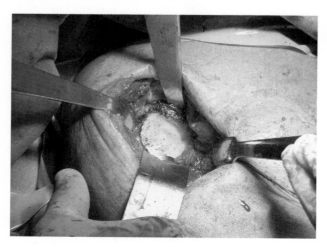

图7-6　切除肩关节周围软组织后暴露关节盂

7)。确定肱骨头假体尺寸并置入假体后,通过假体置入前预留在骨孔的缝线,将肩胛下肌肌腱重新缝合于肱骨小结节(图7-8,图7-9)。由于肩胛下肌对

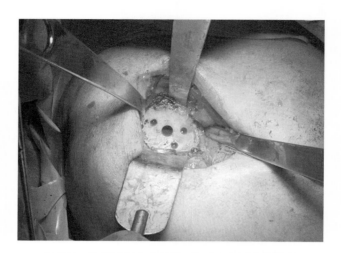

图7-7　关节盂定中央钻孔,并对盂表面进行处理

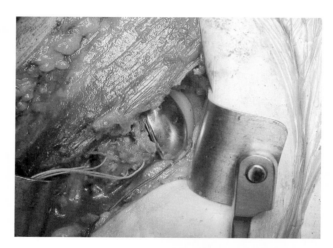

图7-8　肩胛下肌肌腱缝合前肱骨头和肩盂假体的外观

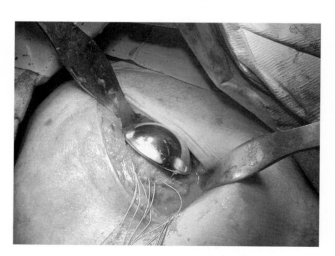

图7-9　通过小结节准备经肱骨近端骨孔缝线,以备将肩胛下肌肌腱缝合于肱骨小结节

肩关节稳定性及肩胛带力量十分重要,在术后的前 6 周,需要密切关注肩胛下肌修复后的愈合情况。而且,肩胛下肌的再断裂早期诊断很困难,如延迟诊断形成慢性病变则难以修复。

逐层缝合后无菌敷料覆盖。部分患者需要留置引流管,术后第 1 天拔除。接下来是整个手术最后一步也可能是最关键的一步。在不引起肩胛下肌肌腱撕裂和关节不稳定的前提下,术者测试患者上肢的总体被动活动度。这个关节活动度用于指导阶段 Ⅰ 康复训练的关节活动限度。通常术后即刻进行 X 线摄片,以确定假体位置,排除包括肱骨骨折在内的术中并发症(图 7-10)。

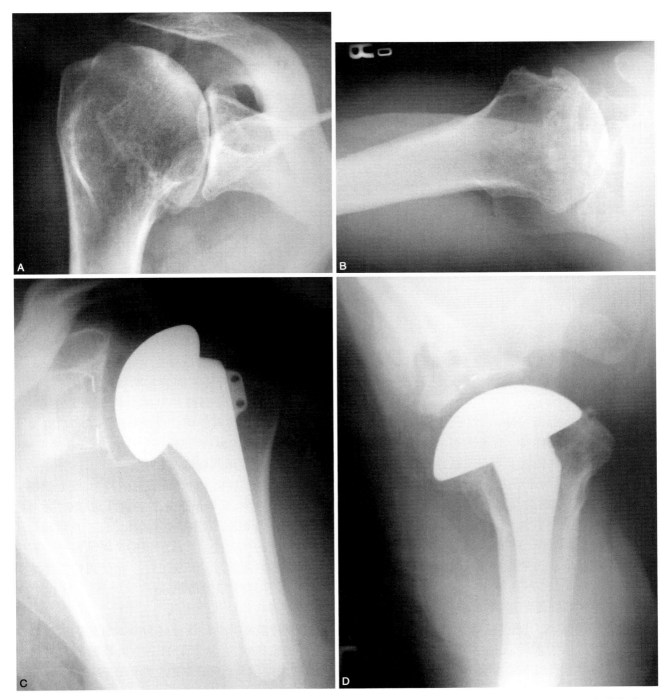

**图 7-10**　**A.** 术前肩关节正位片显示盂肱关节严重关节炎,肱骨头和关节盂间间隙消失,周围骨赘明显;**B.** 肩关节腋位片显示盂肱关节间隙消失;**C.** 全肩关节置换后肩关节正位片;**D.** 全肩关节置换后腋位片

## 康复治疗指南

在美国,全肩关节置换术做得比全髋关节或全膝关节置换术少[8]。有证据指出住院天数的减少和出院率的增加可能和外科中心有较大数量的全肩关节置换术患者有关[12,13]。患者出院后的功能受限及损害与住院时间长短或所谓"成功出院"有无关联未得到证实。外科手术后,临床医师应该使用生理愈合原则来帮助肩关节功能活动度的增加。

全肩置换术后完美的康复有赖于外科医生和治疗师间的团队合作。适当的康复介入前需要重点了解既往史、术前损伤程度、手术方式、假体类型以及外科医生对于组织修补状况最终的评估。

这几个要点在我们制订术后康复计划时,为保证假体的位置以及肩胛下肌良好的愈合提供了主要指导。(栏7-1)。

患者和治疗师需明确,非创伤性全肩关节置换术主要目标为减轻疼痛。有显示如今功能性关节活动角度目标的达成相较于 5 年前更容易;然而,在文献里,关节活动度的改善并没有像改善疼痛一样得到证实[14]。并且术前的诊断也影响术后的结果。由于骨关节炎接受全肩关节置换术与由于外伤、肩盂肱关节类风湿关节炎、关节囊缝合术、关节病变或肩袖病变而接受全肩关节置换术相比,前者会更易达到上肢功能恢复(栏7-2)[15]。

为预测功能恢复结局,包括抗重力下主动关节活动角度的获得,临床医生应该检查了解患者先前的手术记录、术前失能状况持续多久、术前旋转肌撕裂的存在和严重程度[15]、影响手术方式选择的原因,以及在麻醉下肩关节的术后关节活动角度。这些因素可以帮助临床医生预测患者可达到的最大功能恢复结果。患者术前状况和手术的根本原因都可以通过与患者沟通交流获得。治疗师能够在术前有机会对患者姿势状态的减退进行物理评估来是很少的。手术相关信息的了解包括可获得的关节活动角度和组织的修复状况可以和外科医师沟通以及从手术报告中取得。

康复过程中,有时需要外科医生直接给出进一步指导、注意事项和康复建议。对某些病例,依外科医师的经验,常规的物理治疗也许不适用:某些患者可能会使用外展枕头或至少使用肩部悬带[16];有类风湿关节炎病史者可能会有特异的摆位选项或被动关节活动度限制;有长时间旋转肌群病变者的体位摆放,则需要其愈合部位尽量减少机械拉力的牵拉。**为了保护因假体放置而受损的肩胛下肌和前方关节囊,外旋角度控制在 30°～40° 有利于二者的愈合。这个体位摆放限制会持续 6 周[17-19]**。

全肩关节置换术的不同康复阶段中,既要保护正在愈合的组织,又要保证关节活动度,避免肩关节的僵硬。有迹象表明,固定时间增加会让三角肌和旋转肌群挛缩的风险增加。软组织的失衡是接受全肩关节置换术修复的理论依据之一。接受再修复手术的其他原因还有关节盂松弛、肩袖撕裂、肱骨头半脱位、近端肱骨头移位以及盂肱关节不稳定等[1,14,20,55]。**进一步的康复指导还是需要结合手术医生的建议以及实际的临床状况,从而制订一个能兼顾患者身体状况、并发症以及功能需求的个性化方案。**

### 术后初步评估

患者的评估在手术当天或者术后第 1 天即可进行。治疗师需要注意观察术后补液的管线、血液引流、术后敷料以及上肢佩戴悬吊带的舒适度。物理检查应该包含认知测试，如定向、姓名、时间、地点，以及在仰卧位、坐位、站位下健侧肢体的评估。而针对患侧上肢评估则应根据患者的病史明确术后限制（栏 7-3）。

| 栏 7-3 | 常见的术后注意事项 |
| --- |
| 被动关节活动持续至 6 周 |
| 佩戴外展枕头持续至 8 周 |
| 肱骨外展 0° 下外旋限制在 30° 内 |
| 佩戴悬吊带要舒适 |

神经筛查则应在术后允许范围内完成，包括肌节测试、皮节测试、深层肌腱反射测试。同时颈椎、胸椎、肘、腕和手指的主动关节活动也需被评估。肩部的被动关节活动度应该在患者仰卧位评估，活动限制也可能会因为敷料或管线而造成。肘部和腕部的围度测量结果应该和健侧肢体做比较，此外，应该观察前胸和后背是否有瘀青。

**在执行功能性活动评估时，首先要避免在体位转移时直接牵拉推搡患侧上肢。**患者在接受评估时必须独立完成由仰卧位至坐位至立位，反过来由立位至坐位至仰卧位亦需独立完成。一旦可站立，单脚站这样的平衡测试即可进行。通常在手术当天或者术后第 1 天，由于患者焦虑的心态及虚弱的身体状态，暂时只能使用一侧上肢支撑（输液架或者单拐）。为防止低血压出现，在进行体位转移和步态评估时，监测生命体征和定向能力是必要的。因为术后患者的活动急剧减少，临床医师应鼓励其在住院期间多咳嗽，以刺激呼吸。

**阶段 I：住院阶段康复**

**时间：**术后 2~6 天[13]

**目标：**保护愈合中组织；疼痛控制；独立完成功能性活动，如转移、穿脱衣服和行走；宣教；制订术后限制范围内的居家练习（表 7-1）

表 7-1 全肩关节置换

| 康复阶段 | 进阶到该阶段的标准 | 预测的损伤和功能受限 | 介入方法 | 目标 | 原理 |
| --- | --- | --- | --- | --- | --- |
| **阶段 I（住院阶段）**<br>术后 2~6 天 | 观察：<br>• 低血压<br>• 神经反应低 | • 水肿<br>• 疼痛<br>• 关节活动度减少 | • 手术部位近端和远端关节的活动<br>• 躯干平衡活动<br>• 开展居家练习：闭链和开链活动讨论 | • 调整从床边坐起的独立活动<br>• 调整从坐到站的独立活动<br>• 睡姿指导<br>• 独立完成居家练习<br>• 疼痛控制 | • 维持手术部位近端及远端关节的活动度<br>• 调动躯干活动<br>• 持续渐进居家练习 |

在住院阶段的康复治疗应着眼于：适当的疼痛控制；独立执行功能性活动，如转移、穿脱衣服和行走；宣教；制订术后限制范围内的居家练习。住院时间长短受多种因素影响，包括医院的容纳量和处置患者经验，以及外科医生对手术的把握。家庭支持、并发症和人口特征等因素的影响则相对较小。不像全膝关节置换术，客观的、不良的膝关节屈曲角度测量常常是影响出院的指标之一，而对于全肩关节置换术，常见的出院目标如功能程度、疼痛控制、客观的失能状况测量，在文献里还没有被规范化建立起来[12,13]。

通常情况，被动关节活动会在手术当天或术后第 1 天就开始，渐进到自主助动关节活动运动，包含钟摆运动或桌面活动。

居家运动方案每天需多次完成，每次运动最多持续 5 分钟[18]。**被动关节活动中，如果某些动作需要严格控制在指定范围，则需要家属或者照看者来协助完成。**照看者需明白术后有哪些关节活动度的限制。自主关节活动训练主要依患者运动时舒适的感觉或外科医生建议来实行。

钟摆运动包括静态姿势下，躯干向前屈曲，利用髋部和躯干的动作来带出上肢在各个平面的摇摆动作（图 7-11）。这个运动对于患者的好处包括对关节的牵引，对关节囊的牵伸，并且**避免肩关节周围肌群的主动收缩[21]**。总而言之，它的目标就是避免软组织挛缩，并通过有节律的被动关节活动来调节疼痛[17,22]。对刚做完全肩关节置换术的患者来说，要准确完成这个练习有一定的挑战性。通常患者的不当

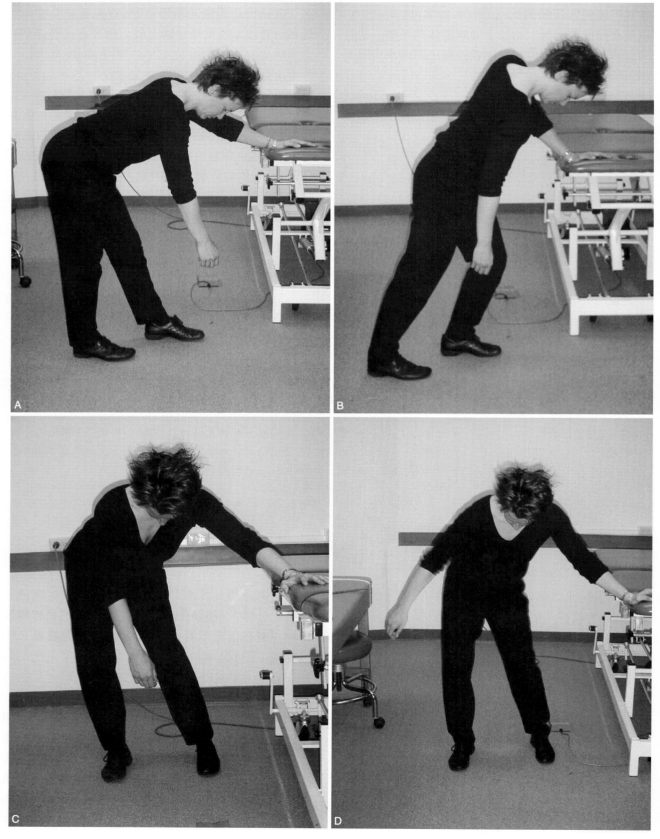

**图 7-11** 钟摆运动。**A** 和 **B.** 矢状面；**C** 和 **D.** 额状面

动作练习中会包括过多的三角肌和胸大肌收缩。钟摆运动的推荐姿势强调通过增加肩胛骨的外展来纠正肩胛骨在胸廓上的不良力线排列。否则对于刚接受修补的肌肉及软组织过度的牵拉可能会诱发疼痛反应。

　　Neer 的全肩关节置换术[23]后康复计划中，钟摆活动和爬墙运动被放在同一时期，因二者在文献中均有被证明其较低程度的肌肉收缩对愈合中的组织有利[21]。去除重力影响的改良动作，则利用桌面完成自主协助关节活动。早期康复介入时，桌面活动锻炼常常在滑墙运动之前。患者站在桌边，将双上肢置于舒适的位置。双手维持在桌面上保持不动，双下肢向不同方向迈出以改变上肢关节活动角度[17]。这种运动方式有很多优点。这种减轻了双上肢部分重力的位置摆放，通过双下肢不同方向的运动，有利于促进关节活动度的提高。同时躯干在肩胛下移动，为下阶段康复中的肩胛胸廓之间的相互运动做好准备（图 7-12）。训练时患者可以通过缩短跨步来降低肩关节的活动范围。还有，通过手部的支撑，肩关节处愈合中的组织不再受到像是开链钟摆运动产生的拉力。最后，用于肩关节的闭链运动和用于其他肢体的闭链运动一样有很多益处，包括肌肉协

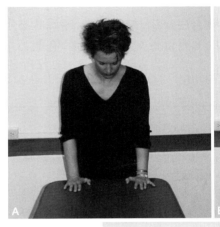
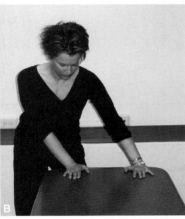
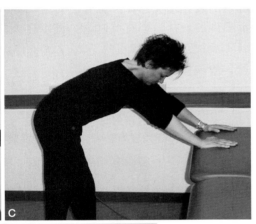
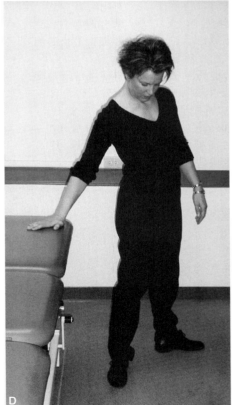
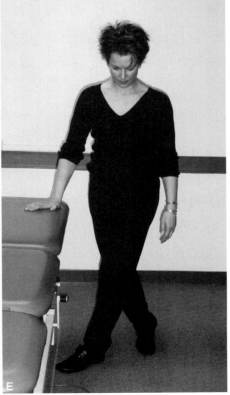

图 7-12　桌上位置。A. 起始位置；B. 外展；C. 屈曲；D. 外旋；E. 内旋

同收缩,降低剪切力,增加关节挤压,增加关节的稳定性[3,24]。

居家运动计划还应包含颈椎和胸椎在其相应运动平面的主动关节活动,以及肩肘腕指等关节的主动运动。**如果患者在仰卧位进行肘部屈曲的动作,肱骨下需有毛巾的支撑,以减少肱二头肌肌腱在连接处的拉伤。**在早期康复阶段,倡导推荐短时且多次的运动。

居家运动计划中包含:肩部的被动运动和(或)自主助动关节活动,邻近关节和远端关节的主动活动,以及睡姿的宣教。这应该包括夜间利用枕头或固定的装置来支撑保护愈合中的组织。由实验结果而得到的最佳睡姿有待讨论。据传患者在肩关节置换术后,患侧上肢利用枕头或者枕垫作为支撑呈半卧位的睡姿会感觉舒适。如图7-13。

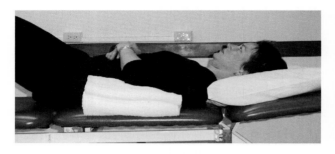

图7-13　仰卧肘支撑位置

### 阶段Ⅱ:门诊康复,0~6周早期关节活动

**时间:**0~6周

**目标:**保护愈合中组织,控制疼痛,睡眠状态不受干扰,双上肢围度测量正常,瘢痕松动,有能力可以做出正常姿势,和增加关节活动度(表7-2)。

表7-2　全肩关节置换

| 康复阶段 | 进阶到此阶段的标准 | 预期存在的失能和功能受限 | 介入方法 | 目标 | 原理 |
|---|---|---|---|---|---|
| 阶段Ⅱ（ROM）术后0~6周 | • 进阶到下阶段Ⅰ前,康复医生确保愈合的伤口<br>• 需注意事项:<br>　• 8~12周前关节活动度大幅度提升<br>　• 过度外旋<br>　• 肢体远端肿胀超过4周 | • 肿胀<br>• 疼痛<br>• 关节活动度减少 | • 手术部位邻近关节的活动度维持<br>• 平衡训练<br>• 组织愈合良好时软组织松动(肩胛下肌,肩袖后侧,肱二头肌肌腱)<br>• 被动关节活动度(在功能性平面活动并且在限制角度内),肩部的屈曲,外展和外旋(<30°)<br>• 患肢在获得的关节活动度内进行活动<br>• 棍棒练习和科德曼练习<br>• 闭链运动<br>• 仪器,冰疗和电疗控制疼痛<br>• 淋巴按摩<br>• 肩胛骨松动<br>• 动态关节松动术,本体感觉神经肌肉促进术和猫-驼运动(因为悬吊肩胛骨处于外展及下回旋状态,许多患者需要肩胛骨做内收,上回旋和上提动作) | • 保护愈合组织<br>• 控制疼痛<br>• 睡眠连续<br>• 双上肢围度的规范化测量<br>• 适当的瘢痕松动<br>• 姿势正常化的能力<br>• 肩部关节活动度改善。屈曲0°~140°,外旋0°~30°,内旋0°~70°,外展0°~110° | • 保持邻近关节活动度<br>• 激活躯干<br>• 预防关节挛缩(感觉调节)<br>• 关节牵伸(牵伸关节囊,感觉调节)<br>• 本体感觉训练(远端固定近端活动促进肩胛骨和胸廓间的互动,关节周围肌群的联合收缩改善稳定性)<br>• 使用仪器控制疼痛<br>• 淋巴按摩促进淋巴回流<br>• 改善肩胛骨周围的组织为下一步的关节活动度做准备 |

门诊康复是对住院期间给予的居家运动的衔接及进阶。此时推荐使用自我评估量表,比如简易肩部评估量表(simple shoulder test,SST)或肩部失能状况评估表(disability assessment of shoulder and hand,DASH)来表现由康复带来的功能性变化[7]。要提醒患者,他们的正规康复从出院后将会一直进行,因为术后功能的恢复需要 1~2 年[25]。

前 6 周的康复主要关注两大要点:保护愈合中组织,预防肌肉挛缩及关节囊僵硬而促进关节活动度的渐进性增加。在文献中可以用来支持这一时期的多样性康复方案是有限的。重要的是术后的预防措施。术后疼痛、水肿及瘢痕的良好治疗会促进肩关节活动度的增加。

疼痛的控制可借助于外科医生开的处方药和恰当的姿势摆放。随着这一时期康复的进行,患者的悬吊带应逐渐移除。疼痛还可以通过对炎症和水肿的管理得到控制,同时这样的管理还可以改善双上肢的已受限功能。术后双上肢远端可能会出现肿胀,胸部也可能因为淋巴管阻塞而出现瘀斑。适用于水肿控制的方法有:冰敷、抬高肢体、电疗[29]。从胸部近端和同侧腋窝逐渐到远端肢体的淋巴按摩,同时配合着膈式呼吸的应用,对水肿控制也有效。

推荐睡姿是在肱骨下使用枕头或枕垫作为支撑。前面提到的,患者术后可能更倾向于半卧位的睡姿;治疗师可以鼓励患者体验一下。

软组织松动可以促进关节活动度的持续增加。软组织松动是一种按摩的形式,其改变潜在细胞的作用在动物模型中得到支持[30]。早期在肩袖后侧和三角肌的软组织松动术可以适当促进肌肉长度。因为术后瘢痕可能存在高敏感性,所以在瘢痕处或其周围应注意处理。使用这些技术时,上肢应该被调整到确保肌肉或周围的皮肤都处在放松和保护的姿势下。需松动的肌肉一开始应处于一个被动缩短的状态下。这样松动时会降低该肌肉的敏感性及痉挛的发生。

**外旋角度限制是为了促进软组织愈合和保护在手术过程中受伤的组织,特别是肩胛下肌。** 如前面概述那样,肩胛下肌在关节置换过程中被剥离下来后又重新将其再附着。**早期禁止直接通过被动关节活动来牵伸软组织,软组织松动术的使用可控制肌肉炎症及避免粘连的发生,是较为合适的介入方法。** 软组织松动术通过瘢痕组织和胶原蛋白的重新排列从而促进肌筋膜的改变。对肩胛下肌进行慢且深层

的按摩可促进肩关节外旋角度的增加、疼痛的控制、过头动作的恢复[31]。对于促进患者肩胛下肌长度延长的最佳姿势是,肱骨处于正中位置下的肩关节外展 45°。

肩关节复合体中其他关节的康复在这一时期也应开始进行。住院期间,患者已经接受指导进行颈椎和胸椎的主动关节活动。同时,也应该在功能性日常活动中使用远端的肘关节和手部,以减少远端肢体失用性肌萎缩的发生。了解肩胛胸壁关节对于盂肱关节的影响,可在早期促进盂肱关节活动度的增加。

术后使用悬吊带的保护性姿势下,肩胛骨处于一个外展和下回旋的状态。在康复的前几周中,因肱骨在各个运动平面的活动减少,进一步增加了肩胛骨的失用程度,反之,肩胛骨的失用又影响肩关节的活动度。在稳定的胸壁上和盂肱关节的休息位上,进行作用于肩胛骨及其相连的软组织的肩胛胸壁关节松动,可以为以后良好的肩关节活动做好准备(图 7-14)。因为肩胛骨处于典型的外展和下回旋的失能位置,所以对其需要进行内收、上回旋及上提的动作诱导。因为肩胛骨和胸壁之间没有真正的关节囊,所以对肩胛骨的松动主要是放在和它相连的筋膜组织上。临床医生应该重新诱导出肩肱节律,并且在引导肩胛骨的运动时需要注意调整肱骨的位置(栏 7-4)。例如,进行肩胛骨上回旋的松动时需要肱骨被动前屈>60°或者外展>30°,正是因为在这个角度让肩胛骨和肱骨开始配合运动。[32]

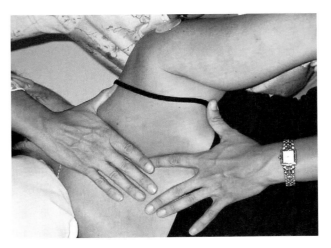

**图 7-14**　肩胛骨松动术

在消除重力的仰卧位下,家属帮助患者进行被动关节活动或者借助桌面支撑来消除重力的训练,

是这个阶段增加关节活动度的主要方法（见图7-12）。不过关节活动度的逐步增加还是要在疼痛反应内。**无论是治疗师、患者自己还是其看护者，在进行被动关节活动时，都要在外科医生所给的注意事项和限制范围内。**让上肢在肩胛平面活动而不是典型的矢状面是提高患肢活动时疼痛耐受能力的好方法[33]。进行被动外旋活动时建议保持肱骨长轴所在的直线通过关节盂的中心点，大约在肩部外展30°时比较符合要求，并且这样让肩胛骨周围的组织得以放松，进一步提高了活动效果[18]。

| 栏7-4　回顾动作分析中的肩肱节律 |
| --- |
| 初期：0°~60°。主要是肱骨活动<br>中期：60°~140°。比例在活动中是变化的，一开始主要是肱骨活动成分大后来主要是肩胛骨活动<br>末期：140°~180°。主要是其他关节活动 |

自主助动的关节活动训练的方式可因方向改变，因运动平面不同和患者位置的改变而多种多样。这种类型的运动训练可让患侧上肢在相对固定位置，改善其近端的活动度。躯干可以向不同方向移动来远离上肢，从而改善上肢在不同运动平面的活动[26]。举例来说，当患者还处于觉得佩戴悬吊带或是有支撑的姿势是最舒适的早期时，可以通过对侧躯干旋转及再回到正中位的方式来改善外旋活动度

或是肩胛骨的控制[34]。在进阶的自主助动运动里，患侧上肢可以放在一个稳定的球上，患者在额状面上通过移动凳子远离球，从而促进患侧肢体的自主助动外展运动。或患者可以进阶到抗重阶段，此时可以利用墙壁做支撑，通过躯干移动来诱发多个平面的运动（图7-15）。

阶段Ⅰ推荐的其他自主助动运动还包括棍棒操和滑轮运动[18,26-28]。对棍棒操和滑轮运动进行检测，并和治疗师施行的助动训练[35]进行对比，发现后者引起冈上肌、冈下肌、三角肌前束和斜方肌的收缩活动较少。因此，治疗师的助动运动应在这个时期一开始使用，然后在疼痛或手术限制范围内进阶到棍棒或滑轮活动（图7-16~图7-18）[18,26-28]。

从初期的门诊康复期（阶段Ⅱ）进阶到后期关节活动期（阶段Ⅲ）的标准被列在栏7-5里。**最重要的是医生帮助患者达到相应的主动关节活动度，尤其是外旋角度。**许多患者的限制性活动时间会长达2~6周，因此，在阶段Ⅱ和阶段Ⅲ活动训练会受到影响。治疗师可依据患者的关节活动度来帮助界定其康复阶段。这是从阶段Ⅱ康复进阶到阶段Ⅲ的最重要因素。如前所述，阶段Ⅱ被动活动度目标是40°，而在阶段Ⅲ末患者已达全范围被动关节活动度。此外，在阶段Ⅲ末，患者应该可以主动外旋45°。这个关节活动度的测量获取是过头动作完成的关键。

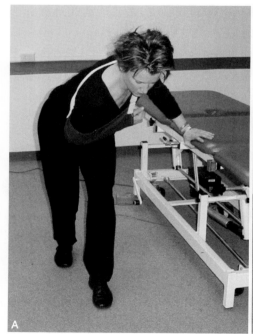
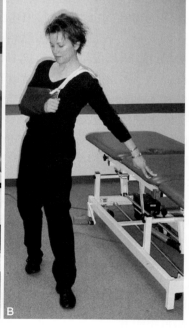

**图7-15**　**A.** 悬吊起来内旋；**B.** 悬吊起来外旋

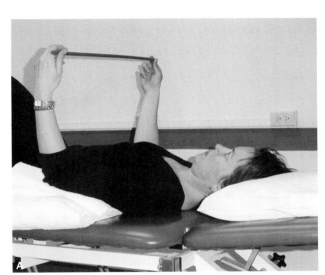
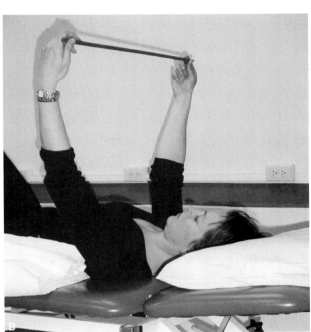

图 7-16　**A.** 棍棒起始位置；**B.** 在肩胛平面使用棍棒

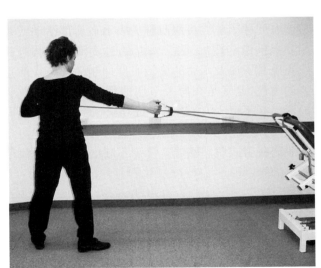
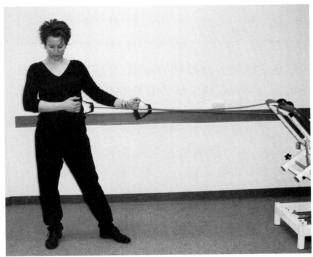

图 7-17　水平拉环

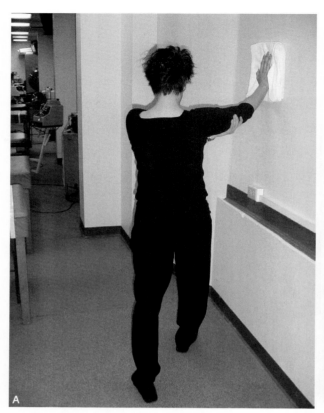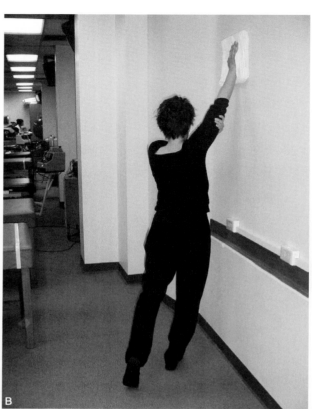

**图 7-18** **A.** 爬墙起始位置;**B.** 结束位置

| 栏 7-5 阶段Ⅱ关节活动度目标(仰卧位)[34] |
| --- |
| 屈曲:140° |
| 外旋:30°~40° |
| 内旋:>70° |
| 外展:110° |

对于盂肱关节和肩胛骨来说,完成功能性活动时的最佳力学状态是盂肱关节具备良好的外旋活动度,比如摸后脑勺动作,过头动作,穿脱衬衫动作[36]。如果盂肱关节外转角度受限在45°,那就会发生显著的功能缺失,显著影响患者生活质量。当患者在阶段Ⅱ末的康复不能达到接近正常的外旋角度,因为不具备良好的力学特性,集中的重复动作训练或者是肌力强化训练是不可取的。在进阶到下阶段Ⅰ康复之前,为避免像是过用或软组织刺激征的并发症,运动和活动要在正确力学状态下进行并且无其他不利症状。

**并发症**

这里有几个可能引起并发症的体征和症状需要治疗师警惕(栏 7-6)。栏中每项内容都应该被详细的检查,并证实有无相关的症状和体征。持续性的上肢末端肿胀可能是系统性问题,比如感染。过多的外旋活动或关节活动度进步太大可能暗示肌肉完整度有问题。肱二头肌肌腱炎表示在肩部活动或是为其提供稳定性时,肱二头肌的过度使用。肱二头肌在肱骨下压及术后的旋转肌群抑制活动中扮演重要的角色,尤其是在肩关节屈曲活动中其下压肱骨的活动必不可少[37]。当患者成功进阶到康复的不同阶段时,疼痛一般被抑制或者减轻,否则会引起更多的肌肉疲劳或肌肉酸痛。疼痛不断增加通常是病变严重的指示。

| 栏 7-6 早期关节活动时需警惕的症状和体征 |
| --- |
| 上肢远端肿胀超过 4 周 |
| 上肢过度外旋(>30°) |
| 8~12 周前关节活动度提升过多 |
| 肱二头肌肌腱炎 |
| 疼痛渐进增加 |

**阶段Ⅲ：门诊康复。早期肌力训练，后期关节活动度训练**

时间：6 ~ 12 周

**目标**：回归日常活动但肩关节屈曲<90°，增加关节活动度，提高肌肉柔韧性，提高神经肌肉控制，增加力量，保护愈合中组织（表7-3）。

表 7-3　全肩关节置换

| 康复阶段 | 进阶到此阶段的标准 | 预测的失能和功能受限 | 介入方法 | 目标 | 原理 |
|---|---|---|---|---|---|
| 阶段Ⅲ（从后期关节活动度到肌力训练）术后 6 ~ 12 周 | • 无感染症状<br>• 没有出现疼痛增加或关节活动度减退，并且康复医生允许进阶 | • 运动模式失调。早期的或预期之外的肩部抬高<br>• 力量不足<br>• 关节活动度不足 | • 继续软组织按摩<br>• 如果有疼痛对盂肱关节使用松动术（Ⅰ-Ⅱ级手法）<br>• 等长训练（一开始次于最大强度）进阶到走远<br>• 桌面擦洗动作进阶到擦墙动作<br>• 从有桌面做支撑的闭链运动进阶到对着墙和地板做运动<br>• 在上肢受支撑情况下从伪闭链到开链运动，但要通过关节活动度范围（通过桌子的位置改变）<br>• 肩部屈曲外展肌群，和在功能性平面的离心肌力训练（上肢被协助举至肩高度，并让患者缓慢放低） | • 回归肩屈曲90°内的活动<br>• 改善仰卧位下的主动关节活动度：屈曲 0° ~ 140°，外展 0° ~ 120°，外旋 0° ~ 40°，肩外展 90°下，可外旋 0° ~ 40°<br>• 坐位下主动屈曲 0° ~ 120°<br>• 改善肌肉柔韧性<br>• 提高神经肌肉控制<br>• 增强力量<br>• 保护愈合中组织 | • 重新排列瘢痕组织和胶原纤维（软组织受限减少可允许更多的关节活动度）<br>• 减少肩胛周围的粘连<br>• 减少痛觉传入<br>• 明确目标肌肉<br>• 促进肌肉收缩<br>• 如先前陈述闭链训练有益处<br>• 渐进到抗重力量训练<br>• 离心力量训练<br>• 为进阶做准备 |

随着患者关节活动度逐渐增加，患者会进入一个混合期，此期既包含为获取关节活动度的牵伸训练，又包括在已有活动度基础上的力量训练。运动选择时要把保护愈合中组织作为首要因素。**为了保护前方关节囊和肩胛下肌，既要在肩部 0° 外展位下限制其外旋，又要在休息或训练时的仰卧位下限制肩部的后伸**[18,26]。通过外科医生的沟通可以帮助决定哪些限制活动还要继续保留。

这阶段Ⅰ的重点是在已有关节活动度或是在将获取的更大活动范围内进行肌力训练。旋转肌群、三角肌和肩胛稳定肌群的柔韧性训练应随着上阶段Ⅰ继续。疼痛被发现会抑制肌肉力量，因此它也会对主动活动角度造成限制[6]。疼痛的来源不一定是受创伤的肌肉组织，可能是其他组织，这为康复方案提供更多的思路。对盂肱关节施行轻度的关节松动术（第一级到第二级振动）对降低关节囊粘连和改变痛觉输入可能是有用的[18,26]。

全肩关节置换术后，一开始进行肌力训练的最佳运动方式一直是被热议的。这个阶段临床医生要不断总结患者已达何等程度的活动水平，并且什么样的运动模式可以开始。当身体从限制性活动和肌肉抑制状态中解放出来，患者很可能会养成错误运动模式,以至于影响后面的抗重状态下的主动关节活动度的进步。强烈鼓励治疗师们在指导患者过头活动时形成正确的肩胛节律。这个节律的应用的原因在于:在肩部起始活动时肩胛骨和肱骨的动作分离独立,或是屈曲和外展后段活动中也是如此的,但是在肩部中段活动时则强调肩胛骨和肱骨的动作的互动协调。

在早期肌力训练可以使用等长训练,特别是在缺少足够力量来完成关节活动的患者中[26]。**临床医生应该要知道等长收缩运动可以引起显著的肌肉收缩,因此,在组织需要被着重保护的愈合期里这些运动是不合适的[21]。**一开始的三角肌和肩袖的等长训练会促进肩部活动时的协同收缩和力偶关系需求(图 7-19 和图 7-20)。

对于肩关节屈曲90°下的肌力训练,在俯卧位下肩胛稳定肌等长训练配合三角肌和肩袖离心收缩是不错的选择。将肩部被动放置在水平外展90°,然后慢慢朝地板方向落下可以激活这些关键肌群。屈曲和外展的向心训练的体位可逐渐从小角度仰卧位慢慢变为直立位,此过程中是否需要抗重量视情况而定(图 7-21 和图 7-22)。

如果患者在没有神经损伤情况下进行靶肌肉的主动收缩训练时有显著困难,可以使用神经肌肉电刺激(NMES)。具体的参数不在本章讨论的范围,推荐使用双通道,对在肩部活动>90°必要的三角肌和肩胛骨旋转肌进行刺激。肩胛骨旋转肌群的刺激可选择连接于肩胛外侧缘的旋转肌群或是连接肩胛内侧缘起稳定作用的肌肉。电极片大小和摆放位置是有效使用神经肌肉电刺激的关键因素[29]。

**进阶到最后阶段需要被动和主动关节活动角度的进步。**患者可以正确地进行所有的居家运动,并且只需治疗师做最小的矫正指导(栏 7-7)。

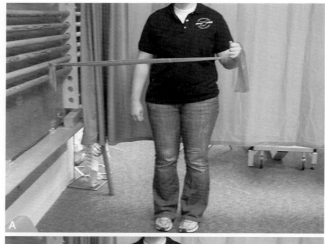
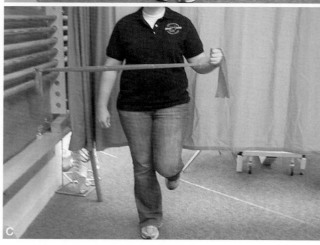
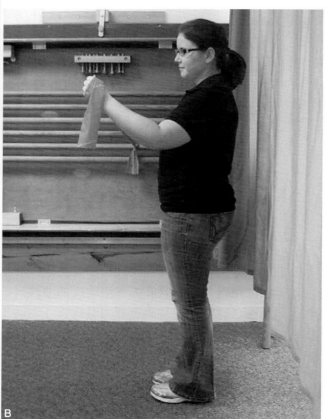

图 7-19　等长收缩维持。**A.** 从前面看;**B.** 从矢状面看;**C.** 进阶

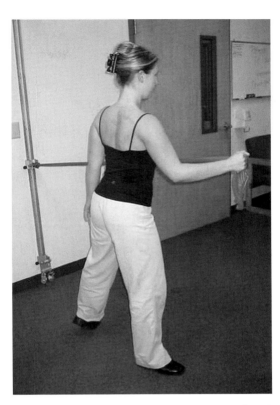

图 7-20　通过远离墙壁来完成三角肌和外旋肌群的等长收缩练习

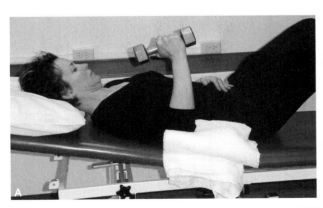
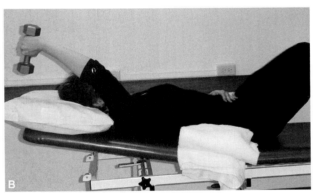
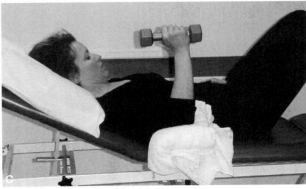
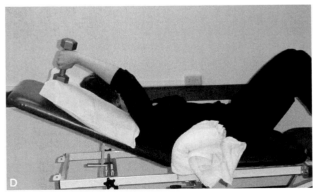

图 7-21　**A.** 仰卧位进阶的倾斜起始位置；**B.** 完成；**C.** 仰卧位进阶到更大的倾斜角度的起始位置；**D.** 完成

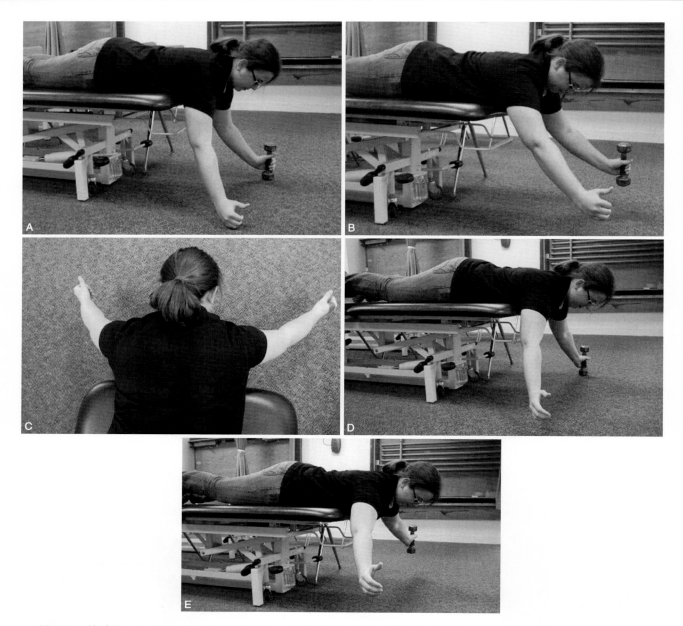

**图 7-22**    俯卧位。**A.** Y 型运动起始和结束;**B.** 中间位置;**C.** 从头上俯视的中间位置;**D.** T 型运动起始和结束;**E.** 中间位置

| 栏 7-7    阶段Ⅲ的关节活动度目标 |
| --- |
| 仰卧位下全范围的被动关节活动度 |
| 仰卧位下肱骨主动屈曲:140° |
| 仰卧位下肱骨主动外展:120° |
| 在肱骨外展 0° 和 45° 位置下,肱骨主动外旋:45° |
| 仰卧位下肱骨外展 90° 位置下,肱骨主动外旋:45° |
| 在坐或者立位下肱骨主动屈曲:120° |

### 阶段Ⅳ:门诊康复。后期肌力训练

**时间**:12 周及以上

**目标**:回归正常活动,包括过头动作,增加关节活动度,改善神经肌肉控制和肌力,在 6 ~ 12 个月间达成完全的功能恢复(表 7-4)[7]。

这一时期的康复目标是在已有的主动关节活动范围内进行目标肌肉的力量训练,并且制订一个在治疗结束后可自行锻炼增加肌力的居家训练计划。而针对疼痛控制和肿胀的介入应该逐渐撤掉。肩胛骨的活动应该随着肱骨较大角度的屈曲和外展而发生,或是在一定的运动模式中施行关节松动术时,随着患者上肢的活动在适当的时间引导其肩胛骨的运动。盂肱关节的松动术目标应该从减轻疼痛转变为

表 7-4　全肩关节置换

| 康复阶段 | 进阶到此阶段的标准 | 预测的失能和功能受限 | 介入方法 | 目标 | 原理 |
| --- | --- | --- | --- | --- | --- |
| 阶段Ⅳ（后期力量训练）<br>术后 12 周至治疗疗程结束 | • 没有出现疼痛增加或是关节活动度减少，并且康复医生允许进阶<br>• 需观察注意：<br>　• 患侧过度外旋<br>　• 肢体远端持续肿胀 | • 运动模式不协调。早期的或者预期之外的肩部上抬<br>• 力量不足<br>• 活动度不足 | • 继续软组织按摩<br>• 关节活动和力量训练（闭链和开链运动均要）<br>• 进阶到后期改善关节活动度，制订居家练习计划 | • 重返活动，包括过头活动<br>• 改善活动度<br>• 增强力量<br>• 改善神经肌肉控制 | • 重新排列瘢痕组织和胶原纤维（软组织受限减少可以允许更多的关节活动度）<br>• 降低肩胛粘连<br>• 增强力量<br>• 提高耐力<br>• 改善功能<br>• 准备治疗结束 |

去除残余的关节囊粘连僵硬和不对称性，此时使用三四级振动手法。肌力训练应着重于肩部动态稳定系统，这对过头动作的恢复是必要的。

患者持续的功能受限可能是由于一些潜在的损伤因素，尤其是在尝试高举过肩动作时合适的有序性动作的缺少。很多因素会成为患者成功进阶的阻碍。这些包括恰当和实时的手术介入，康复疗程中轻微的并发症，和（或）患者本身的积极性。如果没有明显的阻碍因素，那么影响高举过头动作的主要因素来自于肩部不充分的力偶运动。三角肌和旋转肌群之间的力偶关系是重点[17,27]。如果患者在仰卧位下的主动关节活动度可达到治疗目标时——而在坐位下却不能够达到——那么运动模式和（或）局部肌力薄弱的因素就要考虑了（栏 7-8）。

| 栏 7-8　后期需注意的症状和体征 |
| --- |
| 肩部活动范围减少<br>疼痛渐进增加<br>进行主动或被动活动时有沉闷感 |

虽然在这里不讨论因神经损伤而产生肌无力的具体康复措施，但是持续的运动功能紊乱可以考虑神经这个原因。典型地，术前就存在的因创伤导致的神经损伤和因手术创伤导致的神经损伤很难分辨的，因为有大量的创伤是在手术过程产生的。神经损伤可以通过观察肌肉萎缩、肱骨在中立位置下患者不能诱发等长收缩以及上肢感觉改变来判断。肩关节置换术后出现的单独神经损伤的风险较低，因为损伤是短暂性的且恢复至最后无须手术介入[38]。如果在术前就已经出现肩部肌肉的失神经支配，患者的康复目标会有限制分类[23]。具体的目标和分类将会在本章稍后讨论。

在肩部肌肉有充足的神经支配下，肌无力的评估应该包括徒手肌力评估以及在肩部活动时两组力偶的协调性评估。回顾之前，肩部整个完整的关节活动有个微妙的平衡需要维持。通过三角肌和肩袖、肩胛稳定肌和三角肌的力偶来产生协调。这些力偶的协调收缩在肩部屈曲及外展时避免肱骨在喙肩弓下产生夹挤[39]。

进行靶肌肉的向心和离心肌力训练时，肩部力偶肌群要包含在内。肩部的力偶肌群像是三角肌和肩袖的训练可以作为范例，包括从其早期的运动进阶到后期的立位下保持肱骨外旋的等长和向心收缩训练（图 7-23）。离心运动进阶的例子是棍棒操。患者可以在坐位或立位下完成一开始仰卧位下的过头棍棒运动（图 7-24）。棍棒被举到最高点时，患肢放手并且慢慢地将肢体放到背后[40]。这种类型的训练也可以作为外展肌力起始训练使用。

最后一个范例，则是针对靶肌肉具体需求的训练。图 7-24 示范的是一个针对下斜方肌功能的锻炼。这个训练重点在于加强下斜方肌在上回旋中的等长收缩作用以及下压肩胛骨时的向心收缩力量。在屈曲或外展>120°时肩部的功能紊乱或是徒手肌力检查时发现肌力减退，可以锻炼这个动作来改善。

一开始评估时就要把回归休闲活动作为目标。仔细分析患者所选的休闲活动对运动的基本需求，并且在此最后阶段的居家运动和力量训练中设计体现出来，尤其是成功回归游泳、网球和高尔夫等的运动。虽然回归的时间都有所不同，但是成功回归的时间一般在早期的 6 个月[4]。

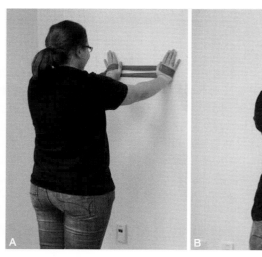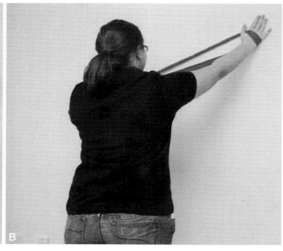

图 7-23　时钟绕行。**A.** 起始位置；**B.** 结束位置

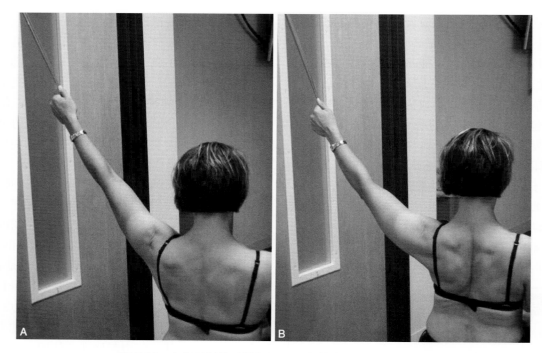

图 7-24　坐位下训练下斜方肌。**A.** 起始位置；**B.** 结束位置

## 肌力训练注意事项

　　观察患者在这一时期的恢复进展情况,临床医生应指导患者进行肌力训练时应逐渐增加肩部愈合组织的负荷承载。**较大的负荷或是较高的剪切力一般在骨组织明显愈合时即可加入,在 12 周左右。** 肩肱关节的移位和负重力学的改变可能来自于肌肉长度或是局部力量的改变而造成肌肉力量失衡以及关节囊的活动度改变[41]。手术的步骤对患者回归休闲活动或是工作所需的抗重能力的影响也很大。较差

的手术方法或是假体位置摆放不当,不仅会增加关节负荷,还会磨损肩盂导致不平整和增加盂唇的压力,这些最终会导致关节不稳或假体的松弛[17,42]。

　　治疗师有义务用适当的方式去解决关节活动度、肢体的力线以及肌力平衡相关问题。此外,功能性量表(simple shoulder test,SST)可以在康复阶段关于肩部负重多少做出指引。它包括从 0.454kg(1 磅)的重物举至肩部高度,到将 3.632kg(8 磅)的重物举至肩部高度,到最后搬运 9.08kg(20 磅)的物品[25,43]。

　　除对日常生活活动时肩部外在力矩的研究还可以帮助我们制订治疗方案。通过日常生活中几个作

用于肩部的外在力矩,包括拿起 5kg 的箱子,移动 10kg 的行李箱,从坐到站的转移,已测出肩部相应的负重情况。完成这些活动的力量可代表正常男性和女性大部分的上肢力量[44]。做完全肩置换术的患者的肌力会低于正常,尤其是在整个康复过程中。因此,治疗师在给予肩部负重练习以进行肌力训练时,为了保护假体或是其设计特征,外在力矩的给予要适量。患者力量训练的强度要做好把控。与外科医生进行讨论,治疗师可以在举物限制方面得到更多的建议。

日常生活功能受限的解除和特定关节活动度的达标是进阶的指导标准。主动关节活动度目标列在表 7-5。全肩关节置换术后治疗师不应预测关节活动度可全范围恢复。这在几篇研究无论是否含有潜在病理改变还是并发症的全肩关节置换术中已被证实[45-50]。此外,患者和治疗师应该知道,功能性进步会持续超过康复结束时间,直至术后约 1 年[17]。

表 7-5　可进行下阶段 I 康复治疗的关节活动度标准

| 肩关节活动 | 住院期间[25] | 康复早期[40] | 康复后期 | 阶段Ⅳ[45] |
|---|---|---|---|---|
| 屈曲 | 仰卧 PROM 140° | 仰卧 PROM 140° | 仰卧全范围 PROM 仰卧 AROM 140° 坐位 120° | 仰卧全范围 PROM 坐位 AROM 145°~150°[11] |
| 外展 | n/a | 仰卧 PROM 110° | 仰卧 AROM 120° | n/a |
| 肱骨 0°外展时外旋 | 仰卧 PROM 40° | 仰卧 PROM 30°~45° | 仰卧 AROM 45° | 坐位 AROM 45°~60°[47] |
| 肱骨 90°外展时外旋 | n/a | n/a | 仰卧 AROM 45° | n/a |
| 肱骨 0°外展时内旋 | n/a | 仰卧 PROM>70° | 仰卧 AROM>70° | 仰卧 AROM>70° |
| 肱骨 90°外展时内旋 | n/a | 仰卧 PROM>30° | 仰卧 AROM>70° | 仰卧 AROM>70° |

　　AROM（active range of motion）= 主动关节活动度；ER（externalrotation）= 外旋；IR（internalrotation）= 内旋；n/a（notavailable）= 无法测得；PROM（passive range of motion）= 被动关节活动度

　　数据引自 Goldberg BA，et al：The magnitude and durability of functional improvement after total shoulder arthroplasty for degenerative joint disease. J Shoulder Elbow Surg 10（5）：464-469，2001；Brems J：Rehabilitation following shoulder arthroplasty. In Friedman R，editor：Athroplasty of the shoulder，New York，1994，Thieme；Godeneche A，et al：Prosthetic replacement in the treatment of osteoarthritis of the shoulder：early results of 268 cases. J Shoulder Elbow Surg 11（1）：11-18，2002；Gartsman GM，Roddey TS，Hammerman SM：Shoulder arthroplasty with or without resurfacing of the glenoid in patients who have osteoarthritis. J Bone Joint Surg Am 82（1）：26-34，2000

## 全肩关节置换术限制目标分类

　　全肩关节置换术限制目标分类是在 1982 年 Neer 提出的[23]。纳入限制目标分类的标准包含肩袖的状态和假体的稳定性。包含下列情况的患者会被纳入限制性目标分类中:存在肩袖分离并且因失神经而不能恢复,或是存在不可逆挛缩,或是外科医生在术中评估假体稳定性有问题(栏 7-9 和栏 7-10)。和这个标准相关的特异性诊断包括:类风湿性关节炎,巨大的肩袖撕裂,假体位置安放失败,败血性关节炎,或神经血管损伤[51]。

> **栏 7-10　限制目标分类的关节活动度**
>
> 肩屈曲:75°~90°
> 肩外展:70°~80°
> 外旋:30°
> 功能性内旋:手可摸背至 $L_5$ 位置

　　对于准备接受全肩关节置换术的患者,不论是标准目标分类还是限制性目标分类,很少会提及明确的关节活动目标。那些被放在限制目标分类里的患者主要着重于减轻疼痛,而较少强调关节活动角度的增加。这个群体的功能性活动度获得满意度者会较少[51]。

### 因为创伤而进行全肩关节置换

　　因为创伤而造成全肩关节置换的患者目标和因为退化而造成全肩关节置换的患者一样:两个群体都要减轻疼痛和恢复日常生活功能。影响术后康复的最重要因素是损伤后手术介入的时间和手术技巧。如果创伤时间和手术开始的时间隔越久结果就

> **栏 7-9　限制目标分类**
>
> **患者患有组织缺失**
> **类风湿关节炎**
> 　目标是关节稳定
> 　起始活动延迟
> 　关节松动术延迟
> 　主动关节活动延迟至 8 周后

越糟。外科医生的手术技巧和肱骨结节的排列直接相关。最后,较大规模的手术中心和充足的外科医生有利于手术实施[52]。

因创伤而接受全肩关节置换术的患者,会有较长一段的时间需固定的,只能做些被动活动。这是为了确保骨头的愈合。重要的注意事项可能会要求固定一直持续6周,因此,会影响潜在的关节活动度的恢复[52]。因创伤而进行全肩关节置换术的最常见并发症是肱骨头部向上移,临床医生会观察到患者不自主的肩胛骨上抬或像是下一章那样用"肩部抬高"来形容的肩部抬起或像是栏7-11所形容的。以下几个因素可以解释并发症发生的原因:肩袖失去功能,肩部不当的肌肉力偶造成的肌肉不平衡,或关节盂的部分有松弛[55]。

| 栏7-11 全肩关节置换术后可能存在的并发症 |
| --- |
| 肩盂松弛 |
| 盂肱关节不稳 |
| 感染 |
| 神经损伤 |
| 肩袖再撕裂 |
| 假体损坏 |

## 问题解析

### 肩部抬高

最常观察到的动作失能是不自主的肩胛抬高和(或)肩胛骨和肱骨动作分离不充分,或用外行人的话来表述:肩部抬高。这个现象可以在额状面或者矢状面尝试过头动作时出现。无力只是引起肩部抬高的其中之一因素。造成这个现象的其他因素还有:水平面不充分的关节活动度;肩胛肱骨肌肉长度不充分;盂肱关节囊活动不充分;肩胛胸壁关节活动不充分。找出影响活动的主要限制因素可以制订相应的计划来减少肩胛骨的不自主抬高。举例来说,如患者在外展前30°可以观察到肩胛骨和肱骨的分离动作不充分,那么物理检查时可着重在盂肱关节的向下滑动、不足的力量、肩胛骨下回旋肌群、内收肌群、下压肌群的神经控制及肩胛肱骨肌肉的长度不足等问题。

### 僵硬

在全肩关节置换术后盂肱关节的僵硬包含了

复杂的因素:手术松解不够,术后较强的炎症反应,康复进程较慢。和相应的外科医生交流患者术前的活动受限情况,可以帮助治疗师制订计划,以降低僵硬的发生。术后立即进行较好的疼痛控制可以避免病理性僵硬的发生。在后来的康复过程中出现的僵硬则要找出主要的因素,可以考虑盂肱关节囊、肩胛肱骨肌肉的柔韧性、肩胛骨与肱骨动作的分离。

### 感染

如果患者因为疼痛而导致关节活动角度减少或疼痛增加,临床医生应该要警觉感染的可能[9]。感染在最多约15%的全关节置换术[53]中会出现,而且可能在接受手术后1年内都会存在[5]。虽然疼痛和关节活动度的减少是治疗中最关心的要点,但治疗师还要警觉是否有流液,温度是否异常以及是否有瘀斑和渗出物。面访时要询问有无夜间流汗、发热(体温记录),畏寒、远端感染及近期任何侵入性介入[10]。在感染急性期早点介入会有最好的结果,因此,治疗师应该建议紧急的复诊,做血液检查[9]。

### 肱二头肌肌腱炎

肱二头肌肌腱炎在康复过程中是一个可以预防的并发症。肱二头肌负责肩部屈曲,并且是肱骨的下压肌[37]。**在全肩关节置换术后,肩袖会明显发生肌肉抑制,因此,更需要在肩部活动时起下压作用的肱二头肌发挥作用。更因此在肩部做动作时增加股二头肌当主要肱骨下降肌的需求。**肱二头肌肌腱炎的出现表示持续过度使用这块肌肉,因此,暗示着旋转肌肉使用的不足,除了对股二头肌肌腱炎症局部使用治疗仪器,主动休息和贴扎,也要评估旋转肌的长度、神经肌肉控制和力量。患者在主动关节活动过程中有疼痛,尤其是肩部屈曲和外展时。肩部后伸受限是因为在这个动作时肱二头肌受到刺激,此时是被拉长的或者需要它做离心收缩。对肱二头肌进行徒手肌力检查主要是诱发其屈肘和使前臂旋后的作用,因此,此时肱二头肌肌腱虽有受到激惹,但可能不会有疼痛,并且力量不减。故测试肌腱炎的特殊检查不应包含肱二头肌进行徒手肌力检查,因为外科创伤的存在以及患者无法摆出测试所需的姿势。

## 术后居家训练建议

**早期:0 ~ 6 周**

**此期目标:**了解睡姿,独立进行居家锻炼,控制疼痛,保持邻近关节的活动度,保护愈合中组织

锻炼:

1. 指导患者的睡姿或者鼓励体验(半仰卧位下患侧上肢用枕头或者枕垫支撑)
2. 适当的情况下进行肩部被动关节活动或者自助活动(禁止外旋超过 40°)
3. 佩戴悬吊带要舒适
4. 让患者进行腕和手的主动活动,肘屈曲只有在肱骨有支撑的情况下进行,是为了减少对肱二头肌肌腱的牵拉,同时颈椎和胸椎在相应活动平面进行主动活动

**中期:6 ~ 12 周**

**此期目标:**改善肩部关节活动度,开始肌力训练,增加功能性活动

锻炼:

1. 继续之前提到的活动度训练
2. 开始次于最大力量的等长训练(注意不要激惹到正处于愈合期的肩胛下肌)
3. 仰卧位下进行助动关节活动,然后进阶到主动关节活动,最后在作为下主动关节活动(患者需准确执行训练)

**后期:13 周至疗程结束**

**此期目标:**重返活动(包括过头活动),改善关节活动度,增强力量,提高神经肌肉控制

锻炼:

1. 根据需要继续之前提到的锻炼
2. 进行肩部主动运动来完成向心和离心肌力训练
3. 旋转肌群力量训练(上提训练必须执行准确)

# 临床案例回顾

1. SW,72 岁女性,7 天前滑倒摔下,肱骨有四处骨折,外科介入全肩关节置换术。目前她是术后第 1 天,在病房里,手术部位有加压式敷料,手术医生已经表明今天晚上如果可以的话就出院。为了安稳出院回家,需要完成哪些功能评估呢?

   因为她的跌倒史,安全起见,应该评估患者的床椅转移、坐站转移和患者行走。全肩关节置换术后,患者通常自我减少患肢的承重。还应评估患肢在受限范围内进行的独立活动。给患者总结一下可能跌倒的潜在失能因素也是有很大好处的。

2. RP,68 岁男性,18 周前接受右侧全肩关节置换术,他的疗程目前为止是简明顺利的。然而,在观察肩部屈曲的时候,他表现出肩部抬高。接下来要如何评估这种失能情况并且来调整治疗方案呢?

   找出引起动作失能的主要原因,指导制订方案来解决肩部抬高的问题。最有效率地,临床医生应该要记录在哪一时期的动作会产生肩部抬高。举例来说,如果肩部抬高发生在肩肱节律后期,那么应该要把肱骨和肩胛骨动作分离开来。这些分离数据的获取可以帮助进行失能评估。导致失能的原因包括:盂肱关节活动不充分、肱骨下压不充分、旋转肌群长度不足、以及稳定肩胛骨的下斜方肌力量不足。

3. JK 因为渐进性退化而接受左侧全肩关节置换术,术后已经 6 周,今天发现患处肿胀有增加,有点担心可能是感染,还应该注意观察什么样的体征和症状? 哪些问题需要你着重关注?

   全肩关节置换术后因疼痛而导致的关节活动减少或是疼痛增加,都可能和潜在的感染有关。和感染有明确关联的体征有:伤口处流液并且温度较高,红斑,渗出物以及全身症状如发热。必须早期介入,建议紧急复诊,感染的风险可能延续至术后 1 年。

4. AB,68 岁男性,正在全肩关节置换术后的康复疗程中。最近当他尝试要将肩部屈曲时,会感觉到前侧肱二头肌近端疼痛。什么样的组织会产生这样的疼痛呢?

   最可能的组织是近端肱二头肌肌腱。临床医生还会发现:在中间角度进行肩部屈肌抗阻测试时会有疼痛,中间角度进行肘关节屈曲抗阻测试时不会有疼痛,把肱二头肌肌腱摆在伸长的位置时会增加疼痛敏感性,肩部外展受限或是有疼痛。肱二头肌肌腱炎的出现表示其作为肩部屈曲肌和肱骨下压肌的过度使用,同时也暗示着旋转肌贡献不足。肱二头肌肌腱炎的介入除了要进行仪器治疗,还要对旋转肌群进行评估。

5. ML 目前刚接受全肩关节置换术。手术指征包括

活动度的大量丧失,睡眠受到干扰,盂肱关节因为类风湿关节炎而产生疼痛。对于未来活动度的恢复他抱有很多问题。他的既往病史对于预测其关节活动度的恢复有什么帮助呢?

因为有类风湿关节炎的病史,应该有较大的可能性属于限制目标分类。和外科医生交流他术中可达到的活动度,即了解患者术前活动度的缺失影响。限制目标分类中肩部的期望关节活动度是保守的,估计为:屈曲75°~90°;外展70°~80°;外旋30°;和内旋时手往后碰到背后 $L_5$ 的位置。

6 GR 现在是右侧全肩关节置换术术后 3 周,他的注意事项包括接下来 1 周的被动关节运动。为了出院时被动活动中有较好的肩肱节律,其治疗计划中包含肩胛骨的松动术。请指出这个介入方法需要考虑的三个要点。

肩胛骨松动术是为了确保肩胛骨在胸廓上有良好的运动来完成肩肱节律。这个节律包含两个时期:一是只有肱骨活动而肩胛骨不参与的时期;二是肱骨和肩胛骨同时参与活动的时期。因此,临床医生必须注意会影响这个节律的组织的长度和活动性;换句话说,肩胛骨的活动度以及连接关节盂和肱骨的组织(盂肱关节囊和旋转肌群)的长度都需考虑。患者在开始肩胛骨松动前,肱骨要被摆在外展>30°或屈曲>60°位置。旋转肌的长度也要注意。盂肱关节的活动度要被及时评估是否达标,否则即刻介入治疗。

7 MJ 的关节活动注意事项已经没有限制了,希望他开始做一些主动高举过头的活动。在开始进行独立完成高举过头的活动前,哪个主要损伤要注意呢?

肩部高举过头是个复杂的动作,它需要肱骨显著的外旋角度。当肱骨活动接近90°时,这个动作要避免肱骨大结节和喙肩弓下组织的夹挤。这是典型的骨骼动力动作,但在术后注意事项里受到限制,许多患者在限制解除以后还没有充足的外旋动作即开始高举过头的活动。为了避免喙肩弓下夹挤,外旋角度应该要先达到。

8 TA 是一位 65 岁已退休的建筑工作人员。你正在梳理他出院前的居家训练计划,他说钟摆运动增加他的疼痛,你应该做什么?

钟摆运动没有被患者真正了解或是不能正确完成是常见的现象。它是利用躯干和骨盆的动作来带动患侧上肢产生被动的活动。你有两个方法:重新教导 TA 正确的钟摆运动如何完成和(或)指导他选择桌面上运动。桌面上运动强调上肢被支撑下进行躯干和骨盆的主动运动,也是在模仿钟摆运动但是没有重力的牵拉。运动量依运动的目标来订。为了减轻疼痛,每次活动 60 秒,每天多组运动比较合适。如果目标是为了改善关节活动角度,那有明确的数目比较适合,像是每次 3 组,每组 15 下。

9 JJ,69 岁男性,6 天前接受右侧全肩关节置换术,现在来见你,他说感觉每天越来越好,但是对于胸前的变色有点疑虑。在物理检查时,你注意到在右胸腔到腋下有一大片瘀斑。在切口处出现一些已经干掉的血迹,伤口看起来是干的和干净的。你考虑这是什么情况呢?

在全肩关术后出现从胸腔延伸到躯干,腋下的瘀斑是常见的。可考虑的两个方面:瘀血点或是有感染的可能。瘀血点是小小的出血点,可能会与胸腔和肱骨长骨受伤有关。明显的症状和体征如呼吸短促、疼痛增加和外伤可能是脂肪栓塞;感染的症状,应该检查伤口的皮肤完整性,还包括流液、温度、发红和(或)在腋下或远端手臂的过度肿胀。在手术过后,应该观察患者有没有感染的症状和体征,包括量体温。应该指导 JJ 注意这些症状和体征。

10 MP,71 岁女性,现在是术后 10 周。她主诉在高举过头的动作中有困难。肩主动屈曲关节活动度是 135°,肩被动屈曲关节活动度是 168°,在动作分析中,可见在肩屈曲中期(60°~160°)肩胛骨上回旋减少。推测是什么因素造成这种情况?

肩胛骨上回旋减少可能是由于上斜方肌、下斜方肌和前锯肌无力,因为这些都是使肩胛骨上回旋的肌肉。另外的推测包括下回旋转肌的适应性缩短导致肩胛骨在胸腔上活动不充分,或前锯肌和斜方肌的力偶的关系不协调。

11 AB 在治疗中正在进步,而且也希望开始重复性高举过头的活动。作为一个临床医生,你会将他定位在阶段 Ⅱ 和阶段 Ⅲ 之间。肩部活动度中哪些要着重测量从而帮助决定可以进行过头活动?

如果患者有手术限制要避免外旋,肩在肱骨0°时和90°时的外旋都要被密切观察。阶段 Ⅱ 末建议患者被动外旋关节角度要有 40°。虽然在阶段 Ⅲ 末要能进行主动关节活动度 45°和全范围的被动关节度,临床医生不应该过分强调高举过头活动,直到患者可以达到无代偿的充分的外旋活动,并且不会刺激到软组织出现炎症。

12　YM 的疗程要结束了,他现在是术后 14 周。虽然他已经可以在泳池走路和使用多种的漂浮器具,可是他还没进步到完全不用协助来游泳,成功重返这项活动的关键标准是什么?

他皮肤愈合和骨愈合按照时间期限基本没问题。治疗师应该要知道自由泳的机制,特别是对关节活动度和肌肉动作的需求。如果主动关节活动度是没问题的,那么居家计划应该不仅强调传统式肌力训练,还有在限时内进行重复动作来适当地模仿在游泳期间的肌肉活动。

（严孟宁　陈冠文　译　刘丽琨　蔡永裕　校）

## 参考文献

1. Sojbjerg JO, et al: Late results of total shoulder replacement in patients with rheumatoid arthritis. Clin Orthop Relat Res (366):39-45, 1999.
2. Visotsky JL, et al: Cuff tear arthropathy: pathogenesis, classification and algorithm for treatment. J Bone Joint Surg 86A:35-40, 2004.
3. Yack HJ, Collins CE, Whieldon TJ: Comparison of closed and open kinetic chain exercise in the anterior cruciate ligament-deficient knee. Am J Sports Med 21(1):49-54, 1993.
4. McCarty EC, et al: Sports participation after shoulder replacement surgery. Am J Sports Med 36(8):1577-1581, 2008.
5. Sperling JW, et al: Infection after shoulder arthroplasty. Clin Orthop Relat Res (382):206-216, 2001.
6. Itoi E, et al: Isokinetic strength after tears of the supraspinatus tendon. J Bone Joint Surg Br 79(1):77-82, 1997.
7. Roy JS, et al: The simple shoulder test is responsive in assessing change following shoulder arthroplasty. J Orthop Sports Phys Ther 40(7): 413-421, 2010.
8. Smith KL, Matsen FA III: Total shoulder arthroplasty versus hemiarthroplasty: Current trends. Orthop Clin North Am 29(3):491-506, 1998.
9. Coste JS, et al: The management of infection in arthroplasty of the shoulder. J Bone Joint Surg Br 86(1):65-69, 2004.
10. Bishop J, Flatow E: The failed arthroplasty: options for revision. In Warner JJP, Iannotti JP, Flatow EL, editors. Complex and revision problems in shoulder surgery, ed 2, Philadelphia, 2005, Lippincott Williams & Wilkins.
11. Orfaly RM, et al: A prospective functional outcome study of shoulder arthroplasty for osteoarthritis with an intact rotator cuff. J Shoulder Elbow Surg 12(3):214-221, 2003.
12. Hammond JW, et al: Surgeon experience and clinical and economic outcomes for shoulder arthroplasty. J Bone Joint Surg Am 85-A (12):2318-2324, 2003.
13. Jain N, et al: The relationship between surgeon and hospital volume and outcomes for shoulder arthroplasty. J Bone Joint Surg Am 86-A(3): 496-505, 2004.
14. Norris TR, Iannotti JP: Functional outcome after shoulder arthroplasty for primary osteoarthritis: a multicenter study. J Shoulder Elbow Surg 11(2):130-135, 2002.
15. Hettrich CM, et al: Preoperative factors associated with improvements in shoulder function after humeral hemiarthroplasty. J Bone Joint Surg Am 86-A(7):1446-1451, 2004.
16. Mulieri PJ, et al: Is a formal physical therapy program necessary after total shoulder arthroplasty for osteoarthritis? J Shoulder Elbow Surg 19(4):570-579, 2010.
17. Iannotti JP, Williams GR: Disorders of the shoulder: Diagnosis and management, Philadelphia, 1999, Lippincott Williams & Wilkins.
18. Brems JJ: Rehabilitation following total shoulder arthroplasty. Clin Orthop Relat Res (307):70-85, 1994.
19. Jackins S: Postoperative shoulder rehabilitation. Phys Med Rehabil Clin N Am 15(3):vi, 643-682, 2004.
20. Iannotti JP, Norris TR: Influence of preoperative factors on outcome of shoulder arthroplasty for glenohumeral osteoarthritis. J Bone Joint Surg Am 85-A(2):251-258, 2003.
21. McCann PD, et al: A kinematic and electromyographic study of shoulder rehabilitation exercises. Clin Orthop Relat Res (288):179-188, 1993.
22. Cailliet R: Shoulder pain, ed 3, Philadelphia, 1991, FA Davis.
23. Neer CS II, Watson KC, Stanton FJ: Recent experience in total shoulder replacement. J Bone Joint Surg Am 64(3):319-337, 1982.
24. Beynnon BD, et al: Anterior cruciate ligament strain behavior during rehabilitation exercises in vivo. Am J Sports Med 23(1):24-34, 1995.
25. Goldberg BA, et al: The magnitude and durability of functional improvement after total shoulder arthroplasty for degenerative joint disease. J Shoulder Elbow Surg 10(5):464-469, 2001.
26. Brown DD, Friedman RJ: Postoperative rehabilitation following total shoulder arthroplasty. Orthop Clin North Am 29(3):535-547, 1998.
27. Boardman ND III, et al: Rehabilitation after total shoulder arthroplasty. J Arthroplasty 16(4):483-486, 2001.
28. Hughes M, Neer CS II: Glenohumeral joint replacement and postoperative rehabilitation. Phys Ther 55(8):850-858, 1975.
29. Baker L, et al: Neuromuscular electrical stimulation: A practical guide, ed 4, Downey, 2000, Los Amigos Research & Education Institute, Inc.
30. Langevin HM, et al: Dynamic fibroblast cytoskeletal response to subcutaneous tissue stretch ex vivo and in vivo. Am J Physiol Cell Physiol 288(3):C747-C756, 2005.
31. Godges JJ, et al: The immediate effects of soft tissue mobilization with proprioceptive neuromuscular facilitation on glenohumeral external rotation and overhead reach. J Orthop Sports Phys Ther 33(12):713-718, 2003.
32. Inman VT, Saunders JB, Abbott LC: Observations of the function of the shoulder joint. 1944. Clin Orthop Relat Res (330):3-12, 1996.
33. Duralde X: Total shoulder replacements. In Donatelli RA, editor: Physical therapy of the shoulder ed 4, Philadelphia, 2004, Churchill Livingstone.
34. Kibler WB, McMullen J, Uhl T: Shoulder rehabilitation strategies, guidelines, and practice. Orthop Clin North Am 32(3):527-538, 2001.
35. Dockery ML, Wright TW, LaStayo PC: Electromyography of the shoulder: an analysis of passive modes of exercise. Orthopedics 21(11):1181-1184, 1998.
36. Lovern B, et al: Motion analysis of the glenohumeral joint during activities of daily living. Comput Methods Biomech Biomed Engin 13(6):803-809, 2010.
37. Kido T, et al: The depressor function of biceps on the head of the humerus in shoulders with tears of the rotator cuff. J Bone Joint Surg Br 82(3):416-419, 2000.
38. Boardman ND III, Cofield RH: Neurologic complications of shoulder surgery. Clin Orthop Relat Res (368):44-53, 1999.
39. Oatis CE: Mechanics and pathomechanics of muscle activity at the shoulder complex. In Oatis CE, editor: In Kinesiology: the mechanics & pathomechanics of human movement, Philadelphia, 2004, Lippincott, Williams & Wilkins.
40. Brems J: Rehabilitation following shoulder arthroplasty. In Friedman R, editor: Athroplasty of the shoulder, New York, 1994, Thieme.
41. Dayanidhi S, et al: Scapular kinematics during humeral elevation in adults and children. Clin Biomech (Bristol, Avon) 20(6):600-606, 2005.
42. Parsons IMT, Millett PJ, Warner JJ: Glenoid wear after shoulder hemiarthroplasty: quantitative radiographic analysis. Clin Orthop Relat Res (421):120-125, 2004.
43. Matsen FA III, et al: Correlates with comfort and function after total shoulder arthroplasty for degenerative joint disease. J Shoulder Elbow Surg 9(6):465-469, 2000.

44. Anglin C, Wyss UP: Arm motion and load analysis of sit-to-stand, stand-to-sit, cane walking and lifting. Clin Biomech (Bristol, Avon) 15(6):441-448, 2000.

45. Godeneche A, et al: Prosthetic replacement in the treatment of osteoarthritis of the shoulder: early results of 268 cases. J Shoulder Elbow Surg 11(1):11-18, 2002.

46. Antuna SA, et al: Shoulder arthroplasty for proximal humeral malunions: Long-term results. J Shoulder Elbow Surg 11(2):122-129, 2002.

47. Gartsman GM, Roddey TS, Hammerman SM: Shoulder arthroplasty with or without resurfacing of the glenoid in patients who have osteoarthritis. J Bone Joint Surg Am 82(1):26-34, 2000.

48. Edwards TB, et al: A comparison of hemiarthroplasty and total shoulder arthroplasty in the treatment of primary glenohumeral osteoarthritis: Results of a multicenter study. J Shoulder Elbow Surg 12(3):207-213, 2003.

49. Arntz CT, Jackins S, Matsen FA III: Prosthetic replacement of the shoulder for the treatment of defects in the rotator cuff and the surface of the glenohumeral joint. J Bone Joint Surg Am 75(4):485-491, 1993.

50. Edwards TB, et al: The influence of rotator cuff disease on the results of shoulder arthroplasty for primary osteoarthritis: Results of a multicenter study. J Bone Joint Surg Am 84-A(12):2240-2248, 2002.

51. Kelley M, Leggin B: Rehabilitation. In Williams GR, et al, editors. Shoulder and elbow arthroplasty. Philadelphia, 2005, Lippincott Williams & Wilkins.

52. Mighell MA, et al: Outcomes of hemiarthroplasty for fractures of the proximal humerus. J Shoulder Elbow Surg 12(6):569-577, 2003.

53. Cofield RH, Edgerton BC: Total shoulder arthroplasty: complications and revision surgery. Instr Course Lect 39:449-462, 1990.

54. Fehringer EV, et al: Characterizing the functional improvement after total shoulder arthroplasty for osteoarthritis. J Bone Joint Surg Am 84-A(8):1349-1353, 2002.

55. Franklin JL, et al: Glenoid loosening in total shoulder arthroplasty. Association with rotator cuff deficiency. J Arthroplasty 3(1):39-46, 1988.

56. Rozencwaig R, et al: The correlation of comorbidity with function of the shoulder and health status of patients who have glenohumeral degenerative joint disease. J Bone Joint Surg Am 80(8):1146-1153, 1998.

57. Gill TJ, et al: Complications of shoulder surgery. Instr Course Lect 48:359-374, 1999.

# 第 8 章

# 腕短伸肌松解术及肱骨外上髁切除术

*Kelly Akin Kaye, Kristen G. Lowrance, James H. Calandruccio*

肱骨外上髁炎,俗称网球肘,是指发生在肘关节前臂伸肌起点处肌腱的病理改变,特别是桡侧腕短伸肌腱。然而,此类的肘关节外侧疼痛症状很少伴有急性炎症细胞浸润,因此,现在被称为肱骨外上髁病。此外,许多在肱骨外上髁远端及前侧有局部压痛且伸腕时出现相同部位疼痛的患者并非网球运动员,或与体育运动无关[1]。

## 手术指征及注意事项

### 病因学

肘关节伸肌腱损伤的常见原因是重复创伤或过度负荷而导致的机械疲劳或生物力学过载。有文献报道提出肱骨外上髁外生骨疣或退变也可能引起肘关节外上方疼痛[2]。症状通常表现为肘部刺痛,常向前臂背侧放射,偶尔放射至中指、环指,并伴有握力下降[3]。

桡侧腕短伸肌腱是最常受累的肌腱,在需要静态和动态伸腕动作的活动中发挥作用,并在抓握时稳定腕关节。损伤也可发生在指总伸肌、尺侧腕伸肌、小指伸肌及旋后肌腱。根据目前的文献报道,微损伤所致的桡侧腕短伸肌腱撕裂可扩散至伸肌总腱等[1]。Plancher 等[1]在进行手术治疗时发现,大量患者存在明显的肌腱断裂。

反复扭伤、反复强力伸腕及抓握、击球时用力不当可造成肌腱微撕裂,球拍及拍柄尺寸不合适也容易造成损伤。此外,肌肉力量及耐力下降、前臂肌肉弹性不足、日常活动变化、年龄增长及女性激素水平失衡亦可导致症状出现[3]。该疾病在四五十岁人群中男女发病比例相同,75% 发生于优势手[1]。老年患者通常多由日常工作所引起,而年轻患者多与运动损伤有关。

90% 的肱骨外上髁炎患者采用非手术治疗效果良好,包括减少有害活动、非甾体抗炎药、支具、物理治疗及注射治疗。少数症状持续时间长、功能影响大的患者需手术治疗[4]。工作相关活动中的过度使用所致的损伤,由于很难避免此类加重损伤的活动,患者可能更需要手术治疗。

手术指征依据患者的期望值及活动水平而异。选择手术治疗前应考虑患者功能障碍的时间和前期非手术治疗情况。肱骨外上髁炎的手术治疗没有绝对的适应证,对于有重要继发获益的病例临床医生必须谨慎行事。

选择手术治疗时需要考虑的最重要的因素包括疼痛强度、频率及由疼痛所致功能障碍的持续时间。Nirschl 分级依据疼痛的严重程度、与运动和训练的关系及治疗后的缓解程度进行分期(表 8-1),可供选择治疗时参考。若肘关节外侧反复出现持续性难忍的不适感,并且运动、活动时伴有疼痛(4 期)可能提示肌腱结构存在病理改变。多数进行手术治疗的患者症状持续 1 年以上,但是对于接受系统正规非手术治疗 6 个月后疗效欠佳的患者也可考虑手术治疗。肘关节外侧出现钙化通常预示非手术治疗效果不佳。若症状持续 12 个月以上,其他非手术治疗方式通常也无效。以往肾上腺皮质激素注射是缓解严重网球肘患者急性疼痛的标准治疗方法,但其复发率高,故逐渐出现了自体全血、富血小板血浆、硬化剂、肉毒毒素及透明质酸盐注射治疗,它们效果更持久。尽管目前有一些令人注目的报道,但是针对肱骨外上髁炎患者不同分期的理想注射方法仍未达成共识。

**表 8-1 Nirschl 肌腱病疼痛分期**

- **1 期** 运动后轻度疼痛,24 小时内缓解
- **2 期** 运动后疼痛超过 48 小时,通过热身缓解
- **3 期** 运动时疼痛但不影响运动
- **4 期** 运动时疼痛且影响运动
- **5 期** 日常重体力活动引起疼痛
- **6 期** 间歇性静息痛但不影响睡眠,日常轻体力活动可引起疼痛
- **7 期** 持续性静息痛(钝痛),影响睡眠

同样地,为了帮助患者更早地回归运动,有作者提出了微创手术治疗。与开放手术相比,关节镜手术治疗可缩短运动员的功能恢复时间。而与经皮松解手术相比,关节镜下松解起效快且病变部位视野清晰。尽管如此,肱骨外上髁炎的标准手术方式仍是切开松解。且不论选择开放性术式,手术过程均操作方便、效果持久,手术器械亦容易获得。尚没有一种术式已经或即将被所有手术医生所采纳。

## 手术步骤(改良 Nirschl 术式)

大多数的肱骨外上髁炎手术处理方式需要清理病变肌腱组织,最主要为桡侧腕短伸肌腱。肱骨外上髁桡侧腕短伸肌腱附着处下方有典型的血供丰富的肉芽组织生长,肉眼见呈淡灰褐色,有时呈砂砾样的退变区域。手术处理包含切除病变肌腱组织和肱骨外上髁。

用皮肤记号笔标记选取的手术切口,以肱骨外上髁为中心做一长 4~5cm 微呈弧形切口,近端沿肱骨外髁嵴,远端位于外上髁与 Lister 结节连线上。使用止血带后切开皮肤,仔细分离皮下组织,保护好经过肱骨外上髁皮下表浅滑囊的皮神经。辨认出伸肌腱膜(图 8-1A),桡侧腕长伸肌可部分覆盖桡侧腕短伸肌,予以牵开后可清楚显露桡侧腕短伸肌腱的前缘,指总伸肌起点可使桡侧腕短伸肌的深部难以辨认(图 8-1B)。自肱骨外上髁中部向肱桡关节方向剥离联合肌腱中的桡侧腕短伸肌腱。切除外观不正常的肌腱直至显露外观正常的 Sharpey 纤维,病变组织可见纤维化、颜色改变及钙质沉积。

病变偶可蔓延至指总伸肌的止点处。手术一般不打开肱桡关节腔;然而,如果术前检查发现关节内存在病变,如关节内游离体、退行性关节病变、关节积液或滑膜增厚,需扩大切口行关节切开,以便探查关节。

用咬骨钳或骨凿去除外上髁外侧 0.5cm 的一小块皮质,切忌损伤关节软骨或破坏关节稳定性(图 8-1, C)。在邻近桡骨头处,桡侧腕短伸肌腱与环状韧带紧贴以限制桡侧腕短伸肌腱向远端移位。残余正常的桡侧腕短伸肌肌腱需缝于筋膜或骨膜上,或使用不可吸收缝线将其缝至肱骨外上髁的钻孔中。

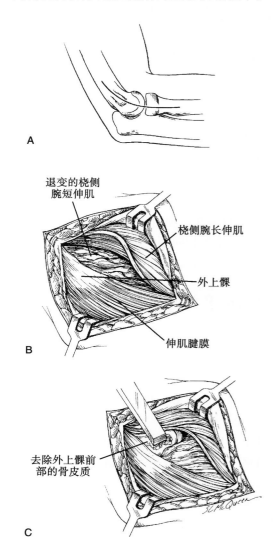

**图 8-1** 网球肘的手术治疗。**A.** 皮肤切口;**B.** 辨认桡侧腕长伸肌及指总伸肌的起点;**C.** 去除骨皮质(摘自 Nirschl RP,Pettrone F:The surgical treatment of lateral epicondylitis. J Bone Joint Surg 61A:832-839, 1972.)

肘关节于完全伸直位时用可吸收缝线关闭伸肌腱之间的间隙,以减少肘关节屈曲挛缩的发生。缝合皮肤(通常使用可吸收缝线进行皮下缝合、胶带粘合切口),敷料包扎。术后使用臂腕吊带,术后 10~14 天首次随访前即鼓励患者家中进行肘关节活动

范围练习。

## 手术效果

据 Nirschl 报道[5,6]，85% 的患者疼痛缓解并能恢复术前所有的活动，12% 的患者进行剧烈活动时出现疼痛，3% 的患者疼痛缓解不明显。在一项随访研究中，53 例患者同时进行内外侧松解，平均随访 11.7 年，术后患者满意程度高，96% 的患者能恢复体育运动。失败原因包括合并有骨间背神经卡压或骨间背神经卡压漏诊、关节内疾病或肘关节侧方不稳定。预后差的因素包括对皮质激素注射效果差、多次注射皮质激素、双侧肱骨外上髁炎、合并其他伴随疾病及吸烟。

# 康复治疗指南

## 阶段 I

**时间：**术后第 1 ~ 14 天
**目标：**邻近关节达到全关节活动度（ROM），促进伤口愈合，控制水肿与疼痛，增加手肘主动关节活动度（AROM）（表 8-2）

**表 8-2　短伸肌松解和外上髁切除**

| 康复阶段 | 进阶至此阶段标准 | 预期失能与功能受限 | 介入 | 目标 | 解释 |
|---|---|---|---|---|---|
| 阶段 I<br>术后第 1 ~ 14 天 | 术后 | • 术后疼痛<br>• 术后水肿<br>• 上肢活动度受限<br>• 无法抓握和前取 | • 观察切口处<br>• 指导患者如何改变活动方式<br>• 冷冻治疗<br>• 气压间歇压缩<br>• HVGS<br>• 弹绷压迫或弹性织物<br>• 制作可拆卸夹板<br>• PROM-AROM——肩部（全范围，维持手肘在正中位置）<br>• AROM<br>　手部（手指屈曲/伸直）<br>　手腕-屈曲/后伸<br>　手肘（手术敷料移除后即刻）-屈曲/后伸，旋前/旋后 | • 防止感染<br>• 降低手术位置的压力<br>• 减低疼痛<br>• 控制并减轻水肿<br>• 保护手术位置<br>• 维持手术位置近端与远端关节的活动度<br>• 邻近关节全范围的 AROM<br>• 肘关节 ROM 达 60%（伸直将较多受限） | • 避免术后并发症<br>• 降低伸肌总腱的张力<br>• 疼痛控制<br>• 水肿处理<br>• 避免邻近关节僵硬和关节肌肉失能<br>• AROM 可帮助控制疼痛与水肿<br>• 改善肘关节 ROM（通常缝线会在 10 ~ 14 天移除） |

AROM（active range of motion）= 主动关节活动度；HVGS（high-voltage galvanic stimulation）= 高压直流电刺激；PROM（passive range of motion）= 被动关节活动度；ROM（range of motion）= 活动度

手术后，治疗师指导患者抬高患侧以控制水肿，并开始进行手部与肩部缓和的关节活动。术后肘关节需佩戴夹板固定在屈曲 90°位置。术后第 5 天，手术处的敷料与夹板移除后，肘部治疗就可以开始。

首次评估可由物理治疗师或职业治疗师进行。一旦术后敷料移除，即进行评估，测量关节活动度、水肿、疼痛、功能能力与伤口愈合。其中关节活动度包含手部、腕部、肘部和肩部以及测量手部、前臂、肘部与上臂的肌围度。疼痛程度使用 0 到 10 视觉模拟量表（visual analog scale，VAS）。由于它的准确性而被推荐用于治疗过程与居家运动中的疼痛评估。功能状态可用上肢功能评估量表（disabilities of the arm，shoulder，and hand，DASH）或网球肘自评量表（patient-rated tennis elbow evaluation，PRTEE）监测。上述的评估数据皆需要用来与后续随访做比较以评估患者的治疗进展。

在此阶段，患者伤口应保持清洁与干燥，直到缝线在术后第 10 ~ 14 天移除。待手术部位可以暴露后，可采取其他形式来控制水肿，包括冰敷、气压间歇性压缩（压力值 50mmHg，3∶1 开/关）和高压直流电刺激（HVGS）。HVGS 用于预防水肿的建议模式为 100 脉冲间微秒的连续性负极刺激,强度为患者的感觉阈值[7]。整个白天和晚上患者在家中可以间断使用轻度弹力绷带或织布(如 Coban 或 Tubigrip)以持续控制水肿(图 8-2)。肘部、前臂与腕部关节 AROM 运动在术后敷料移除后即可开始进行[8]。**禁止在此时期进行肘部与前臂的被动关节活动与关节松动。**

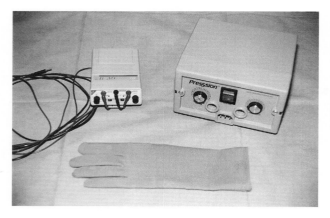

**图 8-2**　水肿控制。可携带式 HVGS,可携带式间歇加压器与加压衣(等渗压手套)

部分外科医师偏好使用肘部的可移除式夹板托以制动肘关节直到术后第 2 周。此夹板托是用低温塑料制作,让手肘固定于 90°,在运动与夜间佩戴(图 8-3)。

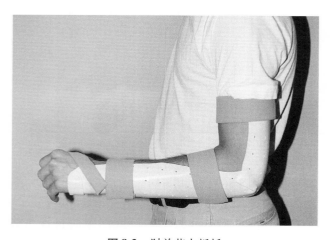

**图 8-3**　肘关节夹板托

疼痛的处理可以使用 HVGS,设定模式与控制水肿相同;医师也可以会开具口服药物。术后第一次探访是对患者进行宣教的良好时机,包括纠正运动模式和重塑恰当的生物力学。**应教导患者避免过度的大力抓握、反复的静态伸腕和抗阻旋后,这些动作常见于某些手工具的使用,如螺丝起子、钳与键盘等。**此

**外,患者也应避免进行高举过头的抬举动作。**

抬举动作的主要模式应该为双侧低位手或使用前臂中立位进行(图 8-4)。

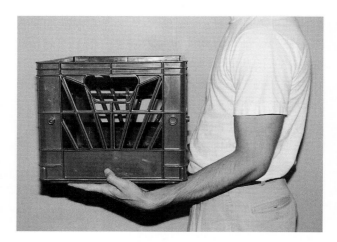

**图 8-4**　低位手抬举技巧

在初期阶段,治疗师需要密切关注患者主诉的疼痛状况与 ROM 练习的耐受力,同时注意治疗过程中是否有出现复杂性疼痛症候群。需要注意的体征与症状如下:
- 疼痛与刺激不成比例
- 过度水肿
- 温度与颜色改变
- 关节过度僵硬

### 阶段 Ⅱ

**时间:**术后第 15 天至第 4~5 周

**目标:**控制水肿与疼痛,达到肘部全范围 PROM,维持邻近关节的全范围的 ROM,促进疤痕组织的滑动(表 8-3)。

制动期结束后,治疗师应开始介入每天 3~4 次的手肘温和 AROM 练习[9]。第一阶段,治疗师应着重强调居家运动的重要性,并制定有规律的物理治疗疗程。

关节活动度运动包括:
- 肘部伸直和屈曲
- 腕部伸直和屈曲
- 前臂旋后和旋前

**患者应避免让伸肌总腱放置在承受最大张力的位置,例如肘伸直合并手腕屈曲至最大角度(图 8-5)[3]。为避免再度受伤,渐进性抗阻运动在此阶段是禁止的。运动相关的活动例如网球、高尔夫、曲棍球或用力投掷球等动作都应禁止。**

表 8-3　短伸肌松解和外上髁切除

| 康复阶段 | 进阶至此阶段标准 | 预期失能与功能受限 | 介入 | 目标 | 解释 |
|---|---|---|---|---|---|
| 阶段 Ⅱ<br>术后第 3～5 周 | • 切口处愈合良好且没有感染迹象<br>• 改善手肘被动关节活动度<br>• 未增加疼痛或水肿情形 | • 持续疼痛和轻微水肿<br>• 上肢活动受限<br>• 无法功能性抓握和前取 | • 接续阶段 Ⅰ 的水肿处理与疼痛控制技巧<br>• 软组织按摩<br>• 肢体提高并使用逆向按摩<br>• 缝线移除与切口愈合后进行瘢痕去敏感<br>• 硅凝胶片瘢痕垫<br>• PROM-肘屈曲/后伸（在疼痛忍受范围内）<br>• 等长收缩（手腕在正中位置，介于 30° 屈曲/伸直范围）<br>手腕-屈曲/后伸 | • 间歇痛，休息时疼痛 0/10<br>• 执行个人 ADL 疼痛<4/10<br>• 水肿程度与健侧相差 2cm 以内<br>• 鼓励执行规范内的日常活动<br>• 促进瘢痕活动度与重塑<br>• 术后第 5 周开始手肘、前臂与手腕的全 PROM<br>• 手术边的肢体进行一次重复性测力计测试，使用最小值 4.54kg<br>• 鼓励有质量的肌肉收缩 | • 逐渐能自我处理疼痛与水肿<br>• 改善软组织活动度<br>• 只用加压以重塑瘢痕<br>• 提升正常关节内活动<br>• 为肌肉作阻力训练的准备<br>• 鼓励有质量的肌肉收缩 |

ADL（activities of daily living）= 日常生活活动；PROM（passive range of motion）= 被动活动度

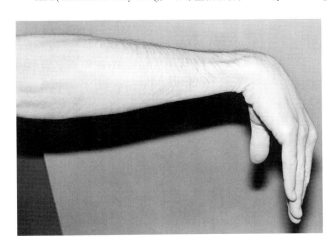

图 8-5　肘关节伸展时腕关节极限屈曲

Stanley 与 Tribuzi[3] 建议执行等长收缩时，腕部需放在正中位置或不超过 30° 的背伸或屈曲，为进一步抗阻训练做准备。**每组重复 15～20 次，每天 3～4 组。等长收缩只需要使用次最大收缩量即可。**

随着关节活动度的改善，治疗师应仔细观察患者水肿状况。针对水肿，下列方法可使用：

1. 在治疗结束后冰敷并抬高肢体 10 分钟
2. 加压绷带或弹性织布
3. HVGS 15 分钟

中度水肿的处理方式如下：

1. 逆向按摩
2. 气压间歇性加压并抬高肢体
3. HVGS 并抬高肢体并冰敷 20～30 分钟

等缝线移除且切口处良好愈合，即需要进行瘢痕处理。

瘢痕处理包括去敏感与瘢痕再塑。因为瘢痕的过度敏感会抑制患者功能上的使用，因此拆线后的第 1 个疗程就要开始去敏感介入[9]。瘢痕再塑可使用按摩（在适当的时候），借助松动受限的纤维肌腱结、增加循环，利用压力抚平和舒缓瘢痕以帮助维持瘢痕活动度（图 8-6）[9]。治疗师需考虑可以使用硅

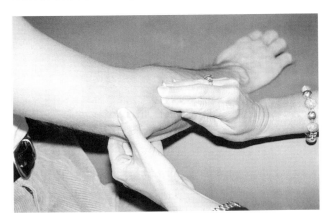

图 8-6　通过徒手按摩技巧重塑瘢痕

凝胶片瘢痕片或以硅胶为基底的垫片覆盖在瘢痕上以促进重塑反应。

治疗师应教导患者摩擦敏感处持续 2~5 分钟，每天 3~4 次，可用于摩擦瘢痕的质地如毛皮、纱、米、聚苯乙烯泡沫塑料或玉米。其他有用的质地包括毛巾、衣物、干的豆类和大米[9]。

患者应限制术后抬举重量不超过 4.54kg。而握力测试显示，与健侧手相比，患侧手有 50% 的缺乏。

### 阶段Ⅲ

**时间**：术后第 4~6 周至第 6 个月

**目标**：控制疼痛，维持肘部与前臂全关节活动度，上肢肌力训练，恢复正常上肢灵活度（表8-4）

**表 8-4　短伸肌松解和外上髁切除**

| 康复阶段 | 进阶至此阶段标准 | 预期失能与功能受限 | 介入 | 目标 | 解释 |
|---|---|---|---|---|---|
| 阶段Ⅲ<br>术后第 6~24 周 | • 全被动关节活动度，主动关节活动度接近正常<br>• 疼痛和水肿在控制内且能自我处理<br>• 自阶段Ⅱ开始，肌力未减退 | • 轻微、间歇性疼痛和水肿<br>• 轻微手肘活动度受限<br>• 无法在功能活动上抓握和前取 | • 接续疼痛与水肿处理<br>• 教育患者改变生活活动，使用良好机械学动作完成日常活动<br>• 渐进性阻力运动-橡皮泥运动，手指捏与握运动<br>• 等张运动<br>　肩部（见第 3 章）<br>　肘-屈曲，后伸，旋前与旋后<br>　腕-屈曲，后伸，桡侧偏与尺侧偏<br>• 工作仿真器（12~16 周）<br>• 回归运动方案（参见第 13 章）（12~16 周） | • 疼痛自我处理<br>• 预防突然增加功能性活动进展<br>• 握力达 85% 健侧的力量<br>• 肩部与肩胛区域力量平均<br>• 手腕力量至 80% 内<br>• 回复术前活动和（或）工作级别 | • 避免会增加伸肌肌肉张力的姿势<br>• 促进回归功能性活动且无症状发作<br>• 为回归职场与运动增加肌力与耐力<br>• 强化上半身确保上肢能正确使用<br>• 监测手腕等张运动，确保安全达最大肌肉训练状态<br>• 在诊所模仿工作和（或）运动的负荷量，以训练肌肉可以安全地运动或工作 |

术后 4~6 周，治疗师应开始渐进式肌力强化方案[9]。在此期间，患者手部、腕部与肘部应达全关节活动度，注重在建立肌肉力量与训练耐力以达回归工作与运动的目标。

肌力训练目标是提升整个上肢的状态，特别是前臂，同时预防过度牵拉或超负荷造成的再次伤害。为确保达到最大化肌力强化训练，建议进行前臂肌肉的离心运动训练[3]。此阶段适合开始前臂肌肉的牵拉运动。

每位患者的体能训练方案依照活动耐受力、术前活动程度与回归职场或运动的需求量制订。假如患者在进行主动运动中没有疼痛产生，他或她可开始抗阻训练和轻作业或工作和运动相关活动，即使

在没有重量的状况或使用工作仿真器下，如巴尔的摩治疗性器械（Baltimore Therapeutic Equipment，BTE）或 Lido（图 8-7），关键是持续教导患者并训练其在抬举动作中前臂要保持正中位置，避免伸肌肌群产生应力的姿势。

训练方案如下：

- 手部肌力强化训练（抓握与捏拧）
- 前臂肌力强化训练
- 上臂肌力强化训练
- 肩部肌力强化训练
- 耐力训练

通常来讲，回归正常活动在术后第 4 个月即可开始[8]。

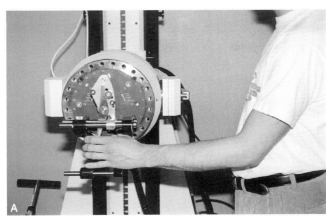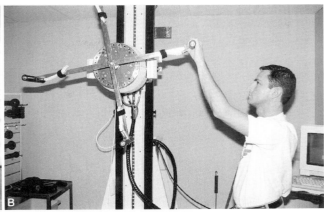

图 8-7　**A.** Baltimore 治疗性器械的工作仿真器,强化握力训练;**B.** 模拟工作活动

## 问题解析

外上髁切除术后通常会遇到疼痛、症状复发、水肿、关节活动度不足或僵硬和瘢痕扩张。

### 疼痛程度增加或症状再发

治疗师应该要在整个康复治疗过程中,密切监测患者疼痛程度。Magill 疼痛问卷可以帮助评估疼痛程度或疼痛型态的改变。运动进展应依据患者报告的疼痛状态来设立。一些有严重疼痛的病例,医师可能会进行经皮神经电刺激(transcutaneous electric nerve stimulation,TENS)治疗。假如疼痛持续存在或是发生在康复治疗后,治疗师可以考虑使用反作用力支撑带(counterforce brace),让患者回归术前活动程度。

### 持久性水肿

控制水肿包括冰敷、抬高、HVGS、间歇性超声波、弹绷加压、反向按摩与淋巴引流按摩手法。持续性被动活动器械能在白天和晚上间断使用,可协助减轻水肿。降低活动水平和暂缓抗阻训练也是必须的。

### 关节活动度不足或邻近区域僵硬

最常见的活动度问题在于伸肘角度的丢失。术后 6 ~ 8 周,治疗师可与医师讨论使用静态进展性或动态性夹板以改善伸直角度。静态夹板可通过低温塑料材质制作,塑形时将患肢摆在末端角度,须每周调整支具。动态支具可在市面购买。针对手部与手指僵硬,使用屈曲手套或使用 Coban 或弹性绷带进行复合伸展屈曲包扎通常能成功解决僵硬问题(图 8-8)。

### 痛性瘢痕

假如书中之前提到的瘢痕处理技术无法产生令人满意的效果,下面有额外的方法可以使用:

* 超声波
* 器械震动
* 加压性敷料或服装以避免瘢痕粘连

可考虑使用微粒热疗(fluidotherapy)解除瘢痕过敏。

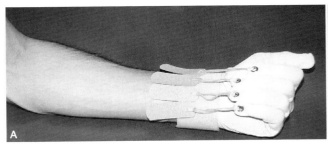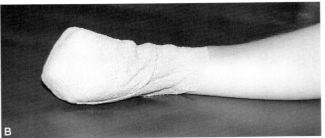

图 8-8　**A.** 市售给手部僵硬使用的手指屈曲手套;**B.** 使用 Coban 的复合性手指屈曲包扎

## 居家训练建议

　　此方案为初期与后续的居家运动提供了一些普遍性的计划。然而需考虑患者年龄、需求和能力,以引导方案的进展速度、强度和治疗类型。

**阶段 I (1~2 周)**

1. 主动活动运动每天 3~4 次。一开始,每次 1~2 组,每组重复 10 下。接下来,在能忍受范围内进阶每次 3 组,一组重复 15 下。
2. 运动包含:手肘屈曲、后伸,前臂旋后、旋前,手腕屈曲、后伸、桡侧偏、尺侧偏,手指屈曲、后伸、外展、内收,和肩部屈曲、外展、内收、内旋、外旋。
3. 利用肢体上抬和压缩弹力织布控制水肿。手肘冰敷 10 分钟,每天 3~4 次。

**阶段 II (3~5 周)**

1. 持续前述运动,如果还无法主动地活动,增加手肘屈曲和伸直的被动关节活动。

2. 持续牵拉一组重复 5~10 次,每次 20~30 秒,每天 3~4 组。使用健侧手牵拉手术的手肘。若水肿控制适宜,则患者可在牵拉前使用湿热 10 分钟。

**阶段 III (6~12 周)** *

1. 若达到全关节活动度,主动关节活动运动可停止。
2. 开始握力强化训练,使用轻度阻力的橡皮泥,每天 3~5 次,每次 5 分钟。
3. 开始肩部、手臂与前臂轻度肌力强化运动,包括肩屈曲/内收/外展/内旋/外旋,二头肌/三头肌蜷曲运动,手腕屈曲/后伸/桡侧偏/尺侧偏,前臂旋后/旋前。前臂从 0.23kg 进阶至最大 2.27kg 重。肩部给予轻度重量,一组重复 10 次,然后进阶至一组重复 15 次,每次 3 组。部分合适的患者可以进阶使用最大 4.54kg 的重量。

**阶段 III 高阶 (>12 周)**

1. 患者可以进阶至独立进行阶段 III 的练习。

---

*患者在此阶段通常可以恢复正常活动和(或)工作,甚至难度更高的工作内容。

# 临床案例回顾

1　Marvin 是一位 50 岁糖尿病患者,14 天前接受短伸肌松解和外上髁切除术。缝线已经拆除,2 天前术后夹板已取出。肩部、前臂和手部活动度正常,肘部活动度介于 45°~100°,休息痛 3~4/10 分,肘部与前臂近 1/3 位置中度水肿。手术切口处有些微裂开与小量渗出液。有什么办法能处理他的持续性疼痛、水肿和可疑的伤口?

　　治疗师需要排除是否为感染的问题。需评估患者基础体温与肘部的体表温度,皮肤是否有发红或在手肘或前臂周围有斑纹。假使没有温度或颜色的改变且渗出液清澈,手术切口处可施加免缝胶带(Steri-Strips),并联系患者主治医师。若已排除感染问题,则须进行反向按摩控制水肿(避开切口处),HVGS 和抬高肢体(或同时进行),被动关节活动和手肘屈曲和伸直的协助和(或)主动关节活动。瘢痕再塑需等到伤口愈合后再进行。

2　Cindy 是 60 岁家庭主妇,3 周前接受内视镜松解右侧网球肘。她现在抱怨右肩疼痛。患者不记得肘部有任何受伤;为了舒适,白天有佩戴手臂吊带。检查中,右肩主动与被动活动疼痛且活动

有些受限。她的治疗方案还要增加哪些内容?需要给予哪些指导?

　　Cindy 的肩部已发展成早期粘连性肩关节囊炎,需告知其停止使用手臂吊带。她应该开始执行肩部关节活动方案。也可开始执行 Codman 运动和被动关节活动,后续再进行主动活动度与肌力加强训练。

3　Jim 现在 34 岁。约 7 周前接受短伸肌松解和外上髁切除。他很焦虑,想要赶快康复,可以在周末照常玩垒球。1 周前开始进行轻度抗阻运动,Jim 在家也是如此。他的疼痛程度在过去 4 天明显增加。然而,他自行使用冰敷和抗炎药可控制疼痛。Jim 的运动需要改进吗? 如果需要,该怎么改进?

　　Jim 因为运动而加剧他的症状。他有可能进行居家运动时太激进。现在主要目标为减轻疼痛和消肿。在疼痛与水肿受到控制后,以小剂量、较长间隔时间开始渐进性的肌力训练。肌肉酸痛应该较轻微,并且可以用冰敷控制。提醒患者运动量和阻力大小需要逐渐增加。

4　Janet 是一个 35 岁的会计。她因为多次非手术治疗失败而接受短伸肌松解和外上髁切除。术

后第 7 周, Janet 的伸肘活动度约 15°。在这个阶段, 什么样的治疗可以有效地增加肘后伸角度？

患者需要在晚上使用动态夹板或是静态渐进式夹板以获得全范围的后伸角度。

5　Matt 是 47 岁企业主管。他在 4 周前进行短伸肌松解和外上髁切除术。初期伤口愈合不错；然而, 他的工作性质是经常出差。现在, 他回来治疗时抱怨休息时疼痛增加至 8/10 分, 并且整只前臂和手部水肿。他感觉到整个患侧上肢有刺痛和灼热痛。经由观察, 前臂部分皆有水肿且皮肤呈斑驳外观, 手指关节周围呈现梭形水肿。肘部、腕部与手部的活动度下降且无法执行握拳。让这名患者进阶至阶段 Ⅱ 是否合适？这次疗程须包含什么治疗内容？

在术后第 4 周, 患者的活动度应该增加且疼痛降低。上述患者的症状指出有复杂性区域疼痛症候群 (complex regional pain syndrome)。此次疗程应包含理疗仪器以降低疼痛和水肿。这次疗程不能进阶至下阶段的运动内容。应转介给医师 (做相应的检查和评估)。

6　Sharon 是 45 岁女性。工作为计算机程序员, 14 周前接受短伸肌松解和外上髁切除术。她在家进行渐进性抗阻运动和每周 4 次的前臂与手肘内在牵拉, 并已回归全职工作。她现在抱怨一整天工作结束后有疼痛出现, 伴随外侧肘部可观察到的轻微水肿。她进行每周 1 次的治疗。治疗师在这周的预约须评估什么？要给予哪些正确建议？

治疗师应该评估患者的握力、前臂、手肘与肩部的力量, 并与健侧和前一周的数值做比较。手肘活动度和水肿 (经由周长的触诊) 要确认。要求患者填写疼痛问卷或视觉模拟量表做疼痛状况记录。假使力量数值下降 10% 或少于 85% 健侧力量, 则表示患者太早回归职场工作。若力量在正常的受限范围但有严重的水肿和疼痛加重, 她应该要降低渐进性阻力运动的重量并在工作结束后冰敷 10~15 分钟。必须确认患者本身的牵拉技巧, 确保没有过度牵拉, 还须确认患者在工作中的活动是否遵循最佳力学调整。要求患者在工作中使用反作用力支撑带 (持续使用至术后 6 个月)。

7　Ben 是商业建筑公司的负责人。他在 16 周前手术, 4 周前结束治疗并建议接受功能能力评估。他复诊做 1 个月后的再评估。针对医师的嘱咐, 他回到工作岗位并未提重物。他反映使用工具有困难, 使用会震动的工具前臂会酸痛。他表示一天工作到一半时, 患侧手会感到无力。再次评估后发现 Ben 受术边的握力只有健侧的 50%。活动度持续在正常限制范围内。阻力测试和触诊的疼痛为阴性。可以做些什么以解决患者的诉求？

Ben 应该佩戴抗震动手套, 给需要重复使用的工具加上衬垫, 根据工作强硬模式下的功能能力评估, 会诊外科医师提供有关进一步康复咨询, 针对职业类型增加抓握、上肢肌力训练和耐力训练。

8　Madeleine 是一个 40 岁兽医, 术后 4 周快接近 5 周。她抱怨患侧小指和无名指有麻木和刺痛感。拿掉肘固定 90° 的夹板后, 她仍然有轻微疼痛 3/10, 在手术位置轻度水肿, 但是可良好忍受被动和主动活动度以及等长收缩运动。她的肩部、前臂和手部活动度正常, 肘主动活动度在 10°~130°。后续问题显示患者偏好的睡姿是侧卧, 并且会把手臂塞到枕头下。请问能给这位患者哪些好的建议？

因为睡觉姿势, Madeleine 可能发展成尺神经炎。应该告知患者在晚上使用手肘夹板以预防在睡觉时过度屈曲并保护尺神经。她应该可以进阶至阶段 Ⅱ 的治疗计划。

9　Nash 是一位在 6 周前接受手术的 33 岁篮球教练。手肘呈现全角度, 瘢痕可活动且能承受自我照顾和 (或) 日常活动而无疼痛。他还未进行居家阻力训练, 但目前做得不错, 似乎可以开始进入阶段 Ⅲ。在此次疗程, 他希望本周末能在他的小联赛球队里教导和 (或) 示范运球技巧。请问他的运动方案要改变吗？

应该教导 Nash 术后的愈合过程。并提醒他：在这段时间的主要目标是达到无痛全角度, 以及此时间内禁止参加任何运动或重复性活动。抬举重量持续限制在小于 4.54kg 内。

10　Ross 是一位 48 岁职业赛车手。他现在是术后 18~20 周。他的活动度正常, 双侧握力相当, 患侧边上肢 MMT (徒手肌力测试) 达 5/5。他能忍受工作仿真器 45 分钟的运动疗程且没有残留疼痛。他现在准备要恢复竞赛性赛车。针对恢复赛车活动, 可以给予什么指引？

在医师同意下可回归赛车活动。建议在每次赛车练习之间, 有足够时间休息并且注意是否症状有再发生, 例如酸、痛或无力。若有需要, 可以在开车结束后给予手肘冰敷。

11　Tucker 是一位 21 岁大学足球四分卫。在非赛季期间,他因为外上髁发炎而接受改良式 Nir-schl 步骤。目前他术后 12 周。呈现正常主动与被动角度,能承受阻力训练运动且无症状,休息时疼痛为 0/10。他反映只有在运动后当天,手肘有轻微酸痛。因他在闲暇时间去露营,结果在鹰嘴突处有一水肿包块。下次治疗应该如何处理?

这位患者很有可能因为昆虫叮咬感染而患鹰嘴突滑液囊炎。他需要复诊他的外科医师,以决定是否进行抽吸和药物处置。

12　Elizabeth 是一位 55 岁医疗打字员,在 7 周前接受开放式伸短肌松解。所有阶段 II 的目标皆已达成(见表 8-3)。对于下列的运动项目,哪些治疗指导是恰当的? 握力;持续抓握;前臂与手腕力量;上臂力量强化。

握力强化训练使用轻度阻力橡皮泥训练,每次 2 分钟,每天 2~3 次。持续抓握使用 0.45kg 重量合并轻度橡皮泥训练 2 分钟。前臂和手腕渐进性阻力运动使用 No. 1 重量,每组重复 10 次,每次 1~3 组。上臂力量强化要依照身体健康状况、年龄、性别和生活形态及活动程度做调整。

**（王祥　阮雅莉 译　刘丽琨　蔡永裕 校）**

## 参考文献

1. Plancher KD, Halbrecht J, Lourie GM: Medial and lateral epicondylitis in the athlete. Clin Sports Med 15(2):283-305, 1996.
2. Gellman H: Tennis elbow (lateral epicondylitis). Orthop Clin North Am 23:75-82, 1992.
3. Stanley BG, Tribuzi SM: Concepts in hand rehabilitation, Philadelphia, 1992, FA Davis.
4. Canale ST: Campbell's operative orthopaedics, ed 9, St Louis, 1998, Mosby.
5. Olliveierre CO, Nirschl RP: Tennis elbow: Current concepts of treatment and rehabilitation. Sports Med 22(2):133-139, 1996.
6. Ollivierre CO, Nirschl RP, Pettroe FA: Resection and repair for medial tennis elbow: A prospective analysis. J Sports Med 23:2, 1995.
7. Hayes KW: Manual for physical agents, ed 4, Norwalk, Conn, 1993, Appleton & Lange.
8. Jobe FW, Ciccotti MG: Lateral and medial epicondylitis of the elbow. J Am Acad Orthop Surg 2(1):1-8, 1994.
9. Hunter JM, Mackin EJ, Callahan AD: Rehabilitation of the hand: Surgery and therapy, ed 4, St Louis, 1995, Mosby.

# 第 9 章

# 尺神经转移术重建尺侧副韧带

*Mark T. Bastan*, *Michael M. Reinold*, *Kevin E. Wilk*, *James R. Andrews*

肘关节尺侧副韧带是肘关节在功能活动范围内对抗外翻应力的主要稳定结构。对于投掷运动员而言,投掷动作对肘关节产生的外翻应力超出了尺侧副韧带所能承受的极限拉伸强度,反复投掷动作所造成的累积性微损伤可最终造成韧带过度拉伸,导致肘关节内侧不稳定。如果运动员想要完全恢复肘关节功能且不产生疼痛症状,需要通过手术治疗及仔细的协调康复计划来纠正尺侧副韧带损伤。本章节介绍用于制订尺侧副韧带重建术后科学康复计划所需要的肘关节的解剖和生物力学知识。

## 手术适应证及注意事项

### 骨性结构

肘关节包括三个关节:肱尺关节、肱桡关节及桡尺近侧关节,上述 3 个关节包在一个关节囊内,属于屈戍关节[1]。

肱尺关节属单轴滑车关节,有一个维度的自由度-屈-伸,由肱骨远端及尺骨近端构成(图 9-1)。肱骨远端两端变宽形成内、外上髁,分别位于肱骨滑车及肱骨小头上方。肱骨内上髁较外上髁更突出,尺侧副韧带、前臂屈肌及旋前肌附着于此(图 9-2)。外上髁扁平且不规则,为外侧副韧带、旋后肌及前臂伸肌附着处。肘管,又称尺神经沟,位于内上髁后方,为一较深的凹陷,尺神经由此经过,可保护尺神经。肱尺关节面前上方有一骨性凹陷,称冠突窝,屈肘时尺骨鹰嘴滑入此凹陷。鹰嘴窝位于肱骨后方,伸肘时容纳尺骨鹰嘴。尺骨近端是肘关节的主要组成部分,也是肘关节的固有稳定结构。滑车嵴为鹰嘴与冠状突之间的骨性凸起,滑车切迹为两侧滑车

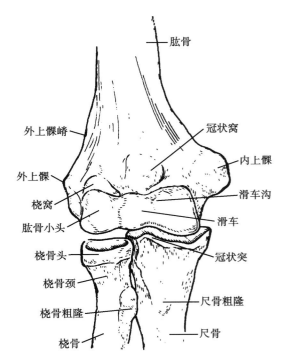

**图 9-1** 肘关节骨性结构解剖(摘自 Stoyan M, Wilk KE: The functional anatomy of the elbow. J Orthop Sports Phys Ther 17:279,1993.)

嵴之间的凹陷,与肱骨滑车相关节。

肱桡关节由桡骨近端与肱骨远端外侧构成,与肱尺关节类似,亦属于单轴滑车关节,在冠状轴上行屈、伸运动。然而,肱桡关节也是尺桡近侧关节沿纵轴行旋转运动的支点。桡骨头呈蘑菇状[2],上面凹陷。桡骨头远端变窄形成桡骨颈。桡骨头与桡骨颈并不在一直线上,与桡骨干呈约 15°的夹角。桡骨头下缘远侧为桡骨粗隆,为肱二头肌腱附着处。肱骨远端的肱骨小头呈球状,在肱骨小头与滑车之间有小头滑车间沟将其分开。肘关节屈伸及前臂旋转过

图中标注:肱骨、外上髁嵴、外上髁、桡窝、肱骨小头、桡骨头、桡骨颈、桡骨粗隆、桡骨、冠状窝、内上髁、滑车沟、滑车、冠状突、尺骨粗隆、尺骨

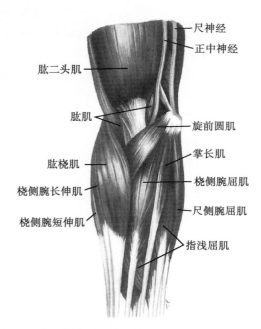

图9-2 内上髁作为尺侧副韧带及屈肌-旋前肌群附着处(摘自 Stoyan M, Wilk KE: The functional anatomy of the elbow. J Orthop Sports Phys Ther 17:279,1993. )

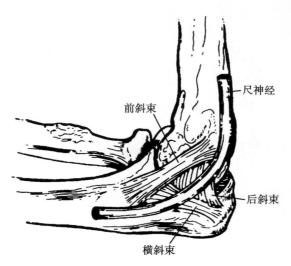

图9-3 尺侧副韧带分为3束:前束、后束及横斜束(摘自 Stoyan M, Wilk KE: The functional anatomy of the elbow. J Orthop Sports Phys Ther 17:279,1993. )

程中,桡骨头边缘与小头滑车间沟相关节。

桡尺近侧关节及桡尺远侧关节为单轴滑车关节,使前臂作旋前及旋后运动。桡尺近侧关节由桡骨头凸面与尺骨桡切迹的凹面构成。桡骨环状韧带与尺骨桡切迹共同构成一个骨纤维环,容纳桡骨头旋转。前臂骨间膜连接于尺骨与桡骨骨间缘之间,形成联合体。桡尺远侧关节由尺骨头及桡骨尺切迹构成,呈 L 形,关节盘位于其间,前臂旋转过程中,桡骨尺切迹及关节盘绕尺骨头旋转。

**韧带结构**

肘关节的 3 个关节包在一个关节囊内,内有滑膜,内外侧增厚形成侧副韧带。

习惯上将尺侧副韧带分为 3 束:前束、后束及横束[2](图9-3)。前束最强韧清晰,自内上髁至冠突的内侧缘,包括 2 层:①增厚的关节囊层;②关节囊表面加强层[3]。这种解剖结构使得在关节镜手术中较难发现前束中央部分的病理改变(慢性缓解期)。从功能上,尺侧副韧带前束可进一步分为两部分:①前部,伸肘时紧张;②后部,屈肘时紧张[4]。

尺侧副韧带前斜束是防止肘关节外翻的主要稳定结构,该结构的损伤可引起除伸直以外肘关节各向不稳定。后束呈扇形,自肱骨内上髁至滑车切迹内侧缘,肘关节屈曲超过 60°时,该束尤为紧张[5,6],但切除后斜束并不显著影响肘关节内侧稳定性。横束

(亦称 Cooper 韧带),位于冠状突与鹰嘴之间,对肘关节稳定性影响小[5]。

外侧副韧带复合体解剖变异大[8,9],通常包括 4 部分:①桡侧副韧带(RLC);②桡骨环状韧带;③桡侧尺副韧带;④附属桡侧副韧带(图9-4)。桡侧副韧带起自肱骨外上髁,止于桡骨环状韧带,维持肱骨及桡骨关节面的紧密接触以提供内翻稳定性[8]。环状韧带由强韧的纤维构成,环绕桡骨头并将其稳定在尺骨桡切迹的位置。极度旋后时,环状韧带前部变得紧张,而极度旋前时,环状韧带后部变得紧张[10]。桡侧尺副韧带起自肱骨外上髁中部,经环状韧带附着于尺骨旋后肌嵴,此韧带与尺侧副韧带前束相似,是肘关节外侧稳定的主要结构,防止后外侧旋转不

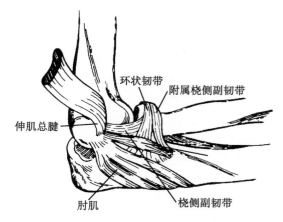

图9-4 外侧副韧带复合体包括桡侧副韧带、桡骨环状韧带、桡侧尺副韧带(摘自 Stoyan M, Wilk KE: The functional anatomy of the elbow. J Orthop Sports Phys Ther 17:279,1993. )

稳[9]。附属桡侧副韧带是环状韧带下缘的延伸,并附着于旋后肌嵴远端,在受到内翻应力时加强环状韧带的稳定作用[5,9-11]。

## 肌肉结构

肘关节周围的肌肉主要有 4 组:
1. 屈肘肌群
2. 伸肘肌群
3. 屈肌-旋前肌群
4. 伸肌-旋后肌群

屈肘肌群位于肘关节前方,包括肱二头肌、肱肌及肱桡肌。肱二头肌远端止于桡骨粗隆及附着于肘关节囊前方的肱二头肌腱膜,是主要的屈肘肌,可使前臂旋后(主要在肘关节屈曲位时)。肱桡肌起自肱骨外上髁嵴上方 2/3 处,远端止于桡骨茎突,是最有机械优势的屈肘肌。肱肌的横截面在屈肘肌中是最大的,但因其太靠近旋转轴而无机械优势。肱肌穿过肘关节囊前方并有肌纤维穿入关节囊,可在肘关节屈曲时缩紧关节囊。

肘肌及肱三头肌位于肘关节后方,作用为伸肘关节。肱三头肌近端有三个头(长头、外侧头及内侧头),三个头向下汇合成一个腱止于尺骨鹰嘴后方。肘肌较小,起于肱骨外上髁后方,止于尺骨近端背侧面,除起伸肘作用外,也可能是外侧稳定结构。

屈肌-旋前肌群,包括旋前圆肌、桡侧腕屈肌、掌长肌、尺侧腕屈肌及指浅屈肌,均全部或部分起自肱骨内上髁,这些肌肉主要作用于腕及手,同时也有屈肘及维持肘关节内侧动态稳定的作用。

伸肌-旋后肌群包括肱桡肌、桡侧腕长伸肌、桡侧腕短伸肌、旋后肌、指伸肌、尺侧腕伸肌及小指伸肌,这些肌肉起自肱骨外上髁或其附近,为肘关节外侧提供动态支持。

## 神经结构

肘关节周围的神经结构与周围组织的关系对于肘关节功能、病理改变及治疗至关重要(图 9-5)。桡神经向下走行于肱骨外上髁前方,位于肱桡肌和肱肌深层,在肘窝处分为浅、深两支,浅支于外上髁前方继续下行,为肱桡肌所覆盖,位于旋后肌及旋前圆肌上方。桡神经深支穿过旋后肌,绕过桡骨颈后外侧,于肘关节远端 8cm 处形成终末运动支。

正中神经直行穿过肘窝内侧,位于肱二头肌腱

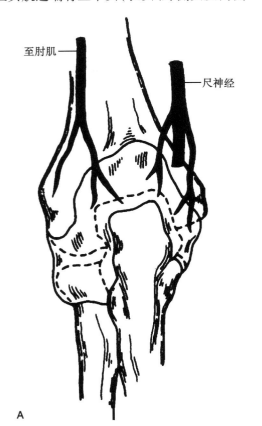

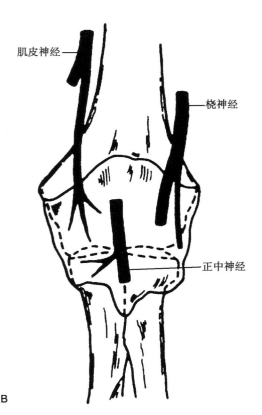

图 9-5　**A.** 尺神经及肘关节韧带后面观;**B.** 肘关节神经分布前面观(摘自 Stoyan M,Wilk KE: The functional anatomy of the elbow. J Orthop Sports Phys Ther 17:279,1993.)

及肱动脉内侧,在肘窝水平,正中神经位于肱二头肌腱膜下,通常穿过旋前圆肌两头之间,走行于指浅屈肌下方。

肌皮神经支配前臂主要的屈肌,经肱二头肌与肱肌之间下行,肱二头肌肌腱外侧穿过前臂筋膜,延续为前臂外侧皮神经,支配前臂外侧感觉。

尺神经在上臂自前向后穿过 Struthers 弓,下行至肱骨内上髁并穿过肘管。肘管是最常发生尺神经损伤的部位,肘关节屈曲时内侧韧带的长度改变可引起肘管容积显著减小,导致尺神经受压迫[12]。在肘关节屈曲时,肘管支持带紧张常在上方压迫尺神经[13]。肘管支持带缺如常与先天性尺神经半脱位有关。穿过肘管后,尺神经走行于尺侧腕屈肌两头之间。

## 病因

尺侧副韧带损伤及其所致的肘关节内侧不稳定多继发于超过韧带张力极限的外翻应力损伤。过度的外翻应力多继发于创伤,例如由摔伤或足球、摔跤等运动造成的肘关节脱位,然而,最常见的受伤机制多为反复的过头运动,例如棒球、标枪、网球、游泳、排球等。投掷运动员无疑成为肘关节内侧不稳定最大的患者群[14],这主要继发于过头投掷过程产生的巨大应力。

肘关节外翻应力始于 arm-cocking 期结束。投掷者肩关节外展、后伸,外旋约 130°,肘关节屈曲约 90°,在加速过程中,肩关节向内旋转,肘关节继续屈曲 20°～30°,使肘关节内侧所承受的外翻应力进一步增加。随着前臂继续加速,在球脱手的刹那,肘关节由屈曲 125° 伸展至屈曲 25°[15,16]。Dillman、Smutz 及 Werner[17] 在尸体研究中报道内侧副韧带的极限外翻扭矩为 33 牛米(图 9-6)。Fleisig 等[18] 测定投掷运动的动态需求中估测尺侧副韧带的外翻扭矩为 35 牛米。尺侧腕屈肌及指浅屈肌位于尺侧副韧带前束的正前方,在投掷过程中对抗内侧分离应力。用力不当、热身或训练可造成尺侧副韧带承受过强的负荷,影响肘关节内侧稳定结构的完整性。

尺侧副韧带损伤可分为急性和慢性。急性损伤通常在加速后期或球脱手的刹那发出"砰"的声音,常伴有肿胀。慢性损伤更常见于投掷运动员[19],常因反复积累的韧带微损伤所致,出现肘关节内侧不稳定的症状[20]。由于韧带松弛程度轻,仅依靠临床检查常难以明确内侧不稳定。此外,由于肱骨旋转也使外翻应力试验难以操作,通常需要通过 MRI 检

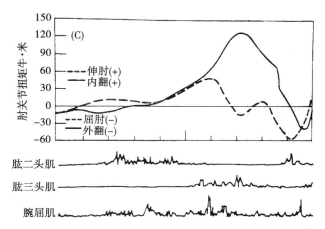

图 9-6 尺侧副韧带静息状态拉伸强度为 33 牛·米,投掷时增加至 35 牛·米(摘自 Werner SL, et al: Biomechanics of the elbow during baseball pitching. J Orthop Sports Phys Ther 17:274, 1993.)

查以明确诊断。Timmerman、Schwartz 及 Andrews[21] 建议若怀疑尺侧副韧带撕裂,需行增强 MRI 检查以明确诊断。本章笔者发现当尺侧副韧带尺骨附着处存在撕裂时,MRI 显示有典型的渗出影,称 T 征[22]。

如果运动员有持续肘关节内侧疼痛、不能投掷或参与喜爱的体育运动、有外翻松弛体征及非手术治疗 6 个月后效果不佳,可考虑手术重建尺侧副韧带。

## 手术步骤

重建的目的是恢复尺侧副韧带前束的静态稳定性,James Andrews 改良了以往的术式。

掌长肌腱常用作移植肌腱,因此,术前必须了解其情况,对于掌长肌腱缺如的患者,可选择对侧掌长肌腱、跖肌腱或第 4 趾伸肌腱。

手术纠正肘关节外翻不稳定前,首先通过关节镜检查关节内结构的完整性及外翻稳定性。随后做内侧切口行皮下尺神经转移,以肱骨内上髁为中心做切口,向近端及远端各延伸 3cm(图 9-7),辨认前臂内侧皮神经,术中始终予以保护,以免造成神经瘤。掀开皮瓣,暴露覆盖于屈肌旋前肌群的深筋膜,随后辨认尺神经,暴露内侧副韧带复合体之前必须先行尺神经前置。切开肘管松解尺神经,向近端松解至 Struthers 弓,并切除肌间隔的一部分以防止尺神经前置后发生撞击;向远端沿尺神经走行方向切开尺侧腕屈肌,将尺神经向前转移,并在术后始终予以保护。

后沿尺侧腕屈肌向下分离至尺骨粗隆尺侧副韧

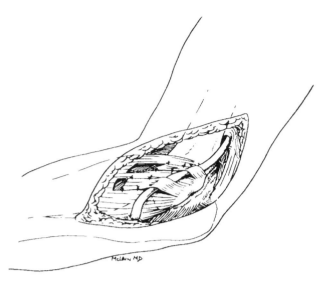

**图 9-7**　内侧切口行尺侧副韧带重建及尺神经转移（摘自 Andrews JR, et al: Open surgical procedures for injuries to the elbow in throwers. Oper Tech Sports Med 4[2]: 109, 1996.）

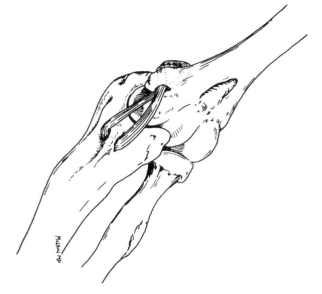

**图 9-8**　自体肌腱移植"8"字形重建尺侧副韧带（摘自 Andrews JR, et al: Open surgical proceduresfor injuries to the elbow in throwers. Oper Tech Sports Med 4[2]: 109, 1996.）

带前束的附着处，充分显露尺侧副韧带及其与屈肌群之间的间隙，向近端分离至肱骨内上髁，向前方牵开屈肌群，暴露尺侧副韧带，评估韧带病变情况。若尺侧副韧带完全撕裂，可显露肘关节。如果韧带外观正常，沿其前束纤维走行方向纵向切开，探查韧带下方是否存在组织颜色变化、磨损，尺骨附着处剥离常提示底下存在撕裂[23]。

保留韧带残端，可将其与肌腱移植物加强缝合，肌腱移植物需清除肌肉组织并将两端修整，用不可吸收线编织以便将其穿过骨隧道。在尺骨粗隆尺侧副韧带前束止点处钻两个孔，钻孔位置位于尺骨粗隆的前方及后方，两孔呈直角，用刮匙或巾钳贯通两孔。近端钻两个交汇于肱骨内上髁尺侧副韧带止点的骨隧道，将移植物穿过骨隧道呈"8"字形跨过关节，将移植物的两端分别穿过肱骨的两个骨隧道，如果移植物够长，则将一端再次穿过隧道。屈肘 30°并施以内翻应力以调整移植物的张力。用 2-0 不可吸收线将移植物缝合于内上髁以加强稳定性，松弛缝合尺侧腕屈肌（图 9-8）。

完成尺神经转移后，切开屈肌旋前肌筋膜，保留肱骨内上髁的近端附着部，筋膜瓣长约 3cm，宽约 1cm，切除肌肉组织，关闭筋膜以防疝出发生。经皮下将尺神经移向前方并位于筋膜瓣下，用 3-0 不可吸收线将筋膜瓣远端松弛固定，覆盖尺神经，起到一个吊带的作用，以免对尺神经造成压迫，放置皮下引流，用 3-0 可吸收线皮内缝合伤口。

## 康复治疗指南

尺侧副韧带康复需要符合手术方式以及患者需求，包括特别护理患者的移植物取出处。接下来的康复治疗指南以之前提到的手术步骤作为基础，并且针对需高举过头的投掷运动员。完整的康复方案总结在居家维持框中。

### 阶段 I

**时间**：术后第 1~3 周

**目标**：减轻疼痛与发炎，减缓肌肉萎缩，并保护愈合中组织（表 9-1）

患者需穿戴后侧式肘关节支具并固定于屈曲 90°（图 9-9），有助于初期尺神经移植的内侧副韧带（UCL）的移植物愈合与筋膜吊带的软组织复原[24]。水肿和疼痛可通过重复抓握运动、冷疗和厚重的敷料来处理。术后应立即使用敷料并且在术后第 5~7 天移除。

**治疗师应开始次最大肩部等长收缩运动（除了外旋方向之外，外旋会增加肘关节的外翻张力）和主动腕关节关节活动度，以避产生神经肌肉抑制。**

治疗师在整个康复过程中要时常评估术后尺神经功能。肌肉间尺神经转移术后，感觉异常和动作

表 9-1 尺神经转移术

| 康复阶段 | 进阶至此阶段标准 | 预期失能与功能受限 | 治疗 | 目标 | 解释 |
|---|---|---|---|---|---|
| 阶段 I<br>术后第 1~3 周 | 术后 | • 术后疼痛<br>• 术后水肿<br>• 手臂制动在术后敷料中<br>• 肘关节与腕关节活动度受限<br>• 上肢力量受限<br>• 抓握、前取、上肢抬举能力受限 | • 后侧式支具固定肘关节屈曲 90°（见图 9-9）<br>• 术后第 7 天移除固定式支具,改用铰链式护具,设置肘关节 30° 伸展至 100° 屈曲<br>• 铰链式护具每周伸直增加 10°,屈曲每周增加 10°<br>• 冷冻治疗<br>• 加压包扎（5~7 天）<br>• 等长收缩一次最大肩部屈曲、后伸、外展和内旋（不外旋）（第 2 周加上腕关节屈曲、背伸）<br>在第 2 周,加上腕关节屈曲和背伸<br>• 在第 2 周后,加上前臂旋后和旋前 ROM（给予不会造成移植物严重张力的活动度） | • 保护手术位置<br>• 增加肘关节关节活动度<br>• 改善对肘关节活动度的耐受力<br>• 控制疼痛<br>• 水肿处理<br>• 提升上肢力量与肌肉收缩<br>• 增加腕关节主动活动度 | • 软组织愈合而不刺激手术部位<br>• 使用动态枢纽护具避免外翻张力<br>• 逐渐增加手术位置的张力,允许在循序渐进基础下增加活动度<br>• 自我处理疼痛与水肿<br>• 预防相关的上肢肌肉萎缩且不增加尺侧副韧带的张力（避免外旋）<br>• 无疼痛,安全强化腕关节肌肉<br>• 逐渐增加允许范围内的主动活动度与肌力 |

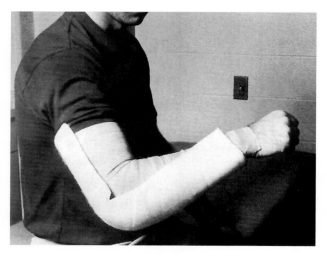

图 9-9　保护愈合中组织的术后后侧式肘关节支具

功能受损的比例高达 31%。在此章节说明的手术过程是使用筋膜吊带以完整神经移植,所以,术后神经并发症非常小,通常 <3%。

**压缩带太紧和支具密合不良也会导致尺神经感觉异常,因此需要小心评估。**

在早期康复过程,早期关节活动度和频繁的评估很重要。第 7 天后,移除后侧式夹板,改使用铰链式护具,范围在 30°~100°（图 9-10）。ROM 每周增进 10° 伸展和 10° 屈曲。前臂旋后和旋前活动度需评估和在术后第 2 周渐增,此活动度方向不会造成明显移植物的张力[25]。在术后第 3 周,开始进行主动腕关节、肘关节和肩部活动度。

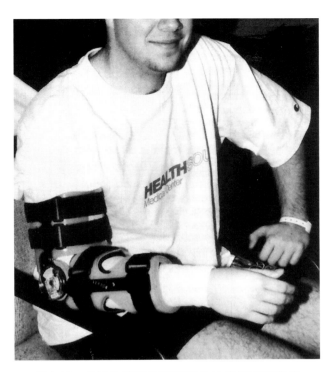

图 9-10　术后关节活动度（ROM）护具用来逐渐增加肘关节活动度，有助于软组织修复

## 阶段 II

**时间**：术后第 4～7 周

**目标**：逐渐增加 ROM，促进组织愈合，恢复肌肉力量（表 9-2）

中级阶段约从第 4 周开始。康复过程的进阶与否建立在患者对手术的反应，组织愈合和基于标准的进步程度。

轻度腕关节与肘关节等张运动和肩袖强化训练从第 4 周内开始。治疗师应该在力量改善后慢慢一起增加等张运动的阻力。基本上，患者每一周进阶 0.45kg 的重量。

锻炼肌肉的方式是着重在与投掷动作一起进行。举例来说，尺侧腕屈肌和屈指浅肌直接位在尺侧副韧带前支的上方，以提供肘关节内侧的动态稳定。投掷姿势的节律稳定性练习就是以相同的方式训练这些肌肉。此外，在加速期，肘伸肌向心收缩以加速手臂；而在投掷后期，肘屈肌以离心收缩控制高速肘伸展动作。适当地选择偏向这些肌肉群的运动，会得到更有效的肌力训练；而提供神经肌肉训练

表 9-2　尺神经转移术

| 康复阶段 | 进阶至此阶段标准 | 预期失能与功能受限 | 治疗 | 目标 | 解释 |
|---|---|---|---|---|---|
| **阶段 II**<br>术后第 4～8 周 | • 没有感染的征兆<br>• 没有失去活动度<br>• 疼痛没有增加 | • 活动度受限<br>• 上肢力量受限<br>• 抓握、前取、上肢抬举能力受限<br>• 疼痛 | 接续阶段 I 运动<br>• 第 5 周肘关节 ROM 0°～135°，第 5 周开始不使用护具<br>• 等张运动（0.45～0.91kg）—腕关节屈曲、背伸；肘关节屈曲、伸展<br>• 肩袖肌肉运动（第 6 周后，见栏 9-2）<br>第 6 周后：<br>• 主动 ROM—肘关节屈曲、伸展<br>• 各运动在指示下渐进 | • 肘关节 AROM 0°～145°<br>• 保护肘关节避免受到未保护状况下的外翻力量<br>• 增加上肢功能性力量<br>• 改善可耐受的 AROM<br>• 增加上肢力量<br>• 增加生活耐受力 | • 增加肘关节 ROM<br>• 增加肘关节在保护下的 AROM<br>• 进阶上肢力量与 ROM，准备恢复先强功能状态<br>• 持续避免外翻受力<br>• 第 6 周，软组织愈合应已经足够稳定，可以承受外翻张力<br>• 获得全关节活动度<br>• 客观的渐进运动 |

ROM，关节活动度　UE，上肢

则有使得肌肉进行技巧性动作模式更有效率。

　　在此阶段,治疗师应该小心注意患者的关节活动度。其中尺侧副韧带重塑最常见的并发症之一为肘屈曲挛缩和关节僵硬。此外,屈曲挛缩最常见于高举过头的投掷运动员。投掷运动员在赛季前显示有平均7.9°肘伸展活动度的丧失[26]。因此,早期治疗、渐进性活动度与牵拉运动是预防肘屈曲挛缩的重要方法(栏9-1)[27]。

| 栏9-1　改善肘关节活动的牵拉方案 |
| --- |
| 1. 被动性热身(涡流式温水)(7~10分钟) |
| 2. 主动性热身(上肢固定脚踏车)(10分钟) |
| 3. 关节松动 |
| 　(1)牵拉滑动 |
| 　(2)尺骨向后滑动以增加肘关节伸展 |
| 　(3)桡骨头松动 |
| 4. 低负荷,长时间牵伸(12~15分钟) |
| 5. 徒手神经本体诱发牵伸,使用收缩—放松(contract-relax)技巧 |
| 6. 被动牵伸 |
| 7. 每个过程重复2次 |

ROM在第5周逐渐达到0°~135°。在这个期间,护具可以移除。肘关节的构造紧密,容易产生挛缩。再加上肱肌在关节囊的瘢痕可能会进一步导致活动度丧失。关节活动度和牵伸技巧须持续进行,以预防活动障碍的并发症。如需要,可使用低负荷长时间牵拉。

**阶段Ⅲ**

　　**时间:**术后第8~13周
　　**目标:**增加肌力、爆发力和耐力,维持全关节活动度,逐渐增加体育活动(表9-3)

　　这个阶段,以投手十项方案进行积极的腕关节、前臂、肘关节和肩部强化训练(栏9-2)。患者在这阶段开始轻度超等长训练,开始以两手靠近身体练习,如胸前传球。这些运动可进阶至远离身体,包括从一边到另一边和过头投掷,最后在12周开始单手练习。这些训练常常结合功能性投掷动作及使用重量球,以发展力量和爆发力(图9-11)。在这阶段也可采用前臂增强式训练(图9-12)。像腕关节翻转及旋转的运动结合腕掌屈收缩,而背伸式抓握强调

表9-3　尺神经转移术

| 康复阶段 | 进阶至此阶段标准 | 预期失能与功能受限 | 治疗 | 目标 | 解释 |
| --- | --- | --- | --- | --- | --- |
| 阶段Ⅲ<br>术后第9~13周 | • 疼痛没有增加<br>• 活动度没有丢失<br>• 肘关节与腕活动度稳定增加 | • 上肢力量受限<br>• 前取、抓握、上肢抬举能力受限 | 继续阶段Ⅰ和阶段Ⅱ运动<br>• 超等长训练<br>　○ 腕关节的轻抛练习和加速练习(见图9-12)<br>　○ 肘关节屈曲和伸展合并旋后和旋前(见图9-13)<br>• 等张运动——腕关节,肘关节和肩部运动<br>• 开始腕关节屈曲和背伸离心运动<br>• 超等长训练—合并功能性投掷姿势(见图9-11)<br>• 节律式稳定<br>• 神经肌肉本体促进模式(见图9-14)<br>• 轻度运动活动(高尔夫,游泳)<br>• 开始投手十项方案(见栏9-2) | • 增加上肢力量<br>• 增加上肢肌肉控制<br>• 准备回归之前活动<br>• 改善上肢肌肉的募集<br>• 患者疼痛消失或能自我处理,慢慢回归活动<br>• 运用特定运动活动强化上肢 | • 持续强化上肢和渐进阻力训练<br>• 训练肌肉类似高举过头的动作模式<br>• 准备上肢加速和减速活动<br>• 使用神经肌肉模式加强功能力量和动态关节稳定<br>• 使用交叉训练改变施加在上肢的张力<br>• 个体化训练原则 |

ROM,关节活动度;UE,上肢

栏 9-2　投手十项方案

1. 对角线模式 D2 屈曲和伸展
2. 利用弹力管练习外旋和内旋
3. 肩外展
4. 满罐运动（Full can）
5. 侧卧位外旋
6. 俯卧位：水平外展，在 100° 水平外展，划船，及划船进入外旋动作
7. 椅上撑体（press ups）
8. 俯卧撑（push-up）：从站姿推墙开始
9. 肘关节伸展和屈曲
10. 腕关节背伸和掌屈，旋前和旋后

腕关节背伸力量。徒手本体感觉神经肌肉促进技术（PNF）综合肘关节屈曲旋后和伸展旋前，帮助改善关节稳定度（图 9-13）。在投掷运动中，应着重每个肌肉向心和离心收缩。PNF 练习 D2 屈曲与伸展合并肩关节动作，可进一步促进在功能性运动模式中的力量和动态稳定（图 9-14）。为了建立核心稳定肌肉的控制，节律性稳定度练习也应结合更多功能性投掷姿势。而动力链稳定性的缺乏则容易增加 UCL 修复位置的张力（图 9-15）。

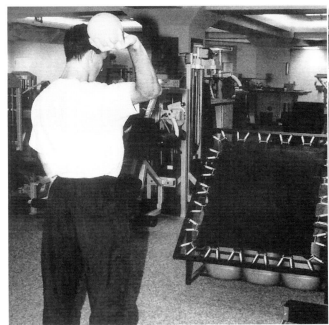
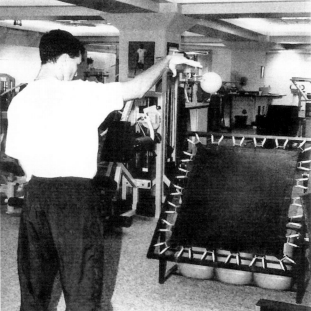

图 9-11　超等长训练训练发展力量和爆发力。单手棒球投掷模拟投掷力学

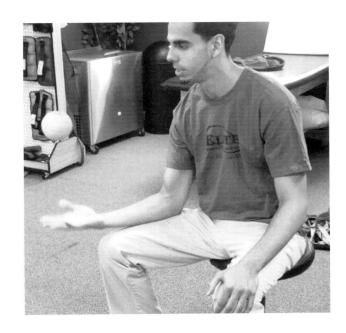

图 9-12　前臂超等长训练，例如腕部轻抛练习，以增强腕屈曲肌肉的功能性力量

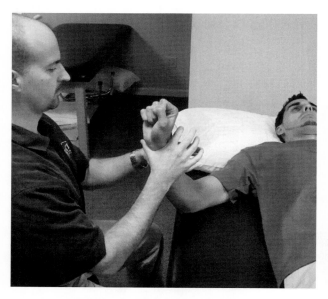

图 9-13    肘关节的徒手阻力本体感觉神经肌肉促进技术（PNF），通过功能性动作模式以帮助促进肌力和动态关节稳定

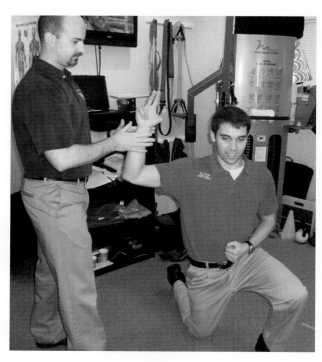

图 9-15    在功能性投掷姿势下进行节律性稳定练习，有助于募集核心稳定肌肉及准备在恢复投掷动作的动力链过程中平衡转移力量

### 阶段Ⅳ

**时间**：术后第 14～26 周

**目标**：增加上肢肌肉肌力、爆发力与耐力，逐渐回归体育活动（表 9-4）

在最后阶段，物理治疗师应该帮助患者逐渐恢复体育活动；间歇式运动方案能帮助确认目标（栏 9-3，栏 9-4），其他投掷方案在第 3 章和第 13 章皆有说明。在术后 16 周，过头运动的投掷运动员需开始进行间歇式投掷方案，在术后 5～6 个月才开始离开投手丘进行投掷[27]，恢复竞赛则一般在 9～12 个月。竞技性过头运动的运动员应常年性地参加健身训练，包含等张肌力训练、增强式与神经肌肉训练，以及专向性运动训练方案。持续改善腕关节、肘关节和前臂的肌力。专业投掷运动员的惯用臂需要更大的前臂内旋和腕关节屈曲力量[28]。此外，运动员应持续肘关节、腕关节与手部的灵活性练习。间接性投掷方案强调适当的热身、正确的投掷力学和强度增加的循序渐进。治疗师须教导运动员"倾听"手臂：假使疼痛存在，则患者不应过早推进计划。

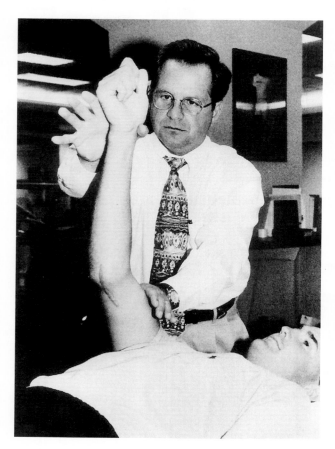

图 9-14    徒手阻力本体感觉神经肌肉促进技术（PNF），促进且强化功能性动作模式和动态关节稳定。此动作模式被称为上肢模式 D2 屈曲和伸展

表 9-4　尺神经转移术

| 康复阶段 | 进阶至此阶段标准 | 预期失能与功能受限 | 治疗 | 目标 | 解释 |
|---|---|---|---|---|---|
| 阶段Ⅳ<br>术后第 14~26 周 | • 疼痛没有增加<br>• 无关节活动度丧失<br>• 肌力无减退 | • 重复性高举过头活动受限<br>• 肌力受限 | • 开始间歇性投掷方案（见栏 9-3 和栏 9-4）<br>• 继续阶段和Ⅱ肌力训练 | • 对称的上肢力量<br>• 逐渐恢复不受限制的体育活动 | • 上肢力量正常化，以避免恢复运动时再受伤<br>• 逐渐回归体育运动 |

---

**栏 9-3　间段式投掷方案阶段Ⅰ**

**13.7 米阶段（45 呎）**
**步骤 1**
1. 热身投掷
2. 13.7 米（投 25 颗）
3. 休息 15 分钟
4. 热身投掷
5. 13.7 米（投 25 颗）
**步骤 2**
1. 热身投掷
2. 13.7 米（投 25 颗）
3. 休息 10 分钟
4. 热身投掷
5. 13.7 米（投 25 颗）
6. 休息 10 分钟
7. 热身投掷
8. 13.7 米（投 25 颗）

**18.3 米（约 60 呎）阶段**
**步骤 3**
1. 热身投掷
2. 18.3 米（25）
3. 休息 15 分钟
4. 热身投掷
5. 18.3 米（投 25 颗）
**步骤 4**
1. 热身投掷
2. 18.3 米（投 25 颗）
3. 休息 10 分钟

4. 热身投掷
5. 18.3 米（投 25 球）
6. 休息 10 分钟
7. 热身投掷
8. 18.3 米（投 25 球）

**27.4 米阶段（约 90 呎）**
**步骤 5**
1. 热身投掷
2. 27.4 米（投 25 球）
3. 休息 15 分钟
4. 热身投掷
5. 27.4 米（投 25 球）
**步骤 6**
1. 热身投掷
2. 27.4 米（投 25 球）
3. 休息 10 分钟
4. 热身投掷
5. 27.4 米（投 25 球）
6. 休息 10 分钟
7. 热身投掷
8. 27.4 米（投 25 球）

**36.6 米阶段（120 呎）**
**阶段 7**
1. 热身投掷
2. 36.6 米（投 25 球）
3. 休息 15 分钟
4. 热身投掷

5. 36.6 米（投 25 球）
**阶段 8**
1. 热身投掷
2. 36.6 米（投 25 球）
3. 休息 10 分钟
4. 热身投掷
5. 36.6 米（投 25 球）
6. 36.6 米（投 25 球）
7. 休息 10 分钟
8. 热身投掷

**45.7 米阶段（150 呎）**
**步骤 9**
1. 热身投掷
2. 45.7 米（投 25 球）
3. 休息 15 分钟
4. 热身投掷
5. 45.7 米（投 25 球）
**步骤 10**
1. 热身投掷
2. 45.7 米（投 25 球）
3. 休息 10 分钟
4. 热身投掷
5. 45.7 米（投 25 球）
6. 休息 10 分钟
7. 热身投掷
8. 45.7 米（投 25 球）

**54.9 米阶段（180 呎）**

**阶段 11**
1. 热身投掷
2. 54.9 米（投 25 球）
3. 休息 15 分钟
4. 热身投掷
5. 54.9 米（投 25 球）
**阶段 12**
1. 热身投掷
2. 54.9 米（投 25 球）
3. 休息 10 分钟
4. 热身投掷
5. 54.9 米（投 25 球）
6. 休息 10 分钟
7. 热身投掷
8. 54.9 米（投 25 球）
**阶段 13**
1. 热身投掷
2. 54.9 米（投 25 球）
3. 休息 10 分钟
4. 热身投掷
5. 54.9 米（投 25 球）
6. 休息 10 分钟
7. 热身投掷
8. 54.9 米（投 25 球）

---

**栏 9-4　间段式投掷方案阶段Ⅱ**

**第 1 时期仅限快速球**
**步骤 1**
间段式投掷
15 球 50% 最快速度，不在投手丘
**步骤 2**
间段式投掷
30 球 50% 最快速度，不在投手丘
**步骤 3**
间段式投掷
45 球 50% 最快速度，不在投手丘

**步骤 4**
间段式投掷
60 球 50% 最快速度，不在投手丘
**步骤 5**
间段式投掷
30 球 75% 最快速度，不在投手丘
**步骤 6**
30 球 75% 最快速度，不在投手丘
45 球 50% 最快速度，不在投手丘

| 栏 9-4(续)　间段式投掷方案阶段Ⅱ | |
|---|---|
| **步骤 7**<br>45 球 75% 最快速度,不在投手丘<br>15 球 50% 最快速度,不在投手丘<br>**步骤 8**<br>60 球 75% 最快速度,不在手丘<br>**第 2 时期:仅限快速球**<br>**步骤 9**<br>45 球 75% 最快速度,不在投手丘<br>击球练习,15 球<br>**步骤 10**<br>45 球 75% 最快速度,投手丘高度,<br>击球练习,30 球<br>**步骤 11**<br>45 球 75% 最快速度,投手丘高度,<br>击球练习,45 球 | **第 3 时期**<br>**步骤 12**<br>热身阶段,30 球 75% 最快速度,不在投手丘 15 球,不在投手丘;50% 最快速度,变向球<br>击球练习,45~60 球(仅限快速球)<br>**步骤 13**<br>30 球 75% 最快速度,不在投手丘<br>30 球变向球 75% 最快速度<br>击球练习,30 球<br>**步骤 14**<br>30 球 75% 最快速度,不在投手丘<br>击球练习,60~90 球;变向球 25% 最快速度<br>**步骤 15**<br>模拟比赛,每个练习投 15 球(使用栏 9-3 间段式投掷,步骤 12 第 8 点作为热身)。所有在投手丘上的投掷需在投球教练监督下,强调投掷正确力学。使用测速枪,帮助施力控制 |

## 居家训练建议

居家维持,如栏 9-2,回顾患者居家可以进行的常用运动处方。逐渐地进展运动能让组织有适当的愈合时间,并且朝向恢复全力量与关节活动度的最终目标。在康复中,居家运动执行与治疗疗程同时进行。

## 问题解析

如同注意到的,UCL 术后最常见的并发症为屈曲挛缩或关节僵硬。容易让肘关节产生活动度受限的因素如下:

1. 复杂肘关节结构的密合性,尤其是肱尺关节
2. 肘关节囊紧缩
3. 前侧关节囊易有瘢痕且产生粘连[29]。

栏 9-1 概述有效对抗肘屈曲挛缩的方案。同时包含被动与主动热身,关节松动和徒手牵拉技巧。其中最有效的牵拉方案是低负荷长时间牵拉技巧。此技巧三个最重要的构件为①牵拉时间(10~15 分钟);②牵拉强度(低至中度);③牵拉频率(每天 5~6 次)(图 9-16)。

此牵伸技巧可使胶原组织产生塑性反应,产生永久性的延伸[7,30-32]。也可用其他理疗来加强效果,如湿热敷或超声波。

假使活动度受限的病发生持续存在,治疗师应要求患者在白天与晚上穿戴支具。固定式支具让关

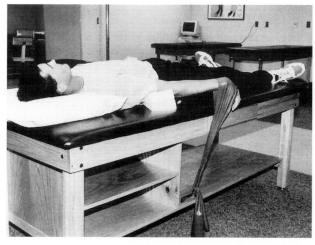

**图 9-16** 低负荷长时间牵拉以改善肘关节的伸展。弹力带一端被固定,另一端绑在患者前臂远端

节维持在同一个角度,而动态支具的弹簧,会施加力量并产生渐进式牵拉。可鼓励患者每天去除支具进行肌力训练与牵伸运动。

在积极的牵拉方案期间,患者常会经历肘关节酸痛或疼痛增加。疼痛控制可使用冷疗、高压直流电刺激(HVGS)、经皮神经电刺激(TENS)和干扰波,这些都会有高度效果。

其他并发症包括手部和抓握无力、尺神经病变、肩袖肌肌腱炎和 UCL 失败。为避免手部内在肌肉无力可在术后马上进行抓握运动,并在此过程中增加强度。尺神经病变通常在术后立即发生。尺神经转移可能导致小指与第 4 指尺侧一半区域感觉改变。动作缺损可能包括无法内收拇指、第 4 指外展

和内收无力、小指内收和尺侧腕屈曲肌无力。患者最常见的主诉为尺神经支配区域的感觉异常,但通常此为过渡阶段,应该在 7 天内可解决。

不活动会导致肩袖肌力快速消退以及后续投掷动作无法稳定盂肱关节。在投掷前先进行投手十项方案并强调多周的肩袖肌力训练可大大减少肌腱炎的产生概率。

UCL 失败是最严重的术后并发症。移植物失败或骨头质量差不足以提供术后移植物的稳定性,或中断高举过头活动。幸运的是,利用先进手术技巧和康复技巧,预后成功概率比失败高很多。Andrew 和 Timmerman[33] 发现 78% 职业棒球选手在 UCL 术后恢复之前运动能力。此外,Cain 和合作者[34] 发现 83% 需高举过头的运动员恢复先前状态,或 2 年后复诊显示有更高比率的恢复。主要并发症发生仅 4%。

## 居家训练建议

**第 1～3 周:**
**阶段目标:**保护愈合中组织,减轻疼痛与发炎状况,预防肌肉萎缩
第 1 周:
1. 后侧式夹板将肘关节固定在 90°屈曲位
2. 腕关节协助屈曲与伸展关节活动度
3. 肘关节加压敷料(5～7 天)
4. 抓握运动,腕关节活动度,肩部等长收缩(肩外旋除外),二头肌等长收缩,其他等
5. 冷疗
第 2 周:
1. 使用功能护具 30°～100°
2. 开始腕关节等长收缩
3. 开始肘关节屈曲和伸展等长收缩
4. 持续先前所列之所有运动
第 3 周:
护具进阶(逐渐增加活动度;每周增加 10°伸展和 10°屈曲)
**第 4～7 周:**
**阶段目标:**逐渐增加活动度,促进组织愈合,和恢复以及改善力量
第 4 周:
1. 开始轻度阻力运动:手臂(0.45kg),腕关节屈曲、背伸、旋前和旋后,肘关节伸展和屈曲
2. 进阶肩部方案,着重肩袖肌力强化训练
第 5 周:
继续第 4 周内容,不使用护具,第 5 周达全关节活动度
**第 6～7 周:**
1. 关节活动度 0～145°
2. 进阶肘关节强化运动

3. 开始肩部外旋力量强化运动
4. 进阶肩部方案
**第 8～13 周:**
**阶段目标:**增加力量,爆发力和耐力;维持全肘关节关节活动度;逐渐开始运育活动
第 8 周:
1. 开始肘关节离心屈曲和伸展
2. 持续前臂和腕关节等张运动
3. 持续肩部运动(投手十项方案)
4. 开始徒手阻力对角线模式运动
5. 开始两手超等长训练
第 9～11 周:
持续第 8 周内容,增加力量
第 12～13 周:
1. 持续第 11 周内容
2. 开始单手超等长训练
3. 开始轻度体育活动(如高尔夫、游泳)
**第 14～26 周:**
**阶段目标:**持续增加力量,爆发力,和上肢肌肉耐力;逐渐恢复体育活动
第 14 周:
1. 持续力量强化方案
2. 着重肘关节和腕关节强化与柔软度运动
第 15～21 周:
持续方案
第 16 周:
开始阶段 I 间段式投掷方案
第 22～26 周:
恢复适当的竞赛式运动

# 临床案例回顾

1　16 岁女性网球选手 16 周前接受 UCL 重建。她现在呈现正常活动度,已经进阶至等张强化运动。她表示已准备好开始打球。在她能开始体育活动前,需要何种类型的治疗加入现在她的方案?以及是什么原理要做这些治疗?

在开始任何高举过头的体育活动(例如击打网球),患者应在合适复健方案下持续进步,包括等张运动、动态稳定演练、超等长训练和间接式运动。这些运动是必要的,以增加功能肌力和动态关节稳定,并储备在体育运动当中上肢加速和减速力量需求。

2　大学棒球投手在 7 周前接受 UCL 和尺神经转移。他现在可执行一些轻度等张运动。治疗师应着重在哪两条肌肉，以增强投掷动作中内侧肘关节稳定度？

应着重训练肌肉在投掷动作中所担负的功能。尺侧腕屈肌和屈指浅肌直接位在 UCL 前支正上方，提供肘关节内侧的动态稳定。

3　20 岁男性投手 6 周前接受 UCL 重建。他从其他诊所过来，有 15°屈曲挛缩。治疗师针对活动度缺失，该立即执行什么动作？

此位患者的关节活动度不在进度内。因为肘关节紧密的构造，容易产生屈曲挛缩。针对使情况的屈曲挛缩，治疗师可设计针对胶原组织产生塑性反应的治疗方案。包括被动热身、接者动态热身、关节松动（含牵伸和尺骨向后滑动）、低负荷长时间收缩-放松（contract-reflex）和被动牵拉。

4　一位患者在 16 周前进行 UCL 手术，想开始进行投掷。请问合适吗？

如果患者有正常关节活动度、良好肌力与无疼痛状态，则间接式投掷方案可在 16 周进行。一天执行隔天休息，每个阶段需进行 2 次，再进阶到下阶段Ⅰ。患者报告阶段中是否有疼痛或过度酸痛出现，否则需退后阶段Ⅰ或是持续停留在相同阶段。

5　一位患者在 8 个月前接受 UCL 手术，现在正开始在投手丘上进行全力投掷并开始主诉有内侧肘关节疼痛出现。治疗师应该怎么做？

治疗师应该告诉患者，每周使用一半力量，并治疗疼痛症状。假使患者在运动进展中持续感到疼痛，则需要复诊医师并在运动方案中可能地停止投掷项目以给予时间愈合。

6　一位患者 3 天前接受 UCL 手术后，一直无法内收拇指，外展或内收手指和有尺侧腕屈肌无力。他同时主诉在第 5 小指有麻木现象。请问需要评估哪些内容？需要关注哪些方面？

这个征兆和症状与尺神经病变符合，常见于尺神经转移后。治疗师应确认是否弹缩过紧或是护具尺寸不合适，但是一般这些并发症会在术后 7 天内解决。

7　19 岁曲棍球选手在急性 UCL 撕裂与肘关节脱臼下接受 UCL 重建。此急性受伤机制如何影响术后角度的进步？

早期术后被动活动度在急性撕裂重建后须及早进行。全被动关节活动度应该在第 5 周达到。慢性撕裂的进展则会以缓慢逐渐增加，约在术后第 6～8 周内达全被动关节活动度。

8　23 岁投手 6 周前在急性 UCL 撕裂后接受手术。他现在无法达到全伸展角度。徒手技巧要如何把握才能恢复全关节活动度？

在进行剧烈的关节松动和牵拉前，这些因素须先考虑：关节末端感觉与何种组织抑制关节活动度。若感觉不出关节末端感觉（empty）合并有疼痛或肿胀，则表示要用相对较不激烈的、循序渐进的治疗方式。然而，僵硬（hard）、骨端感觉则表示可用较剧烈的松动手法。

9　32 岁 NFL（美式橄榄球）四分卫术后第 2 周，接受 UCL 置换和尺神经转移。已经移除后侧式夹板，并开始早期肘关节屈曲、伸展活动度。在这阶段，前臂旋前、旋后是否允许呢？

前臂的旋前和旋后不对 UCL 置换物产生张力。因此，各方向的被动关节活动可在第 2 周开始。等长旋前和旋后也不产生 UCL 的张力，因此也可以加入此阶段。在第 4 周开始进行腕关节、肘关节旋前、旋后的等张运动。

10　职业棒球投手已经达到能进阶康复阶段Ⅳ的标准，且准备开始进行间段式投掷方案。他正离开我们的照护且跟队上训练人员逐渐恢复体育活动。在这一阶段的治疗进程中须强调给培训师哪些重要事情？

循序渐进的间接式投掷方案很重要的，包含适时进展不在投手丘上的投掷。高举过头的运动员应该要参与常年的健身训练，包括等张强化，增强式训练和神经肌肉训练。前臂和肘关节的肌力须继续增加到比非惯用手有力量。职业投掷选手在惯用手有较大的腕关节屈曲与前臂旋前力量，以及较大的肘关节屈曲和伸展力量。

11　UCL 重建后，一位患者询问为什么是使用腘绳肌移植物而非掌长肌。有没有什么原因偏好使用腘绳肌移植物而非掌长肌移植物？

这类问题应该都要转介给医师回答。然而，一般来说，使用对侧股薄肌较为适用，因为 UCL 有涵盖骨头。在 UCL 处的骨头显示慢性韧带缺损，因此，需要使用较大的移植物。数据显示使用对侧腘绳肌移植物具有可靠性与可重复性，且可改善运动员的竞技水平[35]。

（王祥　阮雅莉 译　陆沈吉　蔡永裕 校）

# 参考文献

1. Steindler A: Kinesiology of the human body, Springfield, Ill, 1955, Charles C Thomas.
2. Guerra JJ, Timmerman LA: Clinical anatomy, histology, and pathomechanics of the elbow in sports. Sports Med Arthrosc Rev 3(3):160, 1995.
3. Timmerman LA, Andrews JR: Histology and arthroscopic anatomy of the ulnar collateral ligament of the elbow. Am J Sports Med 22(5):667, 1994.
4. Andrews JR: Ulnar collateral ligament injuries of the elbow in throwers. Paper presented at the Injuries in Baseball Course, Birmingham, Ala, Jan 28, 1990.
5. Morrey BF, An RN: Articular and ligamentous contributions to the stability of the elbow joint. Am J Sports Med 11:315, 1983.
6. Warwick R, Williams PL: Gray's anatomy: Descriptive and applied, ed 35, Philadelphia, 1980, Saunders.
7. Schums GH, et al: Biomechanics of elbow stability: Role of the medial collateral ligament. Clin Orthop 146:42, 1980.
8. Morrey BF: Anatomy of the elbow joint. In Morrey BF, editor: The elbow and its disorders, Philadelphia, 1993, Saunders.
9. O'Driscoll SW, Bell DF, Morrey BF: Posterolateral rotary instability of the elbow. J Bone Joint Surg Am 73:440, 1991.
10. Martin BJ: The annular ligament of the superior radioulnar joint. J Anat 52:473, 1958.
11. Martin BJ: The oblique of the forearm. J Anat 52:609, 1958.
12. Jobe FW, Fanton GS: Nerve injuries. In Morrey BF, editor: The elbow and its disorders, Philadelphia, 1985, Saunders.
13. Morrey BF: Anatomy and kinematics of the elbow. In Tullos HS, editor: American Academy of Orthopaedic Surgeons instructional course lectures 40, St Louis, 1991, Mosby.
14. Wilk KE, Azar FM, Andrews JR: Conservative and operative rehabilitation of the elbow in sports. Sports Med Arthrosc Rev 3:237, 1995.
15. Pappas A, Zawack RM, Sullivan TJ: Biomechanics of baseball pitching: A preliminary report. Am J Sports Med 13(4):216, 1985.
16. Werner SL, Fleisig GS, Dillman CJ: Biomechanics of the elbow during baseball pitching. J Orthop Sports Phys Ther 17:274, 1993.
17. Dillman C, Smutz P, Werner S: Valgus extension overload in baseball pitching. Med Sci Sports Exerc 23:S135, 1991.
18. Fleisig GS, et al: Kinetics of baseball pitching with implications about injury mechanisms. Am J Sports Med 23(2):233, 1995.
19. Hyman J, Breazeale NM, Altchek DW: Valgus instability of the elbow in athletes. Clin Sports Med 20(1):25-45, 2001.
20. Conway JE, et al: Medial instability of the elbow in throwing athletes. J Bone Joint Surg Am 74:67, 1992.
21. Timmerman LA, Schwartz ML, Andrews JR: Preoperative evaluation of the ulnar collateral ligament by magnetic resonance imaging and computed tomography arthrography. Am J Sports Med 22(1):26, 1994.
22. Safran MR: Ulnar collateral ligament injury in the overhead athlete: Diagnosis and treatment. Clin Sports Med 23(4):643-663, 2004.
23. Timmerman LA, Andrews JR: Undersurface tear of the ulnar collateral ligament in baseball players: A newly recognized lesion. Am J Sports Med 22(1):33, 1994.
24. Wilk KE, Arrigo CA, Andrews JR: Rehabilitation of the elbow in the throwing athlete. J Orthop Sports Phys Ther 17:305, 1993.
25. Bernas G, et al: Defining safe rehabilitation for ulnar collateral ligament reconstruction of the elbow: A biomechanical study. Am J Sports Med 37(12):2392, 2009.
26. Wright RW, et al: Elbow range of motion in professional baseball pitchers. Am J Sports Med 34(2):190, 2006.
27. Wilk KE, et al: Rehabilitation following elbow surgery in the throwing athlete. Oper Tech Sports Med 4(2):69, 1996.
28. Ellenbecker TS, Mattalino AJ: The elbow in sport. Champaign, Ill, 1997, Human Kinetics.
29. Reinold MM, et al: Interval sports programs: Guidelines for baseball, tennis and golf. J Orthop Sports Phys Ther 32(6):293-298, 2002.
30. Kottke FJ, Pauley DL, Ptak RA: The rationale for prolonged stretching for correction of shortening of connective tissue. Arch Phys Med Rehabil 47:345, 1968.
31. Warren CB, Lehman JF, Koblanski JN: Elongation of cat-tail tendon: Effect of load and temperature. Arch Phys Med Rehabil 52:465, 1971.
32. Warren CG, Lehman JF, Koblanski JN: Heat and stretch procedures: An evaluation using cat-tail tendon. Arch Phys Med Rehabil 57:122, 1976.
33. Andrews JR, Timmerman LA: Outcome of elbow surgery in professional baseball players. Am J Sports Med 23(4):407, 1995.
34. Cain EL, et al: Outcome of ulnar collateral ligament reconstruction of the elbow in 1281 athletes: Results in 743 athletes with minimum 2-year follow-up. Am J Sports Med 38(12):2426, 2010.
35. Dugas JR, et al: Clinical results of UCL reconstructions done with boney involvement of ligament using gracilis tendon autograft. Unpublished data. Presented at 28th Annual Injuries in Baseball Course. Birmingham, Ala, ASMI (2010).

# 第 10 章

# 富血小板血浆的临床应用

*Eric S. Honbo, Luga Podesta*

近年来,骨科和运动医学科领域越来越关注应用生物方法治疗肌肉、肌腱、韧带和骨骼等损伤。骨生物活性组织移植如富血小板血浆(platelet rich plasma,PRP)可促进组织愈合及再生。2009 年 2 月,《纽约时报》刊登一篇文章《血液提取技术:治疗运动损伤的一种有效方法》,该文报道了 PRP 的首次应用,美国橄榄球联盟(NFL'S)匹兹堡钢人队的 Hines Ward 在 2009 年美国橄榄球超级杯大赛前接受 PRP 治疗。此后,PRP 技术逐渐受到人们关注。

20 世纪 70 年代,已有关于动物和人体中应用 PRP 促进组织愈合的研究报道。1987 年,Ferrari 及同事首次报道心脏开放性手术中应用 PRP 作为自体成分输血以避免库血输入[1]。PRP 技术已成功应用于颌面外科、整形科、骨科、足踝外科等领域,并广泛应用于促进伤口愈合[2-9]。PRP 制剂中相对人体具有更高浓度的自体生长因子及分泌蛋白,可应用于各种组织促进愈合及再生。

## PRP 的定义

血小板是外周血中的细胞碎片,体积小,无细胞核,作用是维持机体稳态,正常计数范围 150 000 ~ 400 000 $\mu$l。血小板富含多种蛋白(如生长因子)、细胞因子及生物活性物质,这些物质可启动及调节组织愈合[10]。血液的液体部分——血浆,亦包含凝血因子、蛋白及离子。PRP 相当于浓缩的血小板,5ml 血浆中血小板含量超过 $10^6/\mu l$[10,11]。

## 血小板在组织愈合过程中的作用

血小板包含两种特殊颗粒:$\alpha$ 颗粒及致密颗粒。$\alpha$ 颗粒主要起储存功能,储存各种止血蛋白、未激活的生长因子、细胞因子及其他如黏附蛋白等。致密颗粒储存并释放生物活性因子,如二磷酸腺苷(adenosine diphosphate,ADP)、三磷酸腺苷(adenosine triphosphate,ATP)、钙、血清素、组胺及多巴胺等,可促进血小板聚集,组织调节及再生[12,13]。

这些颗粒中的生长因子包括血小板衍生生长因子(platelet derived growth factor,PDGF)、转化生长因子-$\beta_1$(transforming growth factor-$\beta_1$,TGF-$\beta_1$)、血管内皮生长因子(vascular endothelial growth factor,VEGF)、碱性成纤维生长因子(basic fibroblastic growth factor,bFGF)、胰岛素样生长因子(insulin-like growth factor,IGF-I,IGF-II)、内皮细胞生长因子(endothelial cell growth factor,ECGF)及表皮生长因子(epidermal growth factor,EGF)[4,6,10,14-16]。血小板活化可释放这些因子(B5)(表 10-1)。凝血过程中,血小板活化,$\alpha$ 颗粒脱落,并释放生长因子。约 70% 的生长因子在最初的 10 分钟内释放,大部分在脱颗粒后的 1 小时内释放,其余将持续整个血小板活化期,约 7 天左右[4,8,10]。

PRP 的作用机制是将高于生理浓度的生长因子、细胞因子及其他生物活性蛋白注入损伤组织,以最大程度地促进组织愈合并维持内环境稳态[4,17-19]。临床医生越来越重视 PRP 技术治疗各种软组织病变,因其易于制备,管理程序简单,较外科手术花费低,无明显不良反应,并且由于 PRP 为自体组织移植,无组织排斥反应、免疫反应或疾病传播风险。

表 10-1　PRP 中生长因子

| 生长因子 | 功　　能 | 靶细胞及组织 |
| --- | --- | --- |
| 血小板衍生生长因子（PDGF） | • 刺激间充质细胞有丝分裂<br>• 刺激成纤维细胞趋化及有丝分裂<br>• 刺激卫星细胞增殖 | 成纤维细胞、平滑肌细胞、软骨细胞、成骨细胞、间充质干细胞 |
| 转化生长因子-$\beta_1$（TGF-$\beta_1$） | • 刺激间充质细胞增殖<br>• 调节内皮细胞及成纤维细胞有丝分裂<br>• 刺激内皮细胞趋化及血管生成<br>• 抑制巨噬细胞及淋巴细胞增殖<br>• 抑制卫星细胞增殖及分化 | 血管组织、表皮细胞、成纤维细胞、单核细胞<br><br>成骨细胞 |
| 血管内皮生长因子（VEGF） | | 血管细胞 |
| 碱性成纤维细胞生长因子（bFGF） | • 促进软骨细胞及成骨细胞的成熟及分化<br>• 促进间充质细胞、软骨细胞及成骨细胞有丝分裂 | 血管、平滑肌、皮肤<br>成纤维细胞、其他类型的细胞 |
| 胰岛素样生长因子（IGF-Ⅰ，IGF-Ⅱ） | • 促进间充质细胞有丝分裂<br>• 促进胶原蛋白合成<br>• 刺激成纤维细胞趋化及有丝分裂<br>• 促进成肌细胞增殖及融合<br>• 抑制成肌细胞凋亡 | 骨骼、血管、皮肤、其他组织 |
| 内皮细胞生长因子（ECGF） | • 细胞成熟、迁移、新血管的生成<br>• 抗凋亡 | 血管细胞 |
| 表皮生长因子（EGF） | • 刺激内皮细胞趋化及血管生成<br>• 调节细胞外基质动态平衡<br>• 刺激成纤维细胞迁移及增殖 | 血管细胞、表皮细胞<br>成纤维细胞及其他细胞 |

## 组织愈合

　　愈合过程是动态的复杂生理过程,目的为恢复损伤组织的解剖结构及功能,其特征为由损伤触发的级联放大生物组织反应。愈合过程可分为三个互相重叠的阶段:①急性炎症反应期;②增生或修复期;③重塑期。

　　阶段Ⅰ炎症期从组织损伤开始,血小板被激活后形成血凝块,继而脱颗粒,α 颗粒释放生长因子、止血因子及细胞因子,这一过程在凝血连锁反应早期至关重要。致密颗粒释放组胺及 5-羟色胺,引起毛细血管通透性增加,巨噬细胞激活,损伤部位炎症细胞聚集[10,20,21]。炎症期可持续 72 小时,表现为局部红、肿、热、痛。增生期（阶段Ⅱ）开始标志为中性粒细胞迁移至炎症组织区域。损伤发生 48 小时至 6 周,组织再生,解剖结构开始修复。成纤维细胞开始合成瘢痕组织,损伤组织处新生毛细血管恢复血供。伤口出现挛缩代表阶段Ⅱ结束。阶段Ⅲ重塑期的特点是胶原蛋白重塑,组织重塑过程可持续 3 周至 12 个月[14]。

## PRP 制备

　　PRP 只可从抗凝全血中制备,血凝块中血小板已激活,脱颗粒后释放生物活性蛋白、生长因子及细胞因子,因此,不适于提取 PRP。制备 PRP 首先要添加枸橼酸盐至全血中,枸橼酸盐可结合 $Ca^{2+}$ 抑制凝血级联反应。将加入抗凝剂的全血进行第一次离心,分离血浆与红、白细胞,再进行第二次离心,将血小板与血浆分离。市面上有许多制备 PRP 的设备（图 10-1）,这些设备的区别主要在以下几个方面:所需全血量、抗凝剂、离心速度、离心时间等。最后得到提取的 PRP 的总量与血小板总数亦不同。美国红十字会规定,PRP 制剂血小板计数≥$5.5×10^{10}$/50ml,相当于全血中血小板含量的 2 ~ 7 倍。正常个体血小板计数差别较大,血小板浓缩物的浓度取决于使用的设备,差异较大,相当于正常全血的 2.5 ~ 8 倍[4,22]。有研究表明,血小板浓度达到 4 倍时,临床

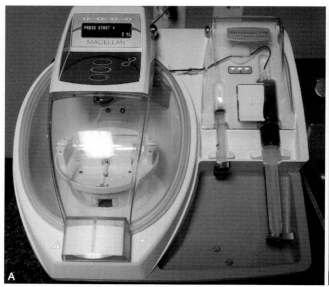
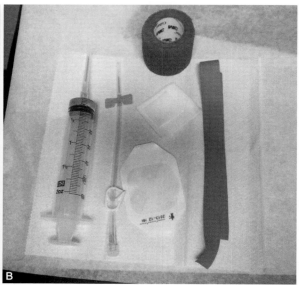

图 10-1　**A.** Magellan 自体血小板分离器系统（Arteriocyte 医疗系统）；**B.** 富血小板血浆血液采集设备（Magellan Arteriocyte 医疗系统）

疗效最佳[4,23]。然而，关于最合适的、能达到最佳临床效果的血小板浓度，目前仍然缺乏证据。

　　PRP 中白细胞浓度成为一个争议话题。不同设备制备的 PRP 制剂中白细胞浓度不一。白细胞所释放的酸性水解酶和炎性蛋白酶可能是细胞毒素物质，对细胞造成二次损伤[14,24]。

## PRP 注射流程

　　向患者充分告知并签署知情同意书，确定需要治疗的组织（肌肉、肌腱、韧带等）后开始进行 PRP 治疗。注射后 3~5 天需要口服止痛药物，但 PRP 注射治疗前 2~3 周至注射后 6~8 周禁用 NSAIDs。治疗后疼痛常见，持续时间与程度因人而异，与治疗的组织亦有相关性。患者接受治疗前，医生需详细说明 PRP 治疗前后注意事项，解答患者疑问，并告知患者注射部位疼痛可能加重，并且持续数日（栏10-1）。

　　注射部位以酒精、碘伏或氯己定消毒。应用大口径注射器抽血，取血量取决于所需的 PRP 治疗量。平均抽取 60ml 全血（可制备 5ml PRP）。将抽取的全血放入离心机，分离过程大约需要 15 分钟。治疗部位先用氯化乙基喷雾剂进行麻醉，然后注射利多卡因局部麻醉。

　　分离过程完成后，应用 22 号注射器在肌骨超声引导下将提取的 PRP 注射至损伤组织（图 10-2）。

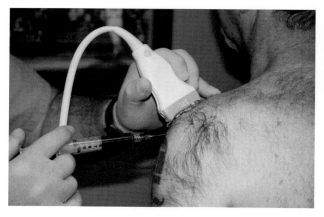

图 10-2　肌肉骨骼超声引导下以 22 号针头注射 PRP

精准定位对 PRP 疗效至关重要,注射组织的不同（肌腱、腱-骨结合处或韧带）选取不同的注射技术。注射肌腱及韧带可采用"peppering"技术。在骨界面针头触碰到骨也很重要。对受损的肌肉、肌腱及韧带分层注射,确保 PRP 制剂覆盖所有损伤部位。

注射结束后,以无菌敷贴盖住伤口。在治疗较大的承重肌腱（如跟腱）或"peppering"技术处理广泛的经皮切断的肌腱时,推荐应用保护性夹板或支具。每隔 2~3 小时可热敷 15 分钟,以缓解注射后疼痛。

治疗后 7 天内不得进行重体力活动。治疗后应尽早进行关节活动度练习并且恢复日常生活能力（activities of daily living, ADL）。4~6 周后对患者进行再评估,若仍有疼痛,可考虑再次进行 PRP 治疗。

## PRP 治疗的风险与禁忌证

PRP 治疗肌肉骨骼软组织疾病是安全有效的,然而目前仍缺乏有关 PRP 治疗及不良反应方面的随机对照研究。PRP 治疗风险较低,但仍存在与其他经皮穿刺操作类似的风险,如感染、刺入空腔器官等。严格进行无菌操作,可有效消除治疗后发生感染或变态反应等。患者在接受 PRP 治疗后最常见的不良反应是注射引起的局部疼痛。

PRP 治疗的绝对禁忌证包括:血小板功能障碍综合征、重症血小板减少、血流动力学不稳定、败血症、低纤维蛋白原血症等。相对禁忌证包括:长时间使用抗炎药物或系统性皮质类固醇药物,注射部位在 14 天内接受过皮质类固醇注射,血红蛋白计数<10g/dl 或血小板计数<$10^5/\mu l$,近期发热或其他疾病,供血部位或注射部位皮疹,骨或血液系统恶性肿瘤,既往感染或目前活动性感染肠球菌、假单胞菌、克雷伯菌等[12,25]。

## PRP 临床应用

骨生物治疗受到越来越多关注,且在骨与软组织损伤（肌肉、肌腱、韧带、关节软骨等）中广泛应用,但目前仍缺乏动物实验及临床研究证明 PRP 的疗效。较多预后良好的研究多为病例报道,PRP 的剂量、血小板提取与制备过程、血小板的浓度、生长因子的数量、治疗次数等方面缺乏统一的标准,亦存在样本量小,缺少对照组等问题。表 10-2 概括了近年来关于 PRP 的部分临床研究。

**表 10-2　人体应用富血小板血浆（PRP）临床研究[4,10]**

| 组织 | 作者 | 研究方法 | 证据等级 | 研究结果 | 不足之处 |
|---|---|---|---|---|---|
| 肘关节慢性肌腱变性 | Mishra et al[46] 2006 | 队列研究,PRP 治疗 15 例患者 | 2 级,对照组仅 5 例患者 | PRP 治疗组患者疼痛减少 93% | 说服力不足,随机非盲法,对照组 3 名患者在治疗 8 周后脱落 |
| 肩袖损伤 | Randelli et al[47] 2008 | 14 例患者 | 4 级,病例报告 | 肩袖损伤患者接受 PRP 治疗是安全有效的 | 样本量小 |
| 跟腱 | Sanchez et al[48] 2007 | 病例报告,6 例患者应用 PRP 治疗 | 3 级,6 例匹配的回顾对照 | 富含生长因子血浆可促进组织愈合及功能恢复 | 说服力不足,样本量小,非随机设计 |
| 跟腱 | de Vos et al[49] 2010 | 双盲,随机,54 例患者 | 1 级,随机对照研究 | 各组间疗效无统计学差异 | 说服力不足,样本量小 |
| 髌腱变性 | Kon et al[50] 2009 | 初步研究,3 例患者接受 PRP 注射,20 例患者接受物理因子治疗 | 4 级,病例报告 | PRP 治疗后患者疼痛与功能均有改善 | 无对照 |
| 肱骨外上髁炎 | Peerblooms et al[51] 2010 | 随机双盲,100 例患者,PRP 注射组与可的松注射组 | 1 级,随机对照研究 | PRP 治疗组功能改善优于可的松治疗组 | 所有病例注射前未进行非手术治疗 |

续表

| 组织 | 作者 | 研究方法 | 证据等级 | 研究结果 | 不足之处 |
|------|------|----------|----------|----------|----------|
| 前交叉韧带 | Silva et al[152] 2009 | 前瞻性研究,40 例患者 | 3 级,队列研究 | PRP 或凝血酶促进肌腱修复作用不明确 | |
| 促进骨不连的愈合 | Sanchez et al[53] 2009 | 回顾性研究,病例报告 | 4 级,无对照组 | 84% 的患者手术治疗后恢复;生长因子 PRGF 的作用机制不清楚 | 说服力不足,随机对照,样本量小 |

## PRP 在运动医学中应用监管

PRP 是否适用于运动员仍存在争议。美国职业赛事机构,如美国国家橄榄球联盟(NFL)、美国职业棒球大联盟、美国职业篮球协会、美国冰球联盟、美国职业足球大联盟、美国曲棍球联盟、北美职业袋棍球大联盟未禁止使用 PRP;此外,美国大学体育总会亦未限制下属机构使用 PRP。最初,世界反兴奋剂机构(World Anti-Doping Agency,WADA)禁止将血小板源制剂(如 PRP)应用于肌肉组织,并与美国反兴奋剂机构均禁止注射任何生长因子以影响肌肉、肌腱及韧带的蛋白质合成、降解、血管形成、再生能力、纤维类型转换或能量代谢[14],规定运动员接受此种治疗前需要医生证明其必要性。最近,这两个机构对 PRP 的立场有所改变,因 PRP 为自体血液制品,无任何外源性生长因子。

## 康复治疗指南

PRP 注射后的康复治疗受个体因素影响较大:注射后康复治疗介入的时间、生理愈合机制、患者的年龄与健康状况、损伤的严重程度、组织的完整性、耐受物理治疗的强度、家庭训练计划的依从性等。康复治疗的目的是逐渐向损伤组织施加治疗量的物理应力以促进组织愈合。遵循生理学规律的通用指南如栏 10-2 所示。作用于组织(肌肉肌腱、韧带、骨骼)的物理应力一般包括张力、扭转力、压力及剪切

---

**栏 10-2　PRP 注射后康复治疗四阶段概述**

**阶段 I:注射后——炎症期(0～7 日)**
**疼痛及炎症反应达到峰值,组织愈合开始**
- 患者反应:1～2 日,组织或关节疼痛;3～6,疼痛显著改善;第 7 日,疼痛基本消失,关节活动度明显改善
- PRP 在治疗区域吸收
- PRP 激活蛋白交联,维持自身稳定
- 完成功能评定量表[KJOC 评定量表、髋股关节指数(SCOR)、肩关节疼痛与功能障碍指数(SPADI)]建立基线评分
- 开始家庭运动计划(home exercise program,HEP):休息,适度活动,在无痛平面及范围内进行次大强度等长收缩,热敷控制疼痛症状

**阶段 II:保护及早期活动——炎症期(7～21 日)**
**避免破坏自身稳定和交联**
- 保证交联的完整性
- 继续主动关节活动度训练(range of motion,ROM),避免过度牵伸,2 周后主动 ROM 在没有牵伸下达到正常值的 90%
- 韧带无应力或肌肉和(或)肌腱无过度张力
- 组织轻柔松动以利于组织纤维沿纤维走行与力线方向愈合

- 由于血管形成减少,韧带注射后的康复训练推迟 2～4 周

**阶段 III:多重复轻负荷活动——修复期(3～6 周)**
**痛阈显著降低**
- 依据组织类型及损伤程度调整运动计划[韧带愈合和(或)增生时间延长]
- 间隙填充,基质完整性提高
- 胶原蛋白合成,在纵轴方向上排列,组织开始承受拉力及负荷
- 组织压力测试和(或)临床检查以确定基线水平
- 轻柔深层横向按摩松动,主动松解技术,肌筋膜松解术
- 使用物理因子治疗促进组织增生(推荐脉冲超声波、激光、电刺激)
- 开始高重复次数向心运动(推荐每组重复 25 次,完成 3 组,提高组织耐力,促进血管生成)
- 开始进行功能性活动,模拟日常生活动作,关注动作的力学特性及准确性,增强患者耐受性
- HEP 中包括功能锻炼相关动作
- 在纤维组织愈合方向增加负荷量
- 主动牵伸:动态及静态
- 4 周内在日常生活中及练习中避免韧带应力

---

**栏 10-2（续）　PRP 注射后康复治疗四阶段概述**

**4～6 周过渡至离心运动**

**阶段 Ⅳ：离心负荷运动，超等长训练，重返运动和（或）活动——重塑期（6～12 周＊）**

- 增加修复组织牵拉力量
- 提高力量与抗拉伸能力，增加弹性
- 继续通过深层横向按摩法及软组织松动术促进组织重塑
- 离心负荷
- 根据患者状态，8～10 周进行超等长运动、弹射运动、爆发力运动专项训练

- 复查超声（8 周左右）明确组织愈合的程度
- 依据超声检查结果，开始间断性体育训练（在运动场进行投掷、跑步等）
- 根据注射后康复进展，在 10～12 周时恢复全部功能活动或体育运动
- 基于患者情况及损伤程度确定时间线重叠
- 禁止自行服用抗炎药物，注射后禁止使用电离子透入疗法或超声药物透入

＊ 取决于患者运动及注射后状态，个体间差异大

---

力。这些应力施加途径包括手法治疗技术、逐级推进的运动疗法、功能性力量训练及重返赛事阶段训练。文献中关于 PRP 注射后的康复流程与组织愈合时间规律的证据尚不足，康复治疗各个阶段之间无绝对的分界线，且每个阶段患者个体间差异较大。

PRP 治疗目的是促进组织愈合，使得组织能再次最大限度地承受日常生活及体育运动施加的生理应力及压力。组织中胶原纤维平行排列以承受拉力及单侧应力[26]。以下康复流程基于患者不同组织（肌肉、肌腱、骨骼和韧带等）接受 PRP 治疗后康复的临床经验。

**阶段 Ⅰ（炎症期）（表 10-3）**

**时间：**0～7 天

**目标：**促进注射部位 PRP 吸收，保证蛋白交联完整，避免中断。

阶段 Ⅰ 包括早期活动，轻柔的自我牵伸及负重功能训练，避免制动造成的不良后果，并促进组织愈合。在注射 PRP 后 1～3 天，由于炎症反应增强，患者常有明显疼痛。PRP 注射后多数生长因子在 1 小时内释放，一直持续至注射后第 7 天[24]，因此，PRP 注射后 7 天内家庭训练计划的原则为避免破坏以上生理机制，主要包括：休息、肘关节轻度主动活动、无痛平面和活动范围内进行次大强度等长收缩训练，以促进纤维排列，可以热敷缓解疼痛等症状。常用功能量表如 Kerlan-Jobe 骨科量表、肩痛及功能障碍指数、髌股指数等，来确定患者主观功能状态基线值。

**阶段 Ⅱ（炎症期）（表 10-4）**

**时间：**7～21 天

**目标：**避免破坏胶原蛋白交联的桥接及形成，开始早期活动，多次重复负荷训练，关节活动度达到正常的 90%。

阶段 Ⅱ 内容包括继续进行轻柔的肘关节活动，增加在家里的家庭日常活动量。患者 ROM 在注射后第 2 周末应达到正常最大关节活动度的 90% 以上。在这个时期开始对尺侧副韧带（ulnar collateral ligament，UCL）、屈肌和旋前圆肌行软组织松动术。**但为避免胶原蛋白交联的桥接和形成受到破坏，深层软组织技术（如横向摩擦等）需在注射后第 3 周后才能进行。**PRP 注射后肘关节早期轻柔的运动可促进组织愈合，这种运动继续在炎症期、修复期、重塑期进行。此外，早期活动和自我牵伸可以预防关节粘连，增加肌肉收缩、肌纤维的大小及紧张度，亦可增加静息状态下糖原及蛋白合成。每天进行 3 次大强度到极量的等长收缩，可产生肌腱纤维方向的轻微张力。患者在家中间歇性休息和被照护，同时鼓励其继续工作及进行日常功能性活动，有助于控制注射后症状及早期炎症反应。

在前两个阶段逐渐全范围活动可预防韧带萎缩，增加韧带线性应力及硬度，尤其是韧带-骨连接处。在此阶段，应避免韧带应力性运动或功能性活动以及肌肉或肌腱产生过度张力，由于组织血管化减少，韧带愈合时间可能延迟 2～4 周，**对 UCL 施加外翻应力的运动通常于阶段 Ⅲ 开始。**

早期恢复运动有利于胶原蛋白交联处结缔组织润滑，可增加胶原蛋白含量，减少蛋白交联异常，从而预防粘连。PRP 注射后，早期运动、间歇性加压、适当的负荷可改善软骨代谢，促进软骨基质恢复，运动对肌肉、肌腱、韧带及骨组织均有益。建议 PRP 注射治疗后 10～14 天恢复肘关节正常活动度。

PRP 注射后前两个阶段可进行的物理因子治疗方法包括超声波、激光、电刺激等。此阶段该治疗措施的目的是促进 UCL 愈合，增加注射区域的血流量

及氧输送量。无热量超声波可促进受损组织修复及再生，有研究表明，应用治疗性超声波可以促进骨与肌肉组织再生[27-29]。然而，多数关于无热量超声波及激光可促进组织愈合的结论是从动物实验中获得的，脉冲无热量超声波与低强度连续波哪种方法更有利于组织愈合存在争议。肱骨外上髁炎应用激光治疗能降低主观疼痛感，研究表明，45%的接受激光治疗的肱骨外上髁炎患者中，疼痛缓解了 90% ～ 100%[30]。还有研究发现，大鼠受伤后 3 ～ 6 周，接受低能量激光治疗可以提高 UCL 修复的抗张强度和硬度[31]。肌腱注射 PRP 后，康复治疗应用俄式电刺激可以增加脑内啡肽的释放，使组织对负荷与活动的反应降到最低，参数如下：频率 2500Hz，50pps，占空比 10/10s，2s 上升时间，持续 10 ～ 12 分钟。

PRP 注射治疗后第 2 阶段到第 4 阶段康复的重要内容是肩、肘、腕关节逐渐增加负荷运动。前两个阶段的康复治疗是低强度高重复次数的运动方式：推荐每组重复 20 ～ 25 次，完成 3 组。患者完成 3 组后，阻力增加 0.45kg。恰当的运动姿势力线，近端与远端关节的位置和活动范围内的控制都很重要。高重复次数次大强度的运动可以促进组织血管再生，帮助胶原蛋白交联形成，加快组织愈合，使组织开始适应一定量的应力。相对力量训练来说，PRP 注射后早期阶段进行耐力训练已经获得成功。在注射后 2 ～ 4 周，次大强度的运动可以减少自身稳定、组织分解和症状恶化。研究表明，抗阻训练在诱导急性肌肉合成代谢方面比与之配伍的高负荷、低容积或运动量的运动方式（等长收缩）更加有效[32]。

### 表 10-3　UCL PRP 注射治疗（炎症期）

| 康复阶段 | 阶段标准 | 预期损伤及功能障碍 | 干预方法 | 目标 | 基本原理 |
| --- | --- | --- | --- | --- | --- |
| 阶段 Ⅰ（0 ～ 7 天） | • 注射后无感染 | • 水肿<br>• 第 1 ～ 2 天：组织或关节疼痛<br>• 第 3 ～ 6 天：疼痛明显缓解<br>• 第 7 天：有时无疼痛，关节活动度提高 | • 开始 HEP，主动轻柔活动，无痛平面及范围内进行等长收缩，热敷控制疼痛症状<br>• 禁止负重与牵伸 | • 促进 PRP 在注射部位吸收，避免组织交联破坏<br>• 促进交联形成的完整<br>• 控制水肿及疼痛<br>• 完成功能量表评定（KJOC，SCOR，SPADI），确定基线评分 | • 最大程度降低注射部位应力<br>• 促进 PRP 局部吸收<br>• 为交联桥接做准备 |

HEP，家庭运动计划；KJOC，Kerlan-Jobe 骨科评分；PRP，富血小板血浆；ROM，活动度；SCOR，髋股指数；SPADI，肩疼痛与功能障碍指数；UCL，尺侧副韧带

### 表 10-4　UCL PRP 注射治疗（炎症期）

| 康复阶段 | 阶段标准 | 预期损伤和功能障碍 | 干预方法 | 目标 | 基本原理 |
| --- | --- | --- | --- | --- | --- |
| 阶段 Ⅱ 7 ～ 21 天 | • 没有感染的迹象，韧带注射因血管形成减少需推迟和（或）延缓康复进程 2 ～ 4 周 | • 疼痛<br>• 关节活动度受限<br>• 尺侧副韧带在轻微应力测试和日常生活活动时疼痛<br>• 上肢力量受限 | • 继续主动关节活动度训练，避免外翻应力活动和过度牵伸，2 周内在无牵伸情况下保持 90% 全部 AROM<br>• 继续理疗控制症状<br>• 第 3 周：开始轻柔的软组织松动，帮助组织在应力和纤维排列方向上愈合 | • 控制水肿和疼痛<br>• 减少对健康的不良影响<br>• 开始高重复次数负荷运动和家庭训练计划 | • 最大程度降低注射部位应力<br>• 促进 PRP 局部吸收<br>• 为交联桥接做准备 |

AROM，主动关节活动度；PRP，富血小板血浆；ROM，关节活动度；UCL，尺侧副韧带；UE，upper extremity 上肢

### 阶段 Ⅲ（修复期）（表 10-5）

时间：3 ～ 6 周

**目标**：根据组织类型与损伤的程度调整运动方案；应用物理因子治疗促进组织再生（推荐脉冲超声波、激光、电刺激）；开始高重复次数负荷与向心运

动;开始功能活动。

**注意:4 周内避免日常生活中和练习中韧带承受应力;4~6 周过渡到离心运动。**

第 3 周疼痛通常会减轻,胶原蛋白在纵轴方向上合成与调节。此时,组织开始承受拉力和负荷。但需要根据组织类型和损伤的程度调整运动方法(韧带愈合和增生需要更长时间)。软组织松动术和渐进抗阻运动是注射后修复和重塑阶段的重要康复内容。肌腱病产生的主要病理

机制是血管较少的肌腱组织发生慢性微小撕裂,这种反复的撕裂通过瘢痕组织愈合,与通过血管形成和炎症反应机制的方式愈合的肌腱完全不同[33]。在肌肉韧带组织修复和重塑阶段,软组织松动技术(ASTYM,深部横向摩擦松动,主动松解技术,Graston 技术)结合适当的渐进运动计划,是组织愈合的重要组成内容,可以帮助最大程度地减少瘢痕形成,促进纤维组织在应力方向的愈合。

**表 10-5　UCL PRP 注射治疗(修复期)**

| 康复阶段 | 阶段标准 | 预期损伤和功能障碍 | 干预方法 | 目标 | 基本原理 |
|---|---|---|---|---|---|
| 阶段Ⅲ<br>3~6 周 | • 全关节活动范围<br>• 疼痛无加重<br>• 外翻时无疼痛,此阶段末期 UCL 挤压应力试验在 0°,30°,90°无疼痛 | • 上肢力量受限<br>• 5~6 周之前,组织对抗外翻负荷运动或功能活动能力受限<br>• 疼痛(消失中)<br>• 上举、推拉功能活动耐受力受限 | • 盂肱关节牵伸:HBB 毛巾,盂肱关节靠门屈曲牵伸,侧卧位内旋牵伸<br>• 肩关节力量训练:Jobe or thrower's ten exercises,prone Hughston's progression *<br>• 滑轮向心 0~0.9kg 重量<br>• 肘关节屈曲,伸展(旋后抓握以减少 UCL 负荷),旋后运动(3 组,重复 15 次)<br>• 腕关节屈曲,伸展,桡偏,尺偏(3 组,重复 15 次)<br>• PNF 和节律训练<br>• 仅对肩关节稳定性训练:近端手摆放(肱骨)<br>• 肩胛胸廓 PNF 模式与力量训练<br>• 闭链负重转移(肘关节不锁住)<br>**5~6 周:**<br>开始肘关节轻柔牵伸与外翻负荷(若外翻时无疼痛,UCL 挤压应力试验在 0°,30°,90°无疼痛)<br>• 继续 DTFM,以促进血管形成,打断组织粘连 | • 保持盂肱关节的活动能力<br>• 打断组织粘连<br>• 防止外翻负荷<br>• 提高上肢功能<br>• 为间歇专项运动计划做准备 | • 通过物理因子促进胶原蛋白形成和重塑<br>• 交联桥接发生,基质完整性改善<br>• 促进肘关节恢复正常关节 ROM<br>• 肘和腕关节无痛安全力量训练<br>• 强化肱二头肌、旋前圆肌和 FCU 向心训练,以支撑肘关节内侧<br>• 提高近端关节柔韧性<br>• 心血管训练提高耐力<br>• 第Ⅲ阶段结束时进展至外翻负荷训练<br>• 上肢力量增加进阶至专项运动训练阶段<br>• UCL 抗张强度足够大再开始外翻负荷运动 |

\* http://www.dynoswim.com/archives/ShoulderRotatorExer.pdf.

CKC:Closed kinetic chain 闭链;FCU:flexor carpi ulnaris 尺侧腕屈肌;HBB:hand behind back 手背;PNF:proprioceptive neuromuscular facilitation 本体感觉神经肌肉易化;ROM:关节活动度;UCL:尺侧副韧带;UE:上肢

有研究发现,深层横向组织按摩和摩擦松动（deep transverse friction mobilizations,DTFM）是有效的。如 Cyriax 所说[34],DTFM 是一种激进的软组织松动术,使用局部压力或让组织分离的快速手法沿切线方向作用于受伤组织中纵向排列的胶原成分。为了促进胶原组织恢复,接受治疗的组织需处在适度牵伸位置（无痛）[35]。PRP 注射后 DTFM 和其他软组织手法可促进 PRP 注射后的组织愈合,在机械力学、生理学、组织学和神经学方面发挥作用（栏 10-3）。DTFM 的作用包括快速脱敏、隐性治疗后疼痛、手法接触部位所覆盖的组织适度挫伤等[34]。

---

**栏 10-3　深部横向组织松动技术**

**机械力学**
- 胶原纤维的形变和拉伸
- 间质的活动性增加

**生理学**
- 局部充血
- 刺激白细胞侵入和愈合发生
- P 物质的破坏

**组织学**
- 防止瘢痕形成和胶原蛋白杂乱排列
- 通过压电效应刺激胶原沿力线方向排列

**神经学**
- 初始的疼痛感受器的刺激
- 机械感受器的刺激
- 通过"中枢偏向机制"抑制疼痛

---

根据患者个体的状况,治疗后 4 ~ 6 周在修复阶段和重塑阶段可以进行离心负荷训练。离心负荷训练是 PRP 治疗后康复的另一个重要方法,可促进组织完整性、力量和功能恢复。离心收缩能够使肢体减速、减震,产生高于最大向心收缩 14% ~ 50% 的力[36]。这种更大力量的产生使得肌肉肥大,抗张强度增大,或使肌肉肌腱单元延长,从而改善了肌肉肌腱的完整性[37]。

与第 Ⅰ 到 Ⅱ 阶段向心运动不同,离心负荷运动在肌腱损伤早期对稳定血管形成有益处[38]。每天进行离心负荷运动对肌腱血管和微循环无害[38]。肌腱病的系统回顾研究报道,离心运动对功能重塑有显著临床疗效。也有研究发现,离心运动方案是慢性肌腱末端病的有效治疗方法[40,41]。因此,4 周开始肌腱离心负荷递增运动,结合患者治疗后 2 ~ 4 周的个体反应。6 周后,可以开始更进阶的运动（图 10-3 ~ 图 10-8）。（见文末彩图 10-3 ～ 10-8）

前文表格已经列出 UCL 接受 PRP 注射后的运

动计划概况,肌腱治疗和运动方案举例也有提供（栏 10-4 和栏 10-5）。

肌肉损伤后最好的非手术治疗方法包括立即休息、抗炎药物治疗或其他方法,目前仍没有确切的共识[28]。对慢性肌腱末端病损伤而言,休息疗效甚微[39,42]。而许多研究已经证实离心负荷运动在治疗慢性肌腱损伤方面是有效的[37,38]。但离心负荷运动的最佳剂量和频率仍然没有定论[43]。

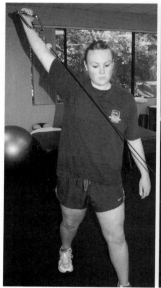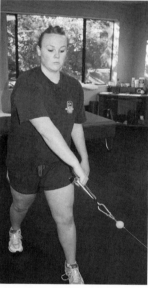

**图 10-3**　神经本体感觉肌肉促进法滑轮模式,使用轻重量或快速滑轮。改变手臂角度与活动范围来模拟功能性活动或专项运动平面

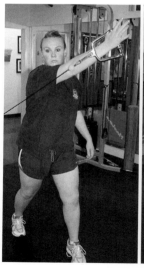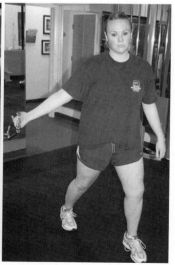

**图 10-4**　上肢滑轮模式来对尺侧副韧带施加应力。通过改变运动平面、屈肘角度和前臂位置,来改变对尺侧副韧带的应力。手处于旋后位（低手掷飞盘）进一步增加尺侧副韧带的紧张度

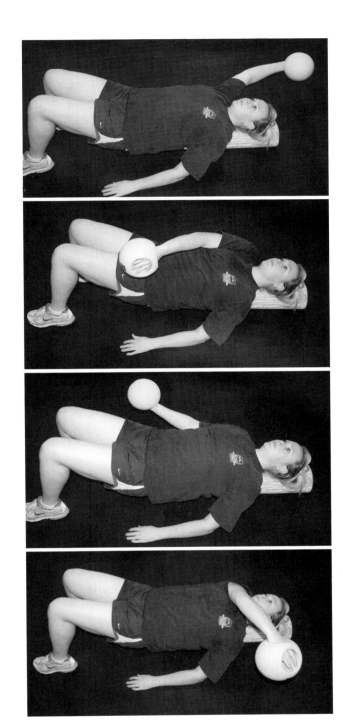

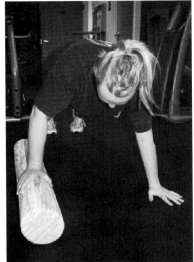

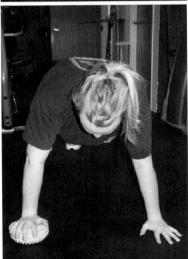

图 10-5　上肢 PNF 技术 D1D2 模式,使用泡沫轴与 Plyoball。改变手臂角度以挑战盂肱关节稳定性或通过活动度改变尺侧副韧带应力。保持核心肌群收缩维持躯干中心在泡沫轴上。将膝脚并拢进一步挑战核心稳定性

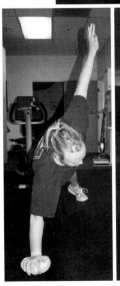

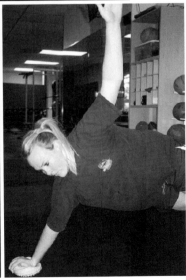

图 10-6　上肢 PNF 技术 D1D2 模式,使用 Physioball。在保持腹横肌收缩,控制住髋关节水平和健身球。双膝并拢维挑战躯干稳定性。维持稳定情况下可以在不同速度下练习,闭眼可进一步挑战平衡机制

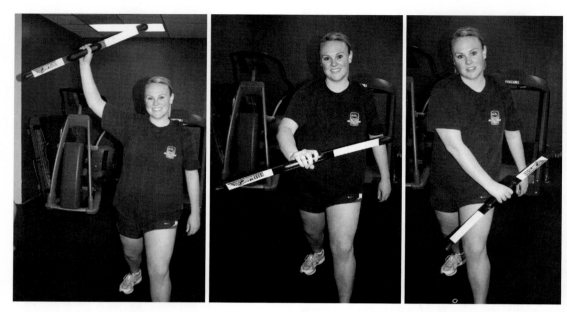

**图 10-7**　上肢模式利用躯干振动杆，从不同角度的静态控制进阶到功能性投掷、发球模式。重点是训练耐力和长时间控制动作

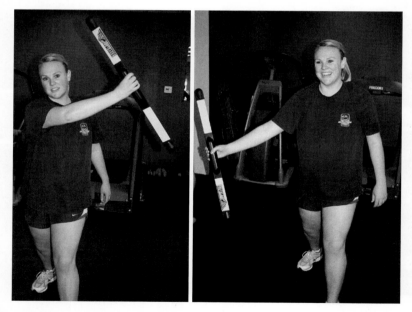

**图 10-8**　上肢模式利用躯干振动杆，从不同角度的静态控制进阶到功能性投掷、发球模式。重点是训练耐力和长时间控制动作

**栏 10-4　PRP 注射后训练进程-冈上肌和(或)冈下肌肌腱注射范例**

**第 1~2 周**
禁止肌力训练,仅做轻柔的关节活动度训练,低强度心血管训练

**第 2 周**
开始次大强度的等长训练,消除重力力量训练或抗重力滑轮训练增强韧带血管再生(3 组,每组 25 次),无痛范围内被动 ROM 与主动/辅助 ROM 训练(注意不进行牵拉)

**第 2~3 周**
高重复次数负荷,中间活动范围到外面活动范围的次大强度和最大强度等长训练。开始俯卧 Hughston 训练(2 组,每组 10 次);冈上肌或冈下肌负重训练,负重 0~0.9kg Jobe 训练或 thrower's ten 训练,中间范围向心性内旋、外旋滑轮肌力训练(3 组,每组 25 次);肩胛带胸椎训练(肩胛叠加运动、肩胛下降训练,下、中斜方肌训练,例如球上进行 Ys、Ts、Ws 运动、肩胛固定训练);心血管训练

**第 3~4 周**
Jobe 训练,增加负重至 1.36~1.81kg。盂肱关节与肩胛节律稳定训练(scapulothoracic rhythmic stabilization,SRS),PNF 轻弹力管或滑轮训练(高重复次数负荷)。躯干震动棒模式强调持续时间和耐力。肩袖外旋肌力训练,心血管训练

**第 4~5 周**
进阶到快速振动训练、离心训练、动态训练(非投掷型药球与弹力管训练);反式 PNF 训练,高速滑轮与 plyoball 训练模式;UE 等速力量训练;继续核心力量与心血管训练;投掷项目运动员结合核心力量训练,并评估盂肱关节内旋角度。若情况适合,结合自我牵拉肩袖或关节囊(手在背部毛巾法、仰卧手触后背、睡眠者牵拉法)

**第 5~7 周**
根据当前状态开始过头训练以回归体育训练(模仿毛巾训练和投掷训练、影子训练)。过渡到双手投掷药球和(或)超等长抛球训练和早期双侧 CKC 腰带训练;使用 plyoball、滑轮、弹性网架过头力量训练

**第 6~8 周**
逐渐进阶至 50%~75% 活动发力。开始间断回归体育运动项目(短投掷、长投掷训练、50% 发力过头网球发球;各式游泳姿势-注意在可控的弧度和范围)。轻对抗运动,逐步开始双侧至单侧闭链训练;进展至单侧过头超等长训练、弹力网架投掷训练

**第 7~10 周**
在控制下 75% 进阶至 90%,回归到对抗运动

**第 8~10 周**
逐渐回归体育运动项目。
**基于患者情况及损伤程度确定时间线重叠**

---

**栏 10-5　PRP 注射后训练-髌腱和(或)跟腱注射范例**

**第 1 周**
第 1 周进行物理治疗主要是被动关节活动度训练;髌腱无痛范围毛巾滑动训练;PWB 行走鞋(跟腱);如需要步行使用拐杖使肌腱免负重

**第 2 周**
开始低强度的闭链训练(单腿坐球平衡、稳定性、踝关节生物力学平台训练系统)、站立位重心转移训练、单腿站立下蹲平衡训练;第 2 周末无牵伸下达到 90% ROM,开始次大强度等长收缩;4 个方向的直腿抬高;近端关节力量训练;开始关节松动以维持正常的骨运动学;开始核心肌力训练和家庭训练计划;仅步行和低阻力功率车训练

**第 3~4 周**
开始轻柔的自我牵拉和家庭训练计划;次大强度到最大强度等长训练;开始功率踏车、游泳和心血管训练;以走路速度跑步;Threa-band 弹力带做足踝 PNF 训练;开始双侧高重复次数、抗重力中间活动范围的长运动链(long kinetic chaiin,LKC)向心力量训练;双足跟从中立位到完全跖屈位;单腿站立(single-leg stance,SLS)本体感觉训练;维持近端关节的灵活性,进阶至髋和核心肌力训练;阶段 II 的 LKC 本体感觉再训练

**第 5~6 周**
进阶至单腿,高重复次数 CKC 力量训练;单侧提踵向心运动(外面活动范围跟腱力量训练);继续心血管(固定功率自行车,椭圆机);结合阶段 III SLS 本体感觉训练;轻蹦床训练至低强度间断蹦床训练;开始次大强度发力较高速度的等速运动

**第 6~7 周**
开始 LKC 离心训练(上台阶和(或)下台阶进阶训练,下蹲,2 上 1 下离心负荷提踵训练),Bosu 球进阶训练;在不稳定平面 SLS 本体感觉训练;开始快走或低强度慢跑活动和 50% 用力楼梯训练;继续 75% 用力较高速等速运动

**第 8~10 周**
持续更长时间的心血管训练(椭圆机、固定功率车、游泳);离心负荷训练和等速运动;开始双侧超过体重的抗重力跳跃进阶训练;提高灵活性反应速度、楼梯、控制变向训练;使用 50%~75% 发力,进行低强度与控制性的回归体育训练;开始慢跑、大步走,轻度平坡跑步(无减速);大步走与跑步增至 36.6~54.9 米。根据反复超声影像结果、客观测试结果、功能测试、主观功能评分开始间断训练项目(非长时间)

**第 10~12 周**
继续离心力量训练;双腿跳进阶到单腿跳、切割运动、快速短跑、变向练习;大约第 10 周进阶到单侧超等长运动;继续功能力量训练;开始快速短跑与回归体育运动练习;最大程度用力等速力量训练

**12 周及以上**
逐渐回归运动
**基于患者情况及损伤程度确定时间线重叠**

**阶段Ⅳ（重塑期）（表10-6）**

**时间**：6~12周

**目标**：离心负荷，超等长运动训练；（取决于个人运动能力与注射后状态［因人而异］），继续应用深部横向按摩技术与软组织松动术促进组织重塑。

**注意**：第8周左右进行超声诊断，判断组织愈合程度；全部运动能力恢复在10~12周，并取决于注射后功能恢复情况。

注射治疗后组织通过功能重塑来增强抗张强度。阶段Ⅳ组织进行深部横向按摩和软组织松动术后会促进组织重塑。根据患者对进阶式离心力量训练的反应，逐步过渡到速度、协调性运动、超等长运动训练、弹射运动及在阶段Ⅳ训练的爆发性更强的体育专项运动。（图10-9~图10-18）（见文末彩图10-9,10-10,10-13）

在此阶段由于纤维更容易按力线排列且耐受较大张力，结缔组织抗张强度可以得到提高[44]。功能性力量训练、超等长运动、弹射运动、神经肌肉训练、协调性训练等以更好地满足患者对运动和工作需求。可以给患者做非激发性的选择性组织张力试验，包括韧带应力试验、牵伸位肌肉抗阻应力试验、双侧负重和压力试验。后续的训练内容需明确患者对重返高水平运动和回归体育或工作的意愿来确定。目前尚没有正式发表的研究结果，来支持用主观功能评定工具或问卷评估指导患者安全地继续某

**表10-6　UCL PRP注射（修复期）**

| 康复阶段 | 阶段标准 | 预期损伤与功能受限 | 干预手段 | 目标 | 基本原理 |
|---|---|---|---|---|---|
| 阶段Ⅳ<br>6~14周 | • 客观测试结果、功能评测、主观功能工具指数提示患者可以进阶至阶段Ⅳ并进行相应活动<br>• 激发应力试验结果阴性（移动外翻、挤压、尺侧副韧带测试30°~70°）<br>• 对于跨阶段时间，基于患者情况与受伤严重程度判断 | • 上肢肌力受限<br>• 阶段Ⅳ早期尺侧副韧带抗张强度受限<br>• 专项运动与功能性活动的开始时间和力学机制发生改变 | • 继续应用深层横向肌肉按摩技术与软组织松动术促进组织重塑<br>• Jobe训练并增加1.36~1.81kg重量<br>• 盂肱关节IR从里面活动范围到中间活动范围负荷训练（3组，15次）<br>• ER逐渐进阶至中间活动范围和外面活动范围平面90°/90°<br>• 肩袖向心运动至离心运动力量训练<br>• 开始双侧立位plyoball训练<br>• 轻度向心抗阻运动，滑轮或弹力管模式<br>• 轻度PNF抗阻技术，包括远端手放置、启动肘和腕运动<br>• 轻度外翻负荷，功能性滑轮模式<br>• 早期CKC运动<br>第6~8周<br>• 快速震动与动态训练（非投掷型药球与弹力管）<br>• 提高速度与功能性力量训练<br>• 阶段Ⅲ-Ⅳ核心肌力训练<br>• 若经UCL测试无疼痛，增加毛巾投掷训练，注意头和（或）躯干位置，平衡和对线<br>第8~10周：<br>• 根据反复超声影像结果，逐渐进入重复运动阶段<br>• 可以开始过头训练和体育活动（模拟毛巾训练、影子训练、控制性滑轮模式、从中立位到外旋位运动速度增加） | • 增强UE肌力<br>• 增强肌肉控制<br>• 提高UCL抗张强度<br>• 快速外翻负荷运动无疼痛<br>• 准备重返运动和恢复之前功能水平<br>• 进阶至专项运动训练<br>• 建立并过渡至家庭独立训练项目 | • 再次评价功能性指数并分析与客观测试关系，确定回归运动的状态<br>• 训练的特异性<br>• 使用神经肌肉再教育模式促进功能活动，提高关节控制和稳定性<br>• 提高力量和抗张力能力<br>• 增加组织弹性<br>• 间断专项体育运动训练可安全有效恢复运动前状态 |

续表

| 康复阶段 | 阶段标准 | 预期损伤与功能受限 | 干预手段 | 目标 | 基本原理 |
|---|---|---|---|---|---|
| | | | ● 进阶至双手投掷轻重量药球和(或)弹力网架训练,继续 CKC 运动<br>第 10 ~ 12 周<br>● 增加至 50% ~ 75% 活动能力(短投掷至长投掷)<br>● 间断开始体育运动项目<br>● **直到反复超声影像有结果,间断进行投掷、击打棒球、打网球、打排球等活动**<br>● 外旋位肩袖力量训练,弹射运动、加速滑轮训练模式<br>● 内旋位滑板训练提供外翻负荷<br>● 弹力网架投掷训练(双手胸前传球、过头掷球、推铅球、单手投篮、离心训练)<br>● CKC 超等长<br>● 第 12 周:有控制地从 75% 恢复至 90% 运动能力<br>● 第 12 ~ 14 周,逐渐返回体育运动项目 | | |

CKC. Closed kinetic chain 闭链;ER. external rotation 外旋;IR. internal rotation 内旋;PNF. proprioceptive neuromuscular facilitation 本体感觉神经肌肉易化;UCL. ulnar collateral ligament 尺侧副韧带;UE. upper extremity 上肢;US. ultrasound 超声波

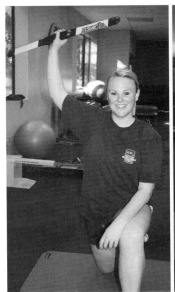 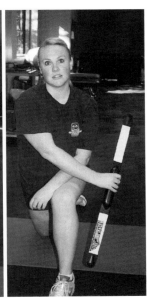

**图 10-9**　单膝跪位用躯干振动杆强化上肢训练,强调肩胛骨控制,头和躯干直立体位,整个模式保持稳定

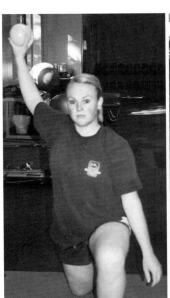 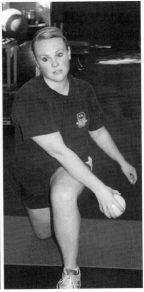

**图 10-10**　单膝跪位用 Plyoball 强化上肢训练,强调肩胛控制,头和躯干直立体位,整个模式保持稳定

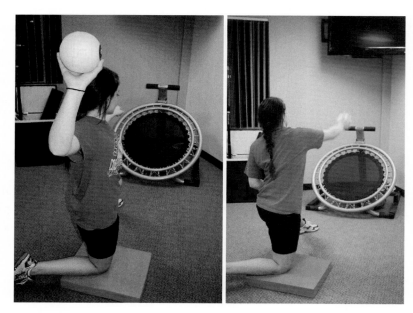

**图 10-11**    单膝跪位过头弹性网架抛球训练。强调上肢强化训练维持躯干直立平衡体位和控制。推荐使用较轻的球（113.4 克~907.2 克）。过头训练中鼓励和促进骨盆/躯干旋转、展开"伸展"机制

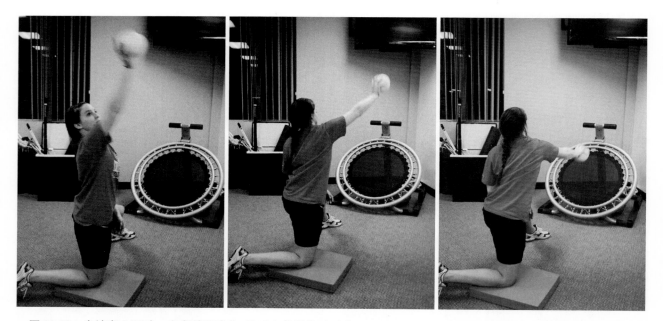

**图 10-12**    肩袖离心运动。患者单膝跪位，从后向前做抛球动作。强调通过肩袖收缩做减速运动，在球下降的过程中肩胛周围肌肉做离心收缩，这个动作时长要求持续 5 秒。把球引向站在患者后面的医务人员这个动作，强调向心收缩要快，时长 2 秒

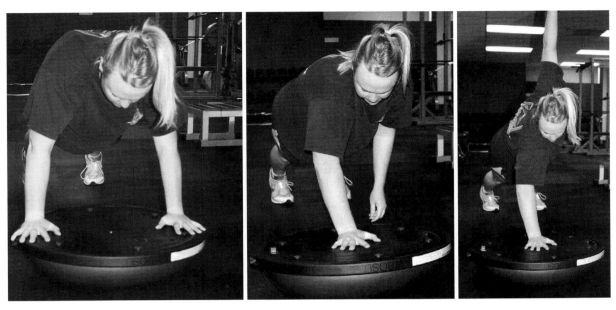

**图 10-13**　用平衡盘 Bosu 球完成双侧上肢到单侧上肢闭链进阶运动。肩胛骨在前伸和回缩位进行控制训练。整个过程中维持核心稳定

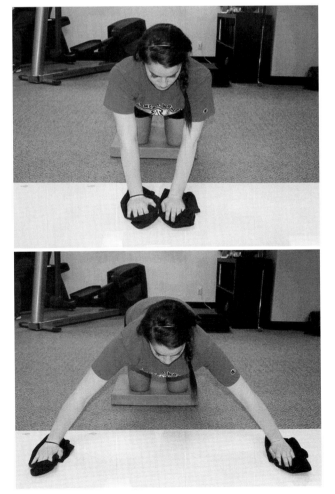

**图 10-14**　用滑板模式进行尺侧副韧带与上肢负重训练,推荐使用向内侧滑动来评估尺侧副韧带的抗负荷能力,逐渐进阶到向外侧滑动。可以通过在滑板平面上,往上往下画"+"字,或画斜线挑战上肢。双膝支撑进阶到俯卧撑姿势的脚趾支撑

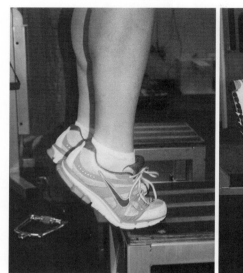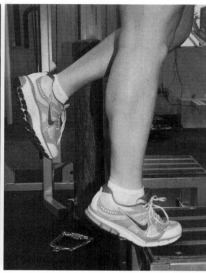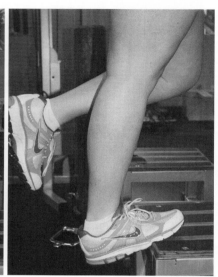

**图 10-15**    离心跟腱负重运动"上 2，下 1"减速。注意缓慢控制离心背屈运动

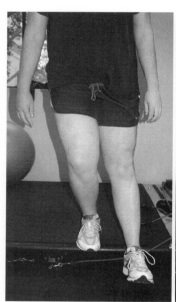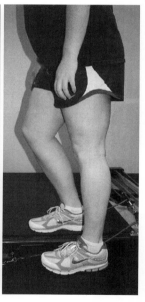

**图 10-16**    下台阶进阶训练。注意运动中矢状面长
运动链对线、冠状面骨盆稳定性和水平面距下关节
位置。向前下迈步时重心转移到距骨头（保持足跟
着地）可进一步增加对髌腱的牵拉

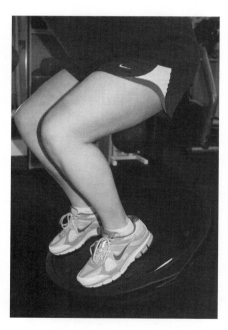

**图 10-17**    Bosu 球下蹲训练

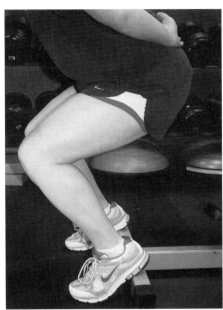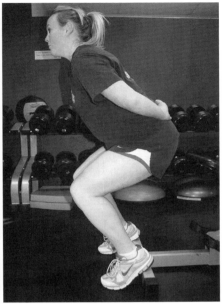

**图 10-18**　下蹲范例。下蹲增加髌腱张力。手部承重或联合闭链等长运动加强训练效果

一项特殊的活动或体育运动。

目前也缺乏明确的或客观的评价方法,来确定运动员是否能安全的继续运动或者患者是否能安全地进行功能活动(工作任务)。以往有人用分级方法来描述肌腱病[45]。但现在通过详细的临床检查,结合反复超声影像检查,患者主诉与功能评分指数,就能帮助医师、物理治疗师和运动伤害防护师来确定其恢复功能运动的时机。在阶段Ⅳ,可以开始间歇跑步运动、进阶式灵活性训练和间歇投掷运动。虽然有部分个案显示运动员在注射后很快恢复并开始活动,但大部分患者在 10～12 周才恢复全部的功能与运动能力(表 10-7)。

## 结论

PRP 注射等骨生物制剂在损伤部位产生高浓度的天然活性生长因子和生长蛋白,其在骨科与运动医学中的应用是非常有前景的。然而 PRP 在临床应用中,仍有许多重要的临床与基础医学问题未能得到明确解答,包括 PRP 的最佳浓度、最佳注射次数、急性期和慢性期注射时机等。其他的问题例如注射部位的最佳生理环境,在肌肉、肌腱、韧带或骨骼等组织如何正确使用等。PRP 注射后的康复训练的内容也需要准确界定。虽然目前 PRP 在临床上被广泛使用,但还需要大量的基础和临床研究来明确其临床应用的最佳方法和整体安全性。

**表 10-7**　重返活动时间或间断重返运动阶段Ⅳ时间

| 周数 | | | |
| --- | --- | --- | --- |
| <1～2 | <3～4 | >10～12 | >11～12 |
| 休息与治疗 | 肌腹 | 肌腱病 | 韧带 |

韧带的愈合可能滞后 2～4 周;6 周内避免内翻和(或)外翻应力

## UCL PRP 注射后居家训练建议

**第1~2周**
禁止力量训练,禁止主动活动,轻柔的被动 ROM 训练
治疗:避免一切外翻应力动作/运动,每周4次训练
1. 物理因子(冰敷)
2. 肘部等长肌力训练(BID):在里面活动范围到中间活动范围进行次大强度收缩
3. HEP(休息、热敷、被动过渡到少量主动运动,无抗阻及负重)
4. ROM 重点:被动过渡到少量主动 ROM

**第2周**
　　开始肘屈曲、伸展和腕的主动 ROM 训练;所有平面都在无痛范围训练(无负重与牵伸)

**第3周**
- 避免外翻负荷(肩内旋抗阻)或韧带牵伸
- 保持盂肱关节灵活性(HBB 毛巾训练、盂肱关节屈曲牵拉、侧卧位内旋牵伸 sleeper stretch)
- 肘部屈伸练习(旋后位抓握减少 UCL 负荷),旋后动作(3组,每组20次)
- 腕部屈伸练习,桡偏尺偏训练(3组,每组20次)
- 屈曲训练,肩胛带训练,使用滑轮加速、无负重
- 肩胛骨中低位划船训练
- 闭链运动重心转移(肘关节不锁定),站立位肩胛骨推墙

**强调肱二头肌、旋前圆肌、尺侧腕屈肌肌群向心训练以支撑肘内侧**
　　肩部运动需在物理治疗师指导下进行以确保技术正确

**第4~6周**
- 增加和(或)开始功能性斜线运动和 PNF 模式
- 开始肘,腕,手抗阻训练;在控制范围内向心训练,轻弹力管胸部卧推和划船动作(3组,每组15~20次)
- 增加更多的肩胛力量训练进阶(割草机推拉、交叉过胸运动、沉肩、Kibler 肩胛运动)
- 肩胛骨叠加运动和站式推墙俯卧撑,或肩胛骨抗重力前伸
- 靠墙压球 ER 训练
　　开始在内部到中间活动范围做盂肱关节内旋训练(3组,每组15次)

- 侧卧位外 ER 活动范围增加至中间和外部,平面 90°/90°
- 早期 CKC 训练(四点负重转移,上下肢交替抬起,肩胛骨叠加动作)
- 继续肩胛力量训练进阶;增加抱滚筒训练,改良手膝支撑俯卧撑

**第6~8周**
- 向快速振动和动态训练进阶(非投掷型药球与弹力管训练)
- 增加速度和功能性力量训练,从阶段Ⅲ进阶至阶段Ⅳ
- 继续所有早期活动
- 若 UCL 测试无疼痛,增加毛巾投掷训练。注意头部/躯干位置,平衡和对线良好

**第8~10周**
**等待超声影像结果确认进阶到阶段Ⅳ运动训练**
- 可以开始控制性过头运动,恢复体育活动(模仿毛巾训练、影子训练、超等长滑轮控制性训练、在中间到外面活动范围内加速训练、双手投掷较轻药球、弹力网架训练);CKC 进阶至越步、跨越障碍物训练
- 等速力量训练

**第10~12周**
　　进阶到50% ~75% 发力(短投掷、长投掷)。开始间断体育运动训练和(或)投掷项目训练(第13章)。根据超声影像、功能性检查、客观检查和主观检查指数结果决定是否开始间断的投掷、棒球、网球、排球等运动
- 肩袖肌肉力量训练:外面活动范围,弹射运动、加速滑轮模式;里面活动范围:采用滑板训练增加外翻负荷
- 弹力网架训练进阶(双手胸前传球、过头掷球、推铅球、单手投篮、离心训练)
- CKC 超等长运动

**第10~12周**
控制下发力从75%进阶至90%

**第12~14周**
逐渐回归运动
**基于患者情况及损伤程度确定时间线重叠**

# 临床案例回顾

1　PRP 注射2周后,Paul 主诉内侧肘部仍有持续疼痛,使用超声或电离子导入是治疗合适选择么?
　　不是,非甾体抗炎药不可以在注射前2~3周和注射后6~8周使用。

2　Sam 由于 UCL 撕裂,接受 PRP 注射后已经4周。他因持续性的内侧肘部疼痛影响康复进程,在这种状态下应如何分析?
　　这时需要联络医生,考虑是否进行第二次 PRP 注射。

3　在康复的初始阶段,应避免哪种活动?
　　避免任何有肘部外翻应力的活动(肩内旋与远端固定手 PNF 模式)。

4　Doug 是一个注射后 8 周的患者,并且取得了令人满意的进展。他进行投掷性训练前有什么需要注意的吗?

首先需要考虑 UCL 受伤或撕裂的原因。需要考虑患者投掷活动的生物力学机制。Doug 在此时期应该做本书重返投掷运动章节里推荐的运动,同时视频记录,阶段性地评估其投掷动作,逐渐进阶到投掷运动训练计划。

5　PRP 注射的效果有哪些?

治疗病例报道 PRP 注射成功率高达 85%。成功取决于很多因素,最重要的是是否选择了合适的患者。有很多研究报道其高成功率,我即将发表的数据也显示高成功率。然而,在将 PRP 注射作为软组织损伤常规程序前如何证明其有效性,还需要进行更多的研究。

6　对于急性肌肉损伤什么是最好的处理方式?

除了立刻休息、抗炎药物和理疗,目前没有一个公认的最佳非手术治疗方法。

7　休息是处理慢性软组织损伤的有效方法吗?

对于慢性肌腱损伤,休息并非是一种有效的治疗方法。另外,很多研究显示离心运动与负荷对肌腱炎患者治疗有效。

（徐泉　吴琼 译　潘钰　蔡斌 校）

# 参考文献

1. Ferrari M, et al: A new technique for hemodilution, preparation of autologous platelet-rich plasma and interoperative blood salvage in cardiac surgery. Int J Artif Org 10:47-50, 1987.

2. Gamradt SC, et al: Platelet rich plasma in rotator cuff repair. Tech Orthop 22(1):26-33, 2007.

3. Everts PA, et al: Platelet rich plasma and platelet gel: A review. J Extra Corpor Technol 38:174-187, 2006.

4. Cole BJ, et al: Platelet-rich plasma: Where are we now and where are we going? Sports Health 2(3):203-210, 2010.

5. Cervelli V, et al: Application of platelet-rich plasma in plastic surgery: Clinical and in vitro evaluation. Tissue Eng Part C Methods 15(4):625-634, 2009.

6. Kazakos K, et al: The use of autologous PRP gel as an aid in the management of acute trauma wounds. Injury 40(8):837-845, 2009.

7. Marx RE: Platelet-rich plasma: Evidence to support its use. J Oral Maxillofac Surg 62(4):489-496, 2004.

8. McCarrel T, Fontier LA: Temporal growth factor release from platelet-rich plasma trehalose lyophilized platelets and bone marrow aspirate and their effect on tendon and ligament gene expression. J Orthop Res 27(8):1033-1042, 2009.

9. Sanchez AR, Sheridan PJ, Kupp LI: Is platelet-rich plasma the perfect enhancement factor? A current review. Int J Oral Maxillofac Implants 18(1):93-103, 2003.

10. Foster, et al: Platelet-rich plasma: From basic science to clinical applications. Am J Sports Med 37(11):2258-2272, 2009.

11. Marx RE: Platelet-rich plasma (PRP): What is PRP and what is not PRP? Implant Dent 10(4):225-228, 2001.

12. Crane D, Everts P: Platelet rich plasma (PRP) matrix grafts. Pract Pain Manag 8(1):12-26, 2008.

13. Kevy SV, Jacobson MS: Comparison of methods for point of care preparation of autologous platelet gell. J Extra Corpor Technol 36:28-35, 2004.

14. Borrione P, et al: Platelet-rich plasma in muscle healing. Am J Phys Med Rehabil 89:854-861, 2010.

15. Frechette JP, Martineau I, Gagnon G: Platelet-rich plasmas: Growth factor content and roles in wound healing. J Dent Res 84(5):434-439, 2005.

16. Eppley BL, Woodell JE, Higgins J: Platelet quantification and growth factor analysis from platelet-rich plasma: implications for wound healing. Plast Reconstr Surg 114(6):1502-1508, 2004.

17. Anitua E, et al: Autologous platelets as a source of proteins for healing and tissue regeneration. Thromb Haemost 90(3):377-384, 2003.

18. Creaney L, Hamilton B: Growth factor delivery methods in the management of sports injuries: the state of play. Br J Sports Med 42(5):314-320, 2008.

19. Mishra A, Woodall JJ, Viera A: Treatment of tendon and muscle using platelet-rich plasma. Clin Sports Med 28(1):113-124, 2009.

20. Bennett NT, Schultz GS: Growth factors and wound healing: Biochemical properties of growth factors and their receptors. Am J Surg 165(6):728-737, 1993.

21. Los G, et al: Macrophage infiltration in tumors and tumor-surrounding tissue: Influence of serotonin and sensitized lymphocytes. Cancer Immunol Immunother 26(2):145-152, 1988.

22. de Mos M, et al: Can platelet-rich plasma enhance tendon repair? A cell culture study. Am J Sports Med 36(6):1171-1178, 2008.

23. Marx RE: Platelet-rich plasma (PRP): What is PRP and what is not PRP? Implant Dent 10(4):225-228, 2001.

24. Hammond JW, et al: Use of autologous platelet-rich plasma to treat muscle strain injuries. Am J Sports Med 37:1135-11342, 2009.

25. Bielecki TM, et al: Antibacterial effect of autologous platelet gel enriched with growth factors and other active substances: An in vitro study. J Bone Joint Surg 89(3):417-420, 2007.

26. Donatelli R, Owens-Burkhart A: Effects of immobilization on the extensibility of periarticular connective tissue. J Orthop Sports Phys Ther 3:67-72, 1981.

27. Byl NN, et al: Pulsed microamperage stimulation: A controlled study of healing of surgically induced wounds in Yucatan pigs. Phys Ther 74:201-213; discussion 213-218, 1994.

28. Chan YS, et al: The use of suramin, an antifibrotic agent, to improve muscle recovery after strain injury. Am J Sports Med 33:43-51, 2005.

29. Gum S, et al: Combined ultrasound, electrical stimulation, and laser promote collagen synthesis with moderate changes in tendon biomechanics. Am J Phys Med Rehabil 76:288-296, 1997.

30. Simunovic Z, Trobonjaca T: Comparison between low level laser therapy, transcutaneous electro-neural stimulation, visible incoherent polarised light and placebo in the treatment of lateral epicondylitis: A pilot clinical study on 120 patients. Lasers Surg Med (Suppl 14), 2002.

31. Fung DT, et al: Therapeutic low energy laser improves the mechanical strength of repairing medial collateral ligament. Lasers Surg Med 31:91-96, 2002.

32. Burd NA, et al: Low-load high volume resistance exercise stimulates muscle protein synthesis more than high-load low volume resistance exercise in young men. PLoS ONE 5(8):e12033, 2010. doi:10.1371/journal.pone.0012033.

33. Courville XF, Coe MP, Hecht PJ: Current concepts review: noninsertional Achilles tendinopathy. Foot Ankle Int 30(11):1132-1142, 2009.

34. Cyriax JH: Textbook of orthopaedic medicine. Volume 2: Treatment by

manipulation, massage, and injection, ed 10, London, 1980, Bailliere Tindall.

35. Mattingly GE, Mackarey PJ: Optimal methods for shoulder tendon palpation: A cadaver study. Phys Ther 76(2):166-174, 1996.

36. Dean E: Physiology and therapeutic implication of negative work. Phys Ther 68:233-237, 1988.

37. Alfredson H, et al: Heavy-load eccentric calf muscle training for the treatment of chronic Achilles tendinosis. Am J Sports Med 26:360-366, 1998.

38. Nakamura K, Kitaoka K, Tomita K: Effect of eccentric exercise on the healing process of injured patellar tendon in rats. J Orthop Sci 13:371-378, 2008.

39. Magnussen RA, Dunn WR, Thompson AB: Nonoperative treatment of midportion Achilles tendinopathy: A systematic review. Clin J Sport Med 19:54-64, 2009.

40. Purdam CR, et al: A pilot study of the eccentric decline squat in the management of painful chronic patellar tendinopathy. Br J Sports Med 38:398-407, 2004.

41. Young MA, et al: Eccentric decline squat protocol offers superior results at 12 months compared with traditional eccentric protocol for patellar tendinopathy in volleyball players. Br J Sports Med 39:102-105, 2005.

42. Rompe JD, et al: Eccentric loading versus eccentric loading plus shock-wave treatment for midportion Achilles tendinopathy: A randomized controlled trial. Am J Sports Med published ahead of print December 15, 2008.

43. Andres BM, Murrell GA: Molecular and clinical developments in tendinopathy: Editorial comment. Clin Orthop Rel Res 466:1519-1520, 2008.

44. Kellet J: Acute soft tissue injuries: A review of the literature. Med Sci Sports Exerc 18:489-500, 1986.

45. Blazina ME, et al: Jumper's knee. Orthop Clin North Am 4:665-678, 1973.

46. Mishra A, Pavelko T: Treatment of chronic elbow tendinosis with buffered platelet-rich plasma. Am J Sports Med 34(11):1774-1778, 2006.

47. Ranelli PS, et al: Autologous platelet rich plasma for arthroscopic rotator cuff repair: A pilot study. Disabil Rehabil 30(20-22):1584-1589, 2008.

48. Sánchez M, et al. Comparison of surgically repaired Achilles tendon tears using platelet-rich fibrin matrices. Am J Sports Med 35(2):245-251, 2007.

49. De Vos RJ, et al. Platelet-rich plasma injection for chronic Achilles tendonopathy: A randomized controlled trial. JAMA 303(2):144-149, 2010.

50. Kon E, et al: Platelet-rich plasma: new clinical application: A pilot study for treatment of jumper's knee. Injury 40(6):598-603, 2009.

51. Peerbooms JC, et al: Positive effect of autologous platelet concentrate in lateral epicondylitis in a double-blind randomized controlled trial: Platelet-rich plasma versus corticosteroid injection with a 1-year follow-up. Am J Sports Med (38):255-262, 2010.

52. Silva A, Sampaio R: Anatomic ACL reconstruction: Does the platelet rich plasma accelerate tendon healing? Knee Surg Sports Traumatol Arthrosc 17(6):676-682, 2009.

53. Sánchez M, et al. Nonunions treated with autologous preparation rich in growth factors. J Orthop Trauma 23(1):52-59, 2009.

# 第 11 章

# 手指屈肌腱损伤的一期手术修复方法及康复治疗

*Linda J. Klein*, *Curtis A. Crimmins*

## 手术适应证及注意事项

对于手外科及康复科医生而言,屈肌腱损伤修复一直是个极具挑战的难题。自从 Bunell[1] 建议使用肌腱移植代替直接修复以来,针对手指近节处屈肌腱撕裂伤的外科及康复科的治疗技术已经飞速发展。愈合期尽早进行组织松动技术可预防肌腱粘连,改变了人们对 Bunell 这一观点的认知。早在 19 世纪 60 年代,多项研究发现,屈肌腱一期修复手术预后优于延期肌腱移植术[2-4]。

近 25 年来,无论是在临床还是实验室方面,该领域研究成果层出不穷,进步极快,特别是在人体肌腱标本的生物力学方面,进行了大量的研究工作。目前研究者已建立了一系列标准,即在康复运动及正常手部活动时,应该对肌腱施加多大的力度[5,8]。最新的肌腱修复技术使肌腱具有更高的抗拉强度[9],早期功能锻炼可从被动屈曲运动转变为有限制的主动屈曲运动,进一步减少粘连,利于手部运动,获得更好的手功能。

### 肌腱愈合阶段

肌腱愈合分为三个阶段。炎症期约持续 1 周,最初为纤维蛋白聚集于修复处,巨噬细胞及其他炎性细胞清除失活组织,激活成纤维细胞,随后腱外膜细胞桥接修复损伤部位,恢复肌腱表面光滑,这一主动修复期持续 1~2 个月。肌腱从近侧端内部开始恢复血供,断端处的胶原纤维束不断形成及重塑,使连接处的强度增加,随后进入重塑期,胶原沿力线方向成熟,此时强度最大。最后为成熟期,与其他组织愈合过程类似,此期持续数月[10]。

## 手术步骤

屈肌腱修复手术流程已达成共识,手术医师需严格遵守以达到持续、良好的修复效果。第一步,告知患者肌腱损伤的复杂性。患者须理解,损伤修复不仅需要高超的手术技巧,同时需要专业的康复治疗,修复的最终效果很大程度上取决于患者对于完整的康复治疗的依从性。若条件许可,患者术前应向手功能康复治疗师咨询,探讨术后康复治疗方案。患者亦需了解,取得完美的修复结果非常困难,且存在多次手术可能。

屈肌腱损伤后 1 周内进行手术修复,更好的预后依赖于精准的手术技术。手术切口应仔细斟酌,既需充分暴露肌腱便于拉出断端,又不可损伤皮肤血供。可采取锯齿切口以预防瘢痕挛缩(图 11-1)。

屈肌腱修补手术时需注意避免损伤软组织及肌腱组织。手术难点在于,屈肌腱断裂后通常回缩,术者需通过屈肌腱鞘将断端拉出,该过程中需避免损伤腱鞘的滑膜层或屈肌腱外膜,一旦损伤可能导致粘连,影响预后。

术者找出回缩的屈肌腱断端,尽可能完整地将其穿回腱鞘及滑车,恢复深、浅屈肌腱的解剖关系,随后利用滑车间隙进行修复。正常的解剖结构中,屈指浅肌腱于近节指骨处分成两束,而后再次合并,止于中节指骨,形成一个纽扣式结构,称为 Camper

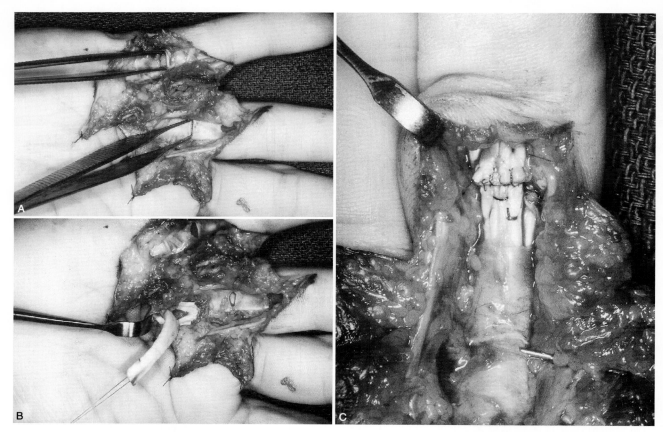

**图 11-1**　环指及小指屈肌腱损伤后修补术。**A.** 腱鞘内未见肌腱,因其向指部及掌部回缩。屈指深肌腱及屈指浅肌腱从掌部拉回;**B.** 缝合前,将屈指深肌腱穿过屈指浅肌腱 Camper 交叉处;**C.** 完成缝合,肌腱位于腱鞘及滑车,修复处为 A2 与 A4 滑车之间(Curtis Crimmins.)

交叉。屈指深肌腱(flexor digitorum profundus,FDP)在近端位于屈指浅肌腱深面,到达 Camper 交叉后,移行至浅面止于远节指骨(图 11-2)。当近节指骨受损,该处屈指深浅肌腱损伤,手术时需重建这种特殊的解剖关系,此外,屈肌腱断端回缩时可能旋转180°,因此,进行修复手术时,需注意纠正这种异常旋转,恢复此处正常的解剖结构,为良好的功能修复打好基础。

　　屈肌腱修补术的关注焦点在于如何提高修复强度。手术要求缝合牢靠,肌腱断端连接处平滑,无间隙,肌腱血管网得以保留,操作简单,以保证患者进行早期主动屈指训练。生物力学研究表明,多股肌腱内缝合技术(至少四股 3-0 或 4-0 缝线跨越肌腱断端)可承受主动活动产生的压力,满足早期康复训练要求。文献中提及多种四股缝线法,较多术者采取双 Kessler 缝法,即四股缝线横跨肌腱断端,再辅以一圈连续缝合[9](图 11-3)。

　　屈肌腱修补中,应尽可能保护屈肌腱鞘及滑车系统,保证 A2 及 A4 滑车完整,避免肌腱形成弓弦(图 11-4)。

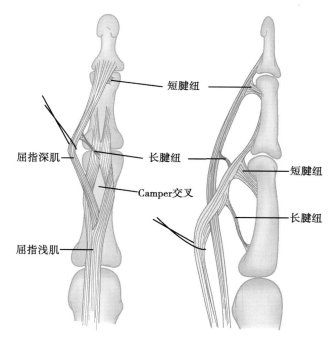

**图 11-2**　肌腱进入腱鞘时,屈指浅肌位于屈指深肌的掌面,近节指骨处,屈指浅肌分成两束,绕过深肌腱,中节指骨前合并,再次分成两束(Camper 交叉)(引自:Schneider LH:Flexor tendon injuries,Boston,1985,Little,Brown)

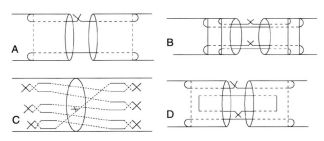

**图 11-3**　肌腱修补术缝线股数。**A.** 改良 Kessler 缝合:双股缝线;**B.** 双 Kessler 缝合:四股缝线;**C.** Savage 缝合:六股缝线;**D.** Indiana 缝合:四股缝线(引自:Shaieb MD,Singer DI:Tensile strengths of various suture techniques. J Hand Surg 22B[6]:765,1997.)

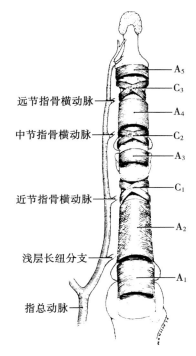

**图 11-4**　骨纤维鞘或滑车系统包含 5 个环形滑车(A1~A5)及 3 个交叉滑车(C1~C3)。术中需保护 A2 及 A4 滑车以避免形成肌腱弓弦(引自 Schneider LH:Flexor tendon injuries,Boston,1985,Little,Brown.)

**A2 及 A4 滑车水平的肌腱损伤,需要高超的手术技巧才能修复**。其他部位的损伤修复同样要求精确,以便于修复后可在屈肌腱鞘下自如滑动。缝合肌腱时,应使线结最小化和最隐蔽化,减少肌腱在滑动时对滑车系统的碰撞。目前的技术可以达到这些要求,超过 75% 患者预后较好。

将来,屈肌腱修复研究热点包括促进肌腱愈合的活性物质,如血小板生长因子 BB,透明质酸及氟尿嘧啶[11-13]。目前,关于聚乙烯醇保护膜及抗黏附凝胶预防粘连的研究已取得显著进展[14],未来将继续深入,以最大程度恢复屈肌腱损伤患者的功能。

## 康复治疗指南

手部屈指肌腱修补需要在康复上特别花工夫。屈指肌腱在没有张力或应力的情况下会愈合;然而,当肌腱愈合时,肌腱与周围组织的粘连将阻碍手指主动收缩时所需要的肌腱滑行。因此,在愈合过程肌腱开始出现明显的修复时就需要尽早活动屈指肌腱。

**自修补手术后,屈指肌腱需要近 12 周的时间才能重新达到足够的抗拉伸强度,来避免日常活动中如抓、握或抬举物体的一般强度用手造成的再断裂。**在过去的 50 年发展出各种各样的屈指肌腱的康复方案,让人很难决定使用哪个方案。到目前为止仍没有确切的方式去鉴定愈合期肌腱修复的强度,因此,医师与治疗师需要靠一般指南来判断肌腱的愈合进程;同时,肌腱愈合速度受到了一些因素的影响,而肌腱愈合的程度亦决定了患者屈指肌腱的康复的进程。影响肌腱愈合的因素包括了损伤类型;肌腱修复时的肌腱、腱鞘和血管的情况;周边组织的损伤情况;患者的身体健康状况如糖尿病;患者生活方式因素如抽烟导致组织摄氧量下降;康复计划的依从性。除了需要考虑到上述的因素外,同时要与手术医师清楚地沟通,方能为每个特定患者选择最为合适康复方案。在描述各种指屈指肌腱康复方案的指南之前,更重要的是如何改良运动原理,以符合屈指肌腱修补术后的康复。

## 屈指肌腱修补术后的愈合与运动原理

### 屈指肌腱修补术后粘连的影响

在大多数情况下,肌腱修复术后早期就会发生粘连,通常在手术后 1 周内出现,会阻碍手指弯曲所需的屈指肌腱滑动。若软组织粘连严重,最终会导致术后手指屈曲受限更为明显,但是,由于大范围手术切口和长时间手失用,尝试进行康复时可能造成额外疼痛、不舒服及外观的改变。手部第 I 区与第 II 区的粘连最难处理。一般而言,手部第 I 区与第 II 区范围起自远端掌指褶纹到远节指骨,该区域的屈指肌腱在滑轮系统机制下穿行,由于肌腱外有充满滑囊液的腱鞘包裹,使得肌腱能在紧密的滑轮系统下滑行(见图 11-4)。如果粘连发生在 I 区和 II 区的腱鞘滑轮系统内,这种情况的治疗往往非常困难(在很多案例中无法处理),最终导致手指主动屈曲受限。根据肌腱愈合的历史观点,有助于临床医生理解当前手指屈肌腱的手术与康复的背后原因。1960 年之前,认为,若无周围瘢痕组织提供营养,肌腱将无法愈合,因此屈指肌腱在术后前几周需要制动[15]。然而制动会产生紧密的粘连,尤其在 Ⅰ 区和 Ⅱ 区的修补,会导致手指无法主动屈曲。这些不良后果促使术后即刻被动屈曲方案的发展。其目标是通过被动地屈曲手指及允许部分保护下的伸指,使屈指肌腱在滑轮系统下有足够远的滑动,从而防止致密粘连的产生,同时使手指在肌腱完全愈合时能主动活动。然而,在很多个案中肌腱粘连仍会发生。研究表明,在被动弯曲时,指深屈肌肌腱的近端滑动是不一致的[16]。当手指被动弯曲时,某些案例中的屈指肌腱并不是平顺地在滑轮系统下滑动,而是蜷缩或折皱在滑轮系统中(图 11-5)。

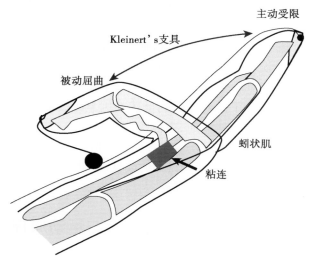

图 11-5　理论上讲,被动屈曲与限制掌指关节的主动活动并不总是会让屈指肌腱缝合处移动。当缝合处不移动,则被动屈曲使远端肌腱产生蜷缩,指间关节主动伸拉时肌腱被牵拉(由 Tajima T: Indication and techniques for early postoperative motion after repair of digital flexor tendon particularly in zone Ⅱ. In Hunter JM, Schneider LH, Mackin EJ: editors: Tendon and nerve surgery in the hand: A third decade, St Louis, 1997, Mosby.)

为了确保屈指肌腱的近端滑动,需要肌肉主动收缩以把肌腱经由滑轮系统拉往近端。研究已经证实在无粘连的外周环境下,肌腱能进行内在愈合[17-19]。因此在肌腱修补术后即刻主动屈曲,能预防致密粘连的产生。然而,为了避免术后即刻主动屈曲造成肌腱断裂的可能,需要发展出更为强健的缝合技术。

### 了解修补后肌腱的强度

在过去的 10～20 年间,屈指肌腱修补手术方式不断地演变,促使缝合修复技术的发展,提高了修补术后肌腱的强度,如本章前面部分所述的新型且强固的肌腱修复技术,术后即刻可进行控制下的主动屈曲,修补处肌腱不仅不会断裂,还防止致密粘连的形成。一般而言,越多股的缝合材料穿过修补肌腱,修补处的强度会越强(图 11-6)[7-9,20,21]。

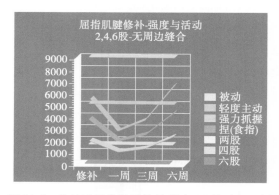

图 11-6　修补后屈曲肌腱抗拉强度:比较手部不同功能使用下的肌腱张力变化。对比图可见修补后肌腱最脆弱的时间点。两股修补不足以承受轻度抓握强度,四股或四股以上修补有足够抗拉伸强度来承受轻度抓握(由 Strickland JW, Cannon NM: Flexor tendon repair-Indiana method. Indiana Hand Center Newsl 1:4,1993)

传统的手术多以双股缝合线进行修补,可以承受被动活动,但在强度上仍无法承受进行术后即刻主动活动[22]。四股线修补能承受温和的主动活动。八股线修补则稳妥地承受主动活动;然而,八股线修补对技术要求非常高,且可能导致缝合的肌腱体积变大,导致无法顺畅在滑轮系统下滑动,因而产生摩擦,也许会导致磨损,最终可能导致断裂[20]。因此,常选择四股或六股的修补技术以执行术后即刻性主动活动方案。

在传统双股修补术后,采用即刻性被动屈曲方案(在此章节稍后提到)是安全的,或在需要的情况下要求患者限制活动或制动。即刻性主动屈曲方案一般不适用于传统双股的修补的肌腱,但是在与手术医生讨论许可的情况下,更为坚固的四股修补技术的肌腱需要进行即刻性主动屈曲方案。极度重要的是:治疗师需要去了解屈曲肌腱修补术的缝线方式,以确保选择的康复方案是在特定患者修补后的肌腱张力承受范围内。

### 屈指肌腱修补后的肿胀控制与瘢痕管理

在术后初期必须将患部抬高,因为其他形式的肿胀控制会受限于持续佩戴的支具。肩部、肘关节、颈部的活动度运动有助于淋巴功能与循环。在屈指肌腱愈合的中后期,夜间可使用轻度压迫性包扎。但压迫性包扎不应该在日间使用,因为会使屈指肌腱在主动活动时的阻力增加。在缝线移除之后,治疗师初期给予轻柔温和的瘢痕按摩及肿胀按摩;患者在支具使用可行的状况下,可在家继续执行上述的步骤。如果瘢痕有增厚或凸起的情形,可以用市面上所卖的瘢痕管理垫放置在瘢痕上,但仅限于夜间使用。因为在康复计划的早期需要全天候佩戴支具,因而,患者在夜间很难安全的使用瘢痕管理垫。因此瘢痕管理垫经常用于中期的开始阶段。

### 屈指肌腱修补后的被动屈曲运动

在屈指肌腱康复的所有时期皆要进行手指被动屈曲。在屈指肌腱修补术后,被动屈指是为了放松修复处的肌腱。在被动屈曲的过程当中,只要在患者完全放松且不主动的辅助屈曲手指,对肌腱产生的张力是微乎其微的[5,6]。在屈指肌腱修补之后,如果在术后 1 周内未开始被动屈曲,手指会因为肢体肿胀、手术切口处瘢痕和疼痛而导致手指僵硬。若拆除缝线后,手指被动屈曲仍受限,可用其他治疗技术来帮助改善其活动度,比如,在被动屈曲的手法治疗前,对患者进行疼痛忍受范围内的热疗配合屈曲牵伸治疗。

### 屈指肌腱修补手术后的腕部肌腱固定运动

腕部肌腱固定运动主要是以手腕运动来帮助屈指肌腱的滑动。腕关节屈曲到舒适且可忍受的范围下,手指掌指、近端、远端关节可做和缓的伸直。这动作使得腕部的肌腱放松,且在手指伸直时使肌腱向远端滑动。接着,手指放松,腕部背伸至 30°,然后将手指和缓地屈曲。手腕伸直时会将屈指肌腱稍稍拉往近端,同时使指伸肌放松,让屈曲肌向近端滑动(图 11-7)。

腕部肌腱固定运动在双股修补术后的中期开始进行,因为该运动会使肌腱产生张力。除非医师另有其他考虑,在四股(或者更多股)修补术后 3 天内即可进行腕部肌腱固定运动。

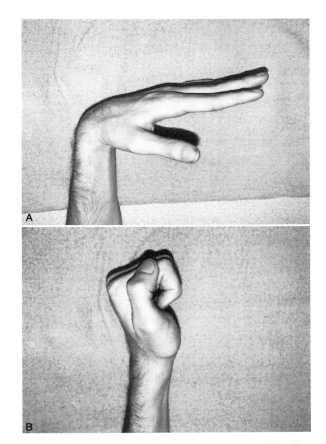

**图 11-7　A.** 患者行手腕肌腱固定运动,通过放松手腕至屈曲位置,然后手指做后伸动作,以帮助屈曲肌腱往远端滑动;**B.** 接着手腕后伸至 20°~30°,同时手指缓和地屈曲以帮助屈指肌腱向近端滑动(Courtesy Linda Klein. )

### 在屈指肌腱修补后手指的主动伸直

在屈指肌腱修补术后即刻须禁止将手指远端、近端、掌指关节同时伸直,以免修补处的肌腱被牵拉断裂。在肌腱愈合的早期需限制手腕背伸,可通过背侧阻挡支具将掌指关节(MP)固定在屈曲的姿势。然而,在手部区域 I 与区域 II 的修补手术后,立即伸直指间关节非常重要,因为近端指间关节(PIP)和远端指间关节(DIP)术后会很快产生屈曲挛缩。所有屈指肌腱术后的方案都强调术后即刻达到指间关节完全伸直,除非手指的神经受到撕裂或是其他损害,依照外科医师医嘱指间关节避免摆在全伸直位。当手指神经修复后,PIP 可允许伸直到少于完全伸直前的 15°。**若手指三个关节在同一时间内进行复合伸直,对于区域 I 与区域 II 刚修补后的屈指肌腱来说,将会产生不良的牵拉效应,但术后 4 周,在腕部掌曲的情况下,可进行忍受范围内的手指复合伸直动作。腕部与三个指关节同时伸直的动作只能到肌**

腱愈合的晚期才能进行。

### 屈指肌腱修补后的手指被动伸直

手指被动伸直相较于主动伸直更具有潜在的危险性，若被动伸直太过剧烈，可能导致肌腱修补处牵拉分离。而在被动伸直过程中，使屈指肌腱产生一些张力，导致修补处的肌腱抵抗而产生断裂。

**在肌腱愈合的早期，被动指间关节伸直只能在主动伸直受限的情况下进行（在 PIP 或 DIP 处有屈曲挛缩）。** 当指间关节早期发生屈曲挛缩时，被动伸直指间关节需小心操作，并将屈指肌腱维持在保护姿势下，同时确保患者的手是完全放松的。屈指肌腱的保护姿势是当其中一个关节处于伸直时，其余所有关节则在支撑下摆放在屈曲位置。比如，对于术后 3 周 PIP 关节屈曲挛缩，在患者可忍受范围内，治疗师尽可能地使患者腕部与 MP 关节屈曲，然后通过伸直中节指骨以达到被动伸直 PIP 关节。不可同时将 DIP 关节被动伸直，因为在肌腱愈合早期要避免使跨两关节的屈曲肌腱产生应力。

### 屈指肌腱修补后的手指主动屈曲

主动屈曲会使修补的屈指肌腱张力显著上升。传统肌腱愈合早期是采用即刻被动屈曲或制动的介入方式，愈合中期（术后 4 周）进行主动屈曲。对屈指肌腱滑动能力进行评估，以决定合适的主动屈曲类型。评估时要将主动屈曲与被动屈曲屈指肌腱的滑动做对比。**初步的主动屈曲评估需要谨慎进行，评估时手腕背伸 20°~30°（图 11-8）。**

当在手指被动与主动屈曲角度相差 15°或是更大的情况下[23]，即表示有粘连的形成，肌腱滑动受限。在术后 3~4 周，若屈指肌腱粘连造成主动屈曲受限角度大于被动屈曲角度，则开始进行肌腱的主动滑动。肌腱滑动可由三种握拳动作顺序来达成：勾握拳、直握拳与完全握拳（图 11-9）。

勾握拳类似于爪状姿势，在 MPs 关节伸直位下屈曲 PIP 与 DIP 关节。这个形态的握拳会使指深屈肌与指浅屈肌之间产生最大的差别滑动。直握拳则是让指浅屈肌产生最大的滑动，完全握拳则是使指深屈肌进行最大的滑动。

当患者采取即刻屈指肌腱主动运动的康复方式时，则在肌腱愈合的早期即可开始主动屈曲。医师或是治疗师在术后 2~3 天先去访视患者，以被称为 place-hold 的动作开始在控制下进行主动屈曲。place-hold 屈曲是指治疗师或患者的健侧手将患侧

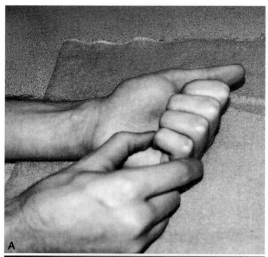

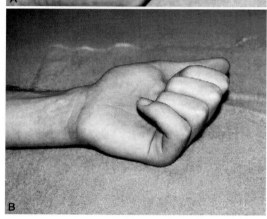

**图 11-8** 治疗师通过比较修补手指的被动屈曲（A）和主动屈曲（B）来评估屈指肌腱滑动能力。当主动和被动屈曲呈现显著差异时，表示存在明显的屈曲肌腱粘连而限制了主动屈曲动作（Courtesy Linda Klein.）

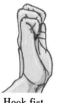
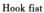
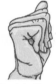
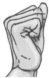

Hook fist　　Straight fist　　Full fist

**图 11-9** 主动屈曲肌腱滑行运动包含三种姿势：勾握拳、直握拳与完全握拳（由 Pettengill K, van Strien G: Postoperative management of flexor tendon injuries. In Skirven TM, et al, editors: Rehabilitation of the hand and upper extremity, ed 6, Philadelphia, 2011, Mosby.）

手被动摆放在轻度握拳的姿势；继而将辅助手移开，让患者维持手指轻度握拳的姿势。上述动作需要肌肉主动收缩以及屈指肌腱的近端滑动，以让手指维持在主动屈曲姿势。相较于没有健侧手或治疗师辅助的主动收缩，place-hold 运动对于修补肌腱产生张

力更低。**在实施即刻主动运动的介入方案的早期，即使出现了屈指肌腱的粘连，前面所提到的三种握拳方式直到肌腱愈合的中期才能进行。**

## 术后指南

一般而言，屈指肌腱的康复指南有三种。①制动方案；②即刻性被动屈曲方案；③即刻性主动屈曲方案。选择何种介入方案的原因基于以下几点：受伤的复杂程度、年龄、依从性、健康状况以及缝线修补技术。如何选择适合患者的方案，最好结合转诊医师的专业建议和手术医师的最终决定。

在各种介入方案中，患者的进程基本可以分为三个阶段：早期、中期与晚期。在各种介入方案中，患者是否要进阶到下一个阶段是取决于导致肌腱滑动受限的屈指肌腱粘连的程度，或是修补手术后的时间长短。决定屈指肌腱粘连程度取决于被动屈曲与主动屈曲的角度差异。当被动角度比主动角度 $\geqslant$ 15°，说明屈指肌腱粘连。当粘连限制了屈指肌腱的滑动，同时术后的时间已经足够允许肌腱承受更多张力，则患者可以进阶下阶段的康复介入。**相较于在肌腱修补处有顽固性粘连的情况，若肌腱没有产生粘连受限，反而存在更高的断裂风险。**当肌腱因粘连限制主动屈曲大于被动屈曲，说明肌腱在断裂范围内可以承受更多张力，因此相较于肌腱没有粘连者，有粘连情况者可以更快速地进阶到下一个康复阶段[23]。基于屈指肌腱粘连程度的不断评估来确定当下患者的康复阶段是否合适。术后的时间点，则结合屈指肌腱的粘连程度，来决定患者在康复计划中的定位[23]。当粘连使屈指肌腱滑行受到阻碍，则在手术医师的同意下可以让患者进阶到下个康复阶段，以促进肌腱滑行。当屈指肌腱的滑动已经足够，患者则维持在目前的康复阶段，直到术后数周修补的肌腱足够强壮，能承受下个阶段所需的张力。

选择适当的指南以及改进患者康复指南，需要深入了解肌腱修补术后不同时间点肌腱的愈合程度与抗拉强度（tensile strength）的原则、肌腱修补的方式、患者依从程度，同时要与相关手术医师进行沟通。

## 制动方案

### 制动适应证

屈指肌腱修补术后很少采用制动方案；然而在

某些情况下仍会使用。固定处置适用于无法遵守手部运动注意事项的儿童。年龄<12 岁的儿童，在术后最初的前 3 ~ 4 周常进行制动，但此介入应与每个小孩成熟程度的评估结果相关。在屈指肌腱修补术后需要进行制动的其他人群是认知功能障碍的患者（例如阿兹海默症，或是无依从性的患者）。在第一个治疗周期往往很难知道患者的依从度。在术后最初的 4 ~ 5 周，若患者无法遵从康复计划的治疗运动与注意事项，可能需要将康复方案改变成较少的早期运动，或在以石膏取代可拆式支具进行固定。当伴随有骨折或是有明显的皮肤缺损而需要移植的情况下，在开始活动前需要一段时间的制动，使骨与皮肤有足够时间愈合。并非所有的骨折都需要制动。稳定性的骨折或是以开放式复位内固定者，在外科医师的决定下，患者可以在耐受范围进行控制下的即刻性活动。目前有一些针对屈指肌腱修补术后因致密粘连形成的康复治疗指南。最常用的康复指南描述如下：在肌腱愈合初期之后，鼓励进行活动及给予轻度阻力以促进肌腱滑动[24,25]。

### 制动治疗指南

#### 阶段 I（早期）

**时间：**术后 0 ~ 4 周

**目标：**防止关节僵硬，避免对修补肌腱产生张力，预防屈曲挛缩，对患者与家人进行肌腱保护的宣教，肿胀管理，上肢至腕部的关节全范围主动活动度（表 11-1）。

**支具疗法：**使用制动方案时，会将患者的手部放置在背式限制（dorsal blocking）石膏中（或是固定安全的背式限制支具，并且告诉患者在家中不应移除支具）。石膏或支具早期固定的姿势是在手腕屈曲 20° ~ 30°、掌指关节屈曲 40° ~ 50° 及指间关节完全伸直的位置。此固定位置能保持屈指肌腱的松弛且预防最难处理的关节问题（如近端指间关节的屈曲挛缩）。石膏或支具将会使用 3 ~ 4 周时间。

**运动疗法：**在阶段 I（手术后 3 ~ 4 周）内，患者一般制动于背式限制支具或石膏中。早期转介至康复治疗时，治疗师可施行被动屈曲来预防关节僵硬以及其他重要事项，教患者或其信任的人在家中施行被动屈曲。早期制订方案的目标包括通过全天穿戴支具或患者宣教来保护修补后的肌腱，在允许下进行被动屈曲，控制肿胀，达到上肢近端到手腕关节的全范围主动活动度。

表 11-1    屈指肌腱修补（制动方案）

| 康复阶段 | 进阶至此Ⅱ标准 | 预期失能与功能受限 | 介入 | 目标 | 原理 |
|---|---|---|---|---|---|
| 阶段Ⅰ<br>0～3或4周 | • 术后，并与手术医师确认可开始康复介入 | • 水肿<br>• 疼痛<br>• 关节活动度受限<br>• 抓握、捏、提举或搬运物品的能力受限 | • 制作手术后的支具<br>• 观察手术部位的引流、红斑<br>• 疼痛评估<br>• 肿胀评估，及早进行肿胀控制<br>• 肩部与手肘的主动活动，并强调避免对修补处施加应力<br>• 对患者及家属进行关于术后禁忌以及手术医师选择制动方案目的的宣教<br>• 仅在康复治疗时，进行掌指与指间关节被动屈曲*<br>• 仅在康复治疗时，进行指间关节伸直至支具限制位置* | • 避免在修补处产生张力<br>• 避免感染<br>• 将疼痛和肿胀降低至中度或更少<br>• 肩关节，肘关节全范围活动度<br>• 患者及家属了解术后的禁忌与制动方案的目的<br>• 避免关节僵硬与屈曲挛缩* | • 避免伤害到修补的肌腱<br>• 增进伤口愈合<br>• 管理疼痛与肿胀<br>• 避免近端关节僵硬<br>• 减少手指僵硬* |

\* 在手术医生许可下

## 阶段Ⅱ（中期）

**时间：**术后第3/4～6周

**目标：**增加关节活动度（被动屈曲的全范围关节活动度，主动屈曲的部分关节活动度，指间关节完全伸直），患者与家属的教育，瘢痕管理，在运动之外的时间内佩戴支具，预防修补后的肌腱断裂（表11-2）。

表 11-2    屈指肌腱修补（制动方案）

| 康复阶段 | 进阶至此阶段标准 | 预期失能与功能受限 | 介入 | 目标 | 原理 |
|---|---|---|---|---|---|
| 阶段Ⅱ<br>第3周或第4～6周 | • 没有感染的体征<br>• 没有明显疼痛增加<br>• 肌腱修补处是完整的 | • 肿胀与疼痛<br>• 关节活动度限制<br>• 抓握、捏、提举或搬运物品能力受限 | • 将支具调整至手腕中立位<br>• 在治疗时及居家运动可将支具卸下<br>• 物理因子治疗-当疼痛与关节僵硬时给予热疗<br>• 手指关节被动屈曲<br>• 指间关节主动伸直<br>• 当挛缩时，给予近端指关节受保护性的被动伸直<br>• 手腕肌腱固定运动<br>• 和缓的肌腱滑动与握拳运动<br>• 和缓的限定运动<br>• 瘢痕按摩，夜间使用瘢痕垫<br>• 肿胀控制，轻度压迫性包扎<br>• 患者、家属居家运动与肌腱注意事项的宣教 | • 手指各关节全范围被动屈曲<br>• 指间关节全范围主动伸直<br>• 预防肌腱断裂<br>• 预防肌腱粘连<br>• 降低瘢痕厚度<br>• 减少肿胀<br>• 患者能独立执行家居康复运动<br>• 患者及家属了解术后的禁忌与制动方案的目的 | • 增加关节活动度<br>• 最小化肌腱滑动时的阻力<br>• 开始进行肌腱滑动<br>• 管理疼痛与肿胀<br>• 肌腱粘连重塑<br>• 避免其他并发症、断裂 |

**运动疗法:**在进行第 Ⅱ 阶段的运动时,支具位置调整至手腕中立姿势。支具可因为运动暂时移除一小段时间。开始先进行被动屈曲,来放松因制动、肿胀或瘢痕造成的关节僵硬。接着进行如前所述的手腕肌腱固定运动以滑动肌腱(见图 11-7)。肌腱滑动运动包括三种握拳运动(直握拳、勾握拳、全握拳,见图 11-9)。在运动执行 3～4 天后,对屈指肌腱的粘连程度进行评估,比较手指被动屈曲与主动屈曲角度的差异。当主动屈曲受限程度明显大于被动时,则需加上 PIP 与 DIP 关节的阻断式运动(blocking exercise)。额外的屈曲肌腱滑动可以在独立肌腱滑动运动中获得。治疗师将患者的 MP 与 PIP 关节限制在伸直位置下,同时执行 DIP 关节主动屈曲,使指深屈肌肌腱得以独立滑动。指浅屈肌独立滑动可以通过阻断指深屈肌的活动来产生,方法是将所有手指关节维持在伸直位,仅允许受伤指的近端指间关节屈曲。在运动疗法介入 1 周后,肌腱滑动若有改善,则持续进行该运动直到术后第 6 周。

如果介入阻断式运动与肌腱滑动运动后无明显进步,则在术后的第 5 周开始以柔软的黏土进行轻度抗组的抓握训练。在肌腱愈合中期,仅在屈指肌腱粘连的情况下进行抗组训练,主动屈曲受限程度较被动屈曲受限 ≥15°[23]。在腕部屈曲的位置进行手指伸直。当近端指间关节出现屈曲挛缩,会限制近端或远端指间关节甚至是两个关节的伸直动作,则在术后第 4～5 周开始使用夜间腹侧伸直(volar splint)支具。在制动方案中期的目标包括达到全范围的被动屈曲活动度及部分的主动屈曲活动度、完全的指间伸直活动度,除运动之外的时间佩戴合适的支具来保护修补肌腱,患者宣教以及瘢痕管理。

### 阶段 Ⅲ(晚期)

**时间:**6～12 周

**目标:**正常的被动关节活动度与主动关节活动度,可轻度握拳增加肌力,通过患者与家属的宣教来避免肌腱断裂(表 11-3)。

表 11-3　屈指肌腱修补(固定介入)

| 康复阶段 | 进阶至此阶段标准 | 预期失能与功能受限 | 介入 | 目标 | 原理 |
| --- | --- | --- | --- | --- | --- |
| 阶段 Ⅲ<br>术后 6～12 周 | • 能容忍的主、被动活动度,没有明显的疼痛加重,肌腱修补处是完整的 | • 疼痛<br>• 关节活动度受限<br>• 肌力受限<br>• 抓握、捏、提举或搬运物品能力受限 | • 脱离支具<br>• 被动的手指屈曲<br>• 当挛缩时,进行指间关节被动伸直<br>• 手指主动复合伸直<br>• 物理治疗。当疼痛与关节僵硬时需给予热疗<br>• 进阶肌腱滑动、握拳与限定运动<br>• 轻度肌力运动(复健黏土)<br>• 轻度功能活动训练<br>• 瘢痕按摩,在夜间使用瘢痕垫<br>• 肿胀控制,轻度加压包扎<br>• 患者、家属宣教 | • 手指的完全被动活动度、主动活动度的最大化<br>• 在活动时,不产生疼痛<br>• 增强肌力至能轻度使用<br>• 减少瘢痕的厚度与坚韧性<br>• 在 12 周内将肿胀最小化<br>• 能独立执行居家运动<br>• 避免肌腱修补处损伤 | • 促进关节全范围关节活动度<br>• 疼痛管理<br>• 增进肌腱滑动<br>• 促进受伤手的功能性使用<br>• 避免其他并发症 |

**运动疗法:**此阶段一般为手术后 6～12 周。停止使用所有保护性支具。当被动屈曲因肿胀或是关节僵硬而受限时,可继续采用类似于热疗及被动关节活动的治疗。通过继续进行主动屈曲、关节阻挡式(joint blocking)及肌腱滑动运动将主动屈曲角度增加到与被动屈曲角度相同的水平。可通过黏土或由治疗师徒手给予轻度阻力来进行轻度阻力训练,在肌腱愈合中期到晚期可进阶至轻度阻力的握力器

(light gripper)训练。

在屈指肌腱粘连较少的情况下,在手术后 8 周可开始进行阻力训练,起初先进行温和抗阻,到术后 12 周后可进行较强的抗组。制动方案晚期的目标包括手术手指的主动与被动屈曲皆达到正全角度,增加肌力至轻度握拳,以及教育患者如何保护经修补的肌腱。

不论目标如何,在制动方案介入后常会因为粘连

形成而造成主动活动受限。主动屈曲受限常见于修补术后的手指，特别是在远端指间关节，且会导致邻近手指的主动屈曲困难，因为后面三个手指的指深屈肌有共同的肌腹（双轮战车效应，quadriga effect）。主动屈曲角度受限后会伴随着握力的减弱。屈指肌腱粘连后常需要很长时间来进行治疗，需要特别强调阻断式或抗阻式的居家运动，所需要的时间甚至超过12周的愈合时期。修补后肌腱如产生明显粘连且限制了手部功能使用，则可接受进一步手术，这类的手术常在修补手术后的3~6个月进行。

## 即刻性被动屈曲方案

在术后3~4天开始，即刻性被动屈曲方案是通过被动屈曲手指来进行。此指南适合于施行了两股修补屈指肌腱传统手术方式的患者。修补后的屈指肌肉与肌腱不能有主动收缩，因此该方案在肌腱愈合早期会限制屈指肌腱的近端滑动。该方案的优点是手指不会变得过度僵硬，同时使修补后肌腱产生有限制的滑动。关于即刻性被动屈曲方案与肌腱粘连的结果有很大差异。立即被动屈曲的指南主要包含两个类别。此两大类别是指在肌腱愈合早期使用弹性牵拉（elastic traction）或使用静态定位支具（static-positioning splints）。两种介入方式都是通过背式限制支具将腕关节固定在屈曲20°~30°，掌指关节屈曲50°~60°，指间关节保持伸直的姿势下。这两种介入（在愈合早期手指，使手指的位置为动态屈曲或是静态的完全伸直）的差异在于会在各自的介入指南中详述。

静态定位指南引自改良后的 Duran 和 Houser[25-27]的康复计划，弹性牵拉指南则是模仿于改良后的 Kleinert[3]、Washington[28] 或 Chow[29]的康复计划。这些指南将在之后的段落概括。

### 静态定位式的即刻被动屈曲指南

当外科医师或是治疗师倾向于不使用弹性牵拉，或在弹性牵拉为禁忌证时，患者实施即刻被动屈曲的方案中对手指不采用弹性牵拉。**禁忌证包括对于软组织在长时间屈曲的承受度有顾虑，或是早期出现指间关节屈曲挛缩，或是伴随有其他损伤，如因骨折而无法承受被动屈曲。**

#### 阶段 I（早期）

**时间：** 术后0~4周

**目标：** 达到完全的被动屈曲，指间关节完全伸直，使肿胀最小化，通过支具或患者宣教预防屈指肌腱断裂，上肢近端到手腕的所有关节达到完全主动关节活动度（表11-4）。

表11-4　屈指肌腱修补（即刻被动屈曲方案）

| 康复阶段 | 进阶至此阶段标准 | 预期失能与功能受限 | 介入 | 目标 | 原理 |
|---|---|---|---|---|---|
| 阶段 I<br>术后0~4周 | • 手术后，与手术医师确认可开始康复 | • 水肿<br>• 疼痛<br>• 关节活动度限制<br>• 抓握、捏、提举或搬运物品能力受限 | • 制作手术后的支具<br>• 静态定位支具 *（图11-10）<br>• 弹性牵拉支具 *（图11-12）<br>• 观察手术部位引流、红斑<br>• 疼痛评估<br>• 肿胀评估，尽早进行肿胀控制<br>• 肩关节与手肘进行主动活动<br>• 手指（或拇指）关节进行被动屈曲（图11-11 增加所有手指或拇指关节的复合屈曲）<br>• 在掌指关节屈曲下，指间关节进行主动伸直（图11-12,B 在弹性牵拉介入下做指间伸直）<br>• 患者、家属居家运动与肌腱的注意事项的相关宣教 | • 保护修补的肌腱<br>• 避免感染<br>• 将疼痛和肿胀降低至中度或更少<br>• 肩与肘关节达到全范围主动关节活动度<br>• 所有指头全范围被动屈曲活动度<br>• 掌指关节的范围伸直<br>• 患者能了解肌腱修补的注意事项及居家康复运动 | • 避免伤害到修补的肌腱<br>• 促进伤口愈合<br>• 管理疼痛与肿胀<br>• 预防近端关节僵硬<br>• 预防手指关节僵硬与屈曲挛缩<br>• 被动滑动肌腱 |

\* 在修补了手指神经的情况下，可微微屈曲近端指间关节，或遵从手术医生医嘱

**支具固定:**制作背式限制支具并在术后 5 天内佩戴。腕关节固定在屈曲 20°~30°,掌指关节在接近屈曲 50°,指间关节保持在伸直(图 11-10)。

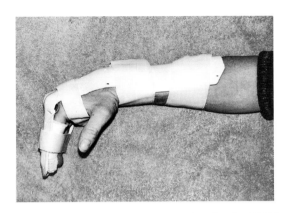

图 11-10　在屈指肌腱修补术的愈合早期,背式限制支具能将手腕与掌指关节固定在保持松弛的位置。此种支具使用于制动方案和即刻被动屈曲方案中,但不使用弹性牵拉(Courtesy Linda Klein)

要求患者术后的前 4 周全天佩戴支具。在清洁皮肤与支具的治疗时,可以将支具暂时移除,同时对穿戴支具时的压力与合适度进行评估。

**运动疗法:**运动应该在治疗场所和家中执行,每个小时重复 10 次。穿戴支具时,在患者忍受范围内,被动屈曲远端指间关节,被动屈曲近端指间关节,以及掌指、远端指间关节、近端指间关节的复合被动屈曲。Duran 与 Houser[25,26,30]介绍特殊的被动运动(图 11-11)。

在背式限制支具穿戴时也要执行指间关节主动伸直运动。

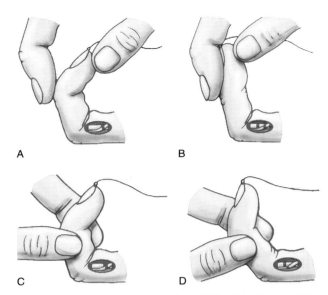

图 11-11　Duran and Houser 提出的特殊被动运动。固定掌指与近端指间关节(A),远端指骨被动伸直(B)。这动作使指深屈肌腱与指浅屈肌腱远端分离。下个步骤是固定远端指间关节与掌指关节(C),将远端指间关节被动的伸直(D)。这动作将修补的肌腱由修补处拉向远端,同时也能将周围软组织可能的粘连拉向远端(From Pettengill K, van Strien G: Postoperative management of flexor tendon injuries. In Skirven TM, et al, editors: Rehabilitation of the hand and upper extremity, ed 6, Philadelphia, 2011, Mosby.)

### 阶段Ⅱ(中期)

**时间:**术后 4~7 周

**目标:**受伤手指达到部分主动屈曲角度(至少50%),完全的被动屈曲,完全主动伸直,除运动之外的时间内佩戴支具以及患者宣教来保护的修补后屈指肌腱避免断裂(表 11-5)。

表 11-5　屈指肌腱修补(即刻被动屈曲方案)

| 康复阶段 | 进阶至此阶段标准 | 预期失能与功能受限 | 介入 | 目标 | 原理 |
|---|---|---|---|---|---|
| **阶段Ⅱ**<br>术后 4~7 或 8 周 | • 没有感染的体征<br>• 没有明显疼痛增加<br>• 肌腱修补处是完整的 | • 肿胀与疼痛<br>• 关节活动度受限<br>• 肌力受限<br>• 抓握、捏、提举或搬运物品能力受限 | • 直到术后第 6 周,除运动与洗澡时,持续使用支具。若有粘连发生限制肌腱滑动,在术后第 6 周可脱离支具<br>• 在弹性牵引方案的术后第 4 周可以移除弹性牵引<br>• 被动屈曲手指,主动伸直指间关节<br>• 近端指间关节屈曲挛缩时,在手腕屈曲位下,和缓的被动伸直指间关节 | • 手指全范围被动屈曲<br>• 在手腕弯曲位,所有指头的全范围主动伸直,并进阶到手腕在中立姿势<br>• 在手腕伸直位下,部分到全范围的手指主动屈曲<br>• 减少肌腱周边的粘连<br>• 降低肿胀<br>• 降低瘢痕厚度 | • 维持和(或)增加关节活动度<br>• 肿胀与疼痛管理<br>• 使肌腱滑动时的阻力最小化<br>• 增进肌腱滑动<br>• 降低肌腱周边粘连<br>• 避免肌腱修补处损伤 |

续表

| 康复阶段 | 进阶至此阶段标准 | 预期失能与功能受限 | 介入 | 目标 | 原理 |
|---|---|---|---|---|---|
| | | | • 物理因子治疗。当疼痛与关节僵硬时给予热疗<br>• 以手腕肌腱运动开始主动手指屈曲：在腕伸直位主动屈曲手指（拇指）；在手腕屈曲位伸直手指（拇指）伸直，逐渐地将手腕带到中立姿势<br>• 如果粘连限制主动屈曲，进阶至手指限定运动与肌腱滑动，对指间关节屈曲<br>• 瘢痕按摩，在夜间使用瘢痕垫<br>• 肿胀控制、轻度加压包扎<br>• 对患者宣教注意事项 | • 独力执行居家运动<br>• 让患者、家属了解肌腱修补术后注意事项<br>• 避免肌腱断裂 | |

**运动疗法：**在治疗场所及家中继续进行运动，每小时重复 10 次。在居家运动及洗澡时可以将支具移除。以手腕肌腱固定运动及将手维持在屈曲下的定位主动活动开始。然后进阶到温和主动屈曲运动。如果有肌腱粘连的情况（主动屈曲活动受限情况较被动屈曲活动受限大于 15°），近端指间关节与远端指间关节的屈曲需以限制型运动开始。术后前 6 周，手指的主动伸直活动需要在将腕部固定的情况下进行，之后在手腕的中立位进行。如果近端与远端指间关节存在挛缩情况，需要以被动的掌指关节开始，并需将肌腱放置于保护姿势。

**阶段Ⅲ（后期）**

**时间：**术后第 7/8～12 周

**目标：**手指达到主动与被动完全屈曲与完全伸直角度，轻度握力，通过对患者宣教来保护修补处肌腱，避免断裂。停止使用支具，持续进行主动运动。如果屈指肌腱粘连，便开始轻度抗阻运动。如术后 8 周仍存在屈曲挛缩，可开始使用动态指间关节伸直支具。术后 12 周，患者可允许进行一般活动（表 11-6）。

表 11-6　屈指肌腱修补（即刻被动屈曲方案）

| 康复阶段 | 进阶至此阶段标准 | 预期失能与功能受限 | 介入 | 目标 | 原理 |
|---|---|---|---|---|---|
| 阶段Ⅲ<br>术后 8～12 周 | • 进展良好，可耐受的主、被动活动度没有明显的疼痛增加，肌腱修补处是完整的 | • 疼痛<br>• 关节活动度受限<br>• 肌力受限<br>• 抓握、捏、提举或搬运物品能力受限 | • 被动的手指或拇指屈曲<br>• 当挛缩时，进行指间关节被动伸直，在医师同意下，穿戴动态指间伸直支具<br>• 复合手指主动伸直<br>• 手指或拇指完全主动收缩<br>• 理疗，当疼痛与关节僵硬时给予热疗 | • 手指（拇指）全范围被动与主动活动度<br>• 运动时不产生疼痛<br>• 增进肌力至能轻度使用<br>• 减少瘢痕厚度与坚韧性<br>• 在 12 周内将最小化肿胀 | • 促进恢复全范围关节活动度<br>• 疼痛与肿胀管理<br>• 增进肌腱滑动<br>• 增进患侧手功能上的使用<br>• 避免修补的肌腱断裂 |

续表

| 康复阶段 | 进阶至此阶段标准 | 预期失能与功能受限 | 介入 | 目标 | 原理 |
|---|---|---|---|---|---|
| | | | ● 若粘连限制主动动作,进行肌腱滑动、限定运动<br>● 在需要时进行和缓的内部牵拉<br>● 如果有粘连,进行轻度肌力运动<br>● 在手术 12 周后进行逐级的,进阶的肌力训练<br>● 瘢痕按摩,在夜间使用瘢痕垫<br>● 肿胀控制、轻度加压包扎<br>● 患者、家属宣教 | ● 能独立执行居家运动<br>● 避免肌腱修补处损伤<br>● 受伤手能功能性使用 | |

## 即刻被动屈曲以弹性牵拉方案（见表 11-4 ~ 表 11-6 指南）

### 适应证

如前所述,弹性牵引用于被动屈曲指南的早期,其目的是在除运动之外的时间,将手指维持在屈曲位置来增加近端肌腱滑行的能力,并让相对靠近修补处与滑轮系统处的肌腱可以休息。弹性牵引将手指大部分的时间维持在被动屈曲下,可减少手指屈曲方向的僵硬。除运动之外的时间,通过弹性牵引将手指摆在被动屈曲位,也可以减少屈指肌腱在愈合早期不经意的主动屈指活动,以保护肌腱免于断裂。弹性牵引的不良影响是会增加指间关节挛缩的潜在性,与此同时,手部穿戴动态支具时会增加患者感知的复杂程度（相比于较不复杂的静态支具）。以手术医师-治疗师团队的选择来决定患者施行此方案（这些患者没有指间关节挛缩的体征,可以遵从康复计划,且没有软组织愈合上的并发症）。

### 以弹性牵引进行即刻被动屈曲的指南

### 阶段 I（早期）

**时间**:术后 0 ~ 4 周

**目标**:达到完全被动屈曲,指间关节完全主动伸直,水肿最小化,通过支具及患者宣教预防屈指肌腱

断裂,前臂近端到手腕关节达到完全主动关节活动度。

**支具固定**:与静态定位的方案一样,此方案亦采用背式限制支具,并对受伤手指尖实施加弹性牵拉,此弹性牵拉通过远端掌侧滑轮下,并连接到前臂掌侧支具近端绑带的前臂中段处（图 11-12,A）。

腕关节屈曲 20° ~ 30°,掌指关节屈曲 50° ~ 60°,指间关节保持在伸直位。弹性牵引的材质可以由橡皮筋或橡皮筋与尼龙线组合的线,或其他弹性线。外科医生通过指甲钉或者指甲钉上黏附的小钩（dress hook）将弹性牵引连接在指间处。一些治疗师使用自黏式的魔术贴（moleskin）或是其他有孔的织物将弹性牵引连接到指尖处。弹性牵引穿过远端掌横纹的滑轮并连接到前臂处的近端支具绑带的纽扣上。远端掌侧滑轮是很重要的,因为它可以使远端指间关节被动屈曲。在掌侧的绑带别上纽扣,用此简单方式构成远端掌侧滑轮。另一个制作远端滑轮的方法是将导轮（line guides）或是将 D 型环嵌入掌侧的支具里。

因为近端指间关节与远端指间关节屈曲挛缩的概率增大（白天长时间维持在屈曲姿势）,所以对指间关节的伸直情况的评估至关重要,并作为继续牵引的依据。许多治疗师建议患者在夜间拆下弹性牵引的近端连接,将手指绑在背侧锁定支具上。在术后前 4 周,支具需要全天佩戴。在进行皮肤与支具清洁或者压力区域评估可以移除支具。

**运动疗法**:应在治疗场所与家里进行,每小时重

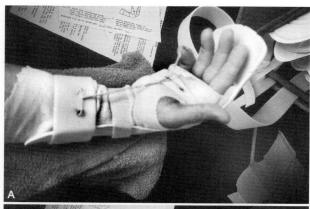

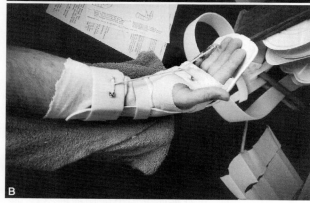

**图 11-12　A.** 背式限制支具搭配弹性牵引将掌指关节与手腕维持在部分屈曲下,并将弹性带固定在受伤指的指尖;**B.** 此运动是将手指完全被动屈曲,并主动伸直指间关节到支具的挡板处(Courtesy Linda Klein.)

复 10 次。手指被动屈曲在穿戴支具时进行。被动使近端指间关节、远端指间关节完全屈曲,以及使指间关节复合屈曲向掌侧的绑带。在支具内,完全地主动伸直近端指间关节与远端指间关节到支具背侧的挡板(图 11-12,B)。维持指间关节的完全伸直是相当重要的,尤其是在这个康复方案中,除非手指神经进行过修补。即刻性被动屈曲方案早期的目标包括:达到完全的被动屈曲关节活动度和指间关节主动伸直关节活动度,在这些活动中尽可能产生肌腱滑动,肿胀控制,通过合适的支具以及对患者宣教来保护修补后的屈指肌腱,避免断裂,以及手臂到手腕近端的全范围活动。

## 阶段 II(中期)

**时间**:术后 4 ~ 7/8 周

**目标**:受伤手指达到部分主动屈曲角度(至少 50%),完全的被动屈曲,完全主动伸直,除运动之外的时间内佩戴支具以及对患者宣教,保护经修补的

屈指肌腱避免断裂。

**运动疗法**:延续阶段 I 的运动,患者可以在运动及洗澡时将支具卸下。在治疗或居家时,开始进行主动屈曲运动。开始先进行手腕肌腱固定运动(wrist tenodesis exercises)与温和的主动维持的屈曲运动(place-active hold inflexion exercises)。然后进阶至腕部固定状态下的主动屈曲以及多指节手指伸直。术后第六周可以脱离保护性支具,开始在腕部正中姿势下进行主动手指伸直活动。

**假若有屈指肌腱粘连情形(即刻被动屈曲角度大于主动屈曲),近端与远端指间关节可开始进行限定运动。**即刻被动屈曲康复方案的中期目标是:受伤手指头主动关节活动度复原到 50% 以上,完全的被动屈曲角度、完全的手指主动伸直角度。除运动之外的时间佩戴合适的支具,对患者宣教使其保护修补后的屈指肌腱,避免断裂。

## 阶段 III(晚期)

**时间**:术后 7/8 周 ~ 12 周

**目标**:主动及被动屈曲与伸直达到完全的关节活动度,轻握的肌力,通过对患者宣教来保护修补后的屈指肌腱,避免断裂。

脱离支具并开始进行轻度的手部活动。如果存在屈指肌腱粘连,在术后 8 周可以进阶到轻度抗阻运动。

**在肌腱滑行能力良好的情况下,即主动与被动屈曲角度相等或相近,需等到术后 10 ~ 12 周再介入抗阻运动,并逐渐进阶运动。**如果有指间屈曲挛缩的现象,在手术医师的同意下,可开始进行被动指间伸直运动与穿戴动态指间伸直支具。即刻被动屈曲方案的晚期的目标包括:主动及被动屈曲与伸直达到完全的关节活动度,达到能轻握的握力,通过患者宣教保护修补过的肌腱,避免断裂。在术后 12 周,可在居家运动中进行完全抓握及抓捏的肌力训练,此时,经修补过的屈指肌腱有足够强壮去进行一般的日常生活活动。

一般而言,若修补后的手指在术后 5 ~ 6 周呈现良好的主动关节活动度,那么进阶到抗阻训练的时间需要推迟,因为此时修补处用来提供支撑的粘连太少。当屈指肌腱粘连造成主动屈曲受制大于被动屈曲时,可以将康复介入的进程加快,因为肌腱周边有粘连组织支持着,肌腱可以承受进阶治疗所产生的额外张力,很少会断裂。最好与手术医师进行沟通决定是否让屈指肌腱损伤的患者进到治疗的下阶

段,因为部分愈合的屈指肌腱在进阶到主动屈曲、被动伸直时,显著增加的阻抗会导致肌腱修补处的张力增加。

即刻被动屈曲方案是期望受伤手指能达到全范围的被动屈曲与被动伸直角度。主动屈曲运动能够达到的角度变异性较大,而远端指间关节主动屈曲常因为粘连而受限。指间关节的伸直也偶尔因为屈曲挛缩而受限。在肌腱愈合的后期如果腕关节与手指的复合伸直动作受限,可夜间穿戴休息式支具,将手置于最大复合伸直位,帮助肌腱远端滑动以允许做复合伸直动作。当指间关节出现屈曲挛缩的情况,可以穿戴长度到手指的支具。在手术后 12 周,若有活动度或肌力的功能性缺失,可介入一些传统的治疗,包括物理治疗、动态支具(挛缩、僵硬者采用)、主动与被动关节活动练习、关节松动术、阻断式运动与肌力训练。

## 即刻主动屈曲方案

### 适应证

即刻主动屈曲运动指南是屈指肌腱修补术后康复治疗上最近的一大研究进展。如这章节前面所言,这些指南是因为手术修补强度技术的进步而发展出来的。主动屈曲的康复方案使得肌腱愈合早期的粘连最小化,也非常成功地提高了屈指肌腱修补术的疗效[8,22,31-33]。即刻主动屈曲康复方案是专门给术后修补肌腱有足够强度承受主动屈曲所带来额外张力,以及也能适应支具和运动计划的患者。**若存在严重水肿、关节僵硬或造成肌腱愈合减缓等健康因素,则禁止患者进行即刻主动屈曲康复方案。**此时最关键的是使肌腱修补处的应力最小化,以避免肌腱断裂,尤其在肌腱愈合早期。

### 即刻主动屈曲康复方案时修补肌腱的张力最小化

因为主动屈曲会使屈指肌腱上的张力增加,因此至关重要的是在肌腱愈合早期应当使肌腱处的张力最小化,以避免肌腱断裂。水肿以及关节僵硬都会造成主动屈曲时阻力的增加,从而在立即屈曲的康复中需要让屈指肌肉对肌腱施加更大的拉力,使得屈曲做功增加。屈曲做功是描述主动屈曲时肌腱内部产生张力的术语[34]。除了主动屈曲通常所产生的张力外,关节水肿、僵硬或是由于修补处肌腱体积变大、滑车组织太紧或肌腱肿胀造成的任何内部摩

擦都会使得屈曲做功增加[35]。治疗师的目标是把屈曲做功最小化,从而在修补术后即刻开始主动活动时,使肌腱修补处的张力最小化。治疗师通过减少水肿及关节僵硬和适当关节摆位,让主动屈曲时产生的张力最小化[22]。有研究指出,在主动屈曲过程中,肌腱处于最小张力的腕关节姿势是腕部分伸直及掌指关节屈曲[36]。

**与腕关节轻微后伸位相比,当腕关节处于屈曲位时,屈肌做屈指活动所需做的功会增加。通过将腕关节处于轻微后伸位,腕部的伸指肌肌腱被放松,使手指能放松的部分屈曲。**在此姿势下,肌肉只需要些许拉力就可以将手指主动屈曲成轻微拳头。因此即刻主动屈曲方案中进行主动屈曲运动时,大多会将腕关节置于正中姿势到轻微背伸位,避免在腕关节屈曲位做手指主动屈曲。屈指肌腱的张力在达到主动屈曲末端角度时会显著增加,肌腱早期愈合的主要目标是让远端指间关节至少屈曲 45°,可以做轻微拳头动作。若手术医生进行了四股联合(或者以上)修补手术,患者易于接受,允许其在不需要特别用力的情况下,屈曲远端指间关节超过 45°。采用此方案时对患者的宣教是非常重要的,因为患者有可能尝试做出超过允许范围的动作而造成肌腱断裂。

### 即刻主动屈曲运动指南

#### 阶段 I（早期）

**时间:** 术后 0 ~ 4/5 周

**目标:** 达到完全被动屈曲角度,能够让手指主动地维持在轻微拳头姿势,肿胀最小化,通过使用支具和对患者宣教防止屈曲肌腱断裂,手腕以上的上肢关节达成完全角度(表 11-7)。

**支具固定:** 即刻主动屈曲康复方案所使用的支具有很多种类。支具的设计改良为使手腕处在最佳位置(如先前所述),让患者居家佩戴时可以进行运动。传统康复方案中(制动与被动屈曲方案)手腕置于屈曲位以让修补的屈指肌腱处于松弛的位置,同时避免休息时在肌腱处的张力。然而如前所述,做手指主动屈曲时,手腕应摆放在轻微背伸位以免对肌腱造成太大的张力。以下会针对较常用的支具进行介绍,然而由于康复指南和技术不断地进展,所以仍有其他支具可选择。

印第安纳方案( the Indiana protocol )是采用手腕铰链式支具( wrist hinge splint ),允许手腕背伸 30°,

表 11-7　屈指肌腱修补（即刻主动屈曲康复方案）

| 康复阶段 | 进阶至此阶段标准 | 预期失能与功能受限 | 介入 | 目标 | 原理 |
|---|---|---|---|---|---|
| 阶段 I<br>0～4 周 | • 肌腱修补的方式有足够强度承受即刻主动屈曲康复方案<br>• 手术后，与手术医师确认可开始即刻主动屈曲的康复方案 | • 肿胀<br>• 疼痛<br>• 活动限制<br>• 抓握、捏、提举或搬运物品能力受限 | • 制造术后支具（以文章内容做参考）<br>• 检查手术切口的引流量与红斑量<br>• 评估疼痛<br>• 对肿胀的评估及早期控制<br>• 肩关节及肘关节的主动运动<br>• 所有指间关节被动屈曲运动<br>• 掌指关节屈曲之下主动伸直指间关节<br>• 手腕中立位或伸直20°～30°位维持手指屈曲<br>• 对患者及家属进行有关居家康复运动及肌腱的注意事项进行宣教 | • 预防肌腱断裂<br>• 预防感染<br>• 将疼痛及肿胀减少到中度或更少<br>• 肩关节及肘关节达到完全主动角度<br>• 恢复指间关节完全被动屈曲伸直<br>• 能主动维持手指屈曲至少在指间关节75°、近端指间关节75°、远端指间关节45°屈曲或更大<br>• 让患者清楚有关回家康复运动及肌腱的注意事项 | • 防止肌腱断裂<br>• 促进伤口愈合<br>• 处理疼痛和水肿<br>• 防止近端关节僵硬<br>• 防止关节僵硬和屈曲挛缩<br>• 把肌腱滑动的阻力减至最低<br>• 开始进行肌腱主动滑动<br>• 减少肌腱粘连 |

手腕完全范围屈曲，只有在执行运动时候穿戴（图 11-13，A 和 B）[7,8,20,21]。

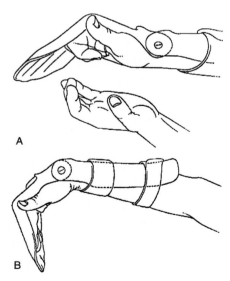

**图 11-13**　手腕铰链式支具，由印第安纳手部康复中心设计，手指在手腕背伸 30° 位做定位式主动屈曲（A），手腕屈曲位做指间关节伸直（B）（From Cannon N：Post flexor tendon repair motion protocol. Indiana Hand Center Newsl 1：13，1993.）

在肌腱愈合早期运动时，需要一直佩戴静态背伸限定支具，将手腕和掌指关节置于屈曲位。当患者要替换支具来执行居家运动时需确保避免不经意牵拉到修复的肌腱，在卸下支具时不做手部动作。在运动时穿戴手腕铰链式支具，最多见用于手腕肌腱固定的运动和腕关节部分背伸的手指主动屈曲的运动。

Silfverskiold 和 May[32]的研究指出，在运动和间歇时均需要固定（手腕正中位）。不管受伤手指数目，四指皆进行弹性牵拉，在主动屈曲运动时则停止或减少弹性牵拉。这个理念解除患者在家更换支具的需求，并使手腕在运动时脱离手腕屈曲位。这些学者采用在手腕中立位下佩戴支具与居家运动的理念[31]。笔者倾向使用背侧限定支具（dorsal blocking splint），合并手腕摆在中立位、掌指关节屈曲 50°、除非手指有神经损伤则允许指间关节完全伸直。在这类支具下可以选择是否加上弹性牵拉。如果指间关节有屈曲挛缩，在运动以外的时间可将手指绑带在背侧限定支具内。若使用弹性牵拉，则在四个手指上皆实施弹性牵拉，通过掌侧滑车装置连接到前臂的近端支具绑带上（如果修补的为拇指肌腱，则只在拇指上进行弹性牵拉）（图 11-14，A）。

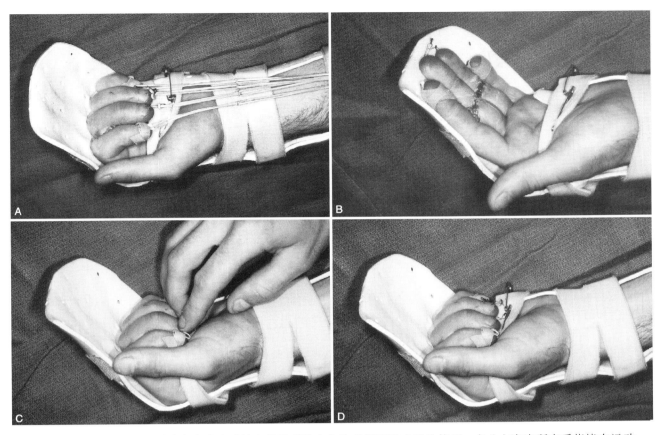

**图 11-14**　在即刻主动屈曲康复方案中弹性牵拉及手腕中立位背侧限定支具的使用。在此方案中所有手指皆在运动之外的时间接上弹性牵拉装置(**A**)。在主动伸直到背侧挡板的运动时拆掉弹性牵拉装置(**B**)维持在屈曲位的定点活动(**C 和 D**)。通过另一只手将患侧手指缓和的摆位屈曲位，而当手部支具卸下时主动维持在屈曲位。这个动作需要屈指肌腱的近端滑动，即刻主动屈曲康复方案的肌腱愈合早期有最小化的粘连，在四股或更坚强的修补技术的条件下进行

　　在肌腱愈合早期，不允许患者在家自行卸下支具，仅在清洁手部皮肤及支具，或是检查皮肤压力分布的治疗中与在做康复运动时可以拆下。

　　**运动疗法：**治疗在治疗区与家中都应进行，每小时重复 10 次。除了康复治疗，其他时间都应佩戴支具。运动可从手指被动屈曲至手掌心开始。除非手指神经有修补，指间关节应做全角度的主动伸直动作(图 11-14，B)。部分主动屈曲运动是在手指维持屈曲的定位下进行。这些动作可由治疗师或者健侧手缓和地将手指被动屈曲到手掌。当手指温和地置于屈曲位后，放开另外一只手，患者主动将手指维持在轻握拳头的姿势(图 11-14，C 和 D)。在主动维持屈曲运动过程中，腕关节应放在背伸 30°位，以避免在维持屈曲的定点活动时给肌腱带来张力。至关重要的是在此运动中获得远端指间关节的屈曲以确保屈指深肌的滑动。**患者在做此运动时不可以用指尖挤压掌心或是用力握拳，否则会增加肌腱的张力。**定点维持屈曲下进行部分运动是即刻主动屈曲与即刻被动屈曲康复方案的主要不同点。当患者受伤指不需要绑带或邻近手指的帮忙就能主动维持在屈曲位，代表肌腱能在滑车系统内及切口处进行远端滑动。主动维持屈曲运动需在术后 5 天内执行，否则会使屈指肌腱粘连的概率增加，影响后期手指完全主动屈曲角度的恢复。主动和被动屈曲角度相近，表示屈指肌腱有良好的滑动。如果屈指肌腱滑动良好，患者需维持在这一期至少 6 周，因为有良好滑动的肌腱会比有粘连的肌腱(肌腱被周围的粘连牵扯着)更容易断裂。如前面所提到的指间关节被动伸直的运动中，若患者的指间关节挛缩，则需在腕关节与掌指关节维持在屈曲位下做近端掌指关节的被动伸直。**在肌腱愈合早期，在进行近端指间关节被动伸直时要避免让远端指间关节也同时被动伸直。**即刻主动屈曲康复方案的早期目标是：达到完全被动屈曲角度，可以主动维持在近端指间关节主动屈曲超过 75°、远端指间关节主动屈曲超过 45°的轻度握拳动作中，远端近端指间关节达到完全的伸直角度，

控制肿胀,通过对患者宣教及支具预防肌腱断裂,手腕以上的上肢关节维持完全的活动度。

### 阶段Ⅱ(中期)

**时间:**术后4~5周至第8周

**目标:**达到完全的被动与主动屈曲伸直角度,预防内在肌紧缩,通过对患者宣教和运动之外的时间佩戴支具预防屈指肌腱断裂(表11-8)。

**运动疗法:**在家洗澡或者运动时可卸下支具。

若早期有使用弹性牵拉,则在中期康复阶段会停止使用,改为在运动之外的时间佩戴静态支具,以保护良好滑动的肌腱免于遭受患者不经意的阻抗。早期继续进行运动治疗,此期在卸下支具的情况下在手腕肌腱固定位做主动活动,以下会详细说明。在此阶段,患者在手指伸直状态下逐渐将手腕达到中立位。在治疗时,治疗师在患者手腕屈曲位缓和的牵拉内在肌,方法是在指间关节维持在屈曲位是缓和的被动伸直掌指关节。

**表11-8　屈指肌腱修补(即刻主动屈曲康复方案)**

| 康复阶段 | 进阶至此阶段标准 | 预期失能与功能受限 | 介入 | 目标 | 原理 |
|---|---|---|---|---|---|
| 阶段Ⅱ<br>4~8周 | • 没有感染<br>• 没有明显的疼痛增加<br>• 肌腱没有断裂<br>• 患者能遵从居家运动、支具使用、及注意事项 | • 肿胀和疼痛<br>• 活动度受限<br>• 肌力不足<br>• 抓握、捏、提举或搬运物品能力受限 | • 在家运动及洗澡时可以卸下支具<br>• 被动屈曲、主动指间关节伸直<br>• 如果有屈曲挛缩则做被动指间关节伸直运动<br>• 物理因子治疗:用热疗治疗僵硬或疼痛<br>• 手腕肌腱固定运动:在手腕伸直时主动屈曲指间关节,反之手腕屈曲时伸直指间关节<br>• 控制肿胀,必要时使用压力手套<br>• 按摩瘢痕/夜间瘢痕贴<br>• 对患者及家属有关居家康复运动及肌腱的注意事项的宣教 | • 所有关节全范围被动屈曲<br>• 手腕屈曲之下达成指间关节全范围主动伸直<br>• 手腕伸直之下指间关节功能性的主动屈曲动作<br>• 减少肌腱粘连<br>• 减少肿胀<br>• 减少瘢痕增生<br>• 患者能独立执行居家康复运动<br>• 预防肌腱断裂<br>• 患者及家属清楚肌腱修补术后的注意事项 | • 维持和增加关节活动度<br>• 处理疼痛和肿胀<br>• 减少肌腱滑动时的阻力<br>• 预防腱鞘周围粘连<br>• 维持和增加肌腱滑动<br>• 预防修复肌腱断裂 |

**在此时期,可以让患者在没有阻抗的前提下做手指主动屈曲。**执行手腕肌腱固定运动,在可耐受下做腕关节伸直位的屈曲指间关节,反之,腕关节屈曲时伸直指间关节。有些方案在中期会建议患者不需佩戴支具,但日常生活活动中还是有可能会让良好滑动的肌腱承受过多拉力而断裂。多数患者通常无法预测执行的动作将对肌腱带来多大的拉力,所以**建议除了有肌腱粘连的患者,皆应继续佩戴支具。**当屈指肌腱粘连导致主动屈曲角度受限多于被动屈曲角度时,可以开始做限定式(blocking)运动。如果指间关节伸直角度受限,则在手腕和掌指关节屈曲位下进行指间关节被动伸直。即刻主动屈曲指南的中期目标为达到完全的被动与主动屈曲角度,手指的复合伸直,预防内在肌紧缩,以运动之外的时间佩戴支具及患者宣教来预防屈指肌腱断裂。

### 阶段Ⅲ(末期)

**时间:**术后8~14周

**目标:**达到全范围主动屈曲与伸直,预防或减少内在肌紧缩,以抗组运动时佩戴支具以及患者宣教来预防屈指肌腱断裂(表11-9)。

表 11-9　屈指肌腱修补（即刻主动屈曲康复方案）

| 康复阶段 | 进阶至此阶段标准 | 预期失能与功能受限 | 介入 | 目标 | 原理 |
|---|---|---|---|---|---|
| 阶段Ⅲ<br>8~14 周 | • 进展良好，能够承受被动及主动活动<br>• 没有明显的疼痛增加<br>• 肌腱没有断裂<br>• 患者能遵从居家运动、支具使用及注意事项 | • 肿胀和疼痛减少<br>• 最小的活动度受限<br>• 肌力不足<br>• 抓握、捏、提举或搬运物品能力受限 | • 调整成工作及夜晚时佩戴，让手腕能自由活动，且防止受伤手指过度使用<br>• 被动手指及拇指屈曲运动<br>• 如有挛缩则做被动指间关节伸直运动<br>• 手指主动伸直<br>• 手指及拇指主动屈曲达到全角度<br>• 物理治疗：用热疗治疗僵硬或疼痛<br>• 如果粘连影响主动动作，使用限定式运动或是肌腱滑动<br>• 温和被动牵拉内在肌<br>• 12 周内有粘连可以做轻度肌力运动，12 周后做渐进阶肌力运动<br>• 控制肿胀，必要时使用压力手套<br>• 按摩瘢痕或使用夜间瘢痕贴<br>• 对患者及家属宣教 | • 所有关节被动及主动皆达全角度<br>• 活动中无疼痛产生<br>• 增加肌力。增加手部功能<br>• 12 周将肿胀最小化<br>• 减少瘢痕厚度及硬度<br>• 患者能独立进行居家康复运动<br>• 预防肌腱断裂<br>• 患侧手能做功能性活动 | • 促进恢复完全活动度<br>• 处理疼痛和肿胀<br>• 维持和增加肌腱滑动<br>• 增加患侧手的功能性使用<br>• 预防肌腱断裂 |

除了在进行捏、提举或用力抓握的动作之外，可不用佩戴支具。依据 Strickland-Glogovac 方程式，如果肌腱主动屈曲角度非常好，说明屈指肌腱滑动良好，则在术后 12 周内禁止远端指间关节的抗阻活动（如手指压掌心或有阻力之下钩状抓握）[27]。

**患者可以使用一款背侧限制支具（small hand-based dorsal blocking splint）来避免工作以及繁重家务中做出上述禁止的动作。** 可以在卸下支具时做手指主动及被动的屈曲和伸直动作。如果患者有屈指肌腱粘连的情形（主动屈曲比被动屈曲受限大），可以继续进行限定式运动，或可加上包含轻微抓握的抗阻力运动训练。在术后 12 周，患者可逐步进行一般日常活动，逐步增加一般日常活动的耐受力，但在接下来 2 周还是得避免做最大阻力的活动。即刻主动屈曲康复方案末期的目标包含达成手指全范围主动屈曲伸直，预防或减少内在肌紧缩，以及轻度使用手部功能。**此期必须强调对患者宣教及在执行捏握、强烈抓握及钩状抓握或抬高物品时使用支具以预防肌腱断裂。** 在第 12~14 周屈指肌腱愈合时期，便可以让患者适度恢复抓握和捏握，以及上肢肌力（通过传统肌力运动与活动来实现）。

## 第二区近端区域的修补

常有人问关于其他手部区域与远端前臂区域的屈指肌腱修补有什么差别。笔者认为所有区域使用的康复指南与前面所述一样，如果修补手掌中段肌腱，没有滑囊膜及紧绷的滑车系统影响，较不易形成粘连。而如果是修补手腕或是远端前臂处肌腱，则有可在屈曲筋膜和腕隧道处形成粘连。这些区域在中期及末期的康复上较手指处更容易恢复肌腱的滑动。手指区域以外的修补较不易形成指间关节挛缩。

## 评估屈指肌腱修补的疗效

评估手部屈指肌腱修补术后的手指活动度的方法：指间关节的屈曲角度相加后减去其受限的伸直角度。虽然目前有很多公式，但 Strickland 和 Glogovac 公式[27]最广为使用。

$$\{(近端指间关节屈曲角度+远端指间关节屈曲角度)-(近端指间关节伸直受限角度+远端指间关节伸直受限角度)\}÷175×100=正常活动度\%$$

公式的解释：近端指间关节及远端指间关节的屈曲角度（在握拳的姿势下测量）之和，减去近端及远端指间关节的伸直受限角度之和（在手指完全伸直下测量）。其结果除去 175 后乘上 100 来和正常角度比较。一般来说，近端指间关节加上远端指间关节的屈曲角度等于 175 度，且 0° 位为指间关节无伸直受限。所以当患者的近端指间关节及远端指间关节的屈曲角度相加等于 175，且没有任何伸直角度的受限时，意味着患者修补手术后有 100% 的活动度。分级类型包括：80% ~ 100% 为非常好，70% ~ 84% 为好，50% ~ 69% 为一般，低于 50% 的正常角度则是差。

举例来说，一个患者的最终角度测量出来为掌指关节 0° 到屈曲 85°，近端指间关节伸直角度受限 10° 到屈曲 80°，远端指间关节伸直角度受限 5° 到屈曲 40°。带入方程式后：

$$\{(80+40)-(10+5)\}÷175×100\%$$

也就是

$$(120-15)÷175°×100\%=60\%$$

60% 根据评估归类为一般。掌指关节的角度不被计算在此公式内，因为第一二区的肌腱修补术中通常不会影响活动度。程度为非常好或是好表示手部具有功能性，不需要进一步的介入。而程度为普通或差的患者，则应根据其工作及日常需求寻求手术或是康复治疗的介入恢复手部功能性。

## 总结

关于屈指肌腱修补术后的康复资讯非常庞大广泛，因而根据患者的情况选择合适的方法也变得困难。治疗师应根据患者及其受伤类型可选择制动、即刻被动屈曲、即刻主动屈曲康复指南来实现屈指肌腱的康复。为了治疗的方便起见，对多数患者在可从即刻被动屈曲、即刻主动屈曲康复方案中选取一个。然后根据患者接受的手术种类和医师建议及患者接受程度再选择康复方案就没有那么复杂了。虽然此方法很好，但相比其他选择，可能有部分患者反而更适合用弹性牵拉方式。大部分的患者采用即刻主动屈曲运动配合弹性牵拉的康复方案，因为手术医师常用四股肌腱修补手术。如果指间关节有挛缩情形，康复计划应取消弹性牵拉，或是将指间关节用绑带伸直固定于支具背侧挡板处（白天、晚上皆是）。

对于患者接受传统两线肌腱修补手术时，应该选择使用被动屈曲康复指南。如果此类患者在早期做主动屈曲运动，必须动作非常温和并在部分范围内进行（且需要在治疗师监视之下进行）[22]。

不过也不能忽略有些患者反而更适合使用制动康复方案。各种康复指南的个体化应用非常必要。若年纪较小的儿童使用制动康复方案，他的进展有可能较章节之前叙述的慢。在每个康复进阶节点都应和手术医师进行商讨。

至关重要的是，治疗师应清楚了解屈指肌腱愈合观念、修补中的肌腱对拉力的耐受程度以及手部活动对肌腱带来的拉力。进行康复指导时教育患者遵从肌腱修补的注意事项以及哪些活动可能导致肌腱断裂也是治疗的重点。需要的时候建议治疗师阅读文献或是寻求经验丰富者指导。

# 临床案例回顾

1 一位新患者手部屈指肌腱修补手术后，手术医师在处方上仅提示有支具制作、评估和治疗流程，治疗师在康复开始前应该做什么准备？

治疗师应当先联络这位患者的医师来确认以下事项：

- 患者进行的修补手术是哪一种（来决定选择即刻被动屈曲运动还是即刻主动屈曲康复方案）。
- 手术医师倾向使用弹性牵拉还是指间关节静态定位支具。

如果无法联系手术医师，治疗师应先使用即刻被动屈曲康复方案。如果被动屈曲受限，则先使用弹性牵拉支具。如果屈曲角度能达到 50% 以上，则可以考虑使用指间关节静态定位支具。

2　一位新患者在单一手指的近端指间关节屈曲肌腱修补手术后第一次接受康复治疗。在首次查房时，患者主诉有出汗、头晕的症状，且在温和的被动屈曲关节时有明显的疼痛。患者受伤的每个指间关节都无法承受超过 30°的被动屈曲。在使用即刻被动或主动屈曲康复方案时，治疗师在术后第 1 周该做些什么来达到最大增加肌腱滑行和关节活动？

这位患者很有可能有僵硬及粘连导致的恢复困难，除非他在近几日内能舒适地进行手指被动活动。在这个时间点上让患者了解造成疼痛的原因以及往后数天的进展是非常重要的。至关重要的是在第一次的治疗应以让患者安心且温和的方式进行，治疗师要注意以下事项：

- 刚开始大部分的疼痛来自手术切口，肿胀与酸痛的关节也要活动。
- 尽管第一次活动使受伤的关节会有疼痛感，如果在可承受的疼痛范围下定时（每 1.5 ~ 2 小时）活动关节，那疼痛通常会在几天内减轻。
- 手指的活动度可能长久受限在前 1 ~ 2 周达到的角度，因为此时会开始出现粘连。让患者理解肌腱如何滑动、已经粘连是如何影响正常滑行，能让患者更有动力执行耐受范围的手指被动屈曲。若允许采用即刻主动屈曲方案时，被动屈曲角度进步时，维持主动屈曲的角度才会进步。

这类型的患者适合在运动之外的时间使用弹性牵拉支具，因为弹性牵拉会将手指摆放在可耐受的最大屈曲角度，随着阻力的减少会逐渐增加手指屈曲的角度。下一次的治疗可安排在次日，因为此时患者通常会感觉更好些，而且更能承受手指的活动，并能理解手指的活动方法。如果疼痛仍然显著限制患者开始治疗性运动，治疗师可以教导患者回家用较温和的方式被动屈曲。在肌腱愈合早期如果没有看到显著的进步，治疗师要频繁随访患者。

3　一位患者在 3 周前接受屈指肌腱的修补手术。在执行指间关节主动伸直运动时，近端指间关节伸直差 30°，远端指间关节伸直差 10°。治疗师可以用什么方法增加指间关节的伸直角度？

可以在手腕以及掌指关节完全屈曲的屈曲肌腱保护姿势下进行温和的近端指间关节松动术（如滑动及近端指间关节被动伸直）。被动屈曲过程中要让患者放松，使屈指肌腱处于无张力的状态，避免对修复的屈指肌腱产生阻力。

治疗师可强调回家做指间关节伸直运动。完全的被动屈曲掌指关节能协助指间关节做出伸直。患者可以在受伤的指间关节进行伸直时，用另一只手协助该手的掌指关节做全范围被动屈曲。动态指间关节伸直支具在屈指肌腱修复早期不适用。

4　一位患者在 5 周前接受屈指肌腱修补手术，且已进阶即刻被动康复方案的中期，包括温和的主动活动。此时，患者远端指间关节主动屈曲角度和之前比起来突然减少，治疗师观察出患者该关节没有主动的动作。治疗师该如何考虑？

无论何时，当远端指间关节的屈曲角度突然减少时，应考虑可能是指深屈肌肌腱断裂。治疗师须建议患者即刻寻求手术医师的帮助，因有些医师倾向断裂后即刻进行修补手术。有些医师则是倾向于等待肌腱恢复到成熟，发现有断裂之后再进行移植修补手术。治疗师应考虑患者活动水平来决定是否让其主动用手，因为这可能会引起断裂的风险。治疗师可以通过将患手固定近端指间关节在伸直位，让患者尝试主动屈曲远端指间关节，来检查屈肌腱是否完整，如果远端指间关节能够屈曲，表示指深屈肌肌腱还完好。

5　一位患者在 7 周前接受屈指肌腱修补手术。在近端指间关节固定在伸直之下，远端指间关节能够达到 30°的主动屈曲，但当所有指头都屈曲成一个拳头时，远端指间关节没有主动屈曲的动作，这代表什么？

这说明指深屈肌肌腱有粘连的可能。当掌指关节以及近端指间关节维持伸直时，指深屈肌肌腱只需要一点滑动就能让远端指间关节做出屈曲动作。然而，当掌指关节以及近端指间关节屈曲（如握着拳头时），指深屈肌肌腱须滑动得更多，才能抵消由前两个关节屈曲造成的肌腱松弛，从而完成远端指间关节的屈曲。粘连会妨碍肌腱做出完整的滑动。治疗师应考虑增加限定性运动，逐渐增加在掌指关节和近端指间关节限定位的屈曲度。并和手术医师商讨是否应该增加超声波治疗或是轻度阻力运动来减少粘连。

6　患者在术后 2 周受伤的手指产生了比预期多的肿胀。有什么措施可帮助患者在早期进行以减少肿胀？

修补术后早期，所有患者都将患指抬高过肩部，在肿胀患肢从支具近端开始轻微力量地按摩。如果有过度肿胀，在伤口愈合后，可在他人协助下，夜晚佩戴上轻度压力手套。

可打开支具手腕及远端的束带,让手腕能屈曲、手指能放松休息。帮助患者在肿胀的手指戴上压力手套,其松紧程度不要影响到手指的循环。白天时压力手套应该脱下,以免在做手指屈曲运动时造成阻力。

7　患者有很好的能力,能够将手指主动摆放在屈曲的角度下,治疗师能自行让患者进行到下一个阶段的治疗,可以开始做增加肌力的治疗运动吗?

不行。当一个修补的屈指肌腱没有被粘连限制滑动,它承受的阻力将比有粘连的肌腱大。一个肌腱的屈曲能力越好(指间关节主动屈曲角度大),治疗师越要考虑进一步的保护,避免修补的手指免遭太大拉力而断裂。患者可以继续做被动屈曲及屈曲摆位后主动收缩,根据使用的方式在适当的时间拿掉支具,然后做主动屈曲,但是在肌腱完全修复之前,在做大角度的主动屈曲时应避免阻力的产生。

抗组运动是在有粘连产生时才能用来增加屈曲角度的。

8　患者在无名指的深层屈指肌修复手术后6周,能做出掌指关节80°屈曲,近端指间关节80°屈曲,远端指间关节15°屈曲。未受伤的小指有正常的被动屈曲角度。然而,主动的屈曲角度受限在掌指关节90°,近端指间关节80°,远端指间关节25°。为什么未受伤害小指的主动屈曲会受影响?

这是一个关于Quadriga效应很好的例子。有如此例,当一个手指的指深屈肌肌腱的近端没有正常的滑动,因为邻近指间关节的指深屈肌肌腱连结到共同的肌肉上所以主动滑动会受到影响而受限。当其中一指的手指屈曲肌肌腱被瘢痕组织拘束,其他的手指屈曲肌肌腱将受其影响,使肌肉无法完全将手指肌腱拉动。

(杜子婧　陈睿亨 译　韩冬　蔡永裕 校)

## 参考文献

1. Bunnell S: Repair of tendons in the fingers and description of two new instruments, Surg Gynecol Obstet 26:103-110, 1918.
2. Kessler I, Nissim F: Primary repair without immobilization of flexor tendon division within the digital sheath: An experimental and clinical study, Acta Orthop Scand 40:587-601, 1969.
3. Kleinert HE, et al: Primary repair of lacerated flexor tendons in "no man's land," J Bone Joint Surg 49:577, 1967.
4. Verdan CE: Practical considerations for primary and secondary repair in flexor tendon injuries, Surg Clin North Am 44:951-970, 1964
5. Powell ES, Trail IA: Forces transmitted along human flexor tendons during passive and active movements of the fingers, J Hand Surg 29B:386-389, 2004.
6. Schuind F, et al: Flexor tendon forces: in vivo measurements, J Hand Surg 17A(2):291-298, 1992.
7. Strickland JW: Development of flexor tendon surgery: Twenty-five years of progress, J Hand Surg 25A:214-235, 2000.
8. Strickland JW, Cannon NM: Flexor tendon repair—Indiana method, Indiana Hand Center Newsl 1:1-12, 1993.
9. Shaieb MD, Singer DI: Tensile strengths of various suture techniques, J Hand Surg 22B(6):764-767, 1997.
10. Joyce ME, Lou J, Manske PR: Tendon healing: Molecular and cellular regulation. In Hunter JM, Schneider LH, Mackin EJ, editors: Tendon and nerve surgery in the hand: A third decade, St Louis, 1997, Mosby.
11. Moran S, et al: Effects of 5-fluorouracil on flexor tendon repair, J Hand Surg 25A(2):242-251, 2000.
12. Thomopoulos S, Das R, Silva MJ, et al: Enhanced flexor tendon healing through controlled delivery of PDGF-BB, J Orthop Res 27(9):1209-1215, 2009.
13. Zhao C, Zobitz ME, et al: Surface treatment with 5-fluorouracil after flexor tendon repair in a canine in vivo model, J Bone Joint Surg Am 91(11):2673-2682, 2009.
14. Kobayashi M, Oka M, Toguchida J: Development of polyvinyl alcohol-hydroget (PV-H) shields with a high water content for tendon injury repair, J Hand Surg 26B(5):436-440, 2001.
15. Skoog T, Persson B: An experimental study of the early healing of tendons, Scand J Plast Reconstr Surg 13:384-399, 1954.
16. Silfverskiold KL, May EJ, Tornvall AH: Flexor digitorum profundus tendon excursions during controlled motion after flexor tendon repair in zone II: A prospective clinical study, J Hand Surg 17A:122-133, 1992.
17. Becker H, et al: Intrinsic tendon cell proliferation in tissue culture, J Hand Surg 6:616-619, 1981.
18. Lundborg G, Rank F: Experimental intrinsic healing of flexor tendons based upon synovial fluid nutrition, J Hand Surg 3(1)3:21-31, 1978.
19. Manske PR, Lesker PA: Biochemical evidence of flexor tendon participation in the repair process: An in vitro study, J Hand Surg 9B(2):117-120,1984.
20. Strickland JW: The scientific basis for advances in flexor tendon surgery, J Hand Ther 18(2):94-110, 2005.
21. Strickland JW: Flexor tendons: Acute injuries. In Green DP, Hotchkiss RN, Pederson WC, editors: Green's operative hand surgery, ed 4, vol 2, Philadelphia, 1999, Churchill Livingstone.
22. Evans RB, Thompson DE: The application of force to the healing tendon, J Hand Ther 6:266-284, 1993.
23. Sueoka SS, Lastayo PC: Zone II flexor tendon rehabilitation: A proposed algorithm, J Hand Ther 21(4):410-413, 2008.
24. Cifaldi Collins D, Schwarze L: Early progressive resistance following immobilization of flexor tendon repairs, J Hand Ther 4:111-116, 1991.
25. Pettengill K, van Strien G: Postoperative management of flexor tendon injuries. In Skirven TM, et al, editors: Rehabilitation of the hand and upper extremity, ed 6, Philadelphia, 2011, Mosby.
26. Duran RJ, et al: Management of flexor tendon lacerations in zone 2 using controlled passive motion postoperatively. In Hunter JM, et al, editors: Rehabilitation of the hand, ed 3, St Louis, 1990, Mosby.
27. Strickland JW, Glogovac SV: Digital function following flexor tendon repair in zone II: A comparison of immobilization and controlled passive motion techniques, J Hand Surg 5:537-543, 1980.
28. Dovelle S, Kulis Heeter P: The Washington regimen: Rehabilitation of the hand following flexor tendon injuries, Phys Ther 69:1034-1040, 1989.

29. Chow JA, et al: A splint for controlled active motion after flexor tendon repair: Design, mechanical testing and preliminary clinical results, J Hand Surg 15A:645-651, 1990.

30. Pettengill KM: The evolution of early mobilization of the repaired flexor tendon, J Hand Ther 18(2):157-168, 2005.

31. Klein L: Early active motion flexor tendon protocol using one splint, J Hand Ther 16(3):199-206, 2003.

32. Silfverskiold KL, May EJ: Flexor tendon repair in zone II with a new suture technique and an early mobilization program combining passive and active flexion, J Hand Surg 19(1):53-63, 1994.

33. Trumble TE, Vedder NB, Seiler JG, III, et al: Zone-II flexor tendon repair: A randomized prospective trial of active place-and-hold therapy compared with passive motion therapy, J Bone Joint Surg Am 92(6):1381-1389, 2010.

34. Halikis MN, et al: Effect of immobilization, immediate mobilization, and delayed mobilization on the resistance to digital flexion using a tendon injury model, J Hand Surg 22A:464-472, 1997.

35. Amadio PC: Friction of the gliding surface: Implications for tendon surgery and rehabilitation, J Hand Ther 18(2):112-127, 2005.

36. Savage R: The influence of wrist position on the minimum force required for active movement of the interphalangeal joints, J Hand Surg 13B:262-268, 1988.

# 第 12 章

# 腕管松解术

*Linda de Haas*, *Diane Coker*, *Kyle Coker*

腕管综合征（carpal tunnel syndrome, CTS）是最常见的上肢（upper extremity, UE）损伤，全球每年进行腕管松解术超过 50 万台[1]。由于正中神经行经腕管处受压，导致 CTS，临床表现为麻木、针刺感、疼痛及患者自觉手部无力等，其严重程度不等，对患者的工作、兴趣及日常生活（activities of daily living, ADL）造成深远的影响[2]。

腕管综合征亦是最常见的上肢神经卡压征[1]。1854 年，Paget 最早描述了腕部正中神经受压引起的系列症状，1938 年，Moersch 将之命名为腕管综合征，1947 年，Brain，Wright 及 Wilkerson 首次报道通过切开腕横韧带（transverse carpal ligament, TCL）进行腕管减压，此后，该术式不断完善，但腕横韧带切开依然是核心。

美国流行病学调查显示，每年约 1‰~3‰ 成人（包括体力及非体力劳动者）自述存在 CTS[3-5]。CTS 对患者生产力造成严重影响，发病高峰介于 35~44 岁，男女比例约为 1:3[6]。

美国劳工统计局将 CTS 列入职业相关性肌肉骨骼疾病，2008 年调查显示，384 480 例肌肉骨骼疾病患者中，3.1% 患有 CTS[7,8]。医务人员需充分理解如何预防及治疗 CTS。

## 手术适应证及注意事项

### 病因

CTS 的病因包括急性及慢性两类。急性 CTS 往往有明确的外伤史，如腕部钝性损伤、骨折、感染、血管性疾病、风湿性疾病、出血性疾病、烧伤及高压注射性损伤等[1]。这些损伤导致腕管内间隙压力突然

而持续地增高，导致正中神经局部及内部缺血，造成神经传导阻滞，这种情况需急诊行腕管减压术。

慢性 CTS 是腕管内间隙压力慢性增高的结果，可分为早期、中期及晚期。早期症状轻微，不连续，病程常不足 1 年。中期症状持续，患者表现为麻木感，针刺感等，常夜间加重，大鱼际肌无或仅有轻微萎缩，正中神经多已经发生了慢性的病理改变，包括神经外膜及束内水肿等。此时若行外科减压术，这些病理改变通常可逆，但夜间不适可能持续 1 年左右。晚期 CTS 表现为麻木症状进行性加重，大鱼际肌萎缩，对指及抓握无力，此期即便成功施行神经减压术，亦无法逆转正中神经的慢性病理改变[9]。

CTS 好发于任何人群，女性发病率较高。病史及环境是引起 CTS 的独立危险因素，然而工作因素本身是否诱发 CTS 存在争议[10-12]。最近部分研究结果显示肥胖（身体质量指数）、其他生物因素（如遗传因素或组织结构因素）以及腕关节的人体测量指标异常等均为加重因素[13-18]。年龄、性别、女性内分泌状态（如绝经期及孕期）与 CTS 的发生有较强的相关性[12]。妇女孕期时腕管内组织水肿易导致突发 CTS。孕后期体内水钠潴留，可引起 CTS 症状，往往于分娩后 6~12 周内缓解[9]。

多种疾病与 CTS 的发生密切相关，如甲状腺疾病、类风湿关节炎、糖尿病及多种解剖异常（如存在正中动脉、正中神经变异，额外的肌腹及肌腱滑动等）[15,18-20]。腕关节稀发的肿瘤及囊肿亦可侵占腕管空间造成 CTS 症状[21]。腕关节创伤可引起正中神经周围组织出血及水肿，引起 CTS。此外，当蚓状肌起点、长度或宽度异常，可能随手指屈曲时滑入腕管，增加腕管压力，引起 CTS[22]。

从人体工程学的角度看,长期从事单一重复活动的情况下更容易患 CTS。有研究表明,长期从事电脑操作的人,腕关节背伸角度超过 20° 时易患 CTS[23]。

CTS 的诊断基于详细的病史询问及全面的体格检查,诊断不明时,可行电生理检查明确诊断或者排除[24]。

通常,早期 CTS 患者可首先考虑非手术疗法,如使用非甾体抗炎药等,但目前尚无高证据等级的相关研究[25,26]。对于病程不足 1 年的部分患者,口服或腕管内注射激素药物,短期内可明显减轻正中神经的压迫症状(图 12-1)。但到目前为止,没有证据表明激素注射可以改变这一疾病的病理进程[5,27]。

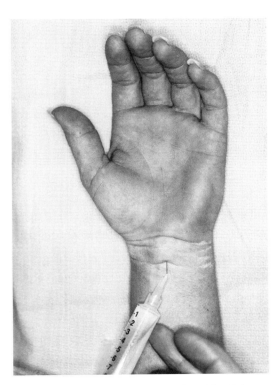

**图 12-1**　腕管内 25 号针头局部注射可的松

到目前为止,循证医学支持的最有效的治疗 CTS 的物理疗法包括支具固定、深层脉冲超声治疗、神经滑动技术、腕骨松动术及瑜伽等[26,28]。夹板固定腕部将腕关节固定于中立位可使腕管内空间最大化[30],压力最小化[31],从而明显缓解夜间疼痛等症状[29]。通常需根据患者的需求及佩戴的舒适程度选择支具,可用定制型热塑支具替代非定制型金属支具。若 Berger 试验阳性(充分握拳 30~40 秒产生出现麻木),说明手指主动屈曲时,蚓状肌滑入腕管导致内容物增多,腕管内压力增加[10,32],建议患者佩戴

的支具包含掌指关节制动功能。所有患者夜间均应佩戴支具,若存在持续麻木或活动诱发麻木,则建议患者白天同样佩戴[30]。非手术疗法无效时,需考虑手术治疗。

CTS 典型症状包括[5]:
1. 手部正中神经支配区域的麻木及刺痛感
2. 夜间麻木
3. 动作笨拙或无力
4. 大鱼际肌无力或萎缩(晚期表现)

感觉异常最早出现,主要表现为正中神经感觉支区域的麻木及刺痛感,包括拇指、示指、中指及环指桡侧半(环指双侧可同时出现症状)。感觉异常可表现于单个手指至多个甚至整个手部[1]。大鱼际处的感觉通常不受影响,因此处感觉由正中神经掌皮支支配,正中神经在靠近腕管处发出该分支经腕管掌侧走行。

疼痛是慢性 CTS 患者就诊的最常见原因,对于早期 CTS 患者,疼痛多在该期后半程出现。进入中期后,患者通常主诉腕部及前臂间歇性、模糊的钝痛较少患者放射至肘或肩。由于睡眠时静脉系统血流受阻,患者常可出现夜间疼痛[33]。晚期常见神经性肌无力,可见大鱼际肌萎缩。此期患者可能出现永久性神经损伤,需要肌腱移植来恢复外展功能。

临床医师需充分掌握腕管处解剖结构。腕管由多种结构围成,腕横韧带覆盖于掌侧,手舟骨粗隆与大多角骨位于桡侧,钩骨与豌豆骨位于尺侧,桡腕掌侧韧带与掌底韧带位于背侧[19,34]。腕管内有正中神经、4 条指深屈肌腱、4 条指浅屈肌腱、拇长屈肌腱及包绕的滑膜。任何导致腕管内容物增大的因素(炎症或水肿)或腕管内占位性病变(肿瘤或血肿)都可能压迫正中神经。腕管结构相对固定,不随内容物体积的增大而扩大,阻断了神经血供,导致缺血,引发 CTS 的症状和体征。

## 手术步骤

关于腕管综合征的手术治疗可追溯至 20 世纪 40 年代[35,36]。

CTS 是影响腕管内正中神经的一种筋膜室综合征[37]。正中神经周围筋膜室内压力增高,超过毛细血管压力则阻断血流。手术治疗可以直接增大腕管内容积并降低腔内压力。大多数手术是松解腕管顶部的腕横韧带,下面介绍三种常见的腕横韧带松解手

术方法。

第一种：经典的开放手术，手掌近端 1/3 处，沿第 3 掌骨纵轴向近端做切口至腕横纹（图 12-2）。切口尽可能靠近正中神经的尺侧以避免损伤其返支，注意返支偶可从正中神经尺侧发出，由浅层进入大鱼际肌。切口到达腕横纹处改行"Z"字切开，以避免形成肥厚的瘢痕，切口保持在掌长肌肌腱的尺侧，以避免损伤正中神经掌皮支。该切口可充分暴露该区域内的各种解剖结构（图 12-3，图 12-4）。直视下沿桡侧手舟骨、大多角骨、尺侧钩骨钩、豌豆骨之间切开肥厚的腕横韧带，远端分离至掌浅弓，近端分离长度 4~5cm 接近腕横纹。该术式优势在于可暴露正中神经，观察病灶，亦可探查腕管内肿块、滑膜增生、骨刺等，必要时可同时进行滑膜切除或肌腱松解术。缺点是瘢痕痛发生率高、愈合时间长，同时由于瘢痕刺激、屈肌腱不稳定及滑车损伤造成握力减弱。

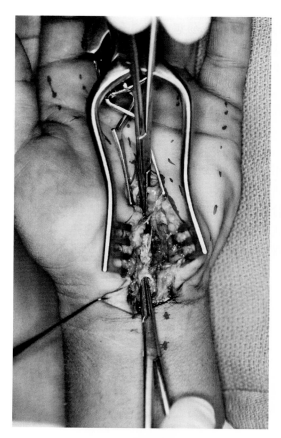

图 12-3　血管钳挑起部分为腕横韧带

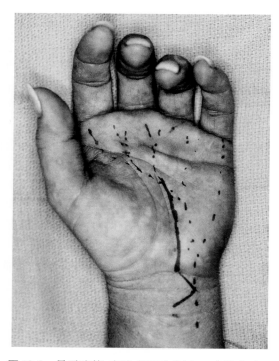

图 12-2　暴露腕管，实线表示手术切口，虚线表示尺动脉及其分支（指掌侧总动脉及指固有动脉），手术时需避开

第二种：掌部小切口松解术，损伤相对较小。这种方法与经典术式入路相同，但切口更小，不超过腕横纹。腕横韧带远端可在直视下彻底切开，近端可通过牵开器牵开皮肤后切开至腕横纹。若使用更精密的牵开器械，可帮助缩小掌部切口。该术式的优点在于减少了对皮肤及皮神经的损伤，减少瘢痕形成，尽可能保证屈肌腱的稳定，降低对握力的影响。缺点在于切口暴露有限，可能忽略潜在病变，如腕管内或周边的占位性病变。

第三种：内镜腕管松解术（endoscopic tunnel release，ECTR），可选单切口或双切口入路——腕横纹处切口及手掌正中切口。1989 年，Okutsu 及 Chow 首次提出 ECTR[38,39]，该技术采取双切口入路，在美国得到广泛开展。此后，Agee 报道近端单切口技术，将内镜探头与手术刀结合，由近端切口进入[40]。近些年在 Chow 的基础上，技术和器械略有改进，但基本原则未变。

通过对在业人群和失业人群的多项研究表明，内镜技术在帮助患者更快恢复，重返工作方面取得了较大的成功[39,40]。此外，有研究对比开放式腕管松解术及 ECTR 的恢复速度，发现 ECTR 的优势随着时间的延长而逐渐消失，术后 3 个月随访结果二者无显著性差异（图 12-5）[41]。

腕管手术存在一定的风险[42]。其并发症如下：

- 正中神经及其返支损伤
- 尺神经损伤

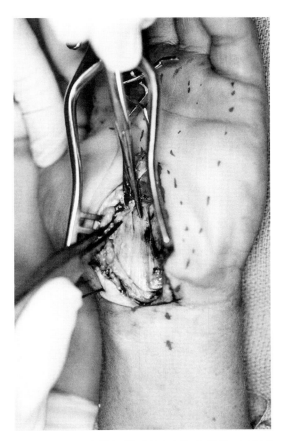

**图 12-4**　切开腕横韧带,暴露腕管内结构,解剖剪尖端所指为正中神经

- 指掌侧总神经损伤;尤其是第 3 指掌侧指总神经及其支配区
- 复杂区域疼痛综合征
- 术后感染
- 掌浅弓及指固有动脉损伤
- 屈肌腱损伤

少部分并发症(血肿、伤口开裂、腕掌侧疼痛、抓握力减弱等)可随时间逐渐缓解。

文献报道内镜腕管松解术发生并发症的概率较开放手术高 2 ~ 4 倍,但大多集中在 20 世纪 90 年代,尽管这些报道缺少技术细节描述,但应指早期的双切口入路。目前尚缺乏直接对比单切口及双切口入路的并发症发生率数据。

开放性手术后,大多外科医生建议使用夹板固定腕部于背伸位,以利于软组织愈合,并防止肌腱形成弓弦状,这将导致正中神经移位愈合中的腕横韧带。过去,这是术后固定的理论依据,但近期更多的研究表明,术后固定并非如此重要[43]。内镜松解术后可不进行固定,内部软组织愈合后可进行适当活动。

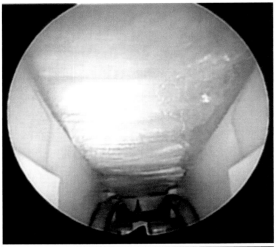

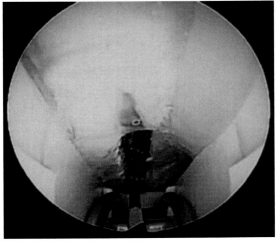

**图 12-5**　上图为在腕管内观察到的腕横韧带;下图为组合式手术刀开始切开腕横韧带

## 掌部疼痛

掌部疼痛是术后常见的并发症,导致患者术后再次就诊[44]。其主要症状为手掌部及小鱼际的局限或广泛性疼痛。范围为手舟骨粗隆至钩骨钩,大多角骨至豌豆骨,形成一个矩形。三块掌部肌附着于舟骨结节及大多角骨,三块小鱼际肌附着于钩骨钩及豌豆骨,腕横韧带连接这两个肌肉群并对 9 条屈肌腱起到滑车作用。掌部疼痛是不同症状的总称,其原因不明,可能包括深部瘢痕组织、腕横韧带内的感觉神经损伤、附着肌肉稳定性丧失、腕骨弓结构的改变等。无论病因为何,ECTR 术后发生掌部疼痛的概率低于小切口开放手术(较经典开放手术有所改进)。患者的掌部疼痛症状约于在术后 3 个月得到缓解[44,45]。

### 腕管手术失败

腕管手术对正中神经在腕部受压症状的改善具有较高的成功率。手术失败表现为复发及残留。原因在于对腕横韧带松解得不够完全和彻底、潜在疾病进展、误诊等。

腕横韧带在开放性手术中可于直视下切开 1～2cm，而小切口开放手术中切开较小，ECTR 中无法直视腕横韧带，仅切开分离几毫米。最新的手术技术可满足正中神经减压的要求，但无论何种手术失败后均需再次行开放手术。

松解术后的早期症状多由于包扎过紧、支具固定不当导致神经过度牵拉、血肿或瘢痕组织过度增生。

晚期复发多由于腕管内病变进展，可见于小切口病变，完全开放性手术亦可发生。肿物增大、创伤、水肿、炎症导致的滑膜炎、年龄等均都可成为晚期复发的原因。

术后残留症状常见，但有学者提出，真正由复发或手术失败引起的比较罕见。CTS 的症状多变，与年龄、发病时间等相关，但最常见的是正中神经支配区域的麻木，夜间加重。腕管内神经传导速度显著降低可作为诊断依据。患者常可回忆起 TCL 松解术后，夜间麻木症状确有缓解，这表明当初治疗有效；然而，残留症状促使他们不满意手术疗效，再次就诊。这些症状包括上肢痛、上肢麻木及刺痛、上肢及手部阵发性疼痛、上肢无力等。若患者试图做某些特定动作重现症状，则需考虑重复运动性损伤。依据笔者经验，大多数患者存在其他近端部位的神经卡压而非 CTS。肘部有几个潜在的正中神经卡压部位，包括旋前肌综合征。若排除颈神经根卡压，症状可能来自臂丛神经的卡压，称为胸廓出口综合征。此诊断为排他性，确诊后续对胸廓出口处进行一系列治疗。治疗后数周，患者疼痛显著减轻，肌力得到提升[46,47]。

## 康复治疗指南

### 术后康复

经腕管减压手术后所需的康复治疗频率与时间有着相当大差异性。在大多数的情况下很少需要治疗（minimal therapy），最关键的帮助在于对伤口和（或）瘢痕的处理，以及适当运动指导以增进肌腱滑动，获得完全的主动活动度（AROM），肿胀最小化（edema）。患者也许需要在人体工程学和其他原则的引导下促进完全恢复以回归工作或其他活动[10]。指导所有治疗的患者进行符合恢复阶段和个人需求的居家运动计划。

在一般情况下，患者在腕管减压手术后，大多数都有理想的效果。但由于手术前正中神经损坏的程度是无法得知的，因此很难对腕管减压手术后的疗效进行预测。轻度至中度症状的患者经过减压手术后，因神经压迫所造成的感觉、麻木分辨率（resolution of the numbness）及刺痛感可以预期得到全面恢复。症状严重至感觉缺失和肌肉无力之患者经减压手术后通常达到显著改善。患者肌肉萎缩可以预知肌肉萎缩的进展暂停，且某些患者可以恢复肌肉体积。

正中神经的恢复程度与手术成功与否息息相关。术后超声波检查有助于确认初期正中神经形态上有益的变化。神经传导检查报告可能需要长达 3～6 个月的才有变化。患者必须知道术后的切口处仍可能会有持续长达 3～6 个月的疼痛。此外，也必须告知患者：他们将暂时丧失一些手部肌力，但通常在 3～6 个月后会改善。

### 术后评估

在一般情况下，患者可能在术后 1～3 周后转介到治疗场所。首次就诊的时机将决定需要进行哪些测试，哪些测试应该推迟到稍后的时间。腕管减压手术后的初始评估包括以下内容：

- 患者病史
- 客观的疼痛评估
- 肿胀程度测量
- 主动活动度测量（**依照程序，手指和（或）手腕同时屈曲需要推迟到术后 3 周，以避免弓弦反应**）
- 感觉测试
- 伤口与瘢痕评估
- 过去与现在功能状态的记载

在术后 3 周后，除了上述的测量，还可以加入下列之评估：

- 手部握与捏的评估
- 手指灵活性评估
- 神经张力测试（如果有需要）
- 徒手肌力测试（MMT）

患者病史可通过向患者问诊取得。在病史的部分需要记载的信息包括年龄、性别、惯用手、造成腕管综合征的原因、腕管减压术的类型与日期、职业、业余兴趣、术前症状的开始时间与症状的描述，及是单侧还是双侧的症状。患者应筛选是否存在可能导致症状的持续的内科或系统性疾病。

要求患者用以分值量化疼痛，从 0（代表无疼痛）到 10（表示重度疼痛需要医疗照顾）。要求患者量化休息状态和用手时的疼痛分数。患者的疼痛量（quality）是在与患者讨论症状时，所记录的对患者描述性的用语。

手部肿胀的测量可由体积测量或"8"字周长测量法。如果整只手肿胀，患部的缝线已经移除且无开放性伤口的情况，可以采用体积测量的方式。体积评估方法应参照美国手部治疗师协会（American Society Of Hand Therapists，ASHT）所建议的指南。如果肿胀是小范围或是缝线还未被拆除的情况下，应以皮尺在远端腕横纹和远端掌横纹（DPC）处进行周长测量，并以厘米（cm）为单位进行记录。"8"字周长测量法用于评估手部肿胀的评估已被证明是可靠和有效，并且在繁忙的临床工作中采取绕"8"字周长测量法比体积法更容易施行。

使用量角器对手腕和前臂的 AROM 进行测量。单个手指的活动度受限程度很小时，测量 AROM 没有太大意义。整体手指灵活性测量方式是由所有手指屈曲到远端掌横纹。以厘米为单位纪录各个手指从指腹的中间点至远端掌横纹的距离。功能性拇指对掌是记录拇指到每个指尖的能力，完全复合弯曲和（或）对掌动作是记录拇指触摸至小指远端掌横纹处的能力。全范围活动记录为"0"，少于全范围活动记录为负数。

为了防止弓弦效应［即屈指肌腱经在愈合过程（TCL）产生半脱位，或向前位移］，手腕和（或）手指同时屈曲的测量应推迟到开放切口手术后 3 周。正如前面提到，相较于内镜手术，开放性手术需更加注意弓弦效应[51]。

"感觉测试是评估感受或感知一个刺激在一区域内的能力[52]。"感觉评估使用 Semmes-Weinstein 压力触觉测量套件完成。这种类型的感觉试验是一个压力阈值测试。患者在舒适坐姿将前臂旋后并以毛巾卷支撑手部的体位进行测试。治疗师应在测试过程中遮挡患者的视线，并示意患者说出何时手指受到刺激并且指出是哪只手指受到刺激。掌侧的指尖和拇指指腹由 2.83 号细线开始测试。"每根细线以垂直方向施加到皮肤 1.5 秒并提起 1.5 秒[52]。"治疗师应施用 2.83 和 3.61 号细线测试在相同的点共 3

次，并且 6.3 及 4.31 细线则只测试一次。在评估表上记录每个手指能感觉到的最小细线编号[52]。腕管减压手术后，很少需要进行整手图谱测试。

"腕管综合征患者的两点辨识觉通常都是正常的，如果两点辨识觉不正常则说明有其他的疾病[53,54]。"患者只有在 Semmes-Weinstein 测试有显著缺失时，才进行两点辨识觉测试。两点辨识觉是一种神经支配密度测试[53]。两点辨识觉与压力阈值测试的不同在于：压力阈值敏感度是神经功能逐渐失去或改善，而神经支配密度测试是全有或全无的反应。

对于手术切口或瘢痕的评估是为了知道它愈合的时期。治疗师应该记录瘢痕是升高还是变平的、硬还是软、可活动的还是粘连的。也需要记录瘢痕的颜色。有作者提出，瘢痕最小的压痛是良好预后和成功回归工作状态的预测原则[44,55]。因此，为了使瘢痕平整，无粘连及无疼痛瘢痕，那么物理治疗师的瘢痕评估以及处理技术是非常必要的治疗措施。

患者当前的功能状态所需纪录的有：梳洗、穿衣、洗澡、做饭、照顾家庭、工作、娱乐活动、驾驶等方面。可以采用标准的自我管理的评估工具 DASH、密歇根手问卷调查结果（Michigan Hand Outcomes Questionnaire）和波士顿腕管量表（Boston Carpal Tunnel Scales）来进行评估，评估的内容包括症状的严重程度评分和功能状态评分。上述各量表仅需约 5 分钟来完成。在腕管综合征的应用上已证实这些量表比起抓握测试、徒手肌力测试或细线和两点辨别的感觉测试更加能反应进步情况（图 12-6）[56-58]。（见文末彩图 12-6）

| 颜色 | 临床相关性 | 细丝标记 |
| --- | --- | --- |
| 绿色 | 普通 | 1.65~2.83 |
| 蓝色 | 减少轻触 | 3.22~3.91 |
| 紫色 | 减少保护 | 3.84~4.31 |
| 红色 | 失去保护 | 4.56~6.65 |
| 红色线条 | 不能测试 | >6.65 |

图 12-6　细线的解释

如果患者在术后 3 周后，依循美国手外科医学会（ASSH）与 ASHT 的指南，可使用测力器以握住手柄每次用力 2 秒的方式（second setting）测量握力[59,60]。

在施行手部握力测试的时候，患者应该"在坐姿下保持肩关节内收与旋转正中位（neutrally rotated），维持肘关节在 90°屈曲以及前臂于正中位置"，并且手臂不能有支撑的[61,62]。治疗师可扶着测力计以防止掉落,然而测力计不允许搁置在桌上。除非反复抓握握力计造成患者手部的不适,治疗师应记录 3 次握力测量并左右两手交替进行[63]。尽管已经有许多作者发表过正常握力值,然而由于标准偏差偏高[11]以及各文献的不一致性,"因此根据 ASSH 与 ASHT 的推荐,握力值应该与对侧手进行相比,或是采用纵向和早期的握力做比较[60,62,64]"。

三种类型的手部捏指(pinch)测量可以使用捏指计(pinch meter),三点式捏的手指位置是示指与中指的指尖放置在捏指计顶部且拇指放置底部。侧捏(lateral pinch)将捏指计放置在示指的桡侧面与拇指放置捏指计顶端。指尖抓捏(tip pinch)是示指指腹压向拇指指腹。相较于握力及指侧捏,指尖捏

对于腕管手术的成果预测更具有代表性[65]。**在术后 3 周内不建议过度用力地捏。**

手指的敏捷度可以用不同种类的工具进行评估,如九孔插棒测验、Jebsen-Taylor 手部功能测验、O'Conner 手指灵巧测验、改良式 Moberg 拾起测验或 Minnesota 比率操作测验。这些测试已经建立了标准化和常规数据以便进行比较。

正中神经张力测试是判别患者神经滑动是否受到限制的好方法。有限的研究已经证实对于 CTS 患者接受非手术疗法可减轻症状[66,67],其中神经滑动手法不仅能减少神经粘连,而且更可以增加关节活动度与减少疼痛[68]。同样地也可针对局部正中神经施行神经滑动手法(图 12-7)。

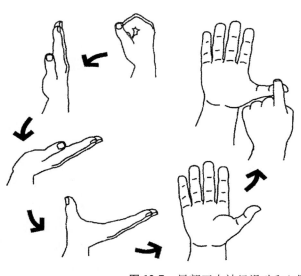

**主动活动运动手腕正中神经滑动**

- 开始握拳,手腕在正中姿势
- 手指与拇指伸直
- 手腕往背伸,拇指由手掌移开
- 手腕转至掌心向上
  用另外一只手将拇指拉离手掌
  每组重复一次,一天3次

图 12-7　局部正中神经滑动和(或)牵拉

读者可以参考其他作者如 Butler,Coppieter,及 Elvey 对于神经张力的原理与技术更详细的介绍。

手部可以针对鱼际肌评估是否有肌肉萎缩,之后可以进行上半部躯干徒手肌力测试。如之前所述,术后 3 周内需要小心以避免屈指肌腱承受张力。对于正中神经功能测试,"临床评估选择的是拇展短肌,因为此肌肉为表浅的肌肉且仅由正中神经所支配[69,70]。"

### 术后支具

术后支具的临床价值一直是争议的议题。物理治疗师应参与患者是否需要使用支具的决定[43,71]。正中姿势腕部支具[31,72]可以用来控制伤口处和(或)瘢痕的张力,帮助患者避免腕与手指做同时屈曲动作,并且简单提示让患者减少手术侧手部的使用。然而有文献指出[43],术后 2 周佩戴支具相较不佩戴支具的患者,在疼痛与瘢痕压痛感小,但在肌力方面更弱以及恢复完整功能程度的时间更迟。

### 阶段 I(发炎期)

**时间:**术后第 1 天至第 3 周

患者在腕管减压后的治疗是基于伤口愈合时期及组织对于压力的反应来进行的。以患者宣教、肿胀控制、瘢痕松解(modification)、恢复关节活动度与肌力以及完全恢复手部功能为治疗方向。

**目标:**增进伤口愈合、维持肌腱滑动性、避免正中神经与肌腱粘连、增加手指关节活动度至正常、维持近端关节的活动度、降低疼痛、降低肿胀、能独立执行日常生活功能活动和居家活动(表 12-1)。

表 12-1　腕管减压手术

| 康复阶段 | 进阶至此阶段标准 | 预期失能与功能受限 | 介入 | 目标 | 原理 |
|---|---|---|---|---|---|
| 阶段 I<br>术后 1～10 天 | • 术后 | • 肿胀<br>• 疼痛<br>• 上肢活动度受限<br>• 上肢功能受限 | • 指导伤口的保护以及引流监控<br>• 必要时抬高手与手腕<br>• 主动关节活动度运动<br>• 肩关节（全范围活动度）、肘关节（全范围活动度）、前臂（旋后和旋前）<br>• 手指及拇指（肌腱滑动） | • 监控感染及术后并发症<br>• 处理肿胀<br>• 降低疼痛<br>• 肩关节、肘关节、前臂达到全范围主动活动度<br>• 增加手指在术后包扎限制下的主动活动度 | • 避免术后并发症<br>• 患者自行管理肿胀及疼痛<br>• 恢复上肢活动度以备功能性活动使用<br>• 减低瘢痕与肌腱和神经的粘连 |

　　轻度的术后包扎通常持续至术后 7～10 天，应该指导患者经常活动手指以及抬高手部，以帮助消除肿胀。阶段 I 的运动包括肩关节、肘关节与手指的主动活动度运动。指导患者进行肌腱滑行运动（tendon gliding exercise）（图 12-8）以防止肌腱在腕管处发生粘连并降低肿胀[73]。

　　患者也需执行神经滑行运动，即将上肢保持在身侧放松，温和地进行手腕屈曲与伸直。许多患者并不会转至正规治疗，但经由指导后可进行居家康复运动，并且要求患者在能忍耐限度下使用患手。

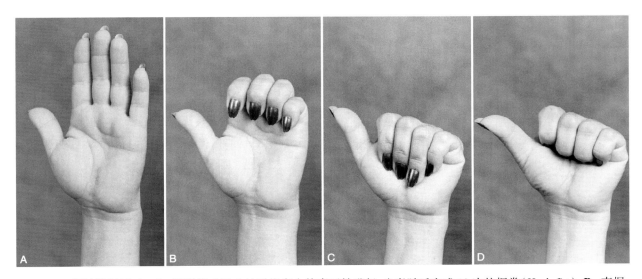

图 12-8　肌腱滑行运动。**A.** 肌腱滑动运动从手指完全伸直开始进行，患者随后完成 10 次钩握拳（Hook fist）；**B.** 直握拳（Straight fist）（**C**），完全握拳（full fist）；**D.** 为了使特定肌键在腕管内有最大滑动和最大滑程（From Wehbe M：Tendon gliding exercises. Am J OccupTher 41：164，1987.）

## 阶段 I a

　　**时间：**术后 10 天至 3 周

　　**目标：**促进瘢痕组织重塑，降低过度敏感现象与疼痛，增加手腕活动度至正常，开始增进手部肌力，能独立执行居家运动计划（表 12-2）。

　　在拆线的 48 小时内便可以开始执行瘢痕松动术。刚开始以轻度的瘢痕按摩并且使用润滑乳液，接着可以进阶至强的软组织松动术，其强度以患者能忍受的范围为限。

　　主动关节活动运动应该包括手指复合屈曲与伸直，单独限制 FDS 与 FDP 动作，整条正中神经滑行，以及持续的肌腱滑行运动。剂量为每组 7～10 次，每天进行 3～4 组。**在术后 21 天内，**避免做手腕与

表 12-2    腕管减压手术

| 康复阶段 | 进阶至此阶段标准 | 预期失能与功能受限 | 介入 | 目标 | 原理 |
|---|---|---|---|---|---|
| 阶段 Ⅰa<br>术后 11~20 天 | • 无感染的体征<br>• 缝线已拆除 | • 肿胀<br>• 疼痛<br>• 上肢功能活动受限<br>• 手腕与手指主动活动度受限<br>• 手腕与手指肌力不足<br>• 瘢痕敏感、粘连和增厚<br>• 持续感觉异常,特别是在夜间<br>• 手部功能受限<br>• 患者对于手腕正中位置的了解不足 | • 热敷<br>• 电刺激<br>• 超声波、离子导入法以地塞米松磷酸钠<br>• 冷冻疗法<br>• 逆行按摩<br>• 开始无痛等长收缩-手腕(屈曲、伸直)<br>• 主动关节活动。在监督指导下可加上腕伸直、桡侧屈与尺侧屈<br>• 手指主动关节活动<br>• 手术 3 周内不能进行手腕屈曲主动关节活动<br>• 在需要时佩戴手腕支具<br>• 瘢痕去敏感:温和徒手按摩<br>• 正中神经松动术<br>• 指导患者执行下列事项:<br>• 当在执行自我照护时,正确地使用手部护具<br>• 维持在手腕正中姿势<br>• 神经滑动技术<br>• 使用瘢痕 conformer 或是硅胶贴片<br>• 进行肌腱滑行运动 | • 减少术后的疼痛<br>• 处理肿胀<br>• 增加肌力以及诱发粗略抓握及手腕稳定度<br>• 肩关节、肘关节、手腕达到完全的主动关节活动度<br>• 手腕、桡侧屈曲、尺侧屈曲、拇指对掌、及手指整体屈曲进行主动关节活动<br>• 减少瘢痕敏感度<br>• 增加瘢痕活动度<br>• 减少瘢痕与屈曲肌腱、皮肤与正中神经的粘连<br>• 降低感觉异常<br>• 提升患者能独立的自我照护<br>• 运动中维持手腕正中姿势<br>• 鼓励患者自我执行运动计划<br>• 使瘢痕扁平和(或)软化 | • 以仪器治疗处理肿胀及降低疼痛;为后续牵拉和肌力训练做准备<br>• 淋巴回流按摩<br>• 增进手腕稳定性的肌力<br>• 增进上肢回到完全的主动活动角度,持续肌腱滑行运动,以减少粘连<br>• 根据手术伤口暴露种类,建议在术后 21 天内不做手腕屈曲运动,避免肌腱产生弓弦效应<br>• 手腕维持在正中姿势下进行肌力训练,并改善手腕与手部耐力<br>• 鼓励进行手腕伸直合并手指屈曲的动作<br>• 维持在正中姿势以减小正中神经的压力<br>• 组织感觉输入正常感觉阐述<br>• 早期活动以利瘢痕的胶原形成以及降低瘢痕对于正中神经的限制<br>• 开始自我照护<br>• 减少疼痛产生的可能性<br>• 在运动过程及日常生活功能活动中结合手腕正中姿势以避免并发症产生<br>• 对于瘢痕胶原组织施予压力 |

**手指同时屈曲的复合动作,以避免肌腱产生弓弦效益影响到愈合中的腕韧带**。部分患者会被转介至常规治疗以缓解疼痛,瘢痕去敏感,手部肌力训练以及促进患者恢复到最大活动(见表 12-2)。物理疗法可止痛,降低肿胀,增加组织延展性以及增进组织愈合[74]。湿热可以作为运动前止痛以及软组织松动术前的准备。脉冲式超声波或离子导入法[74]及高压直流电刺激[74]可以减少局部肿胀与疼痛。对于止痛效益,超声导入相较于单纯使用超声波并没有呈现显著的疗效差异[56]。

使用地塞米松磷酸钠离子导入法可以减少切口处的局部肿胀。但是切口处必须完全愈合,并且可以忍受刺激。

若患者能忍受冷疗,在运动后冷疗 10 分钟,可帮助减轻肿胀疼痛。轻度向心按摩也可以促进淋巴回流。持续肿胀的患者穿压力手套并配合其他肿胀治疗仪器治疗是有帮助的。压力手套从开始就需要连续佩戴,当肿胀已经减轻后,仅需在夜间佩戴。如前面所述,术后使用支具的支持度下降,因长时间制动对关节活动度与肌肉长度产生有害影响。支具适合于因为腕关节维持在屈曲位而有夜间疼痛的患者,以提供炎症组织休息机会。

瘢痕闭合后,治疗师应该开始进行瘢痕去敏感化治疗。去敏感化治疗刚开始要温和的、多方式的操作。这些方式包括徒手自我瘢痕按摩、将患侧手浸入具有纹理质地粒子的浴桶,或是以不同质地的材料来摩擦瘢痕。当进行瘢痕去敏感治疗时,先以轻柔的织物轻轻摩擦,再进阶到以粗糙材质进行较深层的摩擦(图 12-9)。瘢痕按摩刚开始是以轻微的力度,当切口处张力增大后再增加按摩力道。瘢痕按摩一次进行 1~3 分钟,一天进行 5 次。

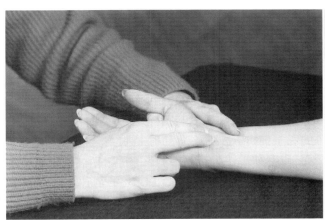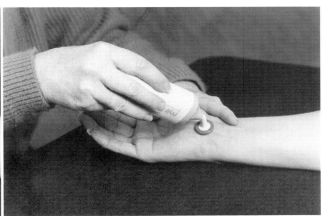

图 12-9　瘢痕按摩初始以徒手技巧以降低瘢痕与底下组织的粘连

瘢痕按摩另一个重要作用是阻止腕管减压术后瘢痕与肌腱、皮肤与神经产生粘连。肌腱滑行运动是屈指肌腱分别在腕管内持续移动。腕管减压手术后的神经滑动技术是帮助维持正中神经活动度[75]。正中神经滑动的居家运动是先将手臂维持在身体侧边,肘关节伸直,前臂和手腕维持在正中位置,让手腕处正中位置后做手腕背伸的滑动动作。患者应注意在做上述的运动时不要过度,如果症状有加重需要告知治疗师。

当手术切口已经完全愈合时,可以使用硅胶弹性体进行加工或直接以裁剪的硅胶贴片作为瘢痕固型器(scar conformer)(图 12-10)。

因为瘢痕固型器的作用是施压在瘢痕上,因此需要牢牢地贴合在瘢痕处。硅胶贴片无须额外的加压包扎,因为是直接接触瘢痕组织。硅胶贴片建议在夜间使用,每天使用 8~10 小时。治疗师可以使用自黏式绷带如"Coban"确保瘢痕固型器或硅胶贴片覆盖在瘢痕上。需告知患者,不要将自黏式绷带或是瘢痕固型器绑得太紧进而导致手部的疼痛或是肿胀。应该向患者宣讲瘢痕管理目的及术后 3 个月内瘢痕管理技术的重要性。患者在需要的情况下,应该清洗瘢痕固型器或是硅胶垫片以防止皮肤刺激,当贴片污损更换。患者应该密切观察皮肤,是否出现渗出或热疹。如果发现上述情况,患者应立即停止使用瘢痕固型器或硅胶垫片,并告知治疗师。减少佩戴时间或瘢痕橡胶垫和皮肤之间放置轻纱布或纸巾,可控制皮肤的渗出和热疹。

术后 3 周,治疗师可以开始进行手腕掌屈与背

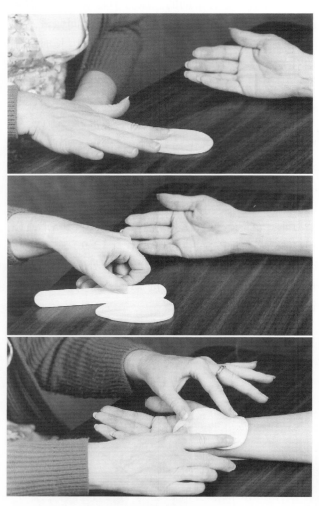

**图 12-10**　临床治疗师在加工弹性瘢痕固型器,结合弹性物质在手掌处

伸的等长肌力训练。手腕等长训练要在正中位置进行[76]。患者以健侧手给予患侧手足够阻力,使患侧手产生肌肉收缩,在疼痛没有增加的状况下持续收缩 5 秒。视患者状况增加阻力与次数以进阶运动强度。指导患者将手腕保持在正中姿势下进行功能性活动,强调糅纸团和等长肌力训练。这些宣教在阶段 Ⅱ 时,更强调人体工学上的指导。

鼓励患者使用患侧手进行日常自我照顾,但需避免腕屈曲、重复用力抓握以及抬举超过 1.36kg 的物品。需要用力抓握的工作有吸尘、处理湿衣物、铺床单、园艺工作、使用工具、抬及推物品。为使伤口完全愈合,避免在 6~8 周前进行上述的工作。

### 阶段 Ⅱ(增生期)

**时间**:术后 3~6 周

**目标**:增加手部及上肢肌力与耐力,以便在日常生活功能中能够独立;增进手部肌力与耐力,以准备回归全职工作状态(表 12-3)。

阶段 Ⅱ 主要着重在肌力训练与宣教(见表 12-3)。此阶段由术后第 22 天开始持续到术后 42 天(术后第 6 周)。继续阶段 Ⅰ 所使用的物理疗法控制肿胀与疼痛。仍可在运动前进行湿热敷。继续进行瘢痕松动术与软组织松动术,以使瘢痕去敏感。纹理材质去敏感技巧需要继续执行,特别需要将此技巧变成居家计划的一部分。使用凝胶垫片垫在敏感的手掌上,让自我管理或居家照护过程更为舒适。肌腱滑动与神经滑动技术以及瘢痕按摩需要继续进行。瘢痕按摩给予的压力需增加至徒手按摩所使用的压力。继续在夜间使用瘢痕固型器或是凝胶贴片,以软化并使瘢痕组织更平坦。

**在术后 21 天可以加入主动的屈腕训练,并期望术后 6 周屈腕角度可以不受限。**

在这个阶段,需要增加上肢所有关节的牵伸运动以及神经滑动训练。上肢牵拉运动所包括的复合动作有①腕屈曲、前臂旋前及肘伸直;②腕伸直、前臂旋前及肘伸直;③手腕伸直、前臂旋后及肘伸直[77]。

从术后的第 28 天开始,可以先从轻阻力的黏土开始训练抗阻的抓握与指捏运动。在使用更高阻力的黏土前,需要注意运动时是否舒适且可忍受;然而,患者如果主诉有手掌鱼际疼痛的情况,应该将运动停止 1~2 周。根据文献报道手掌鱼际疼痛是指疼痛出现在鱼际或是小鱼际的位置,所以应该要区分疼痛来自于切口处或是局部瘢痕压痛[44,78,79]。手掌鱼际疼痛发生在 TCL 的骨头附着处(勾状骨的勾、豆状骨、舟状骨粗隆以及大多角骨的嵴)。手掌鱼际疼痛的患者在进行抓握动作会出现困难,并且无法进行掌面承重的动作。物理疗法可以用来减少炎症与手掌鱼际疼痛的症状。低强度连续输出的超声波[80]($0.5W/cm^2$,3MHz)可减少此类型的疼痛。治疗师应该告知患者黏土训练最大剂量应该以每天进行 2 次,单次以 5 分钟为限,一旦疼痛明显加剧应该立即停止训练并且告知治疗师。继续手腕等长运动连同开始抓握等长运动。患者可以通过扭毛巾的动作进行抓握等长训练。在疼痛控制下可以加上轻度进阶式阻力运动(progressive resistance exercise,PREs)。手腕伸直与屈曲动作皆加上 PREs 训练(图 12-11)[76]。阻力在患者可以忍受,由 0.25~0.45kg 开始进行,并进阶到 1.36kg。

手腕以及抓握肌力训练进阶到使用 w 适当重量

表 12-3　腕管减压手术

| 康复阶段 | 进阶至此阶段标准 | 预期失能与功能受限 | 介入 | 目标 | 原理 |
|---|---|---|---|---|---|
| 阶段 Ⅱ<br>术后 3～6 周 | • 疼痛控制<br>• 没有关节活动度的缺失<br>• 没有肌力丧失<br>• 手术切口处愈合良好 | • 轻度肿胀<br>• 轻度疼痛<br>• 手腕、手指与拇指 AROM 受限<br>• 瘢痕敏感<br>• 瘢痕粘连<br>• 瘢痕浮起或增厚<br>• 上肢肌力缺乏<br>• 执行轻度日常功能活动包括抓握与旋转动作受限<br>• 对于合适工作环境（人体工学）上知识不足<br>• 对于重复使用手指与手部的耐力不足 | • 持续理疗介入，如阶段 Ⅰ 所示<br>继续下列项目：<br>• 瘢痕去敏感技巧<br>• 逆行按摩<br>• 主动关节活动及渐进抗阻训练<br>• 在夜间使用瘢痕固型器或硅胶贴片<br>• 更强力地徒手瘢痕按摩<br>• AROM-腕屈曲<br>• 黏土（轻度阻力）训练-手指捏与抓握<br>• 等张训练-上肢运动<br>手腕-适度重量，屈曲与伸直<br>前臂-旋前及旋后（由 0.45～0.91kg 开始，进程见指南）<br>• 教导患者关于人体力学、关节保护与使用、日常功能活动的改良器具（抓握辅助装置）<br>• 如需要时进行人体工学评估<br>• 如需要，则进行工作模拟运动 | 如表 12-1 及 12-2<br>• 消除手指肿胀<br>• 减少术后疼痛<br>• 降低瘢痕敏感性以及增加瘢痕活动度<br>• 降低瘢痕对于屈肌肌腱、皮肤与正中神经的粘连<br>• 手腕的主动运动<br>• 完全握拳手指可碰触到远侧掌横纹<br>• 拇指可到第 5 小指底部的远侧掌横纹<br>• 握力达到健侧手的 30%～50%<br>• 手腕肌力达 80%～90%<br>• 近端关节肌力达 85% 以上<br>• 患侧手可抬并拿 1.36～2.27kg 重量<br>• 能独立执行日常生活功能，在必要时使用辅助器具，对于抬举重物仍有限制<br>• 整理工作环境以减少再次受伤的概率以及增进最大工作效益<br>• 工作仿真、交替任务 | 如表 12-1 及 12-2<br>• 减少对于理疗的依赖，并增加患者自我肿胀及疼痛的处理能力<br>• 持续进行运动计划，并允许患者进阶到可能忍受的训练强度<br>• 瘢痕组织在这阶段应该可施行更多徒手松动技术<br>• 牵拉上肢以延长肌肉肌腱组织以增进功能<br>• 腕管横韧带的愈合可预防屈肌肌腱产生的弓弦效应<br>• 将上肢视为功能单位进行肌力训练<br>• 初始的训练宜少量的次数，以避免腱鞘炎或是手掌鱼际疼痛的产生<br>• 使用适当的辅助器具以避免再次受伤，以及增加日常生活功能的独立性；避免过重的抓握活动；使用前臂提物以代替手指抓握<br>• 增进症状自我管理的能力，以及预防在工作环境中再次受伤<br>• 准备回到工作岗位 |

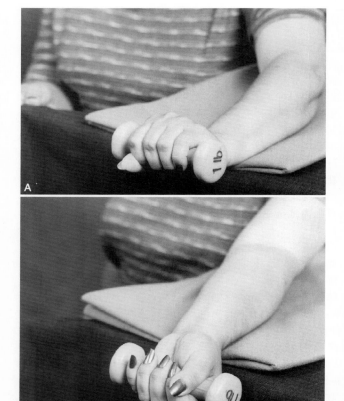

图 12-11 进阶式阻力运动是强化手腕伸肌。**A.** 和手腕屈肌；**B.** 的重要训练，桌上垫毛巾以避免正中和尺神经承受过多压力

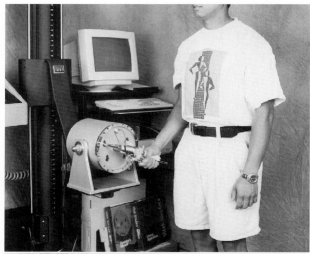

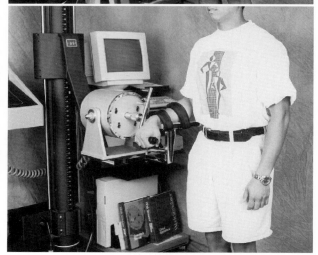

图 12-12 计算机设备是有效模拟工作任务和肌肉强化训练的有效方式，仅需要相对较小的诊所环境

或是使用计算机仿真设备（图 12-12）。

　　患者开始使用适当重量时不加上任何重量，或在计算机仿真设备上使用小力矩之后进阶到可忍受的力矩。

　　手术 28 天后可以开始进行近端关节肌力训练，包括有前臂、肘关节、肩、肩带。前臂旋转肌力训练可由手持阻力槌，将肘关节弯曲 90°，上臂稳定夹在身体旁边。治疗师要求患者旋转前臂由正中位置转至旋前和旋后。移动手与阻力槌头端的距离来增加力臂，或朝向手部渐少力臂，来改变阻力。二头肌的屈曲与肘关节伸直运动可使用哑铃，从 0.45~0.91kg 开始，随后慢慢增加至患者可以容忍的重量。肩与肩带的运动，刚开始的重量是很重要的，用 0.45~0.91kg 进行肩屈曲、外展、内转、外转及肩胛骨内缩。当近端关节进行进阶肌力训练时需要密切监督患者，以防累积性创伤疾病的发生，如肩峰撞击征、肱骨外上髁炎、桡骨茎突腱鞘炎或扳机指相关症状。

　　患者经腕管减压术后的康复治疗，也需要包括人体工学上的相关宣教。如合适的姿势及正确的人体力学，以预防腕管综合征复发或是其他累积性压力伤害问题。临床指南需要针对一般大众以及具有高度工作特异性的群体（如高度劳动者或是重复性工作者）。

**人体工学建议**

　　患者工作有使用计算机者等应指导工作站的设置。据文献报道，对于腕管综合征的患者在工作上，手腕相对于键盘的位置是最重要的因素。根据过去对于腕管压力的研究，当手腕伸直的角度>15°时，会造成腕管压力上升，压力的上升会导致正中神经受到更多压迫。正中手腕后伸姿势可以降低手部及手腕肌肉骨骼系统症状的概率。为了维持此姿势，肘关节需保持在 90°弯曲或略<90°。或者在桌面上添加键盘托架。此外，人体工学的键盘或是键盘负倾

斜都可以帮忙维持手腕的正中姿势[81]。若是有使用腕托,应该要指导患者在打字过程中不使用腕托,但若只是浏览屏幕则可以将上肢放置在腕托上休息。

患者工作属久坐型者,通常在阶段Ⅱ结束后会进入居家康复计划。但在重度劳动的职业者,通常会在术后 6~8 周后进入阶段Ⅲ,并且更强调在增加肌力、耐力,以及回到工作活动的能力目标。

### 阶段Ⅲ(重塑与成熟期)

**时间**:术后 6 周,直到瘢痕成熟。此阶段可持续 1 年或更久。

**目标**:足够的肌力以回到全职的工作活动,居家运动计划能够独力执行,能够自我处理症状(表 12-4)。

表 12-4 腕管减压手术

| 康复阶段 | 阶段之标准进程 | 预期损伤和功能受限 | 治疗介入 | 治疗目标 | 介入原理 |
|---|---|---|---|---|---|
| 阶段Ⅲ<br>术后 6 周至 1 年,直到瘢痕成熟 | • 患者在工作上需要抬举重物 | • 上肢肌力及握力不足<br>• 上肢耐力及抓握耐力不足 | • 持续进行阶段Ⅰ及阶段Ⅱ的运动计划与牵拉运动<br>• 进阶上肢肌力训练,特别强调回归工作活动的耐力<br>• 功能性能力评估<br>• 工作模拟训练 | • 减少运动与牵拉次数<br>• 足够的肌力以回到全职工作<br>• 症状自我管理 | • 提升对自我状况管理下居家运动的效益<br>• 提升上肢肌肉的平衡<br>• 评估回到工作的潜力<br>• 启动合适的计划(如工作强化、工作环境或是监督下的健身房训练) |

需要进到阶段Ⅲ的患者为重度劳动者、建筑工人、机械操作员或组装工作者。这类患者应该利用足踏车、跑步机或是上肢手摇机进行有氧运动训练。延续阶段Ⅱ的牵拉运动和瘢痕处理。除了让患者继续进行瘢痕处理方案外,并继续使用瘢痕固型器或是硅胶垫片,直到瘢痕颜色没有呈红色(reddened)。瘢痕成熟能长达 1 年之久。阶段Ⅱ的肌力训练应该持续进行,并增加到患者可以忍受范围。大肌肉群运动可使用健身器材或适度重量以训练身体体能。

在阶段Ⅲ模拟工作活动是很重要的一部分。上述的工作活动包括使用水管树、组装板,以及学习合适的拾物和携带技术。使用工作仿真器有助于强化及模拟特定工作活动(见图 12-12)。握力与手指捏力恢复到术前的水平往往需要 3~6 个月。

腕管综合征明显对于患者的生理、经济甚至是心理上皆造成影响。因此,跨专业整合介入让患者从腕管综合征手术后回到日常生活功能、工作、娱乐更有恢复的潜力。

## 居家训练建议

术后居家康复大纲在下表描述。物理治疗师可以使用下列计划为患者制订个性化的训练。

### 居家训练建议

**术后第 1~10 天**
阶段目标:减少疼痛,降低肿胀,增进上肢主动活动度,开始自我管理以及患者教育
1. 保护手术切口
2. 将手部高举于心脏
3. 经常冰敷
4. 肩关节、肘关节、前臂及拇指的 AROM 训练
5. 肌腱滑行运动

**术后第 11~21 天**
阶段目标:减少疼痛,降低肿胀,增进上肢主动活动度,开始自我管理以及患者教育
1. 湿热敷
2. 当手术伤口闭合后可进行逆行按摩
3. 当手术伤口闭合后可进行瘢痕按摩
4. 持续进行肌腱滑行训练
5. 神经滑行训练

## 居家训练建议（续）

6. 持续进行肩关节、肘关节、前臂、及拇指的 AROM 训练

7. 加上手腕伸直、桡偏、尺偏的 AROM 训练（如有必要，避免腕屈曲）

8. 腕伸直与屈曲的等长收缩

9. 在夜间使用瘢痕固型器以及硅胶垫片

10. 在必要时使用支具控制症状

11. 必要时可冰敷

**手术后第 22 ～ 42 天**

**阶段目标：** 减少疼痛，处理肿胀，增进上肢主动活动度，开始自我管理以及患者教育

1. 持续进行前述的运动与理疗

2. 加上手腕屈曲 AROM 训练

3. 加上轻阻力的黏土抓握与捏的训练

4. 加上以拧毛巾卷的方式进行的抓握等长训练

5. 加上以 0.23 ～ 0.45kg 为阻力的手腕伸直与屈曲的渐进式抗阻训练

6. 加上以 0.45 ～ 0.91kg 为阻力的肩关节与肘关节的渐进式抗阻训练

7. 加上以榔头进行的前臂肌力训练

8. 在夜间持续使用瘢痕固型器

9. 实行人体工学原则

**术后 43 ～ 90 天**

**目标：** 完整症状自我管理与居家维持计划，恢复全职工作活动

1. 使用足踏车或是跑步机进行有氧热身运动

2. 持续执行先前的运动计划，并按照指示增加训练强度与时间

# 临床案例回顾

1 Sharon 腕管减压术后 2 个月。她的康复治疗一直有良好进展，但持续主诉在术前就持续存在的感觉异常问题。如何解释她一直持续的症状？

　　手术后，患者身上的症状仍一直持续出现是常见的。对于神经的愈合需要 3 ～ 6 个月的时间。此外，使用抗炎的物理疗法，或是使用夜间支具以帮助手腕维持在正中姿势和促进修复过程。

2 Yvonne 是一名 48 岁的杂货店验货员，她被诊断为中度腕管综合征。她有持续麻木以及感觉异常，但无鱼际肌萎缩的现象。她已经接受腕管减压手术 3 周了，但肿胀仍持续。什么样的治疗技术有帮降低肿胀？

　　轻度的逆行按摩可以促进淋巴回流。患者若有持续性的肿胀，佩戴压力手套配合其他的物理疗法有助控制肿胀。刚开始需要全天候佩戴手套。当肿胀下降后，仅需要在夜间佩戴。

3 Yvonne 在术后伤口愈合的很快。但实际上，她在膝关节术后因为关节周边粘连快速形成，导致术后膝关节无法达到完全活动度。腕管手术后限制瘢痕粘连同样很重要。Yvonne 手术后在什么区域较容易发生粘连？什么样的治疗可以抑制瘢痕粘连发生在此区域？

　　对于腕管减压手术后，限制瘢痕对于肌腱、皮肤、神经形成粘连是瘢痕管理的重要一环。肌腱滑行运动使屈肌肌腱在腕管里各别持续移动。神经滑动技术，可以用来维持正中神经的活动度。

4 Lupe 在腕管减压手术后 8 周回到工作岗位（接待员）。她的症状已经解决了，但手术切口仍持续疼痛。应该给予什么符合人体工学的建议？

　　在一般情况下，应该执行工作环境评估。密切注意手腕伸直的角度（正中位置）以及姿势设定（头对颈、肩、肘关节和坐姿下的整体脊柱和骨盆位置），这与她工作的屏幕位置和职务有关系。可建议给予腕托或是软垫手套。

（张锦程　陈睿亨　译　韩冬　蔡永裕　校）

# 参考文献

1. Michelson H, Posner M: Medical history of carpal tunnel syndrome. Hand Clin 18:257-268, 2002.
2. Louise DS, et al: Carpal tunnel syndrome in the work place. Hand Clin 12(2):305, 1996.
3. Tanaka S, et al: Prevalence and work-relatedness of self-reported carpal tunnel syndrome among US workers: analysis of the occupational health supplement data of 1988 National Health Interview Survey. Am J Ind Med 27:451, 1995.
4. Viera AJ: Management of carpal tunnel syndrome. Am Fam Physician 15;68(2):265-272, 2003.
5. Bickel K: Carpal tunnel syndrome. J Hand Surg Am 35A:147-152, 2010.
6. Mcdiarmid M, et al: Male and female rate differences in carpal tunnel syndrome injuries: Personal attributes or job tasks. Environ Res 83(1):23-32, 2000.
7. http://www.bls.gov/news.release/osh2.t03.htm, on July 4, 2010.
8. Bureau of Labor Statistics: Survey of occupation injuries and illness in 1994, Washington, DC, 1996, US Department of Labor.
9. Kerwin G, Williams CS, Seilier JG III: The pathophysiology of carpal tunnel syndrome. Hand Clin 12(2):243, 1996.
10. Evans R: Therapist's management of carpal tunnel syndrome. In Mackin E, et al, editors: Rehabilitation of the hand and upper extremity, St. Louis, 2001, Mosby.
11. Verhagen AP, et al: Ergonomic and physiotherapeutic interventions for treating work-related complaints of the arm, neck or shoulder in adults. Cochrane Database of Systematic Reviews 2006, Issue 3. Art. No.: CD003471. DOI: 10.1002/14651858.CD003471.pub3
12. Lozano-Calderon S, Anthony S, Ring D: The quality and strength of evidence for etiology: Example of carpal tunnel syndrome. JHS 33A:525-538, 2008.
13. Boz C, et al: Individual risk factors for carpal tunnel syndrome: An evaluation of body mass index, wrist index and hand anthropometric measurements. Clin Neurol Neurosurg 106(4):294-299, 2004.
14. Cosgrove JL, et al: Carpal tunnel syndrome in railroad workers. Am J Phys Med Rehabil 81(2):101-107, 2002.
15. Gell N, et al: A longitudinal study of industrial and clerical workers: Incidence of carpal tunnel syndrome and assessment of risk factors. J Occup Rehabil 15(1):47-55, 2005.
16. Nathan PA, Istvan JA, Meadows KD: A longitudinal study of predictors of research-defined carpal tunnel syndrome in industrial workers: Findings at 17 years. J Hand Surg Br 30(6):593-598, 2005.
17. Rosecrance JC, et al: Carpal tunnel syndrome among apprentice construction workers. Am J Ind Med 42(2):107-116, 2002.
18. Werner RA, et al: Incidence of carpal tunnel syndrome among automobile assembly workers and assessment of risk factors. J Occup Environ Med 47(10):1044-1050, 2005.
19. Eversmann WW Jr: Entrapment and compression neuropathies. In Green DP, editor: Operative hand surgery, ed 3, New York, 1993, Churchill Livingstone.
20. Frymoyer J, Bland J: Carpal tunnel syndrome in patients with myxedematous arthropathy. J Bone Joint Surg 55A:78, 1973.
21. Evangelisti S, Reale V: Fibroma of tendon sheath as a cause of carpal tunnel syndrome. J Hand Surg 17A:1026, 1992.
22. Cobb T, An T, Cooney W: Effect of lumbrical incursion within the carpal tunnel on carpal tunnel pressure: A cadaveric study. JHS 20A:186-192, 1995.
23. Liu CW, et al: Relationship between carpal tunnel syndrome and wrist angle in computer workers. Kaohsiung J Med Sci 19(12):617-623, 2003.
24. Spindler H, Dellon A: Nerve conduction studies and sensibility testing in carpal tunnel syndrome. J Hand Surg 7:260, 1982.
25. Hayes E, et al: Carpal tunnel syndrome. In Mackin E, et al, editors: Rehabilitation of the hand and upper extremity, St. Louis, 2001, Mosby.
26. O'Connor D, Marshall SC, Massy-Westropp N: Non-surgical treatment (other than steroid injection) for carpal tunnel syndrome. Cochrane Database of Systematic Reviews Issue 1. Art. No.: CD003219. DOI: 10.1002/14651858.CD003219, 2003.
27. Boyer M: Corticosteroid Injection for carpal tunnel syndrome. J Hand Surg 33A:1414-1416, 2008.
28. Muller M, et al: Effectiveness of hand therapy interventions in primary management of carpal tunnel syndrome: A systematic review. J Hand Ther 17(2):210-228, 2004.
29. Werner RA, Franzblau A, Gell N: Randomized controlled trial of nocturnal splinting for active workers with symptoms of carpal tunnel syndrome. Arch Phys Med Rehabil 86(1):1-7, 2005.
30. Sailer SM: The role of splinting and rehabilitation in the treatment of carpal and cubital tunnel syndromes. Hand Clin 12(2):223, 1996.
31. Weiss ND, et al: Position of the wrist associated with the lowest carpal-tunnel pressure: Implications for splint design. J Bone Joint Surg 77A(11):1695, 1995.
32. Keir P, Bach J, Rempel D: Effects of finger posture on carpal tunnel pressure during wrist motion. JHS 23A;1004-1009, 1998.
33. Beckenbaugh RD: Carpal tunnel syndrome. In Cooney WP, Linscheid RL, Dobyns JH, editors: The wrist: Diagnosis and operative treatment, St Louis, 1998, Mosby.
34. Robbins H: Anatomical study of the median nerve in the carpal tunnel and etiologies of the carpal tunnel syndrome. J Bone Joint Surg 45A:953, 1963.
35. Zachary RB: Thenar palsy due to compression of the median nerve in the carpal tunnel. Surg Gynecol Obstet 81:213-217, 1945.
36. Cannon BW, Love JG: Tardy median nerve palsy: Median neuritis amenable to surgery. Surgery 20:210-216, 1946.
37. Goss BC, Agee JM: Dynamics of intracarpal tunnel pressure in patients with carpal tunnel syndrome, J Hand Surg 35(2):197-206, 2010, Epub 21 Dec 2009.
38. Okutsu I, et al: Endoscopic management of carpal tunnel syndrome. Arthroscopy 5:11-18, 1989.
39. Chow JC: Endoscopic release of the carpal ligament: A new technique for carpal tunnel syndrome. Arthroscopy 5:19-24, 1989.
40. Agee JM, McCarroll HR, North ER: Endoscopic carpal tunnel release using the single proximal incision technique. Hand Clin 10:647-659, 1994.
41. MacDermid JC, et al: Endoscopic versus open carpal tunnel release: A randomized trial. J Hand Surg Am 28(3):475-480, 2003.
42. Palmer AK, Toivonen DA: Complications of endoscopic and open carpal tunnel release. JHS 24(3):561-565, 1999.
43. Cook AC, et al: Early mobilization following carpal tunnel release: A prospective randomized study. J Hand Surg Br 20:228-230, 1995.
44. Ludlow KS, et al: Pillar pain as a postoperative complication of carpal tunnel release. J Hand Ther 10(4):222-282, 1997.
45. Yung PS, et al: Carpal tunnel release with a limited palmar incision: Clinical results and pillar pain at 18 months follow-up. Hand Surg 10:29-35, 2005.
46. Novak CB, Collins ED, Mackinnon SE: Outcome following conservative management of thoracic outlet syndrome. J Hand Surg 20(4):542-548, 1995.
47. Novak CB, Mackinnon SE, Patterson GA: Evaluation of patients with thoracic outlet syndrome. J Hand Surg 18(2):292-299, 1993.
48. El-Karabaty H, et al: The effect of carpal tunnel release on median nerve flattening and nerve conduction. Electromyogr Clin Neurophysiol 45(4):223-227, 2005.
49. Gretchen L, Jezek S: Pain assessment. In American Society of Hand Therapists, editors: Clinical assessment recommendations, ed 2, Chicago, 1992, The Society.
50. Leard J, et al: Reliability and concurrent validity of the figure-of-eight method of measuring hand size in patients with hand pathology. J Orthop Sports Phys Ther 34:335-340, 2004.
51. Brown R, Palmer C: Changes in digital flexor tendon mechanics after endoscopic and open carpal tunnel releases in cadaver wrists. J Hand Surg 25A:112-119, 2000.
52. Stone J: Sensibility. In American Society of Hand Therapists, editors: Clinical assessment recommendations, ed 2, Chicago, 1992, The Society.
53. Gelberman R, et al: Sensibility testing in peripheral-nerve compression

syndromes: An experimental study in humans. J Bone Joint Surg 65A(5):632, 1983.

54. Macdermid J: Clinical and electrodiagnostic testing of carpal tunnel syndrome: a narrative review. Jospt 34:565-588, 2004.

55. Katz JN, et al: Predictors of return to work follwing carpal tunnel release. Am J Ind Med 31:85-91, 1997.

56. Michlovitz S: Conservative interventions for carpal tunnel syndrome. J Orthop Sports Phys Ther 34:589-600, 2004.

57. Levine D, et al: A self-administered questionnaire for the assessment of severity of symptoms and functional status in carpal tunnel syndrome. J Bone Joint Surg Am 75:1585-1592, 1993.

58. Michigan Hand Outcomes Questionnaire. Available at http://sitemaker.umich.edu/mhq/overview. Accessed September 2010.

59. American Society for Surgery of the Hand: The hand: examination and diagnosis, Aurora, Colo, 1978, The Society.

60. American Society for Surgery of the Hand: The hand: examination and diagnosis, ed 2, New York, 1983, Churchill Livingstone.

61. Fess EE, Morgan C: Clinical assessment recommendations, Indianapolis, 1981, American Society of Hand Therapists.

62. Fess EE: Grip strength. In American Society of Hand Therapists, editors: Clinical assessment recommendations, ed 2, Chicago, 1992, The Society.

63. MacDermid J, et al: Interrater reliability of pinch and grip strength measurements in patients with cumulative trauma disorders. J Hand Ther 7(1):10, 1984.

64. Mathiowetz V, et al: Grip and pinch strength: normative data for adults. Arch Phys Med Rehabil 66:69, 1985.

65. Geere J, et al: Power grip, pinch grip, manual muscle testing or thenar atrophy—which should be assessed as a motor outcome after carpal tunnel decompression? A systematic review. BMC Musculoskelet Disord 8:114, 2007.

66. Rozmaryn L, Develle S, Rothman E: Nerve and tendon gliding exercises and the conservative management of carpal tennel syndrome. JHT 11:171-179, 1998.

67. Seradge H, Bear C, Bithell D: Preventing carpal tunnel syndrome and cumulative trauma disorder: Effect of carpal tunnel decompression exercises: An Oklahoma Experience. J Okla State Med Assoc 93:150-153, 2000.

68. Walsh M: Upper limb neural tension testing and mobilization: Fact, fiction, and a practical approach. JHT 18:241-258, 2005.

69. MacDermid J: Accuracy of clinical tests used in the detection of carpal tunnel syndrome: A literature review. J Hand Ther 4(4):169, 1991.

70. Phalen GS: The carpal tunnel syndrome: Seventeen years' experience in diagnosis and treatment of six hundred and fifty-four. J Bone Joint Surg 48:211, 1966.

71. Bury T, Akelman E, Weiss A: Prospective, randomized trial of splinting after carpal tunnel release. Ann Plast Surg 35:1, 19-22, 1995.

72. Burke D: Splinting for carpal tunnel syndrome: In search of the optimal angle. Arch Phys Med Rehabil 78:1241-1244, 1994.

73. Wehbe M: Tendon gliding exercises. Am J Occup Ther 41:164, 1987.

74. Taylor Mullins PA: Use of therapeutic modalities in upper extremity rehabilitation. In Hunter JM, Mackin EJ, Callahan AD, editors: Rehabilitation of the hand: Surgery and therapy, ed 4, St Louis, 1995, Mosby.

75. Baxter-Petralia PL: Therapist's management of carpal tunnel syndrome. In Hunter JM, et al, editors: Rehabilitation of the hand: Surgery and therapy, ed 3, St Louis, 1990, Mosby.

76. Kasch M: Therapists evaluation and treatment of upper extremity cumulative trauma disorders. In Hunter JM, Mackin EJ, Callahan AD, editors: Rehabilitation of the hand: surgery and therapy, ed 4, St Louis, 1995, Mosby.

77. Pascarelli E, Quilter D: Repetitive strain injury: A computer user's guide, New York, 1994, John Wiley & Sons.

78. Brown RA, et al: Carpal tunnel release: A prospective, randomized assessment of open and endoscopic methods. J Bone Joint Surg 75A:1265, 1993.

79. Buchanan RT, et al: Method, education and therapy of carpal tunnel patients. Hand Surg Quart, Summer 1995.

80. Michlovitz S: Is there a role for ultrasound and electrical stimulation following injury to tendon and nerve? J Hand Ther 18(2):292-296, 2005.

81. Simeneau, et al: Effect of computer keyboard slope on wrist position and forearm electromyography of typists without musculoskeletal disorders. J Phys Ther 83:9, 2003.

# 第 13 章

# 投掷运动员重返运动场的过渡期

*Luga Podesta*

"每天都有运动员发生损伤。有些损伤治疗简单,有些则需手术和(或)长期的康复治疗。对棒球运动员来说,手臂损伤可能会结束他们的职业生涯,所以需要特别关注。每个棒球运动员都知道训练或比赛对于手臂的需求,所以我们也意识到对强化的且专业的康复的需求。在笔者的职业生涯中,共经历三次严重的肩关节损伤。笔者花了大量时间及精力来强化肩关节,但由物理治疗向投掷训练转换的过渡期才是康复的关键时期。一个强化的全身性训练方案,包含超等长训练,在帮助笔者的肩关节正常投球中至关重要。这一方案让笔者平稳过渡到棒球场上,并成功的重返赛场。"

—Mike Scioscia,Anaheim Angels

有大量的文献探讨肩关节损伤后的手术技术及术后康复。然而,很少有文章涉及术后有关于投掷运动员如何从康复训练过渡到投掷运动这一难题。本章主要探讨如何设计运动计划,让术后的投掷运动员重返运动场。

投掷运动员的肩关节可因多种病因(如盂肱关节不稳定、盂唇撕裂、肩袖撕裂、撞击综合征、肩锁关节损伤)接受多种外科手术。由于篇幅所限,无法描述每个外科手术和推荐的术后康复流程,因此,本章所述运动计划设计的前提是该运动员已经能够开始进阶的投掷和体能训练。

## 评估

无论是施行哪种手术,在开始进阶的体能训练或投掷练习之前,物理治疗师必须先仔细评估运动员的整体身体状况。针对运动员需求制定个性化的运动方案必须要了解运动员的柔软度、力量及耐力。在康复期及向投掷运动的过渡期,需要仔细评估运动员的投掷动作。

## 肌肉力量及体能

既往强调改善术后肩关节活动度及增强肩关节周围支持肌群的力量,包括肩袖及肩胛骨稳定肌群;对其余肌群重视不足,但这些肌群也对保证运动员有效的投掷且避免损伤有重要作用。

投掷运动员肩关节的动态稳定需要盂肱关节与肩胛胸壁稳定肌协调运动,以促进盂肱关节的同步运动。术后需要重建适当的神经肌肉控制,预防肌肉运动不协调,避免功能异常[1,2]。

神经肌肉控制是由大脑皮质层启动的有意识的运动[3]。Payton、Hirt 及 Newton 三位学者认为运动控制是非自主性的,由皮层下组织已习得的运动技能,不受意识控制。皮层下控制投掷相关的肌肉,使动作精确协调,才能保证投球快速且精准。

运动觉是辨别关节位置、身体各部的相对重量及关节动作的能力,包括速度、方向和幅度[4]。本体感觉则是辨别关节位置的能力。

投掷需要关节的本体感受器功能正常(存在于韧带及滑膜组织的肌肉及关节中的传入感受器)。当盂肱关节囊紧张,盂肱关节内的本体感觉受体可诱发牵张反射,预防关节在极限位置移位[5]。很多投手在术后康复过程中,尤其是肩关节不稳术后,会觉得肩膀僵硬紧张。损伤或手术可能影响神经肌肉控制,造成在投掷过程中出现新的皮层下关节紧张感,而在肩关节不稳术前并没有这种感觉。

在过头投掷运动链中,从远端的地面反作用力开始,逐渐向上肢传递,上肢与肩关节是最后的链接。生物力学分析显示,在过肩的投掷过程,肩关节会产生极大的力量和极端动作。投球时肩关节从外旋到内旋的角速度可超过 $7000°/s$[6,7],肩关节受到的前向剪切力约为 400 牛顿[6],在投掷运动减速期产生约 500 牛顿分离力[6]。这些力量产生迅速、持续时间短,强度极大,并且必须重复进行。这些投球过程中产生的力量会造成盂肱关节受到前后方向以及分离应力,会给盂肱关节的限制结构造成很大压力。

　　然而,这些力量并非完全由肩关节产生,投掷运动中肩关节周围的支撑肌群无法产生投球过程中所测的力量和运动。在有效的投掷过程中,运动员需要产生、加总、转移以及调整从足到投掷手的力量。肩关节作为整个动力链的最末端产生投掷过程所需的力量。有研究报道,有 51%～55% 的动能由下肢所产生[8,9]。投掷动作中所测得的力量很大比例来自于地面反作用力和后续的下肢及躯干肌肉活动。生物力学数据显示,肩关节本身对于投球动作所需的总体能量贡献相对较小。然而,由于肩关节处于运动链的末端,其对于投球动作所需力量的贡献度相对严(21%),需要高效传递和集中已产生的力量。因此,肩关节及上肢的肌肉状况对于投手重返运动场是很重要的。另外,有效和安全的投掷也需要足够的躯干及下肢肌肉力量作为基础。

　　物理治疗师为投掷运动员重返赛场设计计划时,应考虑两个主要目标:①加强肩关节当前的运动水平;②预防损伤。Gambetta[10]概述了为投掷运动员设计体能训练方案的十个基本原则(栏 13-1)。为了优化运动员的表现,需要多种因素共同作用。首先,需要强调训练质量及整体强度。临床医生应该监测每个运动及详查运动员的投球技巧,以确保最佳的训练效果,将损伤的危险降至最低。

---

**栏 13-1　基本训练原则**

- 发展肌肉协同作用
- 训练表现,而非劳动能力
- 训练肌肉平衡
- 训练动作,而非肌肉
- 前先发展结构性(核心)力量,再训练四肢力量
- 先利用体重为阻力,再使用外在阻力
- 先训练肌肉力量,再训练耐力
- 先训练协同肌,再训练原动肌
- 先恢复关节完整性,再训练活动度
- 先教基础运动技能,再教特殊运动技能

---

　　肌力平衡对产生协调及有效的动作至关重要,尤其是容易出现肌力不平衡的肩关节。大多数手术后的早期阶段,很难单独训练孤立的肌肉(例如肩袖)。但是,当术后肩关节的基本肌力已经建立后,需要加入功能性活动和更多的针对体育运动的专项训练,以模拟之后要进行的运动。

　　腹部、躯干及脊椎稳定肌的核心肌肉力量训练不容忽视。核心力量不足,投掷运动员易出现不良姿势,导致投掷中出现代偿动作,这样会给肩关节带来更多的压力,更易损伤。肩关节周围稳定肌群、腹部、脊椎稳定肌群及下肢肌肉达到足够的肌力后,需增加耐力训练。

　　只有当患者有足够且正常的肌肉力量及耐力,建立了肌肉同步收缩模式后,才能加入更具功能性和针对投掷的运动。训练方案的最终成功依赖于其整体设计,引入各种训练因素,使体能最优化。一个理想的体能训练方案需要包含准备期、适应期及应用期[10]。准备期应包含一般的力量及耐力训练。适应期需要包含针对此项运动的关节动力学训练。最后,应用期才包含完成特定体育运动所需的关节动作训练。

## 等张运动训练

　　以自身的体重为阻力开始进行循序渐进的肌力或功能性训练,这可以让运动员发展适当的运动技巧,重新建立完成投掷动作所需的同步肌肉收缩模式。在基础肌力恢复后,上述训练方法也适于进一步的超等长运动训练。

　　力量训练是最流行的训练方法之一,可由自由重量或器械完成。由哑铃完成的自由力量训练因可进行单侧肢体的全关节活动范围训练而更受欢迎。下肢力量训练常采用器械进行。弹力管或弹力带训练也是投掷选手早期肌力训练的常用方式。这些训练可作为更剧烈抗阻训练前的热身训练或整理训练,可适应所有的肌肉活动。弹力带或弹力管训练也可进行单侧肢体的全关节活动范围训练。这些训练可在康复期进行,并持续到运动员重返赛场。可根据每个运动员的需求进行等张力量训练,并可用于维持所有的肌肉力量。Jobe's 上肢运动训练方案[11]是最受欢迎的等张训练方法。这些训练可从早期康复开始施行,持续至整个选手的职业生涯。然而,需要正确使用才能达到最佳效果(表 13-1)。

　　核心训练应是第一个开始等张训练。只有基础肌力恢复后,才能增加运动方案的强度(表 13-2)。

表 13-1　Jobe's 上肢运动训练*

| 运动 | 重量（kg） | 组数/重复次数 |
|---|---|---|
| 肩屈曲 | 3~5 | 3~4/10~15 |
| 肩上提 | 3~5 | 3~4/10~15 |
| 肩外展 | 3~5 | 3~4/10~15 |
| 肩胛骨平面运动（shoulder scaption） | 3~5 | 3~4/10~15 |
| 肩部推举（military press） | 3~5 | 3~4/10~15 |
| 水平外展 | 3~5 | 3~4/10~15 |
| 肩关节伸直 | 3~5 | 3~4/10~15 |
| 外旋 I（侧卧） | 1~5 | 3~4/10~15 |
| 外旋 II（俯卧） | 1~5 | 3~4/10~15 |
| 内旋 | 1~5 | 3~4/10~15 |
| 水平内收 | 3~5 | 3~4/10~15 |
| 划船 | 3~5 | 3~4/10~15 |

　*所有运动每周进行 3 次。依据 Jobe FW et al：Shoulder and arm exercises for the athlete who throws, Inglewood, Calif, 1996, Champion Press. 修订

表 13-2　等张核心力量训练

| 运动*† | 组数/重复次数 |
|---|---|
| **胸** | |
| 仰卧推举（接近握把） | 2~3/8~10 |
| 下蹲 | 2~3/8~10 |
| 腿部推蹬 | 2~3/8~10 |
| 伸膝 | 2~3/8~10 |
| 勾腿 | 2~3/8~10 |
| 弓箭步 | 2~3/8~10 |
| 小腿推蹬 | 2~3/8~10 |
| 提踵 | 2~3/8~10 |
| **背** | |
| 背阔肌下拉 | 2~3/8~10 |
| 耸肩 | 2~3/8~10 |
| 坐姿划船 | 2~3/8~10 |
| 俯身划船 | 2~3/8~10 |
| **仰卧起坐（照顺序进行）** | |
| 双足平放 | 3/15,休息 30 秒 |
| 胸部负重 | 3/15,休息 60 秒 |
| 膝盖弯曲 | 1/25,休息 60 秒 |
| 膝上抬负重 | 1/25 |

　*所有练习应该一周进行 2~3 次。
　†宽握仰卧推举、颈后下拉、深蹲及颈后肩部推举不应进行

## 超等长运动训练

　　超等长运动训练是 20 世纪 60 年代末期由一位苏联的跳跃教练 Yuri Verkhoshanski 率先引入的[12]。美国的跑步教练 Fred Wilt[13] 于 1975 年第一次把超等长运动训练引进美国。大部分关于超等长运动的文献都曾讨论其在下肢的应用。因为在每个投掷周期中都有最大的爆发性的肌肉向心收缩及快速减速的离心收缩,将这些原则应用于投掷选手体能训练是很符合逻辑的。已有很多文献证实超等长训练是有效的,但对于其最佳的使用方法仍有质疑[14-17]。

　　超等长训练可以被分解为三个阶段：①离心收缩（准备期）阶段；②缓冲阶段；③向心收缩阶段。准备期预先施压,持续到肌肉感受到张力。转换阶段是离心收缩和开始向心收缩的间期。向心收缩阶段产生训练动作（促进收缩）,并准备进入下一周期。

　　临床医生认为超等长训练可通过多种方式加强肌肉的生理性能。若离心收缩的速度越快,向心收缩产生的力量越大。肌肉的离心负荷对弹性结构产生压力,可增加肌肉产生的总体力量。爆发性超等长训练可促进神经肌肉协调,增加神经效率,因此可以提高神经肌肉的表现。

　　最后,高尔基肌腱器官的抑制作用,作为一种身体的保护机制限制肌肉内产生的力量。超等长训练提高其抑制阈值,这种脱敏作用使抑制水平升高,最终使肌肉在更大的负荷下产生更大的力量。

　　通过神经适应,投掷运动员可使肌群活动协调,产生更多的净力量输出（无肌肉形态学改变的状况下）。运动员能越快地从离心收缩转换到向心收缩,越能产生更多的力量。有效的超等长训练可以让缓冲期尽量缩短,以减少热能的浪费。肌肉伸展的速度,而非长度,可对提高训练效果产生更大的刺激。较慢拉伸周期不能激活牵张反射。

　　开始超等长训练前,患者必须具备足够的基础肌力,才能有最佳的运动效果并避免损伤。仍然要继续进行针对肩袖及肩关节稳定肌群的治疗性运动,以便发展并维持减速期关节的稳定性和肌肉力量。这些训练也可作为超等长训练之前的热身或之后的整理运动。

　　**术后早期,有急性炎症、疼痛、肩或肘关节不稳定的运动员禁忌超等长训练。没有足够的基础肌力及未参加肌力训练的运动员也禁忌超等长训练。超**等长训练可作为进阶的肌力训练。在运动员开始超

等长训练之前,临床医师就应了解肌肉酸痛或延迟性肌肉酸痛是超等长训练后的常见不良反应。

**超等长训练中可以产生巨大的压力,因此训练时间不宜过长。**超等长训练应用在阶段Ⅰ及阶段Ⅱ的准备期训练。

Wilk[18]将上肢的超等长训练分成四组(表 13-

3):

1. 热身运动
2. 投掷动作
3. 躯干屈伸练习
4. 健身实心球训练(medicine ball wall exercises)

表 13-3　超等长训练

| 运动* | 器械 | 组数/重复次数 |
|---|---|---|
| **暖身运动** | | |
| 健身实心球旋转 | 4kg | 2~3/10 |
| 健身实心球侧弯 | 4kg | 2~3/10 |
| 健身实心球劈柴(wood chops) | 4kg | 2~3/10 |
| **弹力管训练** | | |
| 内旋、外旋及90°肩外展 | 中等强度弹力管 | 2~3/10 |
| 对角线运动(D2) | 中等强度弹力管 | 2~3/10 |
| 二头肌训练 | 中等强度弹力管 | 2~3/10 |
| 俯卧撑 | 中等强度弹力管 | 2~3/10 |
| **投掷训练** | | |
| 健身实心球足球投掷(soccer throw)† | 1.8kg | 2~4/6~8 |
| 健身实心球胸前传球(chest pass)† | 1.8kg | 2~4/6~8 |
| 健身实心球上步传球(step and pass)† | 1.8kg | 2~4/6~8 |
| 健身实心球体侧传球(side throw)† | 1.8kg | 2~4/6~8 |
| **弹力管超等长训练** | | |
| 重复内旋及外旋 | | 6~8 |
| 重复对角线运动 | | 6~8 |
| 重复二头肌训练 | | 6~8 |
| 重复俯卧撑 | 15~20cm | 10 |
| **躯干屈伸训练** | | |
| 健身实心球仰卧起坐 | 1.8kg | 2~3/10 |
| 健身实心球躯干背伸 | 1.8kg | 2~3/10 |
| **健身实心球训练(立位或跪位)** | | |
| 足球投掷(soccer throw) | 1.8kg | 2~4/6~8 |
| 胸前传球(chest pass) | 1.8kg | 2~4/6~8 |
| 侧传球(Side~to~side throw) | 1.8kg | 2~4/6~8 |
| 后方侧传球(Backward side~to~side throws) | 1.8kg | 2~4/6~8 |
| 双手丢球(Forward two hands through legs) | 1.8kg | 2~4/6~8 |
| 单手棒球式投球 | 0.9kg | 2~4/6~8 |

ER. external rotations 外旋;IR. internal rotations 内旋

\* 所有训练每周进行 2~3 次

† 与伙伴或反弹网进行传球

依据 Wilk KE,Voight ML:Plyometrics for the shoulder complex. In Andrews JR,Wilk KE,editors:The athlete's shoulder,New York,1994,Churchill Livingstone. 修订

在开始更剧烈的超等长训练前需做热身运动,让肩、上肢、躯干和下肢的肌肉有充分的生理预热。热身运动可以增加血流量、提高氧气使用率、加速神经系统传递、提高肌肉和核心温度,加快肌肉收缩速度,提高肌肉性能[4,19-22]。运动员在开始下一组训练前应该进行 2~3 组热身运动,每组重复 10 次。

投掷式超等长训练的目的在于单独训练有效投掷所需的肌肉,运动形式跟过头投掷相似。与传统等张哑铃训练相比,此类训练在更高的训练水平强化运动技巧,每次 2~4 组,每组重复 6~8 次,每周进行 2~3 次。每次训练间需要有足够的休息,使肌肉充分恢复。

躯干的超等长训练包含腹肌及躯干伸肌的健身实心球训练,每次 2~4 组,每组重复 8~10 次,每周进行 2~3 次。

最后一组训练是健身实心球丢墙的运动( plyoball wall exercises),需要 0.9kg 或 1.8kg 的健身实心球或 Plyoballs 及墙面或反弹网,用于运动员在没有搭档时训练。这组训练由双手投掷 1.8kg 健身实心球开始,以单手投掷较轻 0.9kg 的健身实心球结束。本阶段的所有训练均需要在站立位或跪位下进行,增加躯干、上肢及肩关节的训练,避免使用下肢。每周需要训练 2~3 次(图 13-1)。

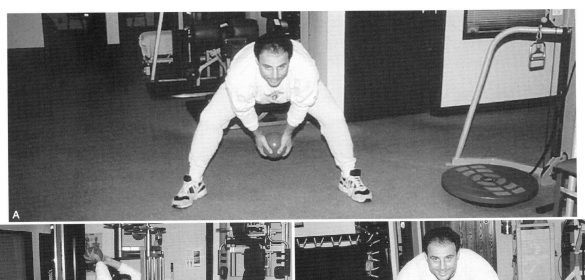

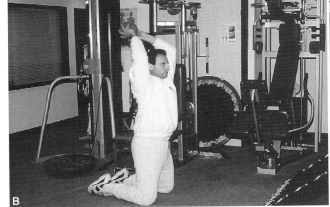
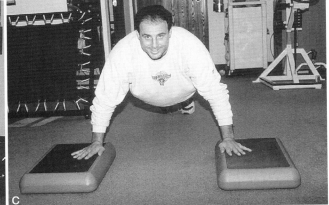

图 13-1　**A.** 健身实心球劈柴( wood chops)的热身运动;**B.** 跪位足球投掷健身实心球;**C.** 超等长俯卧撑(照片拍摄:Dr. LugaPodesta,Oxnard,Calif.)

下肢的超等长训练是增加投掷选手爆发力的基本训练,良好的爆发力才能满足对速度、侧移能力及加速度的要求。下肢的超等长训练还可以增加运动协调性和敏捷性。超等长跳跃训练对于髋、膝、踝关节周围支持肌群有较高的要求。物理治疗师必须要监测训练负荷,保证组间有足够的休息时间。训练时需要有恰当的技巧,才能避免损伤。掷选手准备重返竞技场时,可采用多种跳跃式运动训练下肢(表 13-4)。

快速的跳箱运动可以训练腓肠肌和股四头肌的爆发力。快速并有控制地跳上跳箱,再跳下来,熟悉动作后,可逐渐增加箱子的高度。训练中运动员需要快速跳回箱子,尽量缩短在地面的停留时间。

表 13-4　下肢超等长训练

| 运动* | 器材 | 组数/重复次数 |
| --- | --- | --- |
| 快速跳箱(不同高度) | 不同高度箱子 | 2~3/8~10 |
| 跳箱子 | 30~60cm 箱子 | 3~4 组 |
| 跳跃后冲刺† | 60cm 箱子 | 5~8 次 |
| 跳跃后盗垒† | 60cm 箱子 | 5~8 次 |

LE. lower extremities 下肢
* 所有练习应每周进行 2~3 次
† 从 60cm 的箱子跳下后立即 9m 冲刺

不同高度的跳箱运动可以训练股四头、腘绳肌、臀肌及小腿后侧肌群,提高肌肉爆发力。跳箱运动使用 3~5 个不同高度的箱子(30~60cm)放在一条直线上,且每个箱子间隔 60cm。从跳最小的箱子开始,慢慢跳到最高的箱子,尽量减少在地面停留的时间,且每组间休息 15~20 秒。

跳跃后冲刺及跳跃后盗垒是训练肌肉在一次减速的肌肉收缩后,马上进行一次爆发的加速收缩。运动员从 60cm 高的箱子跳下后立即进行 9m 冲刺或者 9m 盗垒。

## 有氧训练

尽管术后早期康复主要关注于肩关节,但是从治疗到返回运动场的过渡需要运动员恢复至损伤前的有氧运动水平。因此,训练计划中的有氧训练不容忽视,可采用不同训练方式提高有氧运动水平(栏 13-2)。

---

**栏 13-2　有氧体能训练**

- 跑步
- 自行车
- 攀爬机 Versa-climber
- 登阶机 stair-climbing machine
- 椭圆机 elliptical runner
- 滑雪机 cross-country ski machine
- 划船机 rowing machine
- 游泳

---

有效的有氧训练每次需持续 20~40 分钟,每周进行 4~5 次。由于此类训练持续时间长,需要反复进行,应选择运动员喜欢的运动。

## 投掷

投掷棒球并非特殊的过头投掷运动,投掷垒球、足球及标枪都需要相似的肌肉活动。然而,大部分关于过头投掷运动的研究都在棒球中进行。

临床医生必须了解投掷运动的动力学特点,才能通过安全的训练方案协助运动员从康复阶段过渡回到运动场上。治疗师必须充分了解正常和异常的投掷力学及投掷手臂受到的生物机械力,才能设计出适宜的康复运动处方。

### 棒球投手投球

投掷棒球是所有过头投掷运动中最激烈的,可在肩关节产生 7000°/s 的角速度。肩关节上抬 90°盂肱关节最稳定[23]。由于肌肉力量不够会导致不正常的压力及剪切力,因此,肌肉平衡是维持肱骨头在关节窝内稳定所必需。肩关节上抬 90°时压力及剪切力达到平衡,使肩关节处于最稳定的位置[1,3,23,24]。所以不论是哪一种投掷技巧或投掷风格,所有投掷运动员都应维持盂肱关节上抬 90°接近水平位。

投掷过程中盂肱关节的动态控制有赖于肩袖肌群及肱二头肌的肌力[1,2]。盂肱关节不稳定或肩袖肌群及肱二头肌控制不佳时,会导致投掷动作异常。神经肌肉训练及盂肱关节控制训练可以促进肩袖肌群及肩胛胸壁稳定肌群的动态协调,保证投掷安全。

投掷或投球可分为六个阶段(图 13-2):

1. 挥臂准备期(windup)

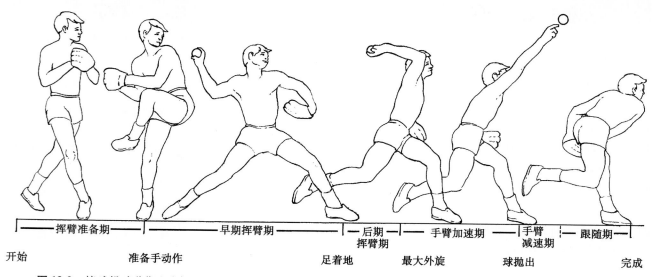

**图 13-2　棒球投球分期**(引自 Jobe FW:Operative techniques in upper extremity sports injury,St Louis,1996,Mosby.)

2. 早期挥臂期（early cocking）

3. 后期挥臂期（late cocking）

4. 手臂加速期（acceleration）

5. 手臂减速期（deceleration）

6. 跟随期（follow-through）

挥臂准备期是投掷动作的准备期，肌肉活动相对较少。运动员站立位，将重心转移至后侧的支撑腿启动投掷，设定运动的节律。球离开非惯用手的手套时本阶段结束（图13-3，A）。

支撑足的放置位置非常重要，可帮助力量由足踝传到腿。调整支撑足的位置，使距下关节外翻，可明显提高推动时产生的生物机械力（图13-4）。将足置于上述位置与投手板边缘相比可以产生更大的力量。

在早期挥臂期，肩关节大约外展104°、外旋46°[21]。在这个情况下，肩胛骨附近肌肉激活，使肩关节外展时肱骨头与关节盂接触良好。此时，冈上肌和三角肌协同收缩使肱骨上提。三角肌确保上肢的空间位置，而冈上肌则稳定肱骨头在关节窝内[10]（图13-3B-H 及图13-5）。

跨步是早期挥臂期的第一个动作，运动员需要保持躯干和背部尽量闭合以保存动能，这些动能最后可转化为速度。

当跨步足向目标点移动，球离开手套，投掷手依照身体节奏向上旋转。拿手套的那只手应确保在最佳的姿势，随后投掷手进行下旋及上旋（图13-6）。建立上述的同步肌肉收缩模式对于投掷至关重要。如果投掷手及跨步足能适当地同步收缩，当跨步足碰到地面时，上肢和手也会在挥臂早期的位置上（图13-3H 和 13-5D）。

跨步的方向应该直接朝向目标点，或非常接近目标点（向右投或是右利手）（图13-3H 和 13-5E）。若跨步太小，则会限制髋关节旋转，投手需要跨过身体投掷，失去了下肢的动能。若跨步太大（例如右侧

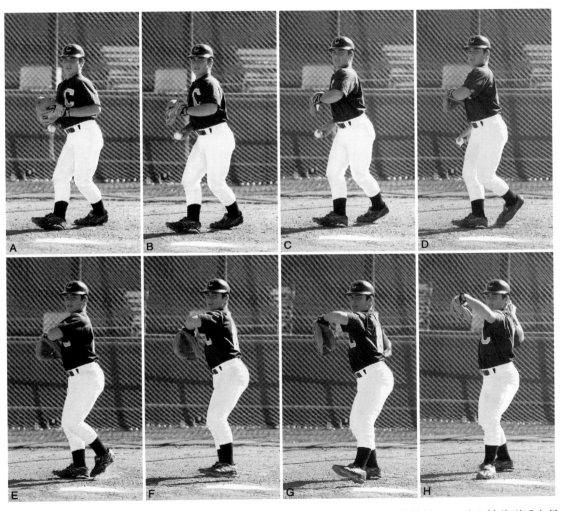

图13-3　投掷运动的前面观。A～E. 鸦式跳投开始投掷，骨盆和胸部由目标点旋转90°，重心转移到后方足时双手分开；F～J. 在挥臂期，投掷侧的手会上举且外旋，投掷的前面观，在骨盆开始转动前，前方的足合位

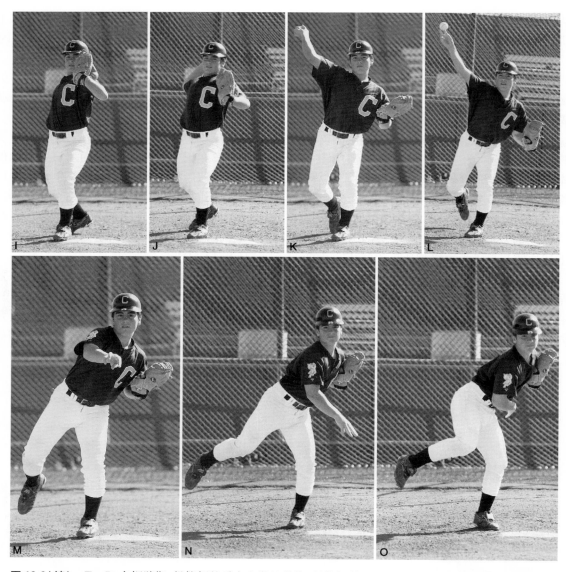

**图 13-3（续）** **F ~ J.** 在挥臂期，投掷侧的手会上举且外旋，投掷的前面观，在骨盆开始转动前，前方的足合位；**K ~ L.** 在手臂加速期，肘关节高于肩关节，而当骨盆开始转动时，重量转移到前方足；**M ~ O.** 手臂减速期及跟随期（摄影：MarshaGorman，Camarillo，Calif.）

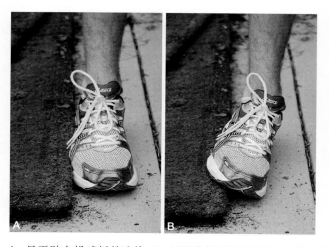

**图 13-4** **A.** 足平贴在投球板的边缘；**B.** 足踩在投球板的边缘上，距下关节外翻

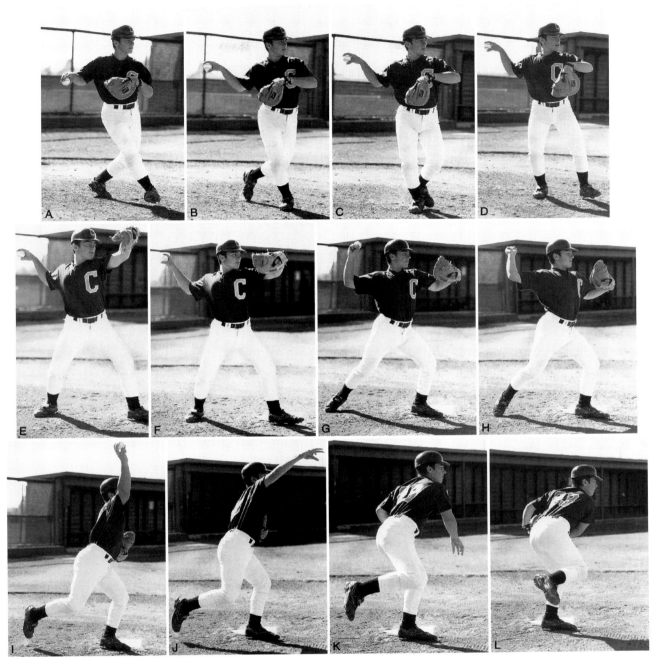

**图 13-5**　投掷运动侧面观。**A ~ C.** 准备期及挥臂期;**D ~ G.** 准备期及挥臂期;**H ~ I.** 手臂加速期;**J.** 手臂加速期;**K ~ L.** 手臂减速期及跟随期(摄影:MarshaGorman,Camarillo,Calif.)

投掷的投手跨步足距离左足太远),髋关节旋转过早,躯干过早倾斜,使储存的动能流失。而且,这给前方的肩关节带来巨大的压力。跨步足接触地面后,跨步已经完成,挥臂开始启动。

在投掷的后期挥臂期,肱骨头维持水平外展,向肩胛骨平面运动。上臂由 46°向 170°外旋[21]。在这个位置上,肱骨头产生向前的力,拉伸前方的韧带。

躯干会向外侧移动至目标点,骨盆开始旋转。躯干旋转及伸展时,肘关节屈曲,肩关节外旋。当躯干面向目标点时,肩关节应达到最大外旋角度。后期挥臂期的最后,仅有手臂竖起,下肢、骨盆及躯干都已经加速(图 13-3I 和 J,13-5F 和 G)。

在加速期,肱骨在 0.005 秒内旋 100°。此时,对盂肱关节产生极大的转矩、关节压力及非常快的角速度[6,21,25]。

当肱骨开始内旋,手臂加速期开始。在肱骨内旋前,肘关节则开始伸直(图 13-3K,13-5H 和 I)。当球离开手的瞬间,躯干屈曲,肘关节达到最大伸直状态,肩关节内旋(图 13-3L,13-5J)。在球出手后,躯干前倾,膝关节伸直。球丢出时手臂加速期终止。

手臂减速期是从球离开手后,到手臂动作完成的前三分之一时期(图 13-3M 和 N,13-5K)。在减速期末传送至球的动能消散,此阶段的力及转矩也是相当大的[26,27]。

跟随期发生在投掷最后的三分之二的时间,在这段期间上肢不断减速,最终停止(图 13-3O 和 13-5L)。球丢出后,投掷侧上肢的肘关节继续伸直,肩关节内旋。内旋角速度由球释放后的最大值慢慢降低为零。适当的跟随对于减少剧烈投掷时肩关节运动损伤至关重要。投掷侧肩关节超过对侧膝盖时跟随期结束。此期支撑足向前旋转,完成躯干旋转。

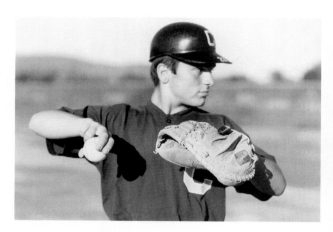

**图 13-6** 适当的握球技巧及将球由手套内拿出。示指及中指的指尖轻轻地拿在球的四个接缝处。拇指置于球下,用示指和中指固定在一起。双手旋后且分开,使两手的大拇指朝下(拍摄:MarshaGorman,Camarillo,Calif.)

### 足球

投掷足球与投掷棒球的力学特点非常相似[28]。两者最大的差别是他们球的大小及重量,以及投掷时加速期和投掷期投掷手的位置。尽管目前详细的投掷力学还不清楚,但是已开展了针对足球投掷力学研究。肩及肘关节受到相似力及应力。四分卫在向右、向左及跑步时投掷,此时整个动力链的动态控制对于足球投掷至关重要。下肢、核心及上肢的神经肌肉训练可促进整个运动链的动态协调,保证投

掷安全。

足球投掷动作可以分为六个阶段:
1. 挥臂准备期(windup)
2. 早期挥臂期
3. 后期挥臂期
4. 手臂加速期
5. 手臂减速期
6. 跟随期

挥臂准备期是投掷的准备期。四分卫由蹲位开始,向后踏一步,把重心从后方足转移到支撑足,身体处于投掷的启动位置。重心由跨步足转移到支撑足设定了能量传递的节律。球离开支撑手时挥臂准备期结束(图 13-7)。

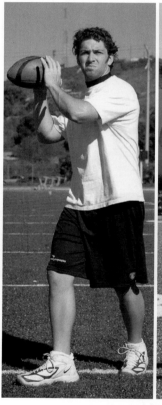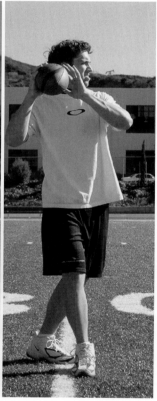

**图 13-7** 挥臂准备期

在早期挥臂期,肩关节外展及外旋(图 13-8)。此期向前跨步,运动员需要保持躯干和背部尽量闭合,以保存动能,随后可转化为速度。

当跨步足向目标点跨步,球离开手,投掷手臂顺着身体的节奏上旋。建立从足部到下肢、骨盆、躯干、肩关节及上肢,最后到手的同步肌肉收缩模式,这是投掷最关键点之一。若是投掷手及跨步足配合得宜的话,当足触地时,上肢和手也会在挥臂

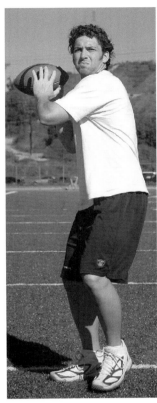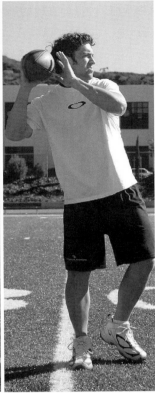

图 13-8　早期挥臂期

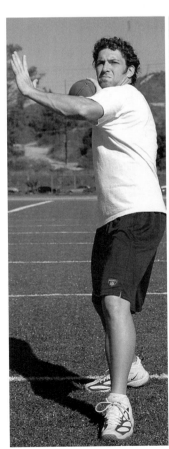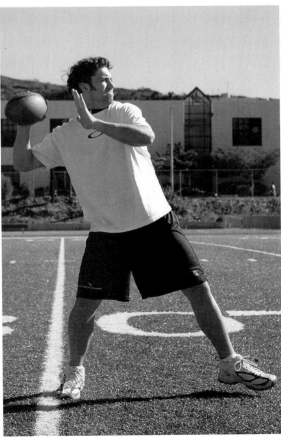

图 13-9　后期挥臂期

的位置上。

不论投掷的方向是向前、向右或向左,跨步的方向应该直接朝向跨步的目标点,或是非常接近目标点(若是右手投掷,则是在右方)。

在投掷的晚期挥臂期(图 13-9),肱骨向肩胛骨平面运动时维持外展水平。上臂外旋,躯干侧向目标侧,骨盆开始旋转。当躯干开始旋转及伸直时,肘关节屈曲,肩关节外旋。当身体面向目标时,肩关节应达到最大的外旋角度。在这个阶段的末期,只有手臂在挥动,因为腿、骨盆及躯干已完成加速。

在手臂加速期(图 13-10),肱骨内旋,给肱盂关节造成极大的扭矩、关节压力及角速度。

肱骨内旋时手臂加速期开始。肱骨内旋之前,肘关节开始伸直。当球被丢出后,躯干屈曲,肘关节几乎完全伸直,肩关节内旋,前臂旋前达到最大(图 13-11)。当球被丢出后,躯干前倾,足前伸直。球丢出后手臂加速期结束。

手臂减速期是从球离开手后,到手臂动作完成的前三分之一时期(图 13-12)。此期未传递至球的过多动能消散。

跟随期是发生在球丢出后的后三分之二的时

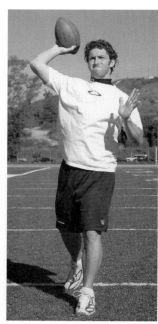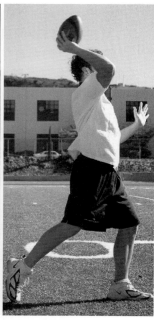

图 13-10　手臂加速期

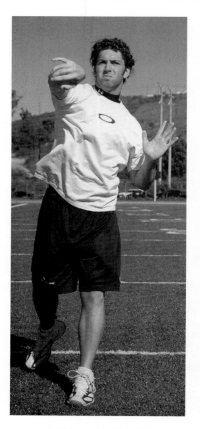

图 13-12　手臂减速期

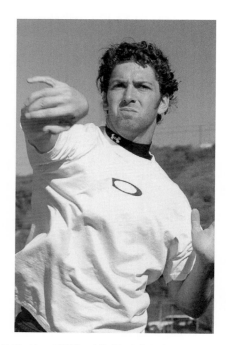

图 13-11　手臂加速期最后阶段发生最大旋前

间（图 13-13），此期上肢不断减速直到停止。球丢出后，投掷侧上肢的肘关节伸直且肩关节内旋。在投掷的这一剧烈阶段，适当的跟随对于降低肩关节运动损伤非常重要。投掷侧的肩关节超过对侧的膝盖时，跟随期结束，支撑足向前旋转，完成躯干旋转。

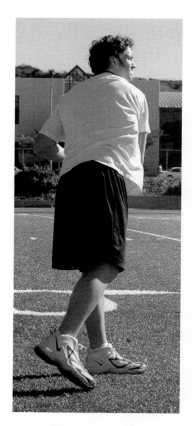

图 13-13　跟随期

## 间歇性棒球投掷训练

间歇性投掷训练的目的是使损伤后或术后的运动员逐渐恢复运动、力量及自信。该训练让投掷选手在重返竞赛场前,有机会重建投球时机、动作模式、协调性及同步肌肉激活模式[12]。由逐渐增加投掷距离,最后增加投掷速度来完成。需针对每个运动员进行个体化训练,没有完成计划的固定时间表,每个患者完成训练时间各不相同。这一投掷训练计划通过适宜的投掷前热身运动、牵伸及整理运动,减少损伤的发生。这需要了解投掷力学的教练、训练师或治疗师参与,谨慎监督。

**参加者必须抵制增加投掷训练强度的诱惑,了解进度太快反而会增加再损伤的发生,这会极大地阻碍康复进程。**

在开始间歇性投掷训练,患者必须具有下列条件:

1. 无痛的全关节活动范围活动
2. 无疼痛或压痛
3. 足够的肌肉力量和体能
4. 临床检查正常或稳定

为了在间歇性的投掷训练中保证正确的投掷力学,需要特别注意几个重点(栏 13-3)。在康复训练过程中,投掷录像非常有助于分析运动员的投掷力学。

**投掷前适当热身运动至关重要。将投球当做热身运动是投手的常见错误。投手应在投掷前增加肌肉及关节的血流量,而跑步或慢跑到出汗可以实现这一目的。**

运动员应该要为了投球而热身,而不是用投球来热身。

"乌鸦跳"投掷技巧是利用双足跳、单足跳及投掷,增加投掷时下肢及躯干的参与。乌鸦跳技巧可模拟投球动作,强调适当的投球技巧(图 13-3A 至 F 和图 13-5A 至 D)。

---

**栏 13-3　投掷评估检查表**

- 足的位置:乌鸦跳,后方的足与目标呈 90°角
- 身体位置:非惯用侧的髋关节及肩关节面向目标
- 手的位置:球从手套拿出,拇指向下
- 拿球的手和手套的位置:球背向目标,手套侧肘关节屈曲 90°朝向目标点,手套向下
- 手臂位置:肘关节高于肩关节
- 前方足的位置:向目标点踏步,「足趾面向目标」
- 躯干旋转:髋关节先于肩关节旋转
- 平衡:挺起胸腔,重心偏后方
- 完成:跨步足踩稳,后腿及髋关节完全旋转

---

扁平足会引起投掷力学异常,增加肩关节应力。

投掷运动员必须按照运动计划逐渐进步,可以隔日投掷或每周投掷三次。

**投手在完成规定数量的投掷后没有疼痛或未遗留疼痛,可以进阶到下阶段Ⅰ。如有疼痛或投球困难,则必须退回到上一训练阶段或下次训练时尝试相同水平的训练。**一般棒球员的最终目标是在 55m 距离完成 75 次投掷且没有疼痛;投手则需完成 45m 的投掷。栏 13-4 详细介绍了渐进的间歇性投掷训练方法[29]。

---

**栏 13-4　渐进间歇性投掷训练**

- 热身
- 跑步至出汗
- 牵伸

**14m 阶段(本垒至一垒的一半距离)**

**第 1 步**
a. 热身投球:7.5m
b. 14m(25 投)
c. 休息 10 ~ 15 分钟
d. 热身投球
e. 14m(25 投)

**第 2 步**
a. 热身投球
b. 14m(25 投)
c. 休息 10 分钟
d. 热身投球
e. 14m(25 投)
f. 休息 10 分钟
g. 热身投球
h. 14m(25 投)

**18m 阶段(本垒板至投手丘(pitching mound)的距离)**

**第 3 步**
a. 热身投球
b. 18m(25 投)
c. 休息 10 ~ 15 分钟
d. 热身投球
e. 18m(25 投)

**第 4 步**
a. 热身投球
b. 18m(25 投)
c. 休息 10 分钟
d. 热身投球
e. 18m(25 投)
f. 休息 10 分钟
g. 热身投球
h. 18m(25 投)

---

**栏 13-4(续)　渐进间歇性投掷训练**

**27m 阶段(本垒板至一垒的距离)**

**第 5 步**
- a. 热身投球
- b. 27m(25 投)
- c. 休息 10~15 分钟
- d. 热身投球
- e. 27m(25 投)

**第 6 步**
- a. 热身投球
- b. 27m(25 投)
- c. 休息 10 分钟
- d. 热身投球
- e. 27m(25 投)
- f. 休息 10 分钟
- g. 热身投球
- h. 27m(25 投)

**36m 阶段(本垒板至二垒的距离)**

**第 7 步**
- a. 热身投球
- b. 36m(25 投)
- c. 休息 10~15 分钟
- d. 热身投球
- e. 36m(25 投)

**第 8 步**
- a. 热身投球
- b. 36m(25 投)
- c. 休息 10 分钟
- d. 热身投球
- e. 36m(25 投)
- f. 休息 10 分钟
- g. 热身投球
- h. 36m(25 投)

**45m 阶段(本垒板至二垒后方草皮距离)**

**第 9 步**
- a. 热身投球
- b. 45m(25 投)
- c. 休息 10~15 分钟
- d. 热身投球
- e. 45m(25 投)

**第 10 步**
- a. 热身投球
- b. 45m(25 投)
- c. 休息 10 分钟
- d. 热身投球
- e. 45m(25 投)
- f. 休息 10 分钟
- g. 热身投球
- h. 45m(25 投)

**54m 阶段(本垒板至外野的距离)**

**第 11 步**
- a. 热身投球
- b. 54m(25 投)
- c. 休息 10~15 分钟
- d. 热身投球
- e. 54m(25 投)

**第 12 步**
- a. 热身投球
- b. 54m(25 投)
- c. 休息 10 分钟
- d. 热身投球
- e. 54m(25 投)
- f. 休息 10 分钟
- g. 热身投球
- h. 54m(25 投)

**第 13 步**
- a. 热身投球
- b. 54m(25 投)
- c. 休息 10 分钟
- d. 热身投球
- e. 54m(25 投)
- f. 休息 10 分钟
- g. 热身投球
- h. 54m(25 投)

**第 14 步**
- a. 回到守备位置或开始站在投手丘上

依据 Wilk KE, Arrigo CA: Interval sport programs for the shoulder. In Andrews JR, Wilk KE, editors: The athlete's shoulder, New York, 1994, Churchill Livingstone. 修订

---

若是针对投手的间歇性投掷训练,确保在训练中接受投掷的人或目标与投掷者高度一致至关重要。若是在平地投掷,目标点应在站立高度。如果是从投手丘上投掷,则目标点可为蹲位高度。因为从平面投到一个深蹲的位置,会改变释放球的位置,增加肩关节前方及肘关节的压力。训练计划中可加入模版式投掷(图 13-14),增加上臂的肌肉力量[10]:

1. 投掷前适当的热身(慢跑、跑步及骑自行车)

2. 跪位投掷,面向投掷目标,距离 6m,上肢外展,轻松投掷 10 次,注意正确的持球方式。

3. 单腿跪位,面向投掷目标,上肢外展(右投手跪在右膝上,左投手跪在左膝上),距离 9m,轻松投掷 10 次,注意要投在目标点上且有适当的跟随期。

4. 双足在跨步位置,面向投掷目标,距离 12m,且球在手套内,中等力量投掷,注意跟随。

5. 站在常规投掷位置,距离 12m,中等力量投掷 10 次,注意使肩关节面向目标点。

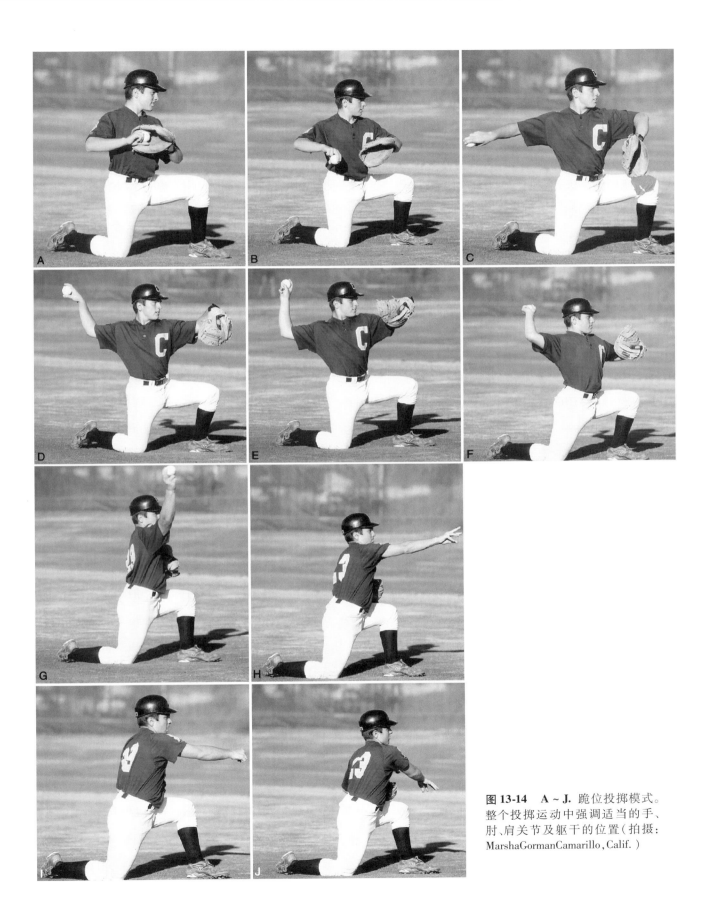

**图 13-14　A ~ J.** 跪位投掷模式。整个投掷运动中强调适当的手、肘、肩关节及躯干的位置（拍摄：MarshaGormanCamarillo, Calif.）

## 发展投掷力学

临床医生一旦发现运动员的投掷动作有误,改变患者的投掷技巧至关重要,以避免进一步损伤。改变已形成的错误投掷方式或不良习惯非常困难,对老投手而言更困难。教导正确投掷技巧的能力至关重要。要达到此目标,我们必须为投手提供能重建正确肌肉激活模式及肌肉记忆的训练及技巧。这些训练的目的是重建从足贯穿整个运动链到投掷手的适宜运动学。

### 足摆位(乌鸦跳)训练

足摆放的位置对于正确投球是非常重要的。在投掷运动的准备期及早期挥臂期,足的摆位适当是后续投掷动作的基础,使投手投向目标点移动。

为此,我们让运动员增加后方足(驱动足)及前方足的摆放位置训练。后方足的摆放位置至关重要。后方足需朝向外侧(髋关节外旋),与目标点呈90°垂直,使骨盆及躯干可以旋转。这可以让投手对后方足施力,然后依次将地面反作用力通过足、骨盆到躯干的动力链向上传递。为了教导这个动作,应让运动员从面向前方开始训练。对右投手而言,应向前跨一大步,后方足外旋90°。这可以让髋关节及骨盆外旋,投手的身体位于90°,非投掷侧的髋、肘及肩关节面向目标点(图13-15)。前侧足刚好落在非投掷侧的肩关节内侧。这个动作需要反复练习,直到投手能轻松向目标点前进,且在投掷运动的准备期及早期挥臂期可以旋转后方足及躯干。这个训练可依据选手的位置进阶,捕手由屈膝位开始,守备位置的球员则可以从守备位置开始。

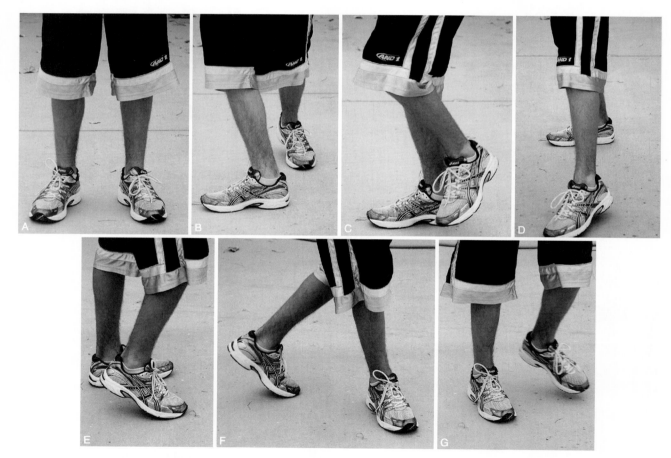

图 13-15　**A ~ D.** 前面观,足摆位训练(乌鸦跳)—运动员往目标点移动时,后方足前踏或跳跃,旋转90°;**E ~ G.** 侧面观,足摆位训练(乌鸦跳)—运动员往目标点移动时,后方足前踏或跳跃,旋转90°

### 手位及球转移训练

本组训练是让年轻投手练习适当的放球方式,训练投手将棒球从非投掷手把球传给投掷手,双手旋前。可在镜子前面练习,进行视觉强化(图 13-16)。

### 躯干旋转及毛巾训练

本组训练的目的是在投掷的后期挥臂期及跟随期,发展流畅的躯干旋转动作。为了使手放置于球的上方,教导年轻的投手在后期挥臂期"把球从柜子弄下来"。这帮助投手记住要把手放在球的顶端,但必然会阻碍躯干旋转。本组训练进一步发展且协调前组训练,维持运动员躯干旋转流畅,不浪费从足传递来的动能。这个训练起始的方法跟之前所提的足摆位训练及手分离训练相同。然而,训练时运动员需要手握小条毛巾而不是球来做训练。训练开始时运动员面向目标点,像之前的训练那样后方足往前踏并旋转。双手分开且手腕旋前、拇指朝下。当投手的手臂开始依次进入投掷的早期挥臂期、后期挥臂期及手臂加速期,骨盆、躯干及肩关节要持续运动,保持动作流畅。毛巾提供了视觉及触觉刺激,就很像投手在挥旗的感觉(图 13-17,图 13-18)。在后期挥臂期至手臂加速期,旗子不应该"下降"(图 13-19)。本组训练使足、下肢、躯干及手臂的互相配合,投掷动作流畅协调,需要持续进行。

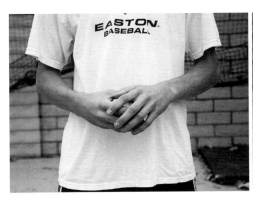
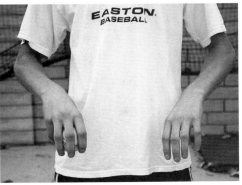

图 13-16 手的位置和(或)球转移训练。运动员将球从手套转移,前臂旋前,拇指朝下

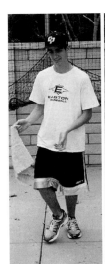
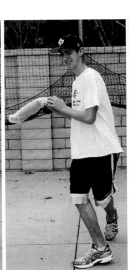
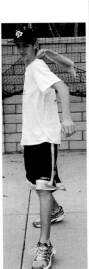
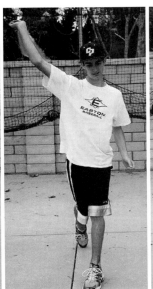
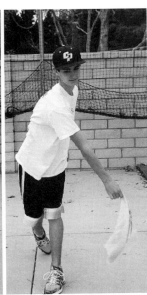

图 13-17 前面观,躯干旋转-小毛巾训练。后侧下肢往前踏,旋转90°,手分开,前臂旋前。整个动作过程需要流畅,且毛巾不能落下或投掷动作不能停止

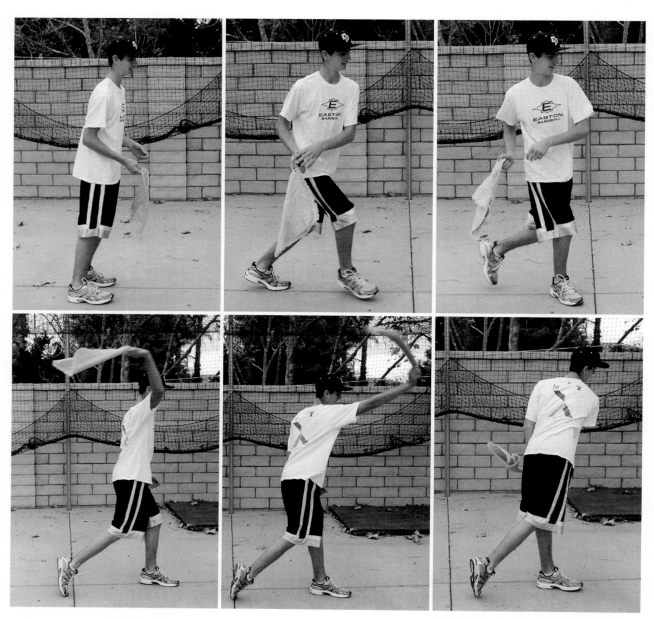

**图 13-18**　侧面观,躯干旋转-小毛巾训练—后侧下肢往前踏,旋转 90°,手分开,前臂旋前。整个动作过程需要流畅,且毛巾不能落下或投掷动作不能停止

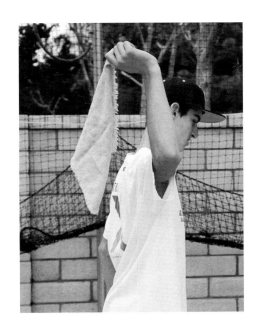

**图 13-19**　躯干旋转-小毛巾训练—投掷动作停止且毛巾落下的错误动作

## 总结

　　肩关节术后康复的重点是控制疼痛,重建关节活动度,训练肩关节支持肌群肌力。为了让投掷运动员术后重返运动场,需要强化的肌力训练及体能训练,以恢复到受伤前的运动状态。渐进式肌力训练及随后的有氧训练帮助投手在术后康复,最终恢复投掷运动。一旦康复方案开始引入投掷性运动,必须要特别注意投球技巧是否正确以预防再次损伤。间歇性投掷训练是一个较为安全、渐进且循序渐进的方法,让投手安全的重新开始投球。

　　这章所描述的运动计划仅作为使投手重返投掷运动的训练指导,并非适用于所有运动员针对性的术后康复方案。每个患者都需要个性化的运动方案,且依据个人情况进阶。

# 临床案例回顾

1　为投掷运动员设计运动计划,让他重返运动场,最主要的目标是哪两个?

　　①加强当前表现水平;②防止再次损伤。

2　Brandon 因肩袖修复术行术后康复训练,可以开始进行投掷训练。这是他第一次来找你,在他拿起棒球之前,请问你需要考虑什么?

　　一个完整的物理检查,包含下肢、核心肌群、上肢的柔软度、肌肉力量及协调性。同时检查有氧运动能力。

3　Paul 渴望开始间歇性棒球投掷训练,但医生还未允许。在他开始投掷训练前,需要满足什么条件(除了医生的许可)?

- 无痛的全关节活动范围
- 无疼痛或触诊时无压痛
- 足够肌肉力量和体能
- 临床检查正常或稳定

4　Trevor 16 岁,投掷侧的手肘的尺侧副韧带受伤。1 周前,他开始投掷训练计划,现在进行到第三个阶段。在昨天训练时他感到肘关节内侧疼痛,需要考虑什么问题?

　　通过回顾他的投掷机制,而且由视频分析发现,跟随期他的后方足没有参与,而是通过手臂减速。无论患者的年龄或运动水平如何,临床医生很难确保他的投掷动作是正确的。所以他重回到阶段 Ⅱ 的训练后,他接下来的训练则很顺利。

5　Kyler 已完成间歇性投掷训练第十个阶段。在昨天训练后他觉得疲劳且不能完成 45m 距离投掷,这可能是什么问题呢?

　　再进一步询问他的状况,才发现他在投掷训练前,有做投掷性的运动,使投掷相关肌肉疲劳,增加损伤的风险(因为疲劳导致投掷力学改变)。必须强调,如果同一天进行力量训练和投掷训练,则必须先做投掷训练再做重量训练。

6　由录像发现 Ian's 在投掷挥臂期，前臂没有完全旋前。需要什么训练来改善这样的问题呢？

躯干旋转，即毛巾训练及手位和（或）运球训练是改善挥臂期躯干旋转的两个有效方法，可在镜子前面练习，增加视觉输入。

（陈冠文 译　蔡永裕 校）

## 参考文献

1. Atwater AE: Biomechanics of overarm throwing movements and of throwing injuries. Exerc Sport Sci Rev 7:43, 1979.
2. Cain PR, Mutschler TA, Fu FH: Anterior instability of the glenohumeral joint: a dynamic model. Am J Sports Med 15:144, 1987.
3. Payton OD, Hirt S, Newton RA: Scientific bases for neurophysiologic approaches to therapeutic exercise, Philadelphia, 1972, FA Davis.
4. McArdle WD, Katch FL, Katch VL: Exercise physiology: energy, nutrition, and human performance, Philadelphia, 1981, Lea & Febiger.
5. Dickoff-Hoffman SA: Neuromuscular control exercises for shoulder instability. In Andrews JR, Wilk KE, editors: The athlete's shoulder, New York, 1994, Churchill Livingstone.
6. Pappas AM, Zawaki RM, Sullivan TJ: Biomechanics of baseball pitching, a preliminary report. Am J Sports Med 13:216, 1985.
7. Perry J: Anatomy & biomechanics of the shoulder in throwing, swimming, gymnastics, and tennis. Clin Sports Med 2:247, 1973.
8. Broer MR: Efficiency of human movement, Philadelphia, 1969, WB Saunders.
9. Toyoshima S, et al: Contribution of the body parts to throwing performance. In Nelson R, Morehouse CA, editors: Biomechanics IV, Baltimore, 1974, University Park Press.
10. Gambetta V: Conditioning of the shoulder complex. In Andrews JR, Wilk KE, editors: The athlete's shoulder, New York, 1994, Churchill Livingstone.
11. Jobe FW, et al: Shoulder and arm exercises for the athlete who throws, Inglewood, Calif, 1996, Champion Press.
12. Verkhoshanski Y: Perspectives in the improvement of speed-strength preparation of jumpers. Yessis Rev Sov Phys Educ Sports 4:28, 1969.
13. Wilt F: Plyometrics what it is and how it works. Athletic J 55:76, 1995.
14. Cavagna G, Disman B, Margari R: Positive work done by a previously stretched muscle. J Appl Physiol 24:21, 1968.
15. Chu D: Plyometric exercise. Nat Strength Cond Assoc J 6:56, 1984.
16. Lundin PE: A review of plyometrics. Strength Cond J 7:65, 1985.
17. Scoles G: Depth jumping: does it really work? Athletic J 58:48, 1978.
18. Wilk KE, Voight ML: Plyometrics for the shoulder complex. In Andrews JR, Wilk KE, editors: The athlete's shoulder, New York, 1994, Churchill Livingstone.
19. Adams T: An investigation of selected plyometric training exercises on muscle leg strength and power. Track Field Q Rev 84:36, 1984.
20. Astrand P, Rodahl K: Textbook of work physiology, New York, 1970, McGraw-Hill.
21. Feltner M, Dapena J: Dynamics of the shoulder and elbow joints of the throwing arm during a baseball pitch. Int J Sports Biomech 2:235, 1986.
22. Franks BD: Physical warm up. In Morgan WP, editor: Ergogenic aids and muscular performance, Orlando, Fla, 1972, Academic Press.
23. Siewert MW, et al: Isokinetic torque changes based on lever arm placement. Phys Ther 65:715, 1985.
24. Smith RL, Brunolli J: Shoulder kinesthesia after anterior glenohumeral dislocation. Phys Ther 69:106, 1989.
25. Gainor BJ, et al: The throw: biomechanics and acute injury. Am J Sports Med 8:114, 1980.
26. Browne AO, et al: Glenohumeral elevation studied in three dimensions. J Bone Joint Surg 72B:843, 1990.
27. Ferrari D: Capsular ligaments of the shoulder anatomical and functional study to the anterior superior capsule. Am J Sports Med 18(1):20, 1990.
28. Fleisig GS, et al: Kinematic and kinetic comparison between baseball pitching and football passing. J Appl Biomech 12:207, 1993.
29. Wilk KE, Arrigo CA: Interval sport programs for the shoulder. In Andrews JR, Wilk KE, editors: The athlete's shoulder, New York, 1994, Churchill Livingstone.

# 第三部分

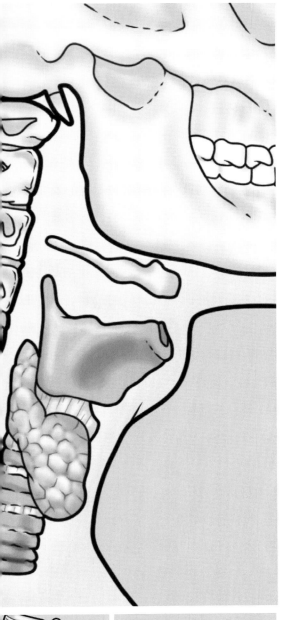

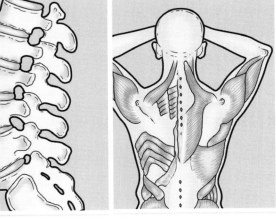

# 脊柱

| 第 14 章 | 颈前路椎间盘切除融合 | 244 |
| 第 15 章 | 腰椎后路显微镜下髓核摘除术与康复 | 268 |
| 第 16 章 | 腰椎融合术 | 297 |
| 第 17 章 | 腰椎人工椎间盘置换 | 318 |

# 第 14 章

# 颈前路椎间盘切除融合

*Derrick G. Sueki, Erica V. Pablo, Rick B. Delamarter, Paul D. Kim*

颈椎病变或退行性变可表现为不同的临床症状,最常见的是椎间盘退变性疾病,神经根型颈椎病及脊髓型颈椎病。颈椎间盘退变性疾病可表现为颈部轴性疼痛、颈部僵硬或头痛。神经根型颈椎病通常由于椎间盘突出或骨赘压迫引起,表现为臂部疼痛及上肢(upper extremities,UEs)感觉或运动功能障碍。脊髓型颈椎病(图 14-1,14-2)可表现为步态异常,手动作笨拙或出现上运动神经元病变体征。研

究发现,以轴性颈部疼痛或神经根痛为表现的大多数患者通过非手术疗法可以缓解,但脊髓型颈椎病往往随着时间而进展,因此需进行密切随访。

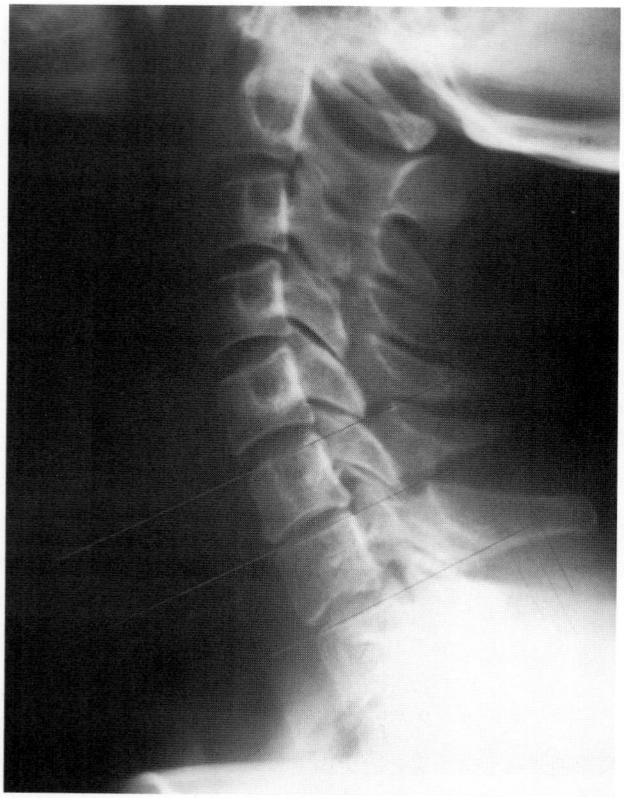

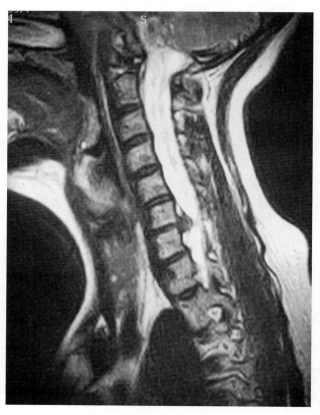

**图 14-2** 术前矢状位 MRI 显示 C$_{6-7}$ 椎间盘退变伴巨大突出

## 病理生理及临床评估

颈椎病是随年龄增大而系列出现的进行性退变疾病。椎间盘纤维环撕裂与生化环境改变可导致髓

**图 14-1** 术前 X 线侧位片可见在 C$_{6-7}$ 间隙小骨赘,椎间盘高度丢失

核组织脱水、收缩与突出,以及椎间盘塌陷,这个改变增加相邻关节面及钩椎关节的压力,并产生退变,最终导致轴向的颈部疼痛与颈部僵硬;亦可导致骨刺形成及椎间盘突出,侵犯椎间孔,造成神经根型颈椎病[1]。

颈椎病的临床表现各异,但需与肩部放射痛或内脏牵涉痛鉴别。必须详尽地询问病史及体格检查来确定引起颈部疼痛的原因。非机械性颈部疼痛通常很少因椎间盘疾病引起,而应考虑是否存在肿瘤或感染。有根性症状的颈部疼痛通常因颈部后伸及转向患侧(Spurling 征)而加剧;与此相反,颈部肌源性疼痛往往因颈前屈和转向对侧而加剧。下颈椎退行性病变时,疼痛常辐射至肩部、上臂或肩胛下区域;上颈椎的病变则表现为颞部疼痛及眶后头痛[2]。

神经根型颈椎病典型表现为单一或多个神经根分布区的疼痛及感觉异常。颈部后伸及转向患侧会导致椎间孔空间缩小,重现根性疼痛症状,即 Spurling 征(椎间孔挤压试验)阳性;轴向挤压及 Valsalva 动作亦可能产生症状。"肩外展征"指患侧手置于头顶部可降低对神经根的牵拉,缓解根性疼痛[3]。

脊髓型颈椎病由于颈髓受到机械性压迫导致步态异常,反射亢进,精细动作受损,肌力下降,肌肉萎缩及感觉异常等症状。患者亦可主诉颈部疼痛和(或)根性症状,需通过细致的评估以确定病因。查体时可有上运动神经元体征及反射亢进的表现,如 Hoffman(+),肌腱深反射阵挛及 Babinski(+)。

明确诊断主要依靠病史与体格检查,影像学、肌电图及神经传导速度等检查可辅助诊断。通过 X 线片(包括正位、侧位、斜位、侧位过伸过屈位)可发现发育性狭窄、椎间隙狭窄、力线异常、动态不稳定与骨赘形成。随着年龄增长,X 线可表现出退行性变,因此需将 X 线与临床表现结合考虑[4]。磁共振(magnetic resonance imaging, MRI)是显示脊髓形态与周围相关骨质及软组织结构的最常用与最敏感的检查(图 14-3)。CT 脊髓造影在检查椎管狭窄方面具有较高的敏感性,但这一检查是侵入性的,可能引起并发症[5]。诊断不明时,肌电图及神经传导检查可帮助鉴别神经根受压或周围神经病变。对于无神经根症状的机械性颈部疼痛,部分研究建议使用诱发性椎间盘造影来确认有无椎间盘源性疼痛及责任椎间盘[6,7]。

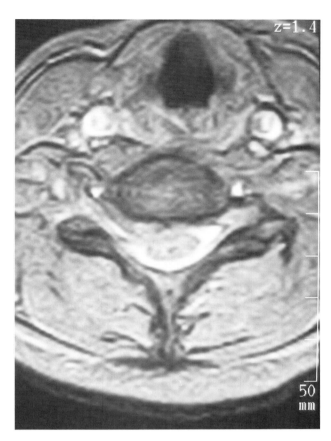

**图 14-3**　术前轴向位 MRI 显示 C$_{6-7}$ 右侧巨大的椎间盘突出

## 治疗与手术适应证

大多数轴性颈部疼痛的患者无须手术治疗即可获得一定程度的症状缓解。对神经根型颈椎病行非手术疗法是有效的,但也有许多患者会复发或出现持续性的症状[8]。起初,通常建议患者限制活动和佩戴软性的简易颈托,但过长时间的限制活动会导致功能失调。早期的药物治疗通常为非类固醇抗炎药或对乙酰氨基酚。对于有严重急性疼痛的患者,则应该使用麻醉镇痛药。椎旁肌痉挛的症状可给予肌松药物缓解,但通常可以通过佩戴软颈托制动而改善。有些患者口服激素也能有效改善症状[9]。但在给予各种药物治疗前需要仔细考虑药物潜在的不良反应以及与该患者正在服用的其他药物是否存在相互作用。物理治疗是非手术疗法的一个重要组成部分,它包括理疗(如牵引、热或冷疗法)以及等长颈部和肩部的稳定性训练。物理治疗的具体细节通常由一个特定的物理治疗师来决定。

是否进行手术治疗取决于治疗的病种和非手术治疗的效果。非手术疗法是神经根型颈椎病和椎间盘退变性疾病早期治疗的主要手段,其疗效肯定[10]。当神经根型颈椎病患者的症状持续或反复发作,或十分严重,或对患者造成的影响值得手术时,手术干预才是必要的[11]。对轴性颈部疼痛建议采取长时间的非手术疗法。对于轴向颈部疼痛我们建议行一段长时间的非手术疗法。如果到了考虑采取手术治疗颈部轴性疼痛的时候又无法正确诊断评估病情,那么需要行椎间盘造影来准确辨别盘源性疼痛的责任节段。正如任何择期手术一样,在进行任何外科手术干预前必须考虑到患者适当的期望值和选择合适的病例(栏 14-1)。一般情况下,可以预想到那些工伤赔偿的患者与涉及诉讼的患者,即使对他们施行了成功的融合手术,其疗效也更差[12,13]。然而,脊髓型颈椎病必须单列出来考虑,因为这一疾病即使进行了非手术疗法也通常会发生临床病情的进展。通常脊髓型颈椎病患者的病程中会穿插着临床稳定期,病程表现为"阶梯状退变"的过程,所以必须密切随访患者以监测疾病的进展[14]。

---

**栏 14-1　颈椎间盘疾病行 ACDF 的指征**

**强烈指征:**
- 进展性的脊髓型颈椎病

**相对指征:**
- 神经根型颈椎病,经过至少 6 周非手术疗法无效
- 复发的神经根型颈椎病
- 进行性神经损害
- 严重的轴性颈痛导致功能障碍,通过检查和诊断研究确认为颈椎间盘疾病,而且长时间非手术疗法无效

---

## 手术步骤

前路颈椎间盘切除融合术(ACDF)是治疗单节段颈椎间盘疾病最常见的术式。对于一个或多个相邻节段的情况,一些外科医生选择对居中的椎体进行次全切以避免多节段的 ACDF。在椎间盘切除后,椎间隙内可置入的移植物包括自体髂骨块、异体结构性植骨块或合成和(或)金属融合器。目前,大多数外科医生还会使用颈前路钢板来防止移植物向前位移,同时为颈椎融合提供稳定性。在严重的狭窄或不稳定的情况下,可以应用术中神经监测来预防神经损伤并评估减压是否充分。

手术采用插管全麻。体位采用仰卧位,手术床可透过 X 线,以便进行正侧位透视。将一块软垫先置于患者肩胛骨的下方,然后对颈椎施加轻柔的牵

引。此外,用宽胶带附着于肩部并向床尾方向进行轻柔的皮肤牵引,这一牵引有助于在手术过程中使下颈椎在 X 线下可视。随后即可进行颈前区的消毒和铺巾,但要小心铺巾时不要将手术区范围限制过小。可通过触诊骨性标志(或者采用不透射线的皮肤标记并行侧位 X 线透视)来确定皮肤切口所在平面。然后行一横切口切开皮肤和皮下脂肪,并用电刀止血。之后沿着皮肤切口方向小心地切开颈阔肌,并避免切割到颈阔肌下的大浅静脉。在颈阔肌下方,需辨别出深筋膜并向侧方分离直至胸锁乳突肌的前缘,然后向上和向下分离其肌腹。然后用一根手指把外侧的颈动脉鞘与内侧的气管食管钝性分离开,直至椎前筋膜。然后用拉钩将中线结构拉开,直接暴露出椎前筋膜、底层的颈长肌以及椎间隙。

一旦确认了目标节段之后,就可以将颈长肌向外侧从骨面离开,并放置一个自动牵开器,暴露椎间隙直到钩椎关节。然后将手术显微镜进行无菌覆盖后放入术区(图 14-4)。在显微镜直视下,用解剖刀切开椎间盘,然后用髓核钳和带角度的刮匙去除其前部,再使用高速磨钻来完成椎间盘的切除并暴露出后纵韧带。暴露完成后,需要使用小的 4-0 前弯的刮匙将后纵韧带从椎体后方分开,然后使用 1mm 和 2mm 枪钳将其切除。如果没有发现髓核有突起或脱出,则后纵韧带无须常规地除去,但仍需进行仔细探查。用直角神经根探子进行椎间孔探查,以确认减压是否充分或有无残余的椎间盘碎片。当椎间盘切除与椎间孔减压完成后,需测量椎间隙的高度并选择一个大小适当的置入物。可以加大牵引器的牵拉力以便增加椎间隙宽度,然后将置入物轻轻置

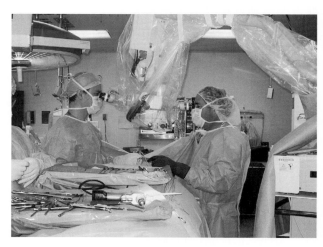

**图 14-4**　术中照片显示主刀医生和助手在使用显微镜进行椎间盘切除术

入椎间隙内,当其位置合适后,拆除所有的牵引装置。然后选择一块尺寸合适的钢板置于颈椎的前方,接着置入螺钉,但需要注意的是,在预钻钉道并选择合适长度的螺钉,确保其位于椎体内,螺钉的置入方向应该与终板平面平行。当钢板置入完成后,可以摄侧位片来检查置入物和钢板的位置是否良好(图 14-5,图 14-6)。

内固定的置入完成后,需要充分地冲洗切口与彻底地检查出血点并止血。即使创面非常干燥也还是建议放置负压引流管,因为术后血肿可能导致严重并发症。然后用可吸收缝线以间断缝合的方式缝合颈阔肌和皮下组织。之后采用连续缝合关闭皮下组织,再覆盖以无菌敷料。患者在拔除气管插管之前应一直佩戴硬质颈托。

术后,可以将患者的床头抬高,以减少颈部肿胀的发生。患者在出院前需要做到必须能够下床行走、上厕所、吞咽液体、耐受节制饮食。大多数患者术后一日即可出院。但患者经常会在术后的几天主诉咽喉疼痛和吞咽痛。如果患者主诉疼痛加重,可以给予其口服单剂量或短疗程的激素来尽可能地减少咽喉的肿胀。

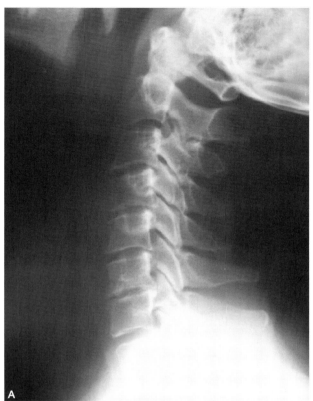

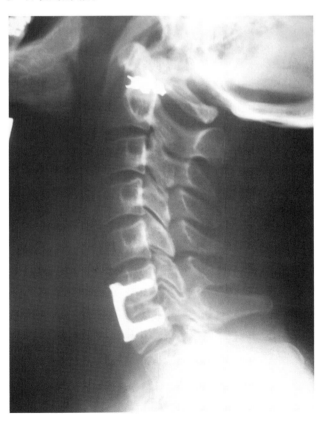

图 14-5　术后侧位 X 线片显示 $C_{6-7}$ 通过颈椎前路钢板和螺钉形成坚强的融合

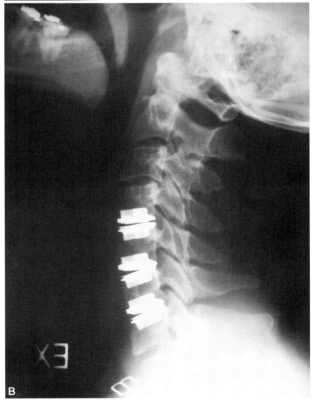

图 14-6　A. 术前侧位 X 线片显示多节段颈椎间盘退变;B. 同一患者接受了三个节段的颈椎人工椎间盘置换术后的侧位 X 线片

## 结果

患者的根性疼痛症状在手术后通常都会立即缓解。大多数患者会主诉颈部轴性疼痛在性质上转变成了一种典型的术后疼痛。一般来说,对于根性症状患者的治疗能达到极佳的临床效果(满意率高达90%),而对于颈部轴性疼痛患者的治疗只能达到良好的效果[15,16]。术后另一个值得注意的问题是在融合完成前避免过度活动。坚实牢固的融合往往需要6～12周才能形成,所以这段时间内不鼓励患者进行过度的运动和负重。通常为了限制颈部活动,患者应当佩戴6～12周的硬质颈托,但许多患者往往术后恢复得很快,想更早去除颈托并恢复正常活动。而相对制动又会导致患者一定程度的功能失调,这对物理治疗师来说是一种挑战。所以,在重返日常活动和治疗的早期阶段,应该避免过度剧烈锻炼或者因为患者过度积极而造成损伤。

## 展望

尽管 ACDF 被普遍认为是一种患者耐受良好并成功的手术,然而,最近的数据显示颈椎融合的效果要比过去人们所认为的更低[17]。由于担心 ACDF 术后出现邻椎病,所以引导了颈人工椎间盘置换术的发展[18]。最近,一个多中心、随机、前瞻性的来自联邦药物管理局(Federal Drug Administration,FDA)的临床试验对比了颈人工椎间盘置换(Synthes 公司人工椎间盘 Prodisc-C)与 ACDF 的效果,结果表明颈人工椎间盘置换在临床效果上优于或等于融合术[19]。一些关于其他的颈人工椎间盘假体的研究也已经显示出类似的结果[20,21]。颈人工椎间盘置换术后恢复时间更快,能够更快地重返日常活动,并可能有助于预防相邻节段退变的进展。所以,笔者的观点是,颈人工椎间盘置换优于融合术。

## 康复治疗指南

手术后的康复治疗既是一门科学也是一门艺术。康复治疗的科学性依赖于医生对机体受到损伤和创伤后的正常反应有深入的了解。康复治疗的艺术性则体现在临床医生解释每个个体独有的症状和体征的能力上。制定一个能够最大程度地发挥患者个人的愈合潜力的康复计划的能力取决于医生是否能够融会贯通康复学的科学性和艺术性。本章的前半部分是为了让临床医生们了解组织愈合在康复计划的发展中所起的作用。临床医生可以依据这一科学基础而进行自己的临床决策过程。文章将以 ACDF 为例描述组织的愈合过程。康复过程中每个阶段的活动和注意事项也都是基于对不同时期组织愈合情况的了解来制定的。本章也介绍一些特殊的治疗方案,但这些方案只能作为 ACDF 术后康复治疗的指导,而不能取代一个具体的临床决策过程。

患者可能因为局部组织损伤以及随后的局灶性疼痛而决定行颈椎手术治疗,但绝大部分的患者还是因为神经系统受损伤(或有受损伤的潜在威胁)而进行脊柱外科手术。脊髓造影 CT 扫描和 MRI 研究均表明,椎间盘突出症和狭窄的患者中有20%～30%没有根性症状,而其中许多人也没有颈部疼痛[22]。研究也已经表明在麻醉后只有处于炎症状态下的神经才会因受压或被牵拉而产生根性症状。因此,虽然椎间盘突出或狭窄可能是颈部疼痛的来源,但一般在损伤到神经后才会促使患者接受手术治疗。所以手术和之后的康复治疗的主要目标是:保护可能受到进一步损伤的神经系统,并为受损神经的修复提供环境支持。

在脊椎,发生神经损伤的部位常见于脊神经根或背根神经节。在解剖学上,神经根与其他部位周围神经的差异使其对损伤更加敏感。而较之周围神经的其余部分,神经根并没有得到很好的保护,也不太能够承受形变,自我修复能力弱。在椎间孔内的其他结构中,背根神经节也很容易受到损伤。背根神经节的位置不固定,可能出现在椎间孔内、椎间孔外或椎管内,这样的不固定使其受伤概率提高。此外,不同于脊神经根和周围神经,背根神经节不具有血液-神经屏障,而这道屏障对于防止外来物质侵入神经具有重要作用。这些解剖学上的差异使得背根神经节更易水肿和受到机械性压迫[22-24]。

神经也必须能够在组织内移动和滑行,所以周围的组织中必须存在间隙来保障这种滑动。脊髓长度从屈曲到伸展可以改变7cm。关于上臂的研究表明,臂在移动时神经会产生7mm 的移行。除了神经根直接受压迫之外,其他增加了神经张力的因素都可导致神经损伤。

**更具体地来说,由张力引起的神经长度增加20%～30%将导致神经断裂。Boyd 和同事[25]证明了仅神经长度增加6%的拉伸即可降低动作电位70%的振幅,而10%～12%的拉伸则导致完全的传导阻滞。研究还显示,神经根长度比静息时拉伸8%即**

可导致血流灌注减少 50%，而拉伸到 15% 时会引起血流灌注 80%～100% 的减少。因此，对神经有过度牵拉的训练应该尽量避免[26]。

　　神经元是不能分裂和迁移的，因此，神经的再生只能通过现有的神经元发生。如果结缔组织鞘保持完好，那么神经就有再生的潜能；而如果结缔组织鞘遭到破坏，那么神经再生的潜能就会减少。神经损伤的最初如同所有组织一样，会出现炎症反应的过程。在损伤数小时后，神经开始以每天 1～2mm 的速度从远端和残端开始修复。除了传输神经冲动的功能之外，神经轴突的功能还包括传输营养素和化学物质至其腔内。这些轴突填充着轴浆，而轴浆对于神经的生存和健康是必要的。轴浆是黏性物质并且是触变性的，这意味着它需要一个持续的搅动，否则它会凝胶化[22-24]。**因此必须鼓励进行神经松动和滑动的训练，但与此同时，要避免在锻炼时造成神经张力增加的体位。**

　　ACDF 手术会影响到胸锁乳突肌、颈阔肌、前斜角肌、中斜角肌和颈长肌肉。这一手术也需要对前纵韧带、后纵韧带、关节囊及滑膜进行切除[27-30]。手术创伤发生后，机体只能够通过肌肉组织的再生来修复小的肌肉损伤。而大的肌肉损伤将由致密的结缔瘢痕组织来填补。虽然致密的结缔瘢痕组织可以起到重建组织连续性的作用，但它缺乏正常的肌肉组织的收缩功能，也缺乏正常韧带和肌腱组织的抗张强度。因此，瘢痕修复区域产生收缩力的能力或抵抗牵拉载荷的能力均受到损害[31-34]。

　　在两个椎体之间的椎间隙常常置入从自体髂峰或从异体来源的骨移植物，用以辅助该区域的融合和固定。髂峰由于其松质骨结构常被用作移植材料的主要来源。比更致密的皮质骨来源的移植物相比，松质骨来源的移植物在血运重建和成骨能力上更大。皮质骨移植物愈合所需的时间为松质骨移植物的 2 倍[31,32]。融合部位的愈合和骨化情况是指导整个康复过程的主要因素，这一点在本章的后面将更详细地阐述。

## 阶段Ⅰ（炎症）

　　炎症阶段是组织愈合的阶段Ⅰ。它开始于组织的损伤，损伤后最初的 72 小时之内达到峰值，并通常在 14 天内完成。在这第一个 14 天中会发生若干事件。损伤区域的血管收缩防止进一步出血，然后

邻近区域的血管扩张，为修复材料进入损伤部位提供通道。细胞和化学介质被带入该区域，以清除所有外来碎片以及已坏死或正在坏死的组织，并促使伤口闭合。这两个过程对于预防感染都很重要[31,32]。在骨愈合的炎症阶段，手术部位常会有血肿形成。这个过程在手术结束后立即开始，通常于 7 天内结束。在植入物与融合部位周围将形成血肿，然后肉芽组织将充满移植物、椎体和内固定装置之间的空间[31-34]。临床上，在组织和骨骼愈合的炎症阶段，康复计划的重点应集中在预防出血，减少炎症，并对症处理好因组织破坏引起的疼痛（见表 14-1）。

**表 14-1　软组织和骨愈合的时间框架**

| 阶段 | 事件 | 时间 |
|---|---|---|
| 阶段Ⅰ<br>炎症 | 受损区域血管收缩<br>周围区域血管舒张<br>创面愈合<br>去除外来物与坏死组织<br>骨血肿形成 | 0～14 天 |
| 阶段Ⅱ<br>修复 | 成纤维细胞进入，生成致密结缔瘢痕组织<br>成血管细胞进入重建血运<br>软骨痂形成 | 0～21 天 |
| 第Ⅲa 阶段<br>重塑 | 致密结缔组织从细胞转化为纤维性<br>硬骨痂形成 | 22～60 天 |
| 第Ⅲb 阶段<br>重塑 | 致密结缔组织补强<br>骨重建和增强 | 61～84 天 |
| 第Ⅲc 阶段<br>重塑 | 致密结缔组织补强<br>骨重建和增强 | 85～360 天 |

## 阶段Ⅱ（修复）

　　修复阶段是组织愈合的阶段Ⅱ。而这阶段Ⅰ几乎在组织受损后就立即开始，并且在 21 天内结束。这个阶段的主要目的是形成致密结缔组织，并用以修复创面和重建受影响区域的结构连续性。将组织修复到其原始状态是一个耗时的过程，并且几乎没有证据支持肌腱、韧带或大肌肉的损伤可以通过其组织再生而愈合。因此，肌腱、韧带和大肌肉损伤后其结构上连续性和完整性的重建，是通过生成致密结缔瘢痕组织完成的。通过致密结缔组织补丁或瘢痕组织方式的修补是一个快速的过程，这样组织即可更快得以愈合。成血管细胞和成纤维细胞在受伤

后 5 天内进入损伤区域,这些细胞随即开始在该区域修复组织并进行血管化。大部分致密结缔组织在伤后第 21 天形成。在骨愈合的这个阶段中会出现血肿的形成和机化。一旦血肿形成完毕,血管就会侵入该区域。随后成骨细胞就会迁移到该区域并形成编织骨,这种骨被称为软骨痂[31-34]。在临床上,这阶段 I 的康复的目标应该是促进新的致密结缔修复组织和编织骨的形成(表 14-1)。

#### 阶段Ⅲ(重塑)

重塑阶段是组织愈合过程的最后阶段。这个阶段的目的是加强新形成的瘢痕组织。它分为两个子阶段:①强化;②成熟。在强化阶段,组织进行着从细胞形态向纤维形态的性质转换。瘢痕组织会因为应力作用而强度继续增加,但其实际大约在 21 天时就已停止。但这个子阶段从术后 22 天持续到术后 60 天。在骨重建的这个阶段,软骨痂开始矿化并形成硬骨痂。矿化所需时间长短各异,但通常会在术后 64 天内完成。骨痂的矿化情况通常被作为一个标志,用于判断何时适合行康复治疗。在影像学上表明骨痂已完成矿化之前,不建议患者行康复治疗[31-34]。临床上,在康复治疗中需要强调对融合部位的保护,避免过度活动。

**过度的运动将导致融合部位骨痂过度形成,也会延长修复过程。这在康复阶段 I 目标应该是加强新形成的结缔组织。但必须注意在此阶段的康复强度不能超过新生组织的机械强度,因为组织的过度牵张会导致组织损伤和延迟愈合。**

而成熟这一子阶段发生在术后 60 ~ 360 天,此时组织在性质上已经完全纤维化。出于这个原因,可以开始逐渐增强受损组织的运动。在骨重建中,硬骨痂开始根据其所受应力进行改建。这些应力可以是外源性或内源性的,包括低血钙水平、骨骼微损伤和机械应力变化。骨重建过程一般开始到结束需要 6 个月,但也可能需要长达 4 年[31-34]。在临床上,康复计划必须为骨的增强和重建提供适当的应力,但又不能造成或加重组织损伤(表 14-1)。

#### 总结

虽然指南为治疗和康复提供一个大致的时间框架,但临床医生应牢牢把握住前面列出的要素,才能为每一个患者制定个性化的康复计划。没有两个患者是相同的,因此,也不会有两个康复方案是相同的。根据患者、损伤的性质和手术情况进行严格的临床决策将最终推动康复过程。

在 ACDF 康复过程中的每个阶段,都有一些关键点需要牢记在心:

阶段 I:

康复的最初目标应该是减少炎症,促进伤口愈合,并减少疼痛。

阶段 Ⅱ:

手术部位应加以保护,直至致密的结缔组织形成,并有证据显示骨矿化已完成。鼓励在肩部水平以下的上肢运动,它能够促进神经的松动和修复。

阶段 Ⅲ:

鼓励通过手术部位的神经滑动以防形成粘连。

临床医生应该分级逐步地增加对软组织和骨骼的应力刺激,以促进软组织和骨组织的正常生长发育。

## 康复和仪器使用原理

#### 阶段 I(炎症期)

**时间:**术后 1 ~ 2 周(0 ~ 14 天)

**目标:**保护手术部位,减少疼痛和炎症,保持上肢灵活性和教育患者颈椎中立位(表 14-2)

在康复的初始阶段,物理治疗的主要焦点是保

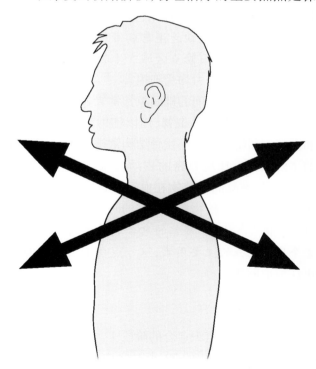

**图 14-7**　颈椎中立位。在颈椎、胸椎和腰椎正确排列时,关节、肌肉和脊椎的应力最小

护手术部位以及向患者宣教如何保持在适当的颈椎中立位的力学机制(图 14-7)。ACDF 术后住院一般 1~2 天。在此期间患者都会佩戴颈围来固定颈椎和促进软组织与骨的愈合。颈围佩戴频率的说明应由医生决定,并可根据情况不同而变。(见文末彩图 14-7)

**表 14-2　颈前路减压植骨融合术**

| 康复阶段 | 进阶标准 | 预期的损伤和功能受限 | 干预 | 目标 | 原理 |
| --- | --- | --- | --- | --- | --- |
| 阶段 I 急性炎症期 术后 1~2 周 (0~14 天) | ● 术后 | ● 疼痛 ● 水肿 ● 颈椎 ROM 受限 ● 神经滑动受限 ● 直立活动耐受受限 ● 心血管耐受受限 | 患者教育 ● 适当使用颈部支撑 ● 手术区域的保护 ● 正确的人体力学和保持颈椎中立位 ● 每日步行计划 | ● 减轻疼痛和肿胀 ● 保护手术修复(软组织和骨) ● 恢复上肢 ROM ● 了解组织愈合的时间窗 ● 了解正确的人体力学和保持颈椎中立位 ● 逐步增加步行速度和时间 | ● 鼓励水肿及疼痛的自我管理 ● 防止神经粘连 ● 通过教育患者人体力学和维持活动中颈椎中立位来预防再次损伤 ● 逐步提高心血管耐力 |

此时的物理检查应包括伤口评估、床上转移以及步态的评估。**由于伤口和融合处较薄弱,在这个阶段不适合评估颈椎关节活动度(ROM)和上肢力量。**患者很可能遭受的主要身体损伤是疼痛、受限的心血管耐力和对直立活动的耐受性受限。此时伤口附近受伤的血管开始闭合而未受伤的血管扩张,这会导致切口附近皮温升高和发红。这可能会伴随颈部疼痛和咽喉肿痛。医生会给予口服止痛药来管理疼痛和炎症。

炎症期会持续接近 2 周。在此阶段主要以恢复日常生活活动为中心。术后即刻就可以开始进行卫生间的转移训练,如果需要可以给予适当的帮助,直到患者能独立完成。应当鼓励患者增加每日坐位的耐受力。应依据疼痛和疲劳进行康复。一旦出院,要教育患者保护颈椎。早期时颈围要 24 小时佩戴,除非有其他医嘱。

**在出院前重要的是,治疗师要教育患者在活动过程中适当的颈椎力学以及需要限制大量的运动,以防止软组织和骨损伤**(出院后的具体患者指南参考栏 14-2)。因为肩关节的许多肌肉附着于颈椎,患者应尽量避免提举重物及肩部以上活动。在出院前,也应教育患者需要继续居家步行计划以及使用颈围。

**栏 14-2　ACDF 术后出院指南**

● 教会佩戴颈围
● 不拿起或携带比一个 1/2 加仑的奶更重的物体
● 睡觉时手不超过头
● 不能抬起任何东西超过肩关节水平
● 睡在硬枕头上有助于支撑颈部
● 避免长时间的坐着或站着。频繁更换体位
● 得到充足的休息,但不要把你的时间都花在床上
● 逐步增加步行时间但不要太累
● 避免剧烈运动或活动
● 保持切口干燥。如果伤口没有红或渗出允许术后 10 天洗澡
● 你可以用任何舒服的姿势睡觉,除了俯卧或手超过头
● 不要开车直到你的医生批准
如果下列任何情况发生通知你的医生:
● 体温高于 38.33℃
● 伤口周围的红肿
● 切口内有任何渗出
● 伤口边缘分离
● 伤口周围产生任何新的损伤
● 手和手有新的麻木或刺痛
● 颈、肩或手臂的疼痛加剧
● 手臂、手或腿出现新的无力

**阶段 II(修复期)**

**时间:** 术后 3 周(0~21 天)

**目标:** 了解脊柱中立的概念,增加上肢软组织的运动和灵活性,提高直立耐受,增强日常生活活动能力(ADLs),增加心血管功能(表 14-3)

表 14-3　颈前路减压植骨融合术

| 康复阶段 | 进阶标准 | 预期的损伤和功能受限 | 干预 | 目标 | 原理 |
|---|---|---|---|---|---|
| 阶段Ⅱ<br>修复期<br>术后 3 周<br>(15～21 天) | • 没有感染症状<br>• 切口愈合良好 | • 同阶段Ⅰ<br>• 上肢力量受限<br>• 上肢 ROM 受限<br>• 长时间的坐/站姿势耐受受限 | 继续阶段Ⅰ的干预以及以下项目：<br>• 胸部轻柔的牵伸（墙角牵伸）<br>• 柔和的上肢 AROM<br>• 多平面躯干支撑技术<br>• 可忍受的步行 15～20 分钟 | 阶段Ⅰ相同目标及以下：<br>• 增强直立耐受<br>• 恢复上肢功能性 ROM<br>• 恢复独立自我照顾能力<br>• 改善上半身站和（或）坐姿<br>• 保护手术区域，同时增加 ADLs<br>• 增加心血管功能<br>• 独立的居家训练计划 | • 恢复上肢 ROM 和组织张力以允许适当的运动力学<br>• 减少周围关节僵硬<br>• 让患者准备独立自我照料技能<br>• 重建适当的躯干姿势，使患者达到整个脊柱的中立位<br>• 增加心血管耐力 |

*ADLs.* 日常生活活动能力；*AROM.* 主动关节活动度；*ROM.* 关节活动度；*UE.* 上肢

在许多情况下,康复的阶段Ⅱ都是患者独立地在家中进行。居家治疗是比较少的,因此在住院治疗期间教育患者在术后第 1 个月的康复方案是非常重要的。一旦有足够的影像学证明可见骨痂的形成和矿化,患者就可以进入阶段Ⅲ。组织和骨愈合的修复过程中,身体开始在手术处形成和建造瘢痕组织,增强肌肉的完整性以承受逐渐增加到组织的荷载。在骨融合部位,骨痂形成接近完成。这阶段Ⅰ的康复是阶段Ⅰ的延续,主要关注于在保护手术区域的同时恢复到肩关节水平的上肢 ROM 和自我照

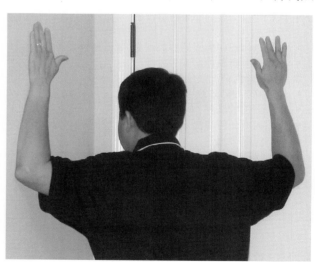

图 14-8　墙角牵伸。患者面朝墙站,手臂放在墙上并屈肘 90°。患者身体向前倾,膝稍弯曲。注意,许多患者会倾向于将下巴带到角落,这会促进不良的颈椎姿势。为了避免这种情况,指导患者保持颈椎中立位并引导他们的胸部靠近墙角

顾能力(图 14-8)。在这个时候的康复训练,患者可以开始肩部的主动关节活动(AROM)练习。神经和软组织需要适当的运动来愈合。运动还可以防止手术区域附近神经和愈合组织之间的瘢痕粘连。因此,应该鼓励在肩关节水平以下的手臂运动,包括肘、腕、手指的屈伸训练。**肩关节水平以上的训练应该避免。**

在所有的活动和锻炼中,都应该鼓励患者保持颈椎中立位。在这个阶段颈部疼痛和炎症开始消退以及患者运动水平进阶,可以推荐患者躯干稳定性训练来获得整个脊柱的稳定性。躯干稳定训练将使负荷适当地分布在脊柱,可以在活动期间不增加颈部负荷。此外,增强躯干稳定性和整体脊柱中立位将有助于提高对直立姿势的耐受性。

### 阶段Ⅲa(重塑期)

**时间:**术后 4～8 周(22～60 天)

**目标:**增强神经愈合和活动,防止瘢痕组织形成,增加上肢力量和耐受,增加胸椎活动度(表 14-4)

在这段恢复过程中,患者(以及手术部位的软组织和骨)开始经历许多改变。在术后 4～6 周,医生会再次评估患者。一般这项评估会包括新的影像学检查。

**保护手术部位和适当的制动应继续,直到医生看到移植骨矿化和骨痂形成的证据。**一旦手术部位有足够的矿化,医生会允许增加额外的康复。

表 14-4　颈前路减压植骨融合术

| 康复阶段 | 进阶标准 | 预期的损伤和功能受限 | 干预 | 目标 | 原理 |
|---|---|---|---|---|---|
| 阶段Ⅲa期<br>重塑期（巩固）<br>术后 4~8 周<br>（22~60 天） | • 患者理解脊柱中立位观念<br>• 疼痛症状未增加<br>• 神经相关症状未增加 | • 神经活动受限<br>• 上肢力量受限<br>• 完成过头运动能力受限<br>• 胸椎区域活动受限<br>• 心血管耐受受限<br>• 颈部活动受限<br>• 颈椎较差的本体感觉 | 继续阶段Ⅱ的干预及以下：<br>• 肩关节 PROM 超过 90°<br>• 在可耐受下开始轻柔的颈椎 AROM<br>• 开始神经运动技术<br>• 开始强化颈深屈肌<br>• 开始上肢在肩关节上举不超过 90° 内渐进性抗阻训练（肱二头肌弯举、肩关节等长训练）<br>• 躯干协同肩胛稳定性训练<br>• 开始胸椎区域轻柔的软组织松动术<br>• 开始轻柔的中、下胸椎松动<br>• 胸椎 AROM 训练（wall angels、肩胛后缩）<br>• 步行耐受 30 分钟<br>• 颈椎位置觉和本体感觉训练 | 阶段Ⅱ相同目标及以下：<br>• 增加神经愈合和运动<br>• 防止瘢痕组织形成<br>• 增加上肢肌肉力量和耐受<br>• 增加活动的躯干和肩胛稳定肌的协调<br>• 促进胸椎运动<br>• 增加有氧能力<br>• 增加颈椎本体感觉 | • 防止手术区域的软组织粘连<br>• 防止神经粘连<br>• 增加日常活动的稳定性来预防再次损伤<br>• 减少关节僵硬以允许适当的无痛运动<br>• 独立自我照料活动 |

*AROM.* 主动关节活动度；*PROM.* 被动关节活动度；*UE.* 上肢

## 姿势康复

　　康复科医生期望在 ACDF 术后 6 周复诊出院患者。通过初诊，通过观察患者姿势可以给医生大量明显的信息（包括无力、拉长、特定肌肉的力量和患者保持颈椎中立位的能力）。据 Janda[35] 提出，常见上 1/4 异常姿势排列被称为上交叉综合征（图 14-9）。不管何种原因，这种排列符合上 1/4 的肌肉模式，某些肌肉会无力和被拉长，其他肌肉会用力和短缩，结果导致胸椎后突、中颈段前突和上颈段的后伸。随着这种姿势偏差往往会有肩胛骨的前伸。更具体地说，会发生菱形肌、中斜方肌和下斜方肌、颈深屈肌、冈上肌、冈下肌和三角肌的无力及拉长。同时合并胸大肌、胸小肌、肩胛提肌、上斜方肌、斜角肌、肩胛下肌和胸锁乳突肌的紧张及短缩。因此了解每一块肌肉在术后的影响是对指导康复方案非常必要的。应该执行姿势康复，介入应该着重在于维持颈椎中立位下牵伸短缩的肌肉、强化无力的颈部和躯干肌肉和进行上肢的运动。医生需要不断地权衡介入的需要和组织愈合的限制。就上交叉模式而言，牵伸患者的胸肌和锁骨下肌是合适的，但是牵伸胸锁乳突肌和肩胛提肌是需要推迟的，因为这些肌肉近端附着于颈椎。在牵伸这些颈椎肌肉前应该要有内固定融合的足够证据（图 14-10）。

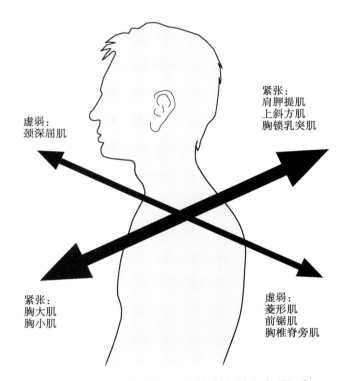

虚弱：<br>颈深屈肌

紧张：<br>肩胛提肌<br>上斜方肌<br>胸锁乳突肌

紧张：<br>胸大肌<br>胸小肌

虚弱：<br>菱形肌<br>前锯肌<br>胸椎脊旁肌

图 14-9　上交叉综合征。不平衡的短缩和虚弱肌肉在颈椎区域正好相反。紧张的肌肉往往是上斜方肌、胸锁乳突肌、胸大肌、胸小肌和肩胛提肌。虚弱的肌肉包括大菱形肌和小菱形肌、颈深屈肌、中斜方肌和下斜方肌以及前锯肌（Tamiko Murakami 提供）

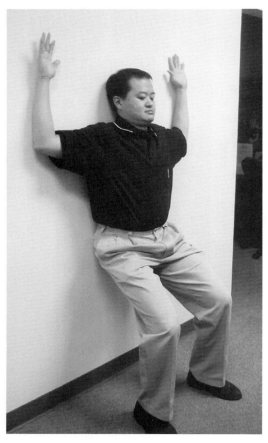

图 14-10　Wall angels。治疗师请让患者站立时，头、背和手臂靠着墙，膝关节微屈，收下颌以及肩关节轻度外展。患者要将手臂靠着墙抬起来再放下去，做出天使翅膀的样子

## 颈椎稳定性

　　ACDF 手术需要部分切除颈长肌[27]。从功能恢复角度来看，颈长肌在维持颈椎稳定性上有重要作用。虽然缺乏关于颈椎稳定性的研究，但已经完成了大量关于腰椎稳定性控制脊椎节段运动和稳定的研究[36]。Richardson 和同事进行了一系列的研究[37]，关于腰痛患者腰椎深层肌肉稳定脊椎节段的能力，结果表明，深部肌肉的活化是下背损伤后脊柱控制重建的一个必要组成部分，受试者如果不重建节段控制则下背痛无法消除。最近，他们已经把注意力转向颈椎[38]，他们认为颈深部肌肉是正常颈椎稳定性所必需的，甚至这个作用比在腰椎区域更重要，因为颈椎肌肉能提供活动度，在维持和控制方面起到巨大作用。因此设计训练恢复颈深屈肌对一个高活动度的区域提供足够的稳定性是非常必要的。训练可以包括在脊柱中立位收下颌，如果有必要可以使

用毛巾卷或枕头，逐步进阶到倾斜的位置直到坐位（图 14-11）。Jull 提出在颈后使用血压袖套作为一种方法来检查颈椎肌肉募集的量（图 14-12，栏 14-3）[38]。O'Leary 和同事最近一项研究显示，使用压力生物反馈仪颅后颈部肌肉等长收缩能力显著改善[39]。在这项研究中，教育患者一开始就学会正确进行颈椎屈曲活动，勿进行过多的浅层肌肉活动。然后，再使用血压计指导在不同压力水平下进行颅颈部肌肉的收缩训练。

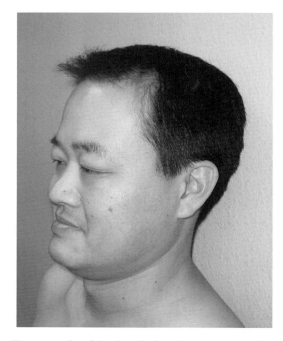

图 14-11　收下颌。在坐位或站位下，患者收下颌同时后伸颈椎

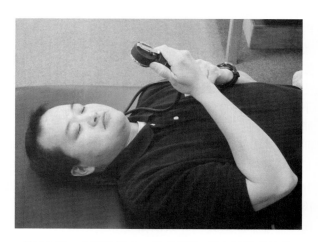

图 14-12　血压计技术。患者仰卧，将血压计套袖放在颈后充气到 20mmHg，然后把仪表盘握在前方来观察读数。患者点头或后缩头部来增加 2mmHg 的压力。一旦患者能够保持这种压力而不疲劳，患者就可以进阶，再增加 2mmHg 的压力

**栏 14-3 使用血压计袖套强化和再训练颈深屈肌**

**患者姿势**

- 患者屈膝仰卧位。
- 头放置在中立位。
- 毛巾可以放置在患者头下使颈椎保持中立位。
- 患者的下颌可以屈曲来获得颈椎中立位。

**步骤**

- 压力生物反馈装置或血压计可以放置在患者颈下。
- 提高生物反馈装置或血压计压力到 20mmHg。
- 患者单手持显示器，轻柔地后缩上颈段直到压力上升到 22mmHg。这个过程重复到 24mmHg、26mmHg、28mmHg 和 30mmHg。超过 30mmHg 是没有意义的。患者能持续数秒而没有颈部浅层肌肉的收缩是开始这个锻炼的标识。
- 指示患者后缩或点头直到达到目标压力。这个力量要持续 10 秒，然后重复 10 次。
- 当患者能收缩到指定的时间和重复次数没有疲劳或不适时，就能适当增加 2mmHg 压力。
- 为了防止颈部浅层肌肉的代偿，可以在完成训练的同时直到患者将舌顶在上腭，双唇相贴和牙齿分开。

引自 Jull G：Management of cervicogenic headaches. In Grant R，editor：Physical therapy of the cervical and thoracicspine, St Louis, 2002, Churchill Livingstone.

在这个阶段可以从轻的重量开始上肢渐进性抗阻训练（PRE）。此时可进行肱二头肌屈曲、肱三头肌伸直、腕和手的训练以及肩关节等长训练。

**增强方案也应该在盂肱关节抬起 90° 之内进行，确保不过度使用颈部肌肉。**每个患者都应该在考虑到自己的功能水平以及对训练的熟悉程度后进入下一阶段，但重点应放在使用较低重量来建立肌肉耐力，以帮助回归工作的活动和维持长期的姿势。

## 关节松动术

胸椎节段和胸椎区域软组织的灵活性减少会阻碍正确的身体力线，包括盂肱关节的全 ROM。因此，治疗应包括中胸段和下胸段的软组织松动术。**如果医生批准可以再做中胸段的松动术。**

此时适合开始 AROM 和 PROM 运动（图 14-13）。临床医生应该牢记，颈椎的生物力学因颈椎融合术而改变。理解手术会怎样影响生物力学在评估患者过程和最终结果具有决定性的意义。颈椎是所有椎体中最小和活动度最大的。颈椎的功能是提供躯干上的头部的活动。它的另一项功能是保护重要结构，比如脊髓，它们下行到远端。在总体上，颈椎区域的功能单位必须共同工作以提供

45°～50° 的屈曲和 85° 的后伸，共有 130°～135° 的矢状面运动。在水平面上，颈椎能提供单侧 90° 的运动，总共 180° 的旋转运动。最后，40° 的运动发生在冠状面——或总共 80°（表 14-5）[40,41]。两个相邻的椎体和椎间盘构成一个功能性运动节段。每一个功能性脊柱节段为颈椎区域内的总体运动提供不同程度的角度。一个或多个功能性运动节段的融合会改变相邻节段的力学。身体最终会调整，其结果是过渡性退变。

首先 $C_{5-6}$ 运动节段的融合可能导致 10°～15° 单侧旋转的损失[36,42]。因此，康复的客观目标不应该是达到 90° 的单侧旋转。融合 $C_{5-6}$ 后代替正常的单侧旋转将会是 65°～70° 的运动。

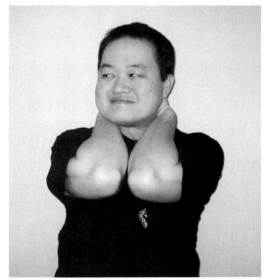

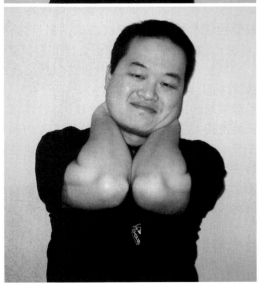

**图 14-13** 主动颈椎 ROM。患者置于舒适的坐位，要求轻柔地完成各个颈椎 ROM 直到全 ROM

**表 14-5 颅颈段在三个平面的大致 ROM**

| 关节或区域 | 屈/伸（°） | 单侧轴向旋转（度） | 单侧侧屈（度） |
|---|---|---|---|
| 寰枕 | 屈:5<br>伸:10<br>共计:15 | 可忽略 | 大约5 |
| 寰枢 | 屈:5<br>伸:10<br>共计:15 | 40~50 | 可忽略 |
| 中颈段 | 屈:35<br>伸:70<br>共计:105 | 45 | 35 |
| 整个颈椎 | 屈:45~50<br>伸:85<br>共计:130~135 | 90 | 大约40 |

引自 Neumann D：Axial skeleton：osteology and arthrology. In Neumann D，editor, Kinesiology of the musculoskeletal system：Foundations for physical rehabilitation，ed 2，St Louis，2009，Mosby.

关节松动术是物理治疗一大支柱。实践中，通过活动特定的关节或肌肉来增加目标区域的 ROM。必须非常小心地选择适当的时机开始实施软组织松动术，特别是关节松动术，因为潜在的平移效果可能作用在颈椎融合区域。虽然缺少关于颈椎松动术的研究，但有一些研究已经证明腰椎松动术的效果。研究者研究了作用在 $L_3$ 棘突上后向前的力的影响[43-46]，研究显示作用在 $L_3$ 上的力可能引起远在 $T_8$ 上的运动；在这一团队的后续研究中，同样的后前向的力导致了骶骨的向前旋转。这些发现启示了颈椎融合术后的患者，甚至远端的松动术也可能引起融合处的平移。因此，脊柱的松动术不应该实施，直到融合处显示有明显的矿化和骨痂形成的影像学证据。颈椎松动术的通知和授权应该来自手术医生。此外，研究已经揭示在融合节段的上和下有过渡性退变。一旦发现，适当的松动术和关节压力可以增加刺激骨的适当的形成和塑形。

尽管很难给出一个实际的建议，何时可以直接在融合处使用关节松动术，但是对临近结构和节段进行关节松动术可以增加脊柱 ROM 和减少在融合区域的使用。

无论如何，治疗师应该小心地在接近融合处使用松动术。研究表明在融合的上下节段会有过渡性退变[47]。过渡性退变是一种脊柱融合术后常见的远期并发症，特别是在多节段的融合。

它包含脊柱节段的关节退变和脊髓改变。猜测这些改变是由于融合节段的活动度下降造成这些节段的压力增大造成的。Goffin 和同事研究了 120 个 ACDF 术后的患者并平均随访了 98 个月[48]。他们发现 92% 的患者表现出了节段性退行性变。最终，当致密结缔组织和骨已得到充分的加强和稳定，远端的节段可以在需要时候提供活动。

## 神经松动术和神经动力学

在该阶段中，应该采用神经松动术来预防神经和周围组织的粘连。瘢痕组织会限制关节活动，也会使神经相互粘连，影响神经滑动。

因为患者大多都有神经系统症状，这成为是否采取手术的决定因素，了解神经动力学或神经系统和相关结缔组织的关系，可确保适当的干预不会激惹神经组织，或对其过度牵拉。虽然神经动力学的概念已经提出了一段时间，但仍旧缺乏支持其临床应用的实验数据。神经松动术通常分成两类：神经滑动技术和神经牵张技术。举个滑动技术的例子，当腕关节伸直时会在腕关节处产生神经张力，同时头颈侧屈向同一侧则张力降低。再举个牵张技术的例子，当腕关节伸直时会在腕关节处产生神经张力，同时头颈侧屈向对侧。Coppieters 和同事研究表明滑动技术比牵张技术能产生更多神经与周围组织的滑动[49]。此外，随着背屈的增加也会增加肌肉的活动。推测可能是因为肌肉被募集起来保护神经，以防止神经紧张时受伤。所以，临床医师应该确保神经周围的软组织是放松状态的，以获得最佳的神经运动。因此，治疗应针对神经滑动而不是牵拉神经。

上肢的神经动力学测试是临床医生用来评估神经以及周围软组织的活动能力检查。Elvy 完善上肢神经动力学试验（ULNTs），作为一种区分颈臂综合

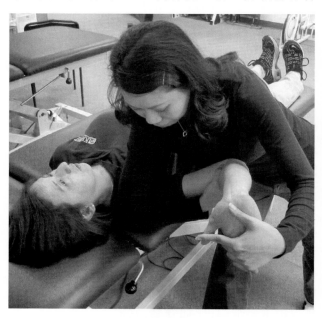

**图 14-14 ULNT 1 技术**

征病源的方法[50]。上肢神经动力学试验 1（ULNT 1）（图 14-14）则用来评估正中神经的活动能力。由于神经系统的机械联系，目前已经认识到在完成 ULNT 1 时上 1/4 的神经组织都会有张力；然而，这个测试主要还是针对正中神经和 $C_{5-7}$ 神经根[51]（表 14-6）。尽管最初是用来测试正中神经，但因为在 ULNT1 的体位下，上肢三条主要的周围神经都会紧张，临床医师也会将此作为上肢神经运动的常规排除实验（栏 14-4）。（见文末彩图 14-14）

表 14-6　上肢神经动力学测试（ULNT）姿势

| 测试 | 检查的神经 | 测试姿势 |
|---|---|---|
| ULNT1 | 常规 | 仰卧，腿伸直不交叉<br>脊柱中立位<br>固定肩胛带<br>肩关节外展<br>伸腕和手指<br>前臂旋后<br>肩关节外旋<br>伸肘<br>颈椎反向侧屈<br>颈椎同向侧屈 |
| ULNT2a | 正中神经 | 仰卧，腿伸直不交叉<br>脊柱中立位<br>固定肩胛带<br>下压肩胛带<br>伸肘<br>整个手臂外旋<br>伸腕和手指<br>肩关节外展 |
| ULNT2b | 桡神经 | 仰卧，腿伸直不交叉<br>脊柱中立位<br>固定肩胛带<br>下压肩关节<br>伸肘<br>整个手臂内旋<br>屈腕 |
| ULNT3 | 尺神经 | 仰卧，腿伸直不交叉<br>脊柱中立位<br>固定肩胛带<br>伸腕<br>前臂旋前<br>屈肘<br>肩关节外旋<br>下压肩胛带<br>肩关节外展 |

改编自 Butler D：The sensitive nervous system，Adelaide，Australia，2000，Noigroup.

临床医生在使用 ULNTs 治疗时通常有一些困惑。阳性测试说明被测试神经活动性受限。因此用测试的位置来牵伸神经和解除粘连也是一种普遍的治疗思路。Coppieters 和同事发现增加一个关节的张力，会减少邻近关节总体的神经活动[52]。例如，在正中神经活动测试中，增加腕关节的背伸会减少肘关节的伸直活动范围。这一发现已被 Boyd 和同事[53]的一项研究证实，相比于踝关节跖屈，在踝关节背伸时直腿抬高的 ROM 会减少。因此，当使用 ULNT 动作去滑动神经时，治疗师应注意肌肉组织可以被拉长和牵伸，而神经却没有很好的弹性，对牵伸并不耐受（图 14-15）。

通过松动神经周围的软组织以获得更多的神经活动。上肢的运动合并颈部轻微的活动可以促进神经的滑动而不是牵张。最后，与患者的沟通非常重要，因为如果出现根性疼痛或感觉异常，表明神经存在被拉伸和潜在的激惹。患者和治疗师应该在关节 ROM 内操作而不引起患者根性症状。

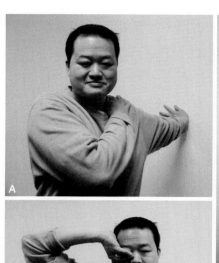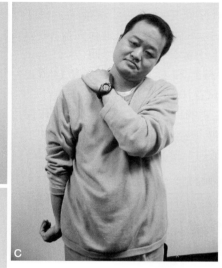

**图 14-15**　自我神经滑动技术。**A.** 正中神经；**B.** 尺神经；**C.** 桡神经

## 颈椎本体感觉

随着骨与软组织继续愈合，患者可能出现感觉运动障碍，如步态不稳、视力障碍及姿势稳定性和颈椎关节位置觉的改变。虽然尚不清楚其确切的生理机制，但大多认为是神经受到创伤而引起的关节内和周围的化学递质抑制本体感觉神经，而发生在脊髓和大脑皮层的中枢变化会改变身体对本体感觉输入的反应。研究表明，颈椎康复训练目前一直专注于手术区域的肌肉力量、长度及关节与神经活动度，但是对于解决颈痛患者的本体感觉和感觉运动障碍并不十分有效[54]。根据 Trevelean 的最新研究，颈椎大量的机械感受器在提供本体感觉输入到中枢神经系统中起到了重要作用[55,56]。在颈部区域有着高密度的肌梭，尤其在枕下肌群，其中有每克肌肉多达 200 个肌梭。和每克肌肉只有 16 个肌梭的第一蚓状肌比起来这个数量非常庞大[55,56]。此外，已被证明在颈椎区域的视觉和前庭系统会影响颈椎机械感受器提供的本体感觉输入。因此，视觉、前庭和本体感觉系统联合起来才能提供正确颈椎功能的感觉输入。在颈椎康复方面，研究建议平衡训练、本体感觉训练和视觉训练应加入患者的运动项目中，用以解决感觉运动和本体感觉障碍。

头颈部的不良感觉症状或"晃动"头可能是由于不良的颈椎位置觉引起。为评估失常的关节位置觉，Treleaven 提倡使用安装了小型激光的轻质头带。患者在离墙 90cm 处坐位，激光照射在初始设置的标记点，患者闭上眼睛接着完成颈部运动（例如，左或右旋转）。然后指示患者把头回到初始位置。误差超过 4 ~ 5cm 的表示存在颈部本体感觉障碍（图 14-16）[57,58]。这种评价方法也可作为一种锻炼，患者在睁眼时再将光束移动到初始位置，以提高每一次动作的准确性。为改善颈部运动控制障碍，患者会增加肌肉收缩来保护颈椎，进而出现抱怨颈部的疲劳和 AROM 运动的困难。出现这种情况，患者可以坐在离墙 90cm 处用激光沿着画墙上的图案，例如数字"8"（图 14-17）。使用关节定位、颈部运动控制练习，并关注配合训练平衡，对治疗急性和慢性颈部疼痛都是有效的[54]。提高姿势稳定性的平衡训练包括弓步站立与单腿站立，同时睁眼或闭眼，或者改变站立平面。站姿和平面的改变取决于患者自身能力。视觉训练可将患者将头部放置在不同的位置，然后要求患者视觉跟踪在墙上的物体或视觉目标。光束或激光指示器提供了一个目标，患者可以通过眼睛来跟踪（表 14-7）。一旦患者最近开始 AROM 练习，治疗师应该使用合理的临床判断来决定何时这些练

表 14-7　促进颈椎本体感觉的训练和进阶

| 任务 | 进阶 |
| --- | --- |
| 头戴式激光作为生物反馈,在睁眼时从头的不同位置回归中立位 | 闭眼睛,检查时眼睛睁开<br>增加速度<br>站立执行 |
| 使用头戴式激光,在睁眼时描绘墙上的图案 | 增加速度<br>更困难的图案<br>小的精细动作 |
| 站立位平衡训练 30 秒 | 睁大眼睛<br>改变表面从硬到软<br>不同的站姿:与肩同宽、弓步、站立面减小、单腿 |
| 颈椎中立位下坐着,保持头的位置以及手放在腿上,在墙上来回移动激光,并让患者眼睛跟随激光 | 眼睛向上和向下,H 型<br>增加速度<br>增加动作范围<br>站立执行<br>在不平的表面上执行 |

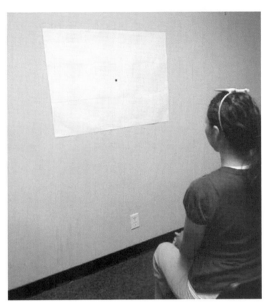

图 14-16　使用激光进行关节位置觉的再训练(源自 Treleaven J:Sensorimotor disturbances in neck disorders-saffecting postural stability,head and eye movement control. Man Ther 13:2-11,2008. )

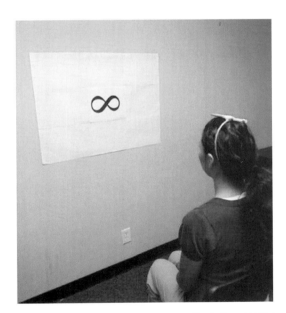

图 14-17　使用安装在头上的激光描绘墙上的图案来进行颈部运动控制训练(源自 Treleaven J:Sensori-motor disturbances in neck disorders affecting postural-stability,head and eye movement control. Part 2:Case studies. Man Ther 13:266-275,2008. )

习纳入患者的计划和照料。此外,平衡练习可能会出现疼痛或头痛,也可能需要改变更多的支持体位。平衡训练时发生轻度的眩晕可以提高前庭适应性,但仍应密切监测患者的症状。如果出现任何无法解释或诊断的中枢神经系统症状,可能是一个危险信号,治疗师应将患者转介给医师做进一步的检查。到目前为止,将本体感觉训练、平衡训练和视觉训练结合制定颈椎康复计划取得了积极成果。

为了在这个阶段促进回归工作的过度,心血管耐力要继续训练。每天的步行训练应该在可耐受下持续和进阶。

### Ⅲb 阶段(重塑期)

**时间:** 术后 9～12 周(61～84 天)

**目标:** 恢复颈部力量、上肢运动活动时维持在脊柱中立位、关节力学的改进(表 14-8)

进展到这个阶段的康复,患者应该能够接受Ⅲa 阶段的训练,并且没有任何颈部及手臂症状的加重。前阶段Ⅰ的干预措施主要集中负荷在上肢和下肢,没有直接负荷在颈椎。这一措施的目的是防止新愈合的结构过载。在康复过程中,这个特殊的阶段将缓慢且直接治疗于颈椎结构,因此,因直到患者充分耐受颈部的负载后再开始治疗。患者可以准确理解脊柱中立位的概念。

表 14-8　颈前路减压植骨融合术

| 康复阶段 | 进阶标准 | 预期的损伤和功能受限 | 干预 | 目标 | 原理 |
|---|---|---|---|---|---|
| 阶段Ⅲb<br>重塑期(成熟)<br>术后 9～12 周<br>(61～84 天) | • 手术部位愈合<br>• 疼痛症状无加剧<br>• 患者可维持脊柱中立位 | 同阶段Ⅱ的以下内容:<br>• 能在长时间的坐姿或站立的位置执行活动<br>• 患者无法完全独立完成日常生活活动 | 继续阶段中所需要的以下内容:<br>• 颈椎等长训练<br>• 肩关节水平 90° 以上的轻度上肢训练<br>• 渐进性抗阻训练:提肩、肱三头肌下推、墙壁俯卧撑<br>• 关节和胸段棘旁加强使用 PNF 技术<br>• 胸部练习:肩胛骨抗阻回缩<br>• 进一步腹部强化练习:站立、四足支撑<br>• 开始脊柱中立位下可耐受的健身器材训练 | • 恢复颈椎的力量<br>• 改善肩胛胸壁关节的力学<br>• 进行多平面多方位的上肢运动的同时,维持脊柱中立位 | • 独立生活自理能力和日常生活活动<br>• 防止动态活动增加时的再损伤<br>• 了解长期活动时缓解疼痛的策略 |

　　胸椎的肌肉组织,如菱形肌以及斜方肌的中下部,可通过早期在坐位或站位时使用划船练习架或拉力器增加轻量阻力来增加难度(图 14-18 和 14-19)。本体感觉神经促通技术可以用来增加胸椎椎旁肌肉以及肩胛胸旁肌肉的力量,渐进性抗阻训练可通过增加力量、组合以及重复次数来提高耐受性。超过肩关节水平 90° 以上的训练可用来进一步加强颈部组织力量,颈椎力量等长训练可以在各个平面进行。应该注意的是,考虑到维持正确的姿势和促进肌肉的力量,这些加强颈部肌肉力量的训练须在颈椎中立位进行。患者处于舒适的坐姿,前屈:患者把两只手放在额头上,额头向前,手不动。后伸:患者把双手放在头的后面,使头向后,手不动(图 14-20)。侧弯:患者将一只手放在头部的一侧,并尝试把耳朵带到肩而不动。旋转:患者将手放在头的一边,耳朵前面,看肩膀,但不能移动。通过增加不稳定的支撑面,力量和躯干控制可以进一步加强,如在足下放置泡沫棍或使用稳定球。患者完成这些训练时医生应该全程陪同在。同步的上肢运动,例如,在一个不稳定的支持面上手臂弯曲,会增加颈部和躯干进行复杂的同步运动控制的难度。患者处于四肢支撑位或俯卧于稳定球的物品上时应该保持谨慎,在患者颈部力量薄弱或在无重力环境下不能维持颈椎中立位时,应将该训练延后。在进行治疗活动期间,应保持正确的颈椎中立位。

　　在该阶段,患者可能很难完成需长时间保持站立或端坐姿势的活动。帮助患者确定解决疼痛问题的一些方法或活动、协助患者增加肌肉耐力策略都非常重要,患者可能会逐渐对这些活动产生耐受。策略包括限制每个动作的时间、颈部冷疗的使用或者是患者僵硬和疼痛时的颈椎活动度练习。在这个阶段持续进行颈椎耐力和力量训练,上肢健身器的使用可以缩短时间。

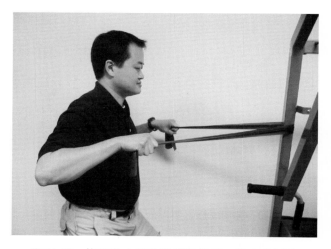

图 14-18　使用弹力带使肩胛骨后缩。弹力带固定在前,患者站位或坐位(膝盖微弯)。在拉伸弹力带的同时屈肘,使肩胛骨后缩。要求肩膀放松,把肩胛骨夹在一起

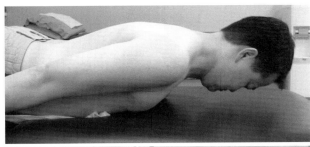

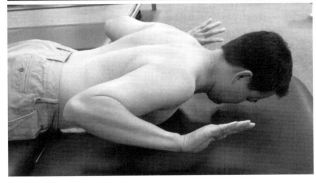

图 14-19　俯卧的肩胛骨后缩。患者俯卧在台子上，双臂置于两侧，治疗师指导患者将前额从桌子上抬起来，把下巴放在颈椎中立位，然后患者执行肩胛骨后缩练习

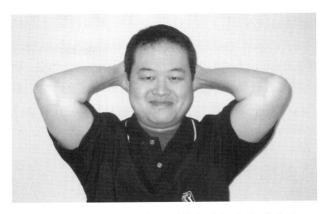

图 14-20　后伸。患者把双手放在头的后面，使头向后手不动

### 阶段Ⅲc(重塑期)

**时间:**术后 13～52 周(85～360 天)
**目标:**恢复到手术前的力量和耐力,恢复之前的功能,为结束物理治疗做准备(表 14-9;参见家庭护理指南)

表 14-9　颈前路减压植骨融合术

| 康复阶段 | 进阶标准 | 预期的损伤和功能受限 | 干预 | 目标 | 原理 |
|---|---|---|---|---|---|
| 阶段Ⅲc<br>重塑期(成熟)<br>术后 13～24 周<br>(85～168 天) | • 患者自我管理疼痛<br>• 没有功能性的能力下降 | • 提重物困难<br>• 长时间维持姿势困难 | • 进一步训练以及重复可耐受的上肢抗阻运动<br>• 功能性训练活动(医生允许的作业或运动) | • 回到之前的功能水平<br>• 回归手术前的力量和耐力<br>• 为结束物理治疗做准备 | • 改善患者管理工作计划的能力<br>• 在物理治疗后,继续维持正常姿势和家庭护理计划 |

剩余阶段的康复治疗集中在恢复术前力量和耐力。这一段期间结束后,患者应该有能力在家中或办公场所独立活动。随着康复进程的推进,应该再次评估职业功能训练或者专项运动活动能力。需要对颈椎加载负荷的运动进行评估,待医生的批准后,可以开始功能训练的康复。需要在医生允许后,方可开始对抗性的球类活动或负重的活动或运动。此时物理治疗师可制订一个以家庭或健身房为基础的锻炼计划,协助维持适当的力量和肌肉功能。患者出院时,治疗师、患者、医生都需要确定患者已达到他的功能目标,有能力、安全、独立地进行康复训练。

### 临床亮点:颈椎分型

1980 年代,Sahrmann 和同事开始为临床推理方法的发展奠定基础,他们致力于从一个更大的团体将患者分成更小、更相似的群体,以此来确定具体的干预措施,这种方法关注到每个群体特定的体征和症状[59]。如颈部和背部的异质患者群,其病理治疗的疗效有限。如果将病理特点相似的患者归纳起来,配合最有效的干预措施,那么预后和患者护理的质量将会改善。近年来,基于分类的发展研究已经兴起。Childs 和同事提出了一个颈椎区域治疗的基础分类系统[60]。虽然颈椎融合手术的恢复并不完全在这一分类系统的范围内,但是我们可以应用他们对颈椎融合术患者治疗的调查结果的原理来制定分类系统。研究给出了与具体的干预措施相符合的 5 个配对结果,结果性目标是活动度、集中训练、提高运动耐量、疼痛控制和减少头痛。颈椎融合后,在这五个结果中,疼痛控制和增加调节运动耐量能够最好地反映治疗目标。疼痛控制是颈椎康复阶段Ⅰ和阶段Ⅱ的主要目标和措施,这一结果的干预与疼痛耐受下的关节活动度训练、相邻区域的活动度训练、物理疗法以及动作修正有关。在颈椎康复的第Ⅱ、Ⅲ阶段增加耐力训练和调节。上肢力量或耐力训练及有氧训练是获得这一临床结果的干预措施。

## 问题解析

### 危险信号

大多数术后并发症和危险信号都发生在术后最初的几周。医生应注意这些并发症并且嘱咐患者一旦出现以下情况,立即复诊。虽然大多数危险因素都出现在康复就诊之前,但是康复医生应该意识到,当产生任何突发的变化时,必须与其医生沟通进行进一步的评估和测试。

### 感染

颈椎手术后感染的风险是很难估计的,报告指出术后感染率高达6%。有几个因素影响患者感染的风险,包括患者的年龄、手术持续时间以及患者术前的身体状况[61]。因为脂肪组织血管化,肥胖也是感染的危险因素,未受控制的糖尿病也会增加感染的风险。感染的症状和体征包括红斑、水肿、化脓性伤口引流、过敏、发热和疼痛加剧。

### 吞咽障碍

ACDF后吞咽困难患者的发病率高达28%[62,63]。还有研究指出:51%的患者在手术后1个月出现吞咽困难,2个月有31%,6个月的有15%[64]。因此,ACDF后出现构音和吞咽问题并不少见,尽管吞咽障碍是随着钢板螺钉松动产生的主要症状,持续的症状应该由医生进一步检查,明确原因。

### 食管损伤

食管损伤是少见但可能在手术后长达1年发生[65],其损伤机制是由于移植物移位导致的食管裂伤或压力性坏死。食管损伤的体征和症状包括增加颈部和喉咙疼痛、吞咽痛、红斑、肿胀、胀痛、捻发音、皮下气肿、原因不明的心动过速、败血症和吞咽困难。

### 神经损伤

ACDF手术后喉返神经容易损伤,损伤的发生率已报为0.07%～11%[66],喉返神经的损伤可能是气管插管的结果,可能会造成神经压缩和损伤。神经损伤的症状包括声带麻痹。脊髓损伤继发于ACDF术后的比例为0.4%[67]。脊髓损伤的最常来源是植骨的后移。神经根损伤低至0.6%。影响最多的是$C_5$神经根。术后6周内损伤发生率最高。

### 血管并发症

确切的ACDF术后血管并发症的发病率是未知的。多数报道指出ACDF术后椎动脉损伤的概率在0.6%左右或者更低[68,69]。椎动脉损伤的体征和症状包括头晕、吞咽困难、构音障碍、复视和跌倒。

### 颈椎支架

随着颈椎支架长期使用,常见皮肤破裂和软组织损伤。此外,肌肉萎缩、吞咽困难、胃肠功能障碍也有发生。医师必须监控压疮或吞咽功能障碍的症状和体征。

### 移植失败

ACDF术后的移植失败可由以下原因引起:植骨移位、骨不连、植入物衰竭。主要原因包括骨质疏松、驼背;技术原因包括植骨过长或过短。多级融合的移植失败率最高为60%,多级手术植骨块脱出在5%～50%。骨折不愈合率较高,在髂嵴自体移植为60%,异体移植为17%,尽管他们是单级融合同样的速度在5%[70],临床症状中骨不连患者的症状包括增加颈部疼痛和术后6个月加重的轴性疼痛。患者可能有吞咽困难和呼吸前移植后位移。患者应该告知医生所经历的痛苦和恶化的症状,以便做进一步的评估和测试。

### 慢性疼痛

在受伤后患者几乎立即出现周围和中枢神经系统的变化。其中的一些变化是可逆的,另一些变化是不可逆的。很多变化是导致慢性疼痛的病理机制。描述发生在损伤后的神经变化已超出本章范围;然而,站在临床医生的观点,重要的是要认识到并不是所有的患者手术后的症状都能满意的解决。手术可能解决患者最初症状的结构问题,但在中枢和外周神经系统发生的适应性可能是不可逆的。ACDF 术后康复 80%～90% 令人满意,尽管通过拆除或固定的方式,结构问题已经解决,仍然有10%～20%的患者难以恢复,感到痛苦。作为一个临床医生,重要的是要意识到,不是所有的疼痛都会反映实际的损伤组织。有些疼痛是组织变性的结果,这将影响患者功能的恢复[26,71-73]。

## 总结

ACDF 术后患者康复的特别之处在于颈椎和肩部及其神经网络关系密切。不像其他的身体部位,如肩和腕,颈椎很难完全固定,这可能会影响融合位点愈合的潜力。因此,对患者进行教育,需要坚持手术后立即手术保护的指导方针非常重要。手术部位的保护是早期康复的关键,并强调融合部位不应在骨痂矿化前开始。另外,肩关节带与上肢,不同于髋关节与下肢,依靠协调肌肉动作保持功能和稳定性,这些肌肉中很多近端附着点位于颈椎。**因此融合的保护必须也限制上肢活动直到手术部位完全愈合。**最后,因为根性疼痛和上肢感觉异常的症状往往是来自 ACDF,应积极预防神经粘连,促进神经修复。

## 居家训练建议

患者在康复过程中可以使用以下家庭康复计划,家庭康复计划的内容可做调整,在无痛前提下,根据患者的耐受度和能力去合理完成训练。

**1～3 周**

**阶段性目标:**手术部位的保护,减少疼痛,水肿,了解身体合理的身体力学和姿势,提高步行速度和耐力。

1. 手术切口的保护
2. 正确使用颈托
3. 了解正确的身体力学及活动中颈椎的形态
4. 增加端坐期间的耐受性
5. 患者能接受的每日步行计划

**4～8 周**

**阶段性目标:**增加上肢关节活动度,改善胸椎活动度,开始轻微的负重训练

1. 开始轻度的负重训练
2. 保持颈中立位,维持正确的身体力学
3. 持续步行项目
4. 屈曲、外展、水平外展、内收的上肢关节活动(维持关节活动度低于肩关节水平 90°)
5. Wall angels
6. 肩胛骨的后缩
7. 用轻量收缩肱二头肌屈肘
8. 开始在家进行颈本体感受的训练,包括可耐受的平衡练习
9. 颈围摘除后,患者可以开始可耐受程度的主动关节活动,包括颈椎旋转、侧弯、弯曲和扩展(医生允许)

**9～12 周**

**阶段性目标:**增强颈部力量,上肢力量,独立日常生活活动

1. 继续重复之前的训练和进程,选择可耐受的重量,重复次数或组数
2. 用轻量级拉力器缩肩
3. 靠墙做俯卧撑
4. 保持坐姿缩下颌
5. 用轻量级拉力器收缩肱三头肌下推
6. 用轻量级拉力器使背阔肌屈曲
7. 居家神经活动练习

**13～24 周**

**阶段性目标:**返回到之前的功能水平,审查家庭调控方案

1. 可耐受情况下,继续之前的训练和进程
2. 开展独立的健身房运动项目
(1) 坐位或站立位划船练习
(2) 背阔肌引体向上
(3) 肱三头肌收缩下推
(4) 收缩肱二头肌屈肘
3. 患者可以坐在稳定球和使用拉力器来执行先前提到的练习
4. 颈椎固有阻力:等长收缩
(1) 前屈
(2) 后伸
(3) 侧倾
(4) 旋转

# 临床案例回顾

1  Angel,45 岁,女,来到门诊初次评估 ACDF 术后状态。手术于 4 周前进行,她的主诉是颈部僵硬、肿痛,伴有失眠、持续的吞咽困难和口干症状,她询问治疗师是否需要看医生,治疗师应该与她说些什么?

   Angel 的吞咽困难,这是一个常见的术后短期并发症,治疗师应该询问患者症状的持续时间和强度等进一步详细信息。轻度的吞咽障碍是已预知的,然而加重的症状与心血管疾病相关,如产生呼吸困难、气短或睡眠呼吸暂停等症状,需向相关科室医生咨询。

2  Ned,男,41 岁,2 年前发生机动车事故,他的主要疼痛症状来自事故引起的后上臂的感觉异常和灼烧感。他 4 周前接受了 ACDF 手术,但他的右臂神经仍感觉异常。干预措施是什么?

   合理的干预措施包括限制肩关节水平活动在 90°以下,轻柔地做肘关节(以及手腕和手指)主动屈伸训练,使神经滑动。治疗师应鼓励患者进行低于肩关节水平的手臂活动,建议患者不要将手臂抬至 90°以上。

3  Sam,54 岁男性,ACDF 术后 12 周。6 周前开始门诊康复治疗,他的上肢被动活动及力量方面有明显改善。近期,Sam 开始进行健身训练项目,因为他准备出院进行物理治疗。但是,在大约 2 周的健身运动锻炼后,Sam 出现了颈部及肩部的疼痛,训练内容包括:坐姿划船、引体向上、二头肌弯曲、斜卧推或动感单车、自行车运动等有氧训练。他做的哪项运动可能会引起那些不适的症状?

   入门级的动感单车或自行车运动课程可能会引起 Sam 的疼痛症状,是由于骑这种类型的自行车时的颈椎姿势造成的。这种类型的自行车通常将颈椎过伸以及胸腰椎弯曲,导致 Sam 上课时保持这种极端位置,从而引起疼痛。用固定的直立的自行车可能将颈椎置于一个更舒适的位置,可减轻 Sam 颈椎的症状。另外,谨慎的治疗师会在这阶段告诫 Sam 将引体向上的训练计划延后。在康复进程中,此训练可以开始的晚一些,在这个时间段做肩关节水平以上的抗阻运动是不明智的。最后,治疗师应该评估患者正在使用的器械重量。

4  Sherry,50 岁,女,6 周前行 ACDF 术,最近刚摘除颈托,重返会计工作。她头处于前伸位,圆肩塌肩,双侧翼状肩胛。右上肢仍存在麻木刺痛,中午时疼痛等级可达到 6～10(10 为最差),他担心融合手术已经失败,治疗师的看法如何?

   在这段时间中,需要教育患者整个脊柱保持合适的姿势。这是说在工作场所应保持正确的人体工学姿势,在进行工作相关活动时,为颈部和脊柱提供一个最佳位置。另外有一种解释,她的姿势作用在神经和软组织的影响和所产生的压力,会使她放松。紧张的胸大肌或其他前方的组织可以挤压臂神经丛或神经根,或可能会间接影响,造成前倾的姿态。通过干预措施去改善她的姿势可以缓解过度的压力,在可耐受强度下,轻度增强上交叉综合征后微弱的肌肉力量。建议患者工作时规律性地休息,改变姿势,防止长时间的静态姿势。治疗师应该鼓励患者躺下或斜躺的姿势休息,让颈部的姿势稳定,以达到休息的目的。

5  Angela,$C_{5-6}$ 段行 ACDF 术后 8 周。上周开始到门诊进行物理治疗,她主诉颈部活动度下降,右髂前上棘疼痛明显(这是因为颈椎融合造成的),Angela 想知道她髋关节的疼痛是否正常,能否解决,治疗师应给出怎样的建议?

   大约术后 8 周,骨正在经历从软组织到硬组织的转型。尽管基于射线照片,成骨作用可能已在颈部完成,但是在物理治疗前受影响的髋关节很少接受射线检查。通常,对物理治疗来说髋关节疼痛没有任何禁忌证,由于手术创伤和骨重建过程,在切除后的几个月受试部位可能会非常脆弱,但是疼痛会逐渐减轻。偶尔,股外侧皮神经可能受到骨切除的影响。这样,患者会发现大腿外侧麻木及感觉异常。神经的恢复取决于术中神经是否被切断或受炎症影响短缩。如果神经已被切除,那么恢复的情况将不理想。如果其受炎症影响而短缩,那么一旦压缩的来源被解除,神经的功能将会恢复。

6  Stacey,52 岁,女,行 ACDF 术后 8 周,已接受物理治疗 2 周,但是颈部活动依然受限。尽管她目前没有工作,但是她非常担心无法继续从事公车司机的工作,因为她不能抬头看来往车辆。治疗师应如何解决这个问题?

术后 8 周，患者可以开始进行各平面的颈椎活动度训练，应指导 Stacey 如何在颈椎中立位时开始这些动作。告知 Stacey 观察自己的症状，并且活动时只将头移动到肌肉产生紧张感即可。完成颈部活动度练习时应避免产生疼痛。适当增加家庭训练项目，但如果在训练后疼痛增加，应停止训练，反馈。

7　Daniel，40 岁，男，行 $C_{5-6}$、ACDF 后 10 周，其颈椎活动度明显改善，但是在躯干不动的情况下仍旧不能完成大范围的侧倾及环转。在冠状面和矢状面他无法完成完整的抬肩。长距离行驶时感到困难及不安。治疗师应提供什么样的干预方式？

ACDF 术后关节活动度消失是正常现象。他的颈部旋转的活动度似乎会继续改善，因为 $C_{1-2}$ 是旋转的来源（至少占 50%），治疗师应牢记颈椎主动关节活动度训练不要全范围进行（90° 中单侧旋转至 60°~70° 即可）他耸肩受限可能表明是胸椎流动性问题。上、中胸段的软组织松动术可能缓解患者颈肩部的紧张，可以增加主动关节活动范围。改善身体姿势也应被考虑到，使驾驶时获得更好得力的分布和吸收。

8　Joe，49 岁，男性，$C_{4-5}$、$C_{5-6}$，ACDF 术后 5 月，他的主要障碍包括左上肢的麻木和刺痛，颈部关节活动度降低，伴随心血管功能下降。物理治疗 1 个月后，Joe 的颈部活动度和有氧工作能力改善，但其左上肢仍麻木无力。他询问麻木感是否能够缓解，治疗师应如何解决？

神经损伤的几种类别是基于发生在神经组织的损伤数量。神经失用症是局部的神经传导阻滞。它常伴有神经内腔被压缩的损伤以及神经和化学转换神经轴突受损。突触和其周围神经膜组织仍完好无损。突触中断指的是轴突发生连续性丧失的一种状态，神经组织保持完好，但是突触丧失连续性，远端

神经出现变性的这种情况是神经牵引或连续压缩的结果。神经断裂是神经膜组织受损后轴突连续性的丧失。类似的远端神经发生退化，如在轴突断裂中发现的一样；然而，因为没有神经膜组织存在，神经很少有机会愈合。这种类型的损伤通常发生在神经被切断的损伤。修复情况将取决于神经的轴突是否可以在瘢痕组织浸润此区域之前再生回到其远端肌附处以及轴突块的生长情况。当轴突和神经元被损坏，神经的完全恢复几乎是不可能的。因此，治疗师应该告知患者，手术 6 个月后，不太可能解决麻木和无力的问题。可以继续增加力量，但是这通常是肌肉肥大的结果，不是因为神经支配肌肉组织。

9　Robert，44 岁，男，ACDF 术后 9 周，主诉颈部疼痛恢复效果显著，在右手及前臂的原始神经灼痛症状明显改善。但是，3 周前，摘除颈托后，他开始抱怨头"重"，后颈部感觉非常"累"。他表示戴颈托时没有这些症状，尽管他一直在做颈深屈肌练习，但他颈部感到疲劳，运动时动作僵硬，他不确定这些练习是否正确。治疗师应如何解决他的问题？

颈深屈肌已被证实在稳定脊柱段支持方面有重要的作用。这些肌肉的疲劳可能增加颈部浅表肌肉活化，浅表颈部肌肉可能造成过载疼痛的颈椎结构和影响颈椎运动控制。此外，这可能使患者丧失自信，反而通过增加肌肉收缩保护颈椎的运动，导致颈椎运动的活动范围减少。在这种情况下，治疗师可能要重新评估患者进行深颈屈肌练习的能力，以及使用 Treleaven 描述的激光束运动评估患者颈椎控制的能力。患者坐在椅子上离墙 90cm，激光指示器安装在一个轻便的头带上。患者跟着墙上的光束跟踪，治疗师可以主观判断运动的准确性和质量，如果存在不足，医生可以使用这种技术来提高关节位置觉和颈椎运动控制。

（谢幼专　叶济灵 译　陆沈吉　蔡斌 校）

## 参考文献

1. Connell MD, Wiesel SW: Natural history and pathogenesis of cervical disc disease. Orthop Clin North Am 23:369-380, 1992.
2. Riina J, et al: The effect of an anterior cervical operation for cervical radiculopathy or myelopathy on associated headaches. J Bone Joint Surg Am 91(8):1919-1923, 2009.
3. Davidson R, Dunn E, Metzmaker J: The shoulder abduction test in the diagnosis of radicular pain in cervical extradural compressive monoradiculopathies. Spine 6:441-446, 1981.
4. Gore DR, Sepic SB, Gardner GM: Roentgenographic findings of the cervical spine in asymptomatic people. Spine (Philadelphia 1976) 11(6):521-524, 1986.
5. Penning L, et al: CT myelographic findings in degenerative disorders of the cervical spine: Clinical significance. Am J Neuroradiol 7:119-127, 1986.
6. Garvery TA, et al: Outcome of anterior cervical discectomy and fusion as perceived by patients treated for dominant axial-mechanical cervical spine pain. Spine 27:1887-1894, 2002.
7. Roth DA: Cervical analgesic discography: A new test for the definitive

diagnosis of the painful disc syndrome. JAMA 235:1713-1714, 1976.

8. Lees F, Turner J: Natural history and prognosis of cervical spondylosis. Br Med J 2:1607-1610, 1963.

9. Dillin W, Uppal G: Analysis of medications used in the treatment of cervical disc degeneration. Orthop Clin North Am 23:421-433, 1992.

10. Joghataei MT, Arab AM, Khaksar H: The effect of cervical traction combined with conventional therapy on grip strength on patients with cervical radiculopathy. Clin Rehabil 18(8):879-887, 2004.

11. Sidhu K, Herkowitz H: Surgical management of cervical disc disease: Surgical management of cervical radiculopathy. In Herkowitz H, et al, editors: The spine, Philadelphia, 1999, Saunders.

12. DeBerard MS, et al: Outcomes of posterolateral lumbar fusion in Utah patients receiving workers' compensation. Spine 27:738-747, 2001.

13. Franklin GM, et al: Outcome of lumbar fusion in Washington state workers' compensation. Spine 17:1897-1903, 1994.

14. Lees F, Turner JW. Natural history and prognosis of cervical spondylosis. Br Med J 28; 2(5373):1607-1610, 1963.

15. Gore DR, Sepic SB: Anterior cervical fusion for degenerated or protruded discs: A review of one hundred forty-six patients. Spine (Philadelphia 1976) 9(7):667-671, 1984.

16. Goldberg EJ, et al: Comparing outcomes of anterior cervical discectomy and fusion in workman's versus non-workman's compensation population. Spine J 2(6):408-414, 2002.

17. Rihn JA, et al: Adjacent segment disease after cervical spine fusion. Instr Course Lect 58:747-756, 2009.

18. Hilibrand AS, et al: Radiculopathy and myelopathy at segments adjacent to the site of a previous anterior cervical arthrodesis. J Bone Joint Surg Am 81(4):519-528, 1999.

19. Murrey D, et al: Results of the prospective, randomized, controlled multicenter Food and Drug Administration investigational device exemption study of the ProDisc-C total disc replacement versus anterior discectomy and fusion for the treatment of 1-level symptomatic cervical disc disease. Spine J 9(4):275-286, Epub 2008 Sep 6, 2009.

20. Sasso RC, et al: Artificial disc versus fusion: A prospective, randomized study with 2-year follow-up on 99 patients. Spine (Philadelphia 1976) 32(26):2933-2940; discussion 2941-2942, 2007.

21. Garrido BJ, Taha TA, Sasso RC. Clinical outcomes of Bryan cervical disc arthroplasty: A prospective, randomized, controlled, single site trial with 48-month follow-up. J Spinal Disord Tech 23(6):367-371, 2010.

22. Olmarker K, Rydevik B: Nerve root pathophysiology. In Fardon D, et al, editors: Orthopaedic knowledge update: Spine 2, Rosemont, Ill, 2002, American Academy of Orthopaedic Surgeons.

23. Posner M: Compression neuropathies. In Spivak J, et al, editors: Orthopaedics—a study guide, New York, 1999, McGraw-Hill.

24. Posner M: Nerve lacerations: Acute and chronic. In Spivak J, et al, editors: Orthopaedics—a study guide, New York, 1999, McGraw-Hill.

25. Boyd B, et al: Strain and excursion in the rat sciatic nerve during a modified straight leg raise are altered after traumatic nerve injury. J Orthop Res 23(4):764-770, 2005.

26. Butler D: The sensitive nervous system, Adelaide, Australia, 2000, Noigroup Publications.

27. Albert T: Surgical approaches to the cervical spine. In Emery S, Boden S, editors: Surgery of the cervical spine, Philadelphia, 2003, Saunders.

28. Heller J: Surgical treatment of degenerative cervical disc disease. In Fardon D, et al, editors: Orthopaedic knowledge update: Spine 2, Rosemont, Ill, 2002, American Academy of Orthopaedic Surgeons.

29. Heller J, Pedlow F, Gill S: Anatomy of the cervical spine. In Clark C, editor: The cervical spine, Philadelphia, 2005, Lippincott Williams & Wilkins.

30. Singh K, Vaccaro A: Surgical approaches to the cervical spine. In Devin V, editor: Spine secrets, Philadelphia, 2003, Hanley and Belfus.

31. Frenkel S, Grew J: Soft tissue repair. In Spivak J, et al, editors: Orthopaedics—a study guide, New York, 1999, McGraw-Hill.

32. Frenkel S, Koval K: Fracture healing and bone grafting. In Spivak J, et al, editors: Orthopaedics—a study guide, New York, 1999, McGraw-Hill.

33. Nitz A: Bone injury and repair. In Placzek J, Boyce D, editors: Orthopaedic physical therapy secrets, Philadelphia, 2001, Hanley and Belfus.

34. Nitz A: Soft tissue injury and repair. In Placzek J, Boyce D, editors: Orthopaedic physical therapy secrets, Philadelphia, 2001, Hanley and Belfus.

35. Janda V: Muscles and motor control in cervicogenic disorders. In Grant R, editor: Physical therapy of the cervical and thoracic spine, St Louis, 2002, Churchill Livingstone.

36. White A, Panjabi M: Clinical biomechanics of the spine, ed 2, Philadelphia, 1990, Lippincott.

37. Richardson C, et al: Therapeutic exercise for spinal segmental stabilization in low back pain—scientific basis and clinical approach, Edinburgh, 1999, Churchill Livingstone.

38. Jull G: Management of cervicogenic headaches. In Grant R, editor: Physical therapy of the cervical and thoracic spine, St Louis, 2002, Churchill Livingstone.

39. O'Leary S, et al: Specificity in retraining flexor muscle performance. J Orthop Sports Phys Ther 37(1): 3-9, 2007.

40. Bogduk N: Biomechanics of the cervical spine. In Grant R, editor: Physical therapy of the cervical and thoracic spine, St Louis, 2002, Churchill Livingstone.

41. Neumann D: Axial skeleton: Osteology and arthrology. In Neumann D, editor: Kinesiology of the musculoskeletal system—foundations for physical rehabilitation, ed 2, St Louis, 2009, Mosby.

42. Kapandji I: The physiology of the joints, vol 3, New York, 1995, Churchill Livingstone.

43. Lee M: Effects of frequency on response of the spine to lumbar postero-anterior forces. J Manipulative Physiol Ther 16:439-446, 1993.

44. Lee M, Gal J, Herzog W: Biomechanics of manual therapy. In Dvir Z, editor: Clinical biomechanics, St Louis, 2000, Churchill Livingstone.

45. Lee M, Kelly D, Steven G: A model of spine, ribcage and pelvic responses to a specific lumbar manipulative force in relaxed subjects. J Biomech 28:1403-1408, 1995.

46. Lee M, Lau T, Lau H: Sagittal plane rotation of the pelvis during lumbar posteroanterior loading. J Manipulative Physiol Ther 17:149-155, 1994.

47. Coe JD, Vaccaro AR: Complications of anterior cervical plating. In Clark C, editor: The cervical spine, Philadelphia, 2005, Lippincott Williams & Wilkins.

48. Goffin J, et al: Long-term results after anterior cervical fusion and osteo-synthetic stabilization for fractures and/or dislocations of the cervical spine. J Spinal Disord 8:499-508, 1995.

49. Coppieters MW, Hough AD, Dilley A: Different nerve glide exercise induce different magnitudes of median nerve longitudinal excursion: An in vivo study using dynamic ultrasound imaging. JOSPT 39(3)164-171, 2009.

50. Elvey R: Treatment of arm pain associated with abnormal brachial plexus tension. Aust J Physiother 32:225-230, 1986.

51. Butler D: Upper limb neurodynamic test: Clinical use in a "big picture" framework. In Grant R, editor: Physical therapy of the cervical and thoracic spine, St Louis, 2002, Churchill Livingstone.

52. Coppieters MW, Butler DS: Do sliders slide and tensioners tension? An analysis of neurodynamics techniques and considerations regarding their application Manual Ther 139;213-221, 2008.

53. Boyd B, Topps K: Mechanosensitivity of the lower extremity neurons system during SLR neurodynamic testing in healthy individuals. JOSPT 39(11):780-790, 2009.

54. Kristjansson E, Treleaven J: Sensorimotor function and dizziness in neck pain: implications for assessment and management. J Orthop Sports Phys Ther 39(5):364-377, 2009.

55. Treleaven J: Sensorimotor disturbances in neck disorders affecting postural stability, head and eye movement control. Man Ther 13:2-11, 2008.

56. Treleaven J: Sensorimotor disturbances in neck disorders affecting postural stability, head and eye movement control. Part 2: Case studies. Man Ther 13:266-275, 2008.

57. Revel M, et al: Cervicocephalic kinesthetic sensibility in patients with cervical pain. Arch Phys Med Rehabil 72(5):228-291, 1991.

58. Treleaven J, et al: Dizziness and unsteadiness following whiplash injury: Characteristic features and relationship with cervical joint position

error. J Rehabil Med 35(1):36-43, 2003.

59. Fritz J: Clinical prediction rules in physical therapy: Coming of age. JOSPT 39(3):159-161, 2009.

60. Childs JD, et al: Proposal of a classification system for patients with neck pain. JOSPT 34 (11):686-700, 2004.

61. Wakefield A, Benzel E: Complications of cervical surgery. In Fardon D, et al, editors: Orthopaedic knowledge update: Spine 2, Rosemont, Ill, 2002, American Academy of Orthopaedic Surgeons.

62. Lowery G, McDonough R: The significance of hardware failure in anterior cervical plate fixation: Patients with 2 to 7 year follow up. Spine 23:181-186, 1998.

63. Vaccaro A: Point of view. Spine 23:186-187, 1998.

64. Winslow C, Winslow T, Wax M: Dysphonia and dysphagia following the anterior approach to the cervical spine. Arch Otolaryngol Head Neck Surg 127:51-55, 2001.

65. Hanci M, et al: Oesophageal perforation subsequent to anterior cervical spine screw/plate fixation. Paraplegia 33:606-609, 1995.

66. Bohler J, Gaudernak T: Anterior plate stabilization for fracture dislocation of the lower cervical spine. J Trauma 20:203-205, 1980.

67. Zeigman S, Ducker T, Raycroft J: Trends and complications in cervical spine surgery: 1989-1993. J Spinal Disord 10:523-526, 1997.

68. Mann D, et al: Anterior plating of unstable cervical spine fractures. Paraplegia 28:564-572, 1990.

69. Swank M, et al: Anterior cervical allograft arthrodesis and instrumentation: Multilevel interbody grafting or strut graft reconstruction. Eur Spine J 6:138-143, 1997.

70. Thongtrangan I, Balabhadra R, Kim D: Management of strut graft failure in anterior cervical spine surgery. Neurosurg Focus 15:1-8, 2003.

71. Gifford L, Butler D: The integration of pain sciences in clinical practice. J Hand Ther 10:86-95, 1997.

72. Shacklock M: Neurodynamics. Physiotherapy 81:9-16, 1995.

73. Winkelstein B, Weinstein J: Pain mechanisms: Relevant anatomy, pathogenesis, and clinical implications. In Clark C, editor: The cervical spine, Philadelphia, 2005, Lippincott Williams & Wilkins.

# 第 15 章

# 腰椎后路显微镜下髓核摘除术与康复

*Haideh V. Plock*, *Ben B. Pradhan*, *David Pakozdi*, *Rick B. Delamarter*

腰椎间盘髓核突出(lumber herniated nucleus pulposus,HNP)会发生在退行性变的脊柱中,并且可以在患者没有或受到很小创伤的情况下发生。腰椎间盘异常的发生率会随着年龄增加而增加[1,2]。由于很多腰椎间盘突出的患者没有症状,所以腰椎间盘突出的实际发病率是未知的[1,3,4]。大约90%的腰椎间盘突出发生在$L_{4-5}$和$L_5-S_1$的节段[1,5,6]。在美国,每年都会进行超过200 000例腰椎间盘髓核摘除术,并且这个数字还可能不断增加[7]。而如同其他外科手术一样,这一手术的成功率取决于选择合适条件的患者和外科手术技术,后者的影响相对更小些。然而,一旦下决定进行外科手术,那么脊柱外科医生就有责任做到术中操作绝对的严格细致。为此,我们推荐脊柱医生在腰椎间盘髓核摘除术中使用显微镜。一旦掌握了学习曲线,显微镜比头戴放大镜的优点更多,还可使术者更清晰去思考侵犯神经根的物质与部位[8]。更重要的是,与常规或者有限的椎间盘髓核摘除术相比,应用显微镜进行手术并发症更少,且患者能更早出院[5,9-14]。

## 手术适应证和注意事项

### 病理生理学

椎间盘在椎体之间起到缓冲与桥接的作用,并同时保障了脊柱的稳定性和柔韧性。正常的髓核是胶状的,周围围绕着纤维环。年轻而健康的椎间盘,其髓核和纤维环是融合在一起的。而椎间盘退变或病理改变能引起这两个部分的分离,这样一来纤维环的完整性就会遭到损害,并且在负荷足够大时,髓核碎块就会脱出并侵犯神经[15]。这一病理生理过程

恰好在临床上表现为既往伴有腰背痛病史的急性坐骨神经痛。即使患者没有受到或受到极小创伤,腰椎间盘突出都会发生,尽管大部分患者会主诉他们是在弯腰或者扭转运动时引发的初始症状。腰椎间盘突出症常见的原因包括:摔伤、车祸、反复提举重物及各类运动损伤。

### 诊断

磁共振(magnetic resonance imaging,MRI)使腰椎间盘突出症的影像学诊断变得更加简便,而临床诊断通常也因此一样的简单明了。腰椎间盘突出症患者通常都有腰痛并可放射至臀部、大腿、小腿及足部,且腿部的放射痛几乎总是按照神经根分布区而分布,患者常常主诉受影响的分布区有麻木、刺痛以及乏力感。平躺可以缓解症状,而坐位、行走和直立可能加剧症状,容易引起腹压增高的行为(咳嗽、喷嚏、排便)也可能加剧症状。如果患者主诉有大小便功能障碍,这可能预示着患者有马尾综合征,并需要紧急的处理和治疗。

### 体格检查

视诊可发现患者腰部肌肉痉挛、肌束震颤以及包括身体侧斜和前屈位的体位改变,步态观察可以发现患者身体倾斜以减少疼痛的步态,肌无力会导致足下垂步态(胫前肌无力)、膝关节屈曲(股四头肌无力)或摇摆步态(臀中肌无力),而疼痛可以引起患者的活动度(ROM)减少。神经系统检查是极其重要的,应该包括运动、感觉和反射的检查。腰椎间盘突出会引起相应神经分布区不同程度的无力、感觉障碍以及反射改变。直腿抬高试验(SLRs)是判断低位腰椎间盘突出是否侵犯神经根的良好特殊

检查,而股神经牵拉试验则可以检查是否存在高位腰椎间盘突出症。

### 影像学检查及其他检查

MRI 显然是诊断腰椎间盘突出症首选的影像学诊断(图 15-1),同时也应进行 X 线平片检查以评估的整个脊柱的力线情况、骨质完整性与稳定性。不能进行 MRI 的患者可以通过计算机断层扫描(CT)、脊髓造影 CT 或椎间盘造影 CT 进行诊断。这些影像学检查是非常敏感的,如果上述影像检查均不能发现椎间盘突出,则该患者就没有进行椎间盘髓核摘除术的指征。其他检查还包括肌电图(EMG)或神经传导速度检查等。

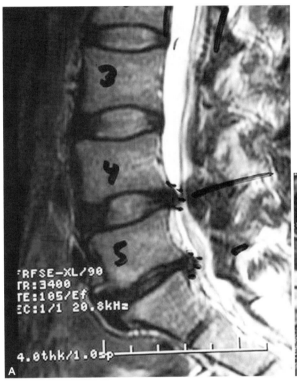
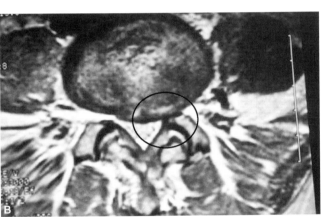

**图 15-1**　**A.** 矢状面磁共振成像(MRI)显示在底部的 $L_{4-5}$ 和 $L_5 \sim S_1$ 腰椎间盘突出;**B.** 腰椎 MRI 横断面显示了左侧的广基底的旁中央型椎间盘突出,导致硬膜囊变形、左侧侧隐窝和椎间孔狭窄和神经受压

### 治疗

我们必须了解这一事实,无论采取何种治疗方案,大多腰椎间盘突出症患者的症状都会随着而时间改善。Weber[18]的一项经典研究表明:腰椎间盘突出症引发的坐骨神经痛在 1 年后非手术治疗患者的改善率为 60%,而手术治疗患者的改善率为 92%。而 4 年以后,这一改善已经没有统计学意义上的差异了(非手术治疗组改善率为 51%,而手术组为 66%),甚至随访 10 年时也均无差异。一项来自 Maine 州的 5 年腰椎研究,其结果与 Weber 研究中第 4 年的结果相似。在 1 年随访时,手术治疗患者中有 71% 报告有腿部症状缓解,而非手术治疗患者缓解的比例在 43% 左右[17]。而一项 5 年的长期随访报道手术组患者有 70% 诉说有改善,而非手术组患者

中为 56%[18]。但最近,一项脊柱患者预后研究试验的结果已经提出了认为手术治疗预后有利的意见。对于患者治疗预后这一指标,随访 2 年时手术治疗在疗效上有统计学意义的显著优势,并可维持到随访第 4 年[19]。

如果患者没有马尾综合征、渐进性的或显著的神经功能损害,那么大部分医生会建议患者在手术治疗前尝试非手术治疗。

### 非手术治疗

非手术治疗可能包括:

1. 限制活动
2. 卧床休息 2 ~ 3 天(长期卧床应避免)[20-22]
3. 镇痛药,抗炎药(例如:非甾体抗炎药,类固醇,或两者同时)

4. 物理治疗（如能耐受）或外部支持（例如：腰托，支具）

5. 硬膜外注射激素（我们建议最多 3 次）

### 手术指征

手术指征根据北美脊柱协会（North American Spine Society, NASS）的建议，包括已经确诊的腰椎间盘破裂及以下情况[23,24]：

1. 非手术治疗无效

2. 根性疼痛不能承受或反复发作（或两者均有）

3. 显著的神经功能损害

4. 渐进的神经功能损害（绝对指征）

5. 马尾综合征（绝对指征）

非手术治疗的患者需严密观察。一些没有进行早期护理的患者，即使 8 周以后也可能从尝试进行的短程非手术治疗中获益。非手术治疗无效是腰椎间盘髓核摘除术最常见的指征。对于那些非手术治疗没有获得足够改善和没有出现持续性改善的患者，即可以建议进行椎间盘髓核摘除。应当告知患者的是：这虽然是一个择期手术，但如果在有持续或严重症状情况下耽搁超过 3~6 个月，则可能达不到最佳的手术结果[24,25]。其他适应症（2~5）则不适合采取观察 4~8 周这一原则。难以忍受的疼痛通过非手术方式可能无法得到缓解，且可能需要更早进行手术减压。复发性坐骨神经痛也应考虑手术治疗：坐骨神经痛第 2 次发作后复发的概率为 50%，第 3 次发作后几乎是 100% 复发[25]。显著的神经功能损害可以表现为足下垂或无力而引起姿势和步态异常，或是影响到患者职业或特定的技能。而诊断明确的、进行性的神经损害是手术的绝对指征。马尾综合征是相对罕见的疾病，据报道在确诊有腰椎间盘突出症的患者中仅 1%~3% 有马尾综合征[26,27]，并且这是一个骨科或神经外科的急症。马尾综合征的特征包括：神经系统症状和体征进展迅速，双侧下肢疼痛，肛门区感觉障碍，膀胱充盈性尿失禁或尿潴留，以及直肠括约肌张力丧失，导致（或不导致）大便失禁。

### 椎间盘髓核摘除术禁忌症

**NASS 和美国骨科医师学会已经确定以下因素为椎间盘髓核摘除术的绝对或相对禁忌症[24,28]：**

1. 缺乏明确的临床诊断、病变解剖定位不明，以及无腰椎间盘突出症的影像学证据

2. 尚未进行非手术治疗的尝试（前文提及过例外）

3. 非器质性病变引起的功能障碍（即多灶性、不符合解剖或不成比例的症状和体征）

4. 可对手术的结果产生不利影响的系统性疾病（例如，糖尿病性神经病）

5. 手术存在医疗禁忌（例如，有主要合并症，术后生存率低）

6. 椎间盘突出节段存在不稳定（可能需要额外的固定）

## 手术过程

只要回顾一下腰椎间盘突出症的自然史，我们便可以认识到脊柱外科医生在腰椎间盘突出症的治疗过程中起到的是缓解病情的作用[29-33]。外科手术治疗腰椎间盘突出症包括以下内容：

1. 腰椎间盘髓核摘除术（显微镜下或标准开放技术）

（1）半椎板开窗与髓核摘除。

（2）全椎板开窗与髓核摘除。

2. 经皮微创技术

（1）化学髓核溶解术。

（2）经皮椎间盘摘除术（负压吸引、刨削、激光、内镜工具）。

### 手术显微镜的使用

为了增加术区的可视度和明亮度，许多外科医生使用手术专用双目放大镜和头灯。我们相信，带有放大功能和照明功能的显微镜可以给外科手术带来诸多方便，其中最重要的是能缩小切口尺寸和减少对组织的损伤（图 15-2）。术者能够减少组织剥离，通过一个微小的切口暴露需要切除的病变。应用显微外科技术也可以保存黄韧带和硬膜外脂肪，通过保留自然组织来减少术后的硬膜外纤维化，并改善临床结果[8,34]。通过这个方法，可以很容易地摘除突出的椎间盘，也能对侧隐窝狭窄进行减压，而且对神经根的干扰减小到最少。一位资深专家自 1986 年起就对大多数的腰椎间盘突出症患者采用该项技术，并发现此方法是安全的，较之常规手术还能减少硬脊膜撕裂、神经根损伤、术后硬膜外纤维化的发生[5,8,10,35]。

然而，使用显微镜也并非没有缺点，例如术者会丧失周边视野，视野被限制在 4~5cm 的区域里。由

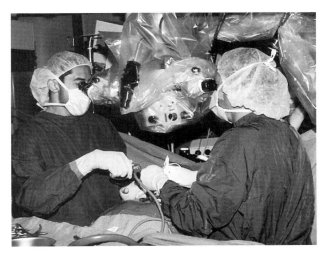

**图 15-2**　一位外科医生和一位助手在使用带有高强度光源和放大功能的手术显微镜进行手术。这两个外科医生可以携手在一览无遗的手术视野中操作

于这个原因,术者需要熟知脊柱的详细解剖。视线会被显微镜截断,为了清晰看到结构(为了克服组织重叠的遮挡),需要在术中调整患者或者显微镜的位置;术者也可以通过适度牵引或者切除挡住视线的组织来解决这一问题。

有研究人员报道显微手术后椎间盘间隙感染率增加[36,37]。这最有可能是被未消毒的显微镜部件在手术期间污染所造成的,当两名头戴放大镜和头灯的外科医生在伤口上方相撞时,没有人想到这会增加潜在的感染率! 最近的报道显示,拥有丰富显微镜使用经验的术者不会增加任何感染率[5,10,14,38]。

## 显微镜下腰椎间盘髓核摘除术

显微镜下髓核摘除术已经成为腰椎间盘突出症手术治疗的金标准,并且最新的经皮微创技术也并没有被证明比显微摘除术更加有效[8,39,40]。对比显微技术与标准开放椎间盘髓核摘除术,虽然从最终的长期随访结果来看没有统计学差异[11,13,14,32,41-43];但与标准开放技术相比显微镜胜在提供了更好的照明和放大功能,术后并发症发生率也更低且患者能更早出院。

## 手术体位与麻醉

考虑到患者舒适度,方便气道和镇静管理,我们推荐使用全身麻醉。全身麻醉另一个优点是可以进行低血压麻醉。尽管这不是我们的偏好,但是这一手术仍然可以通过硬膜外麻醉或者局部麻醉加镇静来进行。患者采用俯卧位,让腹部不受压迫,从而减轻腹部静脉系统的压力,并且另一方面,可以减少通

过 Baston 静脉丛到椎管的反流。这也具有降低术中硬膜外静脉出血的效果。为此可以采用一些托架,但为了易于安装,我们推荐使用标准的手术台附带的 Wilson 支架。

## 确认节段和手术侧

根据术前影像和解剖学体表标志将一块不透光的皮肤标记放在合适位置,进行侧位 X 片或透视,以确定能暴露到目标椎间隙的合适切口位置。可以用一根脊髓穿刺针从手术侧的对侧,旁开中线约 2cm 处尽量垂直地置入。进行手术的一侧通常是症状更加严重的一侧,虽然偶尔也会有中央型的腰椎间盘突出症能从任何一侧进入。

## 皮肤切口和椎板间隙暴露

根据侧位 X 片定位直接找准目标椎间隙所在节段,在棘突中线或者在患侧旁开棘突 1cm 处做一个 2 ~ 3cm 长的切口。在 $L_5$ ~ $S_1$,该切口往往直接对着椎板间隙上方;但如果后伸腰椎,切口将会指向头侧椎板。锐利切开皮肤直至腰背筋膜。筋膜切开时要小心,稍偏向棘突一侧以避免损伤棘上和棘突间韧带复合体。然后骨膜下剥离肌肉,剥离范围局限在椎板间隙和约 50% 的头侧及尾侧椎板。应该小心地保护关节囊,此处可用骨膜剥离器和电凝来完成。然后安装牵引器。术者应当暴露椎弓峡部外侧缘作为解剖标志,以防止行椎板切开时造成峡部骨折。

此时需要再次摄侧位 X 线定位片来确认手术节段是否正确。可以将一个前弯的刮匙置于间隙的头侧椎板之下以帮助定位。经过术中影像学的确认,就不可能出现手术节段的错误。X 线也将指导我们需要切除多少头侧椎板来暴露椎间隙。随后将显微镜置入这一位置。

## 进入椎管

在暴露完椎板间隙并放好牵引器后,我们可以使用一个高速磨钻来切除几毫米的头侧椎板和 2 ~ 3mm 的下关节突内侧面,同时要注意在该节段峡部骨连接处保持至少 6mm 的骨质(图 15-3)。一旦头侧椎板和下关节突内侧面都被切除,那么就暴露了黄韧带的骨性附着处,这样很容易观察到黄韧带。黄韧带附着在下位椎板及靠头侧的边缘部位,止于上位椎板的尾侧 1/2 处,并且附着在上关节突的内侧面。这样,在上椎板的下半部分底部和下关节突内侧面使用高速磨钻都是相对安全的。

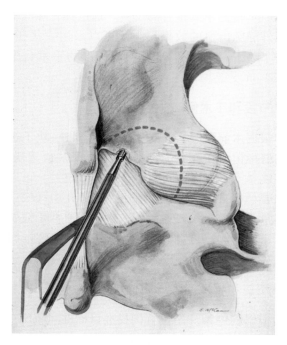

**图 15-3**   皮肤切开并进行骨膜下组织剥离后,在适当的位置放置牵引器,暴露上下椎板,显示出椎板间隙。用高速磨钻切除几毫米的头侧椎板和 2～3mm 的下关节突内侧缘。因为深部有黄韧带保护,骨质可以安全地被切除

## 松解黄韧带

然后,通过前弯的刮匙将黄韧带从上关节突内侧缘松解下来,也可以从上位椎板的深面和下位椎板开始松解(图 15-4)。使用刮匙最安全的方向从下外侧方、朝向椎弓根上方(椎间孔尾侧面)的方向进行。

采用保留黄韧带和硬膜外脂肪的入路,如前所述可以做一个黄韧带瓣,可以减少术后硬膜外纤维化的发生并改善患者预后[8,34]。然而,这个方法可能使得术者更难清楚地观察神经根。当然,如果使用显微镜的话,观察到神经根还是比较容易的。一个经验不足的术者可能会部分切除这些组织。也不推荐术者对巨大的中央型腰椎间盘突出(无论是否伴有马尾神经综合征)和严重的椎管狭窄者采取保留韧带瓣的做法,因为在受到严重干扰的椎管中,黄韧带本身就已经侵犯了很多空间,此外黄韧带也会干扰视野进而影响对硬膜囊的精密操作。

## 暴露侧隐窝

在松解黄韧带后,用枪钳咬除上关节突的内侧缘 2～4mm。去除范围为从下位椎弓根直至该节段

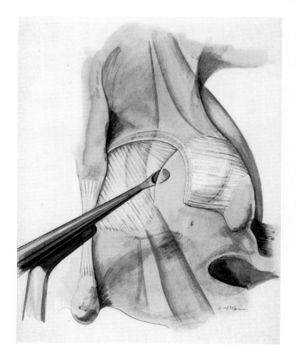

**图 15-4**   用一个前弯的刮匙将黄韧带从上关节突内侧缘游离下来。也可以从上下椎板的底面进行松解

上关节突尖端(图 15-5)。这一内侧面的切除将会对该节段椎弓根至椎间孔水平的侧隐窝均进行减压,并且可更加容易地进入侧面的椎间隙。如果需要的话,也可以用枪钳切除一些外侧的黄韧带,尤其

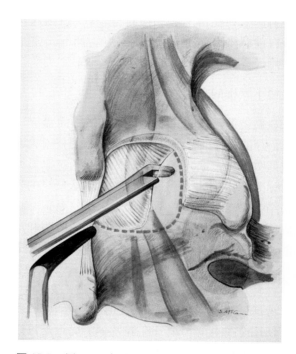

**图 15-5**   用 3mm 或 4mm 枪钳去除侧隐窝(关节下)狭窄(即是上关节突的内侧缘)、背侧到下位椎弓根和头侧到上关节突尖。此处进行的骨质切除可以解除侧隐窝(关节下)的狭窄并暴露出椎间隙的侧面

是进入椎间孔的黄韧带。

## 牵拉神经根和韧带

此时可以使用双极电凝来直接对外侧椎间隙的硬膜外出血进行止血,直至椎弓根的头侧。我们建议找到椎弓根,然后以此作为标志来松解椎间隙表面的硬膜外非神经组织。此时我们可以将神经根拉钩放置在椎间隙上,将黄韧带、硬膜外脂肪以及神经根全部拉向中线,以完整暴露出突出部位(图 15-6)。同样,此处可以用双极电凝对突出椎间盘上所有的硬膜外静脉进行止血。此时可以摘除所有游离的大的椎间盘碎块(图 15-7)。如果需要的话,可以用一把前弯的刮匙采用单向拉出的动作来刮除椎间孔下方和后方的骨缘。在开始刮除之前,以骨椎弓根为起点可以确保刮匙的末端不触及任何神经组织。

## 摘除髓核

即使可以用 11 号刀片扩大纤维环破口,通常情况下纤维环破损部分的入口也足以让术者清理出椎间盘内所有松动的髓核。然后使用直的或者带角度的髓核钳和小的反向刮匙来清理突出的髓核组织。需要注意不能用刮匙刮到或者损伤到终板。纤维切除后可能表现为各种不同的形状,此处不进行详细讨论[36,44]。

然而,到底要从椎间盘腔内摘除多少椎间盘仍

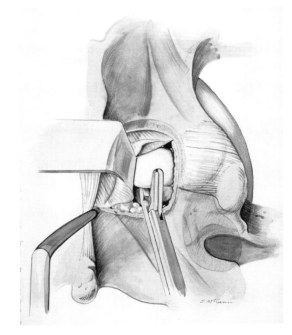

图 15-7　在暴露突出的椎间盘之后,用髓核钳摘除游离的大椎间盘碎块,或者用 11 号刀片扩大椎间盘突出的纤维环破口,或者两者同时进行

然是一个尚未解决的问题。尽可能多地摘除椎间盘意味着需要刮遍椎间盘整个内部空间,甚至有可能包括去除软骨终板。对于这种方法有批评者指出,无论术者操作多长时间,这个方式都不可能取干净所有的盘内组织。他们还提出,这种方法会增加损伤前方内脏结构的风险,并且也增加了有些病变导致的慢性腰背痛的风险,比如无菌性椎间盘炎和脊柱不稳。虽然也有些医生认为,广泛的椎间盘切除可以降低腰椎间盘突出症的复发率,但其他人反对这一观点[36,45-47]。最终,唯一有说服力的前瞻性对照研究来自 Spengler 的研究[48],这项研究指出有限的椎间盘切除即已经满足了手术全部的需要。有限的椎间盘切除有以下优点:对终板的切除和创伤较少,对神经根牵拉较少,感染率更低,降低了损伤椎间隙前方结构的风险,并且减少术后椎间隙塌陷的概率(理论上即减少了慢性腰背痛的发生率)。

## 椎间隙冲洗

在突出的椎间盘和其他剩余的疏松组织摘除后,使用一个细长的导管以一定压力冲洗椎间隙;然后再次用髓核钳清除剩下的疏松椎间盘碎片。然后探查神经根下方的椎管,并检查椎体上方和下方看是否还有任何残余的碎片。在进行椎间盘有限摘除中,术者还必须要确保探查纤维环后方(包括内侧和外侧)是否有散在的碎片。这一步对于确保没有遗

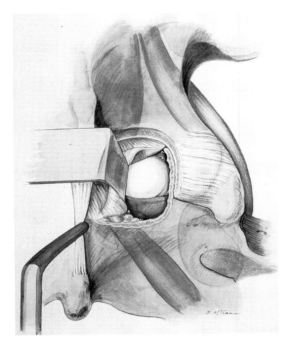

图 15-6　用神经根拉钩将椎间盘表面的黄韧带、硬膜外脂肪以及神经根全部拉向中线。可以用双极电凝对突出椎间盘上所有的硬膜外静脉进行止血

漏下移位的或游离的碎片十分重要。剩余的椎间盘组织将会感觉很粗糙,然而天然的硬脊膜表面会相当光滑。在结束时,我们必须让患者的神经根能够自由移动。我们需要仔细研究术前 MRI 中移位碎片的位置,但同时也必须警惕行 MRI 检查之后碎片可能又发生了移位。

## 关闭切口

一旦减压完毕,就应当对整个手术区用加入抗生素的冲洗液进行彻底的冲洗。用双极电凝、含凝血酶的明胶海绵、FloSeal 止血凝胶进行最后的止血。在完全止血和除去凝胶海绵后,就可以逐层关闭切口。已经有许多人尝试设计一种材料封闭椎板切开术造成的缺损,并防止瘢痕形成,这些材料包括脂肪移植物、水凝胶、硅胶、涤纶和类固醇[49]。而我们喜欢用简易的韧带瓣(图 15-8)[5,8,25]。用 1-0 线缝合关闭腰背部筋膜,用 2-0 缝线关闭皮下组织层,并用 3-0 缝线缝合皮肤。使用这种保留黄韧带的方法进行手术,失血应不超过 10 ~ 20 毫升。如果止血良好,则没有必要在手术切口放置引流。

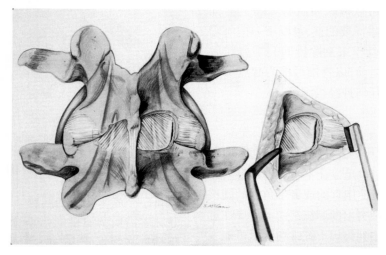

**图 15-8**　彻底冲洗后,松开神经根拉钩,使黄韧带和神经根袖返回到它们正常的解剖位置上

## 术后阶段

许多显微镜下椎间盘摘除术可以在门诊进行[12,50,51]。鼓励大多数患者术后进行可耐受的行走。也允许患者坐起来,但可能有更多的限制。许多患者在术后 5 ~ 10 天即可回归工作,特别是那些从事办公室类型工作的人群。所有的患者都需要在术后约 4 周时开始参加腰椎物理治疗,初始的稳定性训练和适度活动。大多数运动员手术后 8 周内可以恢复正常的体育活动。然而,术后康复过程的长短因人而异,恢复正常活动的时间取决于患者总体的治疗情况以及神经和全身的恢复情况[16,52,53]。

## 罕见的椎间盘突出症

### 高位腰椎间盘突出症( L₁₋₂ , L₂₋₃ , L₃₋₄ )

高位腰椎间盘突出症是罕见的(5%)。它们多发生在椎间孔内和椎间孔外[25,54]。对于脊柱外科医生来说,需要注意高位腰椎的解剖特点:①峡部更窄,过度切除椎板时容易损伤关节突的完整性;②椎板较宽;③椎板间窗口较窄;④椎板下缘超过椎间隙更多;⑤在 L₁₋₂,圆锥不能像低位节段的马尾神经一样可以进行牵拉;⑥神经根出行更加水平,而且活动度更差;⑦硬膜外静脉可能丰富。在这些节段,因为椎板间隙的空间大小有限,我们更建议在减压时切除而非保留黄韧带。

### 椎间盘破裂复发

腰椎间盘突出症术后患者在同节段同侧椎间盘突出的复发率为 2% ~ 5%[5,55,56]。而显微镜手术对于这种情况显得特别有价值,因为复发患者的手术部位包括神经结构均有瘢痕生成,所以在用力牵拉神经根前,必须花足够的时间来仔细地用钝性工具(例如:双极电凝、刮匙、Penfield 神经剥离子)分离组织。椎间盘髓核摘除翻修术并发症的发病率较高也是能够理解的。

### 马尾综合征

在经典的教学中对马尾综合征的治疗观点通常

是:①它是一种骨科急症;②手术必须经双侧入路进行广泛减压。我们同意第一个观点,但不同意第二个。几乎没有腰椎间盘突出物会大到显微手术无法解决,仅仅可能需要进行更广泛的半椎板切除。当手术处理严重狭窄的椎管时,显微镜的价值就能充分地体现出来。如果单边手术无法简单地或完整地摘除椎间盘,那么,也可以进行双侧的半椎板切除术[26,27]。

### 青少年椎间盘突出症

青少年腰椎间盘突出髓核摘除术后复发的风险比成人高。因为在青少年的椎间盘中蛋白多糖含量较高,而且发病多为椎间盘突出而不是椎间盘脱出,所以有人建议对于这个年龄组的患者应采用经皮穿刺化学髓核溶解术治疗,而不是手术治疗[25,57,58]。已经发表的研究结果表明对青少年患者行椎间盘髓核摘除手术存在争议[59-61]。化学髓核溶解术可能在治疗症状性椎间盘突出具有优势,但对于椎间盘脱出或游离而引起显著或渐进性神经功能损害、疼痛时,进行髓核摘除手术是必要的。这些脱出或游离的髓核常常发生严重的胶原化[24,62]。一项关于青少年人群椎间盘髓核摘除术后超过 12 年的长期随访研究报道显示优良率达 87% ~92%[63,64]。

### 并发症

椎间盘髓核摘除手术的并发症包括:硬脊膜撕裂、神经损伤、内脏损伤、术后感染、腰椎间盘突出症复发、减压不充分和医源性不稳。

硬脊膜撕裂的发生率为 1.0% ~6.7%,虽然这一发病率可以随着术者经验积累而降低[5,16,38,65-67]。如果可能的话,无论用还是不用硬脊膜补片,均应通过直接缝合修复硬膜(5-0 至 7-0 的丝线、尼龙线或聚丙烯线)[65]。发生硬脊膜撕裂的患者手术后应保持平卧数日,以降低腰椎硬膜囊的脑脊液压力,以利于硬膜撕裂修复。

神经损伤是罕见的,但如果出现前述的不常见椎间盘突症,则发生概率增大。内脏损伤常常发生在手术操作器械穿透纤维环前缘时。血管损伤是最为常见的内脏损伤[65,68]。一旦确认发生血管损伤,需要立即进行剖腹探查以进行外科手术修补。

术后椎间盘炎的发生率仅有 1%,且对于经验丰富的术者其发生率更低,显然术者习惯使用显微镜这一设备需要一定的学习过程。也有报道指出应用显微镜的手术有更高感染率(高达 7%),显然对于经验丰富的术者这一数据是夸大的[65]。MRI 检查是首选的影像学诊断工具。而对椎间盘感染的患者

在影像辅助下进行穿刺活检有助于选择敏感的抗生素。除非患者病情发展至神经受压、马尾综合征或硬膜外脓肿,否则再次手术是不必要的。

文献报道显示腰椎间盘摘除术后,在原手术节段再次发生椎间盘突出症的概率为 2% ~5%[25,69]。当对复发性腰椎间盘突出症进行翻修手术时,必须充分暴露椎间隙上下方的硬膜囊。然后可以交替使用钝性分离(神经根拉钩、Penfield 神经根拉钩、双极电凝)和锐性分离(Kerrison 咬骨钳)来暴露和游离突出物上方的硬脊膜和神经根。

幸运的是,即使在由于椎管狭窄而需要进行椎板切除减压或摘除了大块椎间盘的情况下,椎间盘髓核摘除术极少造成医源性机械性不稳[6]。症状性机械性不稳可能需要通过外科手术治疗来稳定。椎间盘髓核摘除术后还可能出现一些疗效一般的结果,造成这一结果的原因非常罕见,其中包括硬膜外纤维化、蛛网膜炎和复杂的区域疼痛综合征[65],但很不幸的是,这些问题往往难以通过内科或外科的直接治疗来解决。

### 讨论

当代的大多数研究表明,使用显微镜技术治疗腰椎间盘突出症的成功率达到 90% ~95%。[*] 一项多中心的前瞻性试验证实了下面这个无论怎么重申都不为过的结论:如果医生选择的腰椎间盘突出症患者表现为根性疼痛为主(与腰背痛相比),且伴有神经系统表现,直腿抬高试验阳性,影像学检查证实椎间盘破裂,那么可以预见进行髓核摘除手术时无论是否使用显微镜都能取得很高的成功率[41]。但如果患者症状不完全符合这些标准,那么结果手术成功率就会显著下降。在进行过显微镜下腰椎间盘摘除术的患者中,高达 25% 的患者会发生持续性的腰背痛[66,67]。因此针对这一情况提出以下重要的建议:手术时尽量保留棘上和棘间韧带复合体,尽可能少地切除椎板,尽量保留黄韧带,将其切开而不是切除,进行有限的椎间盘髓核摘除术。这些措施在理论上能减少医源性不稳、硬膜外纤维化、无菌椎间盘炎和椎间盘过度丢失。所有的操作步骤通过显微镜进行都会很便利,但没有证据显示这些步骤能够降低腰背痛的发生率。

腰椎间盘髓核摘除手术效果不佳最常见的原因是由于诊断错误或诊断不全面导致患者选择错误。技术性错误,比如对手术节段错误、减压不充分和术

---

中并发症只占手术失败原因中的很小一部分。一份1981 年的研究将造成失败原因的漏诊情况分类如下：侧隐窝狭窄占 59%；复发性或持续性腰椎间盘突出占 14%；粘连性蛛网膜炎占 11%；中央椎管狭窄占 11%；硬膜外纤维化占 7%。最后，无论什么原因引起的，也无论是否使用了显微镜，再次手术的效果终归不如初次手术，这是由于瘢痕组织的生成，患者有更高的并发症发病率，或需要更大范围的组织剥离。在过去的 10 年里，医学的各个领域尤其是脊柱外科领域，对微创手术的关注大幅增加。其中一些腰椎间盘髓核摘除的术式已被用来替代标准开放性摘除术。注射木瓜凝乳蛋白酶可以溶解大多数中央型髓核，但不太可能对脱出或游离的髓核碎片有作用，因为这些碎片已经发生严重的胶原化[24,57,62]。同样的，经皮髓核切吸术和髓核摘除术（通过机械或激光从椎间盘中心切除）也可以减少椎间盘内的压力，但也不太可能对脱出或游离的髓核碎片有作用。因此即使这些替代的微创技术有很大的前景，但目前显微镜下的腰椎间盘髓核摘除术仍然是外科治疗有根性症状的腰椎间盘突出症的金标准。然而，这些摘除突出椎间盘的替代手术的技术和知识也在不断发展中[24,39,40,71-73]。

## 康复治疗指南

脊柱术后康复可以让患者更安全、更快速地恢复功能活动。多年以来就已经鼓励四肢术后早期恢复适当的活动，同样的做法也应该应用于脊柱。治疗师可通过细心的指导和频繁的再评估将患者的功能活动安全地推进到发病前水平。对于腰椎显微椎间盘切除术后患者的恢复，治疗师应当采用功能适当的、适用性积极的术后康复方案。

腰椎间盘突出症造成的损害不仅限于压迫神经根。代偿性的动作模式、运动节段的力学改变和肌肉僵硬可引起错误的牵涉性疼痛模式（例如肌筋膜触发点）。而且，文献表明，髓核脱出后会发生椎旁肌肉活动的异常变化[74,75]。Triano 和 Schultz[76] 发现，在缺乏屈曲-放松现象（例如，在站立位屈曲末端时腰椎旁肌肉的放松）和 Oswestry 疼痛残疾量表的较差结果之间有高度相关性（栏 15-1）。

---

**栏 15-1　Oswestry 腰痛功能障碍调查问卷**

该问卷专门设计为您的物理治疗师（PT）提供有关腰痛对您日常活动影响的信息。请通过标记与您情况相符的框来回答每一个问题。我们知道您可能会考虑其中与您相关的两个选项，但请只标记最能描述您问题的选框。

**名字：**

**日期：初期中期/出院**

**1. 疼痛强度**
- 我能忍受现有的疼痛而不必使用止痛药。
- 我的疼痛较重，但我可以不用止痛药来处理。
- 止痛药可以完全解除我的疼痛。
- 止痛药可以部分解除我的疼痛。
- 止痛药对我的疼痛只有一点儿作用。
- 止痛药对我的疼痛无效，我不用它们。

**2. 生活自理**
- 我能生活自理而不引起疼痛加重。
- 我能生活自理但会引起疼痛加重。
- 自理生活会有疼痛，我需要缓慢而小心。
- 我需要一些帮助，但能大部分自理。
- 我在自理的大多数方面每天都需要帮助。
- 我不能穿衣，洗漱有困难，只能待在床上。

**3. 提物**
- 我能提起重物而不引起疼痛加重。
- 我能提起重物但会疼痛加重。
- 疼痛使我不能从地板上提起重物，但可以拿起放在合适位置上轻至中等重量的物品。
- 我只能提起非常轻的物品。
- 我不能提起任何东西。

**4. 步行**
- 疼痛不影响我的步行距离。
- 疼痛限制我步行不能超过 1.6km。
- 疼痛限制我步行不能超过 0.8km。
- 疼痛限制我步行不能超过 0.4km。
- 我只能用手杖或拐杖步行。
- 我大部分时间卧床，只能艰难型行至卫生间。

**5. 坐**
- 我能在任何椅子上，想坐多久，就坐多久。
- 我能在适合自己的椅子上，想坐多久，就坐多久。
- 疼痛限制我坐位时间，不能超过 1 小时。
- 疼痛限制我坐位时间，不能超过 1/2 小时。
- 疼痛限制我坐位时间，不能超过 10 分钟。

**6. 站立**
- 我能想站多久就站多久，而不会加重疼痛。
- 我能想站多久就站多久，但会加重疼痛。
- 疼痛限制我站立时间，不能超过 1 小时。
- 疼痛限制我站立时间，不能超过 1/2 小时。
- 疼痛限制我站立时间，不能超过 10 分钟。
- 疼痛使我根本无法站立。

**7. 睡眠**
- 疼痛不会影响我睡好觉。
- 我只有通过服用安眠药才能睡好。
- 即使服用安眠药，我也睡不到 6 小时。
- 即使服用安眠药，我也睡不到 4 小时。
- 即使服用安眠药，我也睡不到 2 小时。
- 疼痛使我根本无法睡觉。

**8. 性生活**
- 我的性生活正常而不加重疼痛。

栏 15-1（续）　Oswestry 腰痛功能障碍调查问卷

- 我的性生活正常但会引起疼痛加重。
- 我的性生活接近正常但非常痛。
- 我的性生活由于疼痛严重受限。
- 我的性生活由于疼痛几乎缺失。
- 疼痛限制一切性生活。

9. 社会生活
- 我的社会生活正常而不加重疼痛。
- 我的社会生活正常但会加重疼痛程度。
- 疼痛对我的社会生活没有明显影响，除了限制我更多充满活力的兴趣，例如跳舞。

- 疼痛限制了我的社会生活，我不经常出去。
- 疼痛使我的社会生活仅限于家中。
- 由于疼痛我没有社会生活。

10. 旅行
- 我能去任何地方旅行而不会加重疼痛。
- 我能去任何地方旅行但会加重疼痛。
- 疼痛有些重，但我可以进行 2 小时以上的旅行。
- 疼痛限制我的旅程在 1 小时以内。
- 疼痛限制我只能进行短途的必要的半小时以下的旅行。
- 疼痛限制我无法旅行除了去医院或去看医生。

当椎间盘内的某些物质引起神经系统的症状和体征，且这些症状和体征不能通过积极的非手术治疗缓解时，可通过显微椎间盘切除术移除这些物质，以减轻神经组织的压力。手术不能纠正不良姿势和身体力线，缓解肌筋膜疼痛综合征，或治疗许多腰痛患者的协同运动和肌肉替代造成的错误动作模式。此外，Hides、Richardson 和 Jull[78,79] 发现：作为主要节段性稳定肌的腰椎多裂肌，在腰痛发生后不能自行恢复，因而在脊柱手术创伤后也不太可能自发恢复的。这些重要的、主动的节段性稳定肌的丧失可导致腰椎疼痛综合征的复发。为了避免脊柱手术后发生这种情况和促进患者康复，治疗师必须以解决问题为导向，不知疲倦地提出问题和重新评估。

以下指南的目的不是为替代正确的临床推理，而是作为腰椎显微椎间盘切除术患者术后成功康复的指南。腰椎显微椎间盘切除术后康复的主要目标是减少疼痛，预防复发性突出，恢复肌肉的正常活动和生物力学，维持硬脊膜的活动性，改善功能，并尽早恢复适当的活动。为达到这些目标每个患者的康复计划必须是个体化的，原因如下：

1. 不同患者的病理学异常和外科手术步骤稍有不同。

2. 手术后患者的力量、柔韧性和体能状况水平不一。

3. 患者的康复目标各不相同。

4. 患者的社会心理因素不同。

5. 患者具有不同水平的运动知觉和本体感觉协调性会影响他们运动学习速度。

因此，每个患者必须根据个人的需要而得到照护。为了这个目的，脊椎术后康复指南应该是随着患者的耐受度逐步推进，治疗师也不应该试图让患者严格按照"时间表"进行康复。

**下肢症状加重、进行性的神经功能缺损和不能忍受的疼痛是需要及时再评估的"红色警示"。**虽然治疗师不能忽视疼痛，但是如果患者功能活动不断增强，康复计划能够按照预期进行，那么一个可以接受的不适水平是合理的。治疗师应该通过认真观察疼痛模式（例如：左大腿外侧到膝）、观察疼痛频率（例如：持续性的，间歇性的，偶发的）以及让患者评价疼痛强度（0-10 分）来监测疼痛的三个指标，这样可以密切追踪运动和活动时疼痛的变化，以便相应地推行或调整康复计划。

最后，任何成功的脊柱康复计划都不能忽视可能对康复计划造成负面影响的心理社会因素。已经有人提出，预示术后结果的最好的指标是术前的心理测试，而不是 MRI 或临床体征[80-83]。另外，有正在进行的诉讼或工伤赔偿要求的患者已被证明较没有这些情况的患者恢复活动晚。在评估患者、推行锻炼计划和评估临床结果时必须要考虑到这些因素。

### 阶段 I：保护阶段

**时间：**手术后 1～3 周

**目标：**保护手术部位，促进伤口愈合，保持神经根的活动性，减少疼痛和炎症，教育患者减少恐惧和忧虑，建立持续良好的身体力线以保证安全、独立地进行自我照顾（表 15-1）。

术后第 1 周通常包括保护性制动、渐进性步行以及适当的限制性活动。对活动的承受力是渐进性活动而非休息的结果，因此应该鼓励患者以舒适的步伐短距离每天步行几次。患者通常可以在手术后 7 天开始淋浴，这取决于伤口愈合的情况。

**通常 1～2 周的时间不允许驾驶，但是如果右侧下肢有明显的损害，这个时期可能会延长。**一般患者可以在 1 周内回到办公室工作。因为在阶段 I 中患者难以维持相对持久的姿势，患者可能在驾驶、坐和躺的姿势中需要支持。此外，可能需要直接教会患者不断变换体位。患者可能会有明显的切口疼痛，尤其在屈曲运动中。

表 15-1 显微椎间盘切除术

| 康复阶段 | 进展至该阶段的标准 | 可能的损害或功能受限 | 干预措施 | 目标 | 基本原理 |
|---|---|---|---|---|---|
| **阶段 I**<br>术后 1 ~ 3 周 | • 术后 | • 水肿<br>• 疼痛<br>• 转移耐力受限<br>• 维持体位的耐力受限<br>• ADLs 受限<br>• 神经活动性受限<br>• 下肢关节活动度受限<br>• 躯干和下肢力量受限<br>• 邻近区域的活动受限<br>• 步行受限<br>• 心血管耐力受限 | • 冷疗<br>• 电刺激<br>• 支持胸衣或支具<br>• 身体力线训练-维持腰椎生理曲度避免在下列情况下躯干屈曲：<br>• 坐位或驾驶（适当支持下）<br>• 睡眠（必要的支持，避免胎儿姿势）<br>• 站立和行走（基于症状限制）<br>• 转移—仰卧或坐-站，上下车，从地上站起<br>• 自理<br>• 避免提物<br>• 采用髋关节铰链和脊柱中立方式弯腰<br>• 硬脊膜松动<br>• 俯卧硬脊膜松动<br>• PROM 牵伸-髋[屈曲(膝屈曲)SLR(轻柔)，ER，站立(比目鱼肌)]<br>• 髋关节和胸椎关节活动<br>• 在跑步机和平地上的渐进步行计划<br>• 开始渐进运动方案（仅在非负重位）<br>• 骨盆移动<br>• 仰卧位骨盆移动（腰屈曲 AROM 中点）<br>• 侧卧位骨盆移动（腰椎侧屈中点）<br>• 四点位骨盆移动（腰椎 AROM 中点）<br>• 俯卧位骨盆移动（腰椎伸展 AROM 中点）<br>• 仰卧位腹支撑（腹横肌独立收缩）<br>• 仰卧位腹支撑，双臂置头后，进展到交替抬臂<br>• 俯卧位腹支撑，交替抬臂，进展至单臂抬起<br>• 部分下蹲到 60° | • 处理水肿<br>• 控制疼痛<br>• 减轻直立姿势时疼痛<br>• 预防并发症和再损伤<br>• 正确的身体力线的良好理解和应用<br>• 坐起至 20 分钟<br>• 2 周后恢复驾驶<br>• 改善睡眠方式<br>• 转移时采用滚动技巧<br>• 生活完全自理<br>• 改善神经活动<br>• 预防限制神经活动的粘连<br>• 恢复下肢 ROM<br>• 改善受限关节的活动<br>• 增加平地步行 30 分钟的耐力<br>• 建立对间盘有利的健康环境<br>• 仰卧和俯卧时腰椎中立位控制良好<br>• 下肢力量增强 | • 促进水肿和疼痛的自我管理<br>• 提供腹部支撑和减压<br>• 开始准备让患者独立的教育<br>• 维持生理曲度避免屈曲姿势以避免手术部位的过度牵伸张力<br>• 促进保护性休息和活动受限的恢复<br>• 转移时避免对手术部位不必要的压力<br>• 避免提物以防再损伤<br>• 减小对手术部位的压力<br>• 防止神经纤维化和硬膜粘连<br>• 改善下肢柔韧性以减少腰椎压力<br>• 避免刺激坐骨神经<br>• 维持和改善近端和远端活动以减少手术部位压力<br>• 准备让患者恢复 ADLs，促进良好的心血管状态<br>• 在继发于间盘的流体动力学变化的显微间盘切除术后进行控制下的腰椎活动对促进血管分布是有益的<br>• 增强躯干肌的力量以稳定和保护脊柱免于受伤<br>• 增加直立姿势时的耐受力<br>• 帮助维持良好的身体力线 |

ADLs. 日常生活活动能力；AROM. 主动关节活动度；LE. 下肢；PROM. 被动关节活动度；SLR. 直腿抬高

**治疗师必须让患者在阶段 I 和阶段 II 避免所有的有负荷的腰椎屈曲。** 患者可以在手术部位进行冷敷，每次 15 ~ 20 分钟，每天几次，以利于控制疼痛、肌肉痉挛和肿胀。

当患者能轻松地来到诊所，通常在术后第 2 周或第 3 周时，治疗师就可以开始门诊物理治疗了。

治疗开始前，对患者进行评估，以明确下列问题：

• 完整的病史，包括以前的治疗或手术和离开工作的时间
• 目前的疼痛模式（程度和频率），以及改变疼痛症状的活动和姿势
• 伤口状况

- 人体测量学数据,姿势和身体力学评估

限制性的力学测试(术后 5 周才能进行站立运动测试和关节活动范围末端运动)

- 神经状态(检查包括神经张力测试)
- 非激惹姿势(如仰卧位)下基线核心力量测试

在最初的评估过程中,治疗师必须小心,避免实施任何可能使已受到损害的患者再次受伤的测试。我们通常在康复过程后期纳入 Waddell 征[85]来帮助界定非器质性体征(栏 15-2)。

---

**栏 15-2　Waddell 征**

1. 与解剖因素无关的腰椎区域浅触时表浅组织触痛或深触时广泛性触痛
2. 模拟轴向负荷或旋转试验时症状加重
3. 仰卧位与坐位 SLR 试验症状不一致
4. 非肌节性或皮节性的区域性无力或感觉异常
5. 检查过程中出现过度生理反应或异常的时间延长

---

对于阶段 I 和 II 的患者,力学检查必须加以限制。力学检查的目的是诱发提示力学问题的症状和力学反应,并由此决定治疗过程。因为负重运动测试和关节活动范围末端动作测试通常要到术后 5 周后进行,在最初的几周,治疗师通过患者对体位变化的反应,以及在俯卧位、仰卧位和侧卧位下关节活动范围中点的运动来确定其在力学方面的问题。

在伤口愈合早期,应该推迟进行髋关节肌肉力量测试,以防止压迫发炎的腰骶部组织。神经张力测试是腰椎评估的一个组成部分。因此,治疗师应该让患者完成直腿抬高试验、Cram 试验、股神经紧张试验(俯卧屈膝)和仰卧位硬脑膜张力测试,并做好正确的测试、记录以及与对侧肢体的比较。

**在术后第 4 周或第 5 周后,才能进行 Slump 试验。**核心力量测试可以以多种方式进行,但 Lee 介绍了一种基于将核心肌肉组合为吊索的良好的功能性测试方法[86]。很好地理解软组织愈合能力、脊柱力学和特殊的外科手术操作有助于避免不必要的软组织损伤。为了进一步评估患者的身体局限性和指导适当的功能锻炼,治疗师可以使用改良的腰痛**在术后第 4 周或第 5 周后,才能进行 Slump 试验。**核心力量测试可以以多种方式进行,但 Lee 介绍了一种基于将核心肌肉组合为吊索的良好的功能性测试方法[86]。很好地理解软组织愈合能力、脊柱力学和特殊的外科手术操作有助于避免不必要的软组织损伤。为了进一步评估患者的身体局限性和指导适当的功能锻炼,治疗师可以使用改良的腰痛 Oswestry 问卷[87](见栏 15-1)或 Roland-Morris 功能残疾调查表[46]。这些很容易管理且有帮助。治疗师应在治疗前和预定的时间间隔内记录患者的知觉障碍情况,以监测功能进展情况,确定合适的功能训练方向。

评估后治疗师向患者全面解释存在的问题和治疗方案。治疗师和患者应该共同决策,达成相互一致的现实目标。患者教育对于取得积极的结果来说是至关重要的,因为患者最终要通过一个家庭锻炼计划和自我治疗技术每天对自己进行几小时的治疗。此外,避免再损伤可能是术后保障康复计划进展迅速,最终实现完全恢复的唯一一个最重要因素。通过患者教育,可以实现安全的、相对快速的恢复活动。物理治疗师应对患者进行正确的姿势、居家锻炼、自我照顾技巧及安全地进行日常生活活动(ADLs)的人体力学教育。在术后愈合阶段,正确的姿势和身体力线是至关重要的。理想的情况下,治疗师应该在手术前指导患者,但如果做不到,那么术后的第一项任务就是教给患者正确的姿势和身体力线。

**正确的姿势**

物理治疗师教育患者维持正常的腰椎前屈。

**患者在站或坐时应避免腰椎屈曲因为这样会造成间盘压力增加,剪切力过大。**在阶段 I 患者通常不能耐受持久的姿势,建议经常变换体位。早期就应该教给患者腹部支撑(即腹肌收缩)的概念。治疗师还应该了解患者工作站的工效学以避免一些潜在的问题。

**坐位和驾驶**治疗师应该做下列工作:

**警告患者坐位时不要弯腰。**

- 指导患者在坐位或驾驶时使用腰围或类似的支具。
- 建议患者尝试坚持坐坚硬的直背座椅而**绝不坐软沙发或椅子**。
- **警告患者避免坐所有无靠背的座椅。**如果患者最终将需要坐露天座椅或类似的无靠背座椅,那么应该建议患者坐 Nada 椅(Nada 设计,Minneapolis 公司生产)或类似的装置以便在此类坐姿中支撑腰椎。
- 鼓励经常变换体位。最初 2 周指导患者避免一次久坐超过 20 分钟。在接下来的几周,根据患者对疼痛的耐受程度,逐渐增加坐位时间。

- 术后 1～2 周后,允许患者恢复短时间驾驶。提醒患者安全而非便利是需要优先考虑的问题。

**睡眠**治疗师应该做下列工作:

- 教育患者在有支撑的仰卧位、侧卧位或脊柱伸直大半身俯卧位下睡眠。指导患者避免以胎儿蜷曲的姿势睡觉因为这样会有长时间的腰屈曲。指导患者避免无支撑下大半身俯卧位睡觉因为这样会有旋转分量。
- 警告患者避免躺在软的床垫或沙发上。

**站立及行走**治疗师应该做如下工作:

- 建议患者不宜在厨房洗涤盆或浴室柜前站立时间过久,并避免腰部弯曲。
- 鼓励患者在站立和行走时保持腰椎前曲和腹肌收缩。

## 人体力学

为帮助患者快速恢复,治疗师应该做任何可以避免再损伤发生的事情。微小的退步可能会影响康复计划的进展,而大的退步可能会对患者造成不可逆的损伤。治疗师应密切关注患者的活动。患者可能会说他们理解正确的力学原理,但表现出来的动作模式却是错的。治疗师可通过频繁的重点性观察评估患者的脊柱力学,判断其姿势是否符合力学机制。基本功能运动检查单(包括从卧到起、从坐到起、端坐位、摸头顶、弯腰至膝水平等)有助于记录患者的基本运动能力以及患者是否需要提示来完成这些运动任务。

**转移**

治疗师应该做如下工作:

- 指导患者正确地转移,从仰卧位坐起,站位到卧位,坐位站起,床上整体翻身和从床上起身。另外,指导患者正确地上下车。

**注意:禁止任何的腰部转动,指导患者用下肢移动代替腰部旋转。**

**穿衣**

治疗师需要做如下工作:

- 指导患者以正确的方式在仰卧位穿裤子、袜子和鞋。最初 2 周最容易穿脱的是便鞋,之后把足置于凳子或椅子上穿系带鞋子会安全些。

**卫生**

治疗师应该做如下工作:

- 告知患者第 2 周后可以开始洗澡。让患者在站立位搓洗大腿时,要把腿放在浴桶或浴椅上,避免腰部弯曲。

**提物**

治疗师应该做如下工作:

- 记住要早点教给患者正确的提物技巧,指导患者阶段 I 时要避免所有的提物动作。在阶段 II 提举较轻的物体时,"抓举"通常是一种安全和易于接受的方法。完成此动作时患者先向前跨一大步至跪位(例如弓箭步)再够到以提起轻型物体,然后反方向练习此动作。

**弯腰**

治疗师应该做如下工作:

- **建议患者避免任何弯腰动作。在术后前两个阶段,腰椎负重弯曲是有争议的最危险的动作。**弯腰时,椎间盘压力明显增大,作用在愈合中的后方纤维环上的张力使问题更加严重。长时间和反复的弯腰损伤尤大。
- 记住偶尔有限的弯腰动作是必要的,治疗师要教会患者正确的弯腰方式,指导其弯腰时避免腰椎屈曲。保持脊柱中立位,腹肌收缩的同时屈髋屈膝(以髋关节为轴),这样弯腰比较安全。沿着患者胸段到骶段的脊柱绑一个 1.2m(直径 2.5～5.1cm)的木棍会容易些。患者可以在姿势镜前,通过观察自己在保持脊柱中立位时缓慢地屈髋屈膝来练习这项重要的动作。

有时,背痛患者的运动觉-本体协调觉较差。改善患者腰部运动觉和位置觉的简单技术包括肌内效贴的应用。首先,治疗师让患者四肢撑地,采取脊柱中立位。治疗师将长度 12～18cm 的肌内效贴平行贴于脊柱两旁(图 15-9),注意不要直接贴在切口部位。治疗师让患者进行小幅度的屈伸活动,再回到中立位。肌内效贴拉伸和回缩的额外反馈将帮助患者重获脊柱本体觉。然后,患者可以尝试各种姿势包括跪位、侧卧位、坐位和立位,并在每一种姿势下进行腰椎小幅度的活动。之后患者可进展到一些功能性的活动(如转移、行走和弯腰)。

## 运动

术后第 1 周,应尽快开始硬脊膜松动术(即神经松动术、神经动力学运动、神经根滑动、神经张力运动)。术前神经损伤和术后硬膜外腔内及其周围的炎症会造成神经纤维化和硬膜粘连。这些问题有时是不确定的,而且可以预防。在 Butler 可以找到很好的神经松解术的原则和技巧[89]。

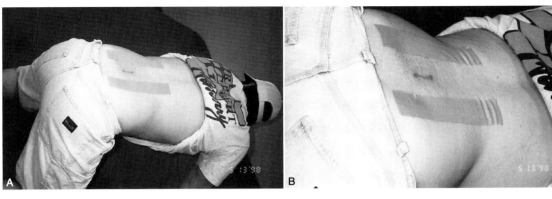

**图 15-9**　患者手膝位,治疗师将长度 12～18cm 肌内效贴平行贴于脊柱两旁,注意避开切口部位。**A.** 蹲位下肌内效贴表面观;**B.** 恢复站立位后肌内效贴近面观

### 技术

治疗师应该做如下工作:

- 仰卧位硬脊膜松动术(下腰部神经松动术):让患者双膝伸展,仰卧在坚硬平面上。患者双手抱大腿后侧,缓慢伸展膝关节,同时背屈踝关节到终末端,然后缓慢地屈曲放松下肢。记录所有症状及膝关节所能达到的最大伸展度以监控进度。

- 俯卧位硬脊膜松动术(上腰部神经松动术):让患者双膝伸展,俯卧在坚硬平面上。最初如果需要的话,为了舒适,患者腹部可垫一枕头。让患者缓慢屈膝至终末端,再缓慢伸膝并放松。整个练习过程中,确保患者腹部收缩以稳定腰椎。双腿交替进行。

硬脊膜松动术应一天练习多次,治疗师必须提醒患者:此练习可能会诱发神经症状,在开始重复下一轮练习前,患者必须让疼痛或麻刺感恢复到基线水平。患者不应过分松动神经组织。**在临床反复的练习获得积极效果之后,患者方可在家进行神经系统的自我松动练习。**随着患者耐受性提高,硬脊膜松动术可扩展到其他受累神经(如踝背屈,髋内旋)。最后(阶段 III)患者可进行坐位神经松动术(坐位弯腰)。

及早了解渐进的脊柱稳定计划对更复杂的功能性活动和运动技能的最终耐受力至关重要。由于腰椎本来在中立区就不稳定,躯干肌必须足够强壮和相互协调来维持脊柱稳定并预防脊椎受伤[90,91]。脊柱稳定性训练计划从非负重位进展到部分负重再到最后的完全负重训练。对于获得主动的腰椎稳定性而言,骨盆后倾训练是最不理想的练习[90,92-94]。下肢运动过程中,不管运动方向如何,腹横肌总是比其他腹部肌肉包括主动肌首先动员,所以必须进行针对性训练[95,96]。而且,腰背痛患者的腹横肌可能会有功能障碍[95,97-100]。因而腹横肌在主

动维持腰椎局部稳定性方面有突出作用。尽管更表浅的腹部肌肉(腹斜肌)在维持腰椎稳定性中起重要作用,但针对这些肌肉的训练却在康复计划的后期进行,因为这些肌肉的旋转作用减小了侧向剪切力和扭转应力,从而产生躯干旋转[102,104,105]。在阶段 II 早期,腰椎多裂肌需要进行针对性训练因其能够维持局部腰部稳定。另外,研究发现,腰背痛患者会有腰椎多裂肌萎缩以及由于激活机制改变而出现的肌容积减小[100,106]。文献还报道了盆底肌对稳定腰椎的重要性[80,107,108]。有证据表明盆底肌与腹横肌协同收缩,所以在指导腹肌训练时应考虑募集盆底肌。腹肌训练可迅速提高脊椎前后向的牢固性和稳定性[109]。最终,在所有训练和功能性活动中腹横肌、多裂肌和盆底肌(腹肌收缩)协同收缩[110,111]。所有训练都应注意运动控制和技巧,逐步提高这些核心稳定肌群的耐力。

治疗师应该指导患者要有脊柱中立位的意识,并帮助他们找到在各种姿势下的脊柱中立位。然后患者就可以学会在多种体位(仰卧位,手膝位,俯卧位)下通过肌电生物反馈、压力生物反馈或康复超声成像来控制腹横肌[102,112-116]。康复超声成像的反馈显示:训练后最多 4 个月,腹横肌和腰椎多裂肌的再募集率提高[117,118]。训练之后,患者可以把体位扩展到坐位和立位,并把持续收缩时间延长到 60 秒。

根据收集到的病史信息,不同姿势下的反应及初期评估中进行的有限的临床测试,治疗师决定腰部可承受的适度运动并用以指导训练。正确的受控的腰部运动对显微椎间盘切除术后的患者是有益的,因为椎间盘的流体静力学变化可促进血供的改善[119,120]。最后,治疗师指导患者无痛体位(如手膝位,俯卧位)下摆动骨盆。骨盆摆动是从前往后重复的连续的骨盆倾斜。对接受显微椎间盘切除术的患者,一般建议行腰部伸展运动,因为腰部伸展能降低

后方剪切力。一般不建议腰部屈曲,因为手术入路通常在椎间盘背面,腰部屈曲会增加这个部位的压力和切口的张力。正确认识软组织的愈合时期是必要的。

在阶段Ⅰ,治疗师指导患者进行以下大多数的训练,但是未经反复的临床试验证实无痛之前,治疗师不要为家庭康复计划制定任何训练处方或姿势。稳定性、柔韧性、协调性和腰椎活动训练都应纳入训练方案。训练顺序很关键,在增加训练项目时治疗师应予以考虑。良好的运动技术和运动控制是很关键的。任何训练都不应加重疼痛或导致慢性疼痛。显然,训练过程中可能会伴有肌肉酸痛,但应该是可以忍受且暂时的。在初步检查后大约1周内,患者一般应能够在各种姿势下持续收缩腹横肌60s。

在阶段Ⅰ治疗师可指导患者进行以下训练:

1. 手膝位腹肌收缩(即针对性的腹横肌收缩、腰椎多裂肌和盆底肌的协同收缩)进展为腹肌收缩时双上肢交替上举。

2. 四肢撑地骨盆摆动(即腰椎 AROM 的适度范围)。

3. 仰卧位硬脊膜牵伸(或俯卧位针对上腰段疾患的硬脊膜牵伸)。

4. 仰卧位腹肌收缩(针对性的腹横肌收缩、腰椎多裂肌和盆底肌的协同收缩)。

5. 仰卧位骨盆摆动(即腰椎屈曲 AROM 的适度范围)。

6. 双手抱头仰卧位腹肌收缩进展为双臂交替上抬腹肌收缩。

7. 仰卧位臀肌、髋外旋肌、腘绳肌牵伸以纠正肌筋膜异常;在此类低负荷,长时间保持运动中主动保持脊柱中立位是很重要的(图 15-10)。

8. 侧卧位骨盆摆动(即腰椎侧屈 AROM 的适度范围)。

9. 俯卧位骨盆摆动(即腰椎伸展 AROM 的适度范围)。

10. 俯卧位腹肌收缩时双臂交替上抬进展为腹肌收缩时双臂同时上抬。

11. 站立位比目鱼肌和腓肠肌牵伸训练(图 15-11)。

12. 腹肌收缩保持脊柱中立位时半蹲至屈膝60°。

### 脊柱松动术

在阶段Ⅰ或Ⅱ很少运用腰椎松动术。可能需要进行髋关节或胸椎松动术,且最好根据个人情况来定。在阶段Ⅱ如果主动运动的恢复进展缓慢并被视为继发于可动性较小的节段时,则可能必须采用松

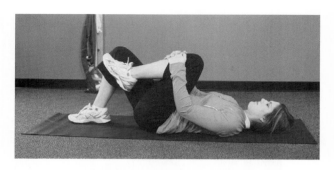

图 15-10　髋关节屈曲很重要。牵伸臀肌时,患者应将大腿向腹部方向而不是鼻子方向牵拉,应尽量屈曲髋关节而不是向后倾斜骨盆

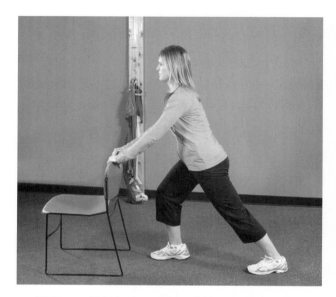

图 15-11　腓肠肌和比目鱼肌牵伸。保持后侧下肢的足跟接地,将重心移至前侧下肢,腓肠肌部位应有牵拉感。当重心转移至前方足时,保持脊柱中立位,腹部收缩,支撑腿保持在额状面正下方

动术来恢复腰椎主动运动。在阶段Ⅲ,松动术可以发挥重要作用,经常用于减少特殊的腰椎运动所致的疼痛,尤其是活动末端的疼痛。Maitland[121],Mulligan[122],and Paris[56]的综述可能有助于临床推理。

### 心血管功能训练

心血管功能训练是康复计划中非常重要的一个部分,对显微腰椎间盘切除术后康复的患者和腰背痛的患者都是有益的[123]。另外,下肢肌肉组织的耐力训练可以提高长时间站立和行走的耐力。当下肢肌肉疲劳时,身体力线会紧跟着出问题。患者通常以渐进步行(在跑步机上或平地户外)、功率自行车(卧位或立位功率自行车,患者要密切注意保持脊柱前曲,避免臀部摇摆)或游泳(最初只进行换气时避免"抬头"的自由泳)的方式进行有氧训练。抬头是

枕下关节伸展并伴随枕寰关节相对于寰枢关节的旋转,或颈椎的伸展和旋转($C_{2-7}$)。游泳或水疗通常要在术后 2～3 周后进行以确保伤口完全愈合和充分的腰椎稳定。**治疗师必须提醒患者一定不要跳入或扎入水中,而是要用梯子或台阶。**本章节不介绍腰椎术后康复的水疗,但 Watkins,Williams 和 Watkins 为有兴趣的临床人员提供了很好的资料[124]。

治疗师确定患者训练时的心率,并依照该指南进行所有的运动训练。之前无有氧运动史或未受过训练的患者,应循序渐进并在密切监督下进行训练。在阶段 I 的有氧训练(着重于正确的姿势和力线)可能包括步行、功率自行车和水中运动。在阶段 II 患者获得充分的躯干稳定性之前应避免爬台梯和越野滑雪。另外,在阶段 III 患者获得显著的主动的腰椎稳定性之前不能进行划船、跑步和滚轴溜冰。

心血管功能训练的进度因人而异,取决于患者训练前水平和当前目标。患者通常以 5～10 分钟运动开始,逐渐增加到 30 分钟或 60 分钟,运动间歇 5 分钟。治疗师必须密切注意患者的体位,因为正确的姿势会随着疲劳增加而变坏。髋屈肌或外展肌、股四头肌、腘绳肌、踝背屈肌和跖屈肌的神经性无力会严重地影响步态,需要修订有氧训练方案以避免异常的力学压力。

## 理疗

一般来说,应避免单独应用被动的治疗技术。但有时它们对增强功能康复计划可能是必需的。治疗师应仅在需要时才使用疼痛控制理疗技术来支持运动训练方案。在一节训练后对腰背部行 15～20 分钟的冷冻疗法和干扰电疗是有帮助的。一些治疗师可能更喜欢用肌电刺激(EMS)、微电流刺激、经皮神经电刺激来降低肌肉痉挛,减轻疼痛。但是,EMS 对于术后前几周的患者而言传导强度太大,可能对椎旁肌肉组织的愈合造成不自觉的损伤,故应谨慎应用。患者在理疗过程中的姿势非常重要,应根据患者在各种体位下的耐受程度而异。在此阶段,支持下的俯卧位或支持下的仰卧位通常是比较舒适的。

## 伤口护理

考虑到患者的病史,在初期评价时切口部位的观察有助于确定是否需要特殊的护理。任何感染迹象都是红色的警示,需要适当的临床处理。一些患者期望不留瘢痕,而另一些却并不在意。由于患者瘢痕状况不同,治疗师应监视瘢痕变化情况,对瘢痕过度增生或瘢痕延伸提出解决方案。压力带技术可用以控制肥厚

性瘢痕形成,减少术后瘢痕扩展。首先,治疗师将一个 10cm×6cm 的氯定橡胶垫对折,用一个宽 5.08cm 的弹力带将其固定(见图 15-12),然后,把橡胶垫水平覆盖在闭合的伤口上(图 15-13,图 15-14),既能对手术瘢痕施加压力,又能与瘢痕完整贴合。患者要持续佩戴压力套 6～10 周,只有洗澡的时候才能脱下。直到伤口完全愈合后方可进行压力治疗(大约 2 周)。

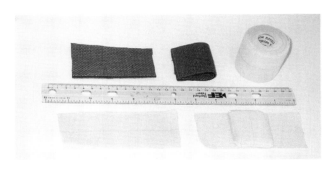

**图 15-12**　压力贴的制作材料(10cm×6cm 氯丁橡胶垫,宽 5.08cm 的弹力带)

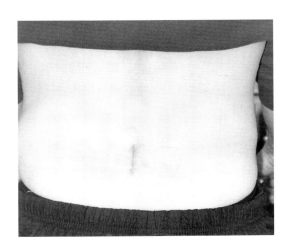

**图 15-13**　粘贴压力带之前查看伤痕

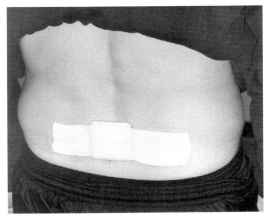

**图 15-14**　用 5.08cm 宽的弹力带把橡胶垫水平粘贴在缝合的切口上

## 阶段Ⅱ（功能康复阶段）

**时间：**术后 4~6 周

**目标：**理解腰椎中立位的概念，提高心血管功能，增加躯干力量至80%，促进软组织活动，增强下肢肌力及柔韧性，维持神经根机能（表 15-2）

表 15-2　显微椎间盘切除术

| 康复阶段 | 进展至该阶段的标准 | 可能的损害或功能障碍 | 干预措施 | 目标 | 基本原理 |
|---|---|---|---|---|---|
| 阶段Ⅱ<br>术后 4~6 周 | • 无感染迹象<br>• 无疼痛加重<br>• 活动耐力逐渐增加<br>• 充分了解身体力线知识<br>• 在最小动作修正下可自理 | • 疼痛<br>• 神经活动受限<br>• 躯干肌力下降<br>• 瘢痕挛缩<br>• 软组织粘连<br>• ADL 及持久姿势耐力下降<br>• 多种姿势下躯干稳定性和肌力下降<br>• 腰椎软组织活动受限<br>• 椎旁肌募集减少<br>• 下肢 ROM 受限<br>• 心血管耐力降低 | • 继续并增强阶段Ⅰ一样适度的心血管活动<br>• 用弹性带进行自我神经松动以增加其延展性<br>• 脊柱 ROM 等长运动腹肌收缩同时交替直腿抬高适当时机进展为骑自行车和 dying bug<br>• 适当时进行附加旋转的仰卧起坐<br>• 俯卧位（腹肌收缩同时直腿抬高伸展）：由单腿开始逐渐过渡到双腿<br>• 肘支撑俯卧位逐步过渡到部分俯卧撑<br>• 等长 AROM 运动：四肢撑地（腹肌收缩单腿抬高，过渡到对侧上肢和下肢抬高）；站立（腹肌收缩下蹲 60°逐步增加到 90°，维持 2~3 分钟）；坐在瑞士球上（腹肌收缩的同时屈髋和屈臂配合对侧上下肢伸展）<br>• 腰椎多裂肌的 EMG 训练<br>• PROM（牵伸）：然后增加髂腰肌和股四头肌牵伸<br>• 软组织按摩 | • 心血管运动训练20分钟<br>• 神经紧张体征最少至消失<br>• 躯干肌力增加到80%<br>• 在各种体位下贯彻脊柱中立位的观念<br>• 避免伸髋时腰椎伸展<br>• 无痛范围内的半俯卧撑<br>• 各种姿势下腰椎中立位的良好控制<br>• 下肢肌力增强<br>• 坐位耐力提高<br>• 腰椎旁肌的独立收缩<br>• 下肢柔韧性增加<br>• 软组织延展性提高 | • 改善心血管健康状况<br>• 恢复神经滑动的力学机制<br>• 预防神经纤维化及硬脊膜粘连<br>• 通过脊柱中立位的观念增强躯干肌力<br>• 腰部及骨盆适度运动<br>• 四肢移动时稳定躯干增强躯干力量，从被动复位到动态稳定<br>• 恢复非负重状态下全范围伸展<br>• 中立位下增强椎旁肌肉及腹部力量<br>• 增强直立位时维持脊柱中立位的能力，提高对负重位的耐受性<br>• 增加对直立姿势的耐受性<br>• 利用生物反馈增强椎旁肌的募集<br>• 改善下肢柔韧性以减小脊柱压力<br>• 改善肌筋膜界面恢复软组织延展性 |

ADLs. 日常生活活动能力；AROM. 主动关节活动度；EMG. 肌电图；LE. 下肢；PROM. 被动关节活动度；SLR. 直腿抬高

随着手术部位疼痛减轻，脊柱自主稳定性提高，治疗师应该增加患者的功能性活动和训练计划。在阶段Ⅱ患者应该伤口完全愈合，虽然一些压痛和脊旁肌肉痉挛仍可能持续存在。神经紧张体征应是阴性的，但神经动力检查可能显示受限。患者应具有功能性活动的耐力，能够在最小的动作修正下完成所有的自理活动。患者对有氧运动的耐力也应该提高。随着功能性活动的增强，应维持正确的身体力线和姿势。患者应相信自己有能力在各种负重状态下主动保持腰椎稳定性。应在无痛范围内继续加大腰椎 AROM 至活动末端，即使在屈曲末端仍可能会引起疼痛。

患者仍要避免负重状态下腰椎屈曲。通过在每个治疗阶段简单的再评估,治疗师收集患者腰椎活动进步的资料。例如:如果能够很好地耐受俯卧位骨盆摆动,就可以安全地评估患者肘支撑位的耐力和卧位下部分伸展功能。

　　治疗师应避免立位运动测试和坐位测试,除非大部分接受训练的患者功能已恢复得相当好。

## 运动训练

　　最近针对随机对照实验的 Cochrane 系统性回顾得出结论:显微椎间盘切除术后 4～6 周进行高强度的运动训练,比不治疗和低强度运动能更快地减轻疼痛和降低功能障碍[125]。然而,尽管早期运动干预能更快地减轻疼痛和降低功能障碍,1 年后随访临床预后的结果与低强度运动和不运动的结果相似[126,127]。治疗师应指导患者配合 EMG 生物反馈以正确的方式收缩和控制腰椎多裂肌。必须特别注意这一重要的节段稳定肌的训练[128]。手术过程中椎旁肌的回缩可能会导致腰椎多裂肌失神经支配[129]。幸运的是,腰椎显微间盘摘除术只需很小的切口,因而可以降低此种并发症的发生。患者应在仰卧位、俯卧位和手膝位下练习腹肌收缩(以腹横肌、腰椎多裂肌和盆底肌的协同收缩保持脊柱中立位),逐渐进展到转移动作。最终在所有的 ADLs 中以协同收缩来稳定腰椎。治疗师可以推进患者的腰椎适度运动,在可忍受范围内进行脊柱稳定性训练,用瑞士球训练来改善坐位平衡和动态腰椎稳定性。**在腰椎屈曲和侧屈运动末端,患者仍要避免轴向负重。**当患者能够控制和耐受时,可增加运动水平。如果运动过程中出现疼痛,往往需要纠正训练技术或做运动调整。另外,应增强失神经支配肌群(髋外展肌、股四头肌、踝跖屈肌和背屈肌)的肌力。慢肌纤维最常受累而易疲劳。神经压迫和炎症时间越长,再生需要的时间越长。为避免再次损伤,在肌力训练过程中密切关注背部保护姿势很关键。

　　**阶段 Ⅱ 的经典运动:**治疗师应该做如下事情:

　　1. 仰卧位腹肌收缩,同时交替直腿抬高;逐步进展为腹肌收缩,同时无支撑的下肢伸展(即骑自行车),再到腹肌收缩时无支撑的四肢伸展(即 dying bug)(图 15-15)。

　　2. 仰卧位硬脊膜松动术,逐步进展为用弹力带或毛巾绕在足上以增强效果。

　　3. 仰卧位部分仰卧起坐,逐步进展为伴随旋转的部分仰卧起坐,以增强腹斜肌力量(图 15-16)。

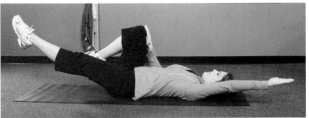

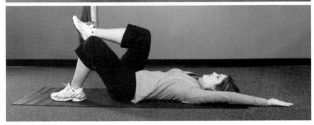

**图 15-15**　Dying bug。此项练习教给患者同时控制伸展和侧屈。患者以手在髋关节上方直接触摸膝关节开始,然后有意地缓慢伸展同侧上下肢。在治疗师监控下,患者进行侧屈或伸展。患者可以通过小幅度地移动上下肢调整此项练习

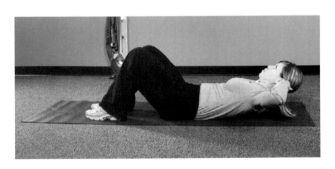

**图 15-16**　多种体位下进行半起式仰卧起坐。此项训练的重点是脊柱必须保持中立位,整个过程中腹肌必须保持收缩,而且必须强调离心控制。胸部上抬,而不是头部上抬。下肢可以在伸展位至单侧腰伸位

　　4. 双腿搭桥,逐步进展为单腿搭桥,再到单腿搭桥的同时对侧膝伸展(图 15-17)。

　　5. 俯卧位肘支撑,进展到部分俯卧撑。

　　6. 俯卧位腹肌收缩的同时单腿抬高,逐步进展为俯卧位双腿抬高。

　　7. 站立位重复下蹲至屈膝 60°,进展到屈膝 90°,坚持 2～3 分钟。

　　8. 手膝位腹肌收缩同时单腿抬高,逐步进展到对侧上肢和下肢抬高(图 15-18)。

　　9. 双下肢平衡板训练,持续时间逐渐延长。

　　10. 失神经支配肌的针对性训练。

　　11. 瑞士球上坐位渐进训练(脊柱中立位腹肌收缩)。

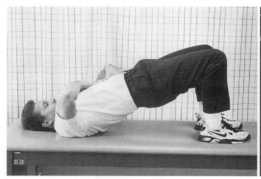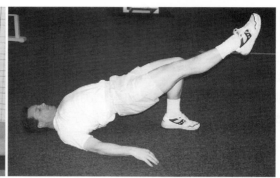

**图 15-17**　桥式运动。此项练习教给患者首先支撑脊柱,然后整体抬高躯干。患者在进行髋关节铰链的内外移动,强调臀部和躯干肌群的协同收缩

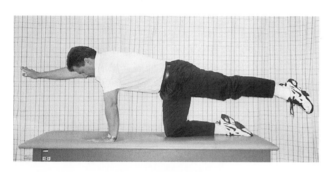

**图 15-18**　从膝手位开始,治疗师应教给患者手置肩以下,膝置髋以下时保持对侧上下肢伸展

12. 根据需要进行股四头肌、臀肌、髋外旋肌、髂腰肌、腘绳肌和腓肠肌的牵伸,以纠正肌筋膜活动受限(图 15-19～图 15-22;见图 15-11)。

## 软组织松动术

含有排列紊乱的胶原纤维或纤维脂肪组织的肌筋膜瘢痕会降低肌肉收缩过程中肌肉的延展性和运动过程中结缔组织的弹性[130]。肌肉痉挛以及臀肌和腰背肌的保护性收缩可能持续存在。常常需要腰椎旁肌和臀肌的软组织松动术来改善肌肉功能,减轻痉挛[131]。在术后第 3 周或第 4 周之内,治疗师进行

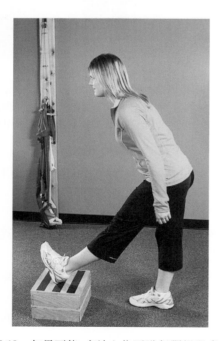

**图 15-19**　如果可能,在站立位下进行腘绳肌牵伸练习以便患者可以同时锻炼对侧髋关节稳定性和躯干控制。在保持牵伸时,患者可以进行足背屈和跖屈动作以增加神经滑动成分。伴随更多的髋关节铰链运动的膝关节微屈,可以将牵伸从肌肉肌腱联合部向上移至肌腹内

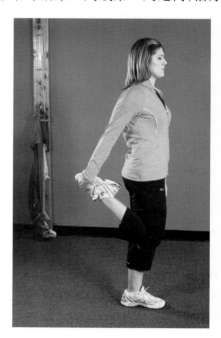

**图 15-20**　开始在俯卧位下进行股四头肌牵伸,接下来如果可能在站立下进行牵伸以发展对抗伸展动作的躯干控制能力。如果患者关节活动受限,应调整为把足置于桌面上进行牵伸训练。通过控制腹肌控制防止腰部伸展

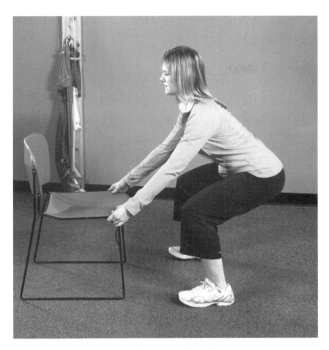

图 15-21　股薄肌牵伸对于侧位下蹲很重要

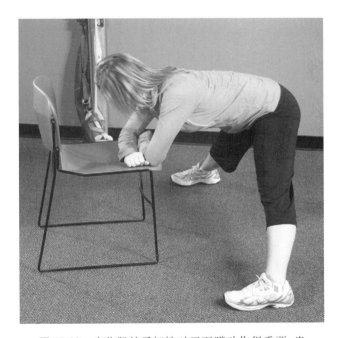

图 15-22　内收肌的柔韧性对于下蹲动作很重要,患者可以通过改变躯干角度或对膝关节内侧加压来加强牵伸练习

软组织牵伸时必须注意对椎旁肌的运动防护,因为这一时期切口组织尚未完全愈合。软组织松动术的力学效应和反射效应非常适于腰椎显微间盘切除术后康复的患者,在椎旁肌力量训练前进行某些牵伸技术尤其有效(如,侧卧位下椎旁肌从中线向两侧牵伸)。详细的问诊和软组织检查将发现导致臀部和

下肢疼痛模式的臀肌扳机点[76]。此类肌筋膜疼痛综合征在术前很常见,并可能持续到术后。适当的处理会减轻疼痛,以促进功能性康复计划的进展。或许还需要瘢痕按摩以松解软组织粘连。

### 脊柱松动术

阶段 II 的患者如果没有保护性肌肉痉挛,脊柱骨骼疾病,过度运动或易受激的相邻运动节段的话,进行非推挤性手法的脊柱松动术可能是有益的。肌肉能量技术往往容易耐受,最适合阶段 II 的患者。

**猛推性手法(5 级或高速手法)不适用。**

### 心血管功能训练

治疗师应该增强有氧运动强度和持续时间继续推进心血管功能训练。如果患者已获得充分的躯干稳定性,可以通过越野滑雪、爬台阶和游泳进行有氧训练。阶段 III 之前患者应避免划船和轮滑运动。

**术后 12 周之前不推荐跑步,因为跑步需要更大的脊柱稳定性和重复的椎间盘轴向负重。**

### 理疗

治疗师和患者应该只在必要时通过理疗来辅助运动计划。运动后腰背部冷冻疗法和电刺激可能有益。

### 阶段 III(抗阻训练阶段)

**时间:** 术后 7~11 周

**目标:** 确保患者在最小动作修正下独立进行 ADLs 和生活自理,增加活动耐力,逐渐恢复到之前的功能水平。

阶段 III 的患者应该无须提示而能持续保持正确的身体力线和姿势,并且应该耐受所有的功能性活动。长时间一个姿势(如无支持坐位)仍有可能诱发腰痛,但疼痛应该很容易随着姿势变化或简单的牵伸练习而缓解。在这阶段 I,软组织大部分完全愈合,虽然仍有些手术部位可能存在触痛。患者应该在最小变动下自信地、无痛地完成所有的自理活动和 ADLs。阶段 III 的患者应该对腰椎活动的适中范围有很好的耐受力,应该有充分的脊柱稳定性以完成负重位时的脊柱活动。

提物活动的恢复必须循序渐进,而且要在仔细指导下完成。因为所有工作者对腰背损伤的赔偿申请大约有 50% 是由于提物所致,这组患者需要更多的、恰当的指导和功能性训练。

因为到阶段Ⅲ时，软组织愈合几乎完成，可以进行更多的伸展性力学测试以确定患者对不同的腰椎活动的耐受力以及活动末端的感觉。

**6 周后可以安全地对大多数患者进行站立运动测试（无过压）和坐位测试。**运动测试的结果很大程度上决定了治疗和训练的进度。除非瘢痕已经形成，否则神经紧张的体征应该是阴性的。有时一些神经症状和体征会持续到阶段Ⅲ，但在监护和平静的鼓励下，物理治疗师可以使受累的患者消除疑虑，因为这些症状将会随着后续的神经运动和时间推移而减退。

研究者和临床医生注意到柔韧性、力量（稳定性）和协调能力在损伤后会以不同的速度恢复[132]。在脊柱康复过程中，柔韧性的恢复应该早于力量恢复，近端力量应该比远端力量恢复得早，力量恢复应该比协调能力恢复得早。这一点在未受伤的人所进行的更快速和流畅的功能性活动中表现最明显。治疗师必须确保考虑到这些不同因素的恢复结果，在力学测试过程中存在的受限情况，以及计划训练方案进度时患者实际的目标。

### 运动

功能性运动训练（例如特殊的运动训练，强化性活动）通常在阶段Ⅲ开始。预定目标决定作为康复重点的动力学活动。治疗师密切监视这些活动的进展，小心关注脊柱力线的质量和腰椎稳定性。功能性训练集中在模拟患者将要恢复的躯干动作上。如果患者已经获得充分的主动腰椎稳定性，在全负重位下的脊柱活动能力以及充分的肌筋膜柔韧性和协调能力，即可开始特殊的运动训练（图 15-23 ～图 15-26）。治疗师可以使用平衡板和瑞士球进行本体感觉训练。最初，参加跑、跳活动的运动员在监控下的跑步机跑步或跳跃训练过程中，采用非负重装置接受最安全的训练。这些患者通常在术前可以很好地适应，术后可以没有困难地进步。

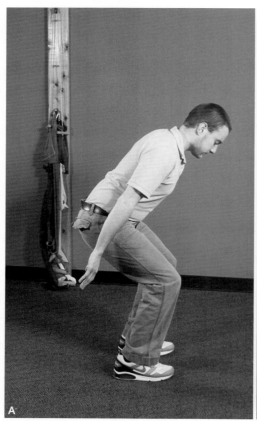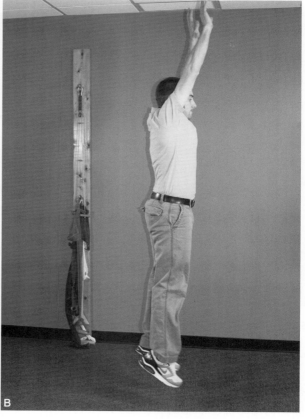

**图 15-23**　**A.** 对跳跃运动员来说，从起跳位着地通常更难。他们必须学习在髋关节铰链位着地，在到达脊柱前，通过髋、膝、踝离心吸收尽可能多的冲击力，对强化训练是有帮助的；**B.** 双臂上举过头在空中时，治疗师应该训练跳跃运动员用腹横肌进行支撑，以防止额外的腰椎活动，当双臂过头拦球（像打排球时）时，运动员应该更强地支撑以抵抗球的冲击。医疗性球类运动是有益的

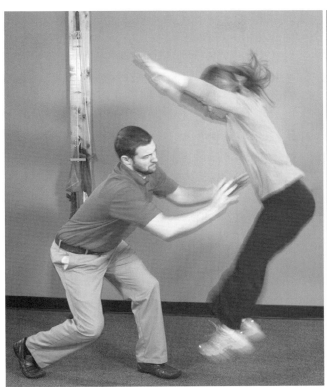
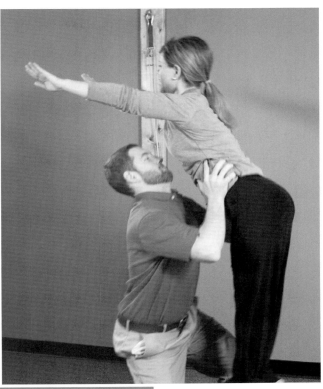
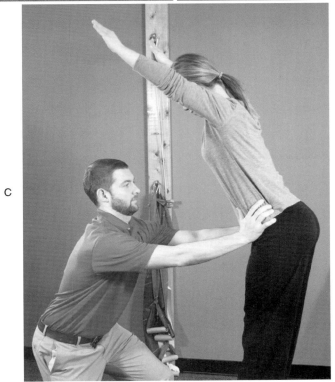

图 15-23（续）　**C.** 在一些接触性体育运动中，运动员将会在空中受到撞击（例如篮球，足球），对于一个来自前方的冲击，运动员应该髋部后撤，对于一个有角度的撞击，则应该学会从下方跳离，这里显示的类似的训练通过逐渐增加撞击难度有助于训练这项特殊的技巧

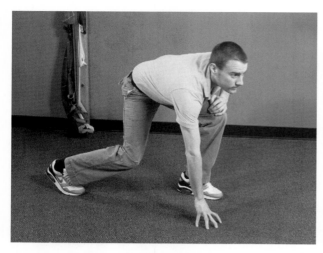

图 15-24　足球运动经常要用到三点站立。它实质上是一种超常的髋关节铰链运动。必须要有充分的屈髋以及腹肌收缩反应

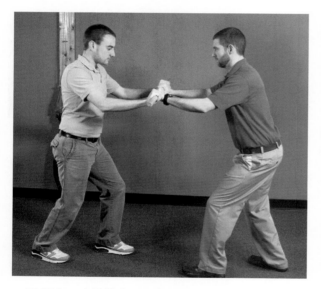

图 15-25　在橄榄球和足球运动中，运动员通常要防守在他或她周围跑动的某些人。类似这样的粘贴训练可以教给患者通过腹肌收缩保持脊柱中立位时如何快速地应对变化力

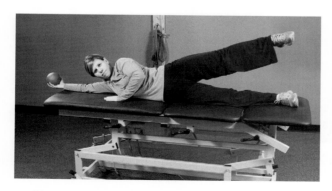

图 15-26　当鱼跃救球时（例如在棒球和排球运动中），运动员要学会降落在地面，保持水平位，作为一个整体落地。要求明显的腹肌支撑

高尔夫球手需要接受训练在挥杆动作的全部五个阶段动态地保持脊柱中立位。治疗师可以结合具体的力量、柔韧性和平衡训练来完成安全的力学上合理的高尔夫挥杆动作。

从事中重度工种患者的强化性训练通常在术后8周开始，包括 11 ~ 22kg 的提物训练。这些领域的工作者需要特别关注有关材料处理的问题，应该在术后 10 ~ 12 周接受功能能力的评估以决定回归工作状态的适当时机。

运动方案的强度和难度逐渐增加包括躯干的旋转稳定性、扣球活动以及使用平衡板的平衡训练。在负重位对角线模式下训练患者可以更好地模拟现实情况。一项针对阶段Ⅲ患者的新的稳定性训练，以对被动组织的最小压力对腹斜肌和腹横肌的牵拉[76]。McGill 将此训练作为对膝或足的等长侧支撑（依据难易程度）[133]。治疗师应该在临床阶段证明患者有对此项运动的耐受力之后，才能在家庭练习中开具这项运动处方。

脊柱活动计划旨在修复无痛的全范围的腰骶ROM。物理治疗师应该通过适当的运动处方结合关节松动术来实现全范围的、无痛的腰椎 ROM，并继续牵伸训练，以获取正常的肌纤维柔韧性。

## 软组织松动术

软组织松动术应该作为必需的治疗项目继续进行，以保证手术瘢痕的柔软，臀部和椎旁肌肉的功能正常以及软组织的延展性。

## 脊柱松动术

当需要恢复可动性较小的脊柱节段的活动以及减少与活动相关的疼痛时应进行脊柱松动术。因为正常脊柱活动的恢复是主要目标，治疗师必须识别和矫正异常的关节运动。在阶段Ⅲ扩展的力学测试将会发现活动受限或激发一些需要受到关注的症状。可以复习一下 Maitland, Mulligan 和 Paris 的技术来协助临床推理[121,122,56]。

## 心血管训练

心血管训练的强度和持续时间应该继续增加。根据最终的活动目标决定患者的有氧健身计划。一个典型的办公室工作者显然不能按照职业运动员的强度进行训练。但是治疗师不能低估体力劳动者的有氧需求，应该鼓励适当的耐力训练。

有氧训练（集中在纠正姿势和力线）可能包括跑步机上步行、功率自行车、越野滑雪机、爬楼梯、游泳、滑冰（轮滑或滑冰）。之前曾有过划船经历的患者可以恢复这项运动。注意正确的划水动作形式很重要,必须维持生理前屈的矫正训练。

**患者不应该在术后12周之前开始跑步计划,因为跑步会在足跟触地时产生较高的压缩性的、重复性的轴向负荷。** 走-跑计划最初应该在跑步机上实施,而且治疗师要监护和分析步态。当患者确实能够恢复跑步的时候,应该在早上跑,因为在此期间腰椎间盘含水量最大[124]。

## 理疗

在大强度训练后进行冷疗仍可能是有益的。EMS、经皮神经电刺激、微电流、干扰电刺激和其他的理疗很少是必要的。

## 出院计划

当达到预期目标和期望的结果时,患者可以带着居家或俱乐部运动方案(或两者)出院。运动方案要一直保持下去。通常术后患者应尽量恢复到发病前的活动水平。因为患者的康复目标有很大的不同,有些患者可能需要比别人更多的训练,如过顶提物训练、增强式跳跃训练或专项运动技能训练。在这些较高活动水平的患者出院前,他们应该具有对剧烈工作活动或娱乐性体育活动的合理耐受水平。

在阶段Ⅲ进行的综合腰椎评估表明有任何运动受限、无力、神经功能限制和运动时的疼痛,仍需要得到重视。治疗师可以从计算机化的测试设备获得更多的信息[132],这些设备可以提供有关腰椎运动速度、加速和减速以及 ROM 的客观数据。其他测试设备,如计算机化的等速测试仪,可以确定不同腰椎关节活动速度下躯干肌力的客观数值。这些信息有助于指导治疗师选择合适的训练来治疗任何无力或功能受限,特别是对于体力活动更加主动的患者。

如果能得到正确的教育和精心的康复,大多数显微腰椎间盘切除术后患者的恢复会进展顺利。治疗师可通过临床知识的应用和手法技术,促进系统性的训练计划,以实现安全、快速的功能恢复。

## 居家训练建议

**第1周**
这1周的目标:保护手术部位,促进伤口愈合,保持神经根的活动性,减少疼痛和炎症,教育患者,为安全和独立的自理建立持续良好的身体力线
1. 保护切口部位
2. 开始轻柔的神经根滑动
3. 维持腰椎前曲和正确的身体力线
4. 避免长时间保持单一姿势,避免所有的腰椎屈曲动作
5. 每天步行,逐步增加时间和速度
6. 必要时冷敷以减轻不适

**第2~3周**
此阶段目标:保护手术部位,促进伤口愈合,保持神经根的活动性,减少疼痛和炎症,教育患者使恐惧和不安最小化,为安全和独立的自理建立持续良好的身体力线
1. 步行计划推到20~30分钟
2. 保持神经根的活动性
3. 渐进性训练计划(仅在非负重位)
(1) 手膝位和俯卧位下骨盆摆动
(2) 在不同体位下的腹肌收缩
(3) 第3周末或适当时间进行支撑下 dying bug
(4) 卧位肘支撑至部分伸展
(5) 俯卧位交替抬臂
(6) 部分下蹲(至60°)
(7) 必要时腘绳肌、腓肠肌、臀肌、髋内收肌和旋转肌的轻柔牵伸
4. 保持正确的姿势和身体力线

5. 在日常活动中经常有针对性地进行腹横肌收缩训练
6. 必要时开始瘢痕加压包扎
7. 必要时冷敷以减轻不适

**第4~6周**
此阶段目标:了解脊柱中立位的概念,改善心血管功能,增加躯干力量至80%,增加软组织的活动性和下肢柔韧性及力量
1. 保持神经根的活动性
2. 渐进性训练计划(部分负重位)
(1) 部分俯卧撑到完全俯卧撑
(2) 仰卧位交替抬腿到俯卧位双腿抬高
(3) 无支撑的 dying bug
(4) 双腿搭桥渐进到单腿搭桥
(5) 伴随旋转的部分仰卧起坐
(6) 侧卧位双腿抬高
(7) 手膝位抬臂和抬腿
(8) 重复蹲起(从60°开始进展到90°)
3. 必要时加强失神经支配肌肉的力量(例如髋外展肌、踝背屈肌、跖屈肌、足外翻肌)
4. 必要时腘绳肌、腓肠肌、股四头肌、臀肌、髋内收肌和旋转肌的轻柔牵伸
5. 逐渐增强有氧训练(如步行、游泳、骑自行车)至30~60分钟
6. 在日常活动中经常锻炼腹横肌和腰椎多裂肌
7. 必要时冷敷以减轻不适
8. 必要时按摩瘢痕

## 居家训练建议（续）

9. 必要时持续瘢痕加压

**第7~11周**

**此阶段目标**：确保患者在最小动作修正下独立进行自理和ADL，增加活动耐力，逐渐恢复到以前功能水平

1. 渐进性训练计划（负重下）：

（1）俯卧撑

（2）俯卧位"超人动作"（手臂和腿同时抬起）

（3）负重下 dying bug

（4）负重下单腿搭桥

（5）伴随身体旋转的部分仰卧起坐

（6）侧卧位双腿负重抬高

（7）侧卧位肘和膝等长支撑，逐渐进展至足支撑

（8）手膝位负重下抬腿和抬臂

（9）立位下使用抗阻弹力管进行躯干旋转

（10）重复蹲起（到90°）

2. 如果可以，在此阶段结束时开始功能性运动训练（运动和工作的专项活动）

3. 必要时继续下肢肌筋膜牵伸

4. 继续加强失神经支配肌的力量

5. 发展和延续到最后的居家或俱乐部训练计划（或两者均有）

# 临床案例回顾

1 显微椎间盘切除术后第1周的目标是什么？

　①保护切口部位；②维持神经根的活动性；③减轻疼痛和炎症；④对患者进行教育；⑤建立连续性的身体力线。

2 Mikayla 在显微椎间盘切除术后的最初2周进展良好。今天她来时，主诉有疲劳感。她还说，她觉得自己已经发热1周了。你应该做些什么？

　应该检查 Mikayla 的伤口有无感染的迹象；寻找任何伤口渗出液或排出物。注意伤口部位任何加重的发红或发热。发热和不适可能是感染的一种征象（或仅仅是感冒）。如果怀疑有感染，提示应该将患者及时转诊回外科医生处进一步诊治。

3 Mikayla 2周前做了显微椎间盘切除术。本周末她想去参加儿子的棒球比赛。她的治疗师会告诉她什么？

　她的治疗师应该告诉她以下内容：

- 提醒她避免坐在没有靠背的座位或长椅上
- 建议她乘坐一些别样的有靠背的座椅装置
- 建议经常变换体位（避免一次坐的时间超过20分钟）
- 她应该避免没精打采的弯腰坐姿，以防止椎间盘内压力和剪切力增加，这些压力和剪切力可由坐位屈曲引起。

4 Rick 41岁。他近两年有进行性的背痛发作。MRI 显示 $L_{4-5}$ 椎间盘突出出。Rick 也有间歇性左腿根性痛的主诉。他在2周前做了显微椎间盘切除手术，来物理治疗门诊进行评估和治疗。我们如何调整脊柱评定方法来评估一个最近刚做过椎间盘切除手术的患者呢？

　力学测试应受到限制（术后5周内，不进行立位运动测试和活动末端的运动测试）。伤口愈合早期，应推迟髋部肌肉力量测试，以预防发炎的腰骶部组织压力增加。Slump 试验要到后期才可以进行。很好地理解软组织愈合速度、脊柱力学和特殊的外科手术程序有助于避免不必要的软组织损伤。

5 Summer 仍然在进行正确的肌肉收缩方面有困难，你怎么来帮助她？

　可以使用 EMG、压力生物反馈或康复超声成像，来帮助 Summer 再学习如何正确地进行肌肉收缩。

6 Edna 在手术前是一个爱久坐的人。你发现她反对做任何练习，似乎怕"破坏她的手术效果"。你应该告诉 Edna 什么？

　应该告诉 Edna 显微椎间盘切除术后肌肉功能发生的变化。同时，她应该知道，没有正确地对这些肌肉进行康复可能导致以后的慢性背部问题。你可以向她保证，你将根据她的个人需求调整她的训练计划，并将慎重对待疼痛。

7 Verlyn 是一个40岁的女人。6周前她做了 $L_5$ 显微椎间盘切除手术。背部疼痛是最轻的。下肢柔韧性和力量逐渐提高。躯干力量也有进步。她正在看治疗师以寻求治疗。以前的治疗包括用理疗控制疼痛、下肢柔韧性运动、躯干和一般力量练习、心血管功能训练和身体力线纠正。Verlyn 担心她右腿的间歇性的根性疼痛。长时间坐、行走或站立会加重她右腿的症状。她说牵伸腘绳肌会诱发腓肠肌疼痛。应该用什么样的治疗技术来降低腓肠肌疼痛的频率和强度？

Verlyn 右腿可逆性神经紧张试验阳性。在对神经系统进行了几次松动术治疗后,她对疼痛强度和发生频率的主诉明显降低。

8　Karla 家里有个 5 个月大的女儿。她在显微椎间盘切除术后 3 周来做治疗。马上应该指导 Karla 做什么?

　　应该指导 Karla 做到以下几点:

- 在手术后最初的 3~4 周她应该尽量避免抱起和携带孩子。这可能需要教育她的家庭成员,让他们了解手术后的最初阶段她将需要帮助。
- 应该指导她在抱起或携带女儿时,要采用正确的身体力线和正确的抱起技术。
- 应该教给她在弯腰抱起孩子时,以髋关节为铰链的动作和一气呵成完成动作是必要的。

9　Jason 在一个仓库里工作,他每天中的大部分时间必须重复性地搬运沉重的箱子,并且走来走去。他 9 周前做了手术,但他不明白为什么他的治疗师把骑自行车和在跑步机上行走作为他显微腰椎间盘切除术后康复的一部分。如果他必须做有氧训练,他宁愿跑步。治疗师制定这些训练的基本原理是什么?

　　以下解释了治疗师的基本原理:

- 心血管功能训练有利于显微椎间盘切除术后患者的恢复。
- Jason 的工作需要长时间的步行,他需要有耐力的下肢以防止腿部疲劳,而腿部疲劳会导致身体力线不良。
- 在术后第 12 周,当患者能够较好地稳定脊柱以及反复的轴向负荷不再是一个值得关注的问题时,跑步才可以开始。

10　Raquel 在显微椎间盘切除术后,睡觉时很难找到一个舒适的姿势。经过询问,你发现她通常以胎儿般的姿势睡觉。应该告诉 Raquel 什么?

　　Raquel 应该避免以胎儿的姿势睡觉,因为这会使腰椎处于长时间的屈曲位,而这正是你显微椎间盘切除手术后需要避免的。

　　推荐以下的替代姿势:

- 仰卧时用枕头在膝盖下支撑
- 侧卧时将枕头放在膝盖和手臂之间支撑
- 俯卧位三点支撑,保持脊柱伸直(见图 16-7,A-C)

11　Summer 显微椎间盘切除术后接近 3 个月。在上周她恢复普拉提课程之前,她的康复一直进展很大。现在她主诉在她课上按照指令做骨盆后倾时发生了腰背痛。你应该告诉 Summer 什么呢?

　　骨盆后倾应该避免,因为它使腰椎置于屈曲位。了解你的患者的活动和他们的需求,以便你可以充分地准备他们回到以前的娱乐或专业活动。Summer 可能还需要复习动员腹横肌,腰椎多裂肌和盆底肌来支撑她腰椎的正确方法。

12　Kristy 是一个 36 岁的有两个孩子的妈妈,她在 3 个多月前做了显微椎间盘切除术。目前她辞掉了使她背部受伤的服务员工作。客观地说,她似乎已经在手术后有了很大的恢复,但是,她始终感到任何活动时都有明显的疼痛。她疼痛的原因可能是什么?

　　在每一个患者的预后中都需要考虑心理因素。有工伤赔偿需求的患者显示较其他患者更晚恢复活动。

13　Russell 已经准备好恢复跑步。在他 3 个月前接受显微椎间盘切除术之后,他能恢复跑步的最安全方式是什么?

　　最初的步行-跑步计划,应在跑步机上实施,由治疗师监督分析他的生物力学。也可使用非负重装置。建议 Russell 在早上跑第一次,然后进展到户外跑。因为早上椎间盘最大限度地水合,可以提供最大的冲击吸收能力。

14　Ken 3 周前做了 $L_4$ 显微椎间盘切除术。今天,他有 9/10 分的疼痛,且疼痛再次出现在下肢。通过检查,你注意到他的膝跳反射消失,股四头肌无力。你应该做什么?

　　不能忍受的疼痛和神经功能缺损是红色警示。应该马上把 Joe(or Ken)转诊给他的外科医生进行再评估。

15　Lynne 10 多年前做过显微椎间盘切除术,却从未进行过物理治疗。她现在下背部疼痛,她的医生送她去治疗。她的节段性运动很差,不能随着肢体运动稳定躯干。为什么会这样?

　　腰椎节段性稳定肌在损伤后不能自行恢复,这可能会导致反复出现的腰痛综合征。此外,Lynne 可能已经形成了错误的运动方式和肌肉代偿,这也可能导致她目前的问题。

　　　　　　　　　(何雨舟　刘颖 译　谢幼专　张鑫 校)

# 参考文献

1. Boden SD, et al: Abnormal magnetic resonance scans of the lumbar spine in asymptomatic subjects: A prospective investigation. J Bone Joint Surg 72A:403-408, 1990.

2. Yasuma T, et al: Histological development of intervertebral disc herniation. J Bone Joint Surg 68A:1066-1072, 1986.

3. Buirski G, Silberstein M: The symptomatic lumbar disc in patients with low-back pain: Magnetic resonance imaging appearances in both a symptomatic and control population. Spine 18:1808-1811, 1993.

4. Jensen MC, et al: Magnetic resonance imaging of the lumbar spine in people without back pain. N Engl J Med 331:69-73, 1994.

5. Delamarter RB: Lumbar microdiscectomy: Microsurgical technique for treatment of lumbar herniated nucleus pulposus. Instr Course Lect 51:229-232, 2002.

6. Hardy RW: Lumbar discectomy: Surgical tactics and management of complications. In Frymoyer JW, editor: The adult spine: Principles and practice, ed 2, Philadelphia, 1997, Lippincott-Raven.

7. Davis H: Increasing rates of cervical and lumbar spine surgery in the United States, 1979-1990. Spine 19:1117-1124, 1994.

8. Delamarter RB, McCulloch J: Microdiscectomy and microsurgical spinal laminotomies. In Frymoyer JW, editor: The adult spine: Principles and practice, ed 2, Philadelphia, 1997, Lippincott-Raven, pp 1961-1988.

9. Caspar W, et al: The Caspar microsurgical discectomy and comparison with a conventional standard lumbar disc procedure. Neurosurgery 28:78-87, 1991.

10. McCulloch JA, Snook D, Kruse CF: Advantages of the operating microscope in lumbar spine surgery. Instr Course Lect 51:243-245, 2002.

11. Silvers HR: Lumbar disc excisions in patients under the age of 21 years. Spine 19:2387-2392, 1994.

12. Souza GM, Baker LL, Powers CM: Electromyographic activity of selected trunk muscles during dynamic spine stabilization exercises. Arch Phys Med Rehabil 82(11):1551-1557, 2001.

13. Tureyen K: One-level one-sided lumbar disc surgery with and without microscopic assistance: 1-year outcome in 114 consecutive patients. J Neurosurg 99(suppl 3):247-250, 2003.

14. Urban JPG, et al: Nutrition of the intervertebral disc. Clin Orthop Relat Res 170:296, 1982.

15. Zahrawi F: Microlumbar discectomy: Is it safe as an outpatient procedure? Spine 9:1070-1074, 1994.

16. Weber H: Lumbar disc herniation: A controlled, prospective study with 10 years of observation. Spine 8:131-140, 1983.

17. Atlas SJ, et al: The Maine Lumbar Spine Study. II. One-year outcomes of surgical and nonsurgical management of sciatica. Spine 21:1777-1786,1996.

18. Atlas SJ, et al: Surgical and nonsurgical management of sciatica secondary to a lumbar disc herniation: Five-year outcomes from the Maine Lumbar spine Study. Spine 26:1179-1187, 2001.

19. Weinstein JN, et al: Surgical versus nonoperative treatment for lumbar disc herniation: Four-year results for the Spine Patient Outcomes Research Trial (SPORT). Spine 33:2789-2800, 2008

20. Deyo RA, et al: How many days of bed rest for acute low back pain? A randomized clinical trial. N Engl J Med 315:1064, 1986.

21. Krolner B, Toft B: Vertebral bone loss: An unheeded side effect of therapeutic bed rest. Clin Sci 64:437, 1983.

22. Waddell G, et al: Non-organic physical signs in low-back pain. Spine 5:117, 1980.

23. Carragee EJ: Indications for lumbar microdiscectomy. Instr Course Lect 51:223-228, 2002.

24. Errico TJ, Fardon DF, Lowell TD: Open discectomy as treatment for herniated nucleus pulposus of the lumbar spine. Spine J 3:45S-49S, 2003.

25. McCulloch JA, Young PH: Microsurgery for lumbar disc herniation. In McCulloch JA, Young PH, editors: Essentials of spinal microsurgery, Philadelphia, 1998, Lippincott-Raven.

26. Kostuik J, et al: Cauda equina syndrome and lumbar disc herniation. J Bone Joint Surg 68:386, 1986.

27. Sihvonen T, et al: Local denervation atrophy of paraspinal muscles in postoperative failed back syndrome. Spine 18:575, 1993.

28. Hanley EN: The surgical treatment of lumbar degenerative disease. In Vaccaro AR, editor: Orthopaedic knowledge update: Spine, Rosemont, Ill, 1997, American Academy of Orthopaedic Surgeons.

29. Findlay GF, et al: A 10-year follow-up of the outcome of lumbar microdiscectomy. Spine 23(10):1168-1171, 1998.

30. Gibson JN, Grant IC, Waddell G: Surgery for lumbar disc prolapse. Cochrane Database Syst Rev (3):CD001350, 2006.

31. Hakelius A: Prognosis in sciatica: A clinical follow-up of surgical and non-surgical treatment. Acta Orthop Scand 129(suppl):1-76, 1970.

32. McCulloch JA: Focus issue on lumbar disc herniation: Macro- and microdiscectomy. Spine 21(suppl 24):45S-56S, 1996.

33. Weir BKA, Jacobs GA: Reoperation rate following lumbar discectomy: An analysis of 662 lumbar discectomies. Spine 5:366-370, 1980.

34. De Divitiis E, Cappabianca P: Lumbar discectomy with preservation of the ligamentum flavum. Surg Neurol 57(1):5-13, 2002.

35. McCulloch JA, Young PH: The microscope as a surgical aid. In McCulloch JA, Young PH, editors: Essentials of spinal microsurgery, Philadelphia, 1998, Lippincott-Raven.

36. Wilson DH, Harbaugh R: Microsurgical and standard removal of the protruded lumbar disc: A comparative study. Neurosurgery 8:422-427, 1981.

37. Wilson DH, Kenning J: Microsurgical lumbar discectomy: Preliminary report of 83 consecutive cases. Neurosurgery 4:137-140, 1979.

38. Sapsford RR, et al: Co-activation of the abdominal and pelvic floor muscles during voluntary exercises. Neurourol Urodyn 20(1):31-42, 2001.

39. Deen HG, Fenton DS, Lamer TJ: Minimally invasive procedures for disorders of the lumbar spine. Mayo Clin Proc 78(10):1249-1256, 2003.

40. Maroon JC: Current concepts in minimally invasive discectomy. Neurosurgery 51(5S):137-145, 2002.

41. Abramovitz JN, Neff SR: Lumbar disc surgery: Results of the prospective lumbar discectomy study of the Joint Section on Disorders of the Spine and Peripheral Nerves of the American Association of Neurological Surgeons and the Congress of Neurological Surgeons. Neurosurgery 29:301-308, 1991.

42. Barrios C, et al: Microsurgical versus standard removal of the herniated lumbar disc. Acta Orthop Scand 61:399-403, 1990.

43. Thomas AMC, Afshar F: The microsurgical treatment of lumbar disc protrusions. J Bone Joint Surg 69B:696-698, 1987.

44. Peterson M, Wilson J: Job satisfaction and perceptions of health. J Occup Environ Med 38(9):891, 1996.

45. Panjabi MM: The stabilizing system of the spine. I. Function, dysfunction adaptation and enhancement. J Spinal Disord 5:383, 1992.

46. Roland M, Morris R: A study of the natural history of back pain. I. The development of a reliable and sensitive measure of disability in low-back pain. Spine 8:141, 1983.

47. Williams RW: Microlumbar discectomy: A conservative surgical approach to the virgin herniated lumbar disc. Spine 3:175-182, 1978.

48. Spengler DM: Lumbar discectomy: Results with limited disc excision and selective foraminotomy. Spine 7:604-607, 1982.

49. McCulloch JA, Young PH: Wound healing and mobilization. In McCulloch JA, Young PH, editors: Essentials of spinal microsurgery, Philadelphia, 1998, Lippincott-Raven.

50. Bookwalter JW, Buxch MD, Nicely D: Ambulatory surgery is safe and effective in radicular disc disease. Spine 19:526-530, 1994.

51. Ng JKF, Richardson CA, Jull GA: Electromyographic amplitude and frequency changes in the iliocostalis lumborum and multifidus muscles during a trunk holding test. Phys Ther 77(9):954, 1997.

52. Carragee EJ, Helms E, O'Sullivan GS: Are postoperative activity restrictions necessary after posterior lumbar discectomy? A prospective study of outcomes in 50 consecutive cases. Spine 21(16):1893-1897, 1996.

53. Watkins RG, Dillin WH: Lumbar spine injury in the athlete. Clin

Sports Med 9(2):419, 1990.

54. McCulloch JA, Young PH: Foraminal and extraforaminal lumbar disc herniation. In McCulloch JA, Young PH, editors: Essentials of spinal microsurgery, Philadelphia, 1998, Lippincott-Raven.

55. Loupasis GA, et al: Seven- to 20-year outcome of lumbar discectomy. Spine 24(22):2313-2317, 1999.

56. Paris SV: Mobilization of the spine. Phys Ther 49:988, 1979.

57. Gogan WJ, Fraser RD: Chymopapain: A 10-year, double blind study. Spine 17:388-394, 1992.

58. Lorenz M, McCulloch JA: Chemonucleolysis for herniated nucleus pulposus in adolescents. J Bone Joint Surg 67A:1402-1404, 1985.

59. DeLucca PF, et al: Excision of herniated nucleus pulposus in children and adolescents. J Pediatr Orthop 14:318-322, 1994.

60. Peacock EE Jr: Dynamic aspects of collagen biology. I. Synthesis and assembly. J Surg Res 7:433-446, 1967.

61. Singhal A, Bernstein M: Outpatient lumbar microdiscectomy: A prospective study in 122 patients. Can J Neurol Sci 29(3):249-252, 2002.

62. Obenchain TG: Speculum lumbar extraforaminal microdiscectomy. Spine J 1(6):415-420, 2001.

63. Parisini P, et al: Lumbar disc excision in children and adolescents. Spine 26(18):1997-2000, 2001.

64. Papegelopoulos, PJ, et al: Long-term outcome of lumbar discectomy in children and adolescents sixteen years of age or younger. J Bone Joint Surg Am 80:689-698, 1998.

65. McCulloch JA, Young PH: Complications (adverse effects) in lumbar microsurgery. In McCulloch JA, Young PH, editors: Essentials of spinal microsurgery, Philadelphia, 1998, Lippincott-Raven.

66. Shapiro S: Cauda equina syndrome secondary to lumbar disc herniation. Neurosurgery 32:743-746, 1993.

67. Travell JG, Simmon DG: Myofascial pain and dysfunction: The trigger point manual, vols 1-2, Baltimore, 1992, William & Wilkins.

68. Rogers LA: Experience with limited versus extensive disc removal in patients undergoing microsurgical operations for ruptured lumbar disc. Neurosurgery 22:82-85, 1988.

69. White T, Malone T: Effects of running on intervertebral disc height. J Orthop Sports Phys Ther 12:410, 1990.

70. Wohlfahrt D, Jull G, Richardson C: The relationship between the dynamic and static function of abdominal muscles. Aust J Physiother 39(1):9, 1993.

71. Gill K: Percutaneous lumbar discectomy. J Am Acad Orthop Surg 1(1):33-40, 1993.

72. Onik GM: Percutaneous discectomy in the treatment of herniated lumbar disks. Neuroimaging Clin N Am 10(3):597-607, 2000.

73. Onik GM, Kambin P, Chang MK: Minimally invasive disc surgery. Nucleotomy versus fragmentectomy. Spine 22(7):827-828, 1997.

74. Haig A, et al: Prospective evidence for changes in paraspinal muscle activity after herniated nucleus pulposus. Spine 17(7):926, 1993.

75. Moreland J, et al: Interrater reliability of six tests of trunk muscle function and endurance. J Orthop Sports Ther 26(4):200, 1997.

76. Triano JJ, Schultz AB: Correlation of objective measures of trunk motion and muscle function with low-back disability ratings. Spine 12(6):561, 1987.

77. McCulloch JA: Microdiscectomy: The gold standard for minimally invasive disc surgery. Spine: State Art Rev 11(2):373, 1997.

78. Hides JA, Richardson CA, Jull GA: Multifidus inhibition in acute low back pain: Recovery is not spontaneous. MPAA Conf Proc 1995;57.

79. Hides JA, Richardson CA, Jull GA: Multifidus muscle recovery is not automatic after resolution of acute, first-episode low back pain. Spine 21(23):2763-2769, 1996.

80. Scalzitti DA: Screening for psychological factors in patients with low back problems: Waddell's nonorganic signs. Phys Ther 77(3):306, 1997.

81. Schofferman J, et al: Childhood psychological trauma and chronic refractory low-back pain. Clin J Pain 9(4):260, 1993.

82. Schutz H, Watson CPN: Microsurgical discectomy: Prospective study of 200 patients. Neurol Sci 14:81-83, 1987.

83. Saberi H, Isfahani AV: Higher preoperative Oswestry Disability Index is associated with better surgical outcome in upper lumbar disc herniations. Eur Spine J 17(1):117-121, 2008.

84. Karas R, et al: The relationship between nonorganic signs and centralization of symptoms in the prediction of return to work for patients with low back pain. Phys Ther 77(4):354, 1997.

85. Waddell G: A new clinical model for the treatment of low-back pain. Spine 12(7):632, 1987.

86. Lee D: The pelvic girdle, ed 2, Edinburgh, 1999, Churchill Livingstone.

87. Hudson-Cook N, Tomes-Nicholson K, Breen A: A revised Oswestry disability questionnaire. In Roland MO, Jenner JR, editors: Back pain: new approaches to rehabilitation and education, New York, 1989, Manchester University Press.

88. Hickey DS, Hukins DWL: Relation between the structure of the annulus fibrosus and function and failure of the intervertebral disc. Spine 5(2):106, 1980.

89. Butler DS: Mobilization of the nervous system, Melbourne, 1991, Churchill Livingstone.

90. Kavcic N, Grenier S, McGill SM: Determining the stabilizing role of individual torso muscles during rehabilitation exercises. Spine 29(11):1254-1265, 2004.

91. Panjabi MM, et al: On the understanding of clinical instability. Spine 19(23):2642, 1994.

92. Richardson C, Jull G: Muscle control-pain control: What exercises would you prescribe? Man Ther 1:2, 1995.

93. Richardson C, et al: Therapeutic exercise for spinal segmental stabilization in low back pain: Scientific basis and clinical approach. St Louis, 2000, Churchill Livingstone.

94. Roberts MP: Complications of lumbar disc surgery. In Hardy RW, editor: Lumbar disc disease, New York, 1992, Raven.

95. Hodges PW, Richardson CA: Contraction of the abdominal muscles associated with movement of the lower limb. Phys Ther 77:132, 1997.

96. Yasuma T, et al: Histologic changes in aging lumbar intervertebral discs. J Bone Joint Surg 72A:220-229, 1990.

97. Ferreira PH, et al: Changes in recruitment of transversus abdominis correlate with disability in people with chronic low back pain. Br J Sports Med 44(16):1166-1172, 2010.

98. Teyhen DS, et al: Changes in lateral abdominal muscle thickness during the abdominal drawing-in maneuver in those with lumbopelvic pain. J Orthop Sports Phys Ther 39(11):791-798, 2009.

99. Teyhen DS, et al: Ultrasound characteristics of the deep abdominal muscles during the active straight leg raise test. Arch Phys Med Rehabil 90(5):761-767, 2009.

100. Kiesel KB, et al: A comparison of select trunk muscle thickness change between subjects with low back pain classified in the treatment-based classification system and asymptomatic controls. J Orthop Sports Phys Ther 37(10):596-607, 2007.

101. Hodges PW, et al: Intervertebral stiffness of the spine is increased by evoked contraction of transverse abdominis and the diaphragm: In vivo porcine studies. Spine 28(23):2594-2601, 2003.

102. Hebert JJ, et al: A systematic review of the reliability of rehabilitative ultrasound imaging for the quantitative assessment of the abdominal and lumbar trunk muscles. Spine 34(23):E848-E856, 2009.

103. McGalliard MK, et al: Changes in transverse abdominis thickness with use of the abdominal drawing-in maneuver during a functional task. PM R 2(3):187-194, 2010.

104. Barr KP, Griggs M, Cadby T: Lumbar stabilization: Core concepts and current literature. I. Am J Phys Med Rehabil 84(6):473-480, 2005.

105. McKenzie RA: The lumbar spine: Mechanical diagnosis and therapy, ed 2, Waikanae, NZ, 2003, Orthopedic Physical Therapy Products.

106. Wallwork TL, et al: The effect of chronic low back pain on size and contraction of the lumbar multifidus muscle. Man Ther 14(5):496-500, 2009.

107. Newman MH: Outpatient conventional laminotomy and disc excision. Spine 20:353-365, 1995.

108. Arab AM, et al: Assessment of pelvic floor muscle function in women with and without low back pain using transabdominal ultrasound. Man Ther 15(3):235-239, 2010.

109. Stanton T, Kawchuk G: The effect of abdominal stabilization contractions on posteroanterior spinal stiffness. Spine 33(6):694-701, 2008.

110. Hides JA, et al: Effect of stabilization training on multifidus muscle cross-sectional area among young elite cricketers with low back pain. J Orthop Sports Phys Ther 38(3):101-108, 2008.

111. Hides JA, et al: Retraining motor control of abdominal muscles among elite cricketers with low back pain. Scand J Med Sci Sports 20(6):834-842, 2009.

112. Koppenhaver SL, et al: Reliability of rehabilitative ultrasound imaging of the transverse abdominis and lumbar multifidus muscles. Arch Phys Med Rehabil 90(1):87-94, 2009.

113. Teyhen DS, et al: Changes in deep abdominal muscle thickness during common trunk-strengthening exercises using ultrasound imaging. J Orthop Sports Phys Ther 38(10):596-605, 2008.

114. Wallwork TL, Hides JA, Stanton WR: Intrarater and interrater reliability of assessment of lumbar multifidus muscle thickness using rehabilitative ultrasound imaging. J Orthop Sports Phys Ther 37(10):608-612, 2007.

115. Henry SM, Teyhen DS: Ultrasound imaging as a feedback tool in the rehabilitation of trunk muscle dysfunction for people with low back pain. J Orthop Sports Phys Ther 37(10):627-634, 2007.

116. Hides JA, et al: Ultrasound imaging assessment of abdominal muscle function during drawing-in of the abdominal wall: An intrarater reliability study. J Orthop Sports Phys Ther 37(8):480-486, 2007.

117. Herbert WJ, Heiss DG, Basso DM: Influence of feedback schedule in motor performance and learning of a lumbar multifidus muscle task using rehabilitative ultrasound imaging: A randomized clinical trial. Phys Ther 88(2):261-269, 2008.

118. Teyhen DS, et al: The use of ultrasound imaging of the abdominal drawing-in maneuver in subjects with low back pain. J Orthop Sports Phys Ther 35(6):346-355, 2005.

119. Holm S, Nachemson A: Variations in the nutrition of the canine intervertebral disc induced by motion. Spine 8(8):866, 1983.

120. Vroomen PC, et al: Lack of effectiveness of bed rest for sciatica. N Engl J Med 340(6):418-423, 1999.

121. Maitland GD, et al: Maitland's vertebral manipulation, ed 7, London, 2006, Butterworth-Heinemann.

122. Mulligan BR: Manual therapy "NAGS", "SNAGS", "MWMS", etc, ed 6, Wellington, NZ, 2010, Orthopedic Physical Therapy Products.

123. Manniche C, et al: Intensive dynamic back exercises with or without hyperextension in chronic back pain after surgery for lumbar disc protrusion. Spine 18(5):560, 1993.

124. Watkins RG IV, Williams LA, Watkins RG III: Microscopic lumbar discectomy results for 60 cases in professional and Olympic athletes. Spine 3(2):100-105, 2003.

125. Ostelo RW, et al: Rehabilitation after lumbar disc surgery: An update Cochrane review. Spine 34(17):1839-1848, 2009.

126. Danielson JM, et al: Early aggressive exercise for postoperative rehabilitation after discectomy. Spine 25(8):1015-1020, 2000.

127. Donaldson BL, et al: Comparison of usual surgical advice versus a nonaggravating six-month gym-based exercise rehabilitation program post-lumbar discectomy: Results at one-year follow-up. Spine J 6(4):357-363, 2006.

128. Williams RW: Microdiscectomy: Myth, mania, or milestone? An 18-year surgical adventure. Mt Sinai J Med 58:139-145, 1991.

129. Silvers HR: Microsurgical versus standard lumbar discectomy. Neurosurgery 22:837-841, 1988.

130. Groslin AJ, Cantu R: Myofascial manipulation: Theory and clinical management, New York, 1989, Forum Medicum.

131. Cottingham JT, Maitland J: A three-paradigm treatment model using soft tissue mobilization and guided movement-awareness techniques for a patient with chronic low back pain: A case study. J Orthop Sports Ther 26(3):155, 1997.

132. Tullberg T, Isacson J, Weidenhielm L: Does microscopic removal of lumbar disc herniation lead to better results than standard procedure? Spine 18:24-27, 1993.

133. McGill SM: Distribution of tissue loads in the low back during a variety of daily and rehabilitation tasks. J Rehabil Res Dev 34(4):448, 1997.

# 第 16 章

# 腰椎融合术

*Chris Izu*, *Haideh V. Plock*, *Jessie Scott*, *Paul Slosar*, *Adam Cabalo*

在 20 世纪初,就有两名外科医生开始腰椎融合手术的探索。Russell Hibbs 医生和 Fred Albee 医生率先采用后路手术的方式开展关节固定术[1,2]。在随后的几十年里,很多的外科医生利用融合术的横向拓展丰富了融合技术[3-6],从而实现横突综合征和脊翼的合并治疗。患者的自体髂嵴成为标准的植骨源[7,8]。随后,脊柱固定器械的开发与应用得到快速的发展。虽然追溯这些内植物的历史演变已经超出本章的范围,但还是可以简单地将其分为前路或后路固定器械。最常见也是最有争议的是椎弓根螺钉、钉棒、钉板系统。前柱固定装置包括钉板或(和)钉棒系统,以及最近推出的椎间融合器。本章介绍选择性腰椎融合术的适应证,并讨论多种融合方法。

## 外科手术适应证及注意事项

对于腰腿痛的患者而言,腰椎融合术的最佳适应证是基于严重的、可致残的背部或腿部疼痛。创伤后节段性不稳定或潜在神经损伤的患者也可能需要融合,但本章主要针对的是退行性脊柱病变(degenerative spinal pathology)患者。

腰背痛患者所经历的症状常源自退变过程中的组织恶化[9]。创伤或过度使用导致椎间盘纤维环开始微撕裂;这最终导致椎间盘高度降低,进而改变关节突关节的排列方式。这可能会导致疼痛,伴随着痉挛和保护性反应。关节会出现滑膜炎(synovitis)、关节软骨变性和粘连。这改变了脊柱的运动力学,进一步恶化椎间盘的纤维环,加速了关节突的退变过程。也会出现关节突软骨的磨损和关节的过度活动。关节突关节面开始扩大。由于关节破坏,正常的运动丧失,椎间盘开始承受更大的张力。纤维环更加薄弱,髓核开始膨出,进而突出。椎间盘将持续脱水,椎间隙进一步降低,造成神经孔或椎间孔狭窄。这个过程是在表 16-1 概述。

表 16-1　退行性系列

| 结构 | 在每个阶段的伤害 | | |
| --- | --- | --- | --- |
| | 阶段 I:功能障碍期 | 阶段 II:不稳定期 | 阶段 III:稳定期 |
| 椎间盘 | • 周围撕裂<br>• 炎性渗出液和刺激 | • 径向(放射状)撕裂<br>• 椎间盘高度损失<br>• 内部断裂<br>• 椎间盘脱出和突出 | • 蛋白多糖和水分的流失,纤维消失<br>• 硬化和最终的骨性强直 |
| 关节面 | • 滑膜炎<br>• 轻微软骨退变 | • 关节囊松弛<br>• 中度软骨退变 | • 明显的骨质增生<br>• 严重软骨退化 |
| 肌肉 | • 痉挛,防护 | • 慢性缩短和纤维化 | • 进一步缩短和纤维化 |
| 神经孔 | • 未受影响 | • 通过环形凸起变窄<br>• 椎间盘变窄<br>• 骨质增生 | • 明显狭窄<br>• 椎间盘变窄 |

### 诊断性检查

退行性脊椎病患者的脊柱 X 线片显示骨赘和节段间隙狭窄。脊椎滑脱患者在峡部有缺损。前滑脱或上一椎体相对于下一椎体向前移位是脊椎滑脱症的影像学证据。动力位平片可以帮助检测腰椎退变中的过度活动或运动过度。

计算机断层扫描（CT）能可靠地评估骨或脊椎退变对神经的压迫。计算机增强重建 CT 图像在评估椎管狭窄时与脊髓造影有同样的效果。在评价骨性狭窄方面，CT 扫描比磁共振成像（MRI）更为敏感，然而 MRI 可提供关于椎间盘和神经状态的有用信息。结合这两种成像方式将会提供非常准确和完整的腰椎病变图像。

诱发性椎间盘造影对疼痛的腰椎间盘退行性疾病的诊断非常有用。由于腰椎间盘在腹部深腔，而且轴性盘源性腰痛没有真实的神经皮节疼痛分布方式。腰椎上的重叠皮节分布的疼痛模式使得定位真正的疼痛病灶非常困难。椎间盘造影已演变为一种检测腰椎间盘形态的方式，而且最重要的是这是一种具有前瞻性的检验方式。只要对椎间盘进行注射，患者肯定会向检查者说明该椎间盘是否真的疼痛。许多退变的椎间盘要么不痛要么不是真实的疼痛。这样的信息可以帮助外科医生和患者考虑是否采用腰椎融合术。由于学者们阐述结果时相互矛盾，并且穿刺本身可能导致椎间盘的损伤，因此现在该方法的使用并不像以前那么常见[10]。

### 诊断

在选择性腰椎融合术的患者中，疼痛的退变性椎间盘疾病是最常见的。确诊检查通常包括 MRI（magnetic resonance imaging）扫描和对可疑病例的椎间盘造影。在以前有过手术或被诊断为"背部手术失败综合征"的患者中可能有重叠的情形，后者实际上并不是一种特异性的诊断。在进行手术前，应该尽一切努力去确诊疼痛的准确来源。

患者往往会有大量的诊断结果，其中每一个都可能是正确的。例如，一个 45 岁的男性患者，由于髓核突出 5 年前行椎板切除术，找到医生主诉 50% 下腰痛和 50% 右腿疼痛和麻木。诊断性影像显示 $L_4$ 和（或）$L_5$ 节段骨赘形成和椎间隙显著狭窄。多层面 CT 显示伴随神经孔狭窄的中度脊椎病（骨刺）。椎间盘造影也确定疼痛由 $L_{4-5}$ 的椎间盘引发。因此，合适的诊断应当包括疼痛的椎间盘退行性病变、腰

椎狭窄和椎板切除术后综合征。

只有患者的症状与选择的手术方式相匹配才能获得腰椎手术的成功。那些行非手术治疗无法控制自己疼痛的患者，如果有确凿的证据表明病理改变和诊断学检查具有一致性，那么腰椎融合术的效果良好。

## 融合手术类型

### 使用内植物与不使用内植物

腰椎融合术的目标是将两个或两个以上椎体的成功结合。争议最多的是实现这一结果哪种方法最有效。内植物可用于固定那些活动节段，这样可以帮助融合固定。其中最原始和最流行的系统是哈林顿（Harriington）钩、杆构造。虽然这种牵引型固定可以固定脊柱的某些平面，但也会导很多患者生理前凸的丧失，或"平背综合征"。

当今，大多数脊柱外科医生使用椎弓根螺钉刚性固定椎骨，同时也可以保留正常的腰椎前凸[2]（图16-1）。通常情况下，外部支撑矫形支具在这些情况下不需要。随着严格的对照研究不断出现，有数据支持对融合术使用内固定[11]。大多数研究支持使用椎弓根螺钉固定，这样可以有更可靠的骨愈合，尽管使用这些器械往往有可能导致更高的并发症[12,13]。

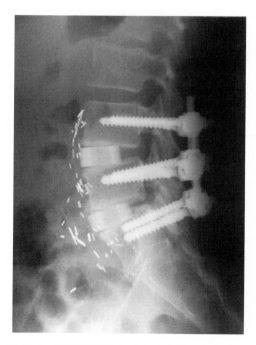

**图 16-1** 腰椎周围融合手术中的椎弓根螺钉固定器械

一些外科医生在固定术中也不是一定会使用椎弓根螺钉。在大多数情况下（当使用椎弓根螺钉时）患者必须佩戴很长一段时间的腰椎矫形支具。为了有效固定 $L_5$ 到 $S_1$ 的运动节段，必须使用有大腿腿套延伸的矫形支具。未行器械固定的融合手术患者可能需要更长的时间来稳定以及在术后康复舒适。相反，大多数行内固定的患者很快就可以自理，而且早期康复的可能性更高。

## 后路融合

### 后外侧融合

不同的外科医生会使用不同的技术来进行腰椎融合术。传统的方法是通过一个后正中切口。如果需要，外科医生会进行椎板切除术和（或）局部切除术来治疗相关的病变。大多数外科医生会进行后外侧的融合，这意味着在横突、椎弓峡部以及（如果需要）骶翼都要去皮质化。然后，患者自体髂骨或骨移植替代物会被放在去皮质化的骨面，形成一个融合床与所有相邻的骨组织融合在一起。安装椎弓根钉、棒或板可以固定运动节段，并促进坚实的融合形成。

后外侧融合同时存在机械性和生理性的问题。由于张力的存在，这使融合处于力学上的不利的地位。在受保护的压缩生理负荷下，骨愈合更可靠，而不是张力。而且，发生骨融合的有效面积只能局限在后外侧的减压后的剩余骨面上。在对神经结构进行广泛减压后（椎板切除术），可用的融合区域通常面积减少，而且血管化严重不足。这些局部因素降低了成功融合的可能性。使用尼古丁会对腰椎后外侧融合形成产生不利影响。

最后，这些患者的疼痛通常都来源于椎间盘本身，因此才会称为椎间盘源性的疼痛。在常规的后外侧融合术中椎间盘并不是被彻底切除。生物力学研究表明，人们通过椎间盘中的后 2/3 承受载荷。有些研究也描述了即便有坚强的后路融合，还会有持续的椎间盘疼痛[14]。随着外科医生对椎间盘的生物力学和生理认识的深入，他们开始进行椎间融合手术[15]。

### 椎体间融合

#### 后路腰椎椎体间融合术

椎间融合手术的发展解决了许多传统后外侧融合的弊端。这样可以实施彻底的椎间盘切除和具有前柱支撑作用的坚强的椎间骨移植。由于使用了椎间隙，可以大大提高骨愈合的有效面积。

采用腰椎后路的方法，外科医生可以进行腰椎后路椎间融合（posterior lumbar interbodyfusion, PLIF）。在进行了广泛的全椎板切除后，椎间盘后面的 2/3 被切除，这样腾出的空间可以放置椎间植骨块。这提供了通过后路实现前部椎间稳定性的方法。PLIF 是一个技术要求很高的手术，而且具有较高的术后并发症和神经损伤的发生率。

#### 经椎间孔腰椎椎体间融合

为了减少腰椎后路椎体间融合（PLIF）术造成的神经损伤的发生率，故而提出了经椎间孔腰椎椎体间融合术（transforaminal lumbar interbody fusion, TLIF）。研究表明，采用后路椎弓根螺钉系统 TLIF 和进行前路腰椎椎体间融合术（anterior lumbar interbody fusion, ALIF）的前后路融合的手术效果相当。然而，尽管通过椎间孔融合的目的是要减少神经损伤，但有文献表明还是存在神经根损伤的手术并发症[16]。除了神经根损伤，TLIF 还可能会导致腰椎的局部后凸畸形。

通过后正中或旁正中入路暴露脊柱之后，融合节段的关节突关节或峡部要被切除。这样可以暴露椎间盘后外侧路部分。要注意避免对出行和走行神经根造成损伤。然后可以进行标准的椎间盘切除术和椎间移植物的植入。

#### 前路腰椎椎体间融合术

因为使用 PLIF 的风险太大，不能常规使用，许多外科医生转而进行 ALIF。使用和椎间盘切除以及椎间植骨相同的原则，许多外科医生取得了非常好的效果。然而，由于单独的 ALIF 中骨移植无法承受其所受的应力，因此，很多手术术后会出现间隙塌陷或产生不融合。这样采用 ALIF 的外科医生开始使用后路器械固定来保护移植物，也取得了好的融合率和良好的临床结果。

从技术角度看，前路手术可以通过腹膜后这一入路来方便和安全地完成。在前路的椎间盘暴露后，进行椎间盘切除和植入外科医生选择的移植物显得相对简单。后路融合和固定可以在同一天或分期完成。360°的融合可以通过这种方式完成（见图 16-1）。

#### 侧方椎间植骨融合术

另一种进行 ALIF 的方法是通过侧方椎体间植骨来完成。使用侧方入路避免了对大血管的接触，因此对血管损伤的可能性较小。但是，它并不是完全没有固有的风险,其中最值得注意的是神经牵拉损伤。最常见的是 $L_4$ 神经根损伤[17]。侧方入路不能用于 $L_5$-$S_1$ 椎间盘,因为骨盆的髂嵴会阻碍手术。

　　采用侧入路时可以使用神经监护来避免经过腰大肌到达椎间盘的过程中造成的腰丛神经损伤。进入椎间盘后,可以使用和 ALIF 类似的步骤进行椎间盘切除和椎间植骨物的植入。

### 椎体间融合器

　　椎间融合器的相关技术一直在进步。从本质上讲,这些器械都是由钛、碳或骨构成的空心圆柱体(图 16-2)。将自体骨或骨移植物填充在融合器后植入椎间隙。较新型的融合器具有骨长入的表面和较大面积的接触面,它可以促进融合,减少沉降率。

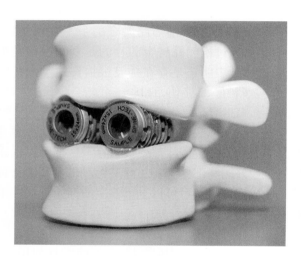

**图 16-2**　BAK 椎间融合器(Sulze-Spine,Minneapolis)

　　寻找可靠的自体骨移植替代材料的相关研究正在迅速地开展,最可能的是使用骨形态发生蛋白。也有其他可供选择的生物替代材料用于填充椎间植骨融合器,减少骨移植的需要。

## 手术过程

　　基本的腰椎融合手术是后外侧融合。患者俯卧于手术床杰克逊(Jackson)架上,使腹部保持悬空。这样可以减轻腰椎硬膜外静脉的压力,并尽量减少出血。在要手术的层面切开皮肤,从椎旁肌,从后部结构(棘突、椎板、横突)剥离。用深部拉钩阻挡肌肉,这样外科医生可以暴露出要进行融合的骨性部分。用小刮匙或高速磨钻,外科医生对横突和关节突关节的背侧面进行去皮质化,做好植骨床的准备。再通过另一个筋膜切口,术者从髂后上嵴上取适量

的皮质骨和松质骨。然后将这些骨移植材料放在去皮质骨上。

　　如果需要置入椎弓根钉以便促进融合,用磨钻在椎弓根进入位点打一个导孔(图 16-3)。通常要在椎弓根中放置探针,并用 X 线片确定探针的位置。确认后进行用丝攻进行攻丝,然后置入适当长度的椎弓根钉。随后再次通过术中 X 线检查,以确定椎弓根钉的位置。安装钉棒或者钉板,使其与钉相连接,要使整个固定结构保留前突。伤口通常用抗生素液来冲洗,以尽量减少感染的概率,并置入深部引流,关闭切口。术后引流量最小时拔除引流管。如果条件允许,患者在手术后第 1 天或第 2 天即可下床活动。

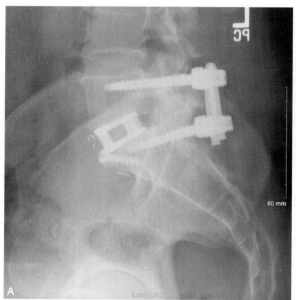

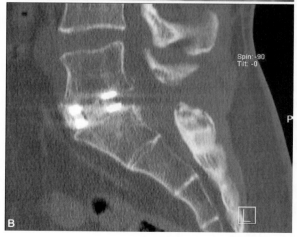

**图 16-3**　**A.** 360°融合中的椎弓根螺钉固定系统和前路椎间融合器;**B.** CT 扫描显示在钛合金的融合器中心形成的骨桥

# 康复治疗指南

## 康复概述及器械使用原理

有关脊柱术后康复必要性的观点众说纷纭,有乐观派认为无需康复,也有观点主张积极开展以锻炼和教育为基础的康复方案。如前所述,大量证据证实对这一人群的精神心理因素处理不当也会影响康复的完整性。我们认为,正如 Panjabi 所提出的,手术患者不止需要一个方案,用于保护手术部位并创建有效愈合环境,同时还要有助于主动子系统和神经控制子系统的运动控制恢复[18,19]( 栏 16-1 )。尽管手术本身改善了被动子系统,包括如椎体、关节突、韧带、关节囊等解剖结构。作为专业康复人士,我们的任务在于改善其他系统[20]。另外一点也非常重要,慢性疼痛症状较重的患者其疼痛处理过程极有可能异于常人,在康复过程中可以进行认知-行为干预。

> **栏 16-1　脊柱稳定系统组成**
>
> 1. 被动脊柱成分
> 2. 主动脊柱肌群成分
> 3. 神经控制单元

以下指南不是替代合理的临床分析,而是为学习过指南的物理治疗师在对腰椎融合术后患者进行治疗时提供参考。该指南假定治疗师了解脊柱和肢体的基础评价方法,以便检测患者出现需要立即再评估的症状,以及处理对腰椎有明显影响的身体其他部分的相关影响因素。

## 术前和准备期

在患者选择进行腰椎融合术前,一般认为非手术治疗已不能明显改善其症状,而且该患者已经过多种治疗方式。希望患者已对稳定性锻炼有所了解并开始处理其他相关生理及认知功能障碍。一旦患者和康复小组认定需要手术治疗,术前管理对确定功能相关结果和实际目标是非常有用的[21]。也是开始对患者进行以下教育的时候:

- 术后注意事项
- 床上活动与转移
- 开始术后锻炼
- 使用必要辅助装置的步态训练
- 穿脱所需支具
- 伤口护理
- 术后大致预后情况及康复流程

有效的腰椎融合术前方案还应涉及患者关心的任何其他相关情况,以及康复小组内其他学科成员的建议。参观医院和手术室、结交有相同经历的人有助于降低患者对手术及住院的焦虑[21]。对康复专业人员来说,了解手术的特殊操作对康复安全至关重要。开始康复治疗前,治疗师必须明确患者是否安装了内固定器。通常使用内固定器的患者在康复早期进步更快。无内固定装置的患者则需要更长时间让骨质融合。骨痂形成一般需要 6~8 周,外科医生通过 X 线监测骨痂形成情况,在骨痂形成前一般不适合门诊治疗。治疗师还需了解手术路径及融合水平。当一个运动节段被融合后,融合部位上、下平面椎体的压力会增加,有加速邻近水平椎体退变风险。很明显,融合的节段越多,施加于剩余节段的压力越大。当融合包含 $L_5$-$S_1$ 运动节段时,异常的力会传导至骶髂关节。为了尽量减少这些压力,治疗师必须保证剩余的节段运动正常,包括胸椎、肩及下肢。

在进行后路融合术时,多裂肌从脊柱上后缩。这种对脊神经背支局部的撕扯导致多裂肌部分失神经支配[5,22]。如果同时进行前路融合术,皮肤切口将位于中线位置,腹肌切口位于外侧。穿过腹斜肌的切口也会造成部分肌肉失神经支配。因此治疗师应教会患者收缩腹横肌、多裂肌、盆底肌的正确方法,并留意能促进脊柱稳定性的任何替代模式。

## 阶段 I

**时间:**(住院患者)术后 1~5 天,最多到 6 周

**目标:**患者教育:日常活动,腹部稳定性,神经松动术及家庭护理原则(表 16-2)

表 16-2　腰椎融合和椎板切除术

| 康复期 | 进入该期的标准 | 预期的障碍和功能受限 | 干预 | 目标 | 原理 |
|---|---|---|---|---|---|
| 阶段 I<br>住院患者术后 1～5 天直到门诊治疗开始 | • 术后(住院) | • 疼痛<br>• 床上转移受限<br>• 自理受限<br>• ADL 受限<br>• 不能持续维持在某一体位(站/坐)<br>• 步行耐力下降 | 住院患者护理<br>• 床上转移训练,伸臂滚身技术及仰卧-坐-站转换<br>• ADL 训练及使用必要的辅助具(穿衣、沐浴、转移)<br>• 人体力学训练<br>• 步态训练,必要时使用助行器<br>• 开始腹肌等长收缩练习(腹横肌和盆底肌)<br>• 自我神经松动术 | 能独立完成以下内容:<br>1. 床上转移<br>2. 穿脱衣服及必要时穿脱紧身衣<br>3. 转移<br>4. 步行,使用适当的助行器<br>• 能以正确的人体力学模式进行自理动作及基础 ADL | • 促进独立功能的恢复<br>• 使用伸臂滚身技术避免压迫手术部位<br>• 加强步行以改善直立体位耐受力<br>• 使用适当的人体力学避免二次损伤 |

ADL. 日常生活活动;TA. 腹横肌

## 住院期

大多数融合术后患者需住院治疗数日。这一时期的物理治疗师训练包括教育患者正确地上下床、穿衣、自理活动以及步行方法(可能在第 1～2 天需使用助行器)。这一时期不推荐进行高强度腹部稳定性训练。但应尝试不同体位下轻微的腹横肌及盆底肌收缩。患者可以进行大口叹气或更有力的呼气训练,如"吹灭蜡烛"来激活其他辅助支撑的腹肌。治疗师也可以教基础而简单的腰骶丛神经松动技术。鉴于神经系统的敏感性,重点应更多地放在"滑动"与"拉紧"的活动。Bulter 对此有详尽叙述。出院时患者及家属应了解家庭护理需持续至患者开始门诊训练前,尤其在缺乏家庭物理治疗师期间。如果医生要求使用支具,患者需学会如何穿脱和何时使用。**医师将指导患者避免驾驶、久坐、举物、腰椎屈曲及扭转。**患者应理解以上及任何其他需要特殊注意的事项。物理治疗师要再次强调这些内容并教给患者通过髋关节铰链运动或转换支点的方法以避免这些活动。这些信息应以书面形式提供给患者,因为很多患者因为用药或近期手术而不堪重负,难以想起和应用所学内容。出院后 4～7 周大多数患者被转交给物理治疗师。

## 阶段 II

**时间:**术后 6～10 周

**目标:**增加活动水平,组织重塑,稳定及恢复(表 16-3)

在阶段 II,患者活动能力逐渐增加。根据软组织愈合情况,物理治疗师谨慎施加安全促进组织修复方向的应力。患者应开始基本正常的活动,动作和训练强度由治疗师控制。

患者进展至阶段 II 的后半程时,早期开展的稳定性训练强度要有所增加。可通过增加重复次数和难度完成。在此期接近结束时,根据美国运动医学院的推荐,患者应逐渐达到每天 30 分钟,1 周至少 5 天的活动量[23]。训练可以从少量负荷开始,避免腰椎不当负重的运动,但应包括一些针对腰椎椎旁肌和其他附着在胸背筋膜上肌肉的训练。患者大多数日常活动无须辅助。

**通常禁止抬起重量在 4.5kg(10 磅)以上的物体,以及高举过头的动作。**

此期训练项目举例如表 16-3 所示。

表 16-3　腰椎融合及椎板切除

| 康复期 | 进入该期的标准 | 预期的障碍及功能受限 | 干预 | 目标 | 原理 |
|---|---|---|---|---|---|
| 阶段 Ⅱ<br>术后 6~10 周 | • 门诊患者<br>• 无感染征象<br>• 医生同意后开始治疗 | • 疼痛,ADL 受限<br>• 神经根活动受限<br>• 躯干稳定性受限<br>• 手术区周围部位的运动受限<br>• 对体力活动耐力及耐受力受限 | • 冷疗<br>• 相对制动<br>• 复习人体力学训练<br>• 神经松动术<br>• 被动关节活动度/上、下肢牵伸<br>　屈髋肌群(得到医生同意后从 8 周后开始训练)<br>　臀肌<br>　髋旋转肌<br>　股四头肌<br>　腘绳肌<br>　腓肠肌<br>　肩部<br>• 等长收缩及主动 ROM 训练:腹部支撑与下蹲,转移及步行<br>• 脊柱稳定性训练<br>　桥式运动<br>　死虫式(医生同意,8 周后)<br>　股四头肌活动<br>　超人式(医生同意,8 周后)<br>　俯卧(医生同意,在最后阶段)<br>• 步行训练<br>• 上、中段胸椎关节活动,下段胸椎关节活动时动作需轻柔<br>• 切口愈合后进行软组织按摩<br>• 患者教育<br>• 上半身肌力检查 | 在以下方面达到独立<br>1. 床上活动<br>2. 穿脱衣物,及必要时穿脱紧身衣<br>3. 体位转移<br>4. 步态训练,使用适合的辅助具<br>• 能以正确的人体力学模式完成自理动作及基础 ADL<br>• 能以正确的运动控制方式使用腹横肌、盆底肌及多裂肌<br>• 能正确使用支具并开始将之结合在活动中 | • 疼痛的自我管理<br>• 预防二次损伤<br>• 在不增加腰椎压力情况下进行 ADL 活动<br>• 预防神经粘连<br>• 改善下肢活动性以减小腰椎压力<br>• 在进行 ADL 时开始躯干稳定性训练以减少患者二次损伤<br>• 心肺运动和“小步”活动以避免步行时腰椎过度活动<br>• 改善胸椎活动度以减少腰椎压力<br>• 改善软组织活动度<br>• 减少随意肌紧张防御<br>• 心血管恢复训练 |

ADL. 日常生活活动;LE. 下肢;PROM. 被动活动度;T/S. 胸椎;UE. 上肢

## 评估

在开始治疗前,治疗师应详细检查患者情况,并建立个体化的治疗方案。检查应包括如姿势、步态、ROM、力量、平衡、人体力学等相关检查及在腰椎无过度负荷下的特殊功能检查。随后治疗师和患者开始合作并确立治疗目标。

**评估应包括下肢关节活动度及上肢关节活动度检查,但不包括腰椎关节活动度检查。**应进行完整的神经学检查以确立基线水平,且应包括神经张力检查。

除了屈髋肌肌力测试外治疗师还可进行下肢肌力测试。治疗师还可检查患者的稳定能力或等长收缩支撑腰椎的能力,即患者募集核心躯干肌控制脊柱的能力。核心肌力检查可能有各种不同的检查方式;不过 Lee 提出一种基于核心肌群"悬吊"的实用方法[24]。还应评估患者自身的人体力学模式和应对日常活动的反应方式。阶段 II 的目标如下:

- 能以正确的人体力学模式完成自理动作及基础 ADL
- 防止手术部位的感染和机械压力
- 保持相关平面神经根的活动性
- 控制疼痛和感染
- 尽量减少患者的恐惧和焦虑
- 开始稳定性和恢复性训练方案
- 改善瘢痕和周围软组织的活动性
- 改善可加重腰椎负荷的胸椎、上肢及下肢运动受限
- 教育患者尽量减少坐位时间,尽量增加步行时间

## 人体力学训练

如果在术前进行了人体力学训练,在术后应予复习。如果患者之前未曾学习,治疗师应按如下所示的完整程序进行教学:

- 上、下床(图 16-4)
- 上、下轮椅(图 16-5)
- 伏地和起立(图 16-6)
- 卧姿(图 16-7)
- 坐姿(图 16-8)
- 站姿
- 穿衣
- 弯腰(图 16-9)
- 及物
- 推、拉(图 16-10)
- 上举(图 16-11)
- 搬运(图 16-12)

患者需要通过这些活动来穿衣、盥洗、求医、购物及备餐。进行这些活动时,能够避免压迫手术部位的患者恢复得更快,不适感更少。患者在完成这些活动时如果能用骨盆代替脊柱运动就可以避免腰椎活动。

**患者可以通过"髋关节为轴心"动作代替腰椎屈曲**(图 16-9)。利用其他部位(如膝、肘、髋)为支点替代腰椎的旋转。在教以髋关节为轴心的动作

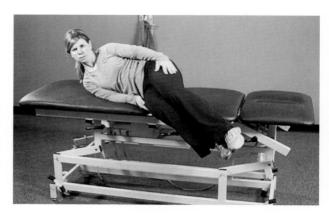

图 16-4　从仰卧位坐起时,患者以支撑为开始,保持脊椎正中位,并向床边轴向翻身。然后将腿摆动至地面的同时用肘支撑。这一动量使原本极其艰难的动作变得简单。为避免躯干扭转,患者位于上方的上肢要伸向上方的下肢

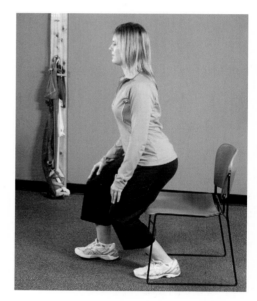

图 16-5　从座位上站起时,患者将一足置于座位下,以髋关节为轴心,大腿抬高。髋关节应该最先离开座位且最后归位。患者背部只需保持平直即可,无须与地面垂直。坐下的过程与之相反。如果座位下放置足部的空间不足,例如坐在沙发上,患者需以髋为支点直到与座位垂直。这减少了足的作用,便于站起

时,物理治疗师应指出髋关节运动方向应向后非向下移动。

手术后患者容易出现肌肉紧张僵硬,不敢活动。教会他们在各种情况下安全使用动量的方法有助于术后过渡。比如,起床时如果将腿快速移至地面,将动量转移到躯干,所需的支撑力就更小(见图 16-4)。

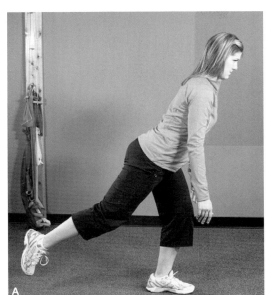

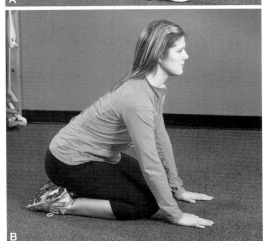

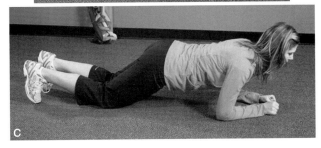

**图 16-6** 从地面站起及向地面卧倒时,患者从单侧髋关节为轴运动开始(**A**),通过反弓步转换为双膝着地(**B**)。然后,患者从双膝着地位伸髋至 45°左右。到达另一平衡位(**C**)。患者从此平衡位摆动为肘支撑位并轴向滚动到一侧。为避免伸展失去控制,腹部绝不能着地。从地面起立的过程与之相反

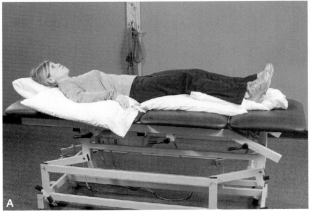

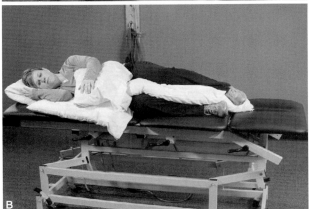

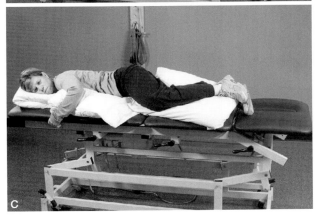

**图 16-7** **A.** 仰卧支撑位,患者通常更喜欢把支撑物放置在整条腿下,而非仅在膝关节下,任何未受支撑的部位都会出现不适,并导致患者移动或觉醒,只要存在伸展,无论任何程度,都要支撑肩部,任何受到拉伸的软组织最终都会出现不适感;**B.** 支撑侧卧位,患者要用足够多的枕头支撑上肢,躯干枕能起到很好的作用,患者应将支撑物直接拉至大腿上部及胸部,然后轻轻卧于其上,患者不应整晚躺在同一侧;**C.** 3/4 俯卧位是最常见的卧位,该卧位与支撑侧卧位类似,只是患者侧卧角度多了 1/4,楔形枕能使该体位下颈椎牵拉降至最小

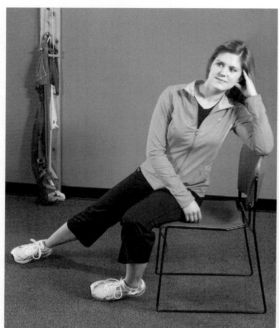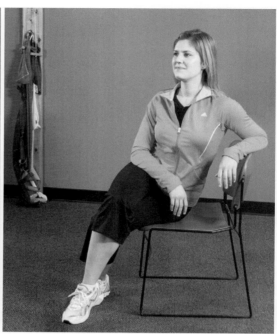

图 16-8　由于患者会想时常改变坐姿,因此,变换坐姿是重要的教学内容。只要脊柱能保持中立位,各种坐姿并无限制。这些坐姿能有效去除左侧骨盆的负荷,因此,可减轻梨状肌及敏感的坐骨切迹的压力

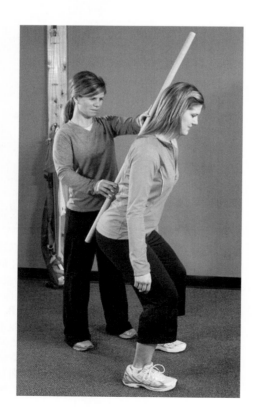

图 16-9　髋关节为轴心的运动是指在保持脊椎中立位时屈髋屈膝的动作。对难以感知脊柱运动的患者可使用标杆。脊柱并不要求与地面垂直,只需保持平直即可。这是患者完成功能活动的关键动作之一。髋关节为轴心运动也可单腿进行(图 16-6,A)。对完成从地面起立及卧倒的动作尤其重要。此图所示的是一个平衡点,患者需学会,因为保持该姿势并不费力。患者应尝试平衡位点之间的转换

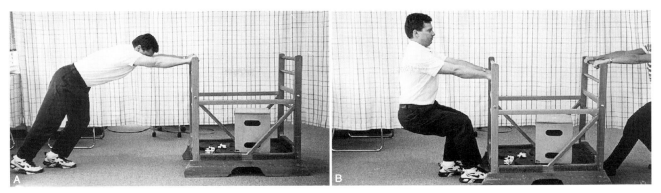

**图 16-10**　**A.** 推动物体时,患者向物体倾斜,做髋关节为轴心运动直到身体重量将物体推向前方。物体越重,患者越需要将肩与手调整成一条直线。上肢可屈曲或伸直。患者迈步要小,因为一旦足部向前超过髋部,将导致腰椎屈曲。**B.** 拉动物体时,患者向后倾斜,保持中立位,直到身体重量将物体向后拉动。物体越重,患者髋关节和膝关节越需要屈曲。患者应迈小步并保持上身直立,因为物体重量易将身体拉弯

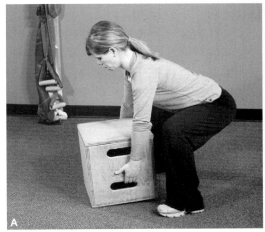
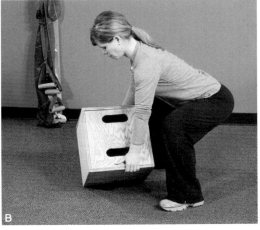

**图 16-11**　**A.** 从髋关节为轴心的体位抬举物体,脊柱保持直线但不与地面垂直,该方法针对方便放置的物体;**B.** 为了安全地抬起不规则物体,患者需单膝向下,做髋关节为轴心运动并将物体倾斜至最大高度,然后用胸部固定物体,髋关节反方向运动,并将物体放在大腿上,当患者站起时,由大腿抬起大部分重量

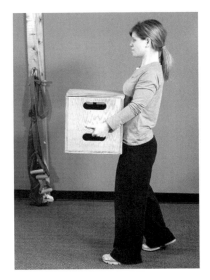

**图 16-12**　当患者搬运物体时,微微屈膝可减少腰椎后伸的倾向。开始可能显得有些"滑稽",但随着不断练习,这种屈曲就会变得简单

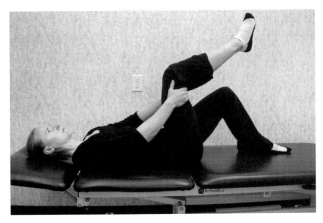

**图 16-13**　神经滑动。在钩状卧位或仰卧位,患者抱住大腿后侧或将腿支在架子上,缓慢伸膝,直到有轻柔的拉伸感。此外,踝背屈及跖屈也有助于神经松动

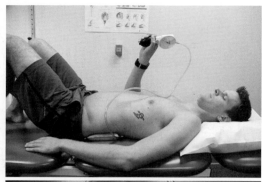

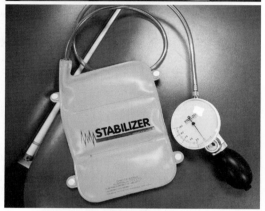

图16-14　压力生物反馈是很好的教学手段,可帮助患者在尽量减少腹直肌收缩的情况下学会收缩腹横肌

**神经根滑动**。患者仰卧,脊柱保持中立位,伸膝并屈髋至90°。当张力出现时,治疗师帮助患者膝或踝关节轻柔地向后及向前活动,逐渐扩大ROM(图16-13)。这种牵拉过程中可能会出现一过性症状加重,休息后可立刻缓解。应告知患者神经滑动过程中会出现的反应和不良反应。

**出现任何持续的症状时都应暂停牵拉直到治疗师重新评价问题**。Butler,Shacklock提出一种评价和进行神经松动治疗的好方法[12,25]。

腰椎术后会出现局部炎症。由于人体对抗炎症时会产生瘢痕组织、神经根粘连至神经孔或失去弹性。据推测神经根在鞘内不停移动就不会出现粘连[12,25]。伴有非激惹性慢性下肢症状(nonirritable chronic leg symptoms)的患者对神经松动的反应较好。但必须保证患者下肢活动时脊柱保持稳定。

**减轻疼痛和炎症反应**。患者应在医生指导下使用药物及冰敷,以减轻疼痛及炎症反应。冰敷每次约20分钟,每日3~4次。因为持续的姿势可加重肿胀及疼痛,应指导患者休息与轻度活动轮替进行。治疗师在门诊治疗后可通过理疗控制患者疼痛,尽量减轻炎症反应,以降低瘢痕组织形成风险极为重要。

正在愈合的骨融合部位不适宜进行超声波治疗。对伴有严重疼痛问题的患者可试用家用经皮神经电刺激治疗(TENS)或干扰电治疗。

**尽量减轻患者的恐惧和不安**。如果患者知道他们自己能够控制疼痛的程度,他们就不会过于抗拒尝试可能引起疼痛或曾诱发疼痛的活动。他们会较少地依赖制动及药物控制疼痛。在治疗开始时,治疗师应花一些时间发现患者的忧虑,并解除那些毫无根据的恐惧。如果治疗师从一开始就减轻患者的恐惧,并教其控制疼痛的方法,从长期来看患者的进步会更大。最近的文献不仅指出要进一步加强疼痛和认知方面的处理,还指出与其他腰椎融合术后康复患者的团体会面是治疗过程不可或缺的一部分[13,26]。

社会支持有助于减轻疼痛相关的恐惧,分享经验和应对策略。心理社会方面的差异对慢性背痛患者的失能和功能有巨大影响,因此对这方面的忽视会极大妨碍患者的功能进步[11]。腰椎术后的患者通常都非常忧虑。过度的焦虑可能会导致肌张力增加,改变运动模式及疼痛处理过程。患者通常不敢活动,认为会对手术造成破坏。如果患者能够预料症状的发作及变化,并知晓自我应对的方法,就能更好地忍受这些变化。如果治疗师没有顾虑的话,患者一般也不会有太多顾虑。大多数患者预后良好,并在开始时就应有此预期。如果患者出现神经源性疼痛、神经根症状、新平面的症状或任何其他并发症,治疗师应将这些症状冷静地记录下来并传达给主治医生以寻求建议,同时避免将焦虑情绪传递给患者。

**患者教育**。对脊柱承重敏感的患者全天应多次短时间不负重地休息。对任何姿势都无法持续耐受的患者可以学着循环进行各种活动,时常变换任务(避免长时间一个姿势)。不能耐受特定姿势的患者,应学会在日常活动中避免这些姿势的方法。这个时期不推荐使用腰椎垫,因为大多数术后患者无法耐受切口处的压力。

患者应对术后过程有所了解,特别是有关术后疼痛的事项。哪怕下背痛消失,腿痛加重也绝非好征兆;相反,即使下背痛加重,腿痛减轻也是好现象。腿痛减轻与神经受累减少相符合,而由于切口和关节面力学机制发生改变,下背酸痛是意料之中的[27]。切口疼痛会在术后6~8周逐渐减轻。当患者开始回归正常活动时,常会出现肌肉酸痛加重的情况。他们自我调节得越快,感觉越好。患者应了解他们的身体在术后 1 ~ 2 年才得以适应和恢复。在此期间症状会经常交替变换。治疗师应教给患者利用冰敷、休息来应对症状发作,在 1 ~ 2 天恢复早前活动。

**稳定性、力量及恢复。** 改善腰椎骨盆区的主动稳定系统有不同方法,本章不对这些方法进行比较。然而一个较为全面的方案应包括:

- 有或无压力生物反馈辅助下腹横肌、多裂肌及盆底肌的共同收缩(图 16-4)
- 腹式呼吸
- 适当进阶至腹部支撑(图 16-5)

　　腹部支撑和仰卧步行是很好的躯干力量训练。启动支撑之前,最好确保患者安全。

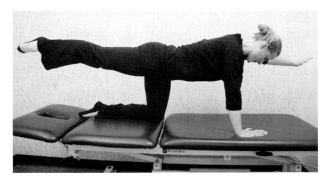

图 16-16　四点位轮流抬举对侧上、下肢。在四点位,患者可针对深部腹肌进行等长收缩。保持着这种收缩,患者缓慢伸展对侧上、下肢,同时保持骨盆和腰椎良好的排列。在这种练习前,患者应首先具备仅抬举对侧上肢的能力,其次具备仅抬举下肢的能力

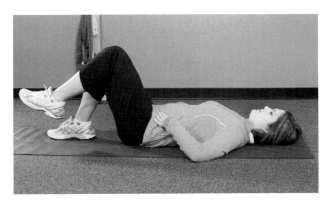

图 16-15　支撑行进。患者通过收缩腹横肌、多裂肌和盆底肌支撑腹部。切记腹部运动时脊柱不能移动。保持支撑的同时,患者缓慢减去一足的重量(在避免髋旋转或脊柱伸展情况下尽量减重即可)最终患者应能在屈膝状态下将下肢抬高至屈髋 90°,然后换另一足

　　能够完成腹横肌、多裂肌及盆底肌的等长收缩[6,9,28-31]。在患者可以完成这些动作后,重要的是按计划进行稳定性训练,最终达到既定的功能目标。患者应能够在不同姿势和位置下收缩相关稳定肌,因此推荐在坐位、立位及四点位进行此类练习。Sahrmann对仰卧位下腹力量训练方案有很好的概述[32]。

　　患者在四点位(四点跪位)更易收缩腹横肌,同时保持其他周边肌肉放松。在四点位增加伴随上、下肢活动的支撑也是激活多裂肌和腰椎椎旁肌同时避免腰椎轴向不当承重的好方法[32,33](图 16-16)。

　　还有推测认为脊椎的深部稳定肌,如多裂肌,也具有主动系统的大型本体感受器[34]。为增加稳定系统的本体感觉反馈,应在稳定及不稳定(但要安全)的表面对患者进行全面的训练。常规平衡活动对这方面也有所帮助。这类训练包括:

- 坐在训练球上的上、下肢活动(图 16-17)

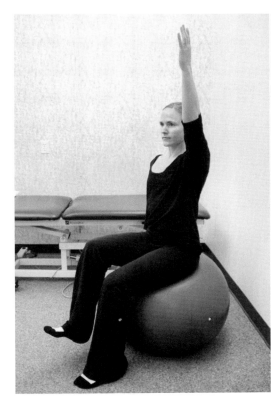

图 16-17　坐在训练球上的平衡运动。在开始球上坐位训练前,患者必须具备正确的姿势并在此位置感觉舒适。当确定避免了腰椎前突或驼背时,治疗师将从此位置开始姿势训练。上肢或下肢运动、单腿平衡活动或对抗治疗带等活动的难度足以改善平衡功能及运动控制

- 垂直仰卧和(或)钩状位躺在泡沫圆滚上的活动(图 16-18)
- 平衡盘或平衡板上的立位活动(图 16-19)
- 坐位或立位下躯干或髋部抗干扰训练(图 16-20)

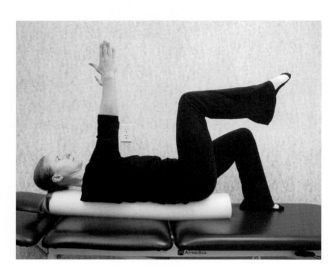

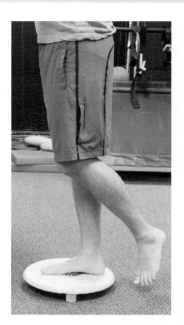

**图 16-18**　泡沫圆滚上的仰卧运动。躺在泡沫圆滚上是对躯干肌的一种训练,并可改善运动控制。增加支撑行进或上肢运动可提高躯干及下肢在泡沫滚上保持平衡的能力。由于切口部位的敏感性或圆滚对脊柱中部压力的集中,部分患者可能不能耐受此姿势

**图 16-19**　立位平衡训练。多种立位平衡训练方法可用于脊柱姿势及运动相关肌肉的再训练。此处以平衡板训练为例。治疗师需通过调整各种参数,如站立面、基底或支持、视觉或进行多任务活动为患者选择适合的训练方案

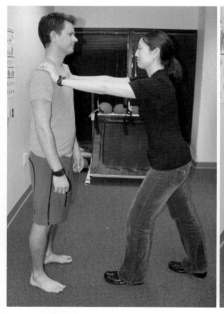

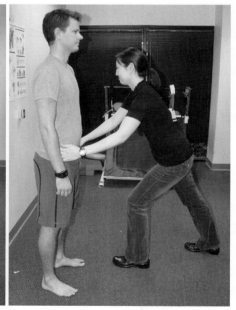

**图 16-20**　立位躯干抗阻运动。治疗师正在对患者肩部或髋部施加干扰,当患者对抗阻力时嘱其保持良好的站姿及对线。这有助于激活稳定肌群。这些活动应从极低强度开始直到患者具备更大的耐受力

　　这一时期,医生同意后且患者具备适度稳定性时,可开始常规的力量及恢复训练。此类训练包括:

- 面壁深蹲和坐-立位转换
- 半弓步
- 上、下台阶
- 步行
- 心血管恢复训练(爬楼梯、快步走、当切口愈合后可水中训练)

　　在开始更剧烈的力量运动时应非常谨慎,因为据推荐,患者在进行完整运动前应具备在分解运动

中使用特定稳定肌的能力。例如,患者进行面壁深蹲之前应能够等长收缩核心肌群,且当其背部斜靠在墙面时能够通过支撑稳定脊柱。

**维持瘢痕和软组织柔韧性**

在不破坏组织恢复进程的前提下治疗师可运用软组织技术保持瘢痕和软组织的柔韧性(图 16-21)。瘢痕组织在愈合过程中会发生挛缩,这可能导致瘢痕部位张力较高从而影响其柔韧性,对于长期持续性疼痛伤口,运用手法技术可先降低对柔软物体表面的敏感性,再逐渐过渡到对较硬材料物体表面的敏感性。

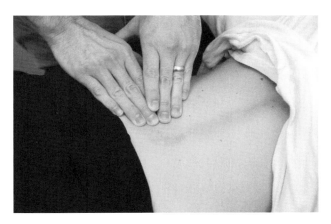

**图 16-21**　维持瘢痕和软组织柔韧性,有必要恢复瘢痕组织及周围组织筋膜充分的活动确保脊柱活动,治疗师用各种技术恢复不同平面和层次的组织柔韧性

**评估和治疗胸椎、肩关节和髋关节活动性受限**

可以利用下列方法改善胸椎和髋关节受限:

- 手法松解胸椎关节
- 上、下肢等张软组织牵伸
- 腘绳肌牵伸
- 在外科医生允许下后期进行屈髋肌牵伸训练(图 16-22)
- 股四头肌牵伸训练(进阶前以俯卧屈膝位开始)
- 腰椎屈曲训练需在外科医生同意下方可进行(图 16-23)

**在进行牵伸练习时,治疗师不可过度追求关节活动度,以免影响手术部位的融合。**图 16-23 显示的是最终理想的牵伸练习效果,这种效果通常需要数月时间才能获得。

- 弓箭步蹲起(图 16-24)
- 髋关节旋转牵伸(图 16-25)
- 背阔肌牵伸(图 16-26)

脊柱融合后融合节段的活动度下降会导致相邻节段脊柱活动度增加。旋转是对腰椎压力最大的运

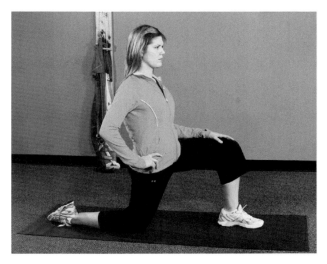

**图 16-22**　髋关节屈肌牵伸:患者一条腿膝关节跪在垫子上,另一条腿在前面,伸直躯干,逐渐将身体重心转移到前方足,患者应该感觉到在后面大腿的腹股沟区有牵拉感,保持脊柱不要过度伸展

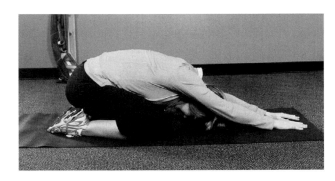

**图 16-23**　腰椎屈曲牵伸,当患者觉得脊柱伸肌紧张时,这些肌肉会感到疼痛和紧张,患者从四点位逐渐向后臀部坐到后足跟上,保持脊柱放松和伸展

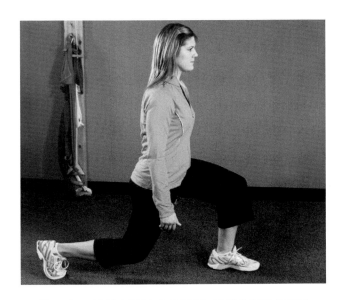

**图 16-24**　弓箭步蹲起,如图所示,弓箭步做蹲起练习

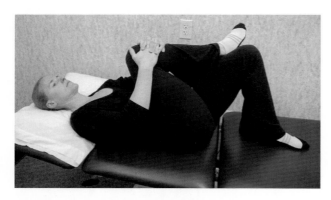

**图 16-25**　髋关节旋转牵伸；仰卧位，患者一只足放在另一条腿的膝关节上，患者用双手抱住膝关节靠近胸部，患者感觉到髋关节后部牵拉感

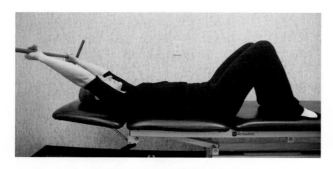

**图 16-26**　背阔肌牵伸：要点是保持背阔肌牵伸防止腰椎过度前倾，仰卧位，在上臂上举过头时利用腹肌收缩防止腰椎过度伸展

动之一，会对椎间盘产生剪切力。而胸椎可以产生更多旋转运动，当胸椎的灵活性受限时，在旋转运动中腰椎负荷会有所增加。物理治疗师可以通过关节松动术增加胸椎灵活性。还有很多方法可以增加脊柱灵活性。例如参考 Maitland[36]，Mulligan[37] 和 Paris[38] 推荐的方法，物理治疗师教患者将两个网球绑在一起作为支点，放在胸椎或者想要放松的脊椎节段上，患者可以在家进行胸椎灵活性练习。在站立位或后期在半斜躺体位（允许情况下）进行上胸椎或中胸椎治疗。用半个或整个泡沫轴也可以进行相似的治疗。

　　髋关节是一个大型球窝关节，在各方向上活动灵活。该关节能代偿腰椎活动度受限，因此应尽可能保持其灵活性。牵伸髋周肌肉可改善其灵活性。**阶段Ⅱ的髋关节牵伸应轻柔，使患者达到防止腰椎活动度增加的支点即可。**髋周肌肉附着在腰椎或骨盆上，患者应了解牵伸原则。当牵伸某块肌肉时，需固定一端，另一端从固定端向远端牵拉。**如果牵伸髋关节时患者脊柱不能稳定，会持续牵拉腰椎而影响其融合。**牵伸肩关节也是如此。如果患者肩关节

屈曲和（或）抬举受限，当他尽力将手举过头顶时，腰椎将代偿性地增加伸展运动。因此当需要牵拉髋关节时，应牵伸盂肱关节或背阔肌。例如，当牵伸背阔肌时应保持骨盆后倾以避免腰椎过度伸展（图 16-26）。后期在医生允许时需进行髂腰肌牵伸。髋关节进阶性牵伸需在患者能够控制脊柱的情况下进行。

　　**除此之外，应避免在组织完全愈合前进行腰椎和软组织牵伸。因此牵伸需得到外科医生的允许。**

　　阶段Ⅱ后期可以使用下列练习方法：

- 双桥运动
- 提踵运动
- 超人（避免腰椎伸展）运动
- 侧拉（在医生允许下低强度抗阻运动）（图 16-27）

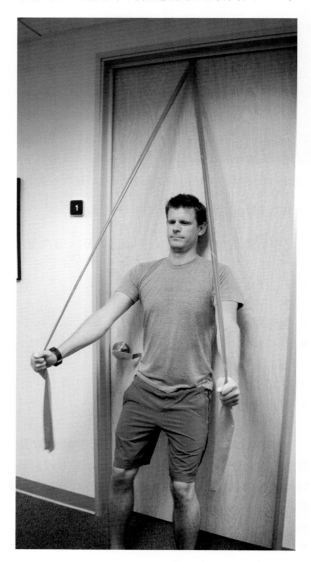

**图 16-27**　背阔肌下拉：胸背部筋膜进行力量练习促进躯干稳定性。在健身房进行力量练习之前借助弹力带进行肌肉训练，可斜靠在支撑面上以稳定脊柱

- 坐位垂直划船
- 肩胛骨下沉（避免抗阻超过体重 40%）
- 站立位卧推墙
- 楼梯机
- 上肢功率自行车（UBE）

　　这阶段组织开始结痂愈合，患者希望逐渐增加活动度直至恢复正常活动。而治疗师在此阶段应注重肌肉运动觉和对脊柱的保护作用，而不是增加肌肉力量。因此，更应强调的是每个运动的正确模式。

## 阶段Ⅲ

　　**时间**：术后 11~19 周
　　**目标**：返回工作岗位；继续进阶训练；技能训练；开始抗阻训练（表 16-4）

表 16-4　腰椎融合术后和椎板切除术后

| 康复进程 | 进阶标准 | 预期的损伤和功能局限 | 干预措施 | 目标 | 基本原理 |
|---|---|---|---|---|---|
| 阶段Ⅲ<br>术后 11~19 周 | • 疼痛无增加<br>• 直立姿势耐受程度改善 | • 轻度疼痛<br>• 直立姿势下耐受受限（站位、坐位）<br>• 躯干、下肢和上肢力量受限 | 继续进行阶段Ⅱ的干预措施<br>• 进行下面的腹部等长运动：<br>　双桥<br>　死虫式<br>　四点式<br>　足跟抬起<br>　超人式（避免腰椎伸展）<br>　肩胛骨下沉<br>　俯卧撑<br>• 渐进抗阻训练<br>　侧平板<br>　坐位三头肌垂直、划船训练<br>• 心肺运动<br>• 上半身楼梯机<br>• 健步走 | • 大部分日常生活独立<br>• 躯干和四肢力量增加<br>• 力量练习时维持脊柱中立位<br>• 每天进行 20~30 分钟有氧运动 | • 促进回归独立生活状态<br>• 促进肌肉本体感觉和保护脊柱<br>• 改善脊柱支撑力和维持中立位能力<br>• 改善脊柱和四肢力量，避免脊柱过大的应力<br>• 从相对强大的相关肌肉开始负重训练<br>• 促进心肺功能 |

　　在此阶段，患者可能开始重返工作岗位，特别是一些久坐不动的工作或无须大量活动的工作。他们可能会改变工作内容或做兼职工作。这时患者应该能独立完成自我照顾和有适度难度的家庭运动项目。习惯使用适当的技巧并在某项活动中强化使用。通过功能性运动加强这些功能。应增加核心稳定性运动，如减半或完全平板、侧面平板运动。

　　**患者应避免腰椎过度旋转、屈曲或伸展**。在此阶段，应注重加强脊柱稳定性的肌肉训练而非活动度训练。在患者能够耐受的范围内逐级增加稳定性训练难度，例如，增加重复次数，使用弹力带抗阻，或改变接触面积。

　　一旦患者能够完成之前的稳定性运动，就可以开始小剂量的抗阻训练。不建议患者进行复杂的负重练习，建议患者在适当的体位、技术和支撑下进行轻微负重和器械运动。某个姿势下运动耐受不良的训练可能比完成全部训练项目的效果更好。

　　**患者在进行举过头顶的负重练习时要非常小心，因为这时脊柱的轴向负荷和压力会增加**。在这个阶段可以逐步增加耐力和有氧运动，对于有条件进行水疗的患者建议多进行有氧运动和抗阻运动。水的浮力可以减少脊柱负荷，可以帮助患者完成部分负重的核心运动和肢体抗阻运动。

　　这阶段疼痛会继续减轻到最低水平。如仍有超出预期的疼痛症状时，需要物理治疗师或外科医生对患者的疼痛再次进行评估，对于非身体因素导致的疼痛，康复团队需要加强功能训练，并减少疼痛评分的重要性。

## 阶段Ⅳ

　　**时间**：术后 20 周至 1 年
　　**目标**：恢复到术前水平，持续进行家庭训练计划（表 16-5）

表 16-5　腰椎融合术后和椎板切除术后

| 康复进程 | 进阶标准 | 预期的损伤和功能局限 | 干预措施 | 目标 | 基本原理 |
|---|---|---|---|---|---|
| 阶段Ⅳ<br>术后 20 周<br>至 1 年 | • 疼痛无增加<br>• 功能无下降<br>• 患者正式康复治疗的依赖减少<br>• 医生允许开始阶段Ⅳ康复治疗 | • 躯干、四肢力量受限<br>• 维持姿势能力受限<br>• 活动时轻度疼痛<br>• 抬起和提物品时受限 | 继续进行前阶段的干预运动措施<br>• 重复练习和负重练习<br>• 对于合适的患者，可以进行跑步、跳跃练习，但不是所有的患者都适合<br>• 在家里、工作、运动场所选择合适的运动方式<br>• 功能评估<br>• 持续阶段Ⅱ进阶到阶段Ⅳ的练习<br>• 家庭练习计划<br>• 患者宣教还包括运动计划修改和执行 | • 回归工作岗位<br>• 增加躯干和四肢力量练习<br>• 增加肌肉耐力练习<br>• 准备进行大强度练习<br>• 视情况而定可回到上一个阶段的练习<br>• 出院患者的自我管理<br>• 进一步改善躯干力量 | • 对于久坐的患者应该可以重返工作<br>• 保护脊柱情况下在预期功能水平范围进行运动<br>• 小心增加应力用于训练脊柱抗阻能力<br>• 评估恢复之前功能的能力<br>• 脊柱融合术后相邻关节会受到影响，应加强相邻关节功能锻炼<br>• 脊柱融合术后患者要有通过正确的身体力学方法，保持身体健康的意识 |

阶段Ⅳ脊柱需完成功能重建并逐渐适应术后状况，患者逐渐完全恢复到术前的功能状况，独立进行家庭训练和健身计划。他们不仅应能完成运动训练，还要能够及时修改训练计划，因为在这个阶段，基本上患者是门诊康复治疗。功能锻炼中应多介绍身体生物力学，让患者理解运动力学，在进行新的运动时尽量减少对背部的应力。患者还应对疼痛机制有充分的理解，出现紧急情况时能处理，并及时和医生或治疗师联系。

脊柱融合术后骨骼需要 1 年进行重塑和适应，在脊柱融合部位和上下节段经常出现问题。因此，所有患者都应该认识到保护脊柱是终身任务，需要在日常生活中保持规律的运动和良好的姿势（不仅是术后出现问题的患者才需要），最重要的是患者主动参与制定训练计划并且坚持执行下去。

对于回归更加紧张的工作或运动的患者，需要进行额外的力量和技能学习。在此阶段之后（术后）需要进行灵活性和专项运动技能学习，例如跑步、跳跃等。如果需要综合负重训练可能需要患者选择合适的专项训练。根据患者的活动能力制订训练计划。注重力量、耐力或技巧训练。在这个阶段中，患者在工作或专项运动中需要保持脊柱中立位，物理治疗师需获得外科医生的允许才能进行更高阶段的训练，在进行灵活性活动之前患者需要首先进行核心力量、控制能力、力量和灵活性练习。在完全回归工作岗位之前患者还需要进行功能评估和功能强化训练。

尽管所有的治疗师都希望减轻患者疼痛，但某些疼痛不适已经超出现有医学的处理范畴，很多患者不能理解也很难接受。但治疗师应该把重点放在改善患者功能上而不是减少疼痛。认知行为干预可以帮助患者改善因疼痛而产生的恐惧感。后期进行干预依然比较困难，治疗师应尽一切可能让患者接受这个事实，学会自我照顾而不是一直依赖医疗干预，绝大多数人能够自我管理慢性疼痛，而且在有疼痛情况下也可以保持较高的功能水平。

## 居家训练建议

**术后 1~5 天、准备开始门诊治疗**
**目标:**教育患者简单的运动内容、指导神经控制练习和轻微的腹部等长收缩运动、回顾家庭护理原则

1. 神经滑动技术
2. 腹部等长收缩训练(腹横肌、盆底肌)
3. 耐受日常散步训练(逐渐增加时间和速度)
4. 保持正确的身体力学模式
5. 根据需要选择冰敷
6. 保护伤口
7. 踝泵和预防深静脉血栓

**6~10 周**
**目标:**开始门诊治疗,进行全面评估(避免腰椎活动度和髋关节屈曲抗阻),患者宣教,神经松动术,腹部稳定性练习,调理活动和家庭护理原则

1. 步行逐渐从 20 分钟增加到 30 分钟
2. 等长稳定性练习
   (1) 腹横肌、盆底肌、多裂肌
   (2) 腹式吸气、呼气、维持训练
   (3) 低强度功能运动支撑训练
3. 开始低强度力量练习
   (1) 后背靠墙下蹲(膝关节屈曲 60°)
   (2) 侧卧位髋旋转
4. 强化身体生物力学
5. 持续神经松动术
6. 脊柱稳定情况下开始牵伸髋关节、下肢、肩关节
   (1) 腘绳肌
   (2) 股四头肌
   (3) 臀肌
   (4) 小腿三头肌(腓肠肌和比目鱼肌)
   (5) 内收肌
   (6) 梨状肌
   (7) 屈髋肌(在医生建议下手法轻柔)
   (8) 背阔肌
7. 平衡功能训练

**11~19 周**

**目标:**增加训练,强调组织重建和稳定性,修复,负重训练,重返工作岗位

1. 逐渐耐受每天步行 30~60 分钟
2. 在患者能够耐受的范围内逐渐增加稳定性练习
   (1) 仰卧踏步
   (2) 双桥
   (3) 死虫式
   (4) 下蹲练习(屈膝 90°)
   (5) 四点位练习
   (6) 在枕头或训练球上俯卧位练习
   (7) 平板练习、侧撑练习(从减半动作和逐渐过渡到完整动作)
3. 持续进行神经根松动训练
4. 开始重力抗组训练(通常 12 周后进行)
   (1) 坐位进行划船器练习
   (2) 背阔肌推拉练习
   (3) 肩胛骨下沉练习
   (4) 反式俯卧撑
5. 持续心肺功能训练:
   (1) 上楼梯
   (2) 健步走
   (3) 水疗

**20 周以后**
**目标:**恢复到术前状态,继续进行恢复和稳定性的家庭训练计划

1. 根据患者活动水平逐渐进行稳定性练习
2. 持续进行髋关节、下肢和肩关节灵活性练习
3. 开始进行轻微的腰椎灵活性练习
4. 开始进行健身房或家庭训练计划:
   (1) 心肺运动
   (2) 稳定性练习
   (3) 力量练习
   (4) 灵活性练习
5. 开始进行专项运动技巧和家庭专项技能训练(参考第 14 章)

# 临床案例分析

1　Tom,男,50 岁,3 周前进行 $L_{4,5}$ 和 $L_5$-$S_1$ 融合手术,现进入康复期,物理治疗师教 Tom 做神经根滑动练习,患者问做这些练习的意义是什么,治疗师该怎么回答?

　腰椎手术后局部发生炎症,导致机体形成瘢痕组织。瘢痕组织可能在椎间孔处影响神经根活动,炎症可以使神经失去弹性,通过活动让神经在神经鞘内滑动,这样可以防止粘连,从而预防疼痛、麻木、刺痛感和其他症状。

2　外科医生提出问题与物理治疗师讨论,因为患者

告诉外科医生治疗师让他们做一些腹部运动,并且对恢复早期进行积极的运动比较担心,治疗师该如何回答患者和外科医生呢?

早期教给患者的腹部运动不是类似健身的核心肌群运动,在后面的康复过程中患者会做类似的健身运动。早期干预主要是教会患者进行腹横肌等长收缩,类似紧身衣似的保持脊柱稳定性。因为这些肌肉不会使脊柱屈曲或伸展,不会导致剪切力或反常力作用于手术部位,事实上,控制这些肌肉可以避免不良应力作用于脊柱。

3 Bill,男,58岁,出院后他关心的不是5~6周后门诊治疗内容,而是想知道在此之前他需要做什么。治疗师该告诉他什么?

出院以后,医生或个案管理人员可应给予患者家庭康复计划建议,确保患者安全以及适应家庭环境。如果没有家庭物理治疗师,患者需要了解注意事项,包括避免屈曲、举重物、扭转、驾驶和久坐,了解将腰椎应力减至最小的方法。住院期间应对患者进行宣教,包括床上活动、身体姿势、体位和步行训练等,以指导患者日常生活活动。在家的最初几周,可以结交做过同样手术的患者。在此期间不建议进行运动,但患者应该知道怎样进行腹横肌和盆底肌的收缩练习以达到腹部支撑的效果。

4 Lindsey,38岁,7周前进行L$_{4,5}$融合手术,她告诉她的治疗师在过去的7~10天背痛逐渐加重。Lindsey遵照所有的指令和注意事项。物理治疗师回顾了她的治疗计划。在过去的两周内,Lindsey开始进行蹲起练习、利用踏车进行心肺有氧训练,牵伸腘绳肌、屈髋肌、股四头肌、腓肠肌,还在俯卧位、仰卧位和四点跪位做了躯干稳定性练习,Lindsey还开始利用四肢训练器、坐位肩推举器、俯卧撑等训练强化上半身力量。哪些运动加重了她的症状?为什么?

可能是屈髋肌牵伸加重了她的情况,屈髋肌牵伸应该在后期组织完全愈合后开始。髂腰肌起始于T$_{12}$-L$_5$椎体和椎间盘前缘,用力收缩或牵伸时可能会对这些脊柱节段造成额外的向前牵拉。除此之外,有些运动如肩推举器可能造成腰椎负荷加重,也要避免。最后,所有的运动需要在良好的力学姿势和腹部支撑下正确完成。

5 Jerry,男,60岁。他通常用游泳进行有氧训练,希望尽快进行水中训练,术后六周进行门诊康复训练,并询问他的治疗师什么时候可以进行水中运动,可以做什么运动。治疗师应该给他什么建议呢?

水的浮力有助于脊柱融合术后患者的恢复。但游泳运动须关注几个问题:伤口必须愈合以预防感染发生;水中运动方式不能增加背部不良应力。在开始水疗运动前最好征求转介患者的内科医生和(或)外科医生,最初应采用直立姿势,而不是游泳运动。在运动后期,也不能进行蝶泳和蛙泳,这些运动会增加腰椎的伸展动作。

6 在门诊初期治疗中,哪些治疗是最重要的?

教育患者要保护好手术部位,恢复过程中尽量减少不适。在这个阶段需要保持适当的姿势体位和做好预防措施。除此之外,治疗师应避免做引起患者刺激症状的检查,例如不能做腰椎活动度和屈髋肌力量测试。

7 在一个疗程的第二次治疗时,闻到患者身上有烟味,考虑到患者手术前戒烟可能又开始吸烟了,治疗师该怎么做?

当治疗师在患者身上闻到烟味,先不要指责患者吸烟,可以借机告诉患者在康复过程中吸烟、营养差、睡眠不足等都会影响康复进程,如果患者存在肥胖、糖尿病等问题时,应积极帮助患者进行饮食管理或指导其咨询其他医疗机构来帮助处理这些问题。

8 在门诊治疗时,治疗师注意到由于患者由于疼痛采取减痛步态。询问患者时,患者说下肢有点肿胀。这些症状需要关注吗?

对于近期腿部出现疼痛和肿胀的患者,治疗师应关注患者是否有血栓性静脉炎或深静脉血栓。再检查患者腿部尤其是腓肠肌处是否有发热或发红症状,存在这些症状的患者应该尽快检查排除DVT。

9 焦虑等社会心理因素会影响患者疼痛感知,治疗师如何解决这个问题,减少患者的疼痛?

除了教育患者运动和注意姿势外,治疗师需要增加患者对疼痛耐受时间的认识。患者通常需要6~8周次才能缓解切口处疼痛,家庭或在门诊锻炼也会增加肌肉酸痛感。治疗师应该告诉患者他们需要1~2年的适应和重建功能,在此期间,症状可能发生变化。患者需要了解如何进行自我管理,大多数人都会恢复良好(他们应该有这样的信心)。或者与其他相似患者分享他们的经验也有助于腰椎融合术后康复。咨询其他专业人士,如心理学家对他们进行认知行为干预有助于减少患者的痛苦。

10 为什么稳定性训练对患者来说很重要?

手术目的是帮助腰椎恢复被动稳定子系统,而主动稳定子系统和神经子系统则需要通过稳定性练习才能获得。通常在腰椎融合手术中,椎旁肌包括多裂肌都会从脊柱后柱(例如棘突、椎板、横突)剥离,可能导致脊神经背侧分支部分撕裂,多裂肌失去部分神经支配,多裂肌是脊柱节段稳定性的主要因素,下背痛或背部手术后多裂肌不会自主恢复。腹横肌是手术中可能被切断的另外一个重要肌肉。通过躯干稳定性训练对多裂肌及其他脊柱稳定性肌肉进行再教育是非常重要的。

**11　患者咨询治疗师是否可以通过背部伸展练习加强腰椎功能。治疗师该怎么回答?**

早期应该避免伸展运动,可能会导致腰椎部产生过多剪切力和手术部位产生不良应力。研究表明,进行四点位练习时,如交替抬起腿和手臂,能充分激活腰椎伸肌,提高躯干稳定性。后期康复过程中,患者如果能较好地稳定住脊柱,才需要更大强度的腰椎伸展活动。

（赵龙　潘钰　译　谢幼专　刘达　校）

## 参考文献

1. Abbott AD, et al: Early rehabilitation targeting cognition, behavior, and motor function after lumbar fusion: A randomized control trial. Spine 35(8):848-857, 2010.
2. Burkus K, et al: Six-year outcomes of anterior lumbar interbody arthrodesis with use of interbody fusion cages and recombinant human bone morphogenic protein-2. J Bone Joint Surg 91:1181-1189, 2009.
3. Albee FH: A report of bone transplantation and osteoplasty in the treatment of Pott's disease of the spine. N Y J Med 95:469, 1912.
4. Bourcher HH: A method of spinal fusion. J Bone Joint Surg 41B:248, 1959.
5. Hides JA, Richardson CA, Jull GA: Multifidus muscle recovery is not automatic after resolution of acute, first-episode low back pain. Spine 21(23):2763-2769, 1996.
6. Hodges PW, et al: Intervertebral stiffness of the spine is increased by evoked contraction of transverse abdominis and the diaphragm: In vivo porcine studies. Spine 28(23):2594-2601, 2003.
7. Brox JI, et al: Four-year follow-up of surgical versus non-surgical therapy for chronic low back pain. Ann Rheum Dis 69:1643-1648, 2010.
8. Brox JI, et al: Lumbar instrumented fusion compared with cognitive intervention and exercises in patients with chronic back pain after previous surgery for disc herniation: A prospective randomized control study. Pain 122:145-155, 2006.
9. Hodges PW, Richardson CA: Contraction of the abdominal muscles associated with movement of the lower limb. Phys Ther 77:132-142, 1997.
10. Carragee EJ, et al: A gold standard evaluation of the "discogenic pain" diagnosis as determined by provocative discography. Spine (Phila Pa 1976) 31(18):2115-2123, 2006.
11. Burton AK: Psychosocial predictors of outcome in acute and subchronic low back trouble. Spine 20(6):722-728, 1995.
12. Butler SD: Mobilization of the nervous system, ed 4, Melbourne, 1994, Churchill Livingstone.
13. Christensen FB, et al: Importance of the back café concept to rehabilitation after lumbar spinal fusion: A randomized clinical study with a 2-year follow-up. Spine 28(23):2561-2569, 2003.
14. Ibrahim T, et al: Surgical versus non-surgical treatment of chronic low back pain: A meta-analysis of randomized trials. Int Orthop 32(7):107-113, 2006.
15. Citation deleted in proof.
16. Karikari IO, Isaacs RE: Minimally invasive transforaminal lumbar interbody fusion: A review of techniques and outcomes. Spine (Phila Pa 1976) 35(26 Suppl):S294-S301, 2010.
17. Knight RQ, et al: Direct lateral lumbar interbody fusion for degenerative conditions: Early complication profile. J Spinal Disord Tech 22(1):34-37, 2009.
18. Panjabi MM: The stabilizing system of the spine. Part I. Function, dysfunction, adaptation, and enhancement. J Spinal Disord 5(4):383-389, 1992.
19. Panjabi MM: The stabilizing system of the spine. Part II. Neutral zone and instability hypothesis. J Spinal Disord 5(4):390-397, 1992.
20. Bardin LD: Physiotherapy management of accelerated spinal rehabilitation in an elite level athlete following L4-S1 instrumented spinal fusion. Phys Ther Sport 4:40-45, 2003.
21. Kisner C, Colby LA: Therapeutic exercise: Foundations and techniques, ed 5, Philadelphia, 2007, FA Davis.
22. Wiltse LL, et al: The paraspinalis splitting approach to the lumbar spine. J Bone Joint Surg 50A:919, 1968.
23. Thompson WR, editor: ACSM's guidelines for exercise testing and prescription, ed 8, American College of Sports Medicine, Baltimore, 2004, Lippincott Williams & Wilkins.
24. Lee D: The pelvic girdle, ed 2, Edinburgh, UK, 1999, Churchill Livingstone.
25. Shacklock M: Neurodynamics. J Physiother 81(1):9, 1995.
26. Christensen FB: Lumbar spinal fusion: Outcome in relation to surgical methods, choice of implant and postoperative rehabilitation. Acta Orthop Scand Suppl 75(313):2-43, 2004.
27. McKenzie RA: The lumbar spine, mechanical diagnosis and therapy, Upper Hutt, New Zealand, 1990, Wright and Carman.
28. Herbert JJ, et al: The relationship of transverses abdominus and lumbar multifidus activation and prognostic factors for clinical success with a stabilization exercise program: A cross-sectional study. Arch Phys Med Rehabil 91:78-85, 2010.
29. Hodges PW: Core stability exercise in chronic low back pain. Orthop Clin North Am 34(2):245-254, 2003.
30. Neumann P, Gill V: Pelvic floor and abdominal muscle interaction: EMG activity and intra-abdominal pressure. Int Urogynecol J Pelvic Floor Dysfunct 13(2):125-132, 2002.
31. Sapsford RR, et al: Co-activation of the abdominal and pelvic floor muscles during voluntary exercises. Neurourol Urodyn 20(1):31-42, 2001.
32. Sahrmann SA: Diagnosis and treatment of movement impairment syndromes, St Louis, 2002, Mosby.
33. Richardson CA, et al: Therapeutic exercise for spinal segmental stabilization in low back pain: Scientific basis and clinical approach, 1999, Churchill Livingstone.
34. Ostelo RW, et al: Rehabilitation after lumbar disc surgery. Cochrane Database of Systematic Reviews Issue 4, Article No 3007, 2010.
35. Cyriax J: Textbook of orthopedic medicine: Diagnosis of soft tissue lesions, vol 1, ed 6, Baltimore, 1975, Williams and Wilkins.
36. Maitland GD: Vertebral manipulation, ed 5, London, 1986, Butterworths.
37. Mulligan BR: Manual therapy "NAGS", "SNAGS", "MWMS," etc, ed 3, Wellington, New Zealand, 1995, Plane View Services.
38. Paris SV: Mobilization of the spine. Phys Ther 49:988, 1979.

# 第 17 章

# 腰椎人工椎间盘置换

*Derrick G. Sueki*, *Erin Carr*, *Babak Barcohana*

## 病因

腰背部疼痛是一种致残的疾病,在美国成年人中一生中其发病率为 60% ~ 80%。疼痛可能由于简单的肌肉扭伤,或由椎间盘突出、椎体骨折导致的坐骨神经痛,或其他一些原因,但脊椎的退化往往是居于首位的致痛原因。

腰椎间盘退变对腰椎间盘的功能有显著影响。由于蛋白多糖的损失以及细胞核内的渗透压降低,椎间盘保存水分的能力会降低。容积损失导致椎间盘高度降低,这通常会导致椎间孔狭窄,而且不适当的应力集中中会引起骨赘形成以及中央管狭窄。这将导致腰椎不稳、轴性背痛和根性腿痛,而这些会致残并成为慢性疾病,最终导致抑郁症和失业,甚至连简单的日常活动的乐趣也无法享受。

腰椎手术的目的在于缓解疼痛、恢复稳定性以及改善神经功能。腰椎间盘退变是一个连续性的过程,由一系列致痛性因素造成。根据患者椎间盘在这一连续过程中所处的位置,有各种不同的手术技术和方法来治疗。本章重点介绍人工腰椎间盘置换术。

## 外科手术适应证及注意事项

腰椎相关疼痛患者的主诉各异,包括轴性腰痛、不稳定、向前弯腰困难,长时间坐立或站立后的疼痛,不能提重物,同时可伴有下肢放射痛。临床医生的首要目标是确定疼痛的原因。

确定疼痛的来源有各种检查方法。首先,进行仔细的询问病史和体格检查是最重要的。目的是排除其他导致背部疼痛的原因,如感染、肿瘤和内脏病变等导致的腰痛。详尽的病史应该包括外伤、发烧、风寒、体重减轻、肿瘤和其他相关的症状。然后再采集针对背部疼痛的病史,包括损伤时间、加重因素、疼痛程度(尖锐、迟钝、麻木)、下肢放射症状以及肌力下降。

随后要进行影像学检查,包括 X 光平片(图 17-1),MRI 检查,CT 扫描。要记录脊柱力线、椎间盘高度、退行性改变的征象和神经压迫的情况。有时还需要进行肌电图、骨密度和椎间盘造影检查。

一旦确诊,就可以开始治疗。但对无神经损害和难以忍受的疼痛患者,则建议采用非手术的治疗方式。这可能包括牵伸、力量加强和模式训练等物理治疗。可以短时间佩戴腰背支具以便放松肌肉。药物治疗则包括消炎药、止痛药和肌肉松弛剂。也可以同时进行针灸、按摩、理疗、热疗、冰疗、牵引、硬膜外注射和关节注射。

确诊后,如果非手术措施都失败了,这时才建议实施手术治疗。根据不同的诊断,可以采取多种不同的外科手术。比如,如果是单一的椎间盘突出症,考虑显微镜下腰椎间盘髓核摘除即可,而如果是不稳定的腰椎滑脱则可考虑而减压融合术。

腰椎间盘置换术对于某些患者群也是一种选择。对这些患者而言,单独进行减压或椎间盘切除不能解决问题。此外,这些患者应当有单节段腰椎间盘的症状,而且主诉与椎间盘功能障碍相关的轴性腰痛。根据美国食品和药品管理局(FDA)的规定,只能进行单节段的腰椎间盘置换术。不符合这些原则的患者适合进行腰椎融合术。

椎间盘置换手术的标准包括:$L_3$ 到 $S_1$ 单节段盘源性腰痛的患者,骨骼发育成熟,且经过 6 个月非手术治疗无效。禁忌证包括大于 I 度的滑脱,严重的不稳定或关节突关节增生硬化、感染、骨性椎管狭窄、对植入物过敏或排异反应、椎体破坏或体积过小、独立的神经根受压综合征,或椎弓根峡部裂。

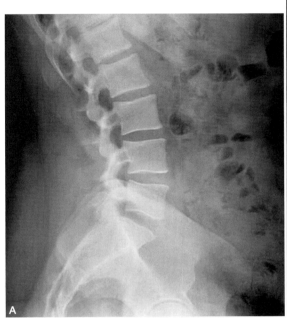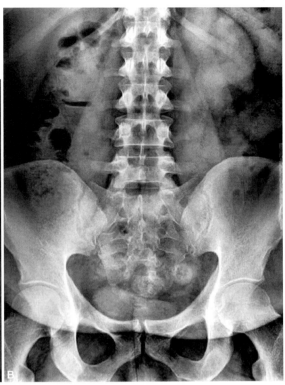

**图 17-1**　**A.** 腰椎侧位 X 光片；**B.** 腰椎正位 X 光片

在本章撰写的时候，两种人工腰椎间盘已获得美国 FDA 的批准，其中包辛迪斯公司的 ProDisc-L 型人工椎间盘（图 17-2）和 Charité 人工椎间盘。这些植入物由钴铬、钛和超高分子量聚乙烯构成。

人工椎间盘置换术的目的和潜在优点是保留了手术节段的活动性，从而可以恢复正常椎间盘的生物力学。这样可以用来减少相邻节段的应力，这些应力在刚性融合手术中则会出现，导致早期的相邻节段退变和邻椎病。在保持结构完整性的同时，该

植入物恢复了椎间盘的解剖学高度。它需要承受腰椎应力和耐磨。因为人工椎间盘不是一个融合器，而是保留运动功能的装置，因此不存在假关节问题。然而，植入物的表面需要骨长入。该术式还存在手术节段发生融合的风险。

## 手术过程

人工椎间盘置换术的手术方法与前路椎间植骨融合术相似。目前的腰椎人工椎间盘是采用腰椎前路来植入的。

手术采用插管全麻，患者仰卧于手术台上，所有骨性突起要用软垫保护（图 17-3）。用术中 C 型臂透视确认手术节段，然后对皮肤进行常规消毒铺巾。采用腹膜后入路暴露。旁正中横向或纵向切开皮肤。切开腹直肌鞘并将腹直肌横向拉开。显露并切开腹直肌后鞘，暴露腹膜前间隙。然后分离腹部肌肉，包括腹外斜肌、腹内斜肌和腹横肌。接着要分离腹横筋膜，暴露腹膜后外侧间隙。腹膜及其内容被小心地牵开，即可进入腹膜后间隙。在这里，会遇到各种神经血管和内脏结构，包括输尿管和生殖股神经分支、腰大肌、腹主动脉、下腔静脉、交感神经链和髂血管（图 17-4）。

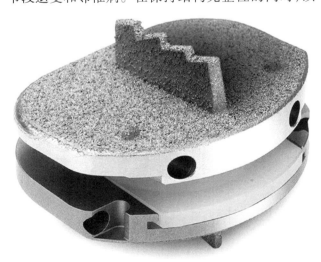

**图 17-2**　辛迪斯 ProDisc-L 型人工椎间盘

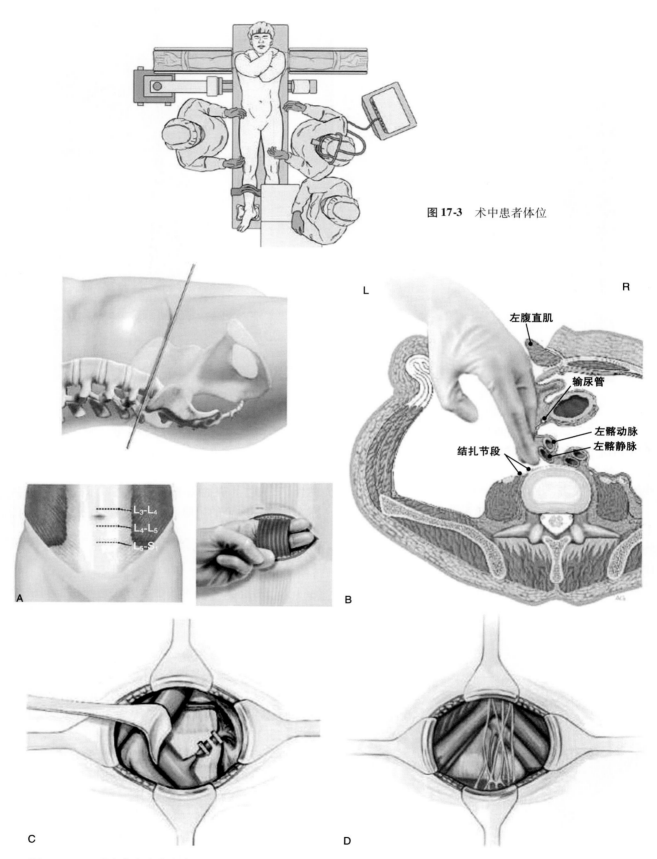

图 17-3 术中患者体位

图 17-4 **A.** 手术节段定位和脊柱显露方法；**B.** 手术切开分离到达脊柱前方；**C.** 牵开大血管到达脊柱前方（L₄₋₅）；**D.** 大血管分叉（L₅-S₁）

损伤男性的交感神经可导致逆行射精。采用这种入路,除了有可能损伤神经血管和内脏结构外,还可能发生深静脉血栓。虽然许多脊柱外科医生自己进行前路暴露,但通常是由普外科或血管外科医生来帮助暴露,以便显露脊柱前方。

一旦脊柱暴露完成后,并对相邻结构的进行保护后,可进行彻底的椎间盘切除。如果有需要,还可以进行神经减压。接着,植入人工椎间盘试件来测量植入物的大小。一定要非常注意人工间盘的植入位置,确保其位于正确的脊柱中心或旋转中心(图 17-5)。除了直接的视觉观察外,还要进行多次术中摄片,以便确保其位置。最终放置假体,并进行评估,以确保其稳定而且与上下骨面接触良好(图 17-6)。移除各种器械和拉钩,然后仔细地分层缝闭伤口。

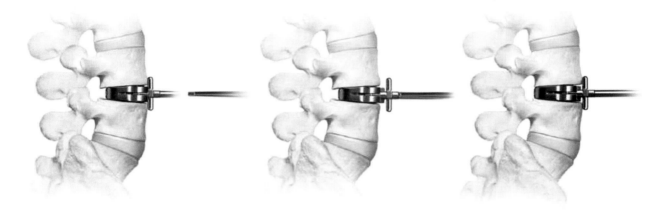

图 17-5　植入人工椎间盘试件

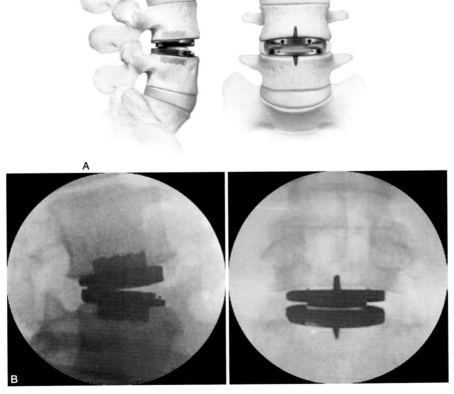

图 17-6　**A.** 植入人工椎间盘;**B.** 人工椎间盘植入后的正侧位 X 线片

手术中的并发症包括血管损伤、输尿管损伤、伤口感染、术后肠梗阻、神经损伤、硬脊膜撕裂、深静脉血栓、逆行射精、椎体骨折、植入物断裂或移位、假体沉降、植入节段错误、或手术节段融合。据报道并发症的发生率小于 10%。

腰椎人工椎间盘置换术的治疗效果相当好。功能恢复和疼痛缓解的疗效同腰椎融合术类似。要进一步研究以确定与融合手术相比，人工椎间盘置换手术是否降低了相邻节段病变的速度，但早期的数据已经令人充满希望。

所有腰椎手术后进行物理治疗是重要的，可以加强和提高脊柱的灵活性，减少术后瘢痕形成。术后早期应注意感染的征兆。如果患者表现出疼痛加剧、脉搏消失、腿部疼痛、下肢肿胀、或神经系统检查发生变化，应立即联系医生。

现在各种人工椎间盘的产品正在开发中，不仅有通过前路来植入的，也有通过侧路或后路来植入的，后者可以避免与前路手术相关并发症的风险。而且目前还在开发并评估各种人工髓核或使髓核水化的植入物。这将显著地改变治疗脊柱相关疾病的策略和治疗方法。

# 腰椎人工椎间盘置换术

## 康复治疗指南

腰椎是对人体进行治疗最具挑战性的部位之一。有许多腰椎相关因素导致了该区域的治疗挑战。从解剖角度来看，腰椎由 5 个运动节段和 10 个关节构成。多个韧带提供了该部位的被动稳定性，而多个肌肉则保证了该区域活动的稳定性。马尾神经根在腰部贯穿于椎管中，从椎间孔穿出。这些只是为腰部提供无痛、无缝的运动时要密切协作的一些腰椎结构[1-3]。从生物力学来看，腰椎的设计是为了同时提供运动性和稳定性。这是一个过渡区，允许在相对固定的骶骨完成上半身的运动。反过来，骶骨通过中心轴将重量转向髋部和下肢。

腰椎间盘置换并不是一个新的理念。早在 20 世纪 50 和 60 年代就有尝试，但都没有获得成功[4]。80 年代早期在东德，Shellnac 和 Buttner-Jans 成功设计出第一个人工椎间盘，即 SB Charité 型人工椎间盘。自从该假体被发明以来，人工椎间盘及其手术在欧洲就已开展应用，但直到 2004 年，SB Charité 型椎间盘才在美国获得美国食品药品管理局（FDA，Food and Drug Administration）认可。相比较而言，早在 1911 年，腰椎融合术就在美国首次使用，而且至今还被认为是腰椎手术的黄金标准。腰椎融合术后的康复已经很完善。而且已经有了为外科手术制定的康复临床指南，也有了实证数据证明了康复治疗的疗效。相比较而言，却几乎没有腰椎间盘置换手术的临床康复指南，而且到目前为止还没有研究来验证证实相关的康复治疗的有效性。下面的指南则综合了各种组织愈合的指南、相似脊柱手术的治疗计划和专为为腰椎间盘置换术制定的一些方法。这些指南并不是要取代或替代临床的决策过程。实际上只是作为对临床推理和决策的补充。每个经历了人工腰椎间盘置换手术的患者都是独一无二的。这里提出的指南应作为临床医生根据患者需求自己定制不同治疗计划的一个出发点。

## 组织愈合原理[5,6]

要有效地对患者进行康复，临床医生都必须牢牢掌握组织的愈合过程。在组织愈合的分类中存在着不同意见；一些临床医生更倾向于使用基于症状程度的系统来分类。在创伤发生后的 3 周内存在急性症状，为急性期。亚急性期开始于第 3 周，持续至伤后 2～3 个月。持续症状时间较长，超过 2～3 个月，则可认定是慢性的。相反，其他的分类系统则以各个阶段的生理目标为基础。本章采用这种以生理为基础的分类系统作为治疗框架。

组织愈合的阶段 I 是炎症阶段，这样命名的原因是因为在该期的生理目标是在受伤的区域产生炎症。炎症是身体对任何损伤或手术的初始反应。手术后，身体就会立即开始修复过程。在接下来的几天内，炎症反应发生，并在手术区域内强化，并在损伤后 72 小时内到达高峰。急性炎症的产生一般在 14 天内完成，在这 14 天内，会发生多种事件[6-7]。在临床上，在炎症阶段的组织愈合的康复治疗应重点预防出血、减少炎症，并治疗伴随着组织损伤的疼痛。

组织愈合的阶段 II 是修复期。这个阶段的主要目标是修复受损的组织。按时间顺序，这个阶段的开始于创伤,在损伤后 21 天左右结束,和愈合的炎症期并行发生。临床康复医生应该确切地了解外科医生采用的手术技术。进行腰椎间盘置换手术时,受损的组织实际上被完全切除并被人工椎间盘置换了。在这种情况下,椎间盘的愈合不是需要关注的问题。相反,恢复主要侧重于为椎间盘置换时损伤的组织修复提供良好的环境。手术所采用的技术因此会对康复产生影响。这阶段的主要功能是形成结构致密的瘢痕组织来修复伤口并重建受损区域的连续性。大多数真正致密的结缔组织是在第 21 天形成。在临床上,这阶段的康复目标应是促进新的致密结缔修复组织的生长。

　　愈合过程的最后阶段是重建阶段。这阶段愈合的主要目的是加强新形成的致密结缔组织。通常,这个阶段分为两个亚阶段:强化阶段和成熟阶段。尽管两个分阶段的目的基本上是相同的,但在几个关键因素上各有特点。在强化阶段,会形成组织并转换。因此,在组织内有大量的成纤维细胞和血管细胞。这个亚阶段从第 22 天一直持续到第 60 天。在这个亚阶段目标是强化新形成的结缔组织。必须注意在这个阶段以内应该非常小心不要超过新形成组织的机械强度的极限,否则过度的组织应力会导致组织损伤和延迟愈合。在第二个亚阶段,成熟阶段,从第 60 ～ 360 天,其标志是致密的结缔组织的形成,瘢痕在本质上完全变成了纤维组织。由于这个原因,对受影响的组织的增强训练要开始变得更加积极。和强化阶段相同,康复计划必须提供适当水平的应力以促进致密结缔组织的形成,但要避免新的或加重组织损伤。

## 总结

　　尽管指南可以提供治疗和恢复的大致时间表,但要知道,牢固掌握上述的因素将使临床康复医生可以针对每个患者制定个体化的康复计划,这是十分重要的,同时还要考虑患者的症状和体征。没有两个患者是完全相同的,因此也没有任何两个康复计划会完全雷同。严格根据患者本人的情况以及其所受的损伤和手术的性质进行综合分析来确定最终的康复计划。表 17-1 总结了软组织愈合的三个阶段。伴随着组织愈合过程,应当充分肌肉活动和保护来达到相应的活动水平。因为没有足够的肌肉支撑和保护,愈合组织可能会由于拉伸强度增加而受到损害。

**表 17-1　软组织愈合时间表**

| 阶段 | 事件 | 时间表 |
|---|---|---|
| 阶段Ⅰ:炎症 | 创口附近的血管收缩<br>周围的血管收缩<br>伤口闭合<br>清除异物和坏死组织 | 0～14 天 |
| 阶段Ⅱ:修复 | 成纤维细胞进入创口形成致密结缔组织瘢痕<br>血管母细胞进入创口并实现血管重建 | 0～21 天 |
| 阶段Ⅲa:重塑 | 致密结缔组织由细胞性转化为纤维性 | 22～60 天 |
| 阶段Ⅲb:重塑 | 致密结缔组织加强 | 61～84 天 |
| 阶段Ⅲc:重塑 | 致密结缔组织加强 | 85～360 天 |

　　数据来源 Nitz A:Soft tissue injury and repair. In Placzek J,Boyce D,editors:Orthopaedic physical therapy secrets,Philadelphia,2001,Hanley and Belfus;Frenkel S,Grew J:Soft tissue repair. In Spivak J,et al,editors:Orthopaedics:A study guide,New York,1999,McGraw-Hill.

## 腰椎人工椎间盘置换手术特有的属性

　　治疗慢性腰背痛的金标准是腰椎融合术。但是,像所有的手术一样,没有手术能够达到 100% 的成功率,对于腰椎融合手术而言,20% 的患者在初次手术 5 年后需要再次进行手术[8-12]。栏 17-1 显示了腰椎人工椎间盘置换术的指证。融合手术失败最常见的原因是骨移植部位并发症、假关节形成以及相邻节段的退变。与这些失败因素相关的主要原因之一是脊柱融合术后正常的腰椎生物力学丧失。腰椎人工椎间盘置换术的目的就是避免这些因素。椎间盘置换术可以在手术节段保持正常的脊柱生物力学,解除关节突关节的压力和对神经结构进行减压,恢复正常的椎间盘高度[13-16]。椎间盘置换术要通过前路进行,需要在腹直肌与椎间盘前部做切口。手术后,这两个结构变得脆弱的,容易受伤。康复计划应根据这个手术的独有特点制定相应的干预措施。

## 康复简介和康复治疗的基本原理

### 阶段Ⅰ：炎症反应阶段

**时间**：术后第 1~2 周（手术当天至术后第 14 天）

**目标**：保护手术切口，减少疼痛和炎症反应，对患者进行耐心宣教，使其理解中立位腰椎力学原理，开始步行计划（表 17-2）

**表 17-2　炎症反应阶段的康复**

| 康复阶段 | 适用条件 | 预期损伤和功能受限 | 干预措施 | 目标 | 原理 |
|---|---|---|---|---|---|
| 阶段Ⅰ<br>炎症反应阶段<br>术后 1~2 周<br>（手术当天至术后第 14 天） | 术后患者 | • 疼痛<br>• 肿胀<br>• 腰部活动范围受限<br>• 神经活动度受限<br>• 坐位耐受力受限<br>• 立位耐受力受限<br>• 步行耐受力受限 | 患者教育：<br>• 合理使用腰部支具<br>• 保护手术切口<br>• 正确的人体力学姿势和中立位腰椎的维持<br>• 咳嗽，打喷嚏，排便时用支具固定并保护腰椎<br>运动训练：<br>• 每日步行训练<br>• 具体方法见表 17-8<br>• 避免腰部伸展、旋转及侧屈 | • 减轻疼痛和水肿<br>• 保护术区软组织<br>• 理解治疗周期<br>• 理解正确的人体力学姿势、保持腰椎中立位<br>• 逐渐增加步行速度和持续时间<br>• 学习如何在功能性运动中保护腰椎<br>• 为术后出院和第一个月的家庭独立训练和自我护理做准备 | • 鼓励患者自我管理水肿和疼痛<br>• 防止神经组织粘连<br>• 指导患者防止脊柱再次损伤<br>• 逐渐增加心血管耐受力 |

**院内康复**：术后患者住院期间的康复目标主要为，向患者宣教，保护手术切口，减轻疼痛和减少炎症反应，恢复独立的日常生活能力。术后住院时间一般为 5~7 天，之后便可由家人照顾或者前往专业的护理机构[14,15]。

在住院期间，应指导患者如何保护手术切口，例如活动时如何保持脊椎中立位。另外，患者需佩戴腰部支具以维持腰部稳定性。支具佩戴的持续时间需由医生决定，且可因人而异。仰卧位与坐位相转换时需佩戴腹部支具。因为此手术是采用经腹直肌切口，切口处肌肉易于撕裂，所以应当避免腹部肌肉过度拉伸。在早期的康复评定中，应包括以下内容：手术切口、髋关节被动移动范围、床上移动性、步态分析。

院内康复项目中，应包括轻度的腹部核心肌群力量的练习。目标不在于增强力量，而在于促进肌肉生长和修复。早期的康复还应包括促进血液循环的训练。踝泵运动和下肢佩戴弹力袜可有助于下肢静脉血液的回流，预防下肢静脉曲张。腹式呼吸练习可动员腹部肌肉和腹部脏器，以刺激腹部淋巴系统和血液的循环。因为腹部是大多数手术常用的手术区域，腹部的炎症反应和水肿并不罕见。

负重练习也应在康复训练的早期进行，早期开始坐—站训练和步行训练。最初，站立和步行训练可在前轮助行器的协助下进行。患者出院前，应能做到在单足手杖的帮助下行走。应及早对患者进行步行出入卫生间的训练，必要时给予帮助，直到患者可独立完成这一活动。轻柔的腰椎活动范围训练也可在院内展开。最初只可进行腰部弯曲练习。由于椎间隙和腹腔接受过手术操作，是身体最易受伤的部分，这些部位的组织应禁止过度伸展。**建议患者避免过多地或者重复地进行伸展、侧屈和旋转练习。这些注意事项在术后 6 ~ 8 周仍适用。此外，在这阶段还应注意避免俯卧，以免损伤术后椎体前方脆弱的组织。**

出院前，医生应指导患者如何正确地进行腰部力量练习，并告知其避免躯干过度伸展、侧屈和旋转的必要性。出院后患者的康复指南见栏 17-2。告知患者避免提重物，避免排便时过度用力、咳嗽或者打喷嚏时应佩戴腹部支具。出院前，医生应向患者说明回到家中的后续运动治疗方案。一旦患者可独立行走或其所依赖的在院术后护理和康复计划对其帮助极少时，患者即可出院。此外，出院时应明确患者无并发症、直肠和膀胱功能正常、患者能深刻理解术后的注意事项及活动限制等。

---

**栏 17-2　腰椎间盘置换术后出院说明**

- 如无特殊说明，需持续佩戴腰部支具
- 不可拾起或者手持重于 2.27 kg 的物体
- 限制腰部旋转和后仰运动，前屈角度需遵医嘱
- 日常活动中应依照指导保持腰部中立位和稳定
- 避免长时间地站或者坐，时常变换体位
- 保证充足的休息，但不要卧床太久
- 逐渐延长步行时间，但避免过度劳累
- 避免剧烈运动
- 保持切口干燥，如切口处无红肿、溢液，术后 10 天可淋浴
- 睡觉时可选任意舒适姿势，但应避免俯卧和双手举过头顶
- 未经医生许可，不可开车
- 继续家中康复训练，如出现以下情况，及时就医：
1. 体温超过 38.3℃
2. 切口处红肿
3. 切口处溢液
4. 切口边缘开裂
5. 切口周围新发挫伤
6. 足掌或足趾有新出现的麻木和刺痛感
7. 腰部或腿部疼痛加重
8. 腿部无力感加重
9. 直肠或膀胱功能异常

---

**初期院外康复：**术后第 2 周可在家中或专业的护理机构度过。在炎症反应后期阶段患者仍需要和院内一样的照料。在此阶段，主要的训练内容是在保护下进行日常活动能力的恢复训练。家人应鼓励患者加强坐、站和步行的耐受力训练，练习进程应视疼痛和疲劳情况而定。如医生无特殊安排，每天应佩戴腰部支具 24 小时。患者还可适当增加运动训练，例如可开始轻柔的中立位腰部稳定性训练。但仍需要避免过度伸展腹肌。运动训练的目标在于促进肌肉生长，而不是增强力量。患者也可开始轻柔的下肢力量训练，但应注意保持腰部稳定。此阶段主要的康复目标是保护手术部位、减轻疼痛和在保护下恢复日常活动能力。

**阶段Ⅱ：修复阶段**

**时间：**术后 3 周（术后开始直至 21 天）

**目标：**理解中立位脊柱的概念，增加下肢活动度，提高直立位耐受力，在保护下提高日常活动能力，改善心血管功能（表 17-3）。

大多数情况下，阶段Ⅱ的康复训练主要在患者的家中独立进行。但患者往往不理解家庭康复治疗的意义。因此，在住院期间，对患者进行术后康复进程的宣传教育极其重要。出院后，患者应遵循医生的建议和指导以度过术后第 3 ~ 4 周。在组织愈合的修复阶段，手术部位开始形成瘢痕组织，这增加了肌肉组织、韧带以及包膜的完整性以抵抗逐渐增加的组织负荷。因此，随着时间的推移，术后修复的组织可承受逐渐增加的力量负荷。此阶段的康复应是阶段Ⅰ的延续，促进下肢活动范围的增加并提高自理能力。运动可促进血液循环，也可防止神经与手术周围愈合组织的粘连。腰椎间盘置换术后，手术部位及其周围瘢痕组织的形成不可避免。但在某些情况下，瘢痕组织与周围组织粘连后，会影响周围结构的活动性。因此，应适度进行下肢及腰部运动，促进血液循环，防止组织粘连。在所有活动中，患者应该保持腰部中立位。此外，运动还不应增加临床症状，并注意保护手术部位，使用支具保持腰椎稳定性，直到医生确定植入的假体位置正常。这时，医生会建议增加额外的腰部运动。

表 17-3 修复阶段的康复

| 康复阶段 | 进阶标准 | 预期损伤和功能受限 | 干预措施 | 目标 | 原理 |
|---|---|---|---|---|---|
| 阶段 Ⅱ 修复阶段 术后第 3 周（术后第 15～21 天） | • 无感染<br>• 手术切口恢复良好 | 同阶段 Ⅰ<br>• 四肢力量受限<br>• 步行耐受力受限<br>• 长时间坐位和立位耐受力受限 | 继续阶段 Ⅰ 的治疗<br>运动训练：<br>• 开始轻柔的髋关节运动范围训练<br>• 开始仰卧位腰部稳定性训练（图 17-7）<br>• 在可面授情况下步行训练时间增加到 15～20 分钟<br>• 具体训练项目见表 17-8<br>• 增加腰部屈曲范围训练 | 部分目标同阶段 Ⅰ：<br>• 提高直立位耐受力<br>• 恢复下肢功能性活动范围<br>• 恢复患者的自理能力<br>• 在保护外科手术伤口前提下提高日常生活能力<br>• 改善心功能<br>• 独立进行家庭康复训练 | • 恢复下肢运动范围和组织张力<br>• 为患者恢复自理能力做准备<br>• 恢复正常的姿势，保持脊柱中立位<br>• 提高心血管耐力 |

## 阶段 Ⅲa：重塑阶段 1

**时间**：术后第 4～8 周（术后第 22～60 天）

**目标**：促进神经修复，增加其活动性，防止瘢痕组织形成，增强下肢力量和耐受力，增加胸椎和骶骨的活动性，开始正常的日常功能性活动，恢复腰部的活动范围（表 17-4）。

表 17-4 重塑阶段 Ⅰ 的康复

| 康复阶段 | 进阶标准 | 预期损伤和功能受限 | 干预措施 | 目标 | 原理 |
|---|---|---|---|---|---|
| 阶段 Ⅲa 重塑阶段 Ⅰ （巩固阶段） 术后第 4～8 周 （术后第 22～60 天） | • 理解脊柱中立位概念的患者<br>• 无疼痛症状增加<br>• 无神经相关症状<br>• 有医生随访且同意进一步康复治疗 | • 神经活动性受限<br>• 上肢力量受限<br>• 上举运动受限<br>• 胸部活动受限<br>• 心血管耐力下降<br>• 保持某一姿势时疼痛和不适增加（坐和站） | 必要时继续阶段 Ⅱ 的治疗<br>**运动练习：**<br>• 增加腰部稳定性训练<br>• 第 6 周开始轻柔的腰部主动和被动运动范围的练习（图 17-8）<br>• 保持腰部稳定性的同时增加腰部抗阻训练<br>• 步行训练增加至 30 分钟<br>**神经松解术：**<br>• 开始神经松解训练（栏 17-5，表 17-6）<br>**松动训练：**<br>• 软组织松动<br>• 术后第 4 周开始胸椎和骶髂关节松动训练<br>• 术后第 8 周开始腰椎关节松动训练<br>• 具体见表 17-8<br>• 在受保护的姿势下开始轻度下肢柔韧性练习<br>• 开始比目鱼肌和腓肠肌的拉伸训练 | 部分目标同阶段 Ⅱ：<br>• 增加神经恢复和活动性<br>• 预防疤痕组织形成<br>• 增强四肢的力量和耐力<br>• 增加腰部运动范围<br>• 增加胸椎和骶骨的活动性<br>• 纠正腰部反常运动模式<br>• 提高功能活动性<br>• 提高有氧运动能力 | • 防止术后组织粘连<br>• 防止神经粘连<br>• 防止日常活动时二次损伤<br>• 恢复正常的姿势，保持脊柱中立位<br>• 防止关节僵直，减轻活动时疼痛<br>• 纠正腰部反常运动模式<br>• 独立完成日常自理活动 |

术后第4~6周,医生要对患者进行重新评估。评估时通常需要拍摄X线片。评估后,大多数医生会建议患者开始门诊康复训练。这取决于诸多因素,包括患者的临床症状和功能。患者术后第4~6周,可能仍然存在轻微的腰痛,通常以晨起和夜间入睡时明显。从功能恢复角度来说,患者每日需在社区内借助单足手杖步行一定距离。由脊髓压迫或炎症反应引起的神经病学症状应该会逐渐改善并趋于稳定。客观来说,患者需拍摄脊柱X线片,以评估假体的位置。如果所有这些因素都较稳定,患者可开始门诊康复训练。

术后首次门诊检查应包括手术切口状况的评估、姿势和步态分析、平衡功能测试和主动活动范围的评估。术后6周内,除了伸展、旋转和侧屈,活动范围评估可在其他任意运动方向进行。此外,如怀疑有神经粘连,医生可进行神经检查。另外还需评估患者腰部软组织,观察是否有肌肉僵硬或萎缩。体检时,还应留意下肢的情况。医生经过仔细筛选,并明确患者条件适合开始阶段Ⅲ康复训练后,即可为其制订治疗方案。

**姿势康复**:基于初步评估,物理治疗师通过观察患者的姿势,可获得大量信息,包括伸展度、具体肌肉的力量以及患者维持腰部中立位的能力。根据Janda的研究,在进行简单的姿势分析时,下腰部呈现的病理性状态称为下交叉综合征[17]。这种身体力线是由下腰部肌群的不同状态共同构成,有些肌肉倾向于低张变长,有些肌肉倾向于高张变短,结果形成腰椎前突和骨盆前倾。具体来说,臀肌和腹肌张力低,变长,髂腰肌和腰部伸肌张力高,变短。这个姿势在脊椎术后的患者中很常见,它使腰椎处于拉伸和前突的状态,但它对患者的恢复是极其不利的。在步态分析时,医生可观察到,患者步幅较小。如果患者髂腰肌紧张,当其大步幅行走时,脊柱受到的牵拉会在步态的支撑相末期明显增加。**从生理学角度来说,患者脊柱前方肌群力量依旧薄弱,仍需禁止腰部伸展运动,以免增加对假体的压力。**

在进行姿势康复的过程中,干预措施应集中在拉伸髂腰肌和腰部伸肌群,增强臀肌和腹肌的力量。**应告知患者避免骨盆前倾,以免加重腰椎前突。**

**治疗体操**:虽然目前仍然缺乏具体的关于腰椎间盘置换术的研究和临床实践指南,但是腰椎间盘术后的康复已有系统综述和临床实践指南,因此可将其延伸至腰椎间盘置换术后的康复。虽然大多数的研究是混合的干预效果,但其中治疗体操是一致认可的干预措施。

**腰部稳定性**:具体的康复治疗方案包括核心稳定性、腰部稳定性、腹横肌和竖脊肌训练,这些项目可激活局部肌群,增加腰部稳定性,使得腰部肌肉组织的动员趋于正常。正常的肌肉活动需要局部和整体肌肉的协调运动。整体肌肉是发起者,而局部肌肉作为补充来稳固相应区域。腰椎的局部肌肉如竖脊肌和腹横肌,负责稳定脊柱节段。整体肌肉如腰方肌和髂腰肌是腰部运动的主要发起者。局部损伤时,局部肌肉活动受限,这就需要整体肌肉来活化和稳固该处。理论上来说,局部的炎症反应限制了神经肌肉控制系统。Richardson和他的同事做了一系列的研究,探讨腰痛患者腰部深肌群维持脊柱节段稳定性的能力[18]。他们发现,腰部深肌群的活动是腰部损伤后脊柱稳定性重建中不可或缺的部分。那些没有重建脊柱节段稳定性的受试者仍能感到持续性的腰背部疼痛。因此激活腰部深肌群的训练项目不可缺少。一旦局部肌肉可被代偿,康复可向协调局部和整体肌群活动的方向进展。在这个康复阶段,动员局部肌肉的练习项目十分必要[19-21]。如图17-7示适用于本阶段的治疗体操。

**伸展练习**:大部分手术后,手术区域及周围会变得紧缩受限。在组织受到损伤时,肌肉发挥了主要的

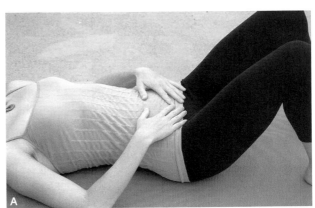

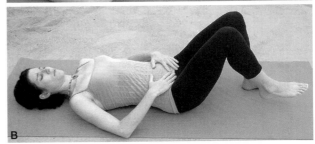

图17-7　治疗体操(腰部稳定性)。**A.** 腹横肌锻炼仰卧位,双腿屈曲,缓慢收缩腹横肌,使肚脐下陷。注意保持脊柱中立位,避免骨盆倾斜,以免引起腰部弯曲。与此同时,保持正常的呼吸节律;**B.** 腹横肌与臀肌分离仰卧位,双腿屈曲,保持脊柱中立位,收缩腹横肌。一条腿抬离地面2.54~5.08cm,双腿交替。在双腿进行同心和偏心运动时,要始终保持腹横肌收缩

保护作用。椎间盘置换术后患者,髋部屈肌、腰方肌和竖脊肌紧张的发生较常见。由于肌肉长度正常化是肌肉功能和腰部力学结构恢复的关键,应对这些肌肉进行伸展练习和运动范围练习。腰椎间盘置换术后 8 周,患者腰部的活动应可恢复正常。虽然会存在个别例外,但在术后 6 周,患者应该主动和被动地往各个方向活动腰部,包括旋转、侧屈和伸展。刚开始进行这些方向的运动时,患者需缓慢运动并保持在可耐受范围内,且所有的动作都应是无痛的。如图 17-8 所示适用于本阶段的治疗体操。本阶段典型的运动范围练习包括以下项目:单膝伸拉、坐位前屈、俯卧撑、跪立位伸展、仰卧位梨状肌伸展、屈髋肌伸展、仰卧位和坐位转体和侧屈运动。如栏 17-3 和栏 17-4 示腰部屈曲时正常的活动序列及腰椎活动范围。

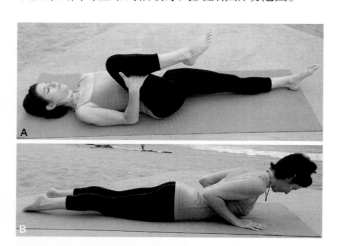

**图 17-8** 治疗体操(伸展练习)。**A.** 单膝伸拉由仰卧位开始,抱单膝使骨盆后倾,在治疗早期,另一侧膝盖可呈弯曲状态,而后逐渐伸展开;**B.** 俯卧撑由俯卧位开始,双手掌着肩膀以内的地面,下巴内收,双手向上撑起,增加腰部的伸展。这个动作可发展为手肘支撑地面,以加强腰部伸展的效果

---

**栏 17-3　正常的腰部前屈运动序列**

1. 当患者启动前屈运动时,首先是骨盆后摆,以维持身体重心的稳定
2. 当身体继续前屈,臀部肌肉收缩,腰椎开始逆转其前突曲线
3. 腰椎前突曲线完全逆转,臀部肌肉继续收缩以完成身体前屈运动

注解:臀部肌肉开始收缩前,腰部只能完成最多 50% 的前屈动作

数据来源:Delilitto A,Woolsey NB,Sahrmann S:Comparison of two noninvasive methods for measuring lumbar spine excursion which occurs in forward bending. Phys Ther 67:743,1987;Sahrmann S:Diagnosis and treatment of movement impairment syndromes, St Louis, 2002,Mosby.

---

**栏 17-4　腰椎前屈运动**

正常站姿下,腰椎的伸展角度为 20°~30°。当腰椎完全屈曲时,患者需要逆转腰椎的前突角度,最终腰椎屈曲角度在 20°~30° 之间。

数据来源:Loebl WY:Measurement of spinal posture and range of spinal movement. Ann Phys Med 9(3):103-110,1967.

---

**软组织松动:**作为一种独立的干预措施,推拿和软组织松动并不能改善患者临床症状或者提高患者功能。当和其他干预措施相结合时,软组织松动术可有效恢复身体活动性和功能。肌肉可通过收缩来保护身体易受损伤的部位,而这些保护性收缩会逐渐改变人体姿势,给正常组织施加反常的压力。随着时间发展,这种姿势改变和负荷会使组织发生病理性改变。软组织张力训练是腰部运动正常化的重要方面。屈髋肌、腰方肌、竖脊肌松动训练可有效帮助腰部运动正常化。

**关节松动:**对椎间盘置换术后的患者来说,无论采用何种康复方案,恢复正常的腰椎生物力学结构都是重要内容。松动术在康复方案中的作用越来越突出。在实践中,可通过活动特定的关节和肌肉来增加相应部位的运动范围。为避免对椎间盘置换部位造成平移的影响,关节松动术应选择合适的开始时机。有人对 $L_3$ 棘突受到压力后产生的影响进行了研究,Lee 等人发现,从后方施加于 $L_3$ 棘突上的压力可引起远至 $T_8$ 的位移。该团队的后续研究发现,这种从后方施加的压力同样可使骶椎旋前[22-25]。这些研究表明,对于腰椎间盘置换术后患者来说,即使远离手术部位的局部运动也能使手术部位发生位移。因此,治疗师最初开始直接松动患者腰椎时须格外小心。**关节和假体的前面尤其易受损伤。术后 8 周以内,需避免腰椎从后向前的运动。**8 周后腰椎可尝试这个方向的运动。这时应该集中活动与假体毗邻的脊柱节段。毗邻节段的运动可使这些节段的运动功能恢复正常,减少对手术部位直接的干预。**没有必要从后向前活动假体,因为假体是一个固定的部件,不会产生这样的移动。**假体节段可进行屈曲、伸展和旋转运动。在进行松动训练时可先从屈曲运动开始。治疗师可根据患者的临床症状来决定关节松动训练的程度。如表 17-5 示腰椎正常的活动范围。

表 17-5　腰椎在三个运动平面的大致活动范围

| 关节 | 屈曲和(或)伸展(°) | 单侧轴向旋转(°) | 单侧屈(°) |
|---|---|---|---|
| L$_{1-2}$ | 12 | 2 | 6 |
| L$_{2-3}$ | 14 | 2 | 6 |
| L$_{3-4}$ | 15 | 2 | 8 |
| L$_{4-5}$ | 16 | 2 | 6 |
| L$_5$-S$_1$ | 17 | 1 | 3 |
| 合计 | 74 | 9 | 29 |

L. 腰椎；S. 骶椎

注：改编自 White AA Ⅲ，Panjabi MM：The basic kinematics ofthe human spine：A review of past and current knowledge. Spine2：12，1978；White AA，Panjabi MM：Clinical biomechanics of thespine，Philadelphia，1990，Lippincott.

　　腰部疼痛和病理性改变会导致运动障碍，而身体其他部位也会发生代偿性改变。手术部位组织较脆弱，因此术后不宜直接活动腰椎，但可活动其周围组织。治疗师可先活动胸椎和骶椎。胸椎节段及软组织弹性下降将影响正常姿势力线的形成，包括正常的腰椎前凸。因此治疗应该包括胸部肌肉组织松动训练和关节被动松动训练[26,27]。骶椎正常的功能和力学结构同样可直接影响腰椎的功能。骶椎为其他椎体提供一个稳定的结构基础，以便其他椎体能正常活动。骶椎和骶髂关节是联系脊柱和下肢之间重要的桥梁。如果它们功能异常，将向腰椎传递额外的压力。胸椎和骶椎关节松动术可帮助减轻椎间盘受到的压力。松动术适宜在该康复阶段尽早进行。

　　**神经松解术**：在此康复阶段应进行神经松解训练。首先医生应评估患者的神经组织活动性。检查神经组织活动性常用的方法是直腿抬高试验。这个试验可作为治疗师检查下肢周围神经的起点。腓神经、胫神经、腓肠神经及股神经都有特定的检查方法使被检神经处于紧张状态[28]。**如图 17-9 至图 17-11 示神经活动性的检查方法及检查顺序。**如果被检神经不能在其周围组织中正常滑动，则会受到牵拉。麻木、紧张及麻刺感这些症状提示被检神经已达到拉伸载荷。当拉伸减轻时，症状会相对缓解。试验阳性提示被检神经活动受限。用这些检查神经的手法拉伸和松解粘连的神经组织是惯常的治疗理念。**如栏 17-5 和表 17-6 示神经检查的体位及检查方法。**神经组织的弹性不如肌肉组织，对拉伸的反应也是相反的[29]。神经松解术通常可以分为两类：神经滑动术和神经拉伸术。滑动术使得神经组织在周围组织中的移动量比拉伸术更

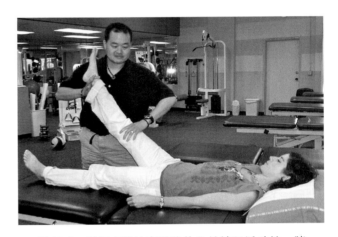

图 17-9　图解直腿抬高试验估坐骨神经活动性。膝关节处于伸直位，踝关节中立位，缓慢抬高一侧腿部，直至神经紧张或患者出现症状为止。检查时可用枕头，但在检查过程中不宜更换枕头位置

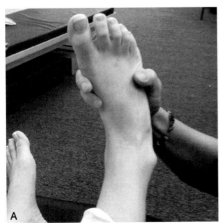 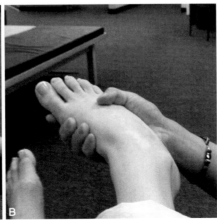 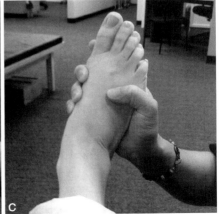

图 17-10　图解周围神经检查的足部姿势。**A.** 腓肠神经（背伸和内翻）；**B.** 腓神经（跖屈和内翻）；**C.** 胫神经（背伸和外翻）

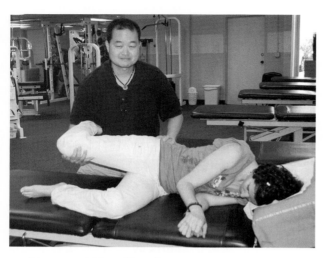

图 17-11　图解股神经检查。患者侧卧位，颈胸前屈，治疗师屈曲和伸展患者髋关节，直至神经紧张或患者出现症状为止

大。关节运动可影响神经活动性[30,31]。在踝关节处于拉伸状态时，被检测腿部肌肉的活动性也会增加[32,33]。有这样一个假说，在神经活动性检测试验中，肌肉活动性增加提示这些肌肉在该检测试验中起保护作用。由于神经组织是易受伤害的结构，当神经处于紧张状态时，肌肉会被动员以保护神经组织，避免其受到伤害。

因此，康复治疗应解决神经滑动问题，且避免神经拉伸。可先活动神经周围软组织，以更好地练习神经滑动，下肢活动可配合轻微颈部运动来促进神经滑动。治疗过程中，患者的神经根性疼痛和异常感觉都提示神经受到牵伸并可能受到激惹，所以治疗师与患者的沟通十分重要。**患者和治疗师在康复训练过程中都应以不引起患者神经根性症状为准。神经松解术和书中提到的其他治疗都应由受过专科训练的治疗师完成。**

---

**栏 17-5　直腿抬高试验和侧卧位股神经检查过程**

**直腿抬高试验过程：**
1. 首先评估患者的基本症状、耐受性和运动范围
2. 患者仰卧位

**治疗师位置：**
1. 治疗师位于患者股外侧
2. 治疗师一手握住患者的一只足，另一手置于患者膝部保持膝关节伸直位
3. 或者，治疗师一手握住患者踝关节，另一手握住足掌以控制足的位置

**过程：**
1. 治疗师活动患者足部和踝关节来检查特定的神经
2. 保持膝关节伸直位，抬高患者的一侧腿
3. 治疗师抬高患者的腿部直到患者出现神经组织紧张时止
4. 治疗师放松患者足部和踝关节观察患者症状是否缓解。如症状与神经组织有关则会有所缓解
5. 治疗师可改变患者检查体位，进一步探索运动受限的神经源头

**刺激神经的方法：**
- 对侧颈椎侧屈可加重患者症状
- 同侧颈椎侧屈可缓解患者症状
- 髋关节外展可缓解患者症状
- 髋关节内收可加重患者症状

**股神经检查过程：**
1. 首先评估患者的基本症状、耐受性和运动范围
2. 患者侧卧位，头下垫一枕头

**治疗师位置：**
1. 治疗师位于患者臀侧
2. 治疗师一只手和前臂支撑患者外侧的膝部和下肢，另一手置于患者臀部以稳定骨盆

**过程：**
1. 治疗师预先使患者胸椎及颈椎屈曲
2. 治疗师活动患者髋关节，从屈曲位到伸展位，直到患者腿部出现症状时止
3. 然后，治疗师伸展患者头颈部，如患者症状与神经组织有关，症状可缓解
4. 治疗师可改变患者检查体位，进一步探索运动受限的神经源头

**刺激神经的方法：**
- 颈椎屈曲可加重患者症状
- 颈椎伸展可缓解患者症状
- 髋关节外展可缓解患者症状
- 髋关节内收可加重患者症状

---

改编自：Butler D：The sensitive nervous system, Adelaide Australia, 2000, Noigroup Publications

表 17-6　下肢神经检查

| 检查 | 神经 | 检查体位 | 检查方法 |
|---|---|---|---|
| 直腿抬高试验 | 整体 | 仰卧位：<br>双腿伸直、不交叉<br>仰卧于脊柱中立位<br>双手自然置于身体两侧<br>头下不垫枕头 | 膝关节伸直<br>足部处于中立位<br>屈曲髋关节直至出现症状<br>检查致敏因素：踝关节背伸和跖屈；屈颈；髋关节外展和内收 |
| 直腿抬高试验（侧重腓侧） | 腓神经 | 仰卧位：<br>双腿伸直、不交叉<br>仰卧于脊柱中立位<br>双手自然置于身体两侧<br>头下不垫枕头<br>肩关节外展 | 膝关节伸直<br>足部背伸和内翻<br>屈曲髋关节直至出现症状<br>检查致敏因素：踝关节内翻和外翻；踝关节背伸和跖屈；屈颈；髋关节外展和内收 |
| 直腿抬高试验（侧重胫侧） | 胫神经 | 仰卧位：<br>双腿伸直、不交叉<br>仰卧于脊柱中立位<br>双手自然置于身体两侧 | 膝关节伸直<br>足部背伸和外翻<br>髋关节屈曲直至出现症状<br>检查致敏因素：踝关节内翻和外翻；踝关节背伸和跖屈；屈颈；髋关节外展和内收 |
| 直腿抬高试验（侧重腓肠神经） | 腓肠神经 | 仰卧位：<br>双腿伸直、不交叉<br>仰卧于脊柱中立位<br>双手自然置于身体两侧<br>头下不垫枕头 | 膝关节伸直<br>足部跖屈和内翻<br>屈曲髋关节直至出现症状<br>检查致敏因素：踝关节内翻和外翻；踝关节背伸和跖屈；屈颈；髋关节外展和内收 |
| 直腿抬高试验（侧重股神经） | 股神经 | 侧卧位：<br>双侧髋膝屈曲<br>头颈屈曲<br>头下垫一枕头稳定头部于身体中线 | 膝关节伸直<br>足部、踝关节中立位<br>伸展髋关节直至出现症状<br>检查致敏因素：屈颈；髋关节外展和内收 |

出自：Butler D：The sensitive nervous system，Adelaide Australia，2000，Noigroup Publications.

**总结**：本阶段治疗过程中，患者可能会发现，在长时间的坐位或站立姿势下完成训练内容很困难。这些问题很常见。在治疗过程中，我们要帮助患者意识到通过学习一些方法和活动，他们能够减轻这种痛苦。同时也应帮助患者学习增加肌肉耐力的训练方法，以逐渐增强患者对这些训练姿势的耐受力。这些方法包括，限定保持一个姿势的时间、背部冷疗、主动腰部活动范围练习，以缓解僵硬和疼痛。在保护下提高功能性活动能力和神经活动性正常化是该康复阶段主要的训练内容。心血管耐力训练也应该贯穿始终。

**Ⅲb：重塑阶段 2**

**时间**：术后第 9~12 周（术后第 61~84 天）
**目标**：恢复腰部力量和活动范围，四肢同时活动时可保持脊柱中立位，提高或者正常化功能性运动能力，协调局部和整体肌肉的代偿，解决可能引起腰痛的肌肉骨骼系统的问题（表 17-7）。

该阶段主要的康复目标是功能恢复。一旦患者可耐受Ⅲa 阶段的练习，并且不会因此增加腰部和下肢的症状，即可开始本阶段的康复。前阶段的康复集中于实行一些保护腰椎的措施，这些措施的主要目的是防止过度拉伸新修复的结构。在术后 9 周以后，大部分瘢痕组织都已形成。水肿和炎症反应已达到最轻，患者的功能应逐渐恢复正常。就组织而言，新生的结缔组织需要承受一定的负荷才能增加力量。继续进行基本的力量训练和保护的同时，应该进一步增加基本治疗框架之外的运动训练。我们的目标是，保护已恢复的运动功能。

表 17-7    重塑阶段 II 的康复

| 康复阶段 | 进阶标准 | 预期损伤和功能受限 | 干预措施 | 目标 | 原理 |
|---|---|---|---|---|---|
| **阶段 Ⅲ b**<br>重塑阶段 II<br>（成熟阶段）<br>术后第 9 ~ 12 周<br>（术后第 61 ~ 84 天） | • 手术切口已痊愈<br>• 无疼痛症状增加<br>• 患者可演示正确的脊髓中立位<br>• 已纠正异常的腰部运动模式<br>• 在保持腰部稳定且不增加临床症状的前提下，患者可完成大部分日常活动 | 部分同阶段 II：<br>• 长时间坐或站的能力受限<br>• 患者不能完全独立完成日常生活<br>• 步行功能仍受限 | 必要时继续阶段 II 的治疗<br>运动训练：<br>• 加强抗阻训练，增加腰部稳定性（图 17-13，D）<br>• 开始功能再训练（图 17-12）<br>平衡功能训练：<br>• 开始平衡功能和本体感觉训练<br>松动训练：<br>• 加强胸椎、腰椎、骶椎及软组织的松动训练 | • 恢复四肢的力量<br>• 腰部运动范围恢复正常<br>• 改善腰部力学姿势<br>• 四肢活动时，能在各种姿势，各种平面保持脊柱中立位<br>• 开始增加除基础支持之外的运动<br>• 提高腰椎本体感觉 | • 自理和独立生活<br>• 防止运动时二次损伤<br>• 学习在长时间的运动中缓解疼痛的方法 |

**功能再训练：**功能再训练不是康复的新概念。它挑战力量、平衡功能和功能位的协调能力。它涉及核心肌群训练系统、下腰部承重稳定性训练和功能环境。在这个康复阶段，可开始进行适当的身体重心之外的活动训练（图 17-12）。前面我们已经讨论过，当身体受到伤害时，局部肌肉受限，整体肌肉被募集以应对伤害。最初的训练应包括局部肌肉的募集，比如腹横肌和竖脊肌。患者在进行康复训练的过程中，可开始尝试非中线姿势和非直立位姿势。患者需要在脊柱非中立位姿势下实现正常的功能，包括力量、灵活性、运动控制和本体感觉的恢复。前弓步和侧压腿训练可在此阶段展开，进而发展为上肢的运动、旋转和侧弯。在该康复阶段的末期，患者应有功能的改善（平板支撑、四点支撑训练、卧位自行车）。蹲—站和坐-站训练可结合转体锻炼。单腿平衡训练可结合单腿蹲、单腿前进和侧移练习。通过改变上肢和腰部的姿势，增加主动的基础功能性运动，身体开始募集局部肌肉，同时靶向刺激肌肉组织的脆弱部分。臀部和躯干可做出各种姿势只募集某一特定肌群而抑制其他肌群。如图 17-13 示该阶段的治疗体操。当患者有良好的肌肉募集能力，可以很好地完成基本的康复练习，并且临床症状已恢复至最轻，即可开始本阶段的康复练习。

**腰部本体感觉：**本体感觉训练在患者受伤后的康复中至关重要。现已明确机体损伤会影响下肢关节本体感觉。但其中的病损机制可能多变，在一些病例中，引起本体感觉变化的机制尚不清楚。但不论具体机制如何，已有研究表明，康复治疗可改善关节本体感觉。基于这些研究，康复专家们把本体感觉训练纳入康复治疗方案中，以改善患者的本体感觉系统[34]。

作为肢体康复训练中的重要项目，本体感觉训练在大多数的脊柱康复中并不是重点。但最近研究表明，本体感觉训练在脊柱康复中不容忽视[35-39]。因此，患者在功能性训练和体能训练的过程中，仍有必要进行本体感觉和平衡功能的训练。

**总结：**随着耐受力的增加，患者开始功能性的腰椎活动显得尤为重要。因为其改变了患者的平衡状态和本体感觉，同时锻炼了患者的力量和耐力。患者进行的不再是小强度的、有限的运动。在这些高强度、大范围的运动训练中，患者必须做出包括弯曲和旋转的动作，而且患者的脊背力量必须足以完成这些运动。如表 17-8 示不同阶段的康复治疗内容。

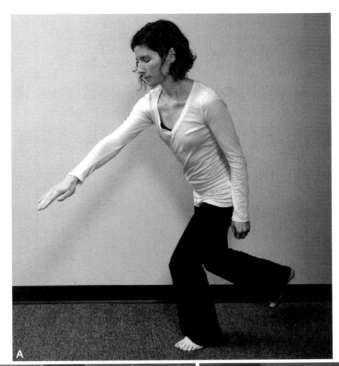

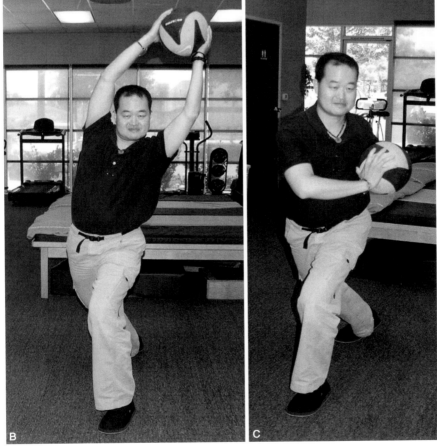

**图 17-12**　功能再训练。**A.** 单腿平衡，开始训练单腿平衡，微蹲式屈膝，一侧膝关节屈曲的同时缓慢伸展，另一侧的手臂和小腿、身体向站立侧倾斜；**B.** 弓步侧屈，弓步状态改变上身体位，向对侧屈、同侧屈及伸展，每一个姿势都可选择性募集相应区域肌群；**C.** 弓步转体，此动作可为同侧转体，也可为对侧转体，健身球用以模拟实际生活中的运动或者工作环境，也可用其他重物替代健身球

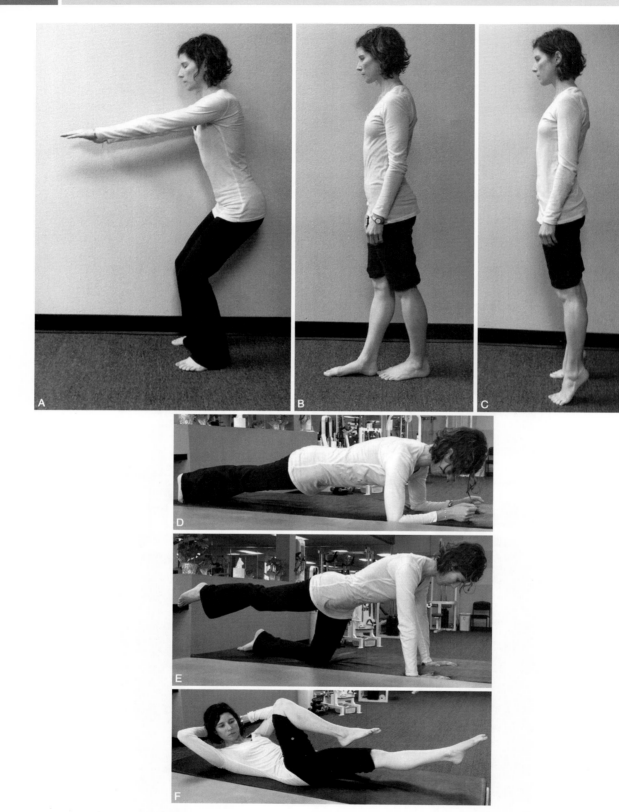

图 17-13 治疗体操。**A.** 微蹲双足分开,与髋关节同宽,收腹,像坐椅子一样,膝关节微蹲 30°~45°;**B.** 串行平衡一只足的足跟置于另一只足的足尖正前方,保持身体平衡,每次维持此姿势 30~50 秒,交换双足位置;**C.** 站立提踵双足分开,与髋关节同宽,踮起足尖,重心集中于第一足趾;**D.** 俯卧撑,俯卧位,双肘着地,与肩同宽,收缩腹横肌,双肘与足趾往下用力撑起身体,下巴内收,保持脊柱中立位;**E.** 四点支撑训练,犬式姿势,手掌和膝盖着地,髋关节与膝关节屈曲 90°,脊柱中立位,下巴内收,收缩腹横肌,伸展一侧下肢和对侧上肢。另一侧肢体如是;**F.** 卧位自行车,仰卧位,双手置于枕部,双侧髋关节和膝关节屈曲 90°,收缩腹横肌,右侧腋窝轻轻向左侧膝盖旋转,同时伸展右侧下肢,避免肩胛骨离开垫子。另一侧如是

**表 17-8 治疗方法列表**

| 阶段 | 适当的训练方法 |
|---|---|
| 阶段 I<br>炎症反应阶段 | 脊柱中立位,腹带支撑和卧床活动<br>腰椎稳定性、腹横肌活动(见图 17-7)<br>单膝及胸的活动范围训练<br>踝泵运动<br>步态训练<br>腹式呼吸<br>转移训练<br>床上移动训练<br>仰卧位腹肌等长收缩训练 |
| 阶段 II<br>修复阶段 | 仰卧位腰椎稳定性、腹横肌训练<br>开展步行训练<br>提高坐位和步行的耐受性 |
| 阶段 IIIa<br>重塑阶段 1 | 渐进性的仰卧位稳定性和步行训练<br>增加立位核心稳定性和腰椎稳定性的训练<br>• 微蹲(见图 17-13,A)<br>• 站立提踵(见图 17-13,C)<br>• 坐-站训练<br>• 立位哑铃训练<br>增加动作评估并改正畸形<br>• 跪坐屈曲伸展活动<br>• 四点支撑训练<br>• 仰卧<br>增加腰椎活动范围训练<br>• 俯卧位伸展(见图 17-8,B)<br>• 仰卧位转体<br>• 坐位转体<br>• 坐位屈曲<br>增加仰卧位直腿神经滑动练习(见表 17-6)<br>在能耐受情况下增加斜卧单车和跑步机练习 |
| 阶段 IIIb<br>重塑阶段 2 | 继续 IIIa 阶段训练<br>• 平板支撑(见图 17-13,D)<br>• 侧方平板<br>• 立式拉背<br>增加功能性训练<br>• 单腿下蹲<br>• 单腿平衡(见图 17-12,A)<br>• 弓步侧屈(见图 17-12,B)<br>• 弓步转体<br>• 弓步收肩<br>增加平衡和本体感觉训练<br>• 单腿站立<br>• 空气光盘站立训练<br>• 闭目单腿下蹲<br>渐进性的步行和斜卧单车训练 |
| 阶段 IIIc<br>重塑阶段 III | 继续 IIIb 阶段训练<br>增加运动和工作相关的训练<br>增加跑步机跑步和空中漫步机训练<br>增加模拟工作活动 |

### 阶段 IIIc:重塑阶段 3

**时间**:术后第 13～52 周(术后第 85～360 天)

**目标**:回归工作和运动,恢复先前的运动功能,准备结束院内物理治疗(表 17-9)。实现这些目标部分患者可能需要 6 个月,部分需要 1 年时间。

从预后的角度来看,患者术后完全康复需要一整年的时间。简单地说就是组织重塑,功能和力量完全恢复需要 1 年的时间。在重塑阶段,康复治疗的重点在于让患者回归工作、运动和正常的日常生活。在这阶段 I 的末期,患者能够在家或者工作岗位上独立进行功能性活动。

此阶段康复过程中要评估患者返回工作和完成具体运动项目的能力,需要再次评估那些能增加脊柱负荷的运动,在征得医生同意后,可以开始下一步的康复功能训练。参与那些可能有相互拮抗或者上举重物的活动时需要征得医生的同意。此时医生需要给患者制定一个基于健身房或者家庭的运动方案来促进肌肉力量和功能的恢复。当患者、治疗师和康复医师一致认为患者已达到理想的康复目标,并且可以独立安全地完成后续的康复训练,患者即可结束门诊康复训练。

## 并发症

### 危险信号

由于腰椎手术会对脊椎前方结构进行暴露和松解,并发症发生的概率为 30%～40%[40]。多节段手术相对于单节段手术会有更高的并发症发生率,另外还有其他并发症发生的危险因素如高龄、肥胖和心血管疾病等[40,41]。因此,医生能够意识到这些潜在的并发症,并教育患者及时反馈任何不适和症状非常重要。

### 感染

据报道,腰椎术后患者感染的发生率为 1%～2.4%[42]。切口疝、切口污染和其他表皮损伤也有发生[43]。另外,由于受到肋间神经支配,切口周围可有腹壁膨胀感[40]。深部感染也可发生并导致更加严重的并发症,包括骨溶解或者骨吸收,甚至导致手术邻近节段脊椎骨髓炎的发生[42]。感染的临床表现包括

表 17-9　重塑阶段的康复 Ⅲ

| 康复阶段 | 进阶标准 | 预期损伤和功能受限 | 干预措施 | 目标 | 原理 |
|---|---|---|---|---|---|
| 阶段Ⅲc<br>重塑阶段<br>（成熟阶段）<br>术后第 13 ~ 24 周<br>（术后第 85 ~ 168 天） | • 患者能实现疼痛的自我管理<br>• 不再有功能性的能力减退 | • 上举重物困难<br>• 长时间维持固定姿势困难<br>• 不能完成工作或运动相关的活动 | 训练：<br>• 在患者能耐受的情况下进行重复性的上下肢抗阻训练<br>• 功能的再训练（经医生同意的工作或相关运动）<br>• 准备在跑步机或者微型弹簧垫上进行跑步运动 | • 恢复先前的功能水平<br>• 力量和耐力恢复至术前水平<br>• 准备出院 | • 提高患者管理日常工作计划的能力<br>• 改善适当姿势的维持并嘱咐患者结束院内物理治疗后继续行家庭维持治疗计划 |

发热、血压降低、心率加快、呼吸急促、疼痛加重、切口肿胀流脓、压痛和全身不适[44]。

## 血管并发症

血管结构损伤是脊椎前路手术最常见的并发症[40,41,45]。由于术中要松解主动脉、下腔静脉和髂动脉周围组织，约有 2.8% 的患者可能发生动、静脉系统的损伤[46-48]。血栓形成是术后患者最常见的动脉血管并发症，但其能通过使用抗凝药物、弹力袜和小腿气压泵来预防[40]。术中暴露 $L_{4,5}$ 腰椎节段时需要松解肾静脉、髂静脉及髂腰静脉周围组织，这将增加血管并发症的发生风险，当静脉结构受到破坏时，可以发生严重的术中出血。而那些有糖尿病、肥胖、高龄或心血管疾病的患者不仅容易发生类似并发症，更存在术后局部缺血的高危风险[40]。动静脉受损的表现主要有：小腿疼痛、下肢水肿、足部脉搏减弱、温度改变、颜色改变和下肢沉重感。

## 神经并发症

腰椎手术过程中可伴有多种神经受损。腰部交感神经链沿着脊椎走行，控制着泌尿生殖器官的功能。如果这些神经受损，患者会伴有下肢发热，而这常易被误诊为血管损伤，同时也可能导致大小便功能异常[40]。腹膜后神经、腹股沟区体表神经及阴部神经损伤会导致患者腹股沟区和外阴部感觉减

退[40]。由于硬脊膜纤维化导致的神经根牵拉将使得术后患者神经根性疼痛增加[49,50]。这些问题将会在术后 3 个月得到解决[50]。

## 泌尿生殖系统并发症

泌尿生殖系统并发症常继发于下腹部交感神经丛的松解，这将导致泌尿系统器官受损，生殖器官感觉减退，逆行性射精，并导致男性阳痿的发生[40,51]。脊柱手术不论是采取前路还是后路入路，有 0.3% ~ 0.8% 的患者可发生输尿管的损伤[40]。腰椎前路手术的患者术后发生逆行性射精的概率高达 28%[40,51]。腰椎手术中发生的这些并发症一般都是不可逆的，而高龄男性、糖尿病和合并心血管疾病的患者存在更高的并发症风险[40]。

## 自发性融合和异位骨化

与脊柱融合术不同的是，椎间盘置换术保留了椎体的可活动性，恢复了椎间盘高度，维持腰椎节段的前突。一项随访 17 年的研究发现，有超过 60% 的患者手术部位的上下节段可发生体内自发性融合[48,50]。大概 1.4% ~ 15.2% 的患者在使用 ProDisc 和 SB Charite 的假体后发生异位骨化[48]。

## 移植材料

人工椎间盘置换术所使用的高分子聚乙烯金属

材料和全膝关节和全髋关节置换术所用的材料一致。虽然在椎间盘置换术后还未见报道置入物磨损或破碎、缓慢滑移和骨质溶解的相关病例,但是仍旧存在类似于全膝和全髋关节置换术后发生的永久性变形和金属磨损的可能[45,48]。这些情况可能至少 1 年或者长达 10 年后才会发生,但是一旦发生,将需要进行经前路或后路的椎体融合手术,融合相关节段[45,48,50]。随着时间的推移,移位或者聚乙烯金属假体的松动均可能发生,由于生物力学结构出现异常,这将导致慢性疼痛或者需要再次进行椎体融合手术以解决问题[52]。

### 生物力学

实施全椎间盘置换术而不是脊柱融合手术的目的就是为了保留腰椎节段的正常活动范围[48]。手术过程中,无论前路还是后路手术都可能发生置入椎间盘的位置不良[48]。这将最终导致脊椎活动范围的减少或者其后部结构的负荷增加。位置不良同样可以影响腰椎矢状位的平衡,导致腰椎前突减少并可能引起相邻节段的退变[48]。

### 慢性疼痛

机体受伤后,外周和中枢神经系统将发生相应改变,某些改变是可逆的,但有些改变将不可逆。损伤所导致的神经改变远远超过了本章节所涉及的范围,但是作为一个医生,应该认识到并不是所有的患者都能够通过外科手术完全解决相关临床症状。手术能修复导致患者出现相关症状的异常生理结构,但是对已经发生的中枢或外周神经系统的改变可能并不能逆转。因此,需要意识到并不是所有的疼痛都是由组织损伤导致的,也并不是所有的患者都能完全解决相关临床症状[28,53,54]。如栏 17-6 所示慢性疼痛的相关因素。

---

**栏 17-6　慢性疼痛的相关因素**

1. **脊柱周围改变**
   - 术周组织敏感性及周围神经组织的改变
2. **脊髓改变**
   - 在脊髓水平的抑制性和信息处理的改变
3. **中脑功能的改变**
   中脑功能的改变体现在:
   - 免疫功能
   - 自主神经功能
   - 运动控制
   - 内分泌功能
4. **大脑皮质的改变**
   - 疼痛机制的改变
   - 记忆力,情绪和应激性改变

数据来源:Butler D:The sensitive nervous system, Adelaide, Australia,2000,Noigroup Publications;Gifford L,Butler D:The integration of pain sciences in clinical practice. J Hand Ther 10:86-95,1997.

---

## 总结

考虑到康复的目的是为了保持腰椎的活动范围及整体的活动度,康复对于人工椎间盘置换术后患者的作用是独一无二的。虽然开始早期的活动性训练与康复的进程有关,它对促进外科伤口愈合同样重要。因此,在外科手术后立刻告知患者关于外科手术的相关保护措施十分必要,除了促进伤口的愈合,针对人工椎间盘置换术所制定的特殊的康复计划和指南和其他的腰椎手术类似(如微创切除术和融合术)。增强腹部的稳定性和腰椎的活动性,以及加强下肢力量和心血管系统训练对术后患者来说都是很重要的。考虑到对于腰椎间盘置换术要求的个体差异,针对性地制定和实施治疗计划就很有必要。最后,神经根性疼痛及下肢感觉异常是医生决定行椎间盘置换术的主要依据,因此应尽量防止神经粘连,促进神经修复。

---

## 居家训练建议

患者在康复过程中可遵循以下家庭训练计划,家庭维持治疗计划的主要内容需根据患者预期恢复的最佳功能水平、单节段还是多节段椎间盘置换术、耐受性以及完成训练计划的能力来制定。在家庭维持治疗过程中不应有疼痛和畸形的发生

**炎症及修复阶段Ⅰ和Ⅱ期(第 1~3 周)**
**此阶段目标:**保护手术切口,减少疼痛及肿胀,理解正确的身体力学结构和姿势,增加步行的耐受性、速度和耐力。在这个修复过程中,应当避免越过中立位的伸展练习[55]

## 居家训练建议（续）

1. 保护手术切口
2. 管理下肢肿胀、水肿
   （1）踝泵运动
   （2）弹力袜保护
   （3）抬高下肢
3. 在坐位和站立位活动时给予必要的支撑以促进康复
4. 理解恢复正常腰椎活动范围的必要性
5. 术后2周鼓励仰卧位下行轻柔的屈曲训练[56]
   （1）弓卧位行腹部肌肉的等长收缩，尤其是加强腹横肌和竖脊肌的训练[55]
   （2）床上活动
6. 增强下肢股四头肌和臀肌肌力
   （1）蹲站活动
   （2）半蹲运动
   （3）站立提踵
   （4）每日步行训练
7. 神经肌肉再训练
   （1）串行平衡
   （2）单腿平衡

**重塑阶段Ⅲa（第4~8周）**

**此阶段目标：**增加腰椎在各个方向的活动范围，并且开始恢复正常的日常生活

1. 增加腰椎屈曲的活动度
   （1）通过髋关节分离训练强化腹壁力量（如髋关节屈曲，髋关节在弓卧位时的内旋、外旋）
   （2）单膝及胸伸展活动
   （3）四点支撑训练
2. 在适当腹部支撑下开始上肢及下肢强化训练
   （1）拉背训练
   （2）立位哑铃训练
   （3）俯卧弯腿
   （4）台阶运动

（5）深蹲运动
3. 在6~8周时，只要切口愈合即可开始腰椎伸展，侧方弯曲和旋转活动范围训练，在6周后开始逐渐增至最大的运动范围[55]
   （1）俯卧撑
4. 神经滑动术
   （1）对具有术后下肢神经根性症状（如坐骨神经痛）的患者行神经滑行术[55]，过程中需注意不要牵拉神经。
5. 心血管系统
   （1）渐进的步行计划
   （2）斜躺自行车
6. 开始最基本的日常生活活动，包括伸展、弯曲和下蹲，避免上举重物及高强度活动，如跑步和跳跃等

**重塑阶段Ⅲb（第9~12周）**

**此阶段目标：**开展下肢力量训练，有氧及功能性活动

1. 开展腹肌、竖脊肌和臀肌的力量训练
   （1）平板支撑（该阶段接近结束时开始）
   （2）四点支撑训练
   （3）腹肌自行车（腹肌必须有足够的力量）
   （4）背阔肌训练
   （5）空气球站立训练
   （6）前倾训练
   （7）单腿平衡

**重塑阶段Ⅲc（第13~24周）**

**此阶段目标：**独立进行家庭训练项目，重新恢复体育运动

1. 继续之前训练并在能耐受条件下逐渐增加次数和强度
2. 开始运动特异性的练习
3. 增加步行的速度和距离
4. 准备开始跑步，在12周后开始更加积极的训练
5. 如果准备就绪可在12周后开始上举重物，旋转和弯曲等活动

# 临床案例回顾

1  34岁男性患者，1天前接受了$L_{4-5}$节段腰椎间盘置换手术，手术顺利。现患者可以准备开始院内康复治疗，需要你评估患者并制订康复计划。你将如何评估并且你的初治计划包括哪些内容？

院内最初的评估内容包括患者的生命体征及切口情况。如果这两个客观评价令人满意，那么医生可以在第1天制定几个目标。首先教育患者保

持脊柱中立位的力学支撑,教导患者如何在床上活动,并在腰部支具保护下逐渐从卧位转变为坐位。患者应该佩戴腰部支具并且熟知如何使用支具。如医生无特殊交代,腰部支具必须 24 小时佩戴。其次应该评估患者使用前轮助行器时的坐-站活动能力。患者在最小的帮助下应该能够从病床行走至卫生间,这一过程中前轮助行器可以提供足够的帮助。刚开始时,应该注意限制坐、站和步行的时间,每一个姿势的持续时间不超过 15 分钟。术后第 1 天禁止在无保护状态下做转体、站立或者步行等动作。

2　53 岁男性患者,4 周前接受了 $L_{4-5}$ 节段的人工椎间盘置换术。该患者既往有 2 型糖尿病病史,并且体重超重 45kg。在门诊行物理治疗初评期间,该患者表示其于 1 周前用完了抗凝药物,5 天前开始出现右下肢的疼痛与肿胀,并且这些症状仍在进行性加重。该患者目前还没有跟他的医生反映这些情况。

　　危险信号:该患者有深静脉血栓的风险。既往有糖尿病病史并且体重超重,这些病史使其具有发生血管性并发症的危险因素。并且深静脉血栓的临床表现为下肢的疼痛,严重的水肿,皮肤颜色的改变,温度的改变和足部血管搏动减弱和下肢的沉重感。该患者应立即看医生或尽快去最近的医院治疗以避免远期并发症,如肺栓塞。

3　42 岁女性患者,5 天前行腰椎间盘置换术。病情恢复良好,没有相关并发症,患者决定明天出院,返回家中由其丈夫及家人帮忙照顾。那么在患者出院前还必须采取哪些干预措施呢?

　　该患者将很可能得不到家庭康复治疗。患者应谨记医生给予的建议,并在出院期间严格遵守,1 个月后开始物理治疗。因此,医生必须给患者一些指导说明,如表 17-2 所示。告知患者如何保持腰椎的稳定性和保护关节的相关注意事项。鼓励患者进行逐渐加强的步行训练。腰部可屈曲,但禁止伸展、旋转和侧弯。如医生无其他要求,腰部支具应该 24 小时佩戴。而腰椎核心稳定性的维持应该贯穿于日常生活中。

4　42 岁女性患者,曾行腰椎间盘置换术,术后第 5 周就诊于骨科门诊复查,自述昨日医生建议可于骨科门诊开始康复治疗。那么你将如何评估并

且你的初治治疗计划包括哪些内容?

　　根据患者具体的情况进行初始评估。大多数患者都会有一些轻微的腰背部疼痛和僵硬感,但是这些症状都会逐渐好转。初始评估包括姿势及活动的评估、关节各活动范围的检测。但是术后 6 周内应尽量避免大范围的伸展、旋转和侧弯。还应进行下肢活动范围和肌力检测,同时应注意不要使患者受伤区域的负荷过重。此外,应完成神经病学的相关评估以明确手术期间神经损伤的情况。患者在术后 6 周内应尽量避免俯卧。干预措施包括回顾患者目前的训练内容,适时增加训练进展,提高步行的耐受性。在术后第 6 周,应开始腰椎稳定性和核心肌群稳定性训练,且应有所进展。侧卧位的软组织松动术也应在此时开始。告知患者避免躯体伸展、旋转和侧弯。术后第 6 周,在征得医生同意后开始逐渐去掉腰部支具的保护,这个过程可以循序渐进,如第 1 天少佩戴支具 1 小时,第 2 天少 2 小时,第 3 天少 3 小时,等。

5　29 岁女性患者,接受 $L_{4-5}$ 腰椎间盘置换术后第 5 周。就诊于此来进行第一次的门诊康复治疗。你对她进行姿势和活动范围的评估,她站立位时伴有髋关节屈曲增加和腰椎前突增加,嘱其前屈时,腰背部有紧张感及疼痛感,患者的动作呈警觉性且不能完全弯曲。那么在你制定临床方案的过程中,这些发现意味着什么呢?

　　疼痛和动作的警觉性是术后 5 周内的正常表现。在椎间盘置换术后应避免腰椎前突。告知患者使用腹部支具和腰椎支具的必要性。中立位腰椎姿势的维持有助于避免腰椎前突。患者前倾可使腰椎变平或者逆转它的前突曲线。临床医师应开始手法治疗及训练以恢复正常的腰椎活动。

6　65 岁男性患者,5 个星期前行动态稳定性人工椎间盘置换术。目前患者反映左下肢有刺痛和麻木,在仰卧位到坐位及坐位到站立位的姿势转换时活动困难,并且在行走 30m 后就会因为疼痛必须坐下休息。患者问为什么手术后会出现这些症状?而且这些症状会持续多长时间?

　　椎间盘置换术后出现神经根型下肢症状并不罕见,很多因素可以引起这些症状。在某些情况下,神经根的症状可能是由于术中硬脊膜的纤维化导致神

经根受牵拉的结果,而这些症状通常可以在术后 12 周消失。因此,医生告知患者这些症状的相关情况就显得非常重要,这使患者对病情的进展能够有个大概的预测,甚至在症状加重的时仍然能够配合医生的治疗。

7 37 岁男性患者,$L_{3,4}$ 节段椎间盘置换术后 6 周。该患者恢复良好,但是有持续性的关节活动范围受限,腰部疼痛已改善,但腰部区域的僵硬感一直持续。你决定在该患者的治疗计划中加入关节松动术。哪些关节及相关技术将运用到该治疗计划中呢?

　　术后 6 周,该患者适合俯卧位训练。医生可以在第 4 周时开始松动胸部区域,第 6 周时松动腰椎,并根据患者的症状调整松动的强度和持续时间。由后向前的松动手法可用于胸腰椎,但不可应用于 $L_{3,4}$ 椎体节段,该节段更适合进行旋转及屈曲、伸展的松动术。此外,还可以结合进行骶椎的松动。

8 55 岁女性患者,2 个月前行 $L_{2,3}$ 节段的腰椎间盘置换术。目前患者恢复良好,正在进行初始训练,并且将开始更进一步的训练。那么她将在接下来的训练中做什么及怎么做呢?

　　腰椎训练的进展可以包括以下方面:

- 增加每个练习的重复次数。
- 增加患者目前正在进行每个练习的阻力强度。
- 增加核心稳定性的训练,例如从仰卧位到更具有功能性的姿势,如站立位。
- 减少基本支撑的情况下完成训练,并开始锻炼平衡功能。
- 开始在脱离基本支撑的情况下工作,并开始基于功能性的训练。

9 35 岁男性患者,3 个月前行腰椎间盘置换术。目前患者恢复良好,希望能开始跑步运动。那么你对该患者的建议是什么以及是否可允许其开始跑步呢?

　　一般来说,术后 3 个月,部分患者可以开始跑步,但大部分患者在术后 5 ~ 6 个月才能开始进行跑步运动。在此之前,患者可以进行跑步前的一些活动,包括在跑步机上慢跑或者步行,或在空中漫步机上进行踏空跑步,在正式开始户外跑步之前应该在迷你弹簧垫上事先练习。刚开始,患者只能跑 10 ~ 15 分钟,随后在可以耐受的情况下每天增加 5 分钟。最终是否可以开始跑步必须由外科医生做出决定,而且必须基于患者的症状及其是否能够在良好的腰椎管理和稳定性的情况下完成日常的活动。

10 34 岁男性患者,一直坚持进行物理治疗,该患者于 9 周前行 $L_{4,5}$ 节段的腰椎间盘置换术,他想要了解何时能够重新参加冲浪及滑雪运动?

　　冲浪和滑雪是极限运动。一般在人工椎间盘置换术后 6 个月以内,不推荐患者参加此类运动。大多数情况下,患者应推迟至术后 9 个月左右进行。这一时间窗是可变的,主要根据患者所从事运动的性质以及其功能和症状的进展情况而定。术后 12 周可开始进行低强度的跑步、上举、扭转及弯曲等活动。当患者跑步不伴疼痛时可以重新开始体育性质的活动,但需要征得医生的同意。因此,应告知患者可先进行合适的锻炼,情况允许时可开始类似的消遣性的活动,且参加此类活动前必须得到其医生的同意。

11 38 岁男性患者,6 个月前行腰椎间盘置换术。现该患者能进行短距离跑步且无不适症状,该患者的主要限制是跑步时间不能超过 30 分钟。医生已同意其返回工作且无须再进行门诊康复治疗。那么该患者的下一步康复计划是什么? 就其的最终预后你给予的建议是什么?

　　如果患者已能跑步且允许参加工作,那么该患者已经完全可以出院了。该患者将在术后 1 年内继续康复,因此,他可在家中或健身房继续其训练。该患者可在术后 6 个月参加体育活动,但这要根据活动的性质和患者自身的症状来决定。高强度需要与他人接触的运动或反复跳跃的运动需在术后 9 ~ 12 个月才能进行。患者应在接下来的 6 个月内进行室内或者健身房内的训练计划,训练同时要关注自身的疼痛和相关症状,尽可能在家中采用无痛的训练方式。

（赵龙　许涛 译　谢幼专　刘达 校）

# 参考文献

1. Kapandji I: The physiology of the joints, vol 3, New York, 1995, Churchill Livingstone.
2. Marco R, An H: Anatomy of the spine. In Fardon D, et al, editor: Orthopaedic knowledge update: Spine 2, Rosemont, Ill, 2002, American Academy of Orthopaedic Surgeons.
3. Neumann D: Axial skeleton: Osteology and arthrology. In Neumann D, editor: Kinesiology of the musculoskeletal system—foundations for physical rehabilitation, St Louis, 2009, Mosby.
4. Frelinghuysen P, et al: Lumbar total disk replacement. Part I: Rationale, biomechanics, and implant types. Orthop Clin North Am 36(3):293-299, 2005.
5. Nitz A: Soft tissue injury and repair. In Placzek J, Boyce D, editors: Orthopaedic physical therapy secrets, Philadelphia, 2001, Hanley and Belfus.
6. Frenkel S, Grew J: Soft tissue repair. In Spivak J, et al, editor: Orthopaedics—a study guide, New York, 1999, McGraw-Hill.
7. Frenkel, S, Koval, K: Fracture healing and bone grafting. In Spivak J, et al, editors: Orthopaedics—a study guide, New York, 1999, McGraw-Hill.
8. Eck JC, Humphreys SC, Hodges SD: Adjacent-segment degeneration after lumbar fusion: A review of clinical, biomechanical, and radiologic studies. Am J Orthop 28(6):336-340, 1999.
9. Deyo RA, Nachemson A, Mirza SK: Spinal fusion surgery—The case for restraint. N J Med 350:722-726, 2004.
10. DeBerard MS, et al: Outcomes of posterolateral lumbar fusion in Utah patients receiving workers' compensation. Spine 27:738-747, 2001.
11. Delamarter RB, Bae HW, Pradhan BB: Clinical results of ProDisc-II lumbar total disk replacement: Report from the United States clinical trial. Orthop Clin North Am 36(3):301-313, 2005.
12. Franklin GM, et al: Outcome of lumbar fusion in Washington State workers' compensation. Spine 17:1897-1903, 1994.
13. Delamarter RB, et al: Artificial total lumbar disk replacement: Introduction and early results from the United States clinical trial. Spine 28:S167-S175, 2003.
14. Young MS: Total disk replacement. InTouch 3:9, 2006.
15. Gilber P, et al: Spinal disk replacement. InTouch 3:10-11, 2006.
16. Guyer RD, et al: Prospective randomized study of the Charité artificial disc: Data from two investigational centers. Spine J 4:252S-259S, 2004.
17. Janda V: Muscles and motor control in low back pain: Assessment and management. In Twomey LT, editor: Physical therapy of the low back, New York, 1987, Churchill Livingstone.
18. Richardson C, et al: Therapeutic exercise for spinal segmental stabilization in low back pain—scientific basis and clinical approach, Edinburgh, 1999, Churchill Livingstone.
19. Hebert JJ, et al: Postoperative rehabilitation following lumbar discectomy with quantification of trunk muscle morphology and function: A case report and review of the literature. JOSPT 40(7):402-412, 2010.
20. Ostelo RWJG, et al: Rehabilitation after lumbar disk surgery (Review). The Cochrane Collaboration, 2008, John Wiley & Sons.
21. Philadelphia Panel Members Clinical Specialty Experts: Philadelphia Panel evidence-based clinical practice guidelines on selected rehabilitation interventions for low back pain. Phys Ther 81(10):1641-1674, 2001.
22. Lee M: Effects of frequency on response of the spine to lumbar postero-anterior forces. J Manipulative Physiol Ther 16:439-446, 1993.
23. Lee M, Lau T, Lau H: Sagittal plane rotation of the pelvis during lumbar posteroanterior loading. J Manipulative Physiol Ther 17:149-155, 1994.
24. Lee M, Kelly D, Steven G: A model of spine, ribcage and pelvic responses to a specific lumbar manipulative force in relaxed subjects. J Biomech 28:1403-1408, 1995.
25. Lee M, Gal J, Herzog W: Biomechanics of manual therapy. In Dvir Z, editor: Clinical biomechanics, St Louis, 2000, Churchill Livingstone.
26. Cleland J, et al: Immediate effects of thoracic manipulation in patients with neck pain: A randomized clinical trial. Man Ther 10:127-135, 2005.
27. Mintken P, Cleland J: Thoracic clinical decision making. In Sueki D, Brechter J, editors: Orthopedic rehabilitation clinical advisor, St Louis, 2010, Mosby.
28. Butler D: The sensitive nervous system, Adelaide, Australia, 2000, Noigroup Publications.
29. Butler D: Upper limb neurodynamic test: clinical use in a "big picture" framework. In Grant R, editor: Physical therapy of the cervical and thoracic spine, St Louis, 2002, Churchill Livingstone.
30. Coppieters MW, Butler DS: Do sliders slide and tensioners tension? An analysis of neurodynamics techniques and considerations regarding their application. Man Ther 139:213-221, 2008.
31. Coppieters MW, Hough AD, Dilley A: Different nerve glide exercises induce different magnitudes of median nerve longitudinal excursion: An in vivo study using dynamic ultrasound imaging. JOSPT 39(3)164-171, 2009.
32. Boyd B, Topps K: Mechanosensitivity of the lower extremity neurons system during SLR neurodynamic testing in healthy individuals. JOSPT 39(11):780-790: 2009.
33. Boyd B, et al: Strain and excursion in the rat sciatic nerve during a modified straight leg raise are altered after traumatic nerve injury. J Orthop Res 23:764-770, 2005.
34. Treleaven J, Jull G, LowChoy N: The relationship of cervical joint position error to balance and eye movement disturbances in persistent whiplash. Manual Ther 11(2):99-106, 2006.
35. Treleaven J: Sensorimotor disturbances in neck disorders affecting postural stability, head and eye movement control. Manual Ther 13:2-11, 2008.
36. Treleaven J: Sensorimotor disturbances in neck disorders affecting postural stability, head and eye movement control. Part 2: Case studies. Manual Ther 13:266-275, 2008.
37. Treleaven J, et al: Dizziness and unsteadiness following whiplash injury: Characteristic features and relationship with cervical joint position error. J Rehabil Med 35(1):36-43, 2003.
38. Revel M, et al: Cervicocephalic kinesthetic sensibility in patients with cervical pain. Arch Phys Med Rehabil 72:228-291, 1991.
39. Revel M, et al: Changes in cervicocephalic kinesthesia after a proprioceptive rehabilitation program in patients with neck pain: A randomized controlled study. Arch Phys Med Rehabil 75:895-899, 1994.
40. Ikard RW: Methods and complications of anterior exposure of the thoracic and lumbar spine. Arch Surg 141:1025-1034, 2006.
41. Zindrick MR, et al: An evidence-based medicince approach in determining factors that may affect outcome in lumbar total disc replacement. Spine 33(11):1262-1269, 2008.
42. Hayeri MR, Tehranzadeh J: Diagnostic imaging of spinal fusion and complications. Appl Radiol 38(7/8):14-25, 2009.
43. Mirovsky Y, et al: Lumbar disk replacement with ProDisc prosthesis. Orthopedics 31(2):1-5, 2008.
44. Hoppes CW, Mills JT: Total disk arthroplasty. In Joint arthroplasty: Advances in surgical management and rehabilitation. Orthopedic Section. Independent study courses. APTA 1-32, 2010.
45. Punt IM, et al: Complications and reoperations of the SB Charité lumbar disk prosthesis: experience in 75 patients. Eur Spine J 17:36-43, 2008.
46. Boden SD, et al: An AOA critical issue: Disk replacements: This time will we really cure low-back and neck pain? J Bone Joint Surg 86(2)411-423, 2004.
47. Gamradt SC, Wang JC: Lumbar disk arthoplasty. Spine J 5:95-103, 2005.
48. Mayer HM: Total lumbar disk replacement. J Bone Joint Surg 87(8):1029-1038, 2005.
49. Freeman BJC, Davenport J: Total disk replacement in the lumbar spine: A systematic review of the literature. Eur Spine J 15(3):S439-S447, 2006.
50. Tropiano P, et al: Lumbar total disk replacement: Seven to eleven-year follow-up. J Bone Joint Surg 87(3):490-497, 2005.
51. Hagg O, Fritzell P, Nordwall A: Sexual function in men and women after anterior surgery for chronic low back pain. Eur Spine J 15:677-682, 2006.
52. Robinson Y, Sanden B: Spine imaging after lumbar disk replacement: Pitfalls and current recommendations. Patient Safety Surg 3:15-21, 2009.
53. Kim PK, Branch CL: The lumbar degenerative disc: Confusion, mechanics, management. Clin Neurosurg 53:18-25, 2006.

54. Gifford L, Butler D: The integration of pain sciences in clinical practice. J Hand Ther 10:86-95, 1997.

55. Keller J: Rehabilitation following total disk replacement surgery. In Butler Janz, editor: The artificial disc. Berlin, 2003, Springer Verlag.

56. Rodts MF: Total disk replacement arthroplasty. Orthop Nurs 23(3):216-220, 2004.

## 补充阅读

Bajnoczy S: Artificial disk replacement—Evolutionary treatment for degenerative disk disease. AORN J 82(2):192-196, 2005.

Bradford DS, Zdeblick TA: Master techniques in orthopaedic surgery: The spine, Philadelphia, 2004, Lippincott Williams and Wilkins.

Bridwell KH, DeWald RL, editors: The textbook of spinal surgery, ed 2, Philadelphia, 1997, Lippincott-Raven.

Hoppenfeld S, Thomas H: Physical examination of the spine and extremities, Norwalk, Conn, 1976, Appleton-Century-Crofts.

Lee CK: Accelerated degeneration of the segment adjacent to lumbar fusion. Spine 13:375-377, 1988.

Lee D: The pelvic girdle, ed 3, 2004, Churchill Livingstone.

Sahrmann S: Diagnosis and treatment of movement impairment syndromes, St. Louis, 2002, Mosby.

Spivak JM, Connolly PJ: Orthopaedic knowledge update: Spine 3. Rosemont, Ill, 2006, American Academy of Orthopedic Surgeons /North American Spine Society.

Szpalski M, Gunzburg R, Mayer M: Spine arthroplasty: A historical review. Eur Spine J 11(suppl 2):S65-S84, 2002.

Vaccaro A: Spinal Arthroplasty with DVD, Philadelphia, 2007, Saunders.

Yue JJ, et al: Motion preservation surgery of the spine: Advanced techniques and controversies, Philadelphia, 2008, Saunders.

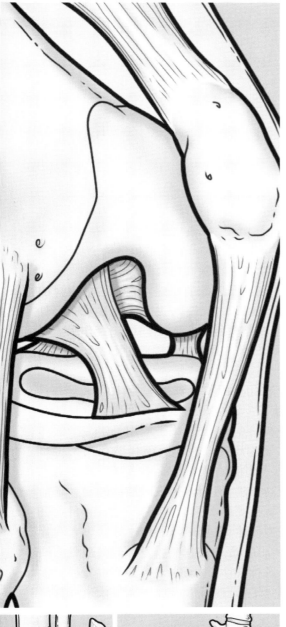

# 第四部分

# 下肢

| | | |
|---|---|---|
| 第 18 章 | 全髋关节置换术 | 344 |
| 第 19 章 | 全髋关节置换术的新方法——前方入路微创全髋关节置换术 | 357 |
| 第 20 章 | 髋关节镜 | 363 |
| 第 21 章 | 髋部骨折切开复位内固定术 | 369 |
| 第 22 章 | 前交叉韧带重建术 | 383 |
| 第 23 章 | 关节镜下髌旁外侧支持带松解 | 405 |
| 第 24 章 | 半月板切除和半月板修复术 | 418 |
| 第 25 章 | 自体软骨细胞移植 | 433 |
| 第 26 章 | 髌骨骨折切开复位内固定 | 447 |
| 第 27 章 | 全膝关节置换术 | 456 |
| 第 28 章 | 踝关节外侧韧带的修复 | 479 |
| 第 29 章 | 踝关节切开复位内固定术 | 494 |
| 第 30 章 | 踝关节镜 | 509 |
| 第 31 章 | 跟腱修补和康复 | 526 |
| 第 32 章 | 踇囊切除术 | 549 |
| 第 33 章 | 跳跃型运动选手回到场上的过渡期 | 571 |
| 第 34 章 | 让患者重回跑步的过渡期 | 584 |

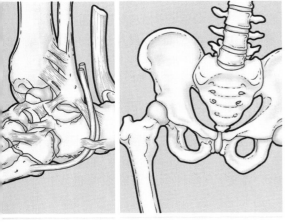

# 第 18 章

# 全髋关节置换术

*Patricia A. Gray*，*Edward Pratt*

在美国，每年约有 25 万人次进行全髋关节置换术（total hip replacement，THR）。大部分患者可以通过全髋置换术解决非手术疗法所无法缓解的疼痛，并显著提高生活自理能力。

## 手术指征和注意事项

常规的全髋关节置换术可以有效地解决由骨关节炎、类风湿关节炎、缺血性股骨头坏死和脑瘫性肌张力异常等原因造成的难治性髋关节骨质破坏的问题[1]。而非常规进行的全髋关节置换则是治疗切开复位内固定无法治疗的髋部骨折的有效手段。

全髋关节置换术的禁忌证包括：髋臼骨缺损、髋关节周围结构异常、严重的医学危险因素、有感染的迹象以及缺乏康复依从性的患者。另外，预计术后关节功能无显著改善也是手术禁忌之一[2]。

目前全髋关节置换术中应用的假体预计使用寿命为 20 年。因此，行全髋关节置换术的患者往往年龄超过 60 岁。而年轻患者只有在关节功能受损严重并且疼痛难忍时才会选择该类术式。比如在髋部骨折的病例中，年轻患者考虑到全髋假体的使用寿命，往往在数十年后需要进行翻修手术，因而通常选择更实用的切开复位内固定术。

事实上，全髋关节置换术显而易见地提高了各类患者的关节功能，缓解了患者的疼痛。据报道，全髋关节置换术后 2 年患者基于功能改善和疼痛缓解的满意度（包括良好和优秀）可高达 98%。在术后 15 年的长期随访中，该项满意度也可高达 87.3%～96.5%。

## 手术操作

从本质上讲，全髋关节置换术包括两个步骤：第一步，术者应用工具去除髋臼处病变累及的骨质和关节软骨，并利用要压配的原理将含聚乙烯内衬的金属臼杯装入髋臼。第二步，去除病变累及的股骨头，并用人工股骨头和股骨柄假体代替，操作中需要确保股骨柄假体装入股骨上段髓腔（图 18-1～图 18-3）。

手术中有几项因素会影响患者术后康复。首先，上述两步被广泛应用在全髋置换中。每种都有各自的优势和缺点。其次，关于应用骨水泥型假体还是非骨水泥型压配式假体目前仍然存在一定争议[5]。非骨水泥型假体价格更高，在安装过程中对术者操作有较高要求，但假体失效时翻修较易。目前如何使关节置换更耐久仍未有定论。然而，目前公认非骨水泥型假体更适合年轻患者、好动患者和复杂翻修患者[6]。最近，许多医生推荐年轻的股骨头缺血性坏死患者行股骨头表面置换术。表面置换术保留了原有的骨结构，在日后出现假体失效或髋部疼痛需要翻修时有较大的优势。许多医生认为，应用非骨水泥型假体的患者术后 6 周应禁止负重，而骨水泥型假体术后即可负重[7]。这个观点最近存在许多争议。现在很多医生允许非骨水泥型假体的患者术后即开始负重。另外，在术后早期，上述无论哪部分操作都会增加髋部的不稳定性。手术操作中对于肌肉、骨骼和关节囊的松解造成了髋关节在术后活动至极限范围时容易发生脱位。因此，患者术后早期的"髋关节术后防范（hip precautions）"宣教显得十分重要（详见后文）。何种术式可有效降低脱位

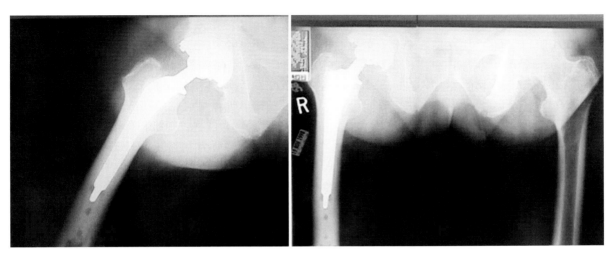

图 18-1 混合骨水泥型全髋关节置换术（Biomet Integral Design，Warsaw，Ind）

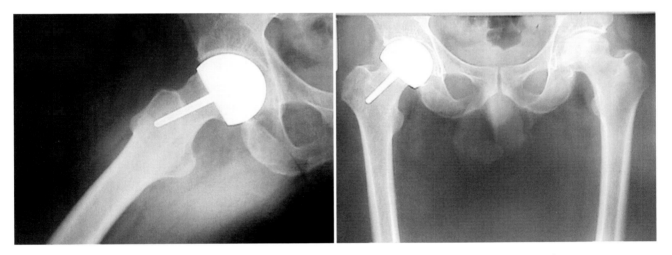

图 18-2 应用股骨头表面置换治疗股骨头缺血性坏死（Wright Medical Design，Memphis）

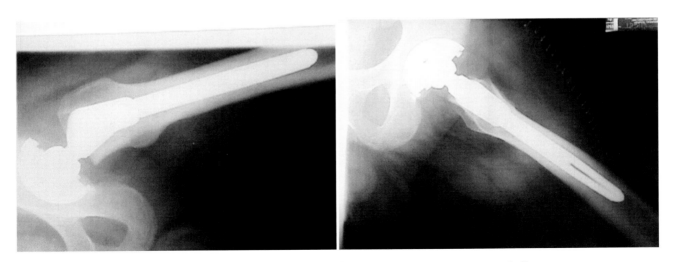

图 18-3 非骨水泥组配式全髋关节置换（Biomet Impact Design，Warsaw，Ind）

率、减少手术时间、减少术中出血仍有争议[8]。由于股骨转子的骨不连和长期的外展肌薄弱,原始的股骨转子入路(transtrochanteric approach)(术中完全离断股骨转子或臀中肌)目前多应用在翻修手术。它的主要优势在于有一个完美的股骨视角,以下章节会讨论后外侧入路(Gibson 入路)和前外侧入路(Watson-Jones 入路)两种方法。

## 后外侧入路

后外侧入路通过臀大肌和臀中肌间的间隙进入髋关节。术者切开关节囊和髋关节外旋肌群,将髋关节处于后脱位。当患者关节解剖结构过大或者关节已经狭窄时,术者在安装假体时有时需要切开臀大肌甚至是股长收肌来使股骨近端前移,以此暴露髋臼。这样的暴露方式使得臀大肌、臀中肌和阔筋膜张肌受到一定的牵拉。术中术者必须避免牵拉坐骨神经、臀上神经和臀上动脉,否则将引起神经麻痹。尽管近期有些研究发现术中修复后方关节囊和髋关节短外旋肌群可有效降低术后后脱位和异位骨化的概率,但此做法仍有争议。对于全髋关节置换术,本文作者更偏好后外侧入路。此入路术中可以保留臀中肌、臀小肌和股外侧肌,使这部分肌群的术后康复更容易。同时,这也为患者术后快速恢复正常步态提供了帮助。这仅仅是作者个人的手术偏好,并且会引起偏好前外侧入路的术者的不同意见。

患者麻醉后取侧卧位,术侧朝上。整个术侧下肢消毒、铺巾。切口首先起始于股骨大转子顶部上方10.2~12.7cm(4~5英寸),通过大转子向下,沿股骨走行7.6~10.2cm(3~4英寸)(图18-4)。切开皮肤和皮下组织,并沿切口分离深筋膜(图18-5)。分离深筋膜后术者可放入大型自动拉钩维持手术视野。此时术者需暴露或触诊坐骨神经,以确保其没有受到牵拉或者损伤(图18-6)。术者需要暴露臀中肌后缘,以及臀小肌和梨状肌的间隙至大转子后缘。扩大间隙,放置牵开器将臀中肌和臀小肌拉向前方。其余结构由股骨颈后方和转子间嵴处依次松解,包括梨状肌、闭孔内肌、上下孖肌和股方肌上部(图18-7)。术者将髋关节后方关节囊与短外旋肌群一起切开,使其可以共同回缩(图18-8)。这样在梨状肌下缘沿神经平面切开软组织时术者在术末有更厚实的软组织袖需要缝合。接下来测量髂棘至大转子间的距离,并使髋关节脱位。应用摆锯锯断股骨颈,移除病变股骨头。清理髋臼,小范围切开前方关节囊,以使股骨上段松解。上文已提及,术者有时需要切断臀大肌、股长收肌,甚至沿股骨近端切开股大收肌,以此来移动股骨近端。术者将 Cobra 拉钩置于股骨下方髋臼前缘,将股骨从髋臼向前撬开。清理髋臼,置入臼杯。

术者将大拉钩置于股骨下方,将其撬离切口,以便行股骨侧操作。然后开始扩髓,髓腔锉的尺寸以2mm为单位逐渐递增,直至髓腔能与假体形成良好的骨接触。术者以同样方式行转子区域的开口或截骨,以确保假体在近端能获得足够的稳定。此后术者应用股骨头试模将髋关节临时复位以便测试关节稳定性和下肢长度。在这样的情况下,稳定的髋关节在中立位时应能屈曲80°~90°,内旋60°~80°,外

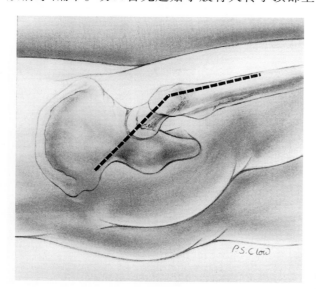

**图 18-4**　后外侧切口是以股骨大转子为中心,远端切口呈线性,近端切口呈弧形(Cameron HU: The technique of total hip arthroplasty, St Louis, 1992, Mosby. )

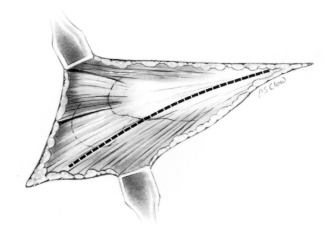

**图 18-5**　阔筋膜沿皮肤切口分开,臀大肌于近侧切开(Cameron HU: The technique of total hip arthroplasty, St Louis, 1992, Mosby. )

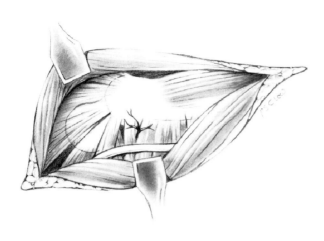

**图 18-6**　以钝性分离显露短外旋肌群,坐骨神经走行于外旋肌群表面(Cameron HU:The technique of total hip arthroplasty,St Louis,1992,Mosby.)

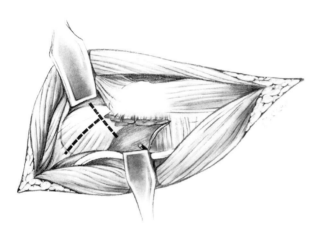

**图 18-7**　分离短外旋肌群,当股方肌上部显露时,旋股内动脉往往有较多出血(Cameron HU:The technique of total hip arthroplasty,St Louis,1992,Mosby.)

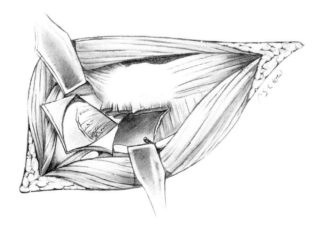

**图 18-8**　回缩显露髋关节囊(Cameron HU:The technique of total hip arthroplasty,St Louis,1992,Mosby.)

旋20°~30°。完成测量后术者通过压配或者填充骨水泥的方式将假体安装到位并开始缝合切口。部分医师喜欢用 2 号不可吸收缝线将关节囊和短外旋肌群作为一股悬吊在股骨上,术后一并缝合。如有臀大肌和股内收肌的切开则依次缝合。深筋膜亦用不可吸收缝线逐层缝合。在缝合完皮下组织和皮肤后,用特制的三角垫将患者术侧髋关节置于大约30°外展位。应用垫子时需避免束带损伤腓总神经。

患者苏醒后即开始早期康复训练。活动踝关节、收缩股四头肌、抬高下肢有利于患者快速恢复下肢静脉血运,缓解下肢水肿,减少血栓风险。如果髋关节术后防范的指导情况良好,患者术后第 1 天即可站立、坐下和行走。

### 前外侧入路

前外侧入路由 Smith-Peterson 推广[3],其优点在于更好地暴露髋关节的同时减少了后外侧入路造成的后脱位。前外侧入路术后避免了三角垫的应用,并允许患者在术后早期有更大的活动自由度。考虑到较低的后脱位率,前外侧入路往往适用于脑卒中和脑性麻痹等引起的肌力不平衡和强直等引起的关节屈曲内旋。但这类入路会造成更高的异位骨化率、更多的骨量丢失和更长的手术时间。然而,对于这些情况,术者的个人经验往往比入路选择影响更大[9,10]。

前外侧入路采用的是臀中肌和阔筋膜张肌之间的间隙。这两块肌肉均由髂骨附近的臀上神经支配。臀上神经损伤后将会导致部分甚至完全的外展肌麻痹,具体表现各不相同,可能为暂时性的神经功能麻痹,也可为永久性的完全瘫痪。另外,髋关节前部的软组织过度回缩将引起股神经损伤,造成股四头肌薄弱。前外侧入路保护了髋关节的短外旋肌群,并避免了暴露坐骨神经造成的风险。术中涉及的肌肉包括臀中肌、臀小肌、阔筋膜张肌、股外侧肌、股四头肌、前方关节囊和髂腰肌肌腱。

患者麻醉后取侧卧位,术侧朝上(图 18-9,A)。在髋关节近端侧面做略向前弯的弧形切口。术者分离皮下组织后,切开侧筋膜,找到并扩大臀中肌和阔筋膜张肌间的间隙(图 18-9B,图 18-10)。术者需注意勿将切口过分向近端延伸,否则可能损伤支配臀中肌和阔筋膜张肌的臀上神经,导致其支配的肌肉麻痹。在起点处切开股外侧肌,可充分暴露关节囊。沿股骨颈直接切开关节囊可进入关节腔(图 18-11)。最后需要在大转子上切开臀中肌前部,在髋臼前缘切开股直肌反折头(图 18-12)。臀肌的松解可以在肌腱间或者股骨转子截骨时进行,尽管股骨转

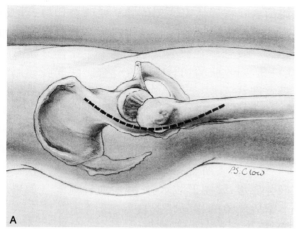

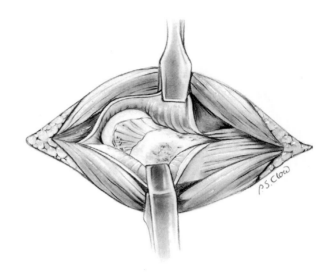

图 18-11 将直的 Homan 拉钩置于股骨颈处和骨盆口处，行前方关节囊切开（Cameron HU：The technique of total hip arthroplasty，St Louis，1992，Mosby．）

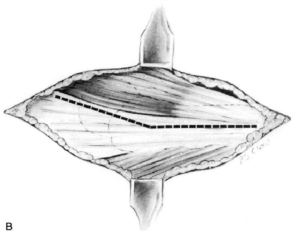

图 18-9 A. 皮肤切口沿大转子后以"C"型分布；B. 于大转子顶部切开深筋膜（Cameron HU：The technique of total hip arthroplasty，St Louis，1992，Mosby．）

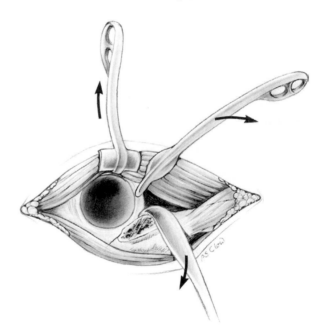

图 18-12 将中 Homan 拉钩置于骨盆口，长尖 Homan 拉钩置于下方，再用弯 Homan 拉钩撬开股骨颈，显露髋臼（Cameron HU：The technique of total hip arthroplasty，St Louis，1992，Mosby．）

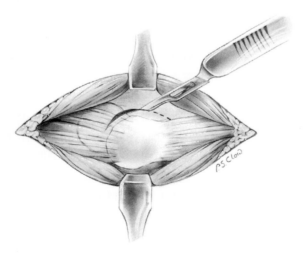

图 18-10 在股骨大转子处切开臀中肌前部，注意切口不可过分向近端延伸（Cameron HU：The technique of total hip arthroplasty，St Louis，1992，Mosby．）

子截骨术因其骨不连率已经渐渐被淘汰。在松解臀肌后，术者可将髋关节前脱位，并与后外侧入路一样开展手术。

术后禁止患者髋关节外旋和屈曲，避免脱位。术后髋关节的活动度需要反复提示患者，尤其是在术后 6 周内。通过股四头肌和外展肌肌力的恢复来使步态正常化是术后早期康复的重点。就这一点而言,水疗极有帮助。

通常术后 3 周患者需要助行器或者拐杖的帮助。在允许患者独立行走以前,患者还需手杖助行 3 周。其区别主要取决于患者的年龄和患者术后的状态。在 3 周后患者可以恢复驾驶和其他需久坐的活动。部分髋关节术后防范的内容可以允许在 6 周时进行。对于主观能动性较好的患者,髋关节活动度和肌力的改善可以在 6 个月内完成。

## 康复训练指导原则

下文内容可以作为全髋关节置换术后的康复指南。具体措施可以根据术者的要求因人而异。

术后物理治疗师的作用十分关键。Santavista 等研究发现,行全髋关节置换的患者术后关于康复训练的知识大部分从治疗师处获得[11]。患者往往需要治疗师的鼓励和建议。治疗师需要在早期以患者的自理和健康为目标为其设立预期值。每个患者都应有自己独立的预期和康复进程,并注意避免和其他患者相互比较。

**阶段 I（术前训练阶段）:**

**时间:**术前数日

**目标:**教导患者术后髋关节术后防范,指导患者术后安全的活动,避免脱位;告知患者术后康复的基本计划

许多医院已经开始对患者进行术前康复指导,以此提高患者的信心和减少术后住院时间。这类康复训练可以在医院康复科开展,也可以由康复科代理的健康中介在患者家中开展。宣教的影像资料作为辅助手段已经被广泛使用。

术前康复需要对患者有全麻的评估,包括患者的肌力(含极限值和潜在值)、关节活动度、髋部神经状态、生命体征、耐受性、功能水平和安全意识。任何现有的水肿、挛缩、下肢长度差异都需要引起注意,同时也需注意患者的瘢痕愈合能力[12]。如果在患者家中进行评估,则应同时检查楼梯、走廊、人行道、电梯等设施,并建议患者作出必要的调整(比如调整家具和电器的位置等)。评估是否需要耐用的医疗设施,比如淋雨座椅、助行器和床头洗手台等。

全髋关节置换的术后防范应在术前训练中即开展,并有必要在术后的康复过程中反复强调。在术后防范中,后外侧入路的患者髋关节屈曲禁止超过 **90°**,内收禁止超过身体中线,禁止内旋。前外侧入

路的患者应遵循治疗原则,避免关节外旋(尤其是屈曲状态下)。与术后防范一样,需要帮助患者全面了解适合自身的安全的功能锻炼和恰当的睡姿坐姿。通常患者能熟知髋关节术后防范措施,但行动时仍处于危险的姿势。所以有必要要求患者根据防范措施演示一遍安全过渡动作和过渡技巧。

康复过程中需要根据患者的负重计划指导患者使用助行器或者拐杖。如果患者采用的是非骨水泥假体,则需要进行非负重训练。在整个康复过程中患者必须同时遵守负重要求和活动度的限制。

此时可对患者开展术后训练,具体步骤包括:

- 踝泵运动(Ankle pumps)(图 18-13)
- 股四头肌锻炼
- 臀肌锻炼
- 在治疗师根据手术方式的指导下,在髋关节允许的活动度内主动屈膝屈髋(保持足后跟在床上滑动)
- 等轴髋外展(Isometric hip abduction)
- 主动髋外展(Active hip abduction)

当患者术中行股骨转子截骨术时,术后禁止外展动作。当新关节受力不当时可能会发生假体脱位。

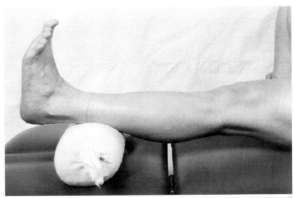
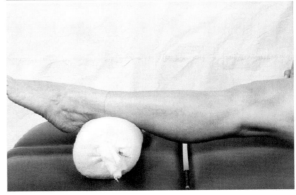

**图 18-13**　踝泵。患者平卧,伸直膝关节并尽可能地屈伸踝关节

最近几年传统的全髋关节置换术后康复训练饱受争议。人们开始测量某些特定动作下髋关节受到的压力，并与行走时的受力进行比较。尽管有医师争议此方法，但这些研究的结果使得传统全髋置换术后康复训练的开展受到一定阻碍。当患者的训练中包含直腿抬高时，需要咨询手术医生。

Strickland 研究后发现，主动屈曲、等长伸直对髋关节造成的压力最大。基于这个理论，Lewis 建议在亚极量的范围内行臀肌锻炼，以此避免髋关节脱位。

Givens-Heiss 等人研究发现，最大限度的髋关节等长外展动作产生的峰压力比直腿抬高和无辅助步行要高[13]。Krebs 研究也发现，在训练中最大限度的髋关节回收产生的压力比步行更大[14]。基于这些理论，Lewis 和 Knortz 建议等轴髋关节外展可在亚极量水平下进行，并建议可用缓慢进行的仰卧位髋关节等长外展替代[15]。

**阶段Ⅱa（住院阶段）：**

**时间**：术后 1～2 日
**目标**：预防术后并发症，增加肌肉收缩，加强患肢控制，帮助患者坐起 30 分钟，加强患者对于髋关节置换术后防范的理解

**手术当天**

患者麻醉苏醒后即可开展术后物理治疗（表 18-1）。术后患者常常处于平卧位，腿上穿戴防血栓袜，并置于三角形垫上。为了避免损伤周围神经，治疗师需要检查患者腿部三角形垫的松紧程度。

患者清醒后即可开始肺部功能锻炼。患者的下肢锻炼也可在此时通过踝泵、股四头肌锻炼、臀肌锻炼等方式开始。此时可脱去防压疮的足跟袜。

由于患者此时可能昏昏沉沉，无法完全回想起髋关节置换术后防范的内容，因此有必要帮患者进行回顾。有些患者通过床边的提示牌即可回忆起相关内容。患肢配戴膝关节控制装置可以减少危险动作的发生率。

帮助患者每 2 小时更换体位（保持外展垫在位）是避免应激性溃疡的有效手段。足部支架可将患肢固定于床上，避免术侧关节内旋，并能减少卧床产生的压疮。许多医院会将这些方法告知护理部，并在术后第 1 天即开展物理治疗干预。所有对患者进行的护理均应包括对下肢血管和神经状态进行监护。

表 18-1　全髋关节置换

| 康复阶段 | 纳入指征 | 预期障碍和功能限制 | 干预措施 | 目标 | 基本原理 |
|---|---|---|---|---|---|
| 阶段Ⅱa<br>术后 1～2 天 | ● 术后状态（住院患者）<br>● 无感染迹象<br>● 体征平稳 | ● 疼痛<br>● 外展垫造成的活动受限<br>● 呼吸受限 | ● 调整外展垫的踝带<br>● 使用足部支架<br>● 患者宣教<br>● 股四头肌、臀肌等长锻炼<br>● 主动活动：踝泵<br>● 鼓励咳嗽咳痰，使用肺活量计<br>术后 2 天开始：<br>● 床上训练、转移训练、按需行负重训练 | 预防：<br>● 周围神经损伤<br>● 足跟压疮<br>● 假体移位<br>● 下肢血流不畅<br>● 肺部积液<br>● 增强患肢自主控制<br>● 开始移动训练<br>● 椅子上坐起 30 分钟<br>● 训练中注意遵守术后预防措施 | ● 减少腿部约束力<br>● 减少足跟部压力<br>● 防止髋关节过度受力<br>● 促进末梢循环<br>● 开始肌肉收缩<br>● 预防呼吸系统并发症<br>● 强化术后防范的作用<br>● 帮助患者独立转运<br>● 活动中应用安全的辅助装置 |

**术后第 1 天**

早期护理的物理治疗根据医疗中心的方案差异很大，频率从每天 1～3 次，每周 5～7 天各不相同[16]。治疗师在了解手术入路后、特殊注意事项、负重情况后即开展工作。当患者的情况如前文所述时，评估和治疗是在患者床边开展的。

此时患者需要重复进行髋关节术后防范的内容。患者需要正确遵守防范要求，直到 3～6 周后的随访。医生可根据情况适当放松要求或者继续执行 6 周。

如果患者手术当天没有开始踝泵（见图 18-13）、

股四头肌训练、臀肌训练等运动,治疗师可在此时开展。双上肢训练也可同时开始。**此时不宜做踝关节旋转运动,因为患者可能无意间会将患肢内旋,导致脱位**。如前文所述,建议患者行亚极量的肌肉收缩。理想状况下,患者应当每小时重复这些运动 10 次[17]。需要注意的是,有些患者无法达到这样的预期。

依据髋关节术后防范的原则,可开展转移训练。首先,通过帮助患者从平卧位转为坐位,再从坐位转换为站立位。通常,患者的行为受限于疼痛和焦虑症状,需要耐心鼓励。治疗师需要合理安排训练时间,并需要向患者强调在体位转换过程中上肢的辅助作用。**转换时以避免术侧肢体受力为主**。术者通常允许患者转移到合适的床旁座椅,并在能耐受的情况下坐起,**一般很少超过 30 ~ 60 分钟**。然后患者在治疗师的监护下转回到病床上。

**如果患者没有过分主诉训练中的疼痛、疲劳和头晕,则可在术后第 1 天开展行走训练。** 但更多的是在术后第 2 天开始。

## 术后第 2 天

术后第 2 天的训练包括回顾之前所进行的训练。患者髋关节的活动范围必须严格遵照医生制定的标准。治疗师可适当扩大训练要求,包括足跟滑动训练、髋关节等容外展或者在辅助下行主动外展训练。此时的股四头肌锻炼可能需要积极的辅助。**再次强调,此时髋关节外展需要亚极量的力**。某些活动需要治疗师的辅助。使用一些特定的指示语也会有效果,如"将膝盖或者蹈指指向天花板"等,以避免患肢的内旋。

行走训练也在此时开展。在开始训练之前,根据患者的身高调整辅助工具。年龄较大的患者建议使用带前轮的助行器。年轻的患者可以建议使用拐杖,并指导其三点支撑的方法。行双侧置换的患者需要借助拐杖四点支撑。

**非骨水泥型全髋置换术后的患者负重状态需要根据手术医生的指导**。术后最初几周内可能需要患者行非负重训练。行骨水泥型假体的患者在此阶段可根据实际耐受情况行负重训练。

复杂手术可能需要更谨慎。当患者需要仅仅进行接触负重时,可以尝试将"饼干"绑在患者患肢鞋底,并要求患者在训练中尽可能不将其踩碎,这样的方法也会很有帮助。建议患者将患肢踏上家用体重秤,有利于患者部分负重的训练要求(通常部分负重要求为体重的 50% 左右)。对于仍有困难的患者,

在可使用助行器前在双杠上练习重量转移。

行全髋置换术后的患者在行走时常处于外展位。医生需要在康复早期即鼓励患者用标准的姿势走行。多数医院为患者设定的短期目标为在工具的帮助下在平地行走 30.5m(100 英尺)。

### 阶段Ⅱb:

**时间**:术后 3 ~ 7 天
**目标**:提高转移和行走独立性(借助辅助工具),加强术后防范,出院回家

### 术后第 3 天(直到出院)

患者在术后第 3 天往往从术后早期护理部转至康复中心或者专业护理部(表 18-2),某些患者(年轻或者更健康)将会出院转至家中护理。

康复中心的治疗将在理疗室里开展。通常爬楼梯训练在术后第 3 天开始。即使在平地上,也需要教导患者用"迈步至行走"的方式行走,在上下楼梯时,指导患者用健肢上楼,用患肢下楼。患者在家中爬楼训练时会更舒适。当患者无法爬楼时,有时需要安排患者居住在底楼。

患者在康复中心应准确地执行这些训练直到出院。在出院的时候,家属或者其他陪护人员应当接受培训,以便安全有效地辅助患者。

常规出院指征如下:

- 患者能陈述和示范髋关节术后防范的内容。
- 患者能独立转运。
- 患者能独立完成训练要求。
- 患者能独立行走并能在平地上步行 30.5m(100 英尺)。
- 患者能独立上下楼梯。

关于以上指征,应予合适插图,与适当的说明一并纳入出院小结。患者通常在术后 5 ~ 10 天出院。Zavadak 等人发现[18],独立性的功能活动需要以下数量的疗程:

- 平卧至坐:8.1
- 坐至行走:5.5
- 步行 30.5m(100 英尺):8.1
- 独立上下楼梯:9.5

然而理疗师的预期不可过度地被统计学结果影响。Munin 等人发现,行髋关节置换的患者中,不到 40% 的患者能在出院时独立完成基本的训练要求[19]。大约 80% 的患者需要有人陪护。高龄、独居和合并的基础疾病是影响患者住院时间的主要因素。

表18-2 全髋关节置换

| 康复阶段 | 纳入指征 | 预期障碍和功能限制 | 干预措施 | 目标 | 基本原理 |
|---|---|---|---|---|---|
| 阶段Ⅱb<br>术后3~7日 | • 对第Ⅱa阶段有良好耐受<br>• 无感染迹象<br>• 疼痛无明显加重<br>• 体征平稳<br>• 对住院程序逐渐熟悉 | • 床上活动受限<br>• 转移受限<br>• 行走受限<br>• 对术后预防的理解有限 | • 随活动进展继续进行第Ⅱa阶段的干预措施<br>• 主动活动:足跟滑动,髋关节外展(无法主动外展时行辅助被动外展),膝关节伸直锻炼,上肢锻炼<br>• 床上活动训练<br>• 转移训练:必要时开展乘车转移训练<br>• 步态训练:开展上下楼训练(上楼健侧先上,下楼患侧先下)<br>• 评估家用设施<br>• 护工教育 | • 继续遵守术后防范要求<br>• 在允许的范围提高下肢的自主活动<br>• 增强上肢力量<br>• 独立转移<br>• 在工具辅助下进行独立行走<br>• 提高后续防范意识 | • 预防假体脱位<br>• 恢复下肢自主活动<br>• 上肢为转移和行走做准备<br>• 强化独立自我看护(床上活动,转移)<br>• 提高独立生活自理能力<br>• 安全行走,减少患肢受力<br>• 保障患者和护工安全(强调术后防范),预防跌倒 |

### 阶段Ⅲ（离院回家）

**时间**:术后1~6周

**目标**:术后评估家庭安全,确保患者转移和行走的独立性,根据情况为患者制定回归工作或者社区活动的计划

### 家庭护理阶段

物理治疗的家庭评估通常在出院24小时内即开展。需要评估的内容已在术前评估部分中陈述。患者的随访次数受到医疗保险的限制,这可能会影响患者术后的康复。这个阶段医疗保险的覆盖限于闲居在家或者无法外出的患者,而大多数患者3~4周后将不闲居在家。

由于健康保险限制了护理随访的次数,现在治疗师们已经开始接受术后拆线培训,而这在传统意义上应该是护士的工作。通常,患者在术后12~14天需要拆线。

在患者出院后,最好建议患者采用恰当的坐姿、睡姿、调整家具摆放和重视其他家庭安全问题,比如易滑的地毯或者长电线。家庭护理代理在入职前需要对患者的医疗情况有全面的认识。检查患者或者监护人家中是否有足够的药物,并按处方服药。

在患者训练中,需要对患者的姿势进行评估,并通过谨慎的牵拉来处理已发现的挛缩问题。在治疗师的辅助下进行直腿拉伸活动也可作为卧床练习的项目之一(注意髋关节避免屈曲超过90°)。跟腱拉伸运动可在厨房工作台、助行器或者墙上进行。闭链训练(术侧不离地或者固定于器械上)也可在工作台上开展,比如足跟抬高和半蹲。开链训练在站立状态下包括侧方跨步、髋关节屈曲、外展和伸直。侧方跨步是功能性的外展训练,可锻炼双侧臀肌,并且涉及偏心性髋关节旋转。

通常患者会用髋关节屈曲动作来代替真正的外展动作。由于长期的屈曲姿势他们无法正确地运用臀中肌和臀小肌。标准的步态需要良好的髋关节外展和良好的同心或者偏心性旋转[20]。站在门口,双手抬高支撑在门框上,做弓步向前的动作,可以在拉伸健侧下肢股四头肌的同时有效地拉伸足底屈肌、髋关节屈肌、双臂和躯干[20]。更强壮、更好动的患者可以采取俯卧位的姿势来拉伸髋部短屈肌。

帮助患者双足离墙30.5cm(12英寸),背靠墙壁上下滑动。平衡训练和核心、躯干训练可以加强患者良好姿势的保持,该训练可以在现阶段或者根据患者的实际水平在门诊开展。事先准备好的家用设备可在患者安全使用的前提下加入训练计

划中。

患者的鞋子可以经过特别的定制，以适应全髋置换术后异常步态造成的足部压力。通过穿戴特定的鞋子可以帮助患者尽早恢复原先的步态。尽量更换患者原先老旧变形的鞋子。

术后 3~4 周患者往往可以从前轮型助行器或者双拐过渡至单手手杖助行。有时，四点支撑的手杖可作为过渡。通常再过 3~4 周后可不再使用手杖。患者在平面、斜面、凹凸不平的人行道、楼梯等地方均应小心行走。

在家中康复的阶段中，患者应能恢复足够的肌力来完成一步接一步爬楼的训练。起先，患者可以通过踩上书本或者其他家中的能搭成小台阶的物件来练习。将患肢放于楼梯上的改良弓步也是爬楼训练前的有效手段。

术后 3~6 周，在医生的指导下可以进行驾驶活动。根据患者的生活要求和康复进度可适当提早。指导患者安全地上下巴士或者轿车。车座后放置干净的塑料垃圾袋可以成为帮助患者滑动的界面，让患者更容易入座。

### 门诊随访阶段

物理治疗的干预通常会在家庭护理阶段结束。生活中有更多体力要求的患者可能会需要额外的力量和耐力训练。有些患者因为迁延不愈的行走问题至门诊就诊，另一些则是因为出院时没有达家庭康复的要求。门诊治疗师在为患者制订训练计划前需要与医生沟通，了解患者的术后防范进程和患者的活动水平。

此时患者的重新评估内容包括姿势、平衡、力量（同心和偏心）、步态和核心控制。在家中或者医院开始的拉伸和锻炼也可延伸至门诊进行。患者需要通过躯体和髋关节屈肌的拉伸来继续改善姿势，通过改变负重和髋关节强化训练来改善步态。在现阶段的计划中，需要强化核心肌力来改善姿势。全髋关节置换术后，患者可进行水下锻炼。诸如跑步机、单车机、椭圆机等设备可纳入患者家庭训练计划中，患者可借此在后期开始个人健身计划。

与家庭护理阶段一样，患者的随访次数受到医疗保险的限制。应该鼓励患者通过家庭康复计划快速建立自理能力。

### 康复干预后

在此阶段手术医生会决定患者恢复的时间。患者有时需要作出工作调整，甚至是不再从事之前的工作。全髋置换术后患者禁止从事重体力劳动，并需要进行职业咨询[21]。

诸如跑步、滑水、足球、篮球、手球、空手道、橄榄球和壁球等高强度的运动在全髋置换术后也是禁止的[22]。2007 年的调研中将滑板滑雪和高强度的有氧运动也列入黑名单[23]。"有经验时可以进行"的运动包括高山滑雪、越野滑雪、举重、溜冰、滑旱冰和普拉提课程[23]。2007 版的调研[20]中"允许"进行的运动包括游泳、高尔夫、散步、竞走、徒步旅行、骑固定式自行车、保龄球、公路自行车、低强度有氧运动、划船、跳舞（国际舞，爵士，广场）、爬楼梯、跑步机和椭圆机等[23]。网球双打比单打压力小[14]。调研结果并未对网球单打和武术作出判断。

家庭康复时患者的依从性往往会在最初几周后不稳定，尤其是从康复中心出院后。各手术医生之间关于康复持续多久尚未达成共识。手术医生可以根据自己的判断来结束患者的康复计划。

Sheh 等认为屈曲状态是患髋的康复率最慢的表现[24]。尽管术后 2 年患者可恢复到正常的步态和关节活动，但患侧仍存在持续性虚弱。臀大肌和臀小肌的无力会引起髋关节持续活动时的疼痛。Sheh 认为，肌肉无力将会在日常活动中减少内植物表面的保护。这可能是活跃患者松动率比较高的原因[24]。因此，治疗师应该鼓励患者在与外科医生意见一致的前提下持续训练。

## 问题解析

全髋置换术后防范已修订，未来可以预期患者的康复进程变可以模式化。然而大部分并发症的发生需要重新回到外科医生处治疗。

- 一旦坐下就消失的、步行时的大腿疼痛，可能提示间歇性跛行
- 无法治愈的 Trendelenburg 征阳性，可能提示患者的臀部神经损伤
- 切口红肿伴发热，可能提示切口感染
- 抬高患肢无法消除的下肢肿胀，可能提示患者下肢有血栓

- 全身系统性症状,可能提示患者术后对假体金属过敏(少见)、术后贫血、肺部栓塞或者其他内科并发症
- 持续存在的严重疼痛(甚至放射至膝关节,无法解释的下肢短缩或者下肢旋转,或者下肢内外旋时出现的疼痛),可能提示患者假体脱位、异位骨化、假体周围骨折或者反射性交感神经萎缩

多数情况下,治疗师都是首先发现并发症的人。因此,与医生的良好沟通极其重要。下肢长短不一就是个典型的例子。患者可以通过使用临时鞋垫或者穿鞋跟高度不一的鞋子来继续完成行走训练。日后医生可为患者定制矫形鞋。持续水肿可以用药物

治疗。医生应当建议患者抬高患肢,多休息,穿戴防血栓袜,做踝泵运动,冰敷肿胀区域等。身体其余部位突发的疼痛也可通过药物治疗。药物可能存在的不良反应包括恶心、便秘和高血压。治疗师可以在物理治疗、训练和体位等方面协助减少患者疼痛。发现患肢严重畸形时应当及时汇报医生。

## 结论

行全髋置换的患者术后生活质量有明显的改善。手术后几个月患者即可感受到改善的关节功能、睡眠、情绪、社会活动和娱乐活动。有文献报道,患者术后 2 年的满意度比预期更高[25]。

## 居家训练建议

**术后 1~2 天(住院)**
**阶段目标:**保护伤口,预防术后并发症,提高患肢自主控制
**等长训练:**
1. 臀肌锻炼
2. 四头肌锻炼
**主动活动训练:**
踝泵
**术后 3~7 天(住院)**
**阶段目标:**提高上下肢力量
**主动活动训练:**
1. 跟滑动训练
2. 关节外展

3. 膝训练
**抗阻训练:**
4. 用弹力绷带对肩关节进行抗阻内外旋
5. 后伸位时肩关节下压,肱三头肌收缩
**术后 1~6 周(出院回家或者在合适的过渡机构)**
**阶段目标:**提高下肢平衡和肌力,促进患者回归日常活动
1. 训练(进阶至健身器械和斜板),上下楼,半蹲,足跟抬高,直腿抬高,髋外展
2. 水疗
3. 疗步机(作为健身计划的一部分)
4. 足跟跟腱拉伸

# 临床案例回顾

1 Anita 做了微创的全髋关节置换。由于手术创伤小,她的康复进程将如何改进?

由于软组织创伤较小,患者术后的疼痛和肿胀也会相应减少。手术是用小切口进行的。这会使患者更早地开始床上训练和转移训练,也会使这些训练变得更舒服和更容易。手术医生将会根据情况决定负重情况和康复进程。但是,髋关节术后防范和康复计划通常相似(手术虽然切口较小,但手术区域和过程相似)。诸如金属对金属的内植物和陶瓷材料等新型材料正被广泛应用。假体的预期寿命也将变得更长。

2 Sabrina 3 天前做了非骨水泥型全髋关节置换。她目前正使用助行器接触负重,但一直会将一部

分重量负荷在患肢上。她在行走期间维持接触负重有困难,有什么能帮助她的吗?

可以在患肢前方足掌上绑块饼干,如果患者接触负重仍有困难,那么可以在患肢穿上厚底鞋。如果患者是部分负重的,比如 50%,那么可以使用秤来让患者感受下肢负重 50% 的感觉。

3 Tracy 每天骑车 32~48km(20~30 英里),每周骑行 4 天,直到出现了严重的髋部疼痛。她也参加自行车比赛,并在健身房内参与轻量级的活动。在她行全髋置换手术后,是否应该在不违背手术医生原则的前提下选择一个长期的训练计划呢?原因是什么?

Sheh 等人认为,肌肉的虚弱将在持久运动中

造成假体表面保护不足,这将造成活跃患者术后的高松动率[26]。因此,Tracy 和其他活跃患者一样,术后应当继续选择长期的训练来加强髋部肌肉的力量。

4　Karen 是一位全髋置换术后 3 周的女性患者。她正在家中接受物理治疗并已经进行了 2 个疗程。今天是第 3 个疗程。她主诉足部肿胀。她的上一次训练重点为移动训练。她与女儿住在一起。她在大多数转移中都需要帮助才能站立。然而她在上下床时移动患肢无需太多帮助。今天的训练中应注意哪些问题?

　　理疗师到达时患者正坐着。物理治疗从练习回到床上开始。当患者处于平卧位时,理疗师按摩其足部和下肢,促进下肢循环回流。理疗师将患者下肢置于低位,用极小的阻力帮助患者做活动范围允许的直腿抬高。另外,也需要积极的辅助外展和内收(不超过中线并在防范原则中)。同时也进行足跟部的跟腱拉伸。接下来讨论穿戴防血栓袜和坐卧时抬高下肢。另外,理疗师需要鼓励患者每小时做踝泵训练。

5　为何需要一直问患者髋关节置换术后防范措施的相关内容?

　　通常,患者可以熟练的背诵防范的内容,但并不表示他们能在实际行动中运用自如。他们仍可能在日常活动时造成髋关节内旋和在坐-立转换时将髋关节屈曲超过 90°。患者的座位需要升高以便能安全使用。许多需要不负重训练的患者在转身时往往会将患肢踩在地上。为了避免这种情况,需要医生尽可能多的向患者解释不负重和接触负重的区别。

6　在进行了全髋关节置换术后,Mary 担心她术中使用的骨水泥会从假体表面脱落,并咨询这样是否会造成假体脱位。

　　全髋关节置换术中破坏了关节囊的完整性。超过术后防范所限定范围的关节活动会对关节囊造成过大的压力。这是术后脱位的主要原因。尽管有许多患者担心,但骨水泥在使用后的 10 分钟内便会变干并处于应用的最大效率。明白这个原理后患者即可安心地依从髋关节术后防范并加强训练。

7　为什么做直腿抬高训练需要咨询医生?

　　Enloe 和他的小组将直腿抬高训练从他们的"理想"康复计划中去除了[16],因为 Strikland 等人发现直腿抬高对髋关节造成的压力比无辅助行走时更大[27]。Lewis 和 Knortz 认为当患者开始部分负重或者完全负重时就应开始直腿抬高[15]。Gilbert 认为直腿抬高不需要并会造成脱位。他警告治疗师不要做这项训练[28]。

8　当理疗师到达患者家中时,发现患者的下肢红、肿、热、痛,抬高患肢和冰敷毫无作用。接下来该如何处理?

　　确保患者出院时带有足够的依诺肝素,并按严格按照医生处方使用。本例患者可能发生了下肢血栓。检查患者手术切口的状态,可能存在了感染。确保患者在出现感染后及时服用抗生素,因为诸如拔牙或者其他医源性操作也是感染的原因。建议患者至医院就诊,进一步评估。

9　Robert 在上下车时有一定的困难。哪些措施能帮助他?

　　车座后放置干净的塑料垃圾袋可以成为帮助患者滑动的界面,让患者更容易入座。如果座位可调节,尽可能将座位调高。椅背需要向后倾斜,以满足术后防范中关于髋关节屈曲大于 90° 的要求。

10　John 在髋部疼痛需要手术前每天跑步 4.8 ～ 8km(3 ～ 5 英里)。他在康复最后阶段需要重新开始跑步吗?

　　不推荐全髋置换术后的患者进行跑步运动。他可以选择竞走、踏步机、爬楼、椭圆机等代替。John 需要一项拉伸训练来帮助他能用良好的姿势继续他的运动。这样可以避免髋关节不均匀负重和磨损,避免造成进一步更严重的影响。

11　全髋置换术后的患者在性生活方面有什么注意事项吗?

　　行非骨水泥型全髋关节置换的患者在术后 1 ～ 2 个月,得到手术医生批准可进行性生活。研究发现许多患者对于咨询这类问题感到为难。女性更喜欢平卧位和健侧卧位,而男性则更喜欢平卧位。患者在性生活中更宜扮演被动的角色,并在术后 2 ～ 3 个月后才可重新开始俯卧位姿势。

（李慧武　方仲毅 译　任锟　蔡斌 校）

# 参考文献

1. Buckley R, MD: Total joint replacement: What you really need to know, John Muir MC Orthopedic Update presentation 2008.

2. Hicks JE, Gerber LH: Rehabilitation of the patient with arthritis and connective tissue disease. In DeLisa JA, editor: Rehabilitation medicine: Principles and practices, Philadelphia, 1988, Lippincott.

3. Smith-Peterson MN: A new supra acetabular subperiosteal approach to the hip. Am J Orthop Surg 15:592, 1917.

4. Stern FH, et al: Sexual function after total hip arthroplasty. Clin Orthop 269:228, 1991.

5. Mulroy RD Jr, Harris WH: The effect of improved cementing techniques on component loosening in total hip replacement: An 11-year radiographic review. J Bone Joint Surg 72B:757, 1990.

6. American Academy of Orthopaedic Surgeons: Orthopedic knowledge update 3, Rosemont, Ill, 1987, the Academy.

7. Whitesides L: Personal communication (Total Hip Conference). St Louis, 1993.

8. American Academy of Orthopaedic Surgeons: Orthopedic knowledge update 4: home study syllabus, Rosemont, Ill, 1992, the Academy.

9. Roberts JM, et al: A comparison of the posterolateral and anterolateral approaches to total hip arthroplasty. Clin Orthop 187:205, 1984.

10. Vicar AJ, Coleman CR: A comparison of the anterolateral, transtrochanteric, and posterior surgical approaches in primary total hip arthroplasty. Clin Orthop 188:152, 1994.

11. Santavista N, et al: Teaching of patients undergoing total hip replacement surgery. Int J Nurs Stud 31(2):135, 1994.

12. Petty W: Total joint replacement, Philadelphia, 1991, Saunders.

13. Givens-Heiss DL, et al: In vivo acetabular contact pressures during rehabilitation. II. Postacute phase. Phys Ther 72(10):700, 1992.

14. Krebs D, et al: Exercise and gait effects on in vivo hip contact pressures. Phys Ther 71(4):301, 1991.

15. Lewis C, Knortz K: Total hip replacements. Phys Ther Forum May 20, 1994.

16. Enloe LJ, et al: Total hip and knee replacement programs: A report using consensus. J Orthop Sports Phys Ther 23(1):3, 1996.

17. Jan MH, et al: Effects of a home program on strength, walking speed, and function after total hip replacement. Arch Phys Med Rehabil 85(12):1943-1951, 2004.

18. Zavadak KH, et al: Variability in attainment of functional milestones during the acute care admission after total hip replacement. J Rheumatol 22:482, 1995.

19. Munin MC, et al: Predicting discharge outcome after elective hip and knee arthroplasty. Am J Phys Med Rehabil 74:294, 1995.

20. O'Halloran J: Are you boomer ready—Joint replacement rehabilitation, Birlingame, Calif, 2010, Cross Country Education.

21. McGrorey BJ, Stewart MJ, Sim FH: Participation in sports after hip and knee arthroplasty: a review of the literature and survey of surgical preferences. Mayo Clin Proc 70B:202, 1995.

22. Engh CA, Glassman AH, Suthers KE: The case for porous-coated hip implants: the femoral side. Clin Orthop 261:63, 1990.

23. Klein G, et al: Return to athletic activity after total hip arthroplasty: Consensus guidelines based on a survey of the Hip Society and American Association of Hip and Knee Surgeons. J Arthroplasty 22(2) 171-175, 2007.

24. Sheh C, et al: Muscle recovery and the hip joint after total hip replacement. Clin Orthop 302:115, 1994.

25. Kavanagh BF, et al: Charnley total hip arthroplasty with cement: Fifteen year results. J Bone Joint Surg 71A:1496, 1989.

26. Munin M, et al: Rehabilitation. In Callaghan J, Rosenberg A, Rubash H, editors: The adult hip, Philadelphia, 1998, Lippincott-Raven.

27. Strickland EM, et al: In vivo acetabular contact pressures during rehabilitation. I. Acute phase. Phys Ther 72(10):691, 1992.

28. Gilbert R: Personal communication. June 10, 1998.

# 第 19 章

## 全髋关节置换术的新方法——前方入路微创全髋关节置换术

*Lisa Maxey, Joel M. Matta*

### 手术方法

全身麻醉或局部麻醉后,患者取仰卧位摆放在 PROfx 或 HANA 手术台上,放置会阴垫,固定双足

（图 19-1）。非手术侧髋关节稍外展、内旋（以获得最大的偏心距）,并作为手术侧髋关节的影像学参照。避免手术侧髋关节外旋,可使体表标记更加准确,阔筋膜张肌的自然突起更加明显。

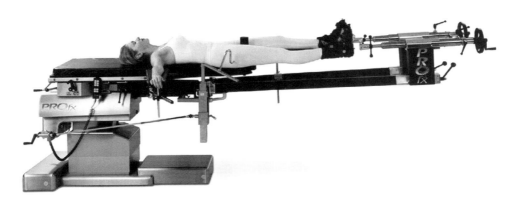

**图 19-1** 患者仰卧于 PROfx 手术床上

手术团队应包括主刀医师、助手、麻醉师、洗手护士、巡回护士和影像技师。尽管手术切口较小 (8~10cm),笔者倾向于使用手术铺巾覆盖较大的范围。手术切口应起于髂前上棘以远 1~2cm,以后 2~3cm 处,采用直切口向肢体远端稍后方延伸,止于大转子前方 1~3cm 处。在较瘦的患者中,阔筋膜张肌隆起易于触及,可作为手术切口的中点。切开皮肤和皮下组织后,可以看到位于透明的阔筋膜下方的阔筋膜张肌。使用聚乙烯圆形皮肤拉钩少量分离阔筋膜上方的脂肪组织,在阔筋膜透明部,沿皮肤切口方向切开阔筋膜。被切开的阔筋膜位于髂胫束前方。阔筋膜切口应比皮肤切口的长度稍长（图 19-

2）。（见文末彩图 19-2）

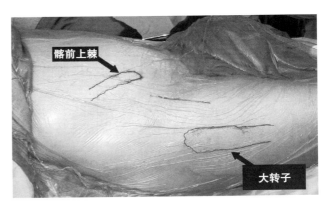

**图 19-2** 8cm 长的切口

术者应从阔筋膜张肌的内侧,沿阔筋膜张肌内侧间隙向后方、近端分离阔筋膜。此处使用手指分离最为有效,且可触及髂前上棘远端的侧方关节囊。沿侧方关节囊放置 cobra 拉钩,向外侧牵开阔筋膜张肌以及臀小肌,使用 Hibbs 拉钩向内侧牵开缝匠肌和股直肌,可暴露股直肌返折头。将一把小骨剥置于返折头远端,向内侧和远端将髂腰肌和股直肌从前方关节囊剥离。由此将第二把 Cobra 拉钩置于内侧关节囊。使用此技术,可以在几分钟内 180° 暴露髋关节囊。(图 19-3)(见文末彩图 19-3)

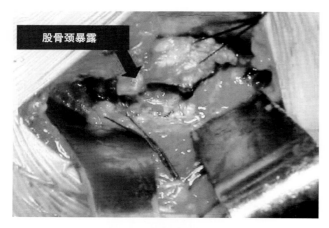

**图 19-3**　前外侧关节囊切口

使用 cobras 拉钩同时向内侧和外侧牵引,可暴露走行于切口远端的旋股外侧血管。钳夹电凝切断旋股外侧血管。分离切开位于前方关节囊和股外侧肌上方的腱膜(同时切除脂肪垫),可以更好地暴露关节囊和股外侧肌起点。前方关节囊可以切除或者切开,关闭切口时行缝合修复(笔者更倾向于最大程度地保留关节囊)。笔者在关节囊作一平行于前外侧股骨颈的切口,切口近端过髋臼前缘与股直肌关节囊起点。切口远端显露出与大转子相连处的股骨颈。关节囊和股外侧肌起点相接处即为转子间线。沿前转子间线切开前方关节囊远端,并使用缝线标记。将 Cobra 拉钩放置于关节囊内股骨颈内侧和外侧,同时用一把 Hibbs 拉钩牵开股肌和张肌以充分暴露股骨颈基底部。

将一个窄 Hohman 拉钩放置于髋臼缘的前外侧,显露并清除前外侧髋臼唇及连同的骨赘。向远端牵引下肢,可使股骨头和髋臼间形成一间隙,放置股骨头撬并向内插入。减少部分拉钩牵引。将髋关节外旋 20°,将取头器垂直插入股骨头。外旋髋关节,同时杠杆作用于股骨头撬和取头器,可使髋关节

前脱位,股骨外旋 90°(图 19-4)。(见文末彩图 19-4)

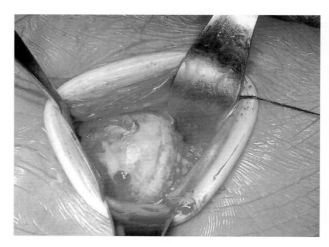

**图 19-4**　外旋 90° 使股骨头脱位,进一步暴露股骨头

脱位之后,将窄 Hohmann 拉钩尖端放置于小转子远端股骨外侧肌起点下方。切开附着于内侧股骨颈和小转子的关节囊,暴露后股骨颈内侧。然后患者髋关节内旋使其复位,将 cobra 拉钩重新放置于股骨颈内侧和外侧,用 Hibbs 拉钩牵开股直肌返折头和阔筋膜张肌远端,术者用摆锯按照术前计划的平面和角度切断股骨颈(图 19-5)。为避免损伤后方大转子,用骨凿向后稍偏内方向轻轻将外侧股骨颈和大转子内侧分离,从而使股骨颈完全离断,用取头器将股骨头取出,轻轻地牵拉有助于股骨头和颈的分离取出。(见文末彩图 19-5)

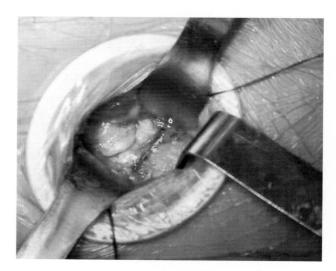

**图 19-5**　用骨凿将外侧股骨颈截断,移除股骨头

术中阔筋膜张肌还是存在一定损伤的风险,如果最初就能避免肌纤维的损伤,那么整个手术过程

中肌肉可以保护完好。另一方面,阔筋膜张肌表面的损伤将影响其抗损伤的能力。

现在我们可以看到并处理髋臼。股骨外旋45°有利于髋臼的暴露(图19-6)。适度的牵引可以减少股骨的影响。笔者倾向于在髋臼前缘远端使用一个弯 Hohmann 拉钩以牵开前方的肌肉。手术医生应确保拉钩尖端置于骨面上,而不是前方软组织。术者放置一个 cobra 拉钩,尖端在后方髋臼缘的中间部。切除盂唇。横断下方关节囊将有助于接下来内衬的置入。术者先直视下磨锉髋臼,然后利用摄片,扭力指标,髋臼外观来确定髋臼磨锉至合适的深度和大小。置入髋臼假体。经验丰富的医师很容易在利用 X 线获得恰当的臼杯位置(40°～50°外展角,15°～25°前倾角)。置入内衬(切除盂唇和下方关节囊有助于内衬的置入),用骨凿或咬骨钳清除突出的骨赘。(见文末彩图19-6)

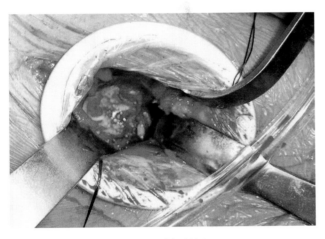

图 19-6　暴露髋臼

髋臼假体置入后,将股骨内旋至中立位。触摸到股肌边缘,将股骨钩放置于该肌肉远端,股骨后方,将股骨外旋90°,髋关节过伸和内收。

为了暴露近端股骨,术者将长柄 cobra 拉钩的尖端置于股骨颈后方,将大转子拉钩尖端置于大转子尖。用股骨钩将股骨前端提起直到周围组织张力适中。

初始操作之后,大转子后缘位于髋臼后缘的后方。移动股骨,使转子后缘位于髋臼后缘前外侧。可于大转子拉钩远侧见附着于股骨颈外侧的外侧关节囊及其标记缝线。将其从股骨颈基底部的前方到后方分离将有助于暴露大转子的内侧以及增加股骨的移动性(图19-7),用咬骨钳咬除外侧股骨颈残余的部分。(见文末彩图19-7)

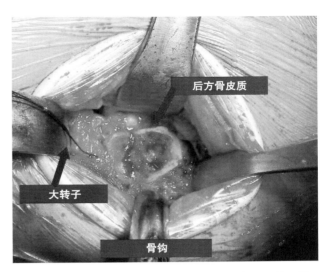

图 19-7　髋关节过伸、内收和外旋,有助于磨锉近端股骨

闭孔内肌和梨状肌止于大转子前上方。在切开外侧的关节囊后,大转子拉钩的尖端应置于靠近大转子上缘处,以牵开臀小肌、梨状肌及闭孔内肌肌腱。手术医师可根据股骨活动需要,松解一个或多个短外旋肌肌腱和闭孔内肌肌腱,特别是当其不能被翻转到大转子后方尖部时。然而,笔者更倾向于保留所有肌腱和特别是保留闭孔内肌肌腱,因为其中间部分牵拉着股骨近端,是防止髋关节脱位的一个重要因素。

一般来说,近端外侧突起较小的假体更容易插入,可以保留外旋肌,降低转子断裂的风险,然而,在前方入路手术中的所用的手术器械决定了使用何种股骨柄。第一锉的尖端贴着内后方皮质进入骨髓腔(图19-8),当骨髓腔磨锉完成,使用术前估计长度的股骨颈试模,进行髋关节的试验性复位。

在试验性复位时,手术医师应检查髋关节后伸外旋时的稳定性,是否有撞击,骨赘是否清除到位。笔者认为最好根据术中透视判断肢体长度和偏心距是否合适,而不是根据软组织张力及术中的稳定性。

准备置入假体时,于股骨近端后方放置股骨钩,牵引外旋使髋关节脱位。将下肢摆放合适位置(外旋90°,过伸,内收,近端抬高)。然后将股骨假体打入。安装合适的股骨头假体(图19-9 和图19-10)。在复位前将髋臼内的骨或骨水泥碎片清除干净。复位后即刻透视以确认下肢的长度和偏心距。出院前,于放射科再行一次 X 线摄片(图19-11)。(见文末彩图19-9,19-10)

冲洗伤口,检查是否继续出血,关闭伤口。将前

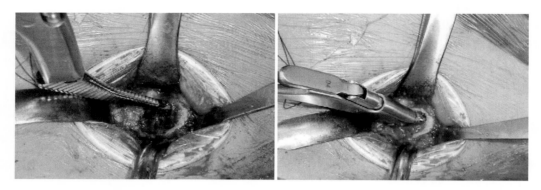

**图 19-8**　从前方切口很容易插入骨锉

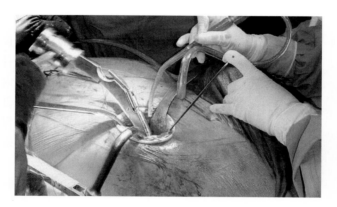

**图 19-9**　从前方切口容易完成骨髓腔磨锉

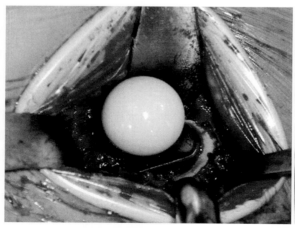 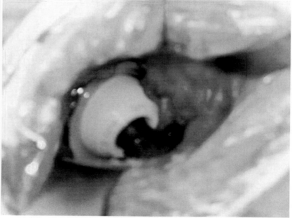

**图 19-10**　股骨头植入和复位

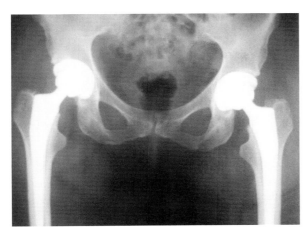

**图 19-11**　术中摄片确保柄长和臼杯位置

侧和外侧关节囊缝合,如果需要可进一步加固缝合,连续缝合阔筋膜,然后关闭皮下组织和皮肤。

术后患者无须做防脱位。术后即可鼓励患者负重,如果病情允许尽量不使用辅助支撑。

从 1996 年 11 月至 2005 年 4 月期间,笔者完成了 657 例前方入路全髋关节置换术,包括 67 例双侧行全髋关节置换的患者。这 657 例前方入路的患者是未经筛选的、连续开展的。2003 年之前这些手术都是在 Judet 或 Tasserit 手术床上完成的,2003 年手术室配备了 PROfx 专用手术床,之后使用该手术床。患者的平均年龄为 66 岁,29~91 岁。平均一台手术时间为 1.2 小时,平均出血量为 345 毫升。患者的平均住院天数为 4 天,标准为 3 天。在所有病例中,术后早期发生 2 例前脱位和 1 例后脱位,均采用闭合复位,无复发,无须翻修。术后无辅助支撑间断行走的平均天数为 8 天,术后无辅助支撑自由行走的平均天数为 15 天。笔者的经验认为术后疼痛减轻,恢复更快(统计数据详见 www.hipandpelvis.com)。

## 前方入路全髋关节置换术后康复

在此过程中,如闭孔外肌、旋转肌及臀中肌等肌腱附着处都被保留。事实上,所有肌肉附着处都被保留。闭孔外肌在股骨近端中部形成拉力,并且是对抗髋关节脱位的一个重要的主动作用力。因为这些肌肉附着处以及其他软组织的保留,所以全髋(关节置换术)后不涉及注意事项。减轻了疼痛,同时提高了恢复率。鼓励即刻负重,并且需要的话,可弃除辅助器具。

康复程序与大多数全髋置换术后类似。然后,患者将经历一个更快的进程,并且髋关节脱位的风险较低。

在住院期间,初期便进行床边的活动、转移训练以及步态训练。指导患者进行踝泵。并且可以即刻开始进行髋外展肌、髋内收肌、股四头肌及臀大肌等长收缩。此外,鼓励辅助下足跟滑床,然后去除辅助。患者逐渐进阶到髋外展、内收主动活动度及直腿抬高训练。下背部不适的患者可以学习骨盆前后倾动作以及膝(非患侧下肢)碰胸部的动作。用带子牵伸足跟的动作可以在腿部轻度向后,并且足前部垫楔形垫的情况下小心地进行。患者可以在保证安全的前提下完成诸如微蹲、上下台阶及提踵等闭链练习。

## 全髋关节置换术后常规建议

第一个非常成功的髋关节假体是由英国人 John Charnley 在 20 世纪 60 年代设计置入的。Charnley 的设计是将一个单件金属骨干配以一个直径 22mm 的头后用水泥置入股骨近端。髋臼组件完全由高分子聚合材料制成,并且用水泥置入髋臼。关于 Charnley 假体与其他相似植入物的后续报道展示了大多数假体在存活的患者中,在植入 20 年后始终具有功能性,具有充足寿命。尽管这些髋关节假体很成功,然而随着时间的发展,失败率也被发现提高。失败的典型模式是安全连接和假体、骨之间的结合变松,以及骨和假体之间失去连结。

由于认识到这些早期设计的寿命限制,所以接下去的工作旨在改善设计,从而使髋关节假体寿命改善。如今美国食品和药品管理局(调整髋关节假体的政府部门)登记在案的髋关节假体改良设计有超过 750 例。然而,大部分新设计被证明不如 Charnley 假体。此外,有些新设计的寿命与 Charnley 假体相同,但没有被证明超过它。

这段历史对当今髋关节置换的患者有何意义?仅仅因为,一个最新的设计未必是更好的设计,事实上,也可能是更差的。时间会给我们答案。我们需要继续寻找更长寿命的假体,然而,质的飞跃并不是原地踏步,如今我们对寿命的期望将在不远的将来实现。

改变了什么? 现在的髋臼通常不需要水泥置入。非水泥型髋臼和水泥型结果相同,并且医生们希望它的寿命也能有所提高。一些非水泥型股骨干与最好的水泥型骨干相比,也展示了很好的寿命。普遍认为,承重面得到改善,这意味着表面磨损率低。尽管金属对极为高强度的高分子聚合材料,有很好的承重性,但证据同样支持金属对金属及陶瓷承重。

现如今,髋关节置换术的发展并未局限于对假体改良的努力。改善还包括控制手术对软组织的创伤的手术入路改变,从而加速恢复,并且控制脱位的可能性。笔者对此趋势表示赞赏,因为这是此处提到的前方入路全髋关节置换术的基础。

髋关节置换术可能的并发症包括感染、神经血管损伤、股骨或髋臼骨折、髋关节脱位,以及需要翻修手术。患者需要记住的是恢复不仅仅是从手术进程上来说的,同时也是要恢复到术前状态的。

**（李慧武　方仲毅 译　张鑫　蔡斌 校）**

## 参考文献

1. Matta JM, Klenck RE, Hipandpelvis.com: Available at: http://www.hipandpelvis.com/.

## 延伸阅读

Matta JM, Ferguson TA: The anterior approach for hip replacement. Orthopedics 28(9):927, 2005.

Matta JM, Shahrdar C, Ferguson T: Single-incision anterior approach for total hip arthroplasty on an orthopaedic table. Clin Orthop Rel Res 441:115, 2005.

Yerasimides JG, Matta JM: Primary total hip arthroplasty with a minimally invasive anterior approach. Semin Arthroplasty 16(3):186, 2005.

# 第 20 章

# 髋关节镜

*Jonathan E. Fow*

## 起源

髋关节镜技术已有数十年历史,然而在近几年才逐渐成为一种主流。最初,该技术仅仅应用于微创下移除游离体。随着我们对髋关节形态学变异(先天性和获得性)的了解愈加深入,髋关节镜的应用也越来越广泛。概括地说,对于68%~96%的手术患者,髋关节镜治疗可以达到改善疼痛及功能障碍的目的[1](图20-1)。

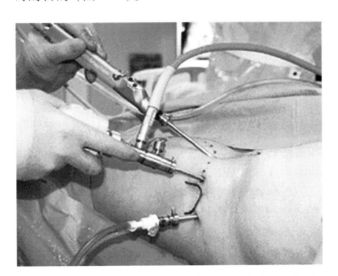

**图 20-1** 髋关节镜使用小切口进镜,可以通过很小的创口处理更大范围内的病变

## 解剖学基础

股骨髋臼撞击综合征(FAI, Acetabulum Femoral Impact syndrome)是髋关节疼痛和功能丧失的重要

原因。其类型可分为凸轮式(Cam)撞击和钳式(Pincer)撞击。不规则的、非球面的股骨头以及股骨头颈联合处前上缘骨性突起,是 Cam 撞击的主要特点(图20-2);髋臼唇前方过度覆盖或髋臼后倾则是引起钳式撞击的主要原因(图20-3)。此外,还有一种形态学类型是 Cam 和钳式同时存在。在治疗方面,Cam 撞击可以通过股骨成形术是重建股骨头颈的形态;而钳式撞击可以通过髋臼成形术清理及重建髋臼缘[2]。两种治疗方法均可改善关节活动范围(ROM)和运动功能。髋关节镜技术可以通过清创和修复来处理盂唇撕裂。此外,医师也可以在内镜下对髋臼实施微骨折术或磨损软骨成形术,以此

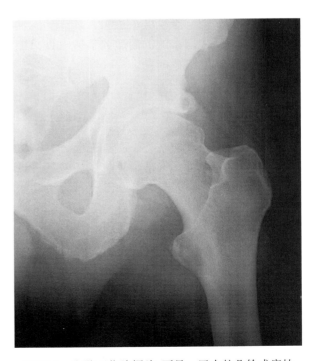

**图 20-2** 左髋正位片摄片,可见一巨大的凸轮式病灶

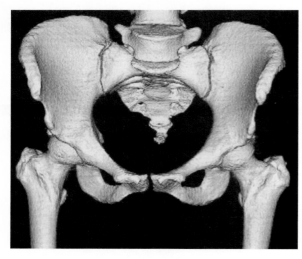

图 20-3　CT 三维重建骨盆,帮助提高对髋臼病理的鉴别度,如:(夹击)损伤 pincer lesions,(髋臼)后倾 retroversion,髋臼骨 os acetabuli

清除软骨病灶。关节外病变如臀中肌撕裂、慢性髂胫束(IT,Iliotibial)弹响综合征、腰大肌弹响综合征等,同样可以在关节镜下处理。

对于某些髋臼、股骨结构上基本正常的 FAI 患者,应注意腰椎、髋部和下肢间复杂的相互关系,FAI 往往源自于脊柱前突过度、特殊应力或关节活动。此外,疼痛的原因通常多样化,比如椎间盘退变、骶髂关节疾病、髋关节滑囊炎、IT 综合征、屈髋肌拉伤以及疝气。FAI、关节游离体或其他引起髋部疼痛的关节内外病变的诊断成立之前,需首先排除其他可能引起疼痛的病因。至少应该让患者意识到髋部疼痛可能且经常是多因素的。而髋关节镜也许只能解决部分因素引起的疼痛问题。

## 指征/注意事项

髋部疼痛的患者前来就诊时首先应进行病史采集、体格检查,并进行影像学摄片。病史包括慢性腰肌痉挛、腰椎和骶髂关节功能障碍。随着活动水平的提升或变化(如从高中过渡到大学),髋部的病变往往随着以往的运动损伤而不断累积。FAI 也会因着装和装备的改变而影响躯体位置,从而引起症状,如更换运动鞋和自行车。

髋部病变往往以腹股沟或臀部疼痛为主要临床表现。因髋部疼痛也可放射到大腿和膝盖,因此,患者就诊前往往曾行膝关节镜检查。

**体格检查:**应着重对腰椎、髋关节、膝关节的检查,同时观察患者的姿势和步态。查体时应尽量让患者处在功能位,特别是在体育活动时(如跑、推、跳、滑、踢等动作)。分别在行走位、站立位、仰卧位、侧卧位和俯卧位,评估骨盆与下肢的相互关系,并对下肢进行检查。

**站立位:**

**步态:**观察步长、足底前进倾斜角、骨盆旋转角、支撑相、足下垂、着地、蹬离、防痛步态、摇摆步态、wink 步态(外旋>40°)、跛行步态[IT 束病变、真性和(或)假性双腿不等长]。

**髋关节弹响:**检查腰肌或者 IT 束。

**线性检查:**注意肩膀高度,脊柱侧凸和骨盆倾斜;粗略测量髂前上棘到内踝的距离;脊柱后线和侧线(有无腰椎平直)以及脊柱过度前突;考虑影响骨盆和髋臼功能的因素(例如:腹肌无力、臀肌、腰椎、腘绳肌紧张)。通过单腿支撑来判断骨盆是否平衡。

**坐位**

腿长,旋转功能,神经功能(运动-神经支配:外展——臀上神经 $L_4$ 到 $S_1$ 节段;内收——闭孔神经 $L_{2-4}$ 节段;伸膝——$L_{2-4}$ 节段;屈膝——坐骨神经 $L_4$ 到 $S_3$ 节段;踇趾伸位——$L_5$ 节段;踇长伸肌跖屈——$L_4$ 到 $S_1$ 节段;感觉——皮肤感觉)

**仰卧位:**

**ROM:**外旋、髋关节中立位和屈髋 90°时内旋、腘窝角,仰卧位外展,蛙式腿外展(膝高位)和内收。

**触诊:**腹股沟区、耻骨、ASIS、髂前下棘(AIIS)、Stinchfield 试验(抗阻直腿抬高产生疼痛提示髂腰肌和(或)关节内病变)、AIIS 下方(盂唇,前囊和股直肌的投射点)。注意:无移位或应力性骨折可能因直腿抬高、足跟着地或滚木练习而造成损伤。

**激发试验:**FADIR(屈曲、内收、内旋)提示 FAI 和盂唇病变;FABER(屈曲、外展、外旋)或 Patrick 试验提示腹股沟、髂腰肌、侧方 FAI 以及保持外展位从屈髋到伸髋发生的撞击、后方盂唇和骶髂关节病变;Thomas 试验:弹响提示盂唇撕裂,肌紧张提示髂腰肌挛缩;McCarthy 试验:关节活动范围是否完整,从伸展到屈曲、外旋及内旋;Scour 试验:完全屈曲并触诊髋臼上缘是否规则。

**侧卧位:**

触诊坐骨结节、大转子、阔筋膜张肌、IT 束、梨状肌、臀大肌、骶尾部、坐骨神经。

Ober 征(屈膝和伸膝)测定臀中肌、臀小肌强度,跟臀试验(Ely test)判断股四头外侧的紧张度。

**俯卧位:**

触诊骶髂关节、坐骨结节、脊柱、肌肉软组织。

Ely 试验：股直肌、股四头肌有无挛缩。

## 其他

髋关节的 ROM 可通过屈伸运动来检查。以 FADIR 和 FABER 的模式，被动活动髋关节的同时观察患者疼痛情况。腘窝角大小可用来评估腘绳肌紧张度。髋关节活动弧度丧失，尤其是内旋角度，往往是 FAI 或骨关节炎的表现。下腰椎检查有助于排除或确诊是否合并腰椎病变。评估外展肌、内收肌、屈髋肌和伸髋肌以及膝部和踝部的肌力，判断是否存在引起髋部疼痛的功能减退和失衡。即使是对足下垂的检查，也有助于发现髋部屈肌的过劳和伴随的髋部疼痛。

## 影像学

影像摄片包括骨盆正位，水平位片和蛙形侧位片。简单的 X 线摄片可以揭示发育不良（中心边缘角减小）、髋臼后倾（交叉征）、Cam 撞击（阿尔法角增加）、游离体以及骨关节炎的影像学特征（关节间隙变窄、骨赘形成、软骨下硬化、囊肿形成）（图 20-4）。最新研究表明，对于关节间隙缩小的程度达到不足 3mm 的剩余空间、下方骨赘形成以及中心边缘角<20°（发育不良/浅臼）的患者，不推荐行髋关节镜检查，而是髋关节置换的指征，尤其对于非手术疗法无效的病例[4]。其他需要考虑的因素包括腰椎和骶髂关节病变。

如果体格检查和放射学检查结果均支持髋部疾患的诊断，那么可以行 MRI 检查进一步明确有无盂唇病变、软骨损伤和游离体（图 20-5）。MRI 检查同时进行关节摄片，可以明显提高检查结果的精确性。在关节腔内注射局麻药或可的松，观察疼痛的缓解情况，如果疼痛有所缓解，则提示关节内病变可能。更准确地说，对注射治疗有所反应，则提示关节受损[4]。因此，通过 CT 检查三维重建的辅助，可以更好地对钳式撞击病变程度进行分析，并协助制定髋臼缘修整的方案，明确修整的范围和程度（图 20-6）。

髋关节镜技术是一种优良的、微创性的治疗手段，它可以解决以前只能在开放手术下才能治疗的股骨髋臼病变。

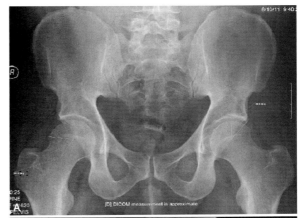

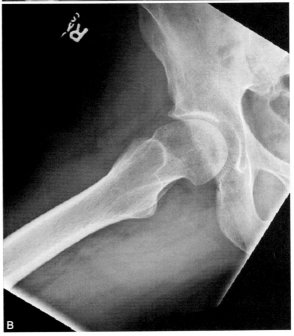

**图 20-4** 骨盆正位（**A**）和侧位（**B**）。有助于观察交叉征、凸轮式病灶、阿尔法角、中心边缘角、下方骨赘、关节间隙狭窄及其他骨性病变

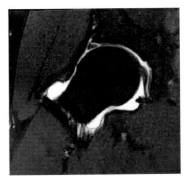

**图 20-5** MRI 髋关节造影检查。有助于识别盂唇撕裂，如图病灶位于髋臼上方。也可发现游离体、凸轮病灶、骨囊肿、软骨病变和韧带撕裂病变

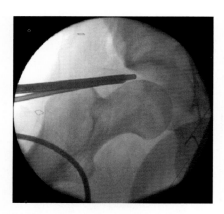

**图 20-6** 髋关节镜探查。往往从中间室起始,中间室是软骨损伤的多发区

## 手术步骤

髋关节镜手术可有两种体位选择,即仰卧位和侧卧位。两种体位下关节镜入路是相同的,体位的选择仅仅取决于术者个人偏好。

仰卧位,髋关节镜所需手术室设置较简单,但此体位下后外侧入路的建立较困难,并且如患者肥胖或体型庞大,手术全程会面临诸多困难。

侧卧位需要更为复杂的手术室配置,需要特定的牵引床进行牵引和摆放腿的位置。侧卧位可以提供更佳的髋关节前侧和后外侧暴露,即便患者体型较庞大也无妨。

患者体位摆放完毕后,先建立前外侧入路。不同的关节镜入路点可能穿透阔筋膜张肌、臀中肌、缝匠肌和股直肌。仔细的透视引导下定位后,进行前方

入路的建立。建立入路时要小心,避免损伤股外侧皮神经。至此,打开两入路间的关节囊,然后将其分割成 T 或 H 型,以便进入凸轮式病灶区域。多数医生会选择从中间室开始手术,先探查有无游离体、软骨损伤、韧带损伤以及缺口骨赘等,软骨损伤常常位于盂唇损伤的附近。进入外周间室,可对盂唇、髋臼缘以及股骨颈前上部进行探查。处理盂唇撕裂,可选择清理术或缝合锚钉修复术。同时,可对髋臼缘进行修整或行髋臼成形术,来移除多余的盂唇并改善髋臼后倾。术前制定手术策略时应注意,不宜移除太多髋臼以免髋关节失稳,否则得不偿失。股骨凸轮式病灶可通过股骨成形术来移除(图 20-7,图 20-8)。进入中间室及外周间室需多个入路联合应用。后外侧入路、辅助前外侧入路以及前方入路三个入路同时进行,可实施股骨成形术、髋臼缘修整以及锚钉修补。建立前方入路时,容易损伤股外侧皮神经,因此,在关闭切口时应小心谨慎,无论选用可吸收线还是不可吸收线缝合均应注意。实施髋关节镜手术需要庞大的设备和髋部外展枕。在大的手术中心或医院,髋关节镜手术可以在门诊操作,但应告知患者手术时间可能延长甚至需要留院。(见文末彩图 20-8)

术后康复管理策略,则因术式(微骨折术或盂唇修复)不同而不一样。术后 2 周给予吲哚美辛(消炎痛)治疗可以防止术后异位骨化的发生[5]。股骨成形术后通常还需要对关节和软组织进行灌洗,尽管如此,异位骨化仍有可能发生并成为再次手术的原因。术后,患者可以出院回家,但需携带一个帮助保持持续被动活动的器械、拐杖或助步器及髋部套筒。

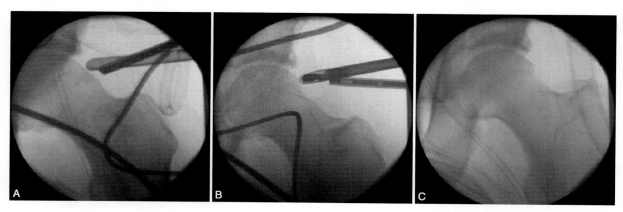

**图 20-7** 无牵引状态进入外周间室。如探查到凸轮病灶(**A**),则恢复牵引并在 X 线透视辅助下清除凸轮畸形(**B** 和 **C**)

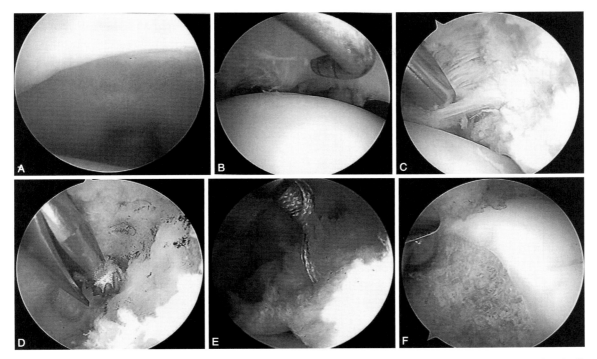

图 20-8　关节镜下可见中间室盂唇和髋臼窝周围翻转的马蹄形关节软骨（A）探查可见盂唇撕裂（B）将之与关节囊和髂前下棘病变一并清除。清理髋臼并刨削（D）以便移除病变组织，修复盂唇（E）使之愈合成为健康的骨组织。刨刀也可以用来移除撞击区域和髋臼骨，方法同上。F 图所示透视下引导清除凸轮畸形

## 预后

患者预后是否良好，依赖于髋臼软骨及盂唇的基础条件。髋关节镜的长期预后是满意的，可有效推迟甚至不需要进行髋关节置换术。然而，如果髋臼软骨的损伤比较严重或复杂，往往预示不良预后，并且可能需要尽早行人工关节置换术。

髋关节镜手术的难点在于髋臼软骨损伤、严重凸轮式损伤以及钳式损伤的盂唇清除和髋臼缘修整。近期研究表明盂唇修复预后好（Harris 髋关节评分良好率从术前 66.7% 提高到术后 89.7%）。尽管大多数医生认为重建盂唇衬垫是有意义的，但仍待大样本可信度高的试验来证实[6]。盂唇有助于实现髋关节的稳定性，如移除不超过 2cm，髋关节的稳定性几乎不受影响[7]。

尽管髋关节镜技术与传统的开放手术相比更为安全，术后康复时间也更短，但依然存在并发症。据某些文献报道，髋关节镜手术并发症发生率可高达 18%[8]。常见并发症包括坐骨神经、股神经及股外侧皮神经失用、异位骨化（1.6%）、入路伤口出血以及器械断裂。其他少数病例报告当中，还曾出现过以下并发症：股骨颈骨折[9]、关节脱位[10]、大粗隆滑囊炎、腹腔间隔室综合征[11]、胸腔渗出液[12]、缺血性坏死[13]及锚钉髋臼贯通伤[14]。二次手术的常见原因是进行凸轮式病灶的下方切除。术后影像学资料可以显示出凸轮式病灶有无改善以及交叉征是否消失。有数据显示髋关节镜术后需行全髋置换的比率达 26%。

神经失用的发生常常与入路设置不当及操作失误有关。其症状通常是暂时且可逆的。异位骨化可能于术后发生，为了防止其发生，常需要术后给予吲哚美辛治疗。有些患者虽然术后早期关节活动范围满意，但术后数周可能出现进行性疼痛及僵硬，因此在治疗当中应注重尽量恢复并维持关节活动范围。异位骨化一旦发生并产生症状，应当予以手术切除。切除后应给予患者消炎止痛及光照治疗以防复发。行盂唇修复的患者，必须要密切关注患者情况以避免钳式撞击产生，否则可能导致盂唇未完全愈合之前（≥6 周）再次承受过大的张力而受损。除此之外，在髋关节镜下微骨折术后提倡限制负重，并且很多医生主张采取术后持续性被动动作。

## 可能的并发症

除了上文所述的并发症之外,还有一些其他的潜在问题需加以重视。治疗中的疼痛控制非常重要,便于治疗师摆放髋关节的体位,这是术后初期关注的重点。限制负重也非常重要,这有助于保护正在愈合中的盂唇和微骨折手术灶。关节突然僵硬可能预示以下几种情况:盂唇再次损伤、关节损伤加重(或明显的急性发作的骨关节炎)、缺血性坏死或进展性异位骨化。这种情况一旦发生必须通知医生。

髋关节镜手术可以通过不同的路径来治疗不同的髋部疾患。清除软骨和病灶,如盂唇撕裂可以进行清除或修复;骨成形术可用以改善关节活动范围和关节功能,包括对髋臼上行微骨折术和磨损软骨成形术。此外,关节外病变如臀中肌撕裂、慢性 IT 束弹响综合征、腰大肌弹响征,也可以在内镜下进行处理。术后恢复所需时间则因疾病类型和手术方式不同而有所差异。

## 总结

通过本章节的学习,使康复专业的医生对髋关节镜不同手术方式有了进一步的理解认识。此外,本章亦通过对髋关节镜的详细介绍,使读者可以掌握并鉴别术中如何对不同组织进行清理、成形及修复。

（李慧武 译　刘丽琨　蔡斌 校）

### 参考文献

1. Clohisy JC, St John LC, Schutz AL: Surgical treatment of femoroacetabular impingement: A systematic review of the literature. Clin Orthop Relat Res 468(2):555-564, 2010.
2. Colvin AC, Koehler SM, Bird J: Can the change in center-edge angle during pincer trimming be reliably predicted? Clin Orthop Relat Res 469(4):1071-1074, 2011.
3. Larson CM, Giveans MR, Taylor M: Does arthroscopic FAI correction improve function with radiographic arthritis? Clin Orthop Relat Res 469(6):1667-1676, 2011. Epub 2010 Dec 22.
4. Kivlan BR, Martin RL, Sekiya JK: Response to diagnostic injection in patients with femoroacetabular impingement, labral tears, chondral lesions, and extra-articular pathology. Arthroscopy 27(5):619-627, 2011.
5. Randelli F, et al: Heterotopic ossifications after arthroscopic management of femoroacetabular impingement: The role of NSAID prophylaxis. J Orthop Traumatol 11(4):245-250. Epub 2010 Nov 30, 2010.
6. Larson CM, Giveans MR: Arthroscopic debridement versus refixation of the acetabular labrum associated with femoroacetabular impingement. Arthroscopy 25(4):369-376. Epub 2009 Mar 5, 2009.
7. Smith MV, et al: Effect of acetabular labrum tears on hip stability and labral strain in a joint compression model. Am J Sports Med 39(Suppl): 103S-110S, 2011.
8. Botser IB, et al: Open surgical dislocation versus arthroscopy for femoroacetabular impingement: A comparison of clinical outcomes. Arthroscopy 27(2):270-278, 2011.
9. Ayeni OR, et al: Femoral neck fracture after arthroscopic management of femoroacetabular impingement: A case report. J Bone Joint Surg Am 4;93(9):e47, 2011.
10. Matsuda DK: Acute iatrogenic dislocation following hip impingement arthroscopic surgery. Arthroscopy 25(4):400-404. Epub 2009 Feb 1, 2009.
11. Fowler J, Owens BD: Abdominal compartment syndrome after hip arthroscopy. Arthroscopy 26(1):128-130, 2010.
12. Verma M, Sekiya JK: Intrathoracic fluid extravasation after hip arthroscopy. Arthroscopy 26(9 Suppl):S90-S94. Epub 2010 Aug 5, 2010.
13. Scher DL, Belmont PJ Jr, Owens BD: Case report: Osteonecrosis of the femoral head after hip arthroscopy. Clin Orthop Relat Res 468(11):3121-3125. Epub 2010 Feb 10, 2010.
14. Hernandez JD, McGrath BE: Safe angle for suture anchor insertion during acetabular labral repair. Arthroscopy 24(12):1390-1394. Epub 2008 Oct 10, 2008.

# 第 21 章

# 髋部骨折切开复位内固定术

*Patricia A. Gray*, *Mayra Saborio Amiran*, *Edward Pratt*

髋部骨折是美国最常见的需要手术干预的骨性损伤。每年用于该疾病的治疗费用预计高达 73 亿美元。20 世纪 80 年代末期,每年发生髋部骨折的人数约为 27.5 万,由于骨质疏松发病率随人口老龄化而日益增长,2040 年该数据可能增长至超过 50 万。

## 手术适应证及注意事项

髋部骨折存在多种分型方法。综合是否需要接受手术、软组织损伤程度及康复预后等因素,髋部骨折可简单分为以下五类:

1. 无移位或轻度移位的股骨颈骨折
2. 移位的股骨颈骨折
3. 稳定的股骨粗隆间骨折
4. 不稳定的股骨粗隆间骨折
5. 粗隆下骨折

若不考虑年龄、性别或基础疾病等影响,手术干预及早期活动后,髋部骨折的预后良好[2]。然而,若患者卧床、一般状况差,发生不完全或嵌插型股骨颈骨折的预后较差。术后髋部的稳定性与损伤的严重程度与修复区的骨密度及手术医生的专业技术水平相关。

术前患者的生理及心理因素亦影响预后。严重心肺疾病、肥胖、上肢力量不足、骨质疏松以及不同程度的痴呆将增加髋部骨折治疗过程中的并发症风险。髋部骨折多发生于老年人,骨折后总体死亡率为 1 年 20%,3 年 50%,6 年 60%,10 年 77%[3]。

传统意义上,康复的目标在于重建患者术前的功能,然而多数情况下较难实现。仅 20% ~ 35% 的患者可恢复损伤前的独立生活能力;15% ~ 40% 的患者术后需密切护理 1 年以上;多数患者(50% ~ 83%)需要辅助步行装置[4]。

因此,医师及治疗师需考虑患者的基础疾病、骨折严重程度及患者意愿来制定个体化的康复目标。

无移位或者轻度移位的股骨颈骨折是髋部骨折中最轻微的类型。这类骨折较稳定,并且患者在术后即可完全负重,且无须限制关节活动度。这类骨折首选的术式是透视下局部或经皮外侧入路置入 6.5mm 的空心螺钉固定。此入路损伤皮肤、皮下脂肪、阔筋膜张肌深筋膜部与股外侧肌纤维,一般不损伤重要血管或神经。出血可能引起关节囊膨胀,造成疼痛及关节活动受限。

患者麻醉后仰卧于骨折手术台上,手术台需便于移动及操作患肢,X 线像增强器下取合适体位,开始手术。

股骨外侧与股骨颈平行做长约 2cm 的切口,股骨小转子水平经皮将导针通过外侧肌群置入,越过股骨颈上部穿过骨折线至股骨头的软骨下骨。置入 2 ~ 4 根导针后,使用空心钻将外侧皮质钻孔并将空心螺钉通过导针置入(图 21-1)。修复软组织,无菌敷料覆盖。股骨颈骨折多发于基底部,其内固定需能承受股骨头与股骨干之间的弯曲应力,此类治疗与粗隆间骨折类似,手术流程如下。

### 移位型股骨颈骨折

对于股骨头完全移位的股骨颈骨折,因骨折阻断了股骨头的血供(尤其是旋股外与旋股后动脉),使用空心螺钉或导针复位固定将导致骨折不愈合。但年轻患者尝试复位内固定术仍有满意效果,但存在骨不连与股骨头坏死的风险。切开复位内固定术首选前外侧入路,Watson-Jones 切口,可保留股骨颈后下方的血管,维持股骨头血供[5]。此术式已于全髋

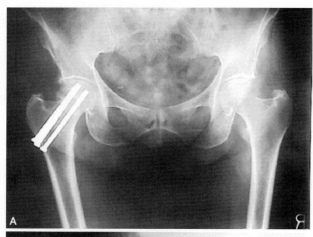

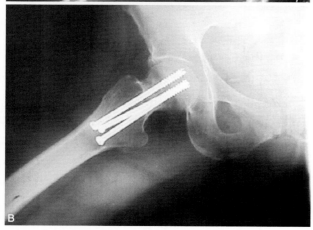

**图 21-1　A.** 治疗轻度移位的头下型股骨颈骨折术后,骨盆正位片显示三枚空心螺钉的位置;**B.** 骨盆侧位片

关节置换术(total hip replacement,THR)一章中叙述。高龄患者首选后外侧入路型人工双极股骨头置换或全髋关节置换。

后外侧入路损伤皮肤、皮下组织、阔筋膜、臀大肌及髋部短外旋肌群(包括梨状肌、股内侧肌、上下孖肌与股方肌),牵开臀大肌、臀中肌和臀小肌,在前方切开关节囊。此过程中需注意避开坐骨神经、臀上神经、臀下神经及伴行血管。尽管术中未损伤腰大肌,若患者术后未进行适当活动,腰大肌可能产生炎症且于髋关节囊前方形成瘢痕。通常,切口愈合约需 2 周,术后 6 周左右深部软组织愈合良好,而骨性修复约需 12 周。

患者麻醉后取侧卧位,患髋向上(图 18-4),固定躯干,患髋与同侧下肢不予固定,便于术中移动。切口以股骨大粗隆为中心,沿股骨干向远端切开7.6cm(3 英寸),顺臀大肌纤维走形向近端切开10.2cm(4 英寸),切开大粗隆表面的深筋膜,暴露但勿伤及股外侧肌起点。随后术者触诊臀大肌与阔筋

膜张肌近端之间的间隙,向深部扩大切口,使用自动拉钩牵开深筋膜。切开大转子滑囊,暴露短外旋肌群,暴露梨状肌、臀中肌与臀小肌间隙,于前方牵开臀肌。注意将短外旋肌群作为一束沿髋关节囊后方与沿股骨颈后侧分离,便于缝合。亦可选取髋关节囊"T"形切口。通常术者须游离梨状肌、上下孖肌、闭孔内肌与股方肌的一半以便在小转子水平暴露股骨颈。然后屈曲并内旋髋关节,显露骨折端。于适当部位平滑锯开股骨颈,从髋臼中取出股骨头。检查髋臼,清除骨折块及股骨头圆韧带。暴露完成后安装假体,假体通常较生理状态前倾 15°～20°,以减少脱位可能。此操作可能引起患者外旋(external rotation,ER)受限,但通常不足以引起功能障碍。

关闭切口尚存在争议。笔者更倾向于将 2 号不可吸收缝线穿过大粗隆与粗隆间钻孔,以修复关节囊与短外旋肌群。此方法可限制异位骨化,减少术后脱位率,并提高康复期患者的本体感觉。最后,缝合深筋膜,皮下组织及皮肤。

术后早期及可开始初期康复,预防卧床并发症,如深静脉栓塞、肺不张、肺炎、压疮、肌力减退及关节活动度减少。术后鼓励患者完全负重并向患者告知部分髋关节动作可能导致脱位。后外侧入路术后需避免髋关节屈曲超过 90°或内旋超过中立位,内收超过中线。

**髋关节假体置入后 6 周内,患者需严格遵守注意事项,此时软组织已愈合,可承受部分拉力,但仍较术前脱位风险大。**

### 股骨粗隆间骨折

股骨颈与股骨干之间夹角约 130°,连接这两者的部分称为股骨粗隆间,此处骨折具技术挑战。**负重造成此处成角移位最大,因此,患者术后早期往往不可负重。**严重的粉碎性骨折与内固定不稳定将会使这类骨折的并发症发生率更高。

**骨折愈合前患者必须保持无负重或触地负重(touch down weight bearing,TDWB)。影响患者预后的重要因素为骨折的稳定性(如,手术生理负重是否引起骨折塌陷或成角)。**后内侧骨皮质完整的骨折及股骨颈基底部的骨折是相对稳定的,术后早期可部分负重不会造成移位。可选用与骨折线平行的滑动加压螺钉进行内固定。

不稳定骨折的最佳手术方式仍存在争议。可选的手术方式包括伴或不伴内侧移位的髋部螺钉、第三代髓内重建钉及股骨距替代型髋关节假体置换。

股骨距替代型髋关节假体置换术入路同移位型股骨颈骨折假体置入术髓内钉的手术入路及并发症,将在粗隆下骨折部分中介绍。无论稳定或不稳定的骨折,动力加压髋部螺钉的手术入路一致,为一个较长的外侧切口,该切口损伤皮肤、皮下组织、深筋膜、股外侧肌与腹肌。一般情况下,手术治疗不稳定骨折

时游离小转子与附着其上的腰大肌肌腱,造成术后早期屈髋肌力下降。

争议存在于选择使用角度高达 145°到 150°的加压钢板将骨折解剖复位,并在生理负重下获得稳定,或施行"医源性移位"截骨术来获得良好的后中部皮质连接与稳定性(图 21-2)。

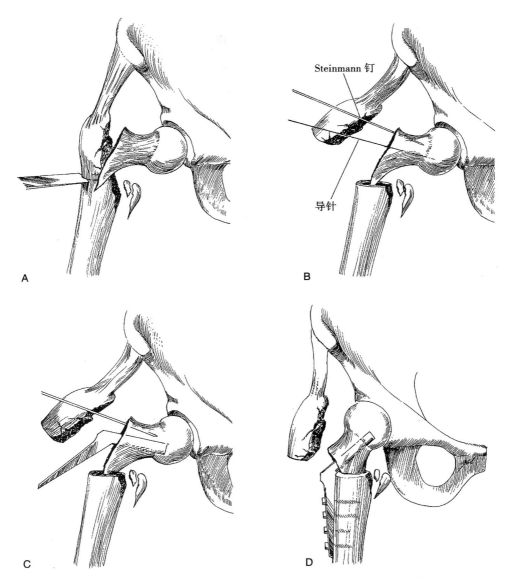

**图 21-2**　Dimon-Hughston 内固定术式治疗不稳定粗隆间骨折。**A.** 股骨干外侧横向截骨;**B.** 置入导针与 Steinmann 钉,控制骨折块;**C.** 近端骨折块插入螺钉;**D.** 侧方钢板固定股骨干( Hughston JC:Intertrochanteric fractures of the hip. Orthop Clin North Am 5[3]:585-600,1974. )

两种方法均可造成稳定或不稳定,因此,康复医师、治疗师与手术医师需共同讨论术后稳定程度及允许负重的量。此外,这两方法均减少了大转子内固定置入处髋外展肌与髋旋转中心间的距离,造成了外展肌的力学劣势,可能造成 Trendelenburg 步态,术后需进行对症康复治疗。

患者平卧于骨折手术台上,下肢佩戴牵引鞋以保证正确下肢旋转,防止力线异常,在图像增强器下进行复位直至满意。若骨折端后方的臀部萎缩造成术前无法满意复位,需要进行手动复位。下肢对位良好,根据所用钢板的长度在大转子水平向远端做一约 17.8cm(7 英寸)的外侧切口,随后切开皮下脂

肪及深筋膜。股外侧肌的筋膜起于股骨嵴,向后方延伸,此处将其切断可以减少切口引起的失神经支配的肌肉量,尽可能保护大部分肌肉。术者暴露股骨干外侧骨皮质,向前牵开股外侧肌,暴露外侧股骨干,此后可进行内固定置入(图21-3)。间断缝合股外侧肌筋膜、深筋膜、皮下组织及皮肤。动力加压螺钉系统并非用于保持股骨头、颈骨折片的稳定(图21-4),而是用于保持髋部周围肌群的肌力,以此将骨折端牵拉对位直至出现良好的骨阻力。较多粉碎性骨质疏松骨折应用动力髋螺钉固定,以便于骨折端之间出现良好的骨皮质接触。

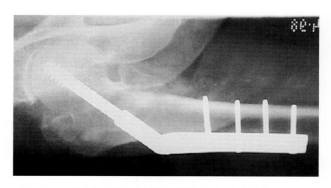

图21-4　使用4孔加压螺钉系统治疗不稳定粗隆间骨折。小转子往往游离在外,最后塌陷

**在这样的情况下,骨愈合前患者必须减少负重,否则螺钉会"失效",失去稳定作用。再次强调,皮肤切口2周左右即可愈合,深部筋膜与软组织将在6周左右完全修复,而骨性的修复将在12周完成。**老年骨质疏松患者的骨性愈合时间可能长达4~6个月。明显不稳定骨折的患者,影像学检查证实有良好的骨性愈合前不得负重。骨性塌陷将造成下肢严重短缩,因此,术后需要检查下肢长度,并在必要时使用鞋垫。

### 粗隆下骨折

改良型髓内钉技术的应用是治疗股骨粗隆下骨折的一大革新。传统意义上,粗隆下骨折存在骨折中心区域的极大成角力、肌肉形变应力及骨折端极小的接触面等因素,治疗难以为继(图21-5)。

另外,粗隆下区域皮质骨更多,血供较差,成骨活动相比粗隆间区域较弱;骨折后使用滑动加压螺钉系统固定可能会有较高概率出现置入失败或骨不连。在不暴露骨折端或破坏血供的情况下可使用静态锁定髓内钉系统固定股骨。对于粗隆下骨折的患者,可在常规外侧切口下置入延伸加压螺钉系统或静态锁定髓内钉系统。外侧加压钢板系统入路与股骨粗隆间骨折类似,区别在于粗隆下骨折切口向远端延长,对深筋膜和股外侧肌造成了更大的损伤。

**尽管这样的设计可以稳定骨折端,然而软组织及骨折端周围血供破坏较大,因而愈合周期延长,可负重期亦推迟。**

静态锁定或重建钉系统切口更小,更靠近近端外展肌群,在大转子或小转子水平做第2个穿刺切口,以便置入交锁螺钉,在股骨髁外侧做第3个穿刺切口。最新的重建螺钉与近端外侧皮质(小转子水平)的交锁螺钉锁定,穿过髓腔远端预留的孔洞,向股骨颈延伸,直至股骨头下方的硬化骨区。远端的

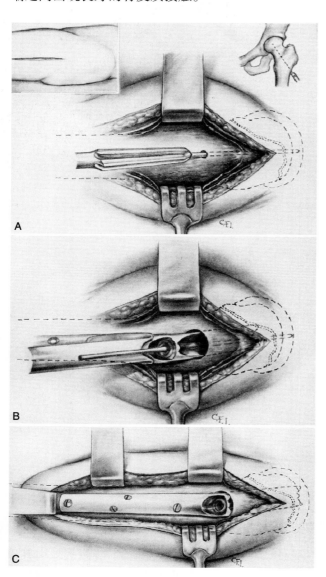

图21-3　粗隆骨折内固定术。**A.** 插入导针,使用透视仪检查导针及骨折端位置。使用空心Henderson钻孔器沿导针在外侧皮质钻孔,左上小图为皮肤切口,右上小图为前后位视野中导针的合适位置;**B.** 沿导针植入Jewett钉;**C.** 使用螺钉将Jewett的钢板部分固定于股骨干

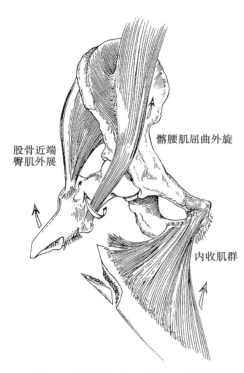

**图 21-5**　粗隆下骨折的病理解剖图。近端骨折端屈曲、外展、外旋，而股骨干短缩、内收。（Froimson AI：Treatment of comminuted subtrochanteric fractures of the femur. Surg Gynecol Obstet 131［3］:465-472,1970.）

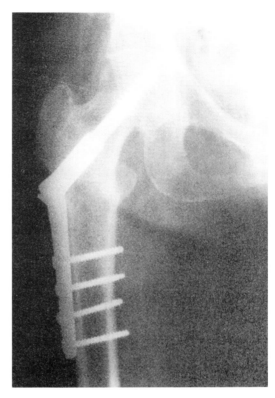

**图 21-6**　使用 Richards 加压钢板螺钉系统治疗股骨粗隆下骨折（Crenshaw AH：Campbell's operative orthopaedics，vol 3,ed 7,St Louis,1987,Mosby.）

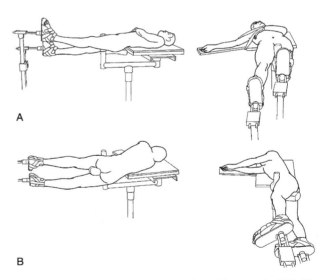

**图 21-7**　Russell-Taylor 交锁髓内钉系统。**A.** 患者仰卧位；**B.** 患者侧卧位（Crenshaw AH：Campbell's operative orthopaedics,St Louis,1987,Mosby.）

交锁螺钉从外向内通过外侧皮质、股骨重建钉，直至内侧皮质,这样设计有效地抵消了粗隆下的应力,允许术后早期负重（图 21-6）。

　　患者仰卧于骨折手术台,双足均佩戴牵引鞋,牵引时需要越过会阴柱。患肢内收超过中线,髋部微屈。健肢髋部外展伸直,平放于患肢旁（图 21-7）。切口位于大转子近端 2.5cm（1 英寸）（图 21-8）。向近端并轻微向内延长 7.6cm（3 英寸）。术者向深部扩大切口,穿过皮肤、皮下组织至臀中肌筋膜,此时臀中肌纤维与皮肤切口距离约 5.1cm（2 英寸）。术者在股骨后上方基底部及梨状窝处做一个小的入口,透视下将导针向下穿过股骨干约 15.2cm（6 英寸）,接着使用空心钻孔器沿导针扩大入口,开始钻孔。使用球头型大导针取代初始导针,越过骨折线,沿髓腔向下直至髁间。使用可弯曲型钻孔器逐步扩大髓腔直至适合插入髓内钉。在多扩髓 1～2mm后,透视下插入髓内钉至越过骨折线,并安装交锁螺钉。近端螺钉使用特殊的夹子经皮穿过深筋膜及股外侧肌进行瞄准安装（图 21-9）。远端螺钉通常经皮徒手安装,透视下穿过髂胫束与股外侧肌,最后连续缝合深筋膜、皮下组织及皮肤。

　　术后早期康复必须包括重获髋部近端肌肉控制

能力。良好的股四头肌收缩及髋部对抗重力的运动是术后恢复步行的前提条件。由于内固定的作用,患者可于髓内重建钉术后早期开始完全负重。术后愈合通常需 3 个月（图 21-10）；术后 18～24 个月以后再考虑是否需要取钉。

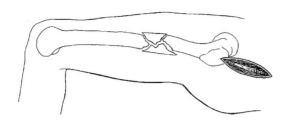

**图 21-8**　大转子处皮肤切口（Crenshaw AH：Campbell's operative orthopaedics，vol 3，ed 7，St Louis，1987，Mosby.）

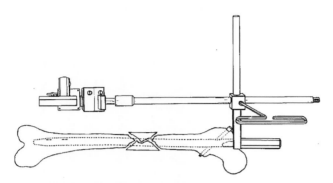

**图 21-9**　远端锁定螺钉系统的安装依赖于近端钻孔引导（Crenshaw AH：Campbell's operative orthopaedics，vol 3，ed 7，St Louis，1987，Mosby.）

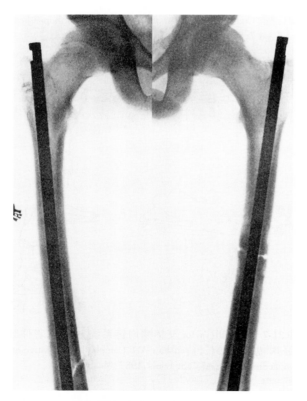

**图 21-10**　骨折闭合复位并行髓内固定术后 2 个月的影像学表现（From Crenshaw AH：Campbell's operative orthopaedics，vol 3，ed 7，St Louis，1987，Mosby.）

## 康复指导原则

　　髋部骨折切开复位内固定术后的康复过程具有个性化特点，需要根据患者骨折前的健康状况、手术种类和术者的要求而改变。本章我们提供了康复指导的一般原则。物理治疗师必须管理患者的康复进程，时刻注意患者康复能力和患者的保险情况。康复过程可以分为 3 个阶段：①住院阶段；②家庭护理；③门诊康复。在许多案例中，患者由于自身生活习惯等因素，往往只能完成 1~2 个阶段。

### 阶段Ⅰ（住院阶段）

　　**时间**：术后 1~7 天

　　**目标**：帮助患者完成独立转运，并使用合适的辅助工具行走，完成出院的准备（表 21-1）

　　手术当天即可开始的治疗，比如诱发性肺定量训练，使用气压设备以及佩戴血栓性疾病（thromboembolic disease，TED）长筒袜，一般由护理人员指导下进行。当证实患者较好地从手术创伤中恢复，即可在术后第 1 天开展住院阶段的康复治疗。

　　术后第 1 天的康复治疗包括教育、床上运动、转运训练、步态训练和一个初始训练计划。患者的初始康复目标是安全地从床上转运下来，并使用前轮助行器（front-wheel walker，FWW）独立行走至卫生间。患者术后第 1 天可能会经历一些手术造成的困惑或情感上的反应，有时患者会显得十分无力，或者十分疼痛。由于切开复位内固定术通常是急诊手术，所以患者通常没有术前训练的部分。然而，床上运动和转运训练对于这类患者可能要比行全髋置换的患者来得容易，因为通常这类患者在活动度方面没有明显的限制。

　　行骶管麻醉的患者比全麻患者能更快地开始训练。患者需要按时服用镇痛药物，保证在治疗过程中药效最大。

　　物理治疗师需要知晓患者的负重状态、骨折类型、手术方式以及任何特殊的活动限制。术后第 1 天患者将会尝试走向椅子，尝试坐 1 小时再回到床上休息。这个动作可以在术后第 1 天重复 2~3 次。之后每天鼓励患者坐更长时间。

　　每天检查患者皮肤有无压疮，尤其是足跟部。确保患者卧床时有合适的体位，避免下肢在床上保持蛙式体位，造成髋关节极度屈曲外旋。

表 21-1　髋部切开复位内固定术

| 康复阶段 | 纳入标准 | 预期损伤和功能限制 | 干预措施 | 目标 | 基本原理 |
|---|---|---|---|---|---|
| 阶段 I<br>术后 1~7 天 | • 术后（住院患者） | • 疼痛<br>• 有限的床上活动<br>• 有限的转运<br>• 有限的行走<br>• 有限的下肢力量 | • 住院患者服药控制疼痛<br>• 床上运动训练<br>• 转运训练<br>• 步态训练<br>• 等容训练（股四头肌训练、臀肌训练）<br>• 主动活动训练（髋部屈伸、收展）<br>• 主动活动（足跟滑动，踝泵）<br>• 患者安全教育 | • 独立或者站立辅助的床边转运，使用前方带轮助行器行走 61m（200 英尺）<br>• 独立完成家庭康复计划<br>• 指导护工帮助患者的基本技能<br>• 出院回家 | • 强调患者自理能力的恢复（床边运动，转运）<br>• 能在家庭环境中一定程度上的独立行走<br>• 制订训练计划帮助患者重新控制患肢<br>• 帮助患者重获关节活动度<br>• 确保患者和护工安全，避免跌倒 |

踝泵是患者最先进行的训练。踝泵有利于预防血栓，减少下肢水肿。患者每 30 分钟至少要进行 10~20 组训练。股四头肌训练（有或者无内收挤压）（图 21-11）、臀肌训练、腿筋训练和髋外展训练应该每日进行 3 次，每次至少 10 组，这些训练有助于帮助恢复髋周力量。这些训练可以增加主动活动和主动外展、内收和膝关节屈曲。尽可能多的鼓励患者来完成训练。

对角进行的双侧踝关节本体感受的神经肌肉

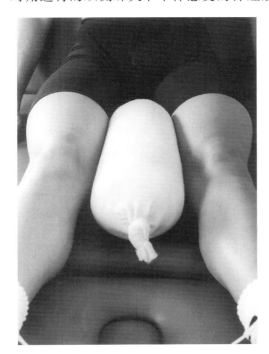

图 21-11　使用内收挤压式的股四头肌训练。患者坐位，双腿向前伸直。大腿至膝之间夹一枕头，患者收拢膝关节，向内挤压枕头，同时将大腿靠拢，每组坚持 10 秒

促进模式，可以帮助患者为负重做准备。下肢的拉伸可以帮助避免下肢挛缩并为正常行走做准备。上肢的拉伸可以通过弹力绷带或者将医院床头的三角把手当做拉杆来进行。骨盆的屈伸和健肢的单侧膝-胸拉伸可以减少腰部疼痛和不适。

患者的负重状态由术者决定，并会根据手术的不同而存在差异。前轮助行器对于负重受限的患者有一定帮助。禁止负重的患者可能觉得前轮助行器（front-wheel walker，FWW）更安全。上肢受伤的患者可能更适合平台助行器。无论负重要求如何，灵活敏捷的患者都推荐使用腋下双拐。

对于足尖点地式负重[定义为患肢<4.5kg（10 磅）的压力[6]]，或者部分负重（患肢大约承受体重的 40%），有困难的患者，可以在双杠上练习得到一定的启发。健侧穿极厚底的鞋可以使患者适应足尖点地式负重。对于部分负重的患者，做踩浴室秤的动作可以知道、适应下肢负重的合适重量。

电刺激有时可以用来治疗水肿，肌肉再教育模式下的电刺激可以帮助促进股四头肌收缩（尤其是股内侧斜肌）。**然而大部分患者会对电刺激感到不适，尤其是有金属内置物之后。**这类治疗可能更适合门诊阶段。治疗师在使用电刺激前需要询问手术医师。

从急诊转移至专业护理部门可以在术后第 3 天进行。当患者的生命体征平稳，并且已确定可以独立进行床上运动、体位转移和行走（使用适当的辅助工具）时可以出院。家庭护工在患者出

院前应当接受指导,帮助患者安全地完成各项训练。

患者术后 1~2 周即可达到出院目标。如果患者无法找到合适的护工并且对于基本活动仍需要一定指导时,可以继续转入护理部。出院时患者会得到详细的训练计划。物理治疗师定期访视会加强患者在住院期间习得的技能。

## 阶段 II(家庭阶段)

**时间:**术后 2~4 周

**目标:**提高髋关节主动活动度至 90°,教导患者家庭长期训练计划,帮助患者独立转运并能在家借助辅助工具独立行走,鼓励患者在社区内有限度地行走(表 21-2)

表 21-2  髋部切开复位内固定术

| 康复阶段 | 纳入标准 | 预期损伤和功能限制 | 干预措施 | 目标 | 基本原理 |
|---|---|---|---|---|---|
| 阶段 II 术后 2~4 周 | • 无感染迹象<br>• 无疼痛加重<br>• 常规家庭健康状态。但在合适时可转为门诊 | • 受限的髋关节活动度<br>• 受限的下肢力量<br>• 受限的上下车能力<br>• 受限的行走能力 | • 继续阶段 I 的训练<br>• 被动活动:拉伸(小腿,腿筋,股四头肌,单侧膝-胸)<br>• 主动活动:站立(髋关节屈伸,收展),轻微下蹲,冲刺,靠墙滑动,坐(股四头肌长弧训练,骨盆倾斜)<br>• 上肢灵活训练<br>• 辅助下站立平衡训练(平衡板)<br>• 上下车训练 | • 提高主动活动至髋屈曲 90°,外展 20°,膝关节屈曲 90°<br>• 独立完成家庭训练<br>• 髋部力量增加至 60%,膝部 70%<br>• 开始上肢力量训练<br>• 行走:使用手杖在家中独立行走;使用手杖在社区内站立 [305m(1000 英尺)]<br>• 提高平衡性<br>• 完成独立转运 | • 提高坐姿的适应性和耐受性<br>• 增强力量,确保行走和转运安全,减少对健肢的依赖<br>• 恢复术前的上肢力量<br>• 促进社区行走的独立性<br>• 提高平衡性避免跌倒<br>• 促进恢复之前的日常生活和社会活动 |

家庭照护物理治疗通常适合需要闲居的或者离家有困难的患者。闲居是指在治疗和保险过程中需要索赔的状态。物理治疗师通常每周上门 2~3 次直至患者不再需要闲居或者已经完成了计划。这通常在患者出院后 2~4 周完成。

通常家庭物理治疗的目标是确保患者在家的安全以及在适当辅助工具的帮助下尽可能的恢复之前的社交活动。这些目标的设定与患者全身健康状况、活动水平或术前的功能状况均有关系。在这种情况下,当物理治疗师认为患者无法再取得进步时即可出院。

在最初的家庭随访中,物理治疗师会评估患者的活动度、力量、床上活动情况、转运能力、行走方式、爬楼能力、居家活动能力、忍耐力、疼痛等级、下肢长度、安全意识和皮肤状况。家庭护工协助患者的能力同样需要评估。

家庭照护许可的授权需要回顾患者的身体情况。如果患者需要注射依诺肝素预防血栓,则需要确保患者有足够的注射器并按照指示正确注射。

必需设施包括床旁梳洗台、厕所高座椅(患者无法完成髋关节屈曲 90°)、淋浴椅、浴室内手扶栏杆、楼梯扶手和适当的步行辅助设施。有时需要调整家具和电器的位置,确保通道畅通。

患者应当能够背诵和证明自己已经理解所有的负重限制和活动度限制。在此次随访中,护工必须在场。

由于保险公司对护理人员上门随访的限制,现在理疗师已经开始学着为患者拆除皮钉。皮钉通常需要在术后 14 天拆除。之后需遵循一定的卫生要求,当发现患者伤口出现异常时需要及时咨询手术医生。

在家庭照护期间物理治疗师需要带患者过渡至主动活动阶段。主动寻求帮助的患者会更早地独立完成训练。站立时双侧足尖点地(跖曲)(图 21-12)和跟腱拉伸(图 21-13)可以在助行器或者工作台的辅助下开展。闭链训练(患肢牢牢放在地上或练习设备上),比如抬足跟和微下蹲,也可在工作台上进行。站立时的开链训练包括屈髋、外展髋、伸直髋

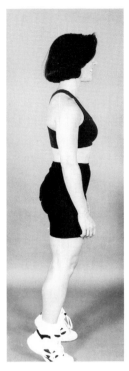

**图 21-12**　双侧足尖点地。患者双膝伸直站立,然后起身改为足尖点地站立,保持 5 秒,再逐渐恢复

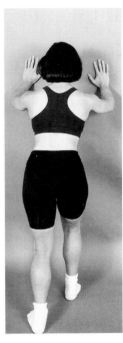

**图 21-13**　跟腱拉伸。患者站立,患肢在后,足尖绷紧。接着患者双手撑墙,向前倾斜直至感觉到拉伸。然后患者保持足跟在下,坚持 20 秒,再缓慢放松

等。如改良型弓步和滑墙(图 21-14)等其他闭链训练可以根据需要适当增加。

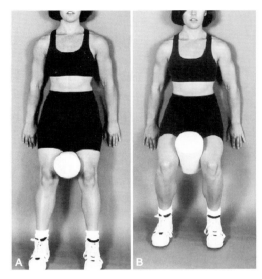

**图 21-14**　使用内收枕进行靠墙滑移。**A.** 患者背靠墙站立,双足与肩同宽,大腿之间夹个枕头;**B.** 患者屈膝 45°,绷紧大腿,向内挤压枕头。坚持 10 秒,然后伸直膝盖缓慢靠墙滑动

站立时屈曲、伸直、外展髋关节都对患肢有好处。患者可以双侧交替进行,取决于是否有负重限制。在可耐受范围负重(weight bearing as tolerated,WBAT)的情况下,患者可尝试对患肢进行平衡练习。

物理治疗师需要处理患者灵活性、力量和平衡方面的缺陷,这些缺陷会加重患者的损伤。术后康复计划需要重点关注患者髋周力量的重建。

患者外展肌的完整性会被切开复位内固定术破坏,术后患者的外展肌力量常较术前弱。在外展肌恢复功能前患者需要长期拉伸髋关节和躯干肌肉。

腿筋和小腿的拉伸可以在仰卧位或者坐位使用毛巾完成(图 21-15)。股四头肌拉伸可以在患者俯卧屈膝时使用毛巾完成。骨盆倾斜、膝-胸拉伸训练、髋关节旋转拉伸和专题练习对患者下腰部和髋部有一定好处。

患者在这个阶段内逐渐过渡到使用前轮助行器或者双拐。有时患者可以在这个阶段内达到不靠助行器安全地独立行走的阶段。有时患者需要额外护理,比如出现步长不平均(患肢起步,健肢跟上),晚期起步相膝关节屈曲,腰部向前弯曲,双拐过度向前[6]。切开复位内固定术后步行时出现 Trendelenburg 征很常见,因为外展肌受到了破坏。治疗师需要确保在训练和行走时给予患者足够的鼓励。

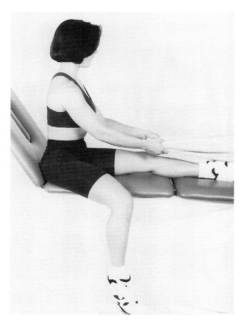

**图 21-15**　坐位腿筋拉伸。患者坐位，患肢伸直，健肢从桌子或床上正常弯曲。将毛巾绕过足部，保持背部伸直，向前倾斜直至感觉到拉伸。患者保持此姿势 20 秒，然后缓慢放松。灵活性较差的老年患者开始时可以单纯向后倾斜

行走训练包括了爬楼训练。初期，患者应该采用上楼时健肢先上，而下楼时患肢先下的模式。

训练患者安全地上下街沿，在凹凸不平的路面上行走，上下车也是家庭护理阶段的任务。

对于有前庭病变和神经问题的患者，平衡训练也有一定好处。患者需要告知理疗师视力方面的问题。

家庭照护阶段通常在术后 2 ~ 4 周完成。患者在这个截点应当可以进行髋关节屈曲 90°，外展 20°。股四头肌和髋部外展肌的力量应当达到一般或一般以上（徒手肌力测试达到 3/5 ~ 3$^+$/5）。患者应当可以主动进行所有训练。

行切开复位内固定术大部分患者是老年人，拥有相对静态的生活方式。他们在完成家庭护理阶段后可能会拒绝进一步的康复治疗。对这类患者，强烈推荐步行计划。同时，游泳和单车也是值得长期推荐的。有研究报道太极拳可以预防老年人的跌倒[7]。对于更主动的患者应当进行门诊随访进行下一步的训练。

骨质疏松日益普遍，可以建议患者咨询护理医师相关补钙问题或者激素替代治疗。

**阶段Ⅲ（门诊随访阶段）**

**时间：**术后 5 ~ 8 周

**目标：**鼓励患者完成生活自理训练，帮助患者完成社区内独立行走，增强下肢力量（表 21-3）

表 21-3　髋部切开复位内固定术

| 康复阶段 | 纳入标准 | 预期损伤和功能限制 | 干预措施 | 目标 | 基本原理 |
|---|---|---|---|---|---|
| 阶段Ⅲ<br>术后 5 ~ 8 周 | • 能独立上下车<br>• 髋部活动度无缺失 | • 受限的主动活动和下肢力量<br>• 受限的社区行走能力<br>• 受限的心血管训练耐受能力<br>• 受限的进阶训练 | • 继续阶段Ⅰ、阶段Ⅱ的训练，在适当的时候增加阻力<br>• 使用不同形式的刺激：热、冰、电<br>• 躯干稳定训练<br>• 上肢测力<br>• 固定的单车训练<br>• 跑步机<br>• 不平的路面和楼上进行行走训练 | • 控制疼痛<br>• 重新获得患肢的主动活动度<br>• 增加上肢力量至 75%<br>• 完成独立社区行走 | • 增加患肢的力量和活动度<br>• 使用不同形式的刺激控制参与活动或者为拉伸做准备<br>• 提高在各种路面上行走的安全性<br>• 重获心血管功能<br>• 重获日常生活能力和社区活动能力 |

门诊物理治疗的目标是增加患肢在全关节活动度下的灵活性，并至少将下肢力量恢复至良好水平（徒手肌力测试达到 4$^-$/5）。纠正患者不正确的步态模式。心血管代偿功能也在此阶段得到提升。如果患者的医疗保险允许，那么门诊物理治疗应当每周进行 2 ~ 3 次。患者门诊物理治疗的疗程取决于患者是否能够取得客观意义上的进步以及理疗过程是否需要物理治疗师的技术指导。

在这个阶段，所有的训练都应当由患者主动完成。之前在无重力影响的体位下进行的训练，比如平卧位髋部外展（图 21-16）和内收（图 21-17）需要改为侧卧抵抗部分重力的体位。在合适的情况下可以在踝部增加负重。

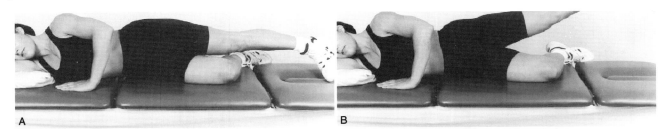

图 21-16　主动髋关节外展。**A.** 患者健侧卧位,健侧膝关节屈曲;**B.** 保持患侧下肢伸直,举起并保持 5 秒,然后缓慢恢复到初始位置

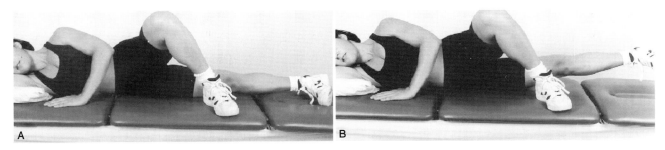

图 21-17　主动髋关节内收。**A.** 患者患侧卧位,患侧下肢伸直;**B.** 然后患者弯曲健肢膝关节,将健侧足置于患肢前。患者将患肢举起 15.2～20.3cm(6～8 英寸),并保持 5～10 秒,然后缓慢恢复到初始位置

前文提及的闭链运动也应在门诊治疗阶段进行。微下蹲和靠墙滑动可以促进股内侧斜肌收缩。使用枕头或者小球进行等长髋内收挤压训练也有一定帮助。患肢跨置一个小台阶上的弓步训练可以在此阶段进阶为用更大的、更常规的台阶进行上台阶训练。如果患者上楼梯仍按一步一阶的模式进行,则可以使患者进阶至交替上台阶的模式。患者可耐受负重时可以进行患肢的平衡训练。

在这个阶段,心血管训练非常重要,它可以帮助患者提高机体循环水平,并提升步行耐力。在此阶段也可引入上肢测力计或者固定单车。患者如果能耐受的话可以进行 15～30 分钟以上这些训练。

在外科医生的允许的情况下,上文提及的住院阶段的理疗可以继续进行。平衡训练计划可以加入各种平衡板。脊柱稳定训练可以包括俯卧位和爬行位进行的训练。核心理疗训练也应涉及,如果有可能的话也可以进行普拉提课程。

在诊所阶段可以适当进行腿部推举(图 21-18)和其他力量设备训练。在物理治疗师的指导下,使用踏步机可以帮助患者重新获得平衡并恢复行走。治疗师应该思考患者康复疗程结束后在日常生活中可以继续进行的活动。

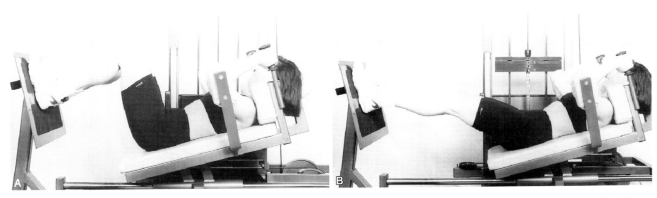

图 21-18　腿部推举器械。**A.** 患者应当调整器械,使背部水平时膝关节可以屈曲约 90°;**B.** 患者伸直膝关节,同时缓慢呼吸,并避免膝关节完全伸直锁扣,然后缓慢复原

## 问题解析

康复过程中患者可能发生并发症。以下情况需要向手术医生汇报：

- 行走时大腿疼痛明显，坐下缓解（可能提示间歇性跛行）
- 治疗无法缓解的 Trendelenburg 征阳性（可能提示股神经损伤）
- 手术区域严重的红肿，伴有发热（可能提示化脓性感染）
- 持续、严重的疼痛（可能提示骨折断端分离或者内固定松动）

另一些可能出现的问题是手术医生的责任，但物理治疗师可以使用缓和的措施来帮助患者。比如，双下肢不等长是一个很好的例子，患者可以使用临时鞋垫或者不等高的鞋子来继续进行行走训练。手术医生可以稍晚一些开具永久性的矫形鞋。持续性的水肿可以通过药物治疗。治疗师应当建议患者抬高患肢，多休息，穿戴防血栓袜，进行踝泵训练，使用肌内效贴布，应用冰敷等措施。

疼痛发作也常由药物治疗。药物可能出现的不良反应包括恶心、便秘和高血压。治疗师可以通过减少训练、冰敷、改变体位等方式帮助患者减缓疼痛。

## 患者家庭康复建议

**术后 1~7 天**

**阶段目标：**提高患肢自主控制，提高并维持关节活动度

等长训练：

1. 股四头肌训练
2. 臀肌训练

主动活动训练：

3. 足跟滑动训练
4. 踝泵训练

**术后 2~4 周**

**阶段目标：**增强下肢力量，提升关节功能，开始上肢力量训练

1. 根据情况进行拉伸

主动活动训练：

2. 保持髋关节外展，伸直，内收，屈曲等动作
3. 微蹲
4. 弓步
5. 滑墙
6. 骨盆屈曲
7. 长弧股四头肌训练
8. 按指导进行上肢训练

**术后 5~8 周**

**阶段目标：**恢复过往功能（根据理疗师指导）

1. 继续术后 2~4 周的训练
2. 进阶为文中提到的健身房训练，准备出院回家健身及回归社区（踏步机，固定自行车）

# 临床案例回顾

**1** 为何行切开复位内固定术的患者与其他患者在心理上有一定差异？

由于这类手术往往是急诊手术，患者术前无法为此做好相应准备。有些患者在事故中不仅自身受伤，所爱的人也一并受伤。他们的遭遇值得重视和尊重。髋部骨折的死亡率较高，老年患者往往能意识到这点。他们可能会担心无法恢复甚至无法安全出院。这类患者需要更多的鼓励。

**2** 门诊随访阶段如何使用踏步机？

在慢速情况下，在踏步机不平整的路面上，髋关节外展肌群、核心肌群和臀肌会参与进起步相。在踏步机前安放一面镜子有助于帮助患者观察自我，改正不正确的步态。踏步机是患者出院后理疗的好帮手。

**3** 物理治疗师到患者家中随访时发现患者患肢红、肿、热、痛，使用冰敷后无明显效果。此时应该如何处理？

首先确认患者在出院时得到了足够数量的依诺肝素，并在出院后按照处方使用。患者可能出现了下肢血栓。检查手术伤口的情况。这也可能是伤口感染。确认患者已经服用过抗生素，因为其他原因也可引起感染，比如牙齿疾患，或者其他与全髋置换无关的原因。建议患者至手术医生处进一步处理。

**4　为何多数患者进行髋部外展训练时有一定难度?**

通常患者会以髋部屈曲来代替真正的髋部外展。由于长期屈曲体位,患者对于正确使用臀中肌和臀小肌有一定困难。真正的髋外展需要髋关节良好的伸直,而正常的步态也需要髋部旋肌可以同心或者偏心的旋转。双手向上撑住门框进行冲刺训练可以在拉伸健侧下肢的同时有效拉伸趾部屈肌、髋部屈肌、手臂和躯干。强壮灵活的患者可以采取俯卧位拉伸长期短缩的髋关节和躯干屈肌。侧滑步是有效的外展训练,它可以帮助患者恢复平衡,并刺激双侧的臀肌和髋部旋肌偏心运动。后退步对于平衡和姿势的影响更大。

**5　73 岁的 Mary 进行了右髋部的切开复位内固定术,并且躯干和髋部长期屈曲。理疗师在为她制订康复计划时应注意什么?**

理疗师需要评估她的姿势,在拉伸训练必须注意她的屈曲姿势。理疗师在平卧训练中可以增加直腿拉伸训练。跟腱拉伸可以在厨房工作台、助行器或者墙边进行。患者可以站在门口,双上肢撑住两边门框进行冲刺训练,这样可以拉伸长期屈曲的躯干、肩膀和髋部屈肌。

**6　在为跌倒患者进行家庭安全评估的时候,物理治疗师需要注意什么?**

台阶、地板、瓷砖安全吗?

毯子,尤其是楼梯上的毯子安全吗?

有哪些小块的地毯可以移除吗?

栏杆和楼梯扶手安全吗?

有哪些导电的灯芯绒衣物可以打包或者运走吗?

楼梯、走廊、玄关入口清洁无障碍吗?

患者身边的宠物或者小朋友能照看好吗?

浴室里有可以握持的扶手吗?

浴室里有防滑垫吗?

长期使用的医疗用品放在合适的高度了吗? 家具需要搬吗?

光线充足吗? 夜间可以开灯吗?

患者穿戴防滑鞋了吗?

电话旁有急救号码吗?

理疗计划需要根据家中情况做出调整吗?

患者需要安装应急呼救系统吗?

患者监护人训练有素吗?

患者佩戴的眼镜清洁干净吗? 许多患者认为的视野缺失是由于眼镜污染造成的。

**7　Julie 在进行患肢足尖点地负重训练时遇到了困**难。她尝试将 20% 的重量放在患肢上。她尝试相应语言线索但失败了。她在足下放了一个秤,这样她就能看到自己在患肢上使用了多少力。尽管在使用了秤之后情况有所改善,但她仍然不能维持足尖点地式的安全水平。还有其他方法可以帮助她吗?

健侧穿戴厚底鞋可以帮助患者站高,有利于足尖点地式负重状态。另外在患肢足底绑上一块饼干也可给予患者足够的反馈。当患者进阶至部分负重状态时,在此使用磅秤可以帮助患者体会到患肢应承受的下肢重量。

**8　Ruth 今年 70 岁了。她在家跌倒造成了髋部骨折。3 个月前她进行了左髋切开复位内固定术。在她受伤前,她不需要助行器行走。现在她在家行走不需要助行器,但出门去社区需要手杖辅助。她现在很少出门,因为害怕再次摔倒。她在家维持进行拉伸训练。Ruth 觉得锻炼之后她的下肢仍然很无力。她的下肢活动性完全受到了限制,左下肢更甚。Ruth 的平衡性和协调性也受到了影响。除了向前之外,她的活动很吃力,并且很缓慢。下肢肌力在 4⁻/5 级。在训练中,一开始就应强调力量、拉伸、活动度、平衡或者协调吗?**

物理治疗师需要确认患者在行走过程中是否有力量及平衡的问题。在最初 4 次上门随访中,理疗师需要认真指导患者进行下肢灵活性训练。平衡、协调、步态、力量等问题也需要处理。当下肢灵活性提高时,患者可以更有力地前进。另外,患者可以在侧面和反向运动中更自由地活动下肢。因此,平衡性和协调性也得到了提高。Ruth 的自信提高了,几周后她就能安全地行走,并能在辅助下熟练地完成社交活动了。

**9　Robert 在上下车时遇到了困难。有什么可以帮助他的吗?**

将干净的垃圾袋套在椅背上可以为患者提供一个光滑的表面,使患者可以滑入座椅,更轻松地进入驾驶坐姿。如果座椅高度可以调节,尽可能将座椅调高。患者的座椅需要向后倾斜,否则髋关节屈曲将小于 90°。

**10　患者结束门诊理疗阶段后可以做哪些活动?**

到门诊阶段结束为止,患者应该有一个全面的可以在家中或者健身房中进行的训练计划。单车、散步、太极和游泳是活跃患者的良好选择。现在护理中心和高级训练中心里装备的 Wii Fit 和 Wii

Sport 也可以家用,帮助患者提高平衡、力量和耐受。

**11　患者如何建立足够的髋部力量来完成日常爬楼?**

可耐受负重的患者可以练习将将患肢踏上一本书或者十分狭窄的台阶(图 21-19)。患者可以先开始等长收缩训练,然后试着台阶训练至较高的台阶,直至患者可以在扶手的帮助下用正常步态上下楼梯。

**12　髋部切开复位内固定术后,由外展肌无力造成的问题将有何表现?**

手术操作造成的外展肌腱损伤可以引起臀上神经功能障碍。外展肌力臂缩短可以造成行走时出现 Trendelenburg 征阳性。外展肌无力时,由于行走时重心改变,接下来会出现脊柱、膝部、对侧髋关节的联合疼痛。

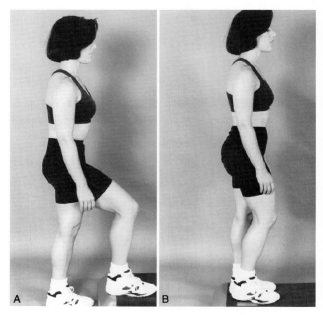

**图 21-19**　台阶训练。**A.** 患者将患肢缓慢踏上台阶,大腿肌肉收缩;**B.** 患者在上台阶时必须控制膝关节

**（李慧武　方仲毅 译　陆沈吉　蔡斌 校）**

## 参考文献

1. American Academy of Orthopaedic Surgeons: Orthopedic knowledge update 3: home study syllabus, Rosemont, Ill, 1990, the Academy.
2. American Academy of Orthopaedic Surgeons: Orthopedic knowledge update 4: home study syllabus, Rosemont, Ill, 1992, the Academy.
3. Elmerson S, Zetterberg C, Andersson G: Ten-year survival after fractures of the proximal end of the femur. Gerontology 34:186-191, 1988.
4. Jette AM, et al: Functional recovery after hip fractures. Arch Phys Med Rehabil 68:735-740, 1987.
5. White BL, Fisher WD, Laurin CA: Rate of mortality of elderly patients after fracture of the hip in the 1980s. J Bone Joint Surg Am 69(9)1335-1340, 1987.
6. Fagerson TL: The hip handbook, Newton, Mass, 1998, Butterworth-Heinemann.
7. Clark GS, Siebens HC: Geriatric rehabilitation. In DeLisa JA, editor: Rehabilitation medicine: Principles and practice, ed 3, Philadelphia, 1988, Lippincott.

# 第 22 章

# 前交叉韧带重建术

*Jim Magnusson, Richard Joreitz, Luga Podesta*

前交叉韧带(-nterior cruciate ligament, ACL)损伤常见于5—85岁的任何年龄阶段[1-3],好发于年轻、活跃(竞技性运动)人群,ACL断裂多见于14—29岁人群[3-8]。手术介入的时机取决于损伤的严重程度及患者对功能恢复的预期水平。本章主要介绍目前该手术的注意事项、技术及术后康复指南,帮助临床医生决策个体化的康复速度与强度。

## 手术适应证及注意事项

### 病因及流行病学因素

ACL损伤的非接触机制受到广泛认可,包括转变方向时迅速减速(如转体运动)或着陆动作[9-13]。Boden与同事研究发现72%的ACL撕裂源于非接触机制[14]。多数损伤发生于足蹬地时,膝关节近乎完全伸直,地面反作用力于膝关节导致外翻损伤[9,15];矢状面运动对ACL损伤的影响似乎更小[9,16,17]。ACL撕裂发病率为1/3000[12]。

ACL损伤时,部分患者闻及"啪"的声音[18],大多发生于运动时[4]。若损伤后即刻出现肿胀,提示韧带相关血管损伤。ACL损伤导致患者膝关节不稳定,从而影响轴移,Lachman试验阳性;手术前应通过磁共振成像(magnetic resonanceimaging, MRI)充分评估前交叉韧带断裂程度。功能上,这些患者在日常活动(activities of daily living, ADLs)或运动时,存在旋转及减速困难。少数ACL断裂患者可维持部分功能,后期可能由于继发性功能受限而接受手术干预[19-21]。外科医生需充分评估患者对运动水平恢复的预期以保证手术结果令患者满意。目前较多研究关注退行性关节炎的后遗症及ACL损伤后半月板撕裂的可能性[21-25]。

研究发现,ACL损伤的危险因素包括解剖及生理因素,解剖危险因素如:过度活动(关节松弛)、激素影响下的关节过度活动、髁间窝狭窄、韧带宽度、胫骨旋转、足内旋、女性运动员骨盆宽度较大[26]。然而解剖因素与韧带损伤的相关性研究的证据等级不强。生理危险因素包括:核心力量差、下肢(lower extremity, LE)肌力及协调性差、鞋与地面摩擦力。女性ACL损伤发病率是男性的2~8倍[13,27-29],有研究者提出可能与激素影响韧带松弛度有关,后续研究发现该相关性证据等级不高,然而,经期激素可能影响神经肌肉功能间接增加ACL损伤概率[29,30]。除了韧带松弛这一原因,更多研究集中于肌力与平衡功能的异常。研究人员进一步研究发现神经肌肉功能在人体发育成熟后有较大的变化,可能是ACL潜在的危险因素。神经肌肉控制功能缺陷可使女性跳起落地后膝关节外翻,ACL易受损[9,30-32]。Hewett,Myer及Ford观察到发育成熟后(即神经肌肉旺盛期)男性可重获对神经肌肉的控制[30],然而女性并无类似适应性改变。"drop jump"筛查试验可帮助预防ACL损伤及进一步理解损伤机制[33]。Leetun及同事认为女性运动员腰部骨盆(核心)稳定性差是其下肢损伤的危险因素[34],他们观察未受伤的运动员后发现其髋外展外旋肌力较好,并且认为髋部外展外旋肌力是目前唯一可预防运动员出现ACL损伤风险的因素。

**综上,治疗师必须注意到导致ACL损伤的潜在危险因素,以帮助患者安全地重返运动,预防再次损伤。**

## 治疗方案

何时行重建术（急诊或择期）尚存在争议。以下三种情形是出现术后并发症的高危因素：①内环境未稳定前手术；②膝关节活动度（range of motion，ROM）受限（尤其伸直受限）；③股四头肌及腘绳肌收缩差［无法完成直腿抬高（straight leg raise，SLR）］[23,25]。在运动活跃人群中若延迟重建会增加半月板及软骨损伤风险[22,36-38]。

争论的焦点是受伤后多久行重建手术。有证据表明，若使用骨-髌韧带-骨（bone-patella tendon-bone，BPTB）自体移植，手术应于受伤后 3 周进行，以降低关节纤维化风险[23,39-41]。

其他学者认为受伤后的手术时机不影响活动度的丧失[42-45]。

Bottoni 及同事的一项随机对照试验结果显示，早期行腘绳肌腱自体移植重建 ACL 配合长期康复锻炼膝关节活动度及伸直功能，可降低关节纤维化概率[45]。Sterett 及同事以主动活动度>0～120°自如控制股四头肌以及无伸膝滞后作为预后较好的评价标准，发现术后关节活动受限与手术时机无关。一项系统综述中，Smith 及同事提出术后关节活动度恢复快、并发症少的最佳手术时机目前暂无共识[46,47]。

通常，外科医生建议患者膝关节无或轻度肿胀，可完全伸直，直腿抬高无伸膝滞后，再行重建手术。

目前尚未有基于年龄的不良预后的相关文献，但研究者推测部分年龄段患者不适宜接受重建手术。部分研究表明年龄介于 35—40 岁的患者预后无统计学差异[7,48-50]。针对骨骼发育未成熟（skeletally immature，SI）的患者是否接受重建手术仍存在争议，但目前研究显示倾向于积极干预。青少年患者存在 ACL 撕裂时，目前多建议待其骨骺闭合后手术，但已有部分医生在其骨骺闭合前手术显示预后较好。手术时机的选择应基于年龄、Taner 分期、放射学结果及心理因素等综合评估[53,54]。不建议进行骨骺钻孔手术，因其可能阻碍骨生长。Shelbourne 及同事对部分 SI 患者（Tanner 分期 3 或 4 并有明确生长板开放）进行关节内骨-髌韧带-骨移植[51]，手术时不过度牵拉移植韧带，骨块尽可能靠近骨骺，随访发现这些患者未出现生长障碍。SI 患者若存在半月板撕裂风险，反复膝关节不稳、积液及疼痛，可行 ACL 重建术[26,55]。

若患者拒绝接受 ACL 重建术，医生需向其解释可能存在的功能限制（转动或减速时的调节障碍。

Ciccotti 及同事随访了 40—60 岁的非手术治疗患者[56]，在康复指导下 83% 获得满意结果。若患者预期继续进行体育运动，自如完成旋转运动，可进行重建手术。

ACL 手术技术不断发展，关节镜技术的发展帮助外科医生通过单切口进行重建手术，临床医师仍在探索更好的移植物、固定技术及手术流程。1920年 Hey-Groves 及 1939 年 Campbell 首次报道采用髌腱进行 ACL 移植[57,58]，这些最早的手术记录使大量 ACL 修复或重建术得以开展，流程得到完善。在早期增强或非增强[59-61] ACL 修复术的成功率较低[37]。关节外重建术也曾用于治疗 ACL 损伤[62,63]，但远期疗效欠佳[64,65]。大量文献报道关节内 ACL 重建术的广泛应用，该术式使用自体组织包括髌腱、髂胫束及腘绳肌腱（半腱肌，半腱肌-股薄肌）进行重建[20,66-69]。

目前普遍采用髌韧带中 1/3（即 BPTB 复合物）或多股腘绳肌腱移植。腘绳肌腱移植更有优势，然而两种方式成功率相似（若无髌骨功能异常等情况，外科医生可自由选择术式）[72-75]。

自体髌腱移植一般在内镜下进行[10,76-78]。

## 移植物选择

合适移植物对于 ACL 重建术的成功至关重要。选择自体移植物时，需考虑移植物的生物力学特性（即相对于普通 ACL 强度与刚度），移植物获取及固定的方便性，供区可能存在的病损以及患者的个体需求。其他影响因素包括移植物材料随时间的生物学变化及承受重复应力作用的性能[79]。Noyes 及同事研究了大量自体移植组织的生物力学特性，发现 14mm 宽度的 BPTB 移植物的强度是完整 ACL 强度的 168%，10mm 宽度移植物的强度为 120%[80]。他们的研究亦发现单股半腱肌移植的强度约为正常 ACL 强度的 70%。与正常 ACL 相比，BPTB 移植物的强度与之类似，而刚度较大；单股半腱肌移植物刚度类似而强度下降。其他研究者发现多股半腱肌或半腱肌-股薄肌复合移植物相比正常 ACL 强度更大。

当前，ACL 移植物可选包括 BPTB 自体及同种异体移植物，单股、双股及四股半腱肌自体移植物，半腱肌-股薄肌自体复合移植物等。外科医生对移植物的选择尚无共识；ACL 同种异体移植可能存在感染性疾病传播，发生率较低但确有报道，因此受关注度下降。目前使用的骨和组织库技术感染 HIV 的风险约为 1/1 600 000[81]。同种异体移植物新鲜冰冻的灭菌效果优于伽玛射线或环氧乙烷灭菌。

Fielder 及同事[82] 发现伽马射线灭活 HIV 需要 3Mrads 或更大剂量。此外,灭菌过程可降低移植物强度(12%)及最大负荷(26%)[83],使用环氧乙烷灭菌亦可能引起显著的炎症反应。进一步的研究重心在于 ACL 同种异体移植物灭菌后的力学性能变化。使用同种异体移植物可以减少手术时间及预防供体部位损伤,然而该方法不作为常规方案,目前多采用 BPTB 及多股半腱肌自体移植物。

## 移植物固定

ACL 重建术后早期,移植物的确切固定至关重要。固定装置须将力传至移植物,并能在重复应力及突发创伤性负荷情况下提供稳定性。目前的固定技术包括界面螺钉、订书钉、带按钮缝线、带螺旋柱缝线以及韧带金属板垫圈。Kurosaka, Yoshiyas 及 Andrish 认为界面螺钉是固定 BPTB 移植物最有力的方式[84],其强度取决于是否带骨块[79]、骨质量[79,84]、螺钉穿过骨的长度[85] 及韧带的受力方向[79]。Robertson, Daniel, 及 Biden 研究了软组织固定到骨上的不同方法,认为带垫圈的螺钉和带倒钩的订书钉是最有效的固定方式[86]。

## 移植物成熟

多数运动要求患者承受旋转力及剪切应力,因此,移植物的成熟度影响患者重返赛场。我们回顾了随访自体移植物愈合过程的文献[14,87-90],较多研究者认为移植物于术后 12 ~ 16 个月达到 100% 成熟,然而亦有部分研究发现术后 6 个月即可恢复体育运动(若功能检测及等速检测达到标准)[91,92]。

移植物的成熟过程起于移植开始并在术后 1 ~ 2 年完善。在植入时,自体移植物强度最大,随后逐渐功能适应(韧带化)及生物转化。韧带移植物成熟经历以下四个时期[14,87,89]:

1. 坏死
2. 血管重建
3. 细胞增殖
4. 胶原形成,重塑及成熟

移植后的前 3 个星期,髌腱固有细胞坏死,此处胶原网络的形成依赖良好的血供,血供受阻后,移植物经历坏死过程。坏死通常于术后即刻开始,约持续 2 周[88-90]。第 1 周内,髌韧带(移植物)细胞减少,替代细胞出现。细胞再生通常发生于血管重建之前。这些细胞有外源性(如:滑膜细胞,间充质干细胞,骨髓,血液,ACL 残端)及内源性(如:残存的移植物细胞)。需尽早进行全关节活动度训练,因胶原形成及强度取决于所受的压力。

新生细胞逐渐成熟,帮助 ACL 逐渐稳固,此时康复训练需避免对此产生牵拉损伤。肉芽组织形成及炎症的产生促进移植物坏死,其肌腱组织逐渐韧带化。骨的血供及关节滑液通过扩散方式滋养移植物[93]。术后 6 ~ 8 周,移植物经由脂肪垫、滑膜和骨内膜开始出现血管重建[88-90]。此时炎症反应亦逐渐得到控制,临床医师及治疗师均需注意,若炎症持续存在,提示延迟愈合或移植物面临问题[94,95]。

1986 年 Amiel 及同事描述了兔髌韧带作为 ACL 移植物的韧带化过程,发现移植物并无正常 ACL 的所有细胞学特性[93]。尽管移植物有正常 ACL 的较多生理特性,但重塑的移植物微观结构与正常 ACL 不一致,血管重建顺序为周围向中央。

术后 6 周,骨栓基本进入骨隧道,12 周完全融合。愈合后的肌腱-骨结合处与骨栓结合处的强度未知。骨与肌腱之间产生纤维血管意味着肌腱-骨愈合开始,结合处骨质向内生长并延伸至肌腱组织表面,随着骨与肌腱之间胶原纤维再生并重建,该处强度逐渐增加。术后 1 ~ 2 年,自体移植 ACL 的强度约为正常 ACL 组织的 30% ~ 50%[89]。

细胞增生及胶原形成贯穿整个移植物成熟过程。韧带中胶原的功能是抗拉力,愈合过程中存在某些催化剂促进胶原形成。研究者从正在愈合的大鼠内侧副韧带中分离出转化生长因子 b1。韧带损伤后 2 周内给药,可增加其强度、刚度及制动力量[90]。其他促进胶原形成的因素[血小板源性生长因子 1(碱性成纤维细胞生长因子)]在改善韧带强度方面有相似效果。目前有越来越多的研究用于人体,均有不同程度的改善[96]。近期,注射富血小板血浆修复软组织得到了较好的结果,研究者开始关注其在前交叉韧带重建(anterior cruciate ligament reconstruction, ACLR)领域的应用[97],未来需要更多的相关研究。

医师及治疗师根据患者的疼痛及水肿调整康复进度。若条件许可,使用 KT-1000(Medmetric, San Diego)进行评估[4,23,98-102]。

## 手术流程

### 关节镜下复杂骨-髌腱-骨前交叉韧带重建术

麻醉后,首先在关节镜下对膝关节进行评估,包括半月板、关节面、韧带结构及其他损伤。随后使用止血带阻断血流,充气压力为 350mmHg。手术采取内侧髌旁入路,切口从髌骨下极至胫骨结节,皮肤切开至髌腱腱膜,将皮瓣上下左右拨开,切开腱膜暴露髌韧带。测量髌韧带宽度(图 22-1),选取中间 10mm 作为移植物,做相距 10mm 的两个小切口,用止血钳上下分离,髌骨端截取 20~25mm,胫骨端截取 25~30mm。为更好地帮助获取移植物,可预先用 2mm 的钻头在骨栓边缘钻孔以减少应力。根据髌骨与胫骨结节的大小,以摆锯取下深 10~11mm 的骨栓。将移植物置于后方桌面(图 22-2,A、B),修剪塑形以适应导引器。手术医师在移植物股骨端骨栓置入 1 根 5 号 Tycron 缝线,在胫骨骨栓置入 3 根 5 号 Tycron 缝线以便植入膝关节,置于盐水浸湿的纱布海绵上备用。

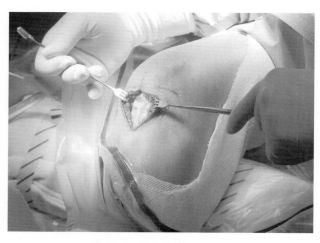

**图 22-1**　暴露髌腱准备移植

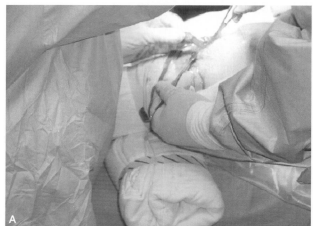

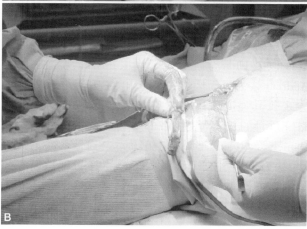

**图 22-2**　从髌骨取下骨-肌腱-骨移植物。**A.** 从髌骨远端游离移植物;**B.** 移植物完全取下

关节镜下切除患者残留的 ACL 及周边肥大组织,行髁间窝成形术以免引起移植物碰撞。取正中切口,于胫骨结节内侧将骨膜掀起,直视下使用胫骨导引器,于胫骨结节内侧钻孔,由外向内置入导针,胫骨等长点位于 ACL 胫骨止点前内侧。根据移植物的尺寸扩大胫骨隧道,扩大时在导针上放置刮勺以免损伤关节软骨及后交叉韧带。胫骨隧道直径应大于股骨隧道以便于移植物进入关节。将胫骨隧道边缘锉磨光滑以免磨损移植物,将带孔的骨栓置入胫骨隧道可允许器械通过,亦可阻止液体外渗。

股骨等长点位于股骨外髁的内侧面髁间窝上缘(过顶位)附近后皮质的前方 3~5mm,以刮勺或钻标记。使膝关节屈曲超过 90°,将带孔的导针通过胫骨隧道进入膝关节,钻孔进入股骨等长点,从过顶位穿出皮肤,根据股骨栓的尺寸扩大股骨隧道至 30mm 深。将股骨骨栓上的缝线穿过股骨导针从皮肤穿出,直视下将移植物通过胫骨隧道至膝关节,进入股骨隧道。将空心界面螺钉通过导针导入膝关节并拧入股骨隧道以加压股骨栓,以另一界面螺钉固定胫骨隧道内的骨栓。评估移植物的等高并观察其在髁间窝内的位置及偏移,测试关节活动度与稳定性。

释放止血带,止血,恢复膝关节血供。将腱膜与髌腱疏松缝合,同样疏松缝合皮下组织,连续缝合皮肤切口,无菌敷料覆盖,轻微加压包扎并使用持续冰水冷冻系统,将膝关节固定于完全伸直位送入术后恢复室。

## 康复治疗指南

近二十年来 ACL 重建术后的康复治疗有了巨大的变化。现有的康复治疗指南为根据 BPTB 自体移植手术制定的[89,91,94,102-119]。

康复治疗的制定需个体化,结合移植物的选择及伴随损伤和(或)手术方案制定。不论何种手术方法,康复方法必须基于生物愈合过程。本节介绍损伤后术前管理(包括非手术疗法方案的选择)及术后康复方案(急性炎症期至重返运动)。

## 术前康复流程(表 22-1)

**目标:**

表 22-1　ACL 重建术前

| 康复分期 | 进入此阶段标准 | 干预措施 | 目标 | 标准 |
| --- | --- | --- | --- | --- |
| 阶段 I a<br>术前 1~4 周 | 术前 | • 冷疗 20~30 分钟<br>• 抬高和踝泵(每分钟 10 次)20~30 分钟<br>• 步态训练(强调正常负重步态)<br>• PROM 牵伸—仰卧伸膝,俯卧悬吊,仰卧滑墙,坐位屈膝<br>• 等长收缩,股四头肌、腘绳肌主动压腿(向心收缩)<br>• A/AROM—坐位屈膝<br>• AROM-PREs—足跟抬高,髋关节内收外展外旋<br>• 关节和软组织松动术 | • 4 周末:<br>• 个人疼痛控制<br>• 降低肿胀<br>• ROM0°~130°<br>• 独立的直腿抬高<br>• 全负重(合适的支具)<br>• 良好的股四头肌等长收缩保持髋关节和踝关节力量 | • 控制疼痛<br>• 控制肿胀<br>• 安全的步态训练及术后体位转移<br>• ROM 牵伸防止术前关节粘连<br>• 肌肉泵促进淋巴液回流<br>• 渐进训练提高神经肌肉协调性<br>• 强调 ROM 的自我控制<br>• 准备体位转移(仰卧到坐)<br>• ROM 和肌肉收缩来维持控制肿胀和提高 ROM<br>• 使用软组织和关节松动术来降低疼痛 |

A/AROM. 主动助动关节活动范围;AROM. 主动关节活动范围;PREs. 渐进抗阻训练;PROM. 被动活动度;ROM. 活动度

- 减轻肿胀和炎症
- 增加 ROM
- 增加股四头肌力量

　　不管什么时候安排手术,都要评估整个下肢。患者经常已经接受评估和治疗以提高 ROM,特别是伸膝 ROM,提高股四头肌和(或)腘绳肌肌力,并且获得正常的步态。评估常常开始于患者进入的步态并以此评估作为前提。患者常存在屈膝步态或是一种避免股四头肌用力的步态。患者在伸直锁定状态下需要康复支具支撑,通常使用两个拐杖。支具限制关节活动度及内翻、外翻活动。没有循证医学的证据表明支具可以加强伸膝、降低疼痛,重建术后移植物张力。从临床上讲,支具在术前、术后使用以便来限制外力,这些外力可能会导致膝关节进一步损害。举例来说,一位患者在 ACL 重建术前可能跌倒过,并撕裂了半月板或有软骨损害,需要评估以下内容:膝关节主动、被动活动度、髌骨活动度、肿胀程度、腘绳肌和腓肠肌的屈曲、股四头肌肌力及负重能力。在术前,需要评估患者的整个运动链。膝关节周围力量、活动度,足部、踝关节、髋关节等核心都需要评估。在制订术后康复流程的时候需要特别关注损伤机制。对患者来说,在手术介入前进行整个运动链的评估比手术介入之后更加容易和舒适。因为手术会造成膝关节进一步的疼痛和炎症。练习和理疗会降低炎症和肿胀,重建髌股关节活动度和提高股四头肌肌力会增强总体 LE 的力量和屈曲度。

## 阶段 I b:0~4 周(表 22-2)

**目标:**

- 保护移植物愈合
- 降低肿胀和炎症
- 维持膝关节过伸
- 提高股四头肌肌力

　　ACL 重建术后康复可以被分成很多阶段。阶段 I 从术后即刻开始持续至 4 周,在这个阶段,重点放在减轻疼痛和肿胀、保护移植物愈合、重建力量和关节活动度。术后肿胀是正常的,但是肿胀及渗出造成的疼痛必须尽可能减轻,肿胀可能加剧疼痛,同时产生股四头肌抑制。

　　Hopkins 等发现:经皮神经肌肉电刺激可以控制疼痛和肿胀。Jarit 等发现家庭中有效的干预措施可

表 22-2　阶段 I ACL 重建术

| 康复分期 | 进入此阶段标准 | 干预措施 | 目标 | 标准 |
|---|---|---|---|---|
| 阶段 I b<br>术后 1 ~ 4 周 | 术后 | • 以下加粗部分动作,均需在佩戴支具状态下完成<br>• 控制肿胀和疼痛<br>• PROM 牵伸:仰卧伸膝,俯卧后跟悬吊,仰卧滑墙<br>• 等长收缩股四头肌和(或)腘绳肌主动压腿(向心收缩),挤压毛巾<br>• AROM:足跟滑墙,SLR(支具锁定在 0°),站立位弹力带髋关节内收、外展、内旋、外旋练习,站立,俯卧弯腿<br>• PREs:仰卧蹬腿(设定在 0° ~ 45°),抬高跟部,自行车,当合适时(全负重),上台阶练习(从 5cm 台阶开始)<br>• 使用拐杖进行步态训练:在可耐受状态下负重,正常的步态(使用泡沫轴等小障碍物强调髋、膝关节屈曲联合踝关节内翻)<br>• 重心分配:关节松动术<br>• 髌骨滑动—胫骨-股骨(向后)滑动 | • 4 周:<br>• ROM:0° ~ 125°<br>• 转移(仰卧位-站位)不需要患侧腿支撑(独立的 SLR)<br>• 良好的大腿和小腿肌肉收缩<br>• 全负重<br>• 不需要助行器或拐杖支持的步行(家庭和受限的社区活动)<br>• 自我控制肿胀、疼痛 | • 提供支持和本体感觉生物反馈<br>• 防止并发症<br>• 控制疼痛<br>• 控制肿胀<br>• 进行 PROM 训练提高关节活动度降低疼痛<br>• 开始介入家庭康复计划<br>• 指导患者进行等长收缩练习加强肌肉力量为功能性运动做准备<br>• 进行 AROM 训练,提高神经肌肉协调性、力量、转移、步态<br>• 我疼痛控制的改善<br>• 教育会对移植物产生压力的姿势、动作<br>• 提供步态训练以便在不需要支撑状态下独立行走<br>• 提高力量和负重的耐受度<br>• 关节松动术来重建 ROM 和提高附属运动 |

AROM. 主动关节活动范围;PREs. 渐进抗阻训练;PROM. 被动活动度;ROM. 活动度;SLR. 直腿抬高

以帮助或者减轻肿胀和疼痛,同时提高术后关节活动度。但是,经皮神经肌肉电刺激的时间参数需要每天 30 分钟,并且干扰电治疗每日 3 次,每次 28 分钟。患者与物理治疗师之间可以就治疗次数进行讨论。冰敷可以有效减轻进一步的组织缺氧、疼痛和肿胀。如果可行,尽量使用冷循环代替碎冰。抬高和肌肉泵(踝泵、股四头肌)可以帮助淋巴系统运送组织碎片和炎症产物(自由漂浮的蛋白太大会通过毛细血管过滤),疼痛肿胀和炎症时,加压冰敷和抬高要始终贯穿于每个治疗阶段。每天抬高 5 次,每次 20 分钟,可以有效防止肿胀,围度测量应在髌骨中点进行,近端和远端均要进行测量,以评估肿胀减轻的程度。

术后 1 周内,患者一般使用双拐和支具锁定在膝关节伸直位。第 1 周以后可以解锁支具进行锻炼和步态训练。如果患者开始形成无痛的正常的步态模式,就可以逐步完全丢掉拐杖。如果术后 4 ~ 6 周,患者能屈膝 100° 以上,做直腿抬高没有延迟,并且在整个步态周期中保持无痛,这时可以放弃使用

支具。表 22-3 显示支具和拐杖应用及解除的指南。

表 22-3　使用及解除支具和拐杖指南

| 支具 | 在第 1 周锁定在全伸展位置<br>进行物理治疗时可脱下<br>当患者伸展达到全活动度,SLR 没有滞后,至少屈曲 100° |
|---|---|
| 拐杖 | 术后 4 周内使用双拐<br>4 周后,使用单拐,当患者获得无痛的正常步态时放弃拐杖 |

SLR. 直腿抬高

如前所述,必须重点关注术后早期的 ROM。膝关节 PROM 的全部伸直应该在术后第 1 周获得,从而减少不正常的关节附属运动,并防止关节纤维化(粘连)。在起始位或者伸直位使用支具,可以防止屈曲挛缩。髌骨松动特别是上下移动可以改善关节全活动度。髌骨活动度丧失的结果会使膝关节复合体丢失活动度,并使股四头肌运动单元募集变差。

获得全伸展范围的练习包括但不限于腘绳肌和

股四头肌的拉伸,主动压腿足跟下垫毛巾卷牵伸,髌骨松动、仰卧或俯卧位小腿悬吊(图 22-3,图 22-4)。

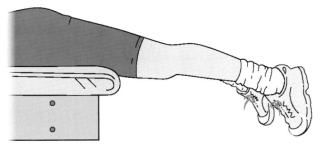

**图 22-3**　俯卧后跟悬吊。患者在俯卧位并将小腿悬于床或者桌子平面之外。注意不要对髌骨有太大压力

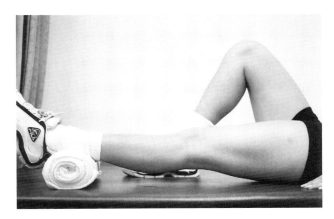

**图 22-4**　被动膝关节伸展患者仰卧或者坐位伸直患侧腿至全伸展位。毛巾卷放置于足跟下,允许足跟悬空。注意不要旋转髋关节

可以施加接近或者稍大于 4.5kg 的外力。ACL 阻止前面的胫骨和后面的股骨滑动。当关节运动时,注意避免邻近的压力挤压愈合的 ACL 所受限的方向(图 22-5)。

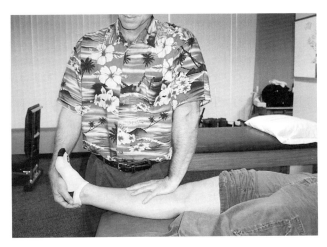

**图 22-5**　伸展运动松动胫骨在股骨上后向滑动,禁止对移植物和供体区的压力。防止不受保护的膝过伸

在冰敷或者在家休息时足跟部位都应该垫高。必须教育患者当休息时禁止将枕头放在膝盖下面以防止屈曲挛缩。表 22-4 和表 22-5 表示:常规运用以提高 ROM 的练习。

**表 22-4　伸膝运动**

| 主动练习 | 主动压腿 |
| --- | --- |
| | SLRs |
| | 膝关节末端伸展(闭链) |
| 被动练习 | 腘绳肌和腓肠肌牵伸 |
| | 俯卧悬吊 |
| | 仰卧或者长坐位足跟支撑 |
| 手法治疗 | 向上髌骨松动术 |
| | 压力≤4.5kg |

**表 22-5　屈膝运动**

| 主动练习 | 主动跟骨滑动 |
| --- | --- |
| | 站立位跟骨滑动 |
| | 自行车 |
| 被动练习 | 被动的跟骨滑动 |
| | 使用持续性被动运动机器(CPM) |
| 手法治疗 | 对于没有进行 BPTB 手术的患者向内髌骨松动术 |
| | 后侧胫骨松动术 |

术后前 2 周,只进行 ACL 重建术后的患者将获得 100°~120°的屈曲。如果伴有半月板修补,在手术后 4~6 周,患者应限制在 90°屈曲。一般可能会影响屈曲的因素有关节纤维化、关节粘连、髌骨的活动度丧失(特别是内侧缘的滑动)、后侧关节囊活动度减少、过多的肿胀。提高膝关节屈曲度包括主动和主动助动足跟滑动,后侧胫骨和内侧髌骨松动术(在 BTB 自体移植的患者身上),并且可以进行固定自行车练习。因为当患者膝关节屈曲度的下降,会导致牵伸股四头肌困难。物理治疗师应该在患者侧卧屈膝的位置下并在患者可耐受的范围内,尽可能牵伸股四头肌,并使患者获得更多的髋关节伸展。尽管与长期有利的证据相冲突,但是被动的活动度的练习还是应该在家保持每天 4 小时以上,并使患者最终达到 120°的屈曲度。

提高股四头肌的力量是阶段 I 的另外一个目标。在早期康复过程中,一个显著的标志是在做直腿抬高(SLR)时没有延迟。为了获得全部的主动伸膝活动度,患者必须有全部的被动屈膝活动度以及充分的髌骨向上滑动。如前所述,必须将疼痛和肿

胀控制在最低限度以降低股四头肌抑制。

　　早期增强股四头肌力量是为了安全地提高关节活动度和股四头肌力矩。

　　增强股四头肌力量的方式存在争议。闭链运动功能性更强,而且被认为对移植物的愈合最安全。

　　可以从等长运动开始进行闭链运动(图 22-6)。

　　指导患者触摸股内侧肌斜行纤维,当感到压力传导经过跟部(踝关节背屈),引起股四头肌和腘绳肌共同收缩。

　　并且整个过程包括微微静蹲以及在膝关节屈曲 0°~45°时,压腿来尽可能降低髌股关节的压力(图 22-7)。

　　但是曾经有报道提到:在 ACL 重建术后进行可控范围内的开链运动(OKC)的股四头肌力量增强也是安全和有利的。这些作者报道:在膝关节从 90°屈曲至 40°的范围内,非持续的主动的开链运动膝关节伸展不会牵涉到 ACL。Mikkelsen 等表示,在术后第 6 周,膝关节从 90°屈曲至 40°,增加膝关节开链伸展练习是安全的。在第 12 周时,更进一步到从 90°至 10°。Steinkamp 等表示,在膝关节屈曲从 90°至 45°时,开链运动的膝关节伸展练习可以将髌股关节压力降低至最小。Heijne 在 4 周时开始开链的膝关节伸展运动,并在 12 周时开始进行腘绳肌肌腱和髌腱移植物的伸展运动。股四头肌力矩和其他组对比没有显著差异。但是对患者来说,增加早期的开链运动,会使腘绳肌肌腱和自身移植物更加松弛。目前

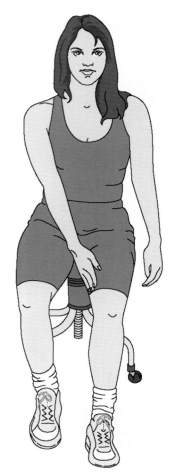

图 22-6　蜘蛛杀手(Spider killers)。患者坐位将患侧腿(本案以左侧为例)屈曲至舒适的位置(70°~90°)

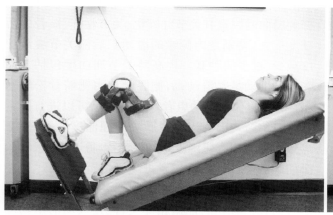
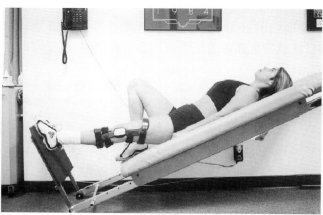

图 22-7　倾斜治疗床。使用倾斜治疗床可以在限制负重(持续)的状态下早期进行重建肌肉自主收缩能力的锻炼

需要进一步的研究以便确定在腘绳肌自体移植的 ACL 重建术后什么时候增加股四头肌的开链运动是适当的。因为膝关节在屈曲<30°的开链运动过程中会增加移植物的拉伸,股四头肌的等长收缩可以在 0°、90°、60°进行。重点强调每次主动压腿时,髌骨能

够向上滑动;当放松时,髌骨能够向内滑动。膝关节屈曲 90°至 40°范围内开链的膝关节伸展应该在 ACL 重建术后早期进行。如果使用腘绳肌移植,患者应该在 4 周之后进行此项训练。如果伸膝延迟已经存在,直腿抬高可能会造成移植物的牵拉,因为在膝关节小

角度的屈曲位置,股四头肌处于活跃状态。所以,患者应该佩戴术后支具使下肢保持在伸直锁定位置一直到伸膝延迟消失。当进行 SLR 练习时,患者应该在每组之间插入主动压腿,以获得更好的神经肌肉控制。

甚至在急性期可以加强完全的运动链活动。开链的腘绳肌屈曲和闭链的腘绳肌训练和桥式运动可以用来加强腘绳肌。当强化腘绳肌时,如果使用了腘绳肌自体移植应该重点关注。举例来说,如果患者也进行了半月板修补手术,负重和(或)腘绳肌的练习应该延迟 4～6 周。四个方向的 SLR 髋关节外旋和外展来加强髋关节周围肌力。使用持续的弹力带或者弹力套负重练足跟和足尖抬高来加强踝关节周围肌力。重心转移,从一边到另一边,从前向后,应该在步态练习之前进行。

在 ACL 重建术后应该使用神经肌肉电刺激(NMES)来增强股四头肌力量和完善步态。方案是使用 2500Hz 交流电,并且在用测力计测量屈曲 60°～85°时引起最少强度为 50% 最大自主收缩肌力力矩(MVC)的。50s 的休息时间之后收缩 10s,每次包括 10～15 个循环。结果证明,股四头肌肌力的提高比单纯练习要强很多。

Fitzgergald 等修订 Snyder-Mackler 等人提出的患者在伸直位置进行 NMES 治疗的草案。和单纯练习组相比,NMES 和练习组证明:在 12 周,会适度增强股四头肌力量;12 周和 16 周时,膝关节功能的自我评定水平会适度提高。如果有测力计,物理治疗师需要应用 Snyder-Mackler 等人的参数。

一些患者在家练习时同时使用 NMES,或者依赖于物理治疗师 1 周 2 次的治疗,获得合适的股四头肌的力量很困难。Empi 300 被用于比较股四头肌平均力矩水平。

由于物理治疗师由保险支付的治疗的数量限制,在开始的 4～6 周患者能够获得的治疗仅仅每周 1 次。因此,指导患者家庭练习非常重要。这是物理治疗师治疗工作的一部分,给患者提供一份详细又易懂的练习清单,教育患者正确的练习方法,并且在每个物理治疗要点上尽量多花费点时间。

**阶段Ⅱ:4～16 周(表 22-6)**

**目标:**

表 22-6　ACL 重建术后阶段Ⅱ

| 康复分期 | 进入此阶段标准 | 干预措施 | 目标 | 标准 |
|---|---|---|---|---|
| 阶段Ⅱ<br>术后 4～16 周 | 术后 | • 以下所有加粗字体部分的动作,在练习过程中都使用支具<br>• 维持阶段Ⅰ练习(患者可以使用支具 6 周,最终由医生决定)练习强度应该从 AROM 至 PREs<br>• PREs:上下楼梯,逐步渐进至 15cm 的台阶<br>• 等速肌力训练:限制角度(90°到 30°)<br>• 步行练习(包括跳格子和八字图)<br>• 平衡练习<br>• 患者宣教<br>• 持续的关节松动训练<br>• 如果股四头肌无力仍然存在应该继续使用支具<br>• 提到过的阶段Ⅰ和阶段Ⅱ练习<br>• PREs 使用闭链和开链运动(等速)(开链 90°到 30°)<br>• 在有弹性的地面慢跑以锻炼单腿稳定性,单足跳,最初双足跳。或者在下个阶段进阶至单侧<br>• 当医生明确允许时开始慢跑(一般是在第 3 个月)<br>• 在合适的时候开始运动或者专项训练 | • 在 8 周的阶段末期可以达到如下水平:ROM 0°～135°<br>• 100% 独腿下蹲 0°～90°。使用功能性支具可以步行 1.6km<br>• 坐-站转移(重心平均分配)<br>• 个人疼痛控制<br>• 站立 1 小时<br>• 在 16 周末期可以到以下目标:<br>• 全范围屈曲的 10%<br>• 等速肌力测试达到未损伤肢体的 25%<br>• 无痛状态跑 1.6km(根据患者自身感觉决定)<br>• 运动或者专项训练,正确的运动模式 | • 佩戴支具以便输入正确的本体感觉来增加稳定性<br>• 增加肌力以进阶功能性活动<br>• 使用限定角度的开链运动来保护移植体<br>• 准备重返运动场<br>• 提高患者对练习和自我管理的信心<br>• 加强关节运动和正常的附属运动<br>• 提高膝关节稳定性并限制移植体所受到的应力<br>• 为功能性运动做准备,比如双足跳和单足跳<br>• 为重返运动场做准备 |

- 增强下肢强度
- 增强神经肌肉控制
- 正确的步态
- 为跑步做准备

阶段Ⅱ:患者需要完全的被动活动度和正常的没有疼痛的步态,在阶段末期应该进展至跑步(或者在适当的时机)。

在阶段Ⅱ,首要需要注重的是增强力量和神经肌肉控制,为之后的运动任务和独立的日常活动做准备。

力量训练应该遵循超量恢复原则,意味着为了获得力量,肌肉必须逐步超越它所一般能够达到的最大强度。但是临床医生必须注意,重建的关节力学结构,髌股关节控制,以及关节面都可能成为渐进练习强度的限制因素。

理想上来说,每种练习都有一个最大练习重复次数(RM),并且这也是知道运动处方的依据。最初,术后早期的力量练习应该从 1~3 组,每组 8~12 次,循环占每个 RM 的 70%~80%。当这个目标达到的时候,肌肉耐力应该被逐渐锻炼,由 3~5 组,每组 15~25 次,组成为 RM 的 50%~70%。

为了重建肌肉力量,运动处方应该由 1~3 组至 3~6 次(大于 80% RM)并用较快的速度完成(经常在阶段Ⅲ)练习应该包括向心和离心,以及单独特定的肌肉练习,比如整个运动链的练习。不管怎样,在整个练习期间保护移植物并且使练习在保护范围内进行依然是重要的。在术后近 6~8 周,正在愈合的移植物在生物力学上处于最脆弱的阶段。不管怎样,在这段期间处在胫骨和股骨的骨隧道中的 BPTB 术式中骨接头逐渐愈合。在术后不到 8~12 周的时间内软组织和骨隧道结合部位的愈合也发生在腘绳肌移植物上。

最近 Gerber 等证明 ACL 重建术后,提高股四头肌和臀部最大力量在 12 周离心力量之后重点在于持续 1 年的训练和标准康复流程。最近,神经肌肉控制训练被引入康复流程,神经肌肉训练可以提高刺激下下意识的运动反应包括动态关节控制中传入信号和中枢反应能力。

目标是降低肌肉运动模式中的代偿。

前驱研究提示在 ACL 重建术后获得了积极的结果。这些流程包括平衡训练、动态关节稳定性训练、超等长收缩训练、灵活性训练、特殊专项训练。

Risberg 等提到 6 个月的神经肌肉训练课程与传统的肌力训练对比,在提高 Cincinnati 膝关节评分方面以及疼痛 VAS 评分和功能方面有显著性差异。Risberg 提示在 2 年之后,在神经肌肉训练组和传统的肌力训练组之间 Cincinnati 膝关节评分方面没有显著性差异,但是可以显著提高膝关节功能和降低疼痛。这是笔者的观点,ACL 重建术后康复流程应该包括传统的肌力训练,包括向心和离心训练,也要包括神经肌肉控制训练。

在患者舒适状态下,可以进行平衡训练和负重训练。他们可以从前、外侧重心转换开始训练,然后过渡到双足一前一后站立。单腿站立练习可以有多种方式进行:在地板上、在不稳的平面上、蹦床上、倾斜平面上、摇晃的平面上等,训练过程中眼睛可以睁开或闭上。

动态的单腿站练习(如泡沫板),在平衡过程中进行另外一项任务,比如投掷或者接球或者触摸多个平面轨迹像个"星星"。

单独的股四头肌力量训练应该循序渐进,比如在保护范围内,进行简单的股四头肌压腿和直腿抬高练习过渡到膝关节伸直。

股四头肌力量训练应该包括整个运动链的如双侧和单侧下蹲,前向和侧向登台阶训练,靠墙下蹲,和多个平面的弓步(图 22-8~图 22-12)。

髋关节周围肌力应该在平面或者使用机器通过直腿抬高来加强,或者在抗阻状态下侧边滑步、多方向滑步。腘绳肌的力量训练应该通过在俯卧位或者站立屈曲位,从使用可携带式沙袋(过渡到使用机器,弯屈膝提重物的同时伸展髋关节,使用巴氏球进行球上桥式运动屈曲腘绳肌。核心肌力的加强应该包括双腿和单腿桥式运动,俯卧和侧方平板支撑,弓步劈刺和举。术后第 9 周,患者应该可以接近全范围关节活动度,可以 100% 负重下的单侧下蹲(0°~90°),行走 1.6km,至少站立 1 小时,可以独立进行相关练习。这个阶段结束的特点是功能上独立,具有独立的 ADL 能力,发起锻炼、活动为下一个阶段的运动做准备(跑步、远足、特殊的体育运动等准备在阶段Ⅲ进行的运动)。

我们建议一个重返跑步运动的康复流程在练习之间需要一天的休息时间(栏 22-1),更多的措施参阅第 34 章。

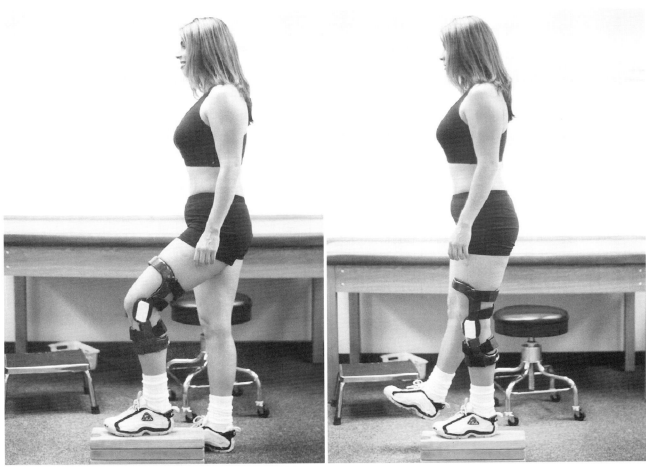

**图 22-8**　上下台阶患者在 5～15cm 高的台阶上练习上下台阶,注意防止移植物和髌骨上压力增加(在练习过程中,要求膝盖保持与足在一条力线上,不能偏移到足趾前方)

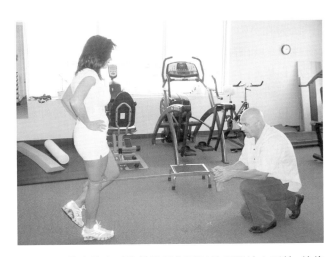

**图 22-9**　伸膝状态下的单腿平衡可以从双腿站立开始,并将弹力带绕在股骨远端,然后拉到屈曲位。在无痛情况下,保持膝关节伸直。这些练习可以让患者在膝关节终末端伸直位保持平衡

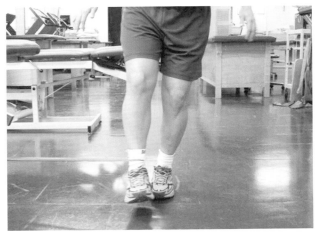

**图 22-10**　利用弹力带进行单腿平衡练习用患腿站立(在好的力线位置上),患者进行患侧髋关节运动练习(如屈髋、伸髋、外展、内收)图中为抗阻的内收练习

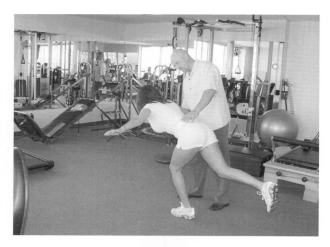

**图 22-11** 溜冰式用患侧腿支撑,膝关节微屈并保持平衡(保持脊柱中立位,可以允许轻微的后伸偏向),屈髋,保持冠状面和矢状面的力线。通过增加屈髋的角度来提高难度,而躯干始终平行于地面

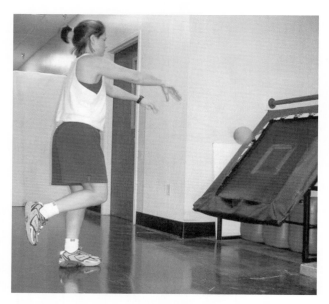

**图 22-12** 用健身实心球来练习单腿平衡投掷和捕捉运动,保持好的力线和膝微屈

---

### 栏 22-1　跑步练习计划

**第 1 周**

行走 400m,然后跑 400m(使用 50% 的力)。重复 4 次,每周 3 次练习

**第 2 周**

行走 400m,然后跑 800m(50% 的力)。重复 2 次,每周 3 次练习

**第 3 周**

行走 400m,然后跑 1.6km(50% 的力);然后走 400m。重复 1 次,每周 3 次练习

**第 4 周**

行走 400m,跑 400m(50% 的力);行走 400m,跑 800m(75% 的力);行走 400m。重复 2 次,每周 3 次练习

**第 5 周**

行走 400m,跑 1.6km(75% 的力);行走 400m。重复 2 次,每周 3 次练习

**第 6 周**

行走 400m,跑 400m(75% 的力);行走 400m,跑 800m(100% 的力);行走 400m。重复 2 次,每周 3 次练习

**第 7 周**

行走 400m,跑 1.6km(100% 的力);行走 400m。重复 2 次,每周 3 次练习

---

### 阶段Ⅲ:16 周至 6 个月(表 22-7)

**目标:**

- 持续进行提高肌肉强度、肌力、肌耐力的训练
- 开始回归跑步的康复步骤

当患者被诊断为可以跑步的时候,但是没有共识认为在 ACL 重建术后什么时候开始跑步,即预示阶段Ⅲ的开始。在阶段Ⅲ,患者应该进行了所有的锻炼以提高下肢屈曲和肌肉强度、肌力及肌耐力。一般来讲,外科医生会等到术后 3～6 个月才会确定患者可以跑步,前提是移植物痊愈或伴随的外科手术痊愈。

**表 22-7　ACL 重建术后阶段Ⅲ**

| 康复分期 | 进入此阶段标准 | 干预措施 | 目标 | 标准 |
|---|---|---|---|---|
| 阶段Ⅲ<br>术后 16 周至 6 个月 | • 同阶段Ⅱ | • 根据情况继续阶段Ⅰ、Ⅱ练习<br>• 神经肌肉控制训练<br>• 超等长收缩-单腿跳和双腿跳<br>• 特殊专项训练 | • 在回归运动之前获得以下能力<br>• 低于 10% 的等速肌力测试<br>• 保证能回归运动的标准内的功能性测试<br>• 8～12 个月回归运动 | • 提高运动相关的下肢神经肌肉反应能力<br>• 提高膝关节周围肌肉的稳定性<br>• 自信并安全的回归运动 |

很少的研究在给出在 ACL 重建术后何时跑步的标准，Myer 等认为无论如何，使用下列标准：①国际膝关节文献编制委员会膝关节评估表评分最少要达到 70；②没有术后让位或者轴移实验阴性；③最小的膝关节伸膝峰值力矩/身体质量基础值为：在 180°/s 的速度下，男性为 40%，女性为 30%；在 300°/s 的速度下，男性为 60%，女性为 50%。使用这项标准的一个主要障碍是物理治疗师一般没有测力计。本章节的作者认为患者使用蹬腿和膝关节伸展的机器（术后 12 周）来寻找双侧腿的 1RM，并且使用最小 70% 强度来开始跑步。也或者，患者在开始跑步前没有出现膝关节让位，并且有能力尽可能地快走，在跑步机上 15 分钟，没有增加疼痛或者发炎的迹象。可以在进行跑步运动之前使用蹦床来进行增加吸收地面反作用力的耐力练习。患者可以进行一些蹦床弹力刺激的练习，但是他们的足不能离开平面因为他们还暂时不能进行超等长收缩或者在不稳定平面上进行进一步运动。跑步应该在 30 秒或 1 分钟的行走之后，使用舒适的步速并持续 1~2 分钟。跑步持续时间应该在耐受范围下缓慢增加。物理治疗师应该寻找疼痛的证据，比如足和足之间可见的不同的跨越长度。如果患者在跑步过程中发生任何不稳、疼痛或者炎症的表现，都需要停止跑步。

## 阶段 Ⅳ：6~9 个月

### 目标：

- 跑步步态的正常化
- 开始灵活性练习
- 开始增强式训练练习
- 准备重返运动场

康复的最后一个阶段重点在于实际回归活动或运动。对于一位专业运动员回归运动场的恰当时机时间一直有争议，虽然经常在要求的时间节点之前运动员已经满足了回归运动场的标准，但是医生必须讨论和评估短期和长期的风险，及运动员的参与意识的要求。最近的一项研究表明只有 63% 的国家橄榄球运动员在 ACL 重建术后回归运动场，这些运动员在重返运动场的过程中平均花费了 10.8 个月。

阶段 Ⅳ 是康复的最后一个阶段，重点在于为回归运动场做准备。在这个阶段，康复需要重点放在运动专项练习上，比如：灵活性练习、增强式训练、冲刺跑。康复步骤应该个性化以满足患者及所处位置的需要。一个橄榄球的接球手和一个前锋所需要的物理治疗是完全不同的，就像对垒球运动中的中外野手来讲暂停的意义是完全不同的。针对不同的运动决定何时开展这些训练是困难的，因为可获得的证据和支持几乎的很少的。现在有一些指南提出，基于一些机器需要，但他们并不适用于患者。手术医生的意见在功能性练习干预上能够起到更进一步的指导作用。也许患者可以耐受跑步 1.6~3.2km，他们可以开始低水平的灵活性练习比如前、后向折返跑、横向跨步、克力奥卡舞步。速度应该从患者耐受度的 50% 开始并且在患者可耐受范围中提升。如果患者推动力功能下降，物理治疗师应该寻找一些补救方法。增强式训练应该在所有运动平面都已经完成之后进行。双足跳应该从短距离向前跳开始。重点在于跳跃起跳和落地时避免关节囊外翻或者内翻。当患者形成了正确的向前跳的运动控制模式，他们可以进阶到向远处跳、在额状面或者水平面跳、跳到盒子上和持续跳。当患者形成了双足跳跃的正确运动模式之后，可以进阶到单足跳跃。最后一个功能性练习是高水平的灵活性练习比如剪切、旋转，或者剪切旋转联合。同样地，物理治疗师在患者减速时要寻找一些代偿措施。

重返运动场应该在医生和物理治疗师之间进行充分合作讨论之后决定。让患者准备好迎接他在专项运动中可能遇到的各种情况，是物理治疗师的责任所在。患者必须将每个动作都做到 100% 努力，没有出现让位，也没有增加的疼痛或者肿胀的迹象。虽然时间节点随运动的要求而改变，Malone 和 Garrett 注意到，如果患者成功地完成了"可控制下的生理上的康复"，那么 6 个月后重返运动场是可能的。整个过程包括进行 4 个月的一般训练，2 个月的功能性训练。等速肌力测试也并不确定患者是否能够重返运动场。Shelbourne 等描述重返运动场的标准如下：

- 全范围关节活动度；
- 65% 的肌肉强度；
- 完成规定的跑步和灵活性练习。

在重返运动场之前，很多康复流程使用 KT-1000 进行稳定性测试，使用等速肌力测试和功能性测试。**这些评估测试中最重要的，无可取代的是功**

能性测试。通过使用功能测试和等速测试的补充测试,物理治疗师和医生才可以决定何时最适合重返运动场。一个进行功能测试的平均的时间节点是4.3个月,在6.5个月进行跳跃,进行较轻微的运动需要5.0个月,回归中等强度的运动需要5.8个月,回归高强度运动需要8.1个月。

目前没有被正式认可的特殊的可以在ACL重建术后快速回归运动场的捷径,虽然文献中有很多种试验描述。Neeter等认为在ACL重建术后6个月可以进行力量测试使用电动开链膝关节伸展,开链膝关节屈曲位,闭链单腿蹬踏。Reid等发现使用单腿跳跃距离测试,6个月时间跳跃测试,三连跳。抱膝跳的信度和效度分析(0.82~0.97)。地面的反作用力可以通过在测力平台上跳跃来测试出来。

当着陆时,股四头肌力量的下降可能会导致着地时膝关节屈曲角度的下降,这会提高着地时的力。最大的垂直反作用力表明高效度无论是显效的($r=0.823$)还是无效的($r=0.877$)。

曾经有报道过运动侧向差异少于10%。组内可靠性是0.84(在0.72~0.97范围)。

着地时和垂直起跳时的差异也应该被限制在10%以内。因为在3%~52%的ACL重建手术是不成功的,ACL韧带损伤预防技术应该被包含在康复流程中。

为了防止膝外翻所做的努力,应该强化髋关节外展。髋关节外展可以防止并且控制过度的Trendelenburg征和随之而来的动态膝外翻。研究发现这容易引起ACL损伤。

如果运动员侧边肌力和屈曲有较大差异,会更有容易损伤的倾向。结论认为,ACL重建术后康复应该准备使患者恢复至术前的功能水平。这个长期的过程从一损伤后即刻做出急性期的诊断就开始,并判断患者是否是一个潜在的"不诚实者"之后。在手术之后,保护和痊愈移植物,马上降低肿胀,提高活动度,在保护的限度中进行肌力训练。核心运动链的强度和神经肌肉控制训练及防止损伤的感觉练习,应该在包含在让患者安全恢复到之前的功能水平的训练中。

## 问题解析

Carson等回顾了90例失败的ACL重建术。基于他们的发现,最主要的失败是因为手术技术的错误。最常见的并发症是关节粘连、屈曲挛缩、髌骨应激性(高达34%)、股四头肌无力。更少的并发症是交感神经营养不良(<1%)、神经损伤(<1%)、深静脉血栓、可能的出血、筋膜室综合征(特别是关节镜技术)。

如果ACL重建术使用了正确的外科技术和积极地康复流程,那么感染或关节僵硬的发生率是可以减少的。不正确的移植物在胫骨上的骨隧道在前方太远处或者髁间窝成形术不充分可能会导致移植物的撞击,可能会阻碍膝关节伸展末期,外科手术中应该检查能够达到关节的全范围活动度来保证移植物能够避开髁间嵴。

### 关节纤维化

ACL重建术后最严重的并发症之一就是关节纤维化粘连。膝关节滑膜和脂肪垫全部发炎,导致关节囊增厚。这使内侧和外侧沟、髌上滑囊消失。髌韧带缩短,产生髌骨低位,甚至可能导致急性损伤。Paulos等认为膝关节粘连分为3个阶段:

1. 在早期,阶段Ⅰ(2~6周),关节伸展活动度下降,除此以外还有股四头肌滞后,髌骨活动度下降,关节肿胀,康复流程进阶失败。

2. 主动期,阶段Ⅱ(6~30周),定义为可记录的关节活动度的下降,髌骨活动度下降,股四头肌萎缩,皮肤的变化,骨质疏松。这些患者都伴有明显的跛行。

3. 其他分期阶段Ⅲ(超过8个月),定义为可以记录到的关节活动度下降,髌骨僵硬,股四头肌萎缩,髌骨低位,骨质疏松,并且可能膝骨性关节炎。

物理治疗师应在早期预防关节粘连,并尝试帮助患者获得全范围的关节活动度。

伴有明显的屈曲挛缩的膝关节可能会比单纯ACL缺陷的膝关节功能缺失更加严重。抗炎药、积极的物理治疗、髌骨松动术都是正确的治疗关节粘连的方式。而在稍后的阶段常常还要用到关节镜下松解术、开放式的松解术以及动态夹板。

另一个潜在的并发症是在形成和保持全范围伸展的关节活动度的时候形成的独眼结节。这种损害通常是因为移植物周围纤维增殖所导致的,并且被视为可能会在早期丧失全范围伸展活动度的原因之一。一些患者即使已经获得了全范围的伸展活动度也有可能逐步丧失,并且在伸展的末端沿关节力线时出现疼痛。

MRI 可以核实此类结节最终必须外科移除。患者反映此类结节移除后感觉很好。治疗师必须警告患者此类结节可能会使患者启动时期的关节活动度丢失,特别是膝关节伸展运动。应该使用 MRI 和放射性检查更仔细地评估此类患者。如果确诊为独眼结节最好建议患者行关节镜治疗。

### 膝前疼痛

髌股关节(PF)疼痛一般继发于 ACL 重建术后,而这个问题 BPTB 手术自体移植术后比胭绳肌腱移植术后更常见。Bach 等报道在 2 ~ 4 年的追踪研究中,出现轻微髋关节症状的发病率为 18%。而 Kartus 等则报道为 33.6%。重点应该放在股四头肌强度训练,特别是在保护关节是在 0° ~ 45°范围的闭链运动和 90° ~ 45°的开链运动,这样可以有效避免疼痛。

有文献报道称,髌骨骨折是 BPTB 术后的一个后续并发症,可能是改变了髌骨的血管而导致髌骨应力性骨折。

髌骨骨折也可能在取肌腱术中发生,已有报道称术后也会有发生。Brownstein 和 Bronner 发现髌骨骨折的发生率为 0.5%,而常常是由于一次摔倒造成的结果。他们认为术后康复 10 ~ 14 周,发生髌骨骨折是具风险的。胫骨结节的疼痛可能较少发生,但胫骨结节较为突出的患者可能会有。如果患者在手术之前就存在关节活动度受限,那么被动的关节活动度训练在术后必须立刻开始。

在术后康复第一个阶段,如果出现 ROM 并发症,常发生在伸展位。如果关节松动术和家庭练习不是很效率,患者应该在俯卧位悬吊练习中增加踝关节重量。耐力和强度都是个性化制订的,而笔者经常开始指导患者在家进行每 5 分钟增加 1.35 ~ 2.25kg 的力的练习,每天 3 ~ 5 次。患者可以在当仰卧位伸膝时以同样的方式增加膝关节重量(毛巾垫于足跟下)。

### 并发症的治疗与解决

#### 阶段 I、II

力量上的后遗症可以使用 NMES 在联合运动练习的时候刺激肌肉。物理治疗师也可以在股部肌群上使用生物反馈进行抗阻肌肉收缩练习。与 PF 失能相关的膝前痛可以使用物理因子治疗(如冷疗和超声)、软组织松动术、髌骨贴布(在切口愈合后),重点要放在对抗性动作中下肢正确的力线排列和髋关节周围肌力训练上;足部的生物力学评估(需要使用矫正鞋垫)对处理 PF 组织也会比较有用。

持续的肿胀可能产生关节积液、滑膜炎、再损伤、感染。如果患者在 4 ~ 6 周仍没有获得全范围伸展活动度,可能会导致髌骨挤压性神经病变。更多注重髌骨松动术以获得更大的伸展度,也可以考虑用石膏矫正法。如果在第 8 周仍没有获得全范围伸展,可以考虑行关节镜手术。如果出现交感神经营养不良综合征,一般在术后第 5 周即可诊断。

如前所述,要重视并处理运动受限。一些患者在第 2 阶段可能需要处理或者进行手术评估。当患者力量训练有提高时,物理治疗师应该更加注意残存的疼痛和肿胀。当抗阻训练有进阶时,需要不断评估 PF 机制。

#### 阶段 II

术后第 9 周的并发症通常是运动后出现持续性的疼痛和肿胀。这是由膝关节和软组织上的新压力(如练习)的增加引起。如果尚未开始,水中练习可能会辅助增加肌力、维持关节活动度、在较少负重的姿势下提高下肢的生物力学机制。深水中的跑步或者技术动作练习是一种有利的陆地的康复辅助措施。

### 总结

综上所述,ACL 重建术后康复必须让使患者恢复术前功能水平。这长期康复过程在准确诊断损伤后就立即开展并决定。在手术后,保护愈合期的移植物,消除肿胀,提高 ROM,在受保护的范围内可以进行肌肉力量训练。作为一种预防损伤的策略,核心运动连的力量练习和神经肌肉控制训练,应该包含在患者安全的恢复术前运动水平的治疗措施中。

## 术后家庭康复计划

基于患者对运动的耐受度,家庭练习贯穿于 4 个阶段。任何导致肿胀、疼痛、松弛的加重,都应该在早期应对,应该修正训练来消除并发症。

### 第 1~4 周

**这段时期的目标:**

控制疼痛和肿胀,提高股四头肌和(或)腘绳肌收缩,提高 ROM

**疼痛和肿胀**

1. 冷疗和抬高 20~30 分钟,踝泵(每分钟 10 次)
2. 使用家庭电刺激仪

**力量**

1. 等长收缩:股四头肌和腘绳肌压腿单独和协同收缩,10~30 次(可以在抬高的同时做)

**ROM 练习**

1. 仰卧膝关节伸展
2. 俯卧后跟悬吊
3. 足跟滑动
4. 仰卧位滑墙(仰卧并使患侧足底紧贴墙面,重力可辅助膝关节屈曲)

**AROM 练习(支具锁定情况下)**

1. 髋关节:屈曲、伸展、外展、内收、外旋
2. 站立位腘绳肌收缩

**步态训练**

1. 步态训练使用拐杖:在耐受范围内负重,并在合适的时机停止使用
2. 在摆动相使用小的障碍物锻炼患侧腿(髋关节屈曲、膝关节屈曲和踝关节背伸)
3. 一旦可以完全负重,进行单腿平衡练习(每天 3 次练习,练习的组数和次数由肌肉力量决定,通常两组,30 次)

### 第 5~8 周

**本阶段目标:**ROM 继续进展,髋、膝、踝关节功能性力量增加

**ROM 练习**

1. 基于需要的前提下,进行持续被动关节活动度练习(如果膝关节没有达到全范围的伸展,在膝关节负重达到顶峰之前,都需要进行 ROM 练习)。
2. 增加坐位被动屈曲练习。

**力量**

1. 增加上下楼梯训练,使用合适高度的障碍物(当地的电话本和全国电话本),以及单腿跳跃的平衡练习。
2. 持续的步行训练(每天在水平面上持续走 45 分钟)。
3. 进行社区健身中心和环境可以提供的心血管练习:自行车、跑步机(向前或者倒退)。可以在健身中心进行的在负重姿势下的上肢练习:包括心血管、本体感受、神经肌肉训练等技术)。

**步态训练**

1. 单腿跳平衡和"8"字走,跳格子。
2. 尝试跳格子和"8"字走模式。

### 第 9~16 周

**本阶段目标:**继续功能性运动训练,准备重返运动场

**ROM 练习**

1. 至此阶段应该接近关节活动的全范围,并保持。

**肌肉力量**

1. 阶段性的健身中心的练习:在合适的时候开始跑步训练(通常是在 3 个月)。
2. 进阶的神经肌肉训练(平衡和协调能力)运动时正确的下肢力线是重点。
3. 进阶的平衡和协调能力训练,防止关节损伤的教育一直持续到能够进行技术动作的训练。
4. 当明确可以跑步时增加单腿跳跃和双腿跳跃的训练(经常在 12 周)。
5. 开始功能性练习为回归运动做准备,特别强调下肢的控制和神经肌肉控制训练原则。

### 17 周及以后

**本阶段目标:**开始回归运动场

**ROM 练习**

1. 维持目前 ROM

**力量练习**

1. 健身中心的练习继续进行以加强本体感觉训练和神经肌肉训练技术
2. 开始训练运动所需技术动作
3. 重新评估并制定阶段性计划为运动员重返运动场做准备

# 临床案例回顾

1　Michelle 是 ACL 重建术后 3 周的患者,希望知道什么时候才能够解除术后膝关节支具?

　　支具应该在患者能够全范围伸展、没有 SLR 的延迟、至少屈曲 100° 的时候解除。这些一般在术后 2~3 周可以达到,大部分康复措施要求在术后 4 周在可耐受负重情况下使用拐杖。4 周后,患者可以将双拐过渡到单拐,直至最终脱离拐杖。解除拐杖的另一个标准是:患者必须能够达到无痛的正常步态。以上两种情况都应该咨询手术医生并有其批准。

2　什么时候股四头肌开始力量训练,什么样的范围

是安全的？为什么股四头肌锻炼很重要？

在开链训练中，股四头肌力量训练应该在活动度 90°至 45°时要加强来保护 ACL 移植物不受牵拉，以及不产生髌股关节的疼痛。开链练习应该在术后 4 周开始，在这之前，患者应该在 90°和 60°时进行股四头肌等长收缩锻炼。当开始闭链运动时，患者应该保持 0°~45°来保护 ACL 移植物不受牵拉，以及保护膝关节不产生髌股关节疼痛。当患者全负重并且不产生疼痛时，闭链运动应该包含在训练中。

3 Charlie 是 ACL 重建术后 10 周的患者，有好的 ROM 和肌肉力量。他非常希望能够开始跑步。在 ACL 重建术后移植物愈合期，大概什么时候开始跑步才是安全的？

移植物最脆弱的时候在生物力学上来讲是 4~8 周。骨对骨连接，和使用 BPTB 自体肌腱移植，在 10 周左右时最为脆弱。软组织对骨连接和使用腘绳肌或股四头肌肌腱自身移植，在 12 周左右最脆弱。因此，术后 3 个月内不能跑步，因为移植物尚未痊愈。此外，患者必须获得正确的下肢肌肉力量和神经肌肉控制能力，尤其是股四头肌。这种典型症状发生在术后 4~6 个月。在患者何时跑步这个问题上，和手术医生的协作决定是非常必要的。

4 George 是 ACL 重建术后 4 个月的患者，准备重返足球场，怎样为 ACL 重建术后患者重返运动场做最好的准备？

如果在整个康复过程中都没有什么并发症，应该在 3~4 个月的时候开始技术动作的练习（低强度的）。为患者重返运动场做最好准备，使患者逐步知悉他将要遇到的各种问题。因此，患者必须能够耐受跑步、上下楼梯、"8"字跑、再次以低强度的水平开始（"8"字跑在跳之前，跳在跑之前等）。增强式在 5 个月左右）训练灵活性在患者能够开始控制下肢的向心离心收缩之后，剪切力练习也开始的情况下开始。患者能够在三个运动平面上都均衡进行运动锻炼。举例来说，跳跃应该向前跳、向后跳到任意一边，逆时针、顺时针跳。而且，患者应该在回归运动场之前在物理治疗中的任意一个动作都能够达到 100% 的努力。为了回归赛场，患者必须能够参与所有活动并且 100% 努力，而且没有疼痛、让位和炎症的迹象。

5 Tracy 50 岁了，ACL 重建术后 1 周。因为膝关节和踝关节处的肿胀，她需要去看第一次门诊复查。她使用拐杖和支具来负重。进一步的问题是，治疗师如何能够成功应对肿胀控制的问题？

应对肿胀（在家）的最好方式是抬高、加压、冰敷。更深入的问题是她没有规律抬高她的腿（高于心脏水平），或进行 ROM 练习或等长收缩训练。计划是：坚持抬高和冰敷（每次 20 分钟，每天 4 次）、踝泵（每分钟 10 次）。

6 Randy 45 岁，当他骑马时 ACL 撕裂。他在 3 周前进行了 ACL 重建术。膝关节屈曲角度进展不错，膝关节伸展角度受限，当被动活动度达到-10°时，炎症减轻了。他在做股四头肌训练和 SLR 时感觉疼痛，什么治疗可以获得膝关节伸展活动度？

胫股关节前后滑动的松动在终末端持续（使用 III 级或者 IV 级手法）可以增加膝关节伸展活动度。注意不要引出对移植物的过度牵伸。全范围的伸展可以降低髌股关节的压力和胫股关节的附属运动。

7 Steve 是一个 45 岁的消防员。他在 9 周前对他的左膝进行了 ACL 重建。因为小意外和个人原因，物理治疗师直到 5 周前才开始介入治疗。现在（术后 9 周）膝关节被动屈曲 110°。终末端感觉如皮革样坚韧。股四头肌开始出现软组织限制。肿胀和疼痛的并发症经常是最小的。力量逐步进展。什么样的治疗技术可以促进膝关节屈曲的进展？

在压腿使屈曲的被动关节活动度增加的情况下，胫骨股骨的后向滑动可能会增加膝关节屈曲活动度（持续，4 级手法）。可以进行髌骨股骨滑动，当 PF 持续向上滑动时可以获得伸展活动度，PF 向内滑动可以维持膝关节屈曲并且因此而活动。在仰卧位和俯卧位（有利于股直肌和腰肌）的位置，可以进行缓慢收缩和放松牵伸股四头肌训练。股四头肌末端和外侧支持带的软组织松动技术应该也可以应对 PF 受限。

8 Nancy 在治疗中取得了满意的进展，然而，在术后 10 周，治疗师注意到：她在主动活动过程中出现一个明显的沉闷声，并且伸展变得相当疼痛。怎样应对她的问题？

伸展的限制通常是由后方关节囊或者伤痕导致。明显的沉闷声或者在伸展时伴随疼痛均可能是 ACL"结节"的问题。Nancy 应该回到她的手术医生那里并且进行 MRI 检查以便确诊是否为"独眼结节"。应该安排手术以便切除纤维增生的组织。

（陶海荣 李天骄 译 陆沈吉 蔡斌 校）

# 参考文献

1. Miller MD, Sullivan RT: Anterior cruciate ligament reconstruction in an 84-year-old man. Arthroscopy 17(1):70-72, 2001.

2. Shea KG, et al: Anterior cruciate ligament injury in pediatric and adolescent soccer players: An analysis of insurance data. J Pediatr Orthop 24(6):623-628, 2004.

3. http://emedicine.medscape.com/article/307161-overview.

4. Dietrichson J, Souryal TO: Physical therapy after arthroscopic surgery: "Preoperative and post operative rehabilitation after anterior cruciate ligament tears." Orthop Phys Ther Clin N Am 3(4):539-554, 1994.

5. Drez D, Faust DC, Evans IP: Cryotherapy and nerve palsy. Am J Sports Med 9:256, 1981.

6. McLean DA: The use of cold and superficial heat in the treatment of soft tissue injuries. Br J Sports Med 23:53, 1989.

7. Novak PJ, Bach BR Jr, Hager CA: Clinical and functional outcome of anterior cruciate ligament reconstruction in the recreational athlete over the age of 35. Am J Knee Surg 9(3):111, 1996.

8. Sandberg R, Balkfors B: Reconstruction of the anterior cruciate ligament: A 5-year follow-up of 89 patients. Acta Orthop Scand 59(3):288, 1988.

9. Boden BP, et al: Mechanisms of anterior cruciate ligament injury. Orthopedics 23(6):573-578, 2000.

10. Bradley JP, et al: Anterior cruciate ligament injuries in the National Football League: Epidemiology and current treatment trends among team physicians. Arthroscopy 18(5):502-509, 2002.

11. Cerulli G, et al: In vivo anterior cruciate ligament strain behaviour during a rapid deceleration movement: Case report. Knee Surg Sports Traumatol Arthrosc 11(5):307-311, 2003.

12. Frank CB, Jackson DW: The science of reconstruction of the anterior cruciate ligament. J Bone Joint Surg Br 79A(10):1556, 1997.

13. Boden BP, et al: Noncontact anterior cruciate ligament injuries: Mechanisms and risk factors. J Am Acad Orthop Surg 18(9):520-527, 2010.

14. Arnoczky SP: Blood supply to the anterior cruciate ligament and supporting structures. Orthop Clin North Am 16(1):15-28, 1985.

15. Hewett TE, et al: Biomechanical measures of neuromuscular control and valgus loading of the knee predict anterior cruciate ligament injury risk in female athletes: A prospective study. Am J Sports Med 33(4):492-501, 2005.

16. Imwalle LE, et al: Relationship between hip and knee kinematics in athletic women during cutting maneuvers: A possible link to noncontact anterior cruciate ligament injury and prevention. J Strength Cond Res 23(8):2223-2230, 2009.

17. Harrison AD, et al: Sex differences in force attenuation: A clinical assessment of single-leg hop performance on a portable force plate. Br J Sports Med 45(3):198-202, 2011.

18. Gould JA, Davies GJ: Orthopedic and sports physical therapy, vol 2, St Louis, 1985, Mosby.

19. Bellabarba C, Bush-Joseph CA, Bach BR Jr: Patterns of meniscal injury in the anterior cruciate-deficient knee: A review of the literature. Am J Orthop 26(1):18-23, 1997.

20. Insall JJ, et al: Bone block iliotibial-band transfer for ACL insufficiency. J Bone Joint Surg Br 63:560, 1981.

21. Maffulli N, Binfield PM, King JB: Articular cartilage lesions in the symptomatic anterior cruciate ligament-deficient knee. Arthroscopy 19(7):685-690, 2003.

22. Foster A, Butcher C, Turner PG: Changes in arthroscopic findings in the anterior cruciate ligament deficient knee prior to reconstructive surgery. Knee 12(1):33-35, 2005.

23. Shelbourne KD, Patel DV: Timing of surgery in anterior cruciate ligament-injured knees. Knee Surg Sports Traumatol Arthrosc 3(3):148-156, 1995.

24. Oiestad BE, et al: The association between radiographic knee osteoarthritis and knee symptoms, function and quality of life 10-15 years after anterior cruciate ligament reconstruction. Br J Sports Med, 45(7):583-588, 2011.

25. Sutherland AG, et al: The long-term functional and radiological outcome after open reconstruction of the anterior cruciate ligament. J Bone Joint Surg Br 92(8):1096-1099, 2010.

26. McCarroll JR, Shelbourne KD, Patel DV: Anterior cruciate ligament injuries in young athletes: Recommendations for treatment and rehabilitation. Sports Med 20(2):117-127, 1995.

27. Arendt E, Dick R: Knee injury patterns among men and women in collegiate basketball and soccer: NCAA data and review of literature. Am J Sports Med 23(6):694-701, 1995.

28. Huston LJ, Greenfield ML, Wojtys EM: Anterior cruciate ligament injuries in the female athlete: Potential risk factors. Clin Orthop Relat Res (372):50-63, 2000.

29. Rozzi SL, et al: Knee joint laxity and neuromuscular characteristics of male and female soccer and basketball players. Am J Sports Med 27(3):312-319, 1999.

30. Hewett TE, Myer GD, Ford KR: Decrease in neuromuscular control about the knee with maturation in female athletes. J Bone Joint Surg Am 86-A(8):1601-1608, 2004.

31. Hewett TE, Myer GD, Ford KR: Reducing knee and anterior cruciate ligament injuries among female athletes: A systematic review of neuromuscular training interventions. J Knee Surg 18(1):82-88, 2005.

32. Hewett TE, et al: A review of electromyographic activation levels, timing differences, and increased anterior cruciate ligament injury incidence in female athletes. Br J Sports Med 39(6):347-350, 2005.

33. Noyes FR, et al: The drop-jump screening test: Difference in lower limb control by gender and effect of neuromuscular training in female athletes. Am J Sports Med 33(2):197-207, 2005.

34. Leetun DT, et al: Core stability measures as risk factors for lower extremity injury in athletes. Med Sci Sports Exerc 36(6):926-934, 2004.

35. Millett PJ, et al: Early ACL reconstruction in combined ACL-MCL injuries. J Knee Surg 17(2):94-98, 2004.

36. Andriacchi TP, Dyrby CO: Interactions between kinematics and loading during walking for the normal and ACL deficient knee. J Biomech 38(2):293-298, 2005.

37. Jones HP, et al: Meniscal and chondral loss in the anterior cruciate ligament injured knee. Sports Med 33(14):1075-1089, 2003.

38. Sherman MF, et al: The long-term follow up of primary anterior cruciate ligament repair: Defining a rationale for augmentation. Am J Sports Med 19:243, 1991.

39. Harner CD, et al: Loss of motion after anterior cruciate ligament reconstruction. Am J Sports Med 20:499-506, 1992.

40. Shelbourne KD, Johnson GE: Outpatient surgical management of arthrofibrosis after anterior cruciate ligament surgery. Am J Sports Med 22:192-197, 1994.

41. Wasilewski SA, Covall DJ, Cohen S: Effect of surgical timing on recovery and associated injuries after anterior cruciate ligament reconstruction. Am J Sports Med 21:338-342, 1993.

42. Bach BR Jr, et al: Arthroscopy-assisted anterior cruciate ligament reconstruction using patellar tendon substitution: Two-to-four-year follow-up results. Am J Sports Med 22(6):758, 1994.

43. Hunter RE, et al: The impact of surgical timing on postoperative motion and stability following anterior cruciate ligament reconstruction. Arthroscopy 12:667-674, 1996.

44. Majors RA, Woodfin B. Achieving full range of motion after anterior cruciate ligament reconstruction. Am J Sports Med 24:350-355, 1996.

45. Marcacci M, et al: Early versus late reconstruction for anterior cruciate ligament rupture: Results after five years of followup. Am J Sports Med 23:690-693, 1995.

46. Bottoni CR, et al: Postoperative range of motion following anterior cruciate ligament reconstruction using autograft hamstrings: A prospective, randomized clinical trial of early versus delayed reconstructions. Am J Sports Med 36(4):656-662, 2008.

47. Sterett WI, et al: Decreased range of motion following acute versus chronic anterior cruciate ligament reconstruction. Orthopedics 26:151-154, 2003.

48. Barber FA, et al: Is an anterior cruciate ligament reconstruction

outcome age dependent? Arthroscopy 12(6):720, 1996.

49. Kuechle DK, et al: Allograft anterior cruciate ligament reconstruction in patients over 40 years of age. Arthroscopy 18(8):845-853, 2002.

50. Grood ES, et al: Biomechanics of the knee-extension exercise: Effect of cutting the anterior cruciate ligament. J Bone Joint Surg Am 66:725, 1984.

51. Shelbourne KD, Patel DV, McCarroll JR: Management of anterior cruciate ligament injuries in skeletally immature adolescents. Knee Surg Sports Traumatol Arthrosc 4(2):68-74, 1996.

52. Finlayson CJ, Nasreddine A, Kocher MS: Current concepts of diagnosis and management of ACL injuries in skeletally immature athletes. Phys Sportsmed 38(2):90-101, 2010.

53. Brewer BW, et al: Age-related differences in predictors of adherence to rehabilitation after anterior cruciate ligament reconstruction. J Athl Train 38(2):158-162, 2003.

54. Paletta GA Jr: Special considerations: Anterior cruciate ligament reconstruction in the skeletally immature. Orthop Clin North Am 34(1):65-77, 2003.

55. Millett PJ, Willis AA, Warren RF: Associated injuries in pediatric and adolescent anterior cruciate ligament tears: Does a delay in treatment increase the risk of meniscal tear? Arthroscopy 18(9):955-959, 2002.

56. Ciccotti MG, et al: Non-operative treatment of ruptures of the anterior cruciate ligament in middle-aged patients: Results after long term follow-up. J Bone Joint Surg Br 76A(9):1315, 1994.

57. Hey-Groves EW: The crucial ligaments of the knee joint: Their function, rupture, and operative treatment of the same. Br J Surg 7:505, 1920.

58. Campbell WC: Reconstruction of the ligaments of the knee. Am J Surg 43:473, 1939.

59. Cabaud ME, Rodkey WG, Feagin JA: Experimental studies of acute anterior cruciate ligament injury and repair. Am J Sports Med 7:18, 1979.

60. Marshall JL, Warren RJ, Wickiewicz TL: The anterior cruciate ligament: A technique of repair and reconstruction. Clin Orthop 143:97, 1979.

61. Marshall JL, Warren RJ, Wickiewicz TL: Primary surgical treatment of anterior cruciate ligament lesions. Am J Sports Med 10:103, 1982.

62. Ellison AE: Distal iliotibial-band transfer for anterolateral rotatory instability of the knee. J Bone Joint Surg Br 61:330, 1979.

63. MacIntosh DL, Tregonning RJA: A follow-up and evaluation of the over-the-top repair of acute tears of the anterior cruciate ligament. J Bone Joint Surg 59B:511, 1977.

64. Garcia R Jr, et al: Lateral extra-articular knee reconstruction: Long-Term patient outcome and satisfaction. J South Orthop Assoc 9(1):19-23, 2000.

65. Teitge RA, Indelicato PA, Kerlan RK: Iliotibial band transfer for anterolateral rotatory instability of the knee: Summary of 54 cases. Am J Sports Med 8:223, 1980.

66. Alm A, Lijedahlso SO, Stromberg B: Clinical and experimental experience in reconstruction of the anterior cruciate ligament. Orthop Clin North Am 7:181, 1976.

67. Cho KO: Reconstruction of the ACL by semitendinosus. J Bone Joint Surg 68B:739, 1986.

68. Jones KG: Reconstruction of the anterior cruciate ligament using the central one-third of the patella ligaments: A follow-up report. J Bone Joint Surg Br 63A:1302, 1970.

69. Nicholas JA, Minkoff J: Iliotibial band transfer through the intercondylar notch for combined anterior instability. Am J Sports Med 6:341, 1978.

70. Giron F, et al: Anterior cruciate ligament reconstruction with double-looped semitendinosus and gracilis tendon graft directly fixed to cortical bone: 5-year results. Knee Surg Sports Traumatol Arthrosc 13(2):81-91, 2005.

71. Ibrahim SA, et al: Clinical evaluation of arthroscopically assisted anterior cruciate ligament reconstruction: Patellar tendon versus gracilis and semitendinosus autograft. Arthroscopy 21(4):412-417, 2005.

72. Dopirak RM, Adamany DC, Steensen RN: A comparison of autogenous patellar tendon and hamstring tendon grafts for anterior cruciate ligament reconstruction. Orthopedics 27(8):837-842, 2004.

73. Herrington L, et al: Anterior cruciate ligament reconstruction, hamstring versus bone-patella tendon-bone grafts: A systematic literature review of outcome from surgery. Knee 12(1):41-50, 2005.

74. Svensson M, et al: A prospective comparison of bone-patellar tendon-bone and hamstring grafts for anterior cruciate ligament reconstruction in female patients. Knee Surg Sports Traumatol Arthrosc 14(3):278-286, 2006. Epub 2005 Nov 16.

75. Laxdal G, et al: A prospective comparison of bone-patellar tendon-bone and hamstring tendon grafts for anterior cruciate ligament reconstruction in male patients. Knee Surg Sports Traumatol Arthrosc 15(2):115-125, 2007. Epub 2006 Sep 9.

76. Gladstone JN, Andrews JR: Endoscopic anterior cruciate ligament reconstruction with patella tendon autograft. Orthop Clin North Am 33(4):701-715, 2002.

77. Hospodar SJ, Miller MD. Controversies in ACL reconstruction: Bone-patellar tendon-bone anterior cruciate ligament reconstruction remains the gold standard. Sports Med Arthrosc 17(4):242-246, 2009.

78. Shah VM, et al: Return to play after anterior cruciate ligament reconstruction in National Football League athletes. Am J Sports Med 38(11):2233-2239, 2010.

79. Daniel DM: Principles of knee ligament surgery. In Daniel DM, Akeson WH, O'Connor J, editors: Knee ligaments: Structure, function and repair, New York, 1990, Raven.

80. Noyes FR, et al: Biomechanical analysis of human ligament grafts used in knee ligament repairs and reconstructions. J Bone Joint Surg 66A:344, 1984.

81. Bock B, Malinin T, Brown M: Bone transplantation and human immunodeficiency virus: An estimate of the risk of acquired immunodeficiency syndrome (AIDS). Clin Orthop 240:129, 1989.

82. Fielder B, et al: Effect of gamma irradiation on the human immunodeficiency virus. J Bone Joint Surg Br 76A:1032, 1994.

83. Rasmussen T, et al: The effects of 4 mrad of gamma irradiation on the internal mechanical properties of bone-patella tendon-bone grafts. Arthroscopy 10:188, 1994.

84. Kurosaka M, Yoshiyas S, Andrish JT: Biomechanical comparison of different surgical techniques of graft fixation in anterior cruciate ligament reconstruction. Am J Sports Med 15:225, 1987.

85. Bolga LA, Keskula DR: Reliability of lower extremity functional performance tests. J Orthop Sports Phys Ther 26(3):138, 1997.

86. Robertson DB, Daniel DM, Biden E: Soft tissue fixation to bone. Am J Sports Med 14:398, 1983.

87. Arnoczky SP, Tarvin GB, Marshall JL: Anterior cruciate ligament replacement using patellar tendon. J Bone Joint Surg Am 643:217, 1982.

88. Corsetti JR, Jackson DW: Failure of anterior cruciate ligament reconstruction: The biologic basis. Clin Orthop Relat Res 323:42, 1996.

89. Fu FH, Woo SLY, Irrgang JJ: Current concepts for rehabilitation following anterior cruciate ligament reconstruction. J Orthop Sports Phys Ther 15(6):270, 1992.

90. Liu SH, et al: Collagen in tendon, ligament, and bone healing: A current review. Clin Orthop Relat Res 318:265, 1995.

91. DeCarlo MS, et al: Traditional versus accelerated rehabilitation following ACL reconstruction: A one-year follow-up. J Orthop Sports Phys Ther 15(6):309, 1992.

92. Shelbourne KD, Nitz P: Accelerated rehabilitation after anterior cruciate ligament reconstruction. J Orthop Sports Phys Ther 15(6):256, 1992.

93. Amiel D, et al: The phenomenon of "ligamentization": anterior cruciate ligament reconstruction with autogenous patellar tendon. J Orthop Res 4:162, 1986.

94. Malone TR, Garrett WE Jr: Commentary and historical perspective of anterior cruciate ligament rehabilitation. J Orthop Sports Phys Ther 15(6):265, 1992.

95. Tomaro JE: Prevention and treatment of patellar entrapment following intra-articular ACL reconstruction, athletic training. J Athl Train 26:11, 1991.

96. Vogrin M, et al: Effects of a platelet gel on early graft revascularization after anterior cruciate ligament reconstruction: A prospective, randomized, double-blind, clinical trial. Eur Surg Res 45(2):77-85, 2010.

97. Sánchez M, et al: Ligamentization of tendon grafts treated with an endogenous preparation rich in growth factors: Gross morphology and

histology. Arthroscopy 26(4):470-480, 2010.

98. Aglietti P, et al: Patellofemoral problems after intraarticular anterior cruciate ligament reconstruction. Clin Orthop Relat Res 288:195, 1993.

99. DeLorme TL, Watkins A: Progressive resistance exercise, New York, 1951, Appleton-Century.

100. Shelbourne KD, Patel DV: Treatment of limited motion after anterior cruciate ligament reconstruction. Knee Surg Sports Traumatol Arthrosc 7(2):85-92, 1999.

101. Spencer JD, Hayes KC, Alexander IJ: Knee joint effusion and quadriceps reflex inhibition in man. Arch Phys Med Rehabil 65:171, 1984.

102. Tegner Y: Strength training in the rehabilitation of cruciate ligament tears. Sports Med 9(2):129, 1990.

103. DeMaio M, Noyes FR, Mangine RE: Principles for aggressive rehabilitation after reconstruction of the anterior cruciate ligament. Sports Med Rehabil Orthop 15(3):385, 1992.

104. Dietrichson J, Souryal TO: Physical therapy after arthroscopic surgery, "preoperative and post operative rehabilitation after anterior cruciate ligament tears," Orthop Phys Ther Clin N Am 3(4):539-554, 1994.

105. Hardin JA, et al: The effects of "decelerated" rehabilitation following anterior cruciate ligament reconstruction on a hyperelastic female adolescent: A case study. J Orthop Sports Phys Ther 26(1):29, 1997.

106. Johnson RJ, et al: Five to ten year follow-up evaluation after reconstruction of the anterior cruciate ligament. Clin Orthop 83:122, 1984.

107. Mangine RE, Noyes FR: Rehabilitation of the allograft reconstruction. J Orthop Sports Phys Ther 15(6):294, 1992.

108. Mangine RE, Noyes FR, DeMaio M: Minimal protection program: Advanced weight bearing and range of motion after ACL reconstruction—weeks 1-5. Orthopedics 15(4):504, 1992.

109. Noyes FR, Barber-Westin SD: Revision anterior cruciate ligament surgery: Experience from Cincinnati. Clin Orthop Relat Res 325:116, 1996.

110. Paulos L, et al: Knee rehabilitation after anterior cruciate ligament reconstruction and repair. Am J Sports Med 9(3):140, 1981.

111. Rubenstein RA, et al: Effect on knee stability if full hyperextension is restored immediately after autogenous bone-patellar tendon-bone anterior cruciate ligament reconstruction. Am J Sports Med 23(3):365, 1995.

112. Seto JL, et al: Rehabilitation of the knee after anterior cruciate ligament reconstruction. J Orthop Sports Phys Ther 11(1):8, 1989.

113. Shelbourne KD, et al: Correlation of remaining patellar tendon width with quadriceps strength after autogenous bone-patellar tendon-bone anterior cruciate ligament reconstruction. Am J Sports Med 22(6):774, 1994.

114. Shelbourne KD, et al: Ligament stability two to six years after anterior cruciate ligament reconstruction with autogenous patellar tendon graft and participation in accelerated rehabilitation program. Am J Sports Med 23(5):575, 1995.

115. Shelbourne KD, Klootwyk TE, DeCarlo MS: Update on accelerated rehabilitation after anterior cruciate ligament reconstruction. J Orthop Sports Phys Ther 15(6):303, 1992.

116. Shelbourne KD, Nitz P: Accelerated rehabilitation after anterior cruciate ligament reconstruction. J Orthop Sports Phys Ther 15(6):256, 1992.

117. Silverskiold JP, et al: Rehabilitation of the anterior cruciate ligament in the athlete. Sports Med 6:308, 1988.

118. Wilk KE, Andrews JR: Current concepts in the treatment of anterior cruciate ligament disruption. J Orthop Sports Phys Ther 15(6):279, 1992.

119. Wilk KE, Reinold MM, Hooks TR: Recent advances in the rehabilitation of isolated and combined anterior cruciate ligament injuries. Orthop Clin North Am 34(1):107-137, 2003.

120. Torry MR, et al: Mechanisms of compensating for anterior cruciate ligament deficiency during gait. Med Sci Sports Exerc 36(8):1403-1412, 2004.

121. France EP, Paulos LE: Knee bracing. J Am Acad Orthop Surg 2:281-287, 1994.

122. Wright RW, Fetzer GB: Bracing after ACL reconstruction: A systematic review. Clin Orthop Rel Res 455:162-168, 2007.

123. Hart JM, et al: Quadriceps activation following knee injuries: a systematic review. J Athl Train 45(1):87-97, 2010.

124. Hopkins JT, et al: Effect of knee joint effusion on quadriceps and soleus motoneuron pool excitability. Med Sci Sports Exerc 33(1):123-126, 2001.

125. Hopkins J, et al: Cryotherapy and transcutaneous electric neuromuscular stimulation decrease arthrogenic muscle inhibition of the vastus medialis after knee joint effusion. J Athl Train 37(1):25-31, 2002.

126. Jarit GJ, et al: The effects of home interferential therapy on postoperative pain, edema, and range of motion of the knee. Clin J Sport Med 13(1):16-20, 2003.

127. Knight KL: Cryotherapy in sport injury management, Champaign, Ill, 1995, Human Kinetics.

128. Barber FA: A comparison of crushed ice and continuous flow cold therapy. Am J Knee Surg 13(2):97-101, 2000.

129. Schröder D, Pässler HH: Combination of cold and compression after knee surgery: A prospective randomized study. Knee Surg Sports Traumatol Arthrosc 2(3):158-165, 1994.

130. Cosgarea AJ, Sebastianelli WJ, DeHaven KE: Prevention of arthrofibrosis after anterior cruciate ligament reconstruction using the central third patellar tendon autograft. Am J Sports Med 23(1):87, 1995.

131. Noyes FR, et al: Prevention of permanent arthrofibrosis after anterior cruciate ligament reconstruction alone or combined with associated procedures: A prospective study in 443 knees. Knee Surg Sports Traumatol Arthrosc 8:196-206, 2000.

132. Melegati G, et al: The role of the rehabilitation brace in restoring knee extension after anterior cruciate ligament reconstruction: A prospective controlled study. Knee Surg Sports Traumatol Arthrosc 11:322-326, 2003.

133. Mikkelsen C, et al: Can a post-operative brace in slight hyperextension prevent extension deficit after anterior cruciate ligament reconstruction? A prospective randomized study. Knee Surg Sports Traumatol Arthrosc 11:318-321, 2003.

134. Mangine RE, Noyes FR, DeMaio M: Minimal protection program: Advanced weight bearing and range of motion after ACL reconstruction—weeks 1-5. Orthopedics 15(4):504, 1992.

135. Noyes FR, Barber-Westin SD: Revision anterior cruciate ligament surgery: Experience from Cincinnati. Clin Orthop Relat Res 325:116, 1996.

136. Shelbourne KD, et al: Ligament stability two to six years after anterior cruciate ligament reconstruction with autogenous patellar tendon graft and participation in accelerated rehabilitation program. Am J Sports Med 23(5):575, 1995.

137. Wilk KE, Andrews JR: Current concepts in the treatment of anterior cruciate ligament disruption. J Orthop Sports Phys Ther 15(6):279, 1992.

138. Wilk KE, Reinold MM, Hooks TR: Recent advances in the rehabilitation of isolated and combined anterior cruciate ligament injuries. Orthop Clin North Am 34(1):107-137, 2003.

139. Allum R: Aspects of current management, complications of arthroscopic reconstruction of the anterior cruciate ligament. J Bone Joint Surg Br 85-B:12-16, 2003.

140. Beynnon B, et al: Treatment of anterior cruciate ligament injuries. Part I. Am J Sports Med 33:1579-1602, 2005.

141. Beynnon B, et al: Treatment of anterior cruciate ligament injuries. Part II. Am J Sports Med 33:1751-1767, 2005.

142. Cascio B, Cult L, Cosgarea A: Return to play after anterior cruciate ligament reconstruction. Clin Sports Med 23:395-408, 2004.

143. Gale T, Richmond J: Bone patellar tendon bone anterior cruciate ligament reconstruction. Tech Knee Surg 5:72-79, 2006.

144. McCarty L, Bach B: Rehabilitation after patellar tendon autograft anterior cruciate ligament reconstruction. Tech Orthop 20:439-451, 2005.

145. Potter N: Complications and treatment during rehabilitation after anterior cruciate ligament reconstruction. Oper Tech Sports Med 14:50-58, 2006.

146. Richmond JC, Gladstone J, MacGillivray J: Continuous passive motion after arthroscopically assisted anterior cruciate ligament reconstruction: Comparison of short versus long-term use. Arthroscopy 7(1):39,

1991.

147. Gaspar L, Farkas C, Szepeski K: Therapeutic value of continuous passive motion after anterior cruciate ligament replacement. Acta Chir Hung 36(1-4):104-105, 1997.

148. Rosen MA, Jackson DW, Atwell EA: The efficacy of continuous passive motion in the rehabilitation of anterior cruciate ligament reconstruction. Am J Sports Med 20(2):122-127, 1992.

149. Shaw T, Williams MT, Chipchase LS: Do early quadriceps exercises affect the outcome of ACL reconstruction? A randomized controlled trial. Aust J Physiother 51(1):9-17, 2005.

150. Beutler AI, et al: Electromyographic analysis of single-leg, closed chain exercises: Implications for rehabilitation after anterior cruciate ligament reconstruction. J Athl Train 37(1):13-18, 2002.

151. Bynum EB, Barrack RL, Alexander AH: Open versus closed chain kinetic exercises after anterior cruciate ligament reconstruction: A prospective randomized study. Am J Sports Med 23(4):401-406, 1995.

152. Jansson KA, et al: A prospective randomized study of patellar versus hamstring tendon autografts for anterior cruciate ligament reconstruction. Am J Sports Med 31(1):12-18, 2003.

153. Palmitier RA, et al: Kinetic chain exercise in knee rehabilitation. Sports Med 11(6):402-413, 1991.

154. Panni AS, et al: Clinical and radiographic results of ACL reconstruction: A 5- to 7-year follow-up study of outside-in versus inside-out reconstruction techniques. Knee Surg Sports Tramatol Arthrosc 9(2):77-85, 2001.

155. Pinczewski LA, et al: A five-year comparison of patellar tendon versus four-strand hamstring tendon autograft for arthroscopic reconstruction of the anterior cruciate ligament. Am J Sports Med 30(4):523-536, 2002.

156. Steinkamp LA, et al: Biomechanical considerations in patellofemoral joint rehabilitation. Am J Sports Med 21:438-444, 1993.

157. Fitzgerald GK: Open versus closed kinetic chain exercises: Issues in rehabilitation after anterior cruciate ligament reconstructive surgery. Phys Ther 77(12):1747, 1997.

158. Beynnon BD, Johnson RJ: Anterior cruciate ligament injury rehabilitation in athletes: Biomechanical considerations. Sports Med 22(1):54-64, 1996.

159. Mikkelsen C, Werner S, Eriksson E: Closed kinetic chain alone compared to combined open and closed kinetic chain exercises for quadriceps strengthening after anterior cruciate ligament reconstruction with respect to return to sports: A prospective matched follow-up study. Knee Surg Sports Traumatol Arthrosc 8(6):337-342, 2000.

160. Morrissey MC, et al: Effects of open versus closed kinetic chain training on knee laxity in the early period after anterior cruciate ligament reconstruction. Knee Surg Sports Traumatol Arthrosc 8(6):343-348, 2000.

161. Beynnon et al: Beynnon BD, Fleming BC. Anterior cruciate ligament strain in-vivo: A review of previous work. J Biomech 31:519-525, 1998.

162. Fu FH, Schulte KR: Anterior cruciate ligament surgery 1996: State of the art? Clin Orthop Relat Res 325:19, 1996.

163. Heijne A, Werner S: Early versus late start of open kinetic chain quadriceps exercises after ACL reconstruction with patellar tendon or hamstring grafts: A prospective randomized outcome study. Knee Surg Sports Traumatol Arthrosc 15:402-414, 2007.

164. Snyder-Mackler L, et al: Strength of the quadriceps femoris muscle and functional recovery after reconstruction of the anterior cruciate ligament: A prospective randomized clinical trial of electrical stimulation. J Bone Joint Surg Am 77:1166-1173, 1995.

165. Delitto A, et al: Electrical stimulation versus voluntary exercise in strengthening thigh musculature after anterior cruciate ligament surgery. Phys Ther 68:660-663, 2000.

166. Snyder-Mackler L, et al: Use of electrical stimulation to enhance recovery of quadriceps femoris muscle force production in patients following anterior cruciate ligament reconstruction. Phys Ther 74:901-907, 1994.

167. Fitzgerald GK, Piva SR, Irrgang JJ: A modified neuromuscular electrical stimulation protocol for quadriceps strength training following anterior cruciate ligament reconstruction. J Orthop Sports Phys Ther 33(9):492-501, 2003.

168. Ratamess NA, et al: American College of Sports Medicine position stand: Progression models in resistance training for healthy adults. Med Sci Sports Exerc 41(3):687-708, 2009.

169. Kraemer WL, et al: Progression models in resistance training for healthy adults. Med Sci Sports Exerc 34:364-380, 2002.

170. Parker MC: Biomechanical and histological concepts in the rehabilitation of patient with anterior cruciate ligament reconstruction. JOSPT 20(1):44-50, 1994.

171. West RV, Harner CD: Graft selection in anterior cruciate ligament reconstruction. J Am Acad Orthop Surg 13:197-207, 2005.

172. Rodeo SA, et al: Tendon-healing in a bone tunnel: A biomechanical and histological study in the dog. J Bone Joint Surg Am 75:1795-1803, 1993.

173. Gerber JP, et al: Effects of early progressive eccentric exercise on muscle size and function after anterior cruciate ligament reconstruction: A 1-year follow-up study of a randomized clinical trial. Phys Ther 89:51-59, 2009.

174. Risberg MA, et al: Design and implementation of a neuromuscular training program following anterior cruciate ligament reconstruction. JOSPT 31(11):620-631, 2001.

175. Beard DJ, Dodd CA, Simpson AH: Proprioception enhancement for anterior cruciate ligament deficiency: A prospective randomized trial of two physiotherapy regimes. J Bone Joint Surg Br 76:654-659, 1994.

176. Fitzgerald GK, Axe MJ, Snyder-Mackler L: The efficacy of perturbation training in nonoperative anterior cruciate ligament rehabilitation programs for physically active individuals. Phys Ther 80:128-140 2000.

177. Ihara H, Nakayama A: Dynamic joint control training for knee ligament injuries. Am J Sports Med 14:309-315, 1986.

178. Risberg MA, et al: Neuromuscular training versus strength training during first 6 months after anterior cruciate ligament reconstruction: A randomized clinical trial. Phys Ther 87(6):737-750, 2007.

179. Risberg MA, Holm I: The long-term effect of 2 postoperative rehabilitation programs after anterior cruciate ligament reconstruction: A randomized controlled clinical trial with 2 years of follow-up. Am J Sports Med 37(10):1958-1966, 2009.

180. Fitzgerald GK, Axe MJ, Snyder-Mackler, L: Proposed practice guidelines for nonoperative anterior cruciate ligament rehabilitation of physically active individuals. JOSPT 30(4):194-203, 2000.

181. Knott M, Voss DE: Techniques for facilitation. In Knott M, Voss DE, editors. Proprioceptive neuromuscular facilitation: Patterns and techniques, ed 2, Hagerstown, Md, 1968, Harper & Row.

182. Gray GW: Lower extremity functional profile. Adrian, Mich, 1995, Winn Marketing.

183. Voight ML, Hoogenboom BJ, Cook G: The chop and lift reconsidered: Integrating neuromuscular principles into orthopedic and sports rehabilitation. NAJSPT 3(3):151-159, 2008.

184. West RV, Harner CD: Graft selection in anterior cruciate ligament reconstruction. J Am Acad Orthop Surg 13:197-207, 2005.

185. Neeter C, et al: Development of a strength test battery for evaluating leg muscle power after anterior cruciate ligament injury and reconstruction. Knee Surg Sports Traumatol Arthrosc 14:571-580, 2006.

186. Myer GD, et al: Rehabilitation after anterior cruciate ligament reconstruction: Criteria-based progression through the return-to-sport phase. JOSPT 36(6):385-402, 2006.

187. van Grinsven S, et al: Evidence-based rehabilitation following anterior cruciate ligament reconstruction. Knee Surg Sports Traumatol Arthrosc 18(8):1128-1144, 2010.

188. Grace TG, et al: Isokinetic muscle imbalance and knee-joint injuries. J Bone Joint Surg Am 66:734, 1984.

189. DeMaio M, Noyes FR, Mangine RE: Principles for aggressive rehabilitation after reconstruction of the anterior cruciate ligament: Sports medicine rehabilitation series. Orthopedics 15(3):385, 1992.

190. Juris PM, et al: A dynamic test of lower extremity function following anterior cruciate ligament reconstruction and rehabilitation. J Orthop Sports Phys Ther 26(4):184, 1997.

191. Mangine RE, Noyes FR: Rehabilitation of the allograft reconstruction.

J Orthop Sports Phys Ther 15(6):294, 1992.

192. Myer GD, Ford KR, Hewett TE: Rationale and clinical techniques for anterior cruciate ligament injury prevention among female athletes. J Athl Train 39:352-364, 2004.

193. Lephart SM, et al: Gender differences in strength and lower extremity kinematics during landing. Clin Orthop Relat Res (401):162-169, 2002.

194. Brent JL, et al: Reliability of single leg landings on a portable force platform. Med Sci Sports Exerc 37:400, 2005.

195. Decker MJ, et al: Landing adaptations after ACL reconstruction. Med Sci Sports Exerc 34:1408-1413, 2002.

196. Paterno, MV, et al: Biomechanical limb asymmetries in female athletes 2 years following ACL reconstruction. J Orthop Sports Phys Ther 35:A75, 2005.

197. Cheatham SA, Johnson DL: Anatomic revision: ACL reconstruction. Sports Med Arthrosc 18(1):33-39, 2010.

198. Padua DA, et al: Predictors of knee valgus angle during a jump-landing task. Med Sci Sports Exerc 37:S398, 2005.

199. Knapik JJ, et al: Preseason strength and flexibility imbalances associated with athletic injuries in female collegiate athletes. Am J Sports Med 19:76-81, 1991.

200. Fitzgerald GK, Axe MJ, Snyder-Mackler L: A decision-making scheme for returning patients to high-level activity with nonoperative treatment after anterior cruciate ligament rupture. Knee Surg Sports Traumatol Arthrosc 8:76-82, 2000.

201. Carson EW, et al: Revision anterior cruciate ligament reconstruction: Etiology of failures and clinical results. J Knee Surg 17(3):127-132, 2004.

202. Kartus J, et al: Complications following arthroscopic anterior cruciate ligament reconstruction: A 2-5-year follow-up of 604 patients with special emphasis on anterior knee pain. Knee Surg Sports Traumatol Arthrosc 7(1):2-8, 1999.

203. McHugh MP, et al: Preoperative indicators of motion loss and weakness following anterior cruciate ligament reconstruction. J Orthop Sports Phys Ther 27(6):407-411, 1998.

204. Wilk KE, Andrews JR, Clancy WG: Quadriceps muscular strength after removal of the central third patellar tendon for contralateral anterior cruciate ligament reconstruction surgery: A case study. J Orthop Sports Phys Ther 18(6):692, 1993.

205. Howell SM, Taylor MA: Failure of reconstruction of the anterior cruciate ligament due to impingement by the intercondylar roof. J Bone Joint Surg 75A:1044, 1993.

206. Paulos LE, et al: Infrapatellar contracture syndrome: An unrecognized cause of knee stiffness with patella entrapment and patella infera. Am J Sports Med 15:331, 1987.

207. Biggs A, Shelbourne, KD: Use of knee extension device during rehabilitation of a patient with type 3 arthrofibrosis after ACL reconstruction. N Am J Sports Phys Ther 1(3):124-131, 2006.

208. Nuccion SL, Hame SL: A symptomatic cyclops lesion 4 years after anterior cruciate ligament reconstruction. Arthroscopy 17(2):E8, 2001.

209. Tonin M, et al: Progressive loss of knee extension after injury: Cyclops syndrome due to a lesion of the anterior cruciate ligament. Am J Sports Med 29(5):545-549, 2001.

210. Brownstein B, Bronner S: Patella fractures associated with accelerated ACL rehabilitation in patients with autogenous patella tendon reconstructions. J Orthop Sports Phys Ther 26(3):168, 1997.

211. Boland AL: Rehabilitation of the injured athlete. In Strauss RH, editor: Sports medicine and physiology, Philadelphia, 1979, Saunders.

# 第 23 章

# 关节镜下髌旁外侧支持带松解

*Daniel A. Farwell, Andrew A. Brooks*

## 手术指证和考虑

当外科手术治疗（外侧髌骨支持带松解）髌骨轨迹异常显示出了预料中的结果，目前已不太流行将此作为一个单独的治疗手段。外科手术对髌骨软化、髌骨不稳定、膝关节滑车发育不良的治疗效果较差。Latterman 发现独立的外侧支持带松解术不能治疗急性的或者不易治愈的髌骨不稳定。这个治疗措施应该适应于少数患者（有明确的外侧支持带过紧引起的髌骨压迫症状或者支持带过紧引起的疼痛）。一般情况下，外侧支持带松解术经常和其他治疗髌股关节力线错位手术联合进行。本章将应对髌股关节康复——可能被视为与治疗髌骨疼痛的其他膝关节手术相结合的手段进行讨论。

在年龄跨度很大的、包括年轻和年老人群中长期的、髌股关节的压迫，可能产生的顺应性变化是明显的关节炎症。疼痛被归因于增高的髌股关节压力，在关节的多个方面都可能发生，但是最多最普遍的疼痛是发生在外侧。髌股关节疼痛因为生物力学机制上的力线对线不良，支撑或者软组织稳定性，或者不同运动导致的关节负荷增加。其症状包括弥漫的疼痛和上楼梯时或延长的坐姿（屈曲膝关节）可能会激化的疼痛。虽然有关占位或者关节囊的主诉经常和力线不稳相关，但这些症状也可能与髌股关节疼痛相关。当患者屈膝时膝关节稳定性下降，患者可能感觉关节疼痛和"锁定"。

检查外侧支持带的措施可能会对髌股关节附属运动产生影响，焦点在于髌骨带的压力和相关的紧张度。髌骨的功能是增加股四头肌收缩水平，并增加其生物力学特性。功能性的膝关节运动，髌骨必须力线对线因为它可以在股骨的滑车沟中滑行。髌骨正确的轨迹是以膝关节滑车的骨性形态和关节周围相关组织的力学平衡为基础的。

髌关节的薄弱和僵硬都可能影响薄弱的髌骨力线（臀中肌和髂胫束薄弱）。阔筋膜张肌和臀大肌结合形成了厚实的纤维组织将胫骨结节向远端拉。髂胫束延伸至髌骨外侧缘，与外侧支持带表面和深层的纤维相交织。这种设计经常在膝关节运动时导致髌骨外侧缘和外侧支持带过分的压力。

倾斜的压力在放射性检查下可能表现为支持带阴影（髌周作用力）和外侧过度压力的症状（关节作用力）。一个体征即可提示在倾斜压力和支持带阴影之间的因果关系。长期的髌骨倾斜和相关的支持带缩短不能仅仅产生外侧面的超负荷，还可以对中心的接触点产生复合型拉力。这种倾斜性拉力可能因为外侧支持带缩短的问题仅仅产生软组织的疼痛。如果移位不被纠正的话，历史性的研究认为支持带疼痛的活体检查可能会揭示长期髌股关节对位不良和患者外侧支持带退行性纤维化的原因。长期、过度的外侧压力症状来自于：慢性外侧髌骨倾斜、外侧支持带缩短以及因此发生的关节面负荷不平衡。这可能在运动的中年人中盛行。在年轻的患者人群中，生长发育中的过分的外侧压力可能改变髌骨和膝关节滑车的形态和形成。

非手术治疗髌骨紧张应该重点放在松动紧张的股四头肌和外侧支持带上。髌股关节贴扎、支具和防止肿胀的措施也是非常有帮助的。步态矫正和过度的足内旋矫正也可以对髌股关节对线不良起到一定的作用。使用持续抗重力训练和等速肌力（与髌骨贴扎联合使用）对重建股四头肌力量非常有益。

### 髌股关节贴扎

**McConnell** 髌股关节贴扎是一种对髌股关节疼痛非常有益的非手术治疗康复措施,对外侧支持带松解术后的患者也有治疗作用。目前,对贴扎治疗疼痛的机制存在争议。是否通过皮肤刺激,改善髌股关节力线,或者提高股内侧肌肉(VMO)的时效性,临床上我们已知通过合适的反应可能减少或者消除髌股关节疼痛[12,13]。

髌骨贴扎可以提高股部肌肉的激活[14,15]并且在术后提高膝关节本体感觉。McConnell 髌股关节贴扎强调闭链运动来改善髌骨滑动(图 23-1 ～ 图 23-3),且使康复过程无痛。患者可以在功能性动作(如行走、上楼梯、静蹲等动作)中进行动态评估。Maitland 认为:对动作检查的目的是在一个或者几个合适的关节中寻找一个或者多个可比较的动作。这些可以比较或者可以评估的迹象在髌骨矫正后能够改善、体现治疗的效果。在对髌骨轨迹的评定之后,即可应用一种特殊设计用来纠正髌骨轨迹的贴布。髌股关节也是个软组织关节,可以通过正确的生物力学机制矫正(物理治疗)。两个首要的因素(滑动和倾斜)在静态和动态中均可体现。髌骨的轨迹因人而异,甚至可以从左到右。

### 滑动因素

滑动的纠正主要依赖组织的紧张程度和整个股

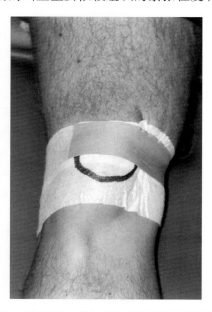

**图 23-1**　髌骨滑动,将 1 片贴布贴于髌骨外侧缘的上半部分,将髌骨推向中央。将股骨髁状突上软组织推向髌骨,保证固定更加安全,并使贴布滑动更少

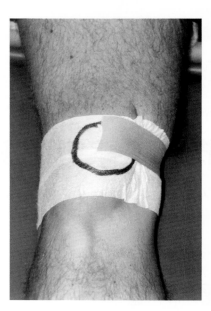

**图 23-2**　髌骨倾斜,将贴布贴在髌骨中上半部分。使贴布向中央贴来提升外侧缘。将股骨髁状突上软组织推向髌骨来保证固定更加安全

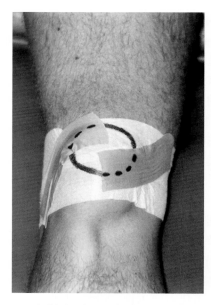

**图 23-3**　髌骨转动,将 1 片贴布贴在中内 1/4,并使髌骨形成向上的转动。将另外 1 片贴布贴在上外半部分,并形成髌骨向下的转动

四头肌肌群的激活。纠正的方式包括沿着髌骨外侧缘贴扎,将髌骨拉向或者滑向中央。虽然这种治疗方式对绝大多数髌股关节疼痛有用,但这种贴扎并不常用在外侧支持带松解术后护理中。

### 斜度因素

斜度纠正经常用来拉伸膝关节外侧深部支持

带纤维。外侧支持带紧张导致髂胫束(与外侧支持带相汇合)可以产生髌骨外侧缘的"沉降"或者紧张。

当关注焦点放在患者从外侧支持带松解术后的康复时,物理治疗师应该回忆所有可以应用在术后的软组织贴扎。虽然患者术后髌骨轨迹会有确切的改变,肌肉恢复的模式和关节负荷的特点可能会导致症状仍然存在。

McConnell 贴扎治疗与闭链功能性运动联合使用,可使关节负荷增加,并且使患者可以重返更多的运动和无痛的生活模式。

虽然非手术治疗一直作为膝前痛患者治疗基础,一些患者可能对此没有反应并且在进行功能性运动时仍然感到疼痛和无力。如果非手术治疗不能缓解疼痛和改善功能,应该考虑手术干预。

除了主观抱怨和功能性限制之外,是否手术还应考虑包括脱位、半脱位,以及前次手术中央髌骨位置失败等情况。

手术措施可以改变髌骨生物力学机制在治疗患者髌骨关节软骨损伤方面是成功的。外侧松解措施应该对患者最终产生生物力学有益,比如有记录的紧张。

## 手术措施

文献回顾建议外侧松解术采用严格的手术指证:

1. 经历了最起码 3 个月的非手术治疗,但仍然遭受长期膝前痛

2. 最小剂量或者没有使用氨基葡萄糖(Outer-bridge 分级 2 级或以下)

3. 正确的 Q 角

4. 临床上紧张或者软弱的外侧支持带放射性检查记录的外侧髌骨紧张

在以下情况下如果进行外侧支持带松解术结果可能会令人失望:

1. 髌股关节疼痛症(膝前痛)

2. 进展的髌股关节炎

3. Q 角>20°

不稳定的患者除独立的外侧松解之外还可能需要中央支持带重叠或者远端重新排列。

南加利福尼亚骨科协会(SCOI)(提倡)关节镜下外侧松解技术在仰卧位不使用腿固定器,充气式止血带仅在需要时使用。关节镜下使用前内侧入路。常规关节镜下使用液体。18Ga 穿刺针由髌骨前方孔中插入并作为松解的近端程度的标志物。当手术用电刀电极接触的时候穿刺针必须取回。外科医生可以凭借经验忽略针式标记。电刀电极从内前外侧入路使用塑料套管来保护皮肤。手术措施中电刀功率控制在 10~12W。当患者的膝关节延伸,外科医生正确松解髌骨外侧缘 1cm,从远端向近段逐步使用切割模式。深部和表面的组织,像外侧髌韧带,在直视下松解,直至显露皮下脂肪。近段松解只需要损毁紧张的组织并且不能超过髌骨上部孔洞。

不完全松解经常是不适当的髌韧带松解的二次补充。在这个步骤中不使用止血带,止血带会导致静脉血液凝固。正确的松解会巩固所有使髌骨成60°的可能。松解术后膝关节在一定活动度中被动运动并且当膝关节屈曲的时候外部悬垂机制进一步改善。关节镜应该转向后侧附属的上外侧入路来进行评估。建议关节镜术后无菌换药,放置可吸收的衬垫,并在对患者测量之后使用从趾到腹股沟的长裤。

术后康复措施包括手术当天的肌肉力量训练和ROM 练习,包括压腿和直腿抬高。患者在手术当晚就可以进行这些练习,并在可以忍受的状态下立刻使用拐杖开始负重。当观察到正确的股四头肌肌肉控制,且患者可以开始安全走路时,可不再持续使用拐杖。绝大部分患者使用他们的拐杖不超过 7 天,虽然一些人需要使用 2~3 周才能开始股四头肌控制。

曾经报道过 SCOI 关于外侧支持带松解术的经验。研究者提到 39 位患者的 45 个膝关节在平均28 个月的病程里曾有反复发作的髌骨不全脱位或者全脱位,在进行治疗后 76% 的患者获得了满意的结果。同样的经验在 ALRR 相关文献中曾经报道过,60%~85% 的患者疗效是满意的。关节镜治疗与常规的开放性松解术相比,更有利且并发症较低。在 SCOI 的文献中没有术后关节内出血的相关报道,关节出血是文献中报道的主要并发症,发病率为 2%~42%。Small 曾报道 194 例 ALRR,分别由 21 位关节镜医生完成,发现并发症发生率约为4.9%,而关节内出血约占并发症的 89%。使用止血带可能减少关节腔出血的概率,但要小心静脉血

液凝结。如果使用严格的准则和正确的外科手术步骤,这些患者可能会观察到一致的结果。

文献报道表明,髌股关节的复杂性和与之相关的紊乱已成作为明显的躯体症状,并且大量的外科手术手段可以介入治疗。相关的临床评估包括病史、物理和放射性检查,以确定髌股关节紊乱的诊断。对那些长期遭受髌股关节紊乱并需要进行外科干预的患者来说,在膝关节外科设备中使用关节镜及电松解外侧副韧带是一项有积极意义的措施。

## 康复治疗指南

### 阶段 I（急性期）

**时间**:术后 1～2 周

**目标**:降低疼痛,控制肿胀,提高负重转移,促进股四头肌收缩（表 23-1）

**AROM**:主动关节活动度;**PROM**:被动关节活动度

表 23-1　外侧支持带松解

| 康复过程 | 进入此阶段的标准 | 可预期的失能和功能限制 | 干预措施 | 目标 | 标准 |
|---|---|---|---|---|---|
| 阶段 I<br>术后 1～2 周 | 术后 | • 术后疼痛<br>• 术后肿胀<br>• 步态偏移<br>• 限制负重动作的耐受<br>• 限制关节活动度<br>• 限制力量练习 | • 冰敷<br>• 血管加压<br>• 二级髌骨松动术<br>• 神经肌肉刺激<br>• 髌骨贴扎<br>• 膝关节 AROM—踝泵<br>• 膝关节 PROM—腘绳肌和髂胫束牵伸<br>• 等长收缩——股四头肌和（或）腘绳肌压腿,在 20°～30° 压腿<br>• 家庭练习（参照相关的家庭维持表） | • 降低疼痛<br>• 控制肿胀<br>• 降低步态偏移<br>• 提高负重动作耐受<br>• ROM 0°～135°<br>• 股四头肌有效收缩 | • 疼痛和肿胀降低<br>• 肌肉收缩的神经肌肉控制能力增加<br>• 重建关节生物力学机制<br>• 增高关节活动度和稳定性<br>• 防止粘连<br>• 股部肌群控制和提高力量<br>• 提高患者个人管理能力 |

在膝关节术后康复目标是防止肌肉力量、耐力、屈曲度、本体感觉的下降。在外侧松解术后这些组织经常很难立刻给予应对。此过程经常与外侧松解术导致的关节腔出血有关。因此急性期的治疗应该将重点放在控制肿胀和疼痛。使用气压治疗,电刺激,冰敷,肢体间歇性抬高,可以减轻患者肿胀。

此外,降低关节渗出和重建关节活动度的步骤包括:关节松动术二级手法（进行有力的松动,可以减轻疼痛）[26],髌骨松动,主动的踝泵练习,McConnell 贴扎[27]治疗针对外侧支持带松解术后急性期（图 23-4）。

这个步骤提供了一小段位置的修复组织或者外侧支持带组织给予髌骨非常温和的拉力。在组织愈合的时间内,贴扎治疗提供了一个新的力线,防止已被松解的组织再次粘连。其他的贴扎治疗,比如解除外侧软组织负荷的步骤,可以在练习中降低疼痛和不适感觉（图 23-5）。这些步骤都可以降低关节渗出和增加关节稳定性。这些经常和髌骨矫正带一起使用。

### 阶段 II（亚急性期）

**时间**:手术后 3～4 周

**目标**:继续控制肿胀和疼痛,提高从坐到站体位转移能力,提高髌股关节肌肉力量和稳定性,循序渐进的功能性训练以重返运动和损伤之前的水平（表 23-2）

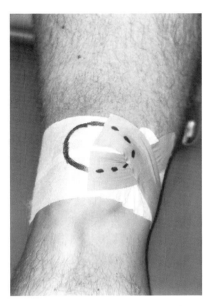

图 23-4　稳定性贴扎在手术之后当推或者拉的时候外侧软组织经常过敏。贴布矫正内侧旋转和外侧旋转可以使低位髌骨稳定性加强，让患者感觉更能耐受。贴布能使患者形成无痛正常的屈伸活动。也可以减轻肿胀

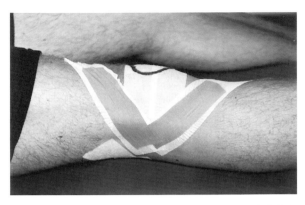

图 23-5　减轻外侧软组织负荷。贴扎降低因为外科修复造成的紧张，并阻止 ITB 和外侧股肌造成的拉力。减轻外侧支持带负荷可以显著减轻症状。从后侧进行的关节外侧向下至胫骨结节的贴扎，以及从关节后外侧关节线向远端大腿中点（髌骨上缘 5～7.5cm）。当拉并稳定贴布的时候，贴布下软组织应该拉向关节线。贴布应该在膝关节外侧看上去像个宽阔的"V"字，并且不能妨碍主动运动

表 23-2 外侧支持带松解

| 康复过程 | 进入此阶段的标准 | 可预期的失能和功能限制 | 干预措施 | 目标 | 标准 |
|---|---|---|---|---|---|
| 阶段Ⅱ<br>术后 3～4 周 | • 切口愈合<br>• 控制肿胀<br>• 全负重，即使全范围活动度和力量可能不足 | • 静蹲疼痛和坐-站<br>• 步态偏移<br>• 髌股关节失稳<br>• 对延迟的行走，站立，跑步，或者跳有限耐受 | • 干预措施同第一阶段，有明确进步<br>• 湿热敷和超声（如果肿胀能够控制住）<br>• 如果触诊疼痛显著降低的话软组织松动术<br>• 神经肌肉刺激与练习相结合<br>• 髌股关节贴扎（参考不使用髌股关节贴扎的措施）<br>• 家庭练习 | • 获得全活动度<br>• 疼痛下降<br>• 活动度增加<br>• 力量增加<br>• 坐-站时无痛<br>• 步态偏移下降<br>• 髌股关节稳定性升高<br>• 仅仅在技术动作训练时进行贴扎治疗 | • 疼痛和肿胀降低<br>• 肌肉收缩的神经肌肉控制能力增加<br>• 重建关节生物力学机制<br>• 使用闭链练习加强功能性力量训练<br>• 生物反馈与练习相结合提高股内侧肌斜行纤维全收缩<br>• 提高关节的活动度和稳定性<br>• 提高患者个人管理能力 |

如果患者肿胀和疼痛都降低（1～2 周），就到达了亚急性期。在这个阶段中可对膝关节使用更多的直接和激进的治疗措施。热疗（湿热疗，超声）可以用来促进关节吸收和移除废物。但他们对心血管系统的影响是导致毛细血管渗透压的提高。血管扩张可以增加膝关节的供养和营养支持，可以帮助修复术后的外侧组织，虽然热疗在这个阶段对康复很有好处，但是只有在患者的渗出得到控制的情况下，才能够使用。如果患者的渗出已经到了使髌骨从膝关节滑车沟中浮起，或者患者不能进行主动的股四头肌等长收缩，那么渗出就是显著的。

**在肿胀消失前禁用热疗。** 软组织松动在这个阶段有益于促进循环，减轻肿胀，活动正在愈合的组织，降低膝关节敏感度。深度按摩术可以促进膝关

节体液再吸收,但是膝关节外侧禁止按摩,以防手术后的创伤加剧。**在外侧组织愈合前(1~2周)和整个髌股关节的触诊痛没有显著性降低的情况下,不宜进行外侧软组织按摩。**

电刺激(ES)被用来维持股四头肌运动。具体益处包括降低关节肿胀,提高局部肌肉血液供应,促进提高肌肉力量,控制术后疼痛。电刺激也可以用来防止因为肌肉抑制和失运动导致的股四头肌失用。当与等长和等张练习结合使用的时候,电刺激再训练变换次序的肌肉并在术后重获肌肉随意收缩能力。

USSR 的科学家在 20 世纪 70 年代进行的试验证明,使用电刺激可以用来增加肌肉强度和体积。一些研究表明,在活动能力缺失的情况下,使用电刺激会显著增加肌肉力量。在康复过程的早期使用电刺激,物理治疗师们可以防止摄氧能力的丧失,并且缩短术后康复所需的调节时间,更快恢复功能性活动。虽然电刺激具有很大的优越性,但是它并不能替代整个术后康复流程和力量训练。

综上所述,使用物理治疗在降低急性期反应和改变血液回流方面对痊愈有所帮助,可以起到低剂量镇痛的作用。了解使用物理治疗的益处以及他们影响愈合的方式非常重要,以便在外侧支持带松解术后康复过程的正确进行。

## 力量训练

对于绝大多数罹患膝前痛的患者来说,加强整个下肢运动链是他们的目标。对外侧支持带松解术后患者而言,这仍然是他们的目标。虽然需要对以股内侧肌为主的股四头肌特别关注,股内侧肌(VMO)是股部肌肉收缩的平衡点,这是终极目标。Richardson 检查了股四头肌的运动水平认为,特别是股内侧肌(VMO)能够在动态动作中更加理解股四头肌的激活模式。对遭受髌股关节疼痛的患者和一般患者使用表面肌电测量在全范围运动中测量股四头肌。在无痛的患者进行全范围活动度的情况下(0°~135°),VMO 产生了一个强直性(连续的)的激活。髌股关节疼痛的患者可以观察到一个位相型(间歇性的)的运动模式。整个股四头肌的持续性激活是股四头肌力量训练的目标。超过屈曲角度25°(25°~135°)的练习提高膝关节滑车沟的表面积,并给予更好的稳定性。虽然肌肉力量的加强很

重要,但这并不是康复的唯一目的。必须重视下肢肌肉耐力,屈曲度,正确本体感觉的建立。这些目标在患者外侧支持带松解术后康复流程中,通过物理因子治疗手段保护手术修复部位加速组织愈合,保护性贴扎增加稳定性,促进术后早期功能康复。Wittingham 等近期总结发现:和单纯练习相比,髌骨贴扎和练习相结合的效果要好得多。早期的股四头肌激活包括由近端负重引起的膝关节屈曲角度增大,在角度变化中进行股四头肌等长收缩练习。这在早期肌肉康复中即使在闭链位置关节渗出可能引起疼痛仍然是可以允许进行的。

**当 7~14 天的时候,渗出和疼痛被消除了,可以开始运动的进阶,在运动后的冷疗仍然要进行。**在下肢康复过程中,患者能够站或者可以负荷的时候,重点应该放在和功能性运动关系最密切的闭链运动上。目标应该定位于提高患者功能性运动并缓慢的介入一些患者个性化练习。应该在正确的时间介入经过挑选的、针对适当肌肉的、明确的闭链运动练习和刺激。这些因素联合作用的渐进性拮抗肌抗阻训练,可对整个下肢产生平滑而协调的负荷作用。

虽然 McConnell 髌股贴扎是物理治疗的一种。笔者用来在启动治疗时进行稳定性支持,多样化支具的使用可能会在术后更好地支持髌股关节。几乎任何有弹性的可以产生压力的髌股关节支持带都可能提高练习的能力。本体感觉生物反馈的概念,兼具舒适和经济性,会让 MCMonnell 髌股贴扎或者无特殊性的支具使用患者特别满意,而这些患者一般对单独的练习没有反应。

## 阶段Ⅲ(进阶阶段)

**时间:**术后 5~6 周

**目标:**患者自我控制肿胀和疼痛,没有偏离轨道的步态,无限制的行走(表 23-3)

在阶段Ⅲ患者适当使用外部支撑(支具或贴布)的情况下控制疼痛。他们可以从持续的牵伸、髌骨松动、贴扎治疗以及治疗后冰敷中获益。不管怎样,这个阶段是设计用来使患者恢复至损伤前功能水平。练习依据训练原则以及特殊性循序渐进。将动作分解为组合要素,物理治疗师可以评估髌股关节和下肢功能存在哪些障碍和偏差。

另外,一些练习可能增加膝关节疼痛和/或肿胀需要修正或取消。在获取更多的进步之后,治疗师

表 23-3　外侧支持带松解

| 康复过程 | 进入此阶段的标准 | 可预期的失能和功能限制 | 干预措施 | 目标 | 标准 |
|---|---|---|---|---|---|
| 阶段Ⅲ<br>术后 4～6 周 | ● 功能性运动中无痛(坐-站,静蹲 0°～90°)<br>● 限制性耐受的行走,跑步,站立 | ● 延续的功能性动作耐力受限<br>● 在技术性动作训练中髌股关节轻微不稳定<br>● 持续依赖髌股关节贴扎 | ● 如表 23-1 或者 23-2 中列出的闭链训练及拉伸<br>● 髌骨贴扎<br>● 髌骨松动术<br>● 全负重下弓箭步,提高练习重复次数和速度<br>● PREs 压腿<br>● 技术动作的等速训练<br>● 270°～300°/s 每个速度屈伸膝训练 10 次 1 组,2～10 组<br>● 家庭练习 | ● 没有步态偏移<br>● 不使用贴布髌骨仍然保持良好的稳定性<br>● 无限制的社区步行<br>● 身体重量压腿<br>● 无痛的特定运动<br>● 提高肌肉收缩的力量和速度<br>● 患者可以自己控制症状 | ● 功能性力量训练<br>● 功能性运动中疼痛下降<br>● 提高关节生物力学机制<br>● 提高关节活动度和稳定性<br>● 提高股内侧肌斜行纤维耐力<br>● 提高力量<br>● 特殊动作训练和以社区健身房为基础的训练课程(如果合适)<br>● 在力量训练中使用等速肌力原则<br>● 患者出院 |

PREs,. 渐进性抗阻训练

可以对患者再评估并再次尝试练习。

闭链运动包括以下:

1. 5 磅负重下的长步幅弓箭步(图 23-6)。患者必须激活股四头肌并且在 0°～30°时做离心收缩,回到 0°做向心收缩,在此期间不能停顿,缓慢移动并保持力线正确。

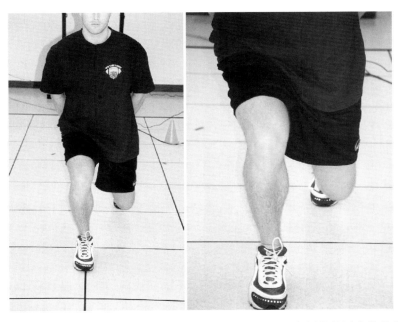

图 23-6　闭链弓步指导患者向前迈出"正常的"一步。患者缓慢的屈曲膝关节到 30°,保持 3s,然后恢复到 0°伸直位,在此过程中保持正确的姿势力线(髂前上棘在髌骨中线及第 2 趾之上)。患者应该在整个动作过程中能够紧张地(持续地)激活股四头肌

2. 滑墙运动在屈曲的各个角度停留 1 分钟达到疲劳(图 23-7)。患者应该从 0°进展到 45°。如果在运动弧的某个角度表现出力量较弱,接下来患者应该在较薄弱角度进行等长收缩。

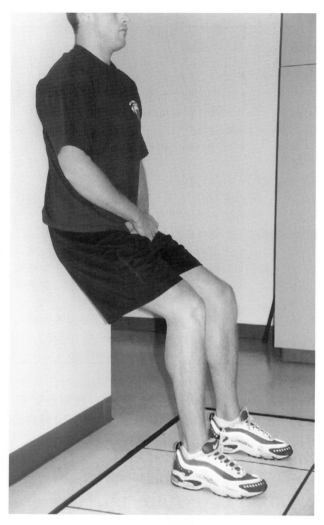

**图 23-7** 闭链滑墙这个练习应该容许患者在锁定骨盆带的同时保持较好的力线。患者可以在特定的 ROM 进行运动或者物理治疗师可以教育患者在薄弱活动角度进行等长收缩练习

3. 功能性的单腿静蹲从 0°~30°,深屈静蹲可以有两种方法。第一种,双侧下肢均直接在髋关节以下排成一线,双侧膝关节均屈曲。患者应该保持髌骨正确的力线使之正对足部中点。第二种方法是短步幅的弓箭步,患者屈曲膝关节直到 90°,然后恢复至完全伸直。

4. 功能性双腿下蹲使用弹力管下蹲。

5. 提高坐位转移至站位速度和次数。患者坐-站及站-坐体位改变,不使用上肢支撑。这个练习可以通过逐渐降低座椅高度增加难度。

6. 下楼梯运动,提高台阶的高度和运动的速度。正确的力线是非常重要的,以及需要缓慢的、可控制的运动。患者必须激活股四头肌并且保持收缩一直到足跟接触到对侧腿(图 23-8)。

7. 腿部渐进性抗阻练习。

8. 站立位上身靠墙(四点靠墙)弹力带训练,髋关节内收、外展、内旋、外旋(参与的下肢膝关节都像稳定腿一样练习)。下肢来稳定躯干的一侧称为"工作"腿。患者应该激活股四头肌并在整个对侧腿的动作中保持收缩。这可能在稳定腿伸膝终末期或者屈膝 10°~20° 发生。

特殊的运动训练(图 23-9)具体包括以下:固定自行车,台阶训练器,滑板,跑台。本章作者推荐为期 6 周的术后康复流程恢复到术前水平。引进等速肌力训练速度拟在 270°~300°/s 视为这个阶段比较激进的康复措施。患者在阶梯过程中每个速度重复 10 次(平均重复 50 次每组)。患者运动耐力决定了组的数量(2~10 组)。患者可以对髋股关节控制良好的情况下完成练习之后,物理治疗师就已经治愈他们并且可以鼓励他们在适当的时候开始家庭康复流程。

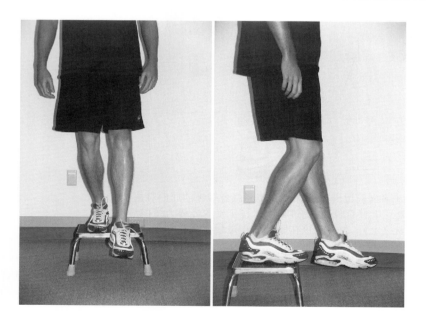

**图 23-8** 闭链下台阶患者开始进行练习时应选择较为低矮的台阶(7.5~10cm)并且逐渐增加高度到标准台阶(20cm)。患者必须聚焦于提高对线。因为患者目前可以进行单腿支撑的运动,在动态动作时应重点放在激活臀部肌肉,以便更好地稳定股骨

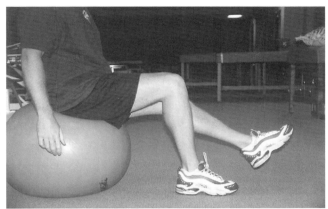

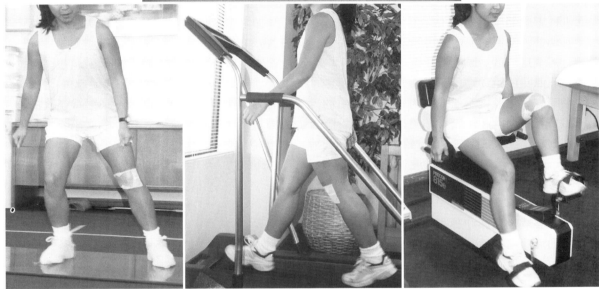

图 23-9　特殊技巧训练患者在全膝关节活动范围一直没有疼痛并且能够形成有质量的收缩之后。需要增加运动或者特殊技巧动作练习,在提高负荷的模式下并促进髌股关节协调稳定的生物力学机制

一旦决定将患者移送到家庭康复流程,知道在接下来这个过程之后会有各种长期结果很重要。最近的研究描述 1 年之后可能会有 73% ~ 86% 的人有益的结果。同样的研究描述在 4 ~ 5 年后 29% ~ 30% 的人获益。问题存在合适的于独立的外侧副韧带松解术可以减轻生物力学症状。这个症状表明整个下肢肌肉长度和力量不平衡的重要性。一些不正常的下肢力线需要进行个人特殊的治疗指导。

## 问题解析

### 后侧力线

外侧支持带松解术会马上对髌骨定位产生作用,虽然整个下肢运动链都可能存在力线问题需要纠正。当评估了患者的功能状况之后,物理治疗师应该平衡腿的长度,平衡足部的姿势,重建正常步态,重获可以带来正确的姿势和平衡的肌肉屈曲和力量。基于观察静止的力线问题,物理治疗师们可以收集有用的关于患者功能性动态的信息。差的力线改善措施和股四头肌收缩的相互作用要检查。这个研究比较了膝前痛患者中静态和动态髌股关节对线不良的情况。股四头肌的收缩改变了所有类型的对线不良情况,并在超过 50% 的案例中改变了严重程度。

文献认为足部过度内翻是导致膝前痛的首要问题,因为其妨碍了整个下肢运动链的平衡。提高足内翻可能提高膝外翻、代偿性的足部和胫骨的向外旋转,并最后导致外侧髌骨在运动时产生撞击的倾向。在这样的病例里面,骨科矫正可能在外侧松解术之后参与并重建膝关节正确的负荷机制。

## 股四头肌抑制

很多医生喜欢使用股四头肌抑制的诊断,虽然这是一种股四头肌薄弱带来的症状而并不是一个精准的描述。股四头肌反应能力的抑制被描述为直接的神经抑制引起的股四头肌自主收缩能力的下降。

那么股四头肌抑制存在吗？神经科学的研究描述了数种机制可能对股四头肌自主控制产生神经源性的影响。股四头肌运动期间产生的疼痛作用也可能是原因之一。肿胀也可能削弱股四头肌运动。髌股关节的机械感受器可能通过本体感觉的传入来影响股四头肌功能。另外的因素包括训练措施、关节位置、年龄,甚至用药的影响。

**下降的股四头肌运动功能可能会对康复过程带来不利的影响。**如果股四头肌肌群可以全部收缩的话,正确的力量练习可能会带来好的结果。不管怎样,如果缺乏或危害自主控制,会导致失用和软弱。如果这种状态持续,意志力训练对此类患者没有作用并且暂时是不合适的。

外侧支持带松解术术后疼痛和特殊的肿胀是比较普遍的。能够减轻疼痛和肿胀的很多治疗技术可以持续使用到治疗的最后来提高股四头肌的肌肉募集率。

## 髌股关节的贴扎措施

患者需要学习怎样自己进行 McConnell 贴扎。这种贴扎治疗会减缓患者动作的激进程度。要教育患者在必要时收紧贴扎。

对股四头肌进行训练来保持外侧支持带所获得的新长度时使用贴扎。每天晚上应该移除贴布并且清洁皮肤。这可以给予皮肤从贴布产生的拉力和摩擦中获得休息的时间。

当疼痛和肿胀被控制之后,患者开始闭链运动练习。早期家庭训练需要"少量多次",意味着 VMO 练习或者股四头肌收缩需要在日间进行并且与患者的日常生活相结合。举例来说,物理治疗师应该告诉患者每次坐在椅子上时都要收紧股四头肌,触摸 VMO 并获得反馈。当开车时,患者应该在每一个红灯时做股四头肌练习,注意要将足部离开刹车。当

患者开始获得有质量的股四头肌收缩时,目标应该转为开始闭链练习(弹力绳、滑墙、静蹲、弓箭步)。患者练习得越多,就越能较快学到有质量的股四头肌的收缩技能。

患者开始不再使用贴扎治疗并且持续开始技术动作相关的练习和训练,患者应该做以下动作：

1. 无痛情况下坚持靠墙静蹲 1min。
2. 无痛情况下坚持靠墙半蹲 1min。
3. 在良好的控制和力线下,能下 10 层楼梯(20cm 的阶梯),且每步至少坚持 5s,整个过程要求无痛进行。

如果患者使用髌骨贴扎进行功能性训练产生疼痛,物理治疗师应该首先评估髌骨贴扎的正确性。门诊医生应该对紧张度和方向做出调整。在治疗结束后,应该教给患者怎样自己推动髌骨(图 23-10)。患者应该保持无痛的闭链练习来维持正确的力线和姿势。

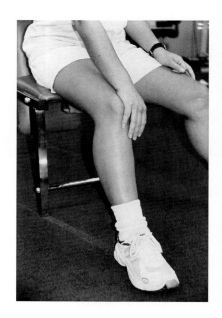

**图 23-10**　个人松动术患者应该能够完成主动的外侧支持带个体拉伸。教育患者将掌根放在髌骨内侧半部分并且推动髌骨内侧缘直至滑车沟。如果能够进行正确的练习,外侧缘斜向上拉,拉伸外侧支持带组织。膝关节应该放置于至少屈曲 30° 位置以保证滑车沟的稳定性并且防止髌骨外侧滑动。患者渐渐地推动更深的度数直到感觉到疼痛和外侧组织紧张减弱。每次拉伸都应该保持 5s 重复 2 ~ 3 次,每天 3 ~ 4 次练习

## 🔲 居家训练建议

**1~2 周**

**本阶段目标:**疼痛下降,控制肿胀,增加负重动作,促进股四头肌收缩

1. 抬腿和冰敷 2~3 次/天(特别是在练习后)
2. 当进行抬高和冰敷时进行踝泵和股四头肌拉伸(20~30min)
3. 进行柔和的髌骨自我松动术(见图 23-10)
4. 主动后跟滑行训练:1 组重复 10 次,3~4 次/天
5. 股四头肌收缩:2 组重复 10 次,3~4 次/天

　　物理治疗师应该经常牢记:标准的练习才可记录为几次或者几组,如果患者疲劳或者不能继续进行有质量的股四头肌收缩应终止练习。患者只有在完成有质量的股四头肌收缩前提下重复动作。在坐位或者长坐位即膝关节屈曲 20°~30°时主动压腿。足跟在地板上。如果患者感觉在站位较容易激活股四头肌,主动压腿也可以在站立位进行。早期力量训练的关键是寻找到哪个位置能够使患者重建有质量的股四头肌收缩

**3~4 周**

**本阶段目标:**继续控制肿胀和疼痛,提高坐-站转移动作,提高髌股关节力量和稳定性,逐步进展的功能性训练来重返运动和损伤之前的水平

1. 和之前 1~2 周进行同样的练习,但是增加重复次数。通常患者应该给予 2 组练习,大约重复 10~20 次/天(会感觉少许疲劳)
2. 完善主要依赖于股四头肌和整个下肢(lower extremity,LE)控制的家庭闭链练习(见图 22-6~图 22-9)
3. 治疗师认为个人贴扎是合适的。贴布应该裁剪得适合运动
4. 继续在练习后使用冰敷

**5~6 周**

**本阶段目标:**患者个人控制疼痛和肿胀,调整步态偏移,并且无限制地步行。

1. 针对依然留存的缺陷,1~4 周的练习仍然可以进行。贴扎治疗应该减少。如果还需要贴扎治疗应该教给患者自我贴扎
2. 在患者和治疗师共同监视疼痛和关节肿胀的前提下,患者应该逐渐回归功能性运动

# 临床案例回顾

1　George 长期遭受不愈合半脱位及前(髌股关节)膝痛折磨。他来治疗他的肩膀并且想知道外侧支持带手术(ALRR)对他来说是不是合适的。你该给他怎样的反馈?

　　独立的外侧支持带松解术不是急性或者亚急性髌骨不稳的治疗手段。这个治疗措施应该适用于有明确的外侧支持带过紧引起的髌骨压迫症状或者支持带过紧引起的疼痛的少数患者。

2　Kathy 是一个 17 岁的足球运动员因为膝前痛接受了外侧支持带松解术,她来接受术后 2 周的评估。术后康复的主要重点应该放在什么地方?

　　将她的症状做一个评估,治疗师应该在合适的时候评定下肢动态和步态的生物力学机制。门诊医生应该首先关注髋关节力量和踝关节(内翻失能)。髋关节薄弱可能引起膝关节外翻,并可能提高髌股关节压力。髋关节外旋和外展(特别是臀中肌)可以稳定膝关节在正常力线的主要因素。踝关节生物力学因素应该被充分考虑并且可以使用矫正鞋垫。

3　Rebecca,24 岁。她 18 天前接受了右膝 ALRR。现在的治疗着重于降低关节肿胀、疼痛和不适。在过去的 2 天中她的疼痛增加,并且膝关节红肿。现在应该采取什么措施?

　　因为体温升高和红肿加重(潜在炎症迹象),应该建议患者立刻看医生。

4　Sarah 是一名 17 岁的篮球运动员,3 周前接受ALRR 手术。她描述说走路时膝盖会有明显甩出去的感觉。她感觉会有一点疼痛,但随后膝关节周围开始肿胀,特别是外侧。

　　深入分析她的情况,可以发现她不会正确的股四头肌收缩方式。股四头肌抑制是持续肿胀的必然结果。更进一步的肿胀(抬高,加压,电刺激每天 3 次)应该贯穿于治疗始终并结合电刺激刺激股四头肌等长收缩。单腿手杖要一直使用到她在走路时可以正确使用股四头肌为止。

5　Diane,33 岁,膝前痛 2 年。在接受 ALRR 之前使用矫形鞋垫,因为她在行走时内翻比较严重。她在 6 周之前接受手术。当她避免了所有可能会加重症状的因素之后疼痛逐渐减少到消失。她通常在日常生活中或者照顾两个小孩时感觉有些疼痛。Diane 已经在无痛情况下进行了阶段 I 的所有练习,并进行了阶段 II 的一部分练习。她在当膝关节屈曲超过 60°时或者从 10cm 的台阶

上下来时,进行功能性的双腿下蹲动会时感觉疼痛。怎样帮助她进行进一步练习?

对 Diane 的髌股关节的状态进行评估,并进行 McConnell 贴扎治疗。她可以在这种治疗的帮助下进行闭链运动的练习。她可以在无痛状态下屈曲膝关节至 80°。她还可以做 2 组在 10cm 高度台阶上下 10 次。单腿下蹲时会感觉疼痛但程度在降低。单腿下蹲可以到无痛时再进行。

6　Travis 3 周前手术并且很难维持良好的股四头肌收缩。怎样解决这个问题?

早期股四头肌运动包括在屈曲梯度角度进行主动压腿。这在术后早期关节肿胀仍然存在并引起疼痛的情况下也可以进行。

7　当关节活动度已获得且疼痛被控制,适合什么样的闭链运动?

- 使用弹力带的长步幅弓箭步(图 23-6)
- 在不同角度屈膝的滑墙运动,维持 1min 来加剧疲劳(图 23-7)
- 功能性单腿静蹲从 0° 到 30° 重心在中足(图 23-7)
- 使用弹力带进行功能性双足下蹲

- 坐到站速度和次数的增加
- 下台阶练习,增加阶梯高度和运动的速度(图 23-8)
- 逐步进行抗阻的压腿练习
- 使用弹力带进行髋关节外展外旋后伸屈曲练习

8　Brian 在他的康复过程中使用髌骨贴扎疗法并取得了良好的进展。他问需要多久才可以不再进行贴扎治疗,他要一直进行膝关节贴扎治疗吗?

患者只需要在保护外侧支持带所获得的新长度时才进行贴扎治疗。晚上应该移除贴布并进行皮肤清理。可以给予皮肤从贴布产生的拉力和摩擦力中休息的时间。患者应该学会自己使用 McConnell 贴扎治疗。贴布可能会在患者的活动中脱落。患者应该在需要时进行自我贴扎。

患者准备好进行特殊运动练习和训练并使用贴扎治疗进行如下动作:

- 没有疼痛的靠墙静蹲 1min
- 没有疼痛的维持靠墙半蹲 1min
- 可以下 10 级台阶(20cm 台阶)每层台阶最少持续 5 秒,没有疼痛,可以良好控制力线

（岳冰　李天骄 译　王亚伟　蔡斌 校）

# 参考文献

1. Gerbino PG, et al: Long-term functional outcome after lateral patellar retinacular release in adolescents: An observational cohort study with minimum 5-year follow-up. J Pediatr Orthop 28(1):118-123, 2008.
2. Ricchetti ET, et al: Comparison of lateral release versus lateral release with medial soft-tissue realignment for the treatment of recurrent patellar instability: A systematic review. Arthroscopy 23(5):463-468, 2007.
3. Panni AS, et al: Long-term results of lateral retinacular release. Arthroscopy 21(5):526-531, 2005.
4. Schöttle PB, et al: Arthroscopic medial retinacular repair after patellar dislocation with and without underlying trochlear dysplasia: A preliminary report. Arthroscopy 22(11):1192-1198, 2006.
5. Fabbriciani C, Panni AS, Delcogliano A: Role of arthroscopic lateral release in the treatment of patellofemoral disorders. Arthroscopy 8(4):531-536, 1992.
6. Lattermann C, Toth J, Bach BR Jr: The role of lateral retinacular release in the treatment of patellar instability. Sports Med Arthrosc 15(2):57-60, 2007.
7. Steine HA, et al: A comparison of closed kinetic chain and isokinetic joint isolation exercise in patients with patello-femoral dysfunction. J Orthop Sports Phys Ther 24(3):136, 1996.
8. Krivickes LS: Anatomical factors associated with overuse sports injuries. Sports Med 24(2):132, 1997.
9. Fu F, Maday M: Arthroscopic lateral release and the patellar compression syndrome. Orthop Clin North Am 23:601, 1992.
10. Fulkerson JP: Disorders of the patellofemoral joint, ed 3, Baltimore, 1997, Williams and Wilkins.
11. Vuorinen OP, et al: Chondromalacia patellae: Results of operative treatment. Arch Orthop Trauma Surg 104(3):175, 1985.
12. Christou EA: Patellar taping increases vastus medialis oblique activity in the presence of patellofemoral pain. J Electromyogr Kinesiol 14(4): 495-504, 2004.
13. Lesher JD, et al: Development of a clinical prediction rule for classifying patients with patellofemoral pain syndrome who respond to patellar taping. J Orthop Sports Phys Ther 36(11):854-866, 2006.
14. Christou EA: Patellar taping increases vastus medialis oblique activity in the presence of patellofemoral pain. J Electromyogr Kinesiol 14(4): 495-504, 2004.
15. Macgregor K, et al: Cutaneous stimulation from patella tape causes a differential increase in vasti muscle activity in people with patellofemoral pain J Orthop Res 23(2):351-358, 2005.
16. Callaghan MJ, et al: The effects of patellar taping on knee joint proprioception. J Athl Train 37(1):19-24, 2002.
17. Maitland GD: Peripheral manipulation, ed 5, Newton, Mass, 1986, Butterworth-Heinemann.
18. Spencer JDC, Hayes KC, Alexander IJ: Knee joint effusion and quadriceps reflex inhibition in man. Arch Phys Med Rehabil 65:171, 1984.
19. Aminaka N, Gribble PA: Patellar taping, patellofemoral pain syndrome, lower extremity kinematics, and dynamic postural control. J Athl Train 43(1):21-28, 2008.
20. Richardson C: The role of the knee musculature in high speed oscillative movements of the knee. In Proceedings of the MTAA 4th Biennial Conference, Brisbane, Australia, 1985.
21. Tiberio D: The effect of excessive subtalar joint pronation on patellofemoral mechanics: A theoretical model. J Orthop Sports Phys Ther 9:160, 1987.
22. Shelton GL: Conservative management of patellofemoral dysfunction.

Prim Care 19(2):331, 1992.

23. Aglietti P, et al: Arthroscopic lateral release for patellar pain or instability. Arthroscopy 5:176, 1989.

24. Small NC: An analysis of complications in lateral retinacular release procedures. Arthroscopy 5:282, 1989.

25. Armato DP, Czamecki D: Geniculate artery pseudoaneurysm: A rare complication of arthroscopic surgery. AJR Am J Roentgenol 155(3):659, 1990.

26. Lutz GE, et al: Rehabilitative techniques for athletes after reconstruction of the anterior cruciate ligament. Mayo Clin Proc 65(10):1322, 1990.

27. McConnell DF: Patellofemoral Program course notes, 1997.

28. Kues JM, Mayhew TP: Concentric and eccentric force-velocity relationships during electrically induced submaximal contractions. Physiother Res Int 1(3):195, 1996.

29. Lehmann JF, et al: Effect of therapeutic temperatures on tendon extensibility. Arch Phys Med Rehabil 51:481, 1970.

30. Meunier S, Pierrot-Deseilligny E, Simonetta-Moreau M: Pattern of heteronymous recurrent inhibition in the human lower limb. Exp Brain Res 102(1):149, 1994.

31. Gould N, et al: Transcutaneous muscle stimulation to retard disuse atrophy after open meniscectomy. Clin Orthop Relat Res 178:190, 1983.

32. Currier DP, Petrilli CR, Threlkeld AJ: Effect of graded electrical stimulation on blood flow to healthy muscle, Phys Ther 66(6):937, 1986.

33. Currier DP, Lehmon J, Lightfoot P: Electrical stimulation in exercise of the quadriceps femoris muscle. Phys Ther 59(12):1508, 1979.

34. Morrissey MC: Reflex inhibition of thigh muscles in knee injury: Cases and treatment. Sports Med 7:263, 1989.

35. Whittingham M, Palmer S, Macmillan F: Effects of taping on pain and function in patellofemoral pain syndrome: A randomized controlled trial. J Orthop Sports Phys Ther 34(9):504-510, 2004.

36. Sherman OH, et al: Patellar instability: treatment by arthroscopic electrosurgical lateral release. Arthroscopy 3:152, 1987.

37. Lui HI, Corrier DP, Threlkeld AJ: Circulatory response of digital arteries associated with electrical stimulation of calf muscles in healthy subjects. Phys Ther 67(3):340, 1987.

38. DeLorme TL: Restoration of muscle power by heavy resistance exercise. J Bone Joint Surg 27:645, 1945.

39. Wild JJ, Franklin TD, Woods GW: Patellar pain and quadriceps reha-

bilitation: An EMG study. Am J Sports Med 10:12, 1982.

40. Davies GJ: A compendium of isokinetics in clinical usage and rehabilitation techniques. ed 2, 1984, S&S Publishers.

41. Panni AS, et al: Long-term results of lateral retinacular release. Arthroscopy 21(5):526-531, 2005.

42. Fithian DC, et al: Lateral retinacular release: a survey of the International Patellofemoral Study Group. Arthroscopy 20(5):463-468, 2004.

43. Guzzanti V, et al: Patellofemoral malalignment in adolescents: computerized tomographic assessment with or without quadriceps contraction. Am J Sports Med 22(1):55, 1994.

44. Heckman TP: Conservative vs. postsurgical patellar rehabilitation. In Mangine R, editor: Physical therapy of the knee, New York, 1988, Churchill Livingstone.

45. Hensyl WR: Steadman's pocket medical dictionary. Baltimore, 1987, Williams and Wilkins.

46. Chaix Y, et al: Further evidence for non-monosynaptic group I excitation of motoneurons in the human lower limb. Exp Brain Res 115(1):35, 1997.

47. McMiken DF, Todd-Smith M, Thompson C: Strengthening of human quadriceps muscles by cutaneous electrical stimulation. Scand J Rehabil Med 15(1):25, 1983.

48. Arvidsson I, et al: Reduction of pain inhibition on voluntary muscle activation by epidural analgesia. Orthopedics 9:1415, 1986.

49. Werner S, Knutsson E, Ericksson E: Effect of taping the patella and concentric and eccentric torque and EMG of knee extensor and flexor muscles in patients with patello-femoral pain syndrome. Knee Surg Sports Traumatol Arthrosc 1(3-4):169, 1993.

50. DeAndrade JR, Grant C, Dixon ASJ: Joint distension and reflex muscle inhibition in the knee. J Bone Joint Surg Am 47A:313, 1965.

51. Soo CL, Currier DP, Threlkeld AJ: Augmenting voluntary torque of healthy muscle by optimization of electrical stimulation. Phys Ther 68(3):333, 1988.

52. Hurley MV, et al: Rehabilitation of the quadriceps inhibited due to isolated rupture of the anterior cruciate ligament. J Orthop Rheumatol 5:145, 1992.

53. Johansson J: Role of knee ligaments in proprioception and regulation of muscle stiffness. Electromyography 1:158, 1991.

# 第 24 章

## 半月板切除和半月板修复术

*Morgan L. Fones , George F. Rick. Hatch Ⅲ , Timothy Hartshorn*

虽然半月板修复术在 100 年前就已开展,但直到最近 10~20 年它才不被称为"肌肉的无功能残留部分"[1]。即便在数年前半月板仍被认为在膝关节功能中作用很小,所以半月板切除术仍理所当然地被认为是标准常规。Fairbanks[2]引起了人们对半月板切除术后关节退行性变发生率的关注,开启了研究这一鲜为人知的结构的解剖与功能的新纪元。研究者们迫切地对半月板在负荷传递和关节营养方面的作用进行研究,骨科研究风向标很快地指向了寻找新方法来保留损伤的半月板。

随着关节镜技术的出现,半月板部分切除术迅速替代半月板全切术,同时对撕裂的半月板的愈合能力的研究也在深入。通过这些努力,半月板修复术已然成为了一项成功的技术。最终,人们已广泛认识到完整的半月板对于膝关节功能至关重要,并且将半月板损伤的治疗原则规定为尽量通过部分切除或修复的方法保留半月板,而非将半月板完全切除。

### 手术适应证与注意事项

评估半月板撕裂是否适合修复时,医师必须考虑以下因素:患者年龄,损伤时间,损伤类型、部位、撕裂长度(半月板血供位于其外缘 10%~25% 的区域),以及相关韧带损伤情况[3]。半月板修复最适宜年轻的、急性周围型纵型撕裂,撕裂长度为 1~2cm,及合并前交叉韧带(anterior cruciate ligament,ACL)损伤需要重建的患者。半月板损伤修复和 ACL 重建同时手术的成功率高达 90%,而单纯半月板修复的成功率为 75%[4]。内侧半月板较外侧半月板更适合修复。Shelbourne 和 Dersam[5]进行了外侧半月板

损伤后部分切除的修复术,此手术采用由内向外(inside-outside)修复法,同时进行半月板修复术合并 ACL 重建。结果发现,虽然两组治疗评分无显著差异(International Knee Documentation Committee grade),但半月板部分切除组术后疼痛更加明显[5]。Shelbourne 和 Heinrich[6]同时发现,对于一些特定的外侧半月板损伤,单纯使用创面新鲜化或不进行特别处理便可成功愈合。Noyes 和 Barber-Westin[4,7]对不同年龄组患者半月板修复术后恢复情况进行了比较,术中使用内外技术对半月板进行了修复,大部分病例同时进行了 ACL 重建,术后结果显示,87% 的 40 岁以上患者和 75% 的 20 岁以下的患者术后无内侧间室综合征出现;此外,同时进行 ACL 重建的半月板修复效果显著提高,相对于撕裂类型(退行性和非退行性)[8]而言,年龄并非同等重要因素。现如今,医师观点倾向于根据患者目前及未来活动水平,尽可能保留半月板。更多关于观察长期预后及对半月板修复指征深度分类的研究正在进行中[9]。除这些考量外,出现了一些关于考虑半月板修复相关适应证的共识。

MRI 虽可显示半月板损伤的部位,但术前很难确定半月板是否需要修复,因此,关节镜医生需做好在任何一种膝关节镜术中同时进行半月板修复的准备。

目前有四种半月板修复技术:
1. 开放式半月板修复术
2. 关节镜下由内向外修复术
3. 关节镜下由外到内修复术
4. 关节镜下全内修复术

以上每种方法各有优缺点,医师可根据自己擅长的技术进行操作。

## 手术过程

### 开放式半月板修复术

开放式半月板修复术（图 24-1）是最早的半月板修复技术，由 Ken DeHaven 医生普及[10]。该技术有较好的成功率记载，甚至在 1 年后的随访亦然[11]。开放式半月板修复术最适合靠近半月板周围型撕裂。DeHaven 建议术前常规进行关节镜评估，移除关节镜后，准备手术，予纵行切口，暴露半月板边缘及其与关节囊附着部，做垂直修复，针距 3~4mm，分层闭合切口。长期随访表明，该手术方法的成功率为 70%~79%[12-14]。

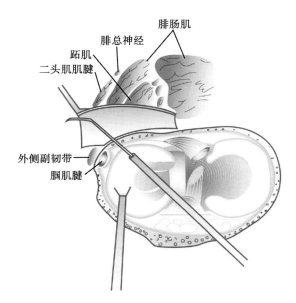

图 24-1 半月板修复（引自 Noyes FR，Barber-Westin SD：Meniscus tears：diagnosis，repair techniques，clinical outcomes. In Noyes FR，Barber-Westin SD，editors：Noyes' knee disorders：surgery，rehabilitation，clinical outcomes，Philadelphia，2009，Saunders. ）

标注：腓肠肌、腓总神经、跖肌、二头肌肌腱、外侧副韧带、腘肌腱

### 由内向外（Inside-Out）半月板修复术

20 世纪 80 年代早期 Henning[15]医师提出由内向外修复术，是应用最广的半月板修复技术。术中使用细长的空心套管定位，进行垂直或水平修复。镜下明确半月板撕裂部位后，用半月板锉使创面新鲜化，可为半月板愈合提供一个更好的生物环境。在关节后侧做小切口至关节囊，镜下用特制的 Keith 长针引出缝线。助手在抓住缝合针的同时需用拉钩保护腘窝结构。全部缝合完毕后，医生在关节囊外进

行打结。该手术的成功率为 75%~88%[14,16]。

### 由外向内半月板修复术

由外向内修复术使用 18 号腰穿针自关节外向关节内穿过半月板撕裂部位，再用可吸收 Poly 线经腰穿针穿入到关节内[17]，线头端打 mulberry 结。最后将缝线固定于关节囊外；单独的小切口用来进行每一处缝合。Morgan[18]等报道该方法的成功率为 84%，失败的原因大多与 ACL 同时缺如有关。

### 全内半月板修复术

全内修复术不需要在关节外另做切口，是真正的全关节镜下技术。此技术由于无须在关节外另作切口，减少了神经血管结构损伤，缩短了手术时间[14]，所以广受应用。成功率高达 90%[14,19]。

全内修复可使用缝线或可吸收"镖头"[20]。修复时需使用特制的钩状空心套管将线引过撕裂部位两侧，然后镜下使用缝线器打结。

可吸收"镖头"用特制的套管穿过半月板损伤部位，外科医师处理半月板撕裂部位表面后，将撕裂减小，并且使用套管固定。用薄的切头穿过半月板损伤部位，建立通路，然后将可吸收"镖头"插入上述套管，修复撕裂。"镖头"一般在术后 8~12 周被完全吸收。

## 康复治疗指南

有关半月板修复术后康复方案及远期疗效的研究数量有限。临床方案常随着负重程度，制动时间，对关节活动度（range of motion，ROM）的控制以及对回归赛场或工作时间的不同而变化。最新研究表明，加速康复治疗方案的成功率与保守康复治疗的成功率相似。这些研究发现传统康复治疗与加速康复治疗的修复成功率与失败率之间无显著差异。加速康复治疗方案的标志是：早期完全负重，无限制的关节活动度，以及旋转运动[21-23]。近来有研究表明，动态负重可以促进半月板在炎症环境下修复[24]。

在康复治疗方案开始前，必须提前考虑到几个影响康复进展速度的重要因素。撕裂的大小、修复固定技术、缝合材料、缝合线数量以及半月板修复部位，都会影响术后早期对负重的耐受力、关节活动度以及对训练的限制。在康复治疗方案开始前还需考

虑的其他因素有:负重关节或髌股关节的退行性病变,髌骨功能障碍史,合并损伤,可能存在的关节松弛(如前交叉韧带(ACL)缺如或者重建,内侧副韧带损伤),以及严重的近端或远端运动链功能障碍对膝关节力线与力量的改变。这些损伤未必提示预后不良,但仍需纳入调整措施去调节这些病变的影响。Barber 和 Click[21] 评估了 65 位参与半月板修复术后加速康复方案的患者,其中,同时并存 ACL 重建术的患者半月板愈合率为 92%,相比之下,ACL 功能障碍患者的半月板愈合率为 67%,单纯半月板病变患者的愈合率也是 67%。

对膝关节和半月板生物力学临床应用的理解,可帮助治疗师进行康复进程。整个康复团队每位成员之间的沟通对于成功的康复预后至关重要,包括医师、治疗师、患者、家属及训练员。最重要的是,半月板修复术后康复必须因人制宜。

康复过程可以分成三个阶段:初期、中期、晚期。这些阶段可能会相互重叠,应基于患者及功能变化,而非简单通过时间来划分。

康复方案的初期应该强调减轻术后炎症反应、重获 ROM、鼓励早期患者可耐受负重活动。在康复后期增加运动强度。闭链运动可以通过不同体位、简单的线性运动到复杂多方向运动、多维运动来进阶。治疗的最终阶段目标应直接为回归正常活动(运动或工作)。

康复持续时间因患者而异。若考虑患者就诊次数,那么治疗量应该平均分配到康复治疗的各个阶段。如果早期肿胀和疼痛控制理想且 ROM 有进展,无并发症出现,则可以减少康复治疗量。

## 术前康复

理想状态下,患者应接受术前康复,包括一个简要记录身体基本数据及发现可能隐藏的生物力学缺陷的临床评估。评估形式包括 Maitland 列出的主观病史内容[25]及记录患者基线水平的客观数据。整个下肢(lower extremity,LE)作为一个功能单元评估,记录髋关节、膝关节、踝关节和足的力量以及 ROM。同时评估足的力学,来找到任何可能导致胫骨在额状面或横断面上过度活动的生物力学异常。如,扁平足可导致胫骨内旋,导致膝关节在横断面上出现过多的摩擦力。此外,需评估髋关节外展及外旋肌力,防止股骨远端过度内收和内旋。术

后应随着每一次负重的增加进行再次评估,同时测量膝关节周径。其余的术前康复应包括指导正确使用拐杖、重视 ROM 的宣教(足跟滑动,维持 30 秒,重复 10 次)、栓塞运动指导(踝泵,维持 30 秒,重复 10 次),以及通过等长收缩形式来进行 LE 肌力训练的指导(股四头肌等长、腘绳肌等长及股四头肌、腘绳肌协同收缩,上述三个训练都应维持 10 秒,重复 10~20 次),髋关节主动关节活动度(active range of motion,AROM)(内收肌、外展肌、外旋肌群收缩,重复 10~20 次)。冷疗并抬高(15~30 分钟)及加压包扎应运用于术后疼痛肿胀的管理中。可以根据各诊所及治疗师的偏好来决定是否对患者使用电刺激。同时应对患者适当进行日常生活活动指导,如洗澡、穿衣等。在接受术后早期物理治疗评估前,患者都要进行每天 3 次的家庭训练。

## 阶段 I(初期)

**时间:**术后 1~4 周
**目标:**管理疼痛和肿胀,增加 ROM 和肌力,增加负重训练以及防止关节表面过度的负载或压力(表 24-1)

患者一般在术后 4~7 天接受物理治疗,可能会主诉轻到中度疼痛、肿胀、平衡功能受损、负重耐受力下降。此阶段患者可能会使用止痛药物。

一般来说,半月板部分或完全切除的患者可在术后立即进行可耐受负重。但是修复术后的患者在 2~6 周往往需使用拐杖进行无负重(non-weight bearing,NWB)或者部分负重(partial weight bearing,PWB)练习。Noyes 建议复杂的半月板无血管区撕裂的患者进行 4 周的 PWB,而放射性撕裂的患者患者则需进行长达 6 周的足尖点地式负重[26]。胫股关节的负载会使半月板产生圆周压力(也被称为环向应力),从而可能会导致放射性撕裂缘分离[27]。根据医生的偏好,患者可能会在术后穿戴膝关节铰链式支具,它可以在一个特定的角度静态锁定 7~10 天,或者为了术后即刻开始 ROM 而设定在一个特定的范围内。在"红-红区"的半月板修复以及更大范围的半月板周围型修复,膝关节支具在 90° 固定 14 天。"白区"修复术后,支具固定于 20°~70°。在伤口愈合正常的情况下,7~10 天后,膝伸展角度增加到 0°,屈曲角度达到 90°。

表 24-1　半月板修复术

| 康复阶段 | 过渡到此阶段的标准 | 预期的损伤以及功能受限 | 干预 | 目标 | 原理 |
|---|---|---|---|---|---|
| 阶段 I<br>术后 1~4 周 | 术后 | • 轻至中度疼痛<br>• 外周修复：2 周部分负重，3~4 周耐受负重<br>• 复杂性撕裂：6 周部分负重达，7~8 周可耐受<br>• 肌力下降<br>• 少量到中等程度的渗出<br>• 关节活动度减小 | • 冷冻疗法，冷热交替，ES<br>• PROM-牵伸腘绳肌，小腿三头肌<br>• 靠墙滑动或被动足跟滑动（见图 24-2）<br>• 等长-协同收缩股四头肌和腘绳肌（取决于损伤部位），股四头肌组，髋内收肌组，腘绳肌组，抗阻训练<br>• 四象限训练方案，耐受内的远端增加重量<br>• 弹力带训练<br>• 步态训练<br>• 低阻，中速固定自行车<br>• 水中运动治疗；闭链活动（开始于此阶段末期，只适用于外周撕裂）<br>• 蹬腿机<br>• 半蹲<br>• 提踵<br>• 膝完全伸直站立伴橡皮管 | • 管理疼痛和肿胀<br>• 膝关节 ROM 0°~120°<br>• 增加肌力和肌耐力<br>• 在愈合和负重限制内的步态正常化 | • 减轻疼痛和最小化肿胀<br>• 防止 ROM 并发症<br>• 协助恢复关节力学<br>• 促进神经肌肉控制恢复<br>• 最小化失用性肌萎缩<br>• 在保护修复部位的同时强化膝周肌群<br>• 增强肌耐力<br>• 在训练中，运用水的特性<br>• 功能性强化 |

ES. 电刺激（electrical simulation）；PROM. 被动关节活动度（passive range of motion）；ROM. 关节活动度（range of motion）

患者术后第一次就诊时，物理治疗师会对患者进行全面评估，收集新的客观数据并且回顾、更新之前的主观评估数据[25]。需要在术后回顾的主观数据包括：用药情况、睡眠模式、休息和活动时的疼痛程度、刺激和缓解因素。除此之外，治疗师应该查看外科手术医生对修复程度及性质的描述以及因患者而异的术后指导。在初次就诊时，应设定康复治疗目标及预后。

更新后的客观数据及临床数据应包括：外形观察、步态评估、ROM 测量、肌力评估、触诊、围度测量（已在术前第一次初诊部分描述）。视诊应该集中在股四头肌和腓肠肌等易出现肌肉萎缩的部位，手术切口愈合情况，膝关节及下肢远端肿胀情况。步态评估应选择适当的力学方式并在负重耐受范围内进行，取决于患者负重活动的状态或耐受力，如果患者还处于零负重或部分负重状态，评估就要简化，主要关注患者的安全，矫正力线（使用拐杖），并且对负重的限制进行讨论。如果患者无负重限制且具有

较好的步行耐受力，则可进行详尽的步态分析。患者在步态的每一时相中，都能使用正确的力学方法进行转移是非常重要的，也是应该评估的。医师及治疗师需采取补救措施来减轻愈合结构潜在的不利负荷。特别需要提醒患者在站立相时避免髋关节外旋，因为这会导致膝关节及踝足承载异常压力。治疗初期，在拥有一定的肌力、ROM 及正常力学步态之前，患者应持续使用拐杖。此康复阶段需要继续评估足的动静态功能（与正常的步态力学相关）。必须纠正功能障碍来降低可能会对半月板的修复存在影响的异常张力或压力。

应当评估髋关节肌肉系统、腘绳肌及腓肠肌-比目鱼肌复合体弹性，以及髌股关节，包括髌骨滑行轨迹及滑动情况，特别是患者既往或目前存在髌骨症状。关节松动术或髌股关节贴扎可能有助于缓解这些症状[28]。评估双侧下肢所有主要的肌群来检查肌肉能力。除此之外，当进行股四头肌等长收缩或直腿抬高（straight leg raise，SLR）时，对股四头肌的视

诊和触诊可帮助临床人员了解患者是否有能力确保自己在直立位姿势的安全。也应评估剩余的下肢肌肉是否无力，以使治疗师能够识别出任何会改变闭链运动正常生物力学从而增加半月板修复部位的张力及压力的可能。

膝关节周径的测量目前还没有设立标准的方法。再次评估患者状况时，小组成员在患者护理方面的一致性很重要。在某组特定肌群中，测量周径并不能用来诊断肌肉无力或萎缩。周径测量的是该区域下所有肌肉和关节结构的围径，特别是在双侧对比时测量的区域，包括髌骨中部、膝上5cm、10cm以及膝下5cm、10cm。

临床评估完成后开始治疗（见表24-1）。初期治疗目标是：减轻疼痛、管理肿胀、恢复ROM、增加肌力及耐力，以及在愈合情况及负重条件限制下使步态正常化。

### 疼痛及肿胀管理

在评估时，可能发现轻、中度渗出。可以使用冷疗、冷热交替及电刺激等物理治疗来减轻疼痛和肿胀[29-31]。就如在术前管理部分讨论的那样，家中使用冷疗、加压包扎及抬高的指导，在术后即开始用来管理疼痛和肿胀。家中使用冷疗的重要性已经不需要

过度强调了。Lessard及其同事研究发现[30]，在半月板切除术后使用冷疗组与没有使用冷疗组之间存在显著的统计学差异，患者主诉McGill疼痛问卷疼痛评级下降，药物服用量减少，训练依从性提高以及负重状态获得改善。

### 膝关节活动度及灵活度

恢复ROM对患者重获先前功能水平来说至关重要。尤其在初次评估时，患者表现出伸膝丢失5°～10°，屈曲ROM多在70°～90°。当反复多次活动关节后，患者经常在活动度末端表现出抵抗感。半月板修复术后患者获得全ROM所需时间大于关节镜下半月板部分切除术后患者。尽管早期恢复ROM对于关节功能正常化来说很重要，但也需要警惕半月板修复部位的愈合过程，特别是全周围型修复。

**任何用来增加关节活动度的训练都不应该强迫患者进行，因为这会存在施压于正在愈合的修复部位的风险。**靠墙下蹲、坐位被动屈膝或被动滑动足跟（图24-2）可增加膝关节屈曲。关节活动度训练需要在患者的疼痛耐受范围内进行，维持至少30秒，重复次数视患者的耐受能力而定（一般是5～10次）。作为家庭训练方案的部分，关节活动度训练可以每天重复3～5次。

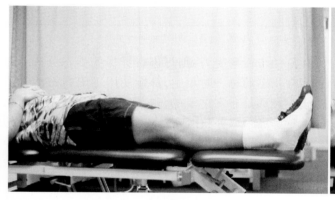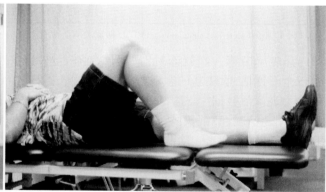

**图24-2**　滑动足跟。患者仰卧向床尾滑动患侧足跟，保持膝在一个直线平面上，应避免任何可能的髋关节或者胫骨旋转

在这个阶段可以开始进行患者耐受范围内适度的灵活度改善训练，在此过程中，患者应避免使膝屈曲和旋转的动作。患者应该进行缓慢静态的牵伸，避免具有高速冲击性的运动，以保持对下肢的控制和最小化对愈合中的修复部位的影响[32,33]。此阶段特别应进行腘绳肌和小腿三头肌的灵活度训练。牵伸应该至少保持30秒且重复5次，每天3组。牵伸从本质上来说应该是持续和被动的，患者和（或）治疗师需控制膝关节活动，避免高速冲击性牵伸造成

的潜在并发症[34]。腘绳肌群可以在仰卧位进行被动牵伸，可用毛巾协助抬下肢（图24-3）。在康复的早期阶段，小腿三头肌可以通过毛巾和皮带牵伸。当患者口述膝关节活动度增加时，可以过渡到牵伸髋周肌群及股四头肌。膝关节需要置于一个相对中立位，以避免半月板损伤部位的任何旋转或压缩力。当患者负重耐受增加后，可以开始站立时的小腿三头肌牵伸。

**保持足的中立位非常重要，这可以避免任何由**

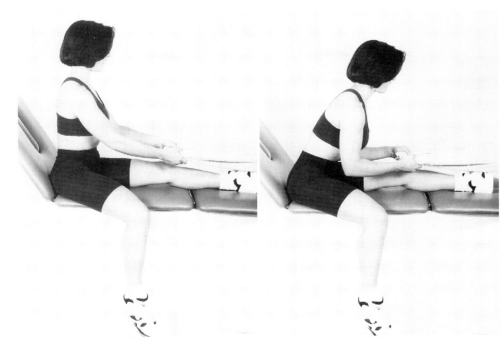

图 24-3　腘绳肌牵伸。患者处于坐位,通过髋关节向前倾,应避免腰椎屈曲

足旋前或旋后引起的胫骨旋转,减少可能会增加半月板修复部位的压力及张力。

患者手术侧膝关节存在屈曲或伸直限制时,需要进行髌骨手法松动(图 24-4)以及在家中进行激进的长时间静态牵伸。髌骨松动对于能否达到全膝关节活动度至关重要,应从上方、下方、内侧、外侧进行。除此之外,患者在指导下进行更长时间的灵活性牵伸。对于屈曲挛缩,可以通过在足踝垫毛巾卷,膝关节可降至完全伸直位,然后于膝关节上方放置一个 5~10 磅的重物,维持 10 分钟,每天进行 6~8次。屈曲训练可以在坐位下进行,通过对侧腿施加

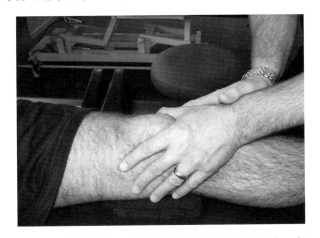

图 24-4　松动髌骨。如果早期有关节活动度问题,一般需要强力的 Maitland 4 级松动手法

负荷。其他方式有:使用滚压椅、仰卧滑墙或牵伸股四头肌。

**肌力训练**

早期的肌力训练应在患者耐受范围内从开链位置开始。闭链肌力训练能否开始,这取决于患者的负重状态以及耐受力。*密切观察所有肌力训练,以防可能出现的负反应及肿胀或疼痛加重。*

必须强调恢复股四头肌功能,以使潜在的髌股关节功能障碍最小化,所以需进行下肢所有肌肉的力量训练。等长训练应保持 10 秒,重复 10~20 次。在患者耐受范围内,可以进行股四头肌等长收缩。如果患者不能做完全伸膝或当完全伸膝时膝关节区域出现疼痛,就可能需要于膝后方放置一小块毛巾。指导患者收缩股四头肌,并且同时伸展髋关节,在耐受范围内伸直膝关节。此训练亦可恢复伸膝。当伸膝角度增加或疼痛减轻时,应去掉毛巾。内收肌的等长收缩可以单独进行,也可以和股四头肌肌群共同进行。

可以进行腘绳肌等长收缩训练;应从次最大级水平开始,需根据患者的耐受力和反应来逐渐增加强度。

**在康复早期应注意腘绳肌训练,尤其是在较大的外周边缘或半月板后角修复术后。**

主动屈膝会向后拉动内外侧半月板。因为外侧半月板附着得更松弛，来自腘绳肌的拉力可使其向后移动达1cm。由于关节囊后方的附着或受邻近的半膜肌附着点的影响，内侧半月板仅移动几毫米[3]。股四头肌和腘绳肌的协同等长收缩可在最开始的2~4周用于上述半月板修复术后患者，以促进半月板充分愈合[36]。

如果患者可耐受关节终末端伸直运动，则可加入股四头肌短弧训练。增加阻力时需小心，治疗师需时刻记住，股四头肌通过半月板髌骨韧带将半月板向前拉动，并且在伸膝时，股骨髁会在半月板上产生前后向压力[28]。另一个有效的股四头肌开链训练是：在坐位下助动进行90°~30°伸膝。如患者可充分控制下肢和股四头肌，则可开始进行完全伸膝状态下"四象限"开链直腿抬高（四象限：屈髋、外展、内收、伸展）。"四象限"训练是一系列的开链训练，维持10秒，重复10~20次：

1. 仰卧位直腿抬高
2. 侧卧位髋外展
3. 侧卧位髋内收
4. 俯卧位伸髋

根据患者体征及症状循序渐进地训练。可在患者耐受范围内，于末端施加阻力。根据患者症状及体征，可运用 DeLorme 肌力进展训练方案[37]来逐渐增加阻力。

患者的负重状态及耐受能力可能会限制远端肌力训练。可使用弹力带来辅助踝关节进行肌力训练，每组重复10~20次，共3组。踝关节的背屈、跖屈、内翻、外翻运动以及髋关节的本体感觉神经肌肉促进技术（proprioceptive neuromuscular facilitation，PNF）模式（伴伸膝）可在患者耐受范围内进行。由于在其他愈合胶原结构的作用下，控制张力和压力负载可帮助瘢痕形成、血管再生[38]。训练的逐渐进阶及再评估都很重要。

当开始任一闭链运动时，患者须保持膝关节和下肢处于中立位。在正常步态中，膝关节上的压力可能会达到正常体重的2~3倍。半月板承担40%~60%的重量。膝关节成角运动或旋转运动的变化可使通过半月板的压力增加25%~50%。足的力学变化可造成膝关节成角或旋转，从而导致内翻或外翻，这可能会显著影响半月板上的压力及张力，可能会对修复部位造成影响。因此，一些医生推荐这个阶段的闭链活动，仅用于外周型撕裂的患者，

对于复杂性患者，需要等到阶段Ⅱ（5~11周）[39]（表24-2）。

部分负重，通过蹬腿或斜蹲机完成的闭链动作，微蹲及提踵练习可以在此阶段后期加入。可以增加站立位使用弹力管进行终末端伸膝训练，来增加股四头肌肌力及对完全负重的控制。

水疗，在初期进行到第3~4周时，是一个附加的治疗选择，尤其当患者负重受限或因为疼痛不能耐受传统治疗时[40]。

### 平衡和本体感觉训练

当患者达到部分负重，可以开始进行平衡和本体感觉训练。训练中可使用拐杖进行辅助。最初，患者开始进行矢状面和额状面上的可耐受体重下的摆动。前后平衡训练也可在部分负重阶段开始。步态训练中设立如水杯这样的小障碍，可促使患者达到良好的站立相稳定，健侧和患侧下肢之间的对称性，提高本体感觉。一些患者可能会进展到单腿平衡训练，膝关节保持屈曲20°~30°。根据需要，可以加入不同类型的支撑面。

### 调整训练

调整训练方案可以利用上肢测力计在术后2~4周开始。当膝屈曲活动度达110°左右，可开始进行低阻、中速功率自行车训练。如果因修复位置的原因需要最小化腘绳肌活动，可以选择使用夹趾器。训练的进展取决于患者对功率自行车的耐受程度。初始阶段自行车的目标主要是增加肌耐力。

治疗初期阶段的并发症包括：持续疼痛和肿胀、关节纤维化、膝眼部位的粘连、髌腱炎以及髌股关节痛。调整训练、使用物理治疗、冷热交替冷疗以及电刺激有助于减轻疼痛和肿胀。在远端脂肪垫附近的膝眼处的粘连可造成疼痛，从而导致屈膝和主动伸膝受限。超声或超声药物渗透疗法，辅以切口部位的软组织松动，有助于减轻髌骨远端症状。髌股关节的力学评估（主动和被动）应不断进行。髌股关节贴扎应用于控制疼痛和功能障碍[41]。

关节活动度在治疗初期逐渐增加，在治疗末期接近全范围。如果关节非手术治疗无效，可使用被动及动态的夹板固定来提高关节活动度。**开始强力牵伸或者膝关节松动前应该与患者及医生进行讨论**。治疗师在尝试增加活动度（尤其膝关节屈曲）时，应该了解患者的膝关节症状、疼痛及肿胀情况。

表 24-2　半月板修复

| | 术后周数 | | | | | 术后月数 | | | |
|---|---|---|---|---|---|---|---|---|---|
| | 1~2 | 3~4 | 5~6 | 7~8 | 9~12 | 4 | 5 | 6 | 7~12 |
| 膝托:长腿术后 | C,T | C,T | C,T | | | | | | |
| **关节活动度最低目标** | | | | | | | | | |
| 0°~90° | X | | | | | | | | |
| 0°~120° | | X | | | | | | | |
| 0°~135° | | | X | | | | | | |
| **负重** | | | | | | | | | |
| 足尖触地至 1/2 体重 | P | | | | | | | | |
| 3/4 至全体重 | | P | | | | | | | |
| 足尖触地至 1/4 体重 | C,T | | | | | | | | |
| 1/2~3/4 体重 | | C,T | C | | | | | | |
| 全部体重 | | | T | C | | | | | |
| 髌骨运动 | X | X | X | | | | | | |
| **牵伸** | | | | | | | | | |
| 腘绳肌,腓肠肌,比目鱼肌,髂胫束,股四头肌 | X | X | X | X | X | X | X | X | X |
| **强化** | | | | | | | | | |
| 股四头肌等长收缩,直腿抬高,主动膝伸展 | X | X | X | X | X | X | X | X | X |
| 负重:步态再训练,足尖抬起,靠墙坐,微蹲 | | P | C | X | X | X | X | X | |
| 膝屈曲腘绳肌(90°) | | | P | C | X | X | X | X | X |
| 膝伸展股四头肌(90°~30°) | | | X | X | X | X | X | X | X |
| 髋外展-内收,多髋 | | | X | X | X | X | X | X | X |
| 蹬腿(70°~10°) | | | P | P | X | X | X | X | X |
| **平衡/本体感觉训练** | | | | | | | | | |
| 转移体重,微型弹簧垫,BAPS,KAT,增强式训练 | | P | X | X | X | X | X | X | |
| **训练** | | | | | | | | | |
| UBE | X | X | X | | | | | | |
| 自行车(固定) | | | X | X | X | X | X | X | X |
| 水中方案 | | | | X | X | X | X | X | X |
| 游泳(踢) | | | | | P,C | X | X | X | X |
| 步行 | | | | | X | X | X | X | X |
| 爬楼梯机器 | | | | | P,C | P,C | P,C | P,C | X |
| 滑雪机 | | | | | P,C | P | P | C | X |
| 跑步:直线* | | | | | | P | P | C | X |
| 采伐:侧向 Carioca,数字 8s* | | | | | | | P | P | X |
| 全部运动 | | | | | | | P | P | X |

　　BAPS. Biomechanical ankle platform system 生物力学踝平台系统(Camp,Jackson,Mich);C. 复杂半月板修复延伸至中央三分之一区域;KAT. kinesthetic Awareness trainer 运动感觉意识训练(Breg,Inc,Vista,Calif);P. 外周型半月板修复术;T. 移植;UBE. Upper body ergometer 躯体上部测力计;X. 所有类型的半月板修复与移植

　　* 恢复跑步,采伐,以及全运动是基于多重标准的。应该建议有明显关节软骨损伤的患者只恢复些轻娱乐活动

除此之外,治疗师应能知道并且认识到半月板损伤的体征和症状。这包括:持续的关节渗出物、关节线疼痛、膝关节绞索或打软腿(与下肢或者股四头肌力量下降导致的屈曲或无力相比对)。

如果训练的调整或者物理治疗的使用并没有改善患者的症状和客观的结果,或如果患者表现出典型的半月板撕裂症状,那么就需要将患者转诊至医生。

## 阶段 II(中期)

**时间:**术后 5~11 周

**目标:**达到全关节活动度,90%~100% 的肌力,进阶到功能性活动,健身方案(表 24-3)

决定是否进阶到康复中期是取决于客观的结果而非时间跨度。这个阶段一般开始于术后 4~6 周,一部分是基于患者体征和症状的改善,亦因该阶段有了足够的时间使修复后的半月板充分愈合。这个阶段一直持续到患者准备重返运动项目(通常到术后 12 周)。疼痛和肿胀应该在这个阶段开始前达到最小化且易被控制,ROM 应该达到全范围。但是,如果患者在 ROM 终末端有不适,那么其屈膝要稍作限制。除非患者进行了复杂的或无血管区半月板撕裂术后接受非手术治疗,他们应该可以在无疼痛和肿胀的情况下完全负重。患者应表现出正常的步态力学,对下肢肌肉的良好控制应在活动进阶前掌握。中期的目标是使肌肉力量、ROM、步态及耐力正常化,也包括使患者进阶到功能性活动。在这个阶段,需要的话,肌肉的灵活性训练也要继续。可以开始牵伸股四头肌和髂腰肌以增加屈膝和伸髋。在耐受范围内,应继续和进阶肌力训练。腘绳肌肌力(通过等张训练)可以在这个阶段进阶。进展主要基于 DeLorme 原则[37]。取决于患者的耐受能力,阻力逐渐施加于腘绳肌组。

在这个阶段的康复中,可以进阶闭链活动训练。训练应该先从简单的线性运动逐渐过渡到复杂多方向运动。患者在指导下进行 3 组活动,每组重复10~30 次。在进展到复杂多方向运动之前,患者进行单一线性活动时,必须具备足够的下肢控制机制且无不良反应(疼痛和肿胀)。在功能性进阶康复方案中,可以使用变化的时间、重复次数、ROM 以及阻力。可以进行全负重提踵、侧向上下台阶、靠墙下蹲、使用弹力管微蹲以及半弓步。在初期,应该限制ROM,将大部分的训练控制在 0°~90°。

表 24-3　半月板修复术

| 康复阶段 | 过渡到此阶段的标准 | 预期的损伤以及功能受限 | 干预 | 目标 | 原理 |
|---|---|---|---|---|---|
| 阶段 II<br>术后<br>5~11 周 | • 4~6 周最小化疼痛肿胀使得足够的痊愈<br>• 外周性撕裂开始完全负重;复杂型的开始于 7~8 周<br>• 正常步态力学<br>• 良好的下肢肌肉控制 | • 肌力下降<br>• 微量渗出<br>• ROM 下降(屈曲) | • 继续阶段 I 中概述的训练<br>• 抗阻训练:<br>• 等张-腘绳肌<br>• 等速-次级多范围等速方案<br>• 闭链运动(现在复杂型撕裂患者也可以开始),提踵,侧向上下台阶,向前上下踏步,靠墙蹲,膝关节屈曲于 45°~60°,微蹲,半弓步,过渡到膝关节屈曲 ROM<br>• 平衡、本体感觉训练:转移体重,微型弹簧垫,BAPS,BBS,平衡板<br>• 弹力管活动,T kicks(图 24-5)<br>• 在 9 周时可以开始固定自行车训练,水中方案,游泳,踏楼梯机器,滑雪机(复杂性撕裂患者需要等至 5~6 个月后开始),或跑步机 | • 全 ROM<br>• 90%~100% LE 肌力<br>• 正常步态以及能耐受站立<br>• 进展至功能性活动<br>• 使患者准备出院 | • 恢复膝关节和 LE 功能<br>• 增强肌力<br>• 运用训练原则的特异性使患者恢复损伤前功能性活动水平<br>• 提高关节本体感觉以及神经肌肉协调<br>• 强调稳定性、强化患肢<br>• 提高心血管功能 |

BAPS. Biomechanical Ankle Platform System 生物力学踝平台系统(Camp,Jackson,Mich);BBS. Biodex Balance system,Biodex 平衡系统(Shirely,NY);LE. lower extremity,下肢;ROM. range of motion,关节活动度

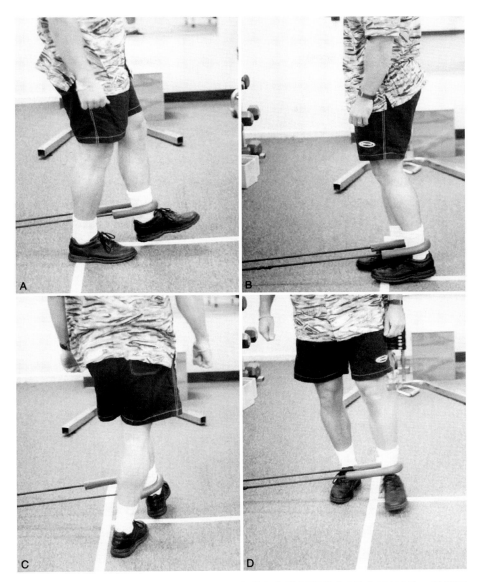

图 24-5　T-Kicks。此训练在站立位进行,弹力带包绕健侧踝关节(足离开地面)。健侧下肢屈曲(A),伸展(B),内收(C),外展(D)。强调保持良好的下肢力线并防止胫骨旋转

　　应该不断地进行再评估,在进展到任何训练方案之前,都必须强调患者对于特定活动的耐受力。在康复训练中期,可以加入平衡和协调训练。训练从双侧开始,逐渐过渡到患者可够耐受的单侧活动。可以使用平衡板、蹦床及弹力带。单侧下肢平衡及控制训练可以使用弹力管进行"T"字踢腿(图 24-5)。弹力带绑在健侧肢体远端,患侧下肢保持约10°屈膝。患者健侧肢体完成屈、伸、内收、外展及对角平面运动。患者开始时,在每个平面上做 2 组运动,每组重复 10～15 次。患者可能需要平衡支撑。此训练亦可改变弹力管阻力,增加重复次数或者时间(在每个平面上增加到 30 秒),以及改变运动速度(图 24-6)。

　　患者继续自行车训练,根据对训练的反应来调整工作量参数:速度、阻力及维持时间。根据患者的反应和耐受性,也可以增加心血管系统训练(如踏台阶机、越野滑雪机、跑步机)。

　　当患者对负重可耐受力、闭链控制及下肢肌力允许的前提下,此阶段末期可以开始逐渐进行走到跑的训练(详细的渐进跑步训练请参考第 34 章)。在开始跑步训练前,评估足的功能并且做出一些合理的调整,可有助于减少关节或半月板处的异常压力。跑步训练可以从弹簧垫上的慢跑开始,逐渐过渡到在跑步机上跑步。训练的持续进阶取决于患者的耐受力,并且前提是不引起疼痛和肿胀。

　　在此阶段,可开始进行等速肌力训练和耐力训

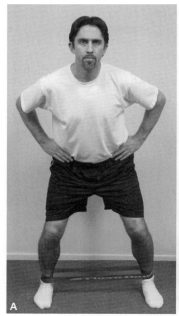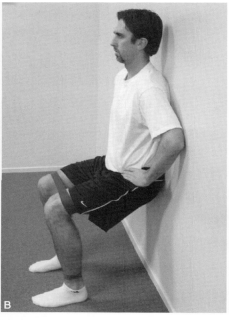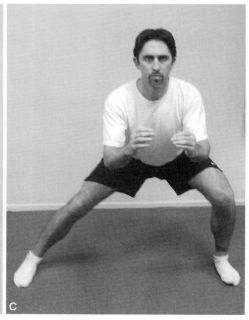

**图24-6**  A. 戴阻力环下向侧面迈步,开始位置是运动站姿。缓慢向侧面迈步15.24～30.48m,避免躯干代偿以及非主导侧下肢的拖拽;B. 戴弹力环靠墙下蹲,在不同的膝屈曲角度进行下蹲,这取决于当时适应证是什么。推荐使用镜子,可使患者发现错误运动模式;C. 额面上弓步,跨步长度和膝屈曲角度的选择基于患者舒适范围内,以及治疗师判断。患者可以在迈步中避免或强调髋关节外旋,这取决于膝关节所需的肌力

练。在等速训练开始前,须确认患者对股四头肌、腘绳肌抗阻肌力训练的耐受能力。可开始一组次最大级多范围训练方案包括:速度为180°/s的较低速组(3组,各15～20秒)和速度为300°/s的较高速组(3组,总计30秒)。根据患者的耐受力及良好反应进阶训练。

**阶段Ⅲ(晚期)**

**时间:**术后12～18周

**目标:**重回赛场或损伤前活动,设定一个继续训练方案(表24-4)

**表24-4  半月板修复术**

| 康复阶段 | 过渡到这个阶段的标准 | 预期的损伤以及功能受限 | 干 预 | 目 标 | 原 理 |
|---|---|---|---|---|---|
| 阶段Ⅲ<br>术后12周至12个月 | • 能够耐受中间阶段的治疗<br>• 全ROM<br>• 正常徒手肌力测试<br>• 在线性及多方向运动中好的闭链控制<br>• 在跑步机上以11.27～12.88km/h速度跑10～15分钟,而没有任何不良反应<br>• 等速肌力达健肢的70% | • 等速肌力和耐力缺损<br>• 全蹲或弓步能力下降<br>• 在更高水平运动中的一般平衡及控制能力 | • 阶段Ⅰ和Ⅱ中训练的继续进展,取决于以往的水平及功能性要求<br>• 对于外周性撕裂患者,4个月时开始直跑,5个月可以采伐,5～6个月全部运动<br>• 对于复杂性撕裂的患者,6个月开始直跑,7～12个月开始采伐,7～12个月全运动<br>• 等速-肌力和肌耐力训练 | • 设立一个继续训练方案<br>• 恢复损伤前水平或使重返赛场<br>• 进行合适的功能性和等速测试作为提示是否可以重返赛场或运动 | • 继续推进肌力和耐力训练<br>• 安全重返功能性活动 |

ROM. range of motion,关节活动度

能否进展到康复治疗的晚期阶段取决于患者是　　否可以耐受中期治疗。此阶段一般于12～18周开

始。应在无痛情况下达到全 ROM。

在患者做全蹲或弓步时要格外小心。此阶段应避免过早进行这些训练活动,应逐渐加入并递增负载直到此阶段末期。主要肌群应具有正常肌力。患者应在单一线性和多方向活动中均表现出对闭链运动的良好控制。此阶段目标是设定一个训练方案,并重回赛场或达到损伤前运动水平。

肌力和耐力训练持续进阶。可通过跑步、敏捷训练及超等长训练来给下肢添加新负载及要求。敏捷训练、短跑及田径跑可以根据之前的运动水平和功能性要求开始。如果患者可在跑步机上以7～12.8km/h的速度跑 10～15 分钟且无任何不良反应,则表明患者可过渡到上述活动。当患者伴有其他膝关节功能紊乱时,若患者等速肌力充足(健侧下肢的 70% 肌力),也可过渡到跑步、敏捷性训练及超等长训练。遗留 10% 或更少的肌力缺失可靠地表明了患者可以重回赛场或参与运动[23]。超等长训练最初设计水中蹲跳,它是旱地跳跃的一种有效代替方式,保持足够的训练强度的同时又限制关节上的负荷[42]。然而,需要

进行其他功能性评估来确保恢复的安全性。更加全面的重返跑步的训练方案请参考第 34 章。

## 居家训练建议

列出的训练方案包括不同阶段。物理治疗师应因人制宜选择需要方案。

## 结论

半月板修复术是一种保护特定类型半月板撕裂的有效技术。其长期结果仍然未知,但目前的文献研究支持对半月板的保护,只要能够避免半月板切除术造成的后遗症如关节软骨退行性变,关节面的扁平化和软骨下骨硬化等。很多技术可用于达到这个目标,并且选择什么样的技术主要在于外科医生的偏好。每个康复方案的设定都必须根据撕裂的特性(大小、位置、修复技术)、科学依据、体征和症状,以及患者的需求而做到因人而异。

## 居家训练建议

**1～2 周**
**此阶段目标**:管理疼痛和肿胀,增加 ROM 和肌力,增加负重活动。
1. 足跟滑动:持续 30 秒,重复 10 次;施加的压力应在患者耐受范围内
2. 踝泵:重复 20～30 次
3. 肌肉等长收缩:股四头肌,腘绳肌(如允许、内收肌和臀肌等长收缩(持续 10 秒,重复 10～20 次)
4. 如有需要,肢体抬高并冷敷可在一天中进行 10～15 分钟
5. 附加压力服或加压包扎可能有所帮助

**3～4 周**
**此阶段目标**:管理疼痛和肿胀,增加 ROM 和肌力,增加负重活动。
1. 仰卧位足跟滑墙或被动足跟滑动,持续 30 秒,重复 10 次;所施压力应在患者耐受范围内
2. 股四头肌和腘绳肌的协同等长收缩,持续 10 秒,重复 10～20 次(取决于修复的部位)
3. 股四头肌、内收肌和腘绳肌等长收缩,持续 10 秒,重复 10～20 次
4. 腘绳肌及小腿三头肌柔韧性训练,牵伸应持续至少 30 秒并重复 5～10 次
5. 四象限训练,2～3 组,每组重复 10 次,在耐受范围内,于肢体远端增加重量
6. 弹力管训练(背屈、跖屈、内翻、外翻及髋关节 PNF 模式,2～3 组,每组重复 10 次
7. 低阻中速功率自行车
8. 家庭水疗(在与胸部等高的水中进行髋、膝、踝的 AROM)

9. 如有需要,肢体继续抬高并冷敷,可在一天中进行 10～15 分钟

**5～11 周**
**此阶段目标**:达到全范围 ROM 及 90%～100% 的肌力,进阶到功能性活动,过渡到健身训练
1. 持续开链训练,四象限训练,短弧股四头肌训练和使用弹力管进行 PNF 模式练习
2. 牵伸腘绳肌、小腿三头肌、股四头肌和髂腰肌,重复 5～10 次,至少持续 30 秒
3. 提踵,2～3 组,每组 10 次;侧向踏台阶及向前上下台阶(每次增加 5cm 高度),2～3 组,每组 10 次;靠墙下蹲,屈膝角度从 45°进阶到 60°,2 组,每组 10 次,维持 10 秒;微蹲、半弓步及增加屈膝 ROM(在耐受范围内使用弹力管或负重增加阻力),2～3 组,每组 10 次,维持 5～10 秒
4. 平衡训练(在耐受范围内由双侧肢体过渡到单侧肢体)-平衡板,弹簧床(从一侧到另一侧和前向后踏步),2 组,每组 1 分钟
5. 弹力管训练,"T"字踢腿,2～3 组,每组 10 次
6. 功率自行车,需基于患者对活动的反应来调整运动量参数,包括速度、阻力及时间
7. 踏台阶机,越野滑雪机或跑步机训练,根据患者的反应和耐受来增加运动负荷

**12～18 周**
**此阶段目标**:回归运动或损伤前活动,设定一个继续训练方案
1. 肌力和肌耐力训练进阶
2. 功能性运动或专业运动训练
3. 敏捷性训练、短跑和跑道跑步

# 临床案例回顾

1 Jonathan,男,52岁,内侧半月板后角由内而外修复术后。在他的术后第一次就诊时,他主诉小腿内部麻木,并延腿部内侧延伸。你会对患者说什么?

患者接受了由内向外的内侧半月板撕裂修复术,所以手术医生可能为了能够打结缝合线而做了一个后中切口。隐神经血管距离这类切口位置平均为22.6mm[43],因此易累及(在后外切口可能会累及腓神经)。这位患者的神经损伤可能是一种神经失用症(神经受到牵拉,但仍然存在连续性),因此,应该可以恢复,但是物理治疗师应该将这些类型的问题反馈给手术医生。

2 Martha,47岁,女,约3周前因半月板复杂性撕裂而接受外侧半月板部分切除术。这是她的第二次就诊,她主诉疼痛、中度膝关节肿胀以及膝AROM受限(30°~70°)。在这一时刻最应该关注的是什么?为什么?

这位患者有30°的伸膝滞后,这是个令人头疼的问题。不能够完全伸膝会影响步态的生物力学机制,并且如果没有及时解决的话,可能会导致永久性的屈曲挛缩。这位患者可能会受益于更强力的牵伸训练,以及动态伸展支具。膝关节疼痛与肿胀可能持续到术后几周,应该对此进行评估,而且这位患者本应该在术后1周或2周内达到膝关节完全伸直。并且,这位患者接受的是部分半月板切除术,而不是半月板修复术,所以这位患者在术后早期阶段出现再次撕裂是极不可能的。

3 Marek,49岁,高尔夫球手,膝外侧半月板后角修复术后3周。你发现他的腘绳肌仍然很弱。什么样的肌力训练是合适的呢?你会在哪个时间点应用俯卧位腘绳肌屈曲?为什么?

用健身球做桥式运动,需要髋关节伸展的同时保持膝关节保持0°~30°的ROM。因此,在伸髋时,臀肌和腘绳肌都起到重要作用,没有任何膝关节主动屈曲。主动屈膝会向后牵拉内外侧半月板。屈膝时腘肌将外侧半月板向后牵拉1cm,这个动作会在损伤后正在修复的组织上施加更多的压力。

4 Silvia,40岁。在半月板撕裂前,她在过去的3年中,出现过两次膝前痛。Silvia在5周前接受了内侧半月板修复术。她锻炼得很好,并且已经进阶。在治疗后,她主诉在大部分训练时,都会伴随着髌骨前下方区域疼痛。Silvia对此感到很忧虑。因为在最近的一次物理治疗后,她差点滑倒。她否认任何膝绞索或卡住的情况。那么她疼痛的原因可能是什么?

Silvia的病史,伴随着疼痛的分布类型,表明的问题是:髌股关节可能处于易激惹状态。半月板的疼痛经常导致患者抱怨关节线附近疼痛。当然,需要进行详细的评估以及报告医生。此案例中,髌股关节是膝前下方疼痛的原因。因此,该患者的髌股关节症状及半月板修复术后问题都需要治疗。对待每一个问题,都需要保持必要的限制措施。在患者的髌股关节症状明显减轻或者消失之后,训练方案的重心应该重新回到针对半月板修复术后问题上,同时也要考虑到髌股关节。

5 Darby,19岁,女,橄榄球运动员,接受了右膝内侧半月板修复术及前交叉韧带重建术。现在术后6周,但是发现从坐到站体位转换时,她的膝盖会有越来越频发的咔哒声。膝关节肿胀增强,她已经感觉到步行和站立变得困难。应该采取什么样的行动?

重新指导其管理肿胀(如抬高患肢、加压、冰敷)。为避免任何有刺激性的负重活动,重新评估她的治疗及家庭训练方案。请医生会诊并进行MRI检查(可以显示修复区域是否撕裂)。复杂性撕裂比单一型撕裂更容易出现失败。

6 Angie,右侧半月板复杂性放射性损伤修复术后7周。你想在修复区域不产生压力的前提下进行额状面负重训练。制订三种形式运动并做出原理阐释。

右下肢绑弹力带进行抗阻侧方跨步训练,这样在内侧副韧带及内侧半月板上不产生外翻应力。额面上的弓步拥有大量优势运动模式,保证屈膝不超过90°。大腿远端添加负荷,完成靠墙下蹲。这需要髋关节外展肌群等长收缩,增强了患者在额状面上的肌力。

7 John,44岁,业余网球运动员,内侧半月板修复术后8周。他无任何明显障碍地快速进阶着他的康复训练。他发现到自己的膝关节突然开始肿胀,他认为这与做庭院劳动有关(如扫落叶、下蹲)。虽然他的膝关节出现肿胀,但是并没有发现捻发音或绞索。他的轻度疼痛症状出现在内侧关节线附近。需要对他的训练方案做出什么样的改变?

下蹲及旋转动作会使他的修复部位情况恶化。应该避免这类动作直至临床表明他能够耐受这样的压力。微蹲或斜坡可以用来仔细控制膝关节上传递到的压力。6 个月内避免旋转动作。John 应当小心半月板再次撕裂的风险,且通过相对的休息、电刺激、冰敷及抬高患肢来管理他的膝关节肿胀。

8　Tammy,45 岁,女,为人活跃。内侧半月板后角放射状撕裂修复术后 2 个月。她膝关节主动 ROM 为 0~120°,目前正开始闭链运动训练以增加股四头肌和腘绳肌肌力。请问她是否能够重回普拉提课堂? 这需要无负重深蹲。治疗师应该告诉她什么?

Tammy 不应在此时重新开始普拉提,这有许多原因。首先,她还没有完成她肌力训练的闭链训练部分,这包括抬足尖、靠墙蹲坐及微蹲。在开始任何形式的剧烈运动之前,她需要先拥有足够的肌力,接着过渡到屈伸膝的开链训练,最后进行平衡及本体感觉训练才可以。其次,她接受的是放射状撕裂的修复术,而对于这种类型撕裂的治疗应更加保守,因为它比纵向和外周性撕裂更难愈合。第三,半月板分担负载比例从完全伸膝时的 50% 增加到屈膝 90° 时的 90%,其中大部分力是传递到半月板后角的。该患者在 4~6 个月,应避免力量型深屈膝活动。

9　Tim,内侧半月板修复术后 3 个月。他的训练进展顺利,除了当他做靠墙下蹲,膝关节屈曲接近 90° 时,会感到膝内侧疼痛。运动分析表明他在做靠墙下蹲时出现了过度的股骨内收和内旋。你的矫正策略是?

Tim 错误的运动模式是最可能导致他修复部位不适的原因。股骨内收和内旋是由于臀肌薄弱引起的,同时包括髋外展肌和外旋肌。因此,基于募集这些肌肉的锻炼对于矫正对线应是最优化的选择。这些锻炼会逐渐进阶到抗阻负重训练。如下蹲的同时,在大腿远端绑弹力管,以促进髋外展肌肉的募集,以及提示患者在深蹲时保持正确姿势。

（岳冰　邹悦 译　陆沈吉　蔡斌 校）

## 参考文献

1. Norkin CC, Levangie PK: Joint structure and function: A comprehensive analysis. Philadelphia, 1992, FA Davis.
2. Fairbanks TJ: Knee joint changes after meniscectomy. J Bone Joint Surg 30B:664, 1948.
3. Arnoczky SP, Warren RF: Microvasculature of the human meniscus. Am J Sports Med 10:90, 1982.
4. Noyes FR, Barber-Westin SD: Arthroscopic repair of meniscal tears extending into the avascular zone in patients younger than twenty years of age. Am J Sports Med 30(4):589-600, 2002.
5. Shelbourne KD, Dersam MD: Comparison of partial meniscectomy versus meniscus repair for bucket-handle lateral meniscus tears in anterior cruciate ligament reconstructed knees. Arthroscopy 20(6):581-585, 2004.
6. Shelbourne KD, Heinrich J: The long-term evaluation of lateral meniscus tears left in situ at the time of anterior cruciate ligament reconstruction. Arthroscopy 20(4):346-351, 2004.
7. Noyes FR, Barber-Westin SD: Arthroscopic repair of meniscus tears extending into the avascular zone with or without anterior cruciate ligament reconstruction in patients 40 years of age and older. Arthroscopy 16(8):822-829, 2000.
8. Shelbourne KD, Carr DR: Meniscal repair compared with meniscectomy for bucket-handle medial meniscus tears in anterior cruciate ligament-reconstructed knees. Am J Sports Med 31(5):718-723, 2003.
9. McCarty EC, Marx RG, DeHaven KE: Meniscus repair: Considerations in treatment and update of clinical results. Clin Orthop Relat Res Sept(402):122-134, 2002.
10. DeHaven KE: Peripheral meniscal repair: An alternative to meniscectomy. J Bone Joint Surg Br 63:463, 1981.
11. DeHaven KE, Stone RC: Meniscal repair. In Sahiaree H, editor: O'Connor's textbook of arthroscopic surgery. Philadelphia, 1983, Lippincott.
12. DeHaven KE, Lohrer WA, Lovelock JE: Long-term results of open meniscal repair. Am J Sports Med 23(5):524-530, 1995.
13. Rockborn P, Gillquist J: Results of open meniscus repair: Long-term follow-up study with a matched uninjured control group. J Bone Joint Surg Br 82(4):494-498, 2000.
14. Rockborn P, Messner K: Long-term results of meniscus repair and meniscectomy: A 13-year functional and radiographic follow-up study. Knee Surg Sports Traumatol Arthrosc 8(1):2-10, 2000.
15. Henning CE: Arthroscopic repair of meniscus tears. Orthopedics 6:1130, 1983.
16. Spindler KP, et al: Prospective comparison of arthroscopic medial meniscal repair technique: Inside-out suture versus entirely arthroscopic arrows. Am J Sports Med 31(6):929-934, 2003.
17. Johnson LL: Diagnostic and surgical arthroscopy. The knee and other joints, ed 2, St Louis, 1981, Mosby.
18. Morgan CD, et al: Arthroscopic meniscal repair evaluated by second-look arthroscopy. Am J Sports Med 19(6):632-637, 1991.
19. Gill SS, Diduch DR: Outcomes after meniscal repair using the meniscus arrow in knees undergoing concurrent anterior cruciate ligament reconstruction. Arthroscopy 18(6):569-577, 2002.
20. Morgan CD: The all "inside" meniscus repair: Technical note. Arthroscopy 7:120, 1991.
21. Barber FA, Click SD: Meniscus repair rehabilitation with concurrent anterior cruciate reconstruction. Arthroscopy 13:433, 1997.
22. Rubman MH, Noyes FR, Barber-Westin SD: Technical considerations in the management of complex meniscus tears. Clin Sports Med 15:511, 1996.
23. Shelbourne KD, et al: Rehabilitation after meniscal repair. Clin Sports Med 15:595, 1996.
24. McNulty AL, et al: Dynamic loading enhances integrative meniscal repair in the presence of interleukin-1. Osteoarthritis Cartilage 18(6):830-838, 2010.
25. Maitland GD: Peripheral manipulation, ed 3, London, 1991, Butterworth-Heinemann.
26. Noyes FR, Barber-Westin SD: Repair of complex and avascular meniscal tears and meniscal transplantation. J Bone Joint Surg Am 92:1012-1029, 2010.

27. Starke C, et al: Meniscal repair. Arthroscopy 25(9):1033-1044, 2009 Sep.

28. McConnell J: The management of chondromalacia patellae: A long term solution. Aust J Physiother 32(4):215, 1986.

29. Cohn BT, Draeger RI, Jackson DW: The effects of cold therapy on post-operative management of pain In patients undergoing anterior cruciate ligament reconstruction. Am J Sports Med 17(3):344, 1989.

30. Lessard LA, et al: The efficacy of cryotherapy following arthroscopic knee surgery. J Orthop Sports Phys Ther 26(1):14, 1997.

31. Whitelaw GP, et al: The use of the Cryo/Cuff versus ice and elastic wrap in the postoperative care of knee arthroscopy patients. Am J Knee Surg 8(1):28, 1995.

32. DeVries HA: Evaluation of static stretching: Procedures for improvement of flexibility. Res Q Exerc Sport 33:222-229, 1962.

33. Kottke FJ, Pavley DJ, Ptakda DA: The rationale for prolonged stretching for corrections of shortening of connective tissue. Arch Phys Med Rehabil 47:345, 1966.

34. Zachazewski JE: Flexibility for sports. In Saunders B, editor: Sports physical therapy, Norwalk, CT, 1990, Appleton & Lange.

35. Bose K, Kanagasuntheram R, Osman MBH: Vastus medialis oblique: An anatomic and physiologic study. Orthopedics 3:880, 1980.

36. Mangine R, Heckman T: The knee. In Saunders B, editor: Sports physical therapy, Norwalk, CT, 1990, Appleton & Lange.

37. DeLorme TL, Watkins A: Progressive resistance exercise. New York, 1951, Appleton-Century.

38. Kvist M, Jarvinen M: Clinical, histological and biomechanical features in repair of muscle and tendon injuries. Int J Sports Med 3:12, 1982.

39. Heckmann TP, Barber-Westin SD, Noyes FR: Meniscal repair and transplantation: Indications, techniques, rehabilitation, and clinical outcome. J Orthop Sports Phys Ther 36(10):795-814, 2006.

40. Tovin BJ, et al: Comparison of the effects of exercise in water and on land on the rehabilitation of patients with intra-articular anterior cruciate ligament reconstruction. Phys Ther 74(8):710, 1994.

41. McConnell J, Fulkerson J: The knee: Patellofemoral and soft tissue injuries. In Zachazewski JE, Magee DJ, Quillen WS, editors: Athletic injuries and rehabilitation, Philadelphia, 1996, Saunders.

42. Colado JC, et al: Two-leg squat jumps in water: an effective alternative to dry land jumps. Int J Sports Med 31(2):118-122, 2010.

43. Pace JL, Wahl CJ: Arthroscopy of the posterior knee compartments: Neurovascular anatomic relationships during arthroscopic transverse capsulotomy. Arthroscopy 26(5):637-642, 2010. Epub 2010 Mar 12.

# 第 25 章

# 自体软骨细胞移植

*Karen Hambly , Kai Mithoefer , Holly J. Silvers , Bert R. Mandelbaum*

自 1994 年 Brittberg 第一次描述至今[1],软骨细胞移植已经在世界范围内施行了超过 15 000 例,许多临床研究也证实了这种技术在关节软骨损伤修复中的有效性[2-12]。随着人们对关节软骨缺损治疗理解的不断深入,以及基于细胞的移植技术的发展,自体软骨细胞移植技术得到了快速发展,包括组织工程技术等新技术的应用,软骨细胞移植技术的疗效不断提高而并发症逐渐降低。

## 术前注意事项

### 病史和临床症状

了解软骨损伤患者的完整病史是治疗过程中关键的第一步,也是对适合进行软骨移植的患者的选择。关节软骨损伤可以在急性关节创伤时发生,例如关节韧带撕裂,或者在更长的时间过程中作为关节退化的一部分。承重和受到冲击时通常产生疼痛,关节渗出亦经常发生,尤其在受到高强度的冲击之后。股骨髁表面的软骨缺损可能会在股骨髁上产生压痛点,而不是在关节间隙。关节“绞锁”感可以在出现软骨裂瓣或者更大的软骨缺损时发生,但没有特异性,因其也可能发生于膝关节其他病理变化中,例如半月板损伤。当走楼梯、开车、从椅子上起来或处于蹲位时,髌骨或滑车的损伤常导致疼痛,也有研究显示有髌骨不稳定的症状。考虑进行软骨移植的患者可能已经经历了软骨修复手术,先前手术的详细评估不可缺少。应对最初受伤的时间和过去手术的类型进行记录,因为这些因素已经被证明可以影响软骨移植的结果。

体格检查包括步态模式和下肢对线的评估。应评估髋关节、膝关节和踝关节的活动范围,以及关节渗出。由于关节软骨损伤常在急性关节积血、急性或慢性韧带不稳定、髌骨脱位或轨迹不良或下肢对线不良的病例中出现,这些因素应该进行常规评估。根据损伤的部位和范围不同,软骨损伤所表现的症状并不确定,并且可能和半月板试验相重合。患者的体重指数应该进行评估,因为它被证明与关节修复后的功能有关。

### 影像学诊断

放射影像检查包括负重位前后位及侧位平片,Rosenberg and tunnel 位摄片,下肢全长片及 Merchant 位片,这些查可以帮助鉴别骨软骨的损伤、关节间隙狭窄、髌骨轨迹不良或下肢对线不齐。对软骨敏感的磁共振为关节软骨损伤的无创诊断提供了一种敏感、准确的方式[13,14]。软骨敏感磁共振对半月板和韧带状态、软骨下骨状况、损伤范围、部位和深度提供了有价值的信息。由于周围软骨的病理性改变,外科手术所见时的最终损伤范围通常比术前磁共振所测的范围大。除了在术前诊断时的应用,软骨敏感磁共振对软骨修复的术后评估也很有帮助。目前推荐术后常规进行软骨敏感磁共振检查,来评估修复的软骨组织和发现潜在并发症,例如移植物过度增生。如果可能的话,更新的技术可用于获得术前和术后软骨形态学的细节补充,例如 $T_2$ 影像,延迟钆增强软骨核磁显影,$T_1$ 松弛显影( rho relaxation mapping)等可提供术前及术后软骨具体的形态细节[14]。

### 适应证和禁忌证

软骨细胞移植的适应证包括:有症状的、严重的膝关节软骨和骨软骨损伤,有强烈意愿、年轻而不适合关节置换的患者。这种技术可以作为超过范围 $2cm^2$ 的股骨髁、滑车和髌骨损伤的一线治疗而被成功应用,也可以作为软骨修复手术失败的补救方法[2,10-12]。这种技术可以在独立、多发和撞击软骨损伤中成功应用。自体软骨细胞移植的先决条件包括:足够的活动范围、合适的力学轴线或髌骨运动轨迹、韧带的稳定性以及遵循术后康复过程的能力。辅助手术适用于纠正同时存在的膝关节病理变化,可以在软骨移植的同时进行,这些复合的手术过程对术后功能和活动水平没有不良影响。

自体软骨细胞移植的绝对禁忌证包括全身性关节炎、炎症性关节病、关节感染。不能进行术后康复治疗和负重训练的患者也能进行这种治疗。体重指数>30kg/m² 时膝关节软骨修复后恢复缓慢,应作为相对禁忌证。严重半月板损伤的患者可以考虑在软骨细胞移植的同时进行半月板移植。

### 术前患者谈话

基于病史、体格检查和影像学资料,应就自体软骨细胞移植或辅助手术的适应证与患者谈话。深入的术前谈话至关重要,可以明确患者的需求,评估患者进行术后康复治疗的能力,对术后的膝关节功能和活动水平建立现实的期望和目标。

## 手术过程

### 阶段 I:获取软骨细胞

#### 第一步:诊断性关节镜检查

膝关节自体软骨细胞移植包括两个阶段。阶段 I 包含彻底的关节镜下评估。除了要明确软骨损伤指标,所有的关节软骨都将被检查来排除额外的病理变化。在阶段 I 的关节镜检查中,需明确关节软骨损伤范围,要将漂浮的软骨刮除至稳定健康的边缘部。随着彻底清创术的进行,测量关节软骨损伤的范围。膝关节将进行一次达到最大范围的活动,清楚记录运动弧,在这个运动弧中,损伤部位和对面的关节面接合(图 25-1)。应仔细检查对侧的关节表面,看是否有对吻损伤征象及轻度的软骨损伤。局部半月板切除术和半月板修复可同时进行,因为手术在关节镜开启后几乎不影响进程,

并且减少了阶段 II 的手术时间。但是,半月板缺如和韧带病变的手术治疗应该和自体软骨细胞移植同时进行,这样才能避免手术对关节的重复创伤、延长康复治疗。

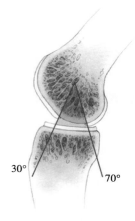

图 25-1　仔细判断软骨缺损区的位置和允许的关节活动范围,确保术后康复在非负重的"安全"区域进行

#### 第二步:获取软骨细胞

随着最初的关节镜检查的进行,从受伤膝关节承重较少的部位获取 200～300mg 的正常软骨细胞,一般从股骨髁的外侧边缘或髁间窝周围获取。在髌股损伤中,从髁间窝处获取更好。不推荐使用从软骨损伤的清创过程中获得的软骨,因为从这个部位获得的软骨质量较差。移植的软骨组织将进行标准的软骨细胞培养。在 2～4 周后,已经拥有了足够的细胞来覆盖损伤面(4 000 000～12 000 000个细胞),软骨细胞移植可以进行。软骨细胞的生存率应进行常规测量,且在移植前不低于95%。

### 阶段 II:软骨细胞移植

#### 第一步:辅助手术

韧带不稳定、半月板损伤或对线不齐会导致关节软骨损伤的恶化,手术解决这些伴随的病变对关节软骨修复及之后耐用性至关重要[10-12]。相关的韧带修复、半月板移植或截骨术应该在自体软骨细胞移植前进行。独立的或者相关联的辅助手术并不会对自体软骨细胞移植的术后活动水平产生负面影响[8]。同期辅助手术与分期辅助手术相比,可以避免延长康复时间,促进术后活动,并可以较大幅度的减少费用。

### 第二步：自体软骨细胞移植

随着髌旁入关节切开术的进行，清除损伤的软骨至健康的软骨边缘，将钙化的软骨和病灶内的骨赘在不损伤软骨下骨的情况下小心移除（图25-2，A）。如果出血，可以应用凝血酶或纤维蛋白凝胶对缺损区进行止血。制作一个缺损处的模型，以此为标准从胫骨的近端内侧缘获得合适大小的骨膜瓣。当使用骨膜时，组织块应该稍大于缺损，因为骨膜有收缩的趋势。去除任何附着的脂肪和结缔组织，以避免移植物过度增生。接下来将骨膜瓣用6-0的可吸收缝线缝至关节软骨缺损处，生发层朝

向缺损。作为骨膜的替代品，Ⅰ/Ⅲ型号的胶原蛋白膜可以用于覆盖缺损（图25-2，B，C）。这样可使切口更小，减少并发症，减轻潜在的移植物过度增生。骨膜瓣或胶原蛋白膜的边缘用纤维蛋白胶密封防水，但保留一个角落不进行密封，用来将软骨细胞注入缺损区。细胞注入后，将骨膜瓣没有密封的角落用缝线缝合，并用纤维蛋白胶密封。术后通常不使用引流管，因为引流管可能磨损缺损处覆盖的骨膜和纤维蛋白。可使用加压包扎和冷冻疗法。独立的软骨细胞移植无须使用支具，但如果同时进行的辅助手术需要术后保护，则可以应用支具。（见文末彩图25-2）

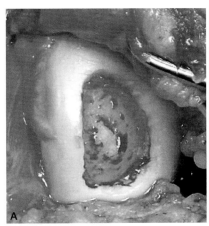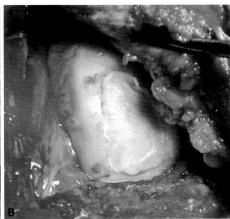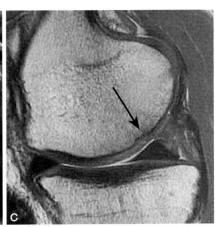

图25-2　**A.** 股骨髁软骨缺损术前照；**B.** 被覆盖的软骨缺损区；**C.** 术后36个月MRI显示软骨缺损完全被填充

### 深部软骨或骨软骨缺损

在损伤深度超过1cm的病例中，自体骨移植应该联合自体软骨细胞移植进行。这些病例中的软骨细胞移植常使用"三明治疗法"。骨缺损处填满了从髂嵴或从胫骨近端到软骨下骨骺水平获得的松质骨。然后用纤维蛋白胶将一块适合缺损处尺寸的骨膜瓣或胶原蛋白膜固定于骨移植物表面。接着将另一种尺寸的骨膜瓣或胶原蛋白膜置于缺损处，并将其缝合在周围的软骨上。其边缘再次用纤维蛋白胶密封，并将培育的软骨细胞移植在两层骨膜瓣或胶原蛋白膜之间（三明治疗法）。

## 术后管理

### 并发症

软骨细胞移植后的并发症包括：10%患者中出现

僵硬和粘连。术后磁共振检查中25%～63%可见移植物过度增生，但仅有13%～15%出现临床症状[1-12]。有症状的过度增生可以通过关节镜下软骨成形术来治疗。过度增生可能导致局部分离和移植物剥离。用胶原蛋白膜或第二代MACI（matrix-associated chondrocyte implantation）代替骨膜可有效降低骨膜过度增生的风险[15]。6%～7%的病例发生移植失败，移植失败常见于手术后12～14个月，通常表现为软骨中心退化。软骨细胞移植的修正治疗在很多病例中证明有效[12]。所有移植失败的病例应该对轻微不稳定、轴不正或髌骨轨迹不良的存在进行仔细评估，这些因素会导致自体软骨细胞移植更难成功。

## 手术的优点和缺点

### 优点

1. 评估并处理伴随的关节病变（对线，稳定性，

半月板病变)。

2. 避免分期辅助手术来减少康复时间,促进活动功能的恢复。

3. 记录缺损的关节和部位,促进"安全区域"的术后康复。

4. 用胶原蛋白膜或第二代MACI代替骨膜可以降低移植物过度增生的侵袭性和风险。

5. 三明治疗法对深度软骨和(或)骨软骨缺损有效。

**缺点**

1. 不能识别和治疗伴随的关节病变。

2. 胫骨损伤和对吻损伤时的成功率较低。

3. 有症状的移植物过度增生治疗失败引起的移植物剥离。

**手术总结**

自体软骨细胞移植已经成功的应用在膝关节全层关节软骨损伤,实现类似透明软骨修复,并可以获得长达11年的稳定功能恢复[10,11]。92%的独立股骨髁损伤、89%的剥脱性骨软骨炎、75%的股骨髁损伤伴前交叉韧带重建、67%的多重损伤病例、以及65%的髌骨损伤可获得优良的疗效[1-12]。33%～69%的患者可回归运动,这个比例在竞技性运动员和青少年运动员中是最高的。单发损伤、年龄小且术前间隔短的患者预后最好[8,9]。纠正力线不正、髌骨轨迹不良和韧带松弛对功能恢复至关重要。这个技术的局限在于它的侵袭性、术后恢复时间长、和骨膜过度增生,这些因素可能会引起急性移植物剥离。此软骨修复技术可使患者恢复高强度运动。

支架相关的第二代自体关节软骨移植技术使用可生物降解的三维支架来暂时支撑软骨细胞,直到它们被植入细胞所合成的基质主要成分替代。第二代MACI已经在欧洲和澳大利亚应用并被寄予厚望,但目前还不能在美国进行常规应用[15,16]。植入软骨细胞的生物基质的应用降低了手术的侵袭性,并在理论上拥有了软骨细胞泄露少的优势,有了更均匀的软骨细胞分散和更少的移植物过度增生。关节镜下第二代MACI已经可以获得90%病例的膝关节功能恢复[16]。未来发展的目标包括利用更高产的软骨细胞产生更多的

细胞基质,发展含有生长因子并能使细胞自然分布的更为先进的支架材料[17,18]。其他有希望的未来方法包括鉴别并选择性扩增可以产生类似透明软骨的软骨组织,以及在特别设计的生物反应器中进行的新生软骨组织移植[19,20]。

## 康复治疗指南

在关节软骨修补术后,康复已被定义为一个可潜在影响患者预后和组织修复质量的重要部分[21]。在过去的10年里,发展速度最快的关节软骨修复手术是自体软骨细胞移植术(autologous chondrocyte implantation,ACI)。第一篇关于ACI术后康复与护理的综述发表于2006年[22]。

任何ACI康复计划的目标都是为被修补组织的局部适应和重组提供力学环境,从而使患者安全回归最佳功能水平。ACI术后康复面临的挑战是如何制订一套个性化的康复方案使得修补组织的机械负荷在术后的任何时间点都能与其自身状态相匹配。成功的ACI康复依赖于医生、治疗师和患者之间的可深入沟通的协作。ACI术后康复一般推荐使用一套可以将术前咨询、渐进负重[30]和监督下训练结合起来的分级康复计划[31]。治疗师对临床生物力学应用的理解,及对作用在修补组织上的受力与负荷的评估,是ACI康复方案设计的关键。本章重点阐述的是有效的ACI康复计划制订的原则以及各康复组成部分的原理。

设计一套个性化的ACI术后康复计划有诸多重要因素,主要包括以下内容:

1. 对关节软骨表面急性损伤、慢性退变的致病因素识别

2. 对ACI术后功能结果影响因素的识别

3. 遵循组织愈合的生物时间框架

4. 可应用制订运动训练计划的知识

5. 建立运动训练的修改或进阶的标准

6. 了解并整合患者的期望和目标

**ACI术后康复计划主要由以下三个部分组成:渐进性负重;恢复ROM;增强肌肉控制、本体感觉和肌肉力量[22-25]。**直接支持ACI术后康复训练的频率、强度、类型和时间循证医学证据是有限的。研究主张避免某些范围内的膝关节运动[31],如在髌股关节ACI术后早期避免在40°～70°范围内的主动屈膝运

动[22]。然而,几乎所有运动训练活动,包括常见的活动,如行走、自行车运动和划船运动,均涉及在此范围内膝关节的屈伸运动。治疗师将运动训练整合进ACI 康复计划时,更应该考虑最大限度地减小关节压力而不是完全禁止特定角度的运动。这个目标可以通过对运动训练的选择、引入和进阶过程来达到,当然这些运动训练要适合移植物的状态、尺寸和位置。练习应该作为一种补充而不是取代功能性运动再训练。

下面的指南旨在整个康复进程中帮助指导治疗师。需要指出的是,这些指南是针对使用骨膜瓣或胶原膜的第一代 ACI 术的术后康复,而目前在不同的临床中心康复训练是不尽相同的。治疗师应该在个体化的基础上对患者进行评估,选择合适的康复方案,制订进阶标准,并避开手术医生所提及的禁忌。

### 初步评估

多种因素与软骨修复术后良好的功能预后相关[26]。这些因素包括:

- 患者年龄偏轻。
- 术前症状持续时间较短。
- 之前手术的介入次数较少。
- 较小的缺损面积( $cm^2$ )。
- 股骨内侧髁的修补效果优于髌股关节。
- 孤立的软骨缺损修补效果优于多处(相)吻合的软骨缺损。
- 术前矫正下肢力线。
- 专业和(或)竞技运动员效果优于业余运动员。
- 低强度运动参与者的效果优于高强度运动参与者。

术前需对每位患者进行评估。若患者有明显的肌肉失衡,则将其记录下来并通过一份术前家庭训练计划加以解决。在设计个体化康复方案时,患者的职业需求以及他们可使用的康复设施和物理治疗是非常有用的信息。

### 术前管理

术前谈话对患者和治疗师均有益处。为了获得最佳的 ACI 康复疗效,患者需要了解并遵从康复计划。术前评估应包括关节活动度( range of motion,ROM)、肌肉力量、本体感觉、功能状态、步态以及日常生活能力( actvities of daily living,ADL)。术前谈话提供了一个理想的机会向患者讲解康复计划,教会患者拄拐行走和指导早期家庭运动训练。

### 术后康复

ACI 术后最初的几个月里修补灶是最为脆弱的。尽管术后康复的时间框架已经建立,但更重要的是患者通过自身努力达到各时期的进阶目标。个体化是制订计划的重要原则。由于损伤大小,损伤位置,术前症状持续的时间,术前身体条件,以及年龄和患者的主观意愿等多重因素影响,患者完成康复计划的速度也是不尽相同的。当患者能完全达到特定时期的所有功能目标就可以进阶到下个康复阶段。

#### 阶段 I :恢复与保护

**时间:**0~6 周
**目标:**保护修补组织,恢复关节的内稳定,增加ROM( 表 25-1 )

关于 ACI 术后恢复全负重( full weight bearing,FWB)的最佳时机的证据基础十分有限。从历史上看,即使有最新的手术介入,术后康复一直以来处于保守状态,包括术后较长的非负重时间和部分负重时间[27,28]。最新的研究发现针对特定的患者人群加快负重进程在术后 2 年可以获得良好临床和功能效果,且不对移植软骨造成损伤。研究表明,适度的动态应力和剪切应力有利于细胞外基质的合成、软骨细胞的增殖和修复组织的成熟,而静态应力与制动则会产生不利影响[29,32]。

**术后康复早期阶段过大的剪切应力可能会导致ACI 移植物的机械损伤,所以需要循序渐进完成负重过程。**患者的负重状态首先需明确修补的位置,其次是考虑胫骨关节面和髌股关节面在生物力学上的差异。

表 25-1　自体软骨细胞移植

| 康复阶段 | 本阶段进阶标准 | 预期的障碍与功能受限 | 介入 | 目标 | 原理 |
|---|---|---|---|---|---|
| **阶段 I**<br>• 术后 1~6 周 | • 术后由手术医生确认可以开始治疗<br>• 可能有特殊注意事项 | • 肿胀<br>• 疼痛<br>• 关节活动受限<br>• 力量不足<br>• 负重受限<br>• 步态改变 | • 挂拐进行负重控制训练<br>• 持续被动运动<br>• 主动关节活动度练习(髋、膝、踝关节)<br>• 宣教及指导<br>• 股四头肌静力收缩练习<br>• 冷疗、抬高及加压<br>• 活动髌骨<br>• 生物反馈与肌肉电刺激<br>• 一旦伤口愈合即介入水疗<br>• 部分负重情况下的平衡控制 | • 避免软骨移植处的过度压力<br>• 恢复膝关节的完全被动伸直<br>• 逐渐增加无痛范围内的膝关节屈曲角度<br>• 确保在家中和交通时的安全转移<br>• 恢复股四头控制<br>• 逐渐增加负重<br>• 增加髌股关节的活动 | • 避免修复组织受到过大的负荷和剪切力<br>• 允许细胞附着<br>• 预防粘连<br>• 改善关节活动度<br>• 在保护修补组织的前提下逐渐,增加负重及关节活动度<br>• 恢复本体感觉<br>• 增加患者自我管理的信心 |

运动训练:侧卧下髋外展练习,膝关节伸直下髋伸展练习,等长臀肌收缩

**针对股骨髁软骨缺损的患者:**
- 术后 1~2 周,最小体重(<10%)足趾触地负重并确保患者可以耐受
- 术后 2 周开始足跟到足趾触地负重(10~15kg)
- 术后 4 周可进阶至部分负重(part weight bearing,PWB)(约为体重的 30%)
- 术后 8~10 周达到全负重

**针对髌骨及滑车软骨缺损的患者:**
- 在确保患者耐受的前提下,术后早期即可在患侧下肢完全伸直情况下,采取足跟到足趾触地负重,约 25% 体重。
- 术后 2 周可达到患侧下肢完全伸直负重 50% 体重
- 术后 4 周可达到患侧下肢完全伸直负重 75% 体重
- 术后 6~8 周达到全负重

需要指出的是,患者对于 PWB 的感觉并不是完全可靠的,即使经过指导,患者在术后早期阶段还是倾向于高估患肢的负重量[33]。因此,患者可以使用两组体重秤来准确地评估、学会并强化如何进行患肢负重(图 25-3)[22]。而对于控制下的重心转移练习和身体姿势的矫正,以及后期康复进程中患肢是否达到全负重而言,使用体重秤也是一种有用的技术。

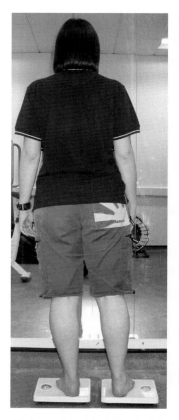

**图 25-3**　部分负重可通过标准体重秤来评估、学会及强化

据报道,持续被动运动(continuous passive motion,CPM)能增加软骨组织[34-36]修复的质量并刺激蛋白多糖[4]的代谢[37]。因此,在许多康复中心[25] ACI术后标准康复都包含 CPM。然而,对于股骨髁软骨缺损面积小且单独损伤的患者,以渐进负重和主动活动度训练(active range of motion,AROM)替代CPM 可能也不会产生负面影响;但这一观点的证据基础有限[38,39]。CPM 的推荐使用一般基于基础科学,临床经验,病例报道和以疾病为导向的证据[25]。同样,我们需要的基于不同的软骨缺损部位给予不同的康复训练。

针对股骨髁软骨缺损的患者:

- 第 1 天使用 CPM 的角度需控制在 0°~60°,总时间控制在 6~8 小时
- 根据患者耐受每天增加 5°~10°
- 术后 6 周内持续每天使用 CPM,总时间控制在 6~8 小时
- 膝关节屈曲目标为术后 2 周时达 90°,3 周达 105°,4 周达 115°,5 周达 125°

针对髌骨及滑车软骨缺损的患者:

- 第一天使用 CPM 角度控制在 0°~40°,总时间控制在 6~8 小时
- 根据患者耐受每天增加 5°~10°
- 6 周内持续每天使用 CPM,总时间控制在 6~8 小时
- 膝关节屈曲目标为术后 2 周达 90°,3 周达 105°;4 周达 115°;6 周达 120°
- 此阶段禁止主动开链(open kinetic chain,OKC)伸膝练习

软骨修复中心并非一直使用 CPM,且多数情况下也不能提供给患者使用。当不能使用 CPM 时,可以通过 500 次主动助力足跟滑床练习来替代,每天练习 3 次,活动度的进度和阶段目标与 CPM 的标准一致(图 25-4)。**ROM 须在监督下循序渐进,主要分为三个阶段,被动活动、主动助力活动和主动活动。**在可及的活动度范围内做重复性的动态运动能对软骨细胞产生机械性刺激,并增加移植物内关节滑膜液的流动[40,41]。

除了负重、CPM 以及 ROM 指导,大多数康复指南会针对运动训练和物理治疗提供更多信息。术后早期,加压、冷敷、抬高患肢,能够降低组织温度,减缓代谢,减少继发性缺氧性损伤并减少水肿的形

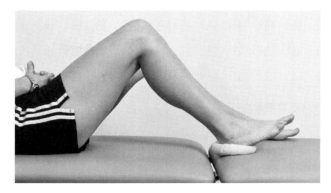

**图 25-4** 患肢足跟处放一弹性绷带呈环圈状,帮助足跟滑床练习

成[42]。每日 4~6 次全方位轻柔的髌骨松动对预防髌骨粘连和关节纤维化至关重要(图 25-5)[43-46]。膝关节手术导致本体感觉减退[47]需在术后最早时间去解决。本体感觉训练在术后康复的阶段 I 及限制负重阶段即可开始进行。这可能需要部分负重适应性练习。步态训练重点是拄拐行走,以最大程度减少软组织收缩(尤其是腘绳肌、腓肠肌和比目鱼肌肌肉的紧张),并通过控制下的重心转移练习增加患者对患肢负重的耐受程度。一旦手术切口愈合且患者能安全地进出水池,即可通过水疗加强步态训练,提高下肢力量和(或)ROM。水的深度可视个体患肢负重状态而定[22]。当患肢屈膝活动度达到至少 100°时可以在最小阻力值下使用功率自行车。目前还没有以循证医学为基础的共识来支持或反驳 ACI 术后使用支具。一些康复中心会在髌股关节 ACI 修补术后4~6 周使用支具,尤其是软骨缺损面积较大或吻合损伤或有伸膝迟滞的患者。神经肌肉电刺激可以引入运用并作为一项有价值的辅助治疗,特别是在股四头肌自主控制障碍的患者中。

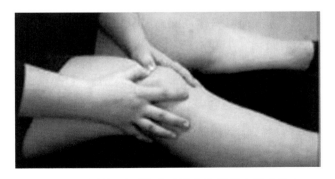

**图 25-5** 髌骨松动可作为日常自我管理内容来教会患者

**阶段Ⅱ：过渡**

时间：6～12周

**目标**：修补组织的功能恢复，恢复全范围关节活动，开始肌力训练并逐渐增强（表25-2）

表25-2　自体软骨细胞移植

| 康复阶段 | 本阶段进阶标准 | 预期的障碍与功能受限 | 介入 | 目标 | 理论基础 |
|---|---|---|---|---|---|
| 阶段Ⅱ<br>术后6～12周 | • 最低限度的疼痛和肿胀<br>• 可进行日常的关节循环运动且不引起关节渗液增多<br>• 手术切口愈合<br>• 被动全范围伸膝<br>• 股四头肌自主活动，能执行股四头肌静力收缩且无伸膝滞后<br>• 可主动无痛屈膝120° | • 肿胀<br>• 疼痛<br>• 关节活动受限<br>• 力量不足<br>• 部分负重<br>• 步态改变 | • 监督下使用辅具进行负重训练，并逐渐进展至全负重<br>• 髋、膝、踝关节牵伸练习（适当地）<br>• 主动活动度练习（修复区无阻力，安全范围内轻阻力）<br>• 教育和指导<br>• 股四头肌静力练习进阶至多角度等长练习<br>• 针对日常生活的负重控制训练<br>• 髌骨松动<br>• 生物反馈和肌肉电刺激<br>• 股四头肌多角度等长练习<br>• 水疗<br>• 臀肌再训练——髋关节伸展、外旋、外展 | • 进展到主动无痛的全范围关节活动<br>• 进展到全负重<br>• 完全恢复股四头肌的控制<br>• 提高日常生活能力<br>• 重获步行和上下楼梯时最佳协调状态<br>• 增加本体感觉<br>• 改善髌股关节活动<br>• 提高神经肌肉控制和肌肉激活<br>• 增加股四头肌肌力和关节整体稳定性<br>• 在减重下增加力量、耐力和体力 | • 股四头肌的控制与协调<br>• 以水疗训练增加步态协调性和关节循环练习<br>• 恢复本体感觉<br>• 在保护修补组织的情况下逐渐增加负重和关节活动度<br>• 逐渐增加功能性活动<br>• 提高多方向任务时的协调性<br>• 提高患者自我管理的信心<br>• 在限制负重的情况下改善步态<br>• 加强单腿站立 |

运动训练：臀肌肌力，臀肌站立下髋外展（合适的膝关节角度），站立下髋外展——使用轻柔的阻力（如弹力带）去解决臀中肌、臀大肌的肌力不足

在过渡阶段，许多阶段Ⅰ的干预措施会继续使用并被纳入一个维持性的康复计划。AROM练习可以进展到"安全范围"内轻量抗阻，同时保持修复区无阻力负荷。安全范围由关节表面、接触面积、移植物的面积大小和所在位置决定。例如，股骨内侧髁的后方在屈膝90°～120°时与胫骨接触[48]，所以在屈膝0°～80°的范围内给予轻量阻力比较合适。诸多研究文章提供了关于胫股关节和髌股关节的临床生物力学的详细信息[11,49-52]。一旦恢复患肢全负重，可以引入前弓步、前向和侧向上台阶运动，以及可以在关节安全范围引入跑步机上行走，范围的大小同样取决于修复的位置和大小。

股四头肌静力收缩练习可以向多角度等长练习进阶。臀肌再训练是ACI术后康复的一个重要组成部分，尤其对于下肢运动学有所改变的患者[53]。臀中肌、臀小肌在膝关节神经肌肉控制及膝关节[54]外翻控制中起着重要的作用，并帮助正常姿势和步态模式的形成，所以应该针对这些肌肉进行训练（图25-6，A和B）[55,56]。本体感觉和平衡练习可以与负重状态的进展保持一致。治疗师必须监控任何练习的进阶，确保练习不会加重患者的不适症状。

**阶段Ⅲ：重塑**

时间：12～26周

**目标**：肌力、肌耐力的增强以及功能性活动的恢复（表25-3）

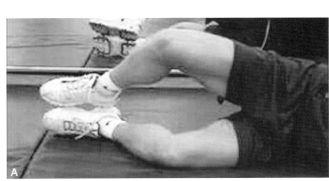
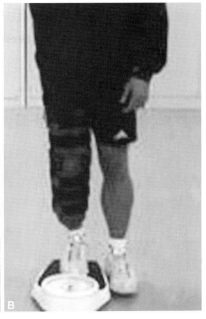

图 25-6　臀肌练习根据软骨修补位置来调整。**A.** 胫骨关节软骨修补,侧卧位蚌壳运动;**B.** 髌骨关节软骨修补,站立位膝关节完全伸直下髋关节抬高练习

表 25-3　自体软骨细胞移植

| 康复阶段 | 本阶段进阶标准 | 预期的障碍与功能受限 | 介入 | 目标 | 理论基础 |
|---|---|---|---|---|---|
| **阶段 Ⅲ**<br>术后 12～26 周 | • 最低限度的疼痛和肿胀<br>• 全范围关节活动度<br>• 完全自主的股四头肌活动<br>• 能接受的肌肉力量标准——腘绳肌肌力达到对侧的 20%,股四头肌肌力达到对侧 30%<br>• 平衡测试时患肢负重达到对侧的 30%<br>• 能够行走 1.6～3.2km(平地)或骑自行车 30 分钟(低阻力功率自行车) | • 力量下降<br>• 步态改变<br>• 耐力降低<br>• 平衡能力下降<br>• 对患膝的自信心下降<br>• 可能存在运动恐惧 | • 主动活动度练习(修补区无阻力,安全范围内轻阻力)<br>• 在运动训练中的全负重控制<br>• (前馈)神经肌肉控制练习<br>• 步态教育<br>• 臀肌再训练<br>• 适量的单足站立练习<br>• 髌骨松动<br>• 水疗,在水中进一步行步态训练和单足站立 | • 增强肌力<br>• 恢复步态<br>• 提升日常生活能力<br>• 开链运动肌力训练,有软骨缺损的屈膝角度施以最小阻力<br>• 行走进阶——距离、节奏及倾斜度<br>• 继续维持性计划<br>• 在站立期减少步态偏移 | • 在运动中增强控制<br>• 提高患者自我管理的信心<br>• 提高多方向任务时的协调性<br>• 增加功能性活动<br>• 水中运动有助于减少负重活动时的关节压力 |

　　运动训练:逐渐增加股四头肌抗阻练习(合适角度膝关节伸直练习),膝关节屈膝练习,站立位踝关节处加弹力带髋关节伸展、屈曲、外展、内收抗阻练习,仰卧核心和(或)脊柱稳定性训练(如普拉提),瑞士球(仰卧位和俯卧位)以及不稳定平面的本体感觉训练(平衡板、半圆平衡球、平衡垫)

　　阶段Ⅲ继续使用阶段Ⅱ的维持性康复计划，在此基础上适当增加阻力、重复次数、练习组数和练习频率，并密切监控患者反应。本体感觉和平衡训练可以进阶到涉及多方向的功能性任务。前反馈肌肉控制练习，如在受控制的治疗环境下进行弓步和单侧肢体上、下台阶（图 25-7）不仅有助于增加肌力及恢复动态控制，也有助于增加患者对患侧膝关节的信心。步态分析使治疗师能够动态地评估患者，明确足底压力转移过程中是否存在不对称性、代偿机制以及发现步态周期中与运动有关的问题（图 25-8）。低强度的运动（如游泳、划船或椭圆机训练）可以增加心肺和肌肉耐力，也能通过行走训练计划中距离、节奏和跑道倾斜度的增加来实现。

### 阶段Ⅳ：成熟

　　**时间**：26 周以后
　　**目标**：患者回归完全无限制的活动（表 25-4）
　　在移植物成熟阶段，返回工作的时间取决于职业的需求，静坐的工作重新开始时间可以早于体力劳动。分期回归工作是一种更为可控的回归，为身体开始适应工作提供了时间。恢复驾驶的时间取决于哪侧下肢为患侧，以及车辆是手动挡还是自动挡。

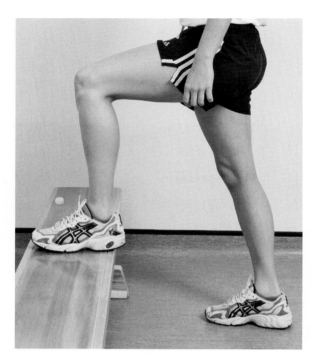

**图 25-7**　单足台阶运动是评估神经肌肉控制和身体姿势的一种好方法

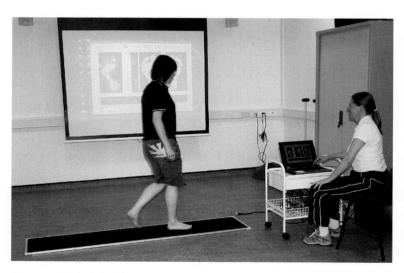

**图 25-8**　临床步态分析对于发现功能运动时的异常模式和残留的不对称十分重要

表 25-4　自体软骨细胞移植

| 康复阶段 | 本阶段进阶标准 | 预期的障碍与功能受限 | 介入 | 目标 | 理论基础 |
|---|---|---|---|---|---|
| 阶段Ⅳ<br>术后 26～52 周及以上 | • 完全无痛的全关节活动度<br>• 肌力达到对侧的 80%～90%<br>• 平衡达到对侧的 75%～80%<br>• 无疼痛、发炎或肿胀<br>• 在关节内平衡下每天至少完成 60 分钟的关节训练 | • 耐力减少<br>• 对患膝的信心降低<br>• 下肢力量和柔韧性不对称<br>• 可能有运动恐惧 | • 根据患者的需要设计强度练习<br>• 在挑战性、协调性任务中的平衡练习<br>• 水中游泳（强调踢腿）训练总体耐力<br>• 功能性和运动专项性的灵敏性训练<br>• 功能性力量训练（开链和闭链练习，修补区可充分抗阻）<br>• （如果适当的话）运动防护调节<br>• 宣教及指导 | • 加强维持性计划<br>• 根据耐受程度加强阻力<br>• 强调整个下肢的力量和柔韧性<br>• 条件允许返回到体育活动<br>• 提高对患膝的信心<br>• 增加运动强度、负荷和运动量<br>• 以功能不受限为目标<br>• 恢复对称的双下肢力量和柔韧性<br>• 防止进一步损伤 | • 为患者回归完全不受限制的功能活动做准备<br>• 预防进一步损伤<br>• 逐步恢复修补组织的载荷<br>• 条件允许下准备患者回归体育活动 |

　　运动训练：解决任何在下肢负重情况下的错误运动力学（如动态膝外翻）。单足平衡练习增加平衡功能和肌肉力量。增加核心、脊柱、髋、膝、踝关节运动训练的频率、时间和强度。增加平板支撑运动的时间。有氧运动（心血管）时，间接增加坡度和速度来恢复受伤前的健身水平

　　回归运动的时间取决于个人想要回归的运动的类型和患者在不出现长期或短期不良反应的情况下接受此项运动的能力。低强度运动，如游泳、骑自行车、划船，可以在 4～6 个月时开始。高强度运动，如慢跑、跑步、有氧运动，可从 8 个月时开始进行。对于运动员而言，慢跑可以通过正压空气跑步机在减重的情况下尽早引入（图 25-9）。12～18 个月的时候可以回归高对抗强度的运动，如篮球、冰球、羽毛球、网球、足球和足球等。由发表的临床研究来看，ACI 术后回归运动的比例均值为 67%，占有相当大分布的范围（33%～96%）[26]。回归运动的平均时间为 18 个月（范围分布 12～36 个月），因个人因素与

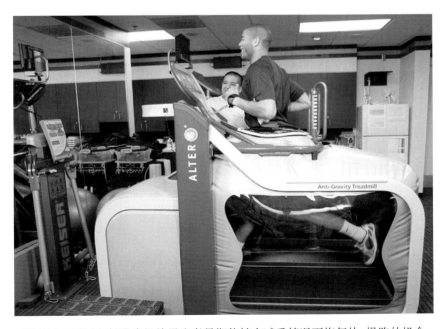

图 25-9　正压空气跑步机给予患者早期能够在减重情况下恢复快、慢跑的机会

运动性质不同而不同[26]。需要注意的是,并不是所有的人都能够在 ACI 术后回归体育运动,这将是处理患者期望值的关键。

## 康复的闪光点与陷阱

### 闪光点

1. 可以让患者符合实际的期望和目标达成一致。
2. 了解手术的细节,如软骨缺损的大小、位置和缺损的关节。
3. 解决最初引起软骨缺损的错误运动力学。
4. 专注于患者哪些可以做而不是哪些不可以做。
5. 密切关注临床特征如疼痛或肿胀,适当地修改或回退康复计划。
6. 加快术后负重练习有助于促进术后功能恢复,提高患者对整个流程的满意度。
7. 在康复过程可对患者提供情感支持。
8. 承认并不是所有的患者都能回归运动。

### 陷阱

1. 未能根据患者的个体情况提供和调整康复计划。
2. 不完全理解软骨修复的生物时间表。
3. 未能持续应用功能康复原则。
4. 未能根据不同的软骨缺损位置和大小提供不同的康复计划。

## 术后居家训练建议

ACI 术后的康复是一个漫长的过程,需要患者自身相当大的投入。术后的居家训练建议可以整合早前接受过的康复指导。治疗师需要根据每位患者的年龄、需求和康复的状态来对其康复计划的进阶和运动参数(强度、频率、重复次数、持续时间)提供指导。当患者无法使用特定的设施和理疗时,治疗师需要向其建议适合的替代品,以确保患者能达到康复的目标。患者的依从性对个体化康复计划来说至关重要。

## 问题解析

ACI 术后机械性并发症是十分常见的[57]。截至 2003 年,移植失败和移植物分层占美国食品和药物管理局的不良事件报告总数量的近 50%[57]。组织肥大是一种更为常见的不良事件,但这主要与骨膜 ACI 相关[57]。第二代 ACI 的引入使得组织肥大的程度降低[15]。ACI 手术并发症中对患者的潜在影响最大的是关节纤维化的发展[43-46]。ACI 康复是漫长的,一些患者可能会出现不遵从康复计划的问题。因此,关于康复计划的制订和为什么施加限制性活动的康复教育与咨询是十分有用的。

本章所提供的康复指南应该是为 ACI 术后康复提供一个框架,但不应该被视为严格的协议。在康复介入的整个过程中监测患者的状态和进展是十分重要的,在适合的情况下需考虑将患者转诊回手术医生处。康复计划应被重新审核的征兆包括以下几条:

- 疼痛程度增加,特别活动停止后仍有疼痛。
- 肿胀或关节积液。
- 关节活动度,负重程度和肌肉力量进展持续停滞甚至减少。
- 难以进一步执行功能性活动。

如果合并其他外科手术如前交叉韧带重建或半月板损伤修补术,则需治疗师根据患者的个人基础情况修改康复计划,将合并的手术康复需求与 ACI 的康复需求结合并保证相一致。

## 总结

本章旨在阐明有效的 ACI 术后康复背后的原则以及制订个性化康复计划时需考虑的因素,为第一代 ACI 术后患者提供了一份综合的康复指南。而针对新兴的细胞介导关节软骨修复技术和 ACI 手术变化可能需要对现有的康复指南进行修改。

**(岳冰　叶济灵 译　宋红云　蔡斌 校)**

### 参考文献

1. Mandelbaum BT, et al: Articular cartilage lesions of the knee. Am J Sports Med 26:853-861, 2000.
2. Brittberg M, et al: Treatment of deep cartilage defects in the knee with autologous chondrocyte transplantation. N Engl J Med 331:889-895, 1994.
3. Bentley G, et al: A prospective, randomised comparison of autologous chondrocyte implantation versus mosaicplasty for osteochondral defects in the knee. J Bone Joint Surg Br 85:223-230, 2003.
4. Fu F, et al: Autologous chondrocyte implantation versus debridement for treatment of full-thickness chondral defects of the knee: an observational cohort study with 3-year follow-up. Am J Sports Med 33:1658-1666, 2005.
5. Horas U, Pelinkovic D, Aigner T: Autologous chondrocyte implantation and osteochondral cylinder transplantation in cartilage repair of the knee joint: A prospective comparative trial. J Bone Joint Surg Am 85:185-192, 2003.
6. Knutsen G, et al: A randomized trial comparing autologous chondrocyte implantation with microfracture. Findings at five years. J Bone Joint Surg Am 89:2105-2112, 2007.

7. Mandelbaum B, et al: Treatment outcomes of autologous chondrocyte transplantation for full thickness articular cartilage defects of the trochlea. Am J Sports Med 35:915-921, 2007.

8. Mithöfer K, et al: Articular cartilage repair in soccer players with autologous chondrocyte transplantation: Functional outcome and return to competition. Am J Sports Med 33(11):1639-1646, 2005.

9. Mithöfer K, et al: Functional outcome of articular cartilage repair in adolescent athletes. Am J Sports Med 33:1147-1153, 2005.

10. Peterson L, et al: Two- to 9-year outcome after autologous chondrocyte transplantation of the knee. Clin Orthop Relat Res 374:212-234, 2000.

11. Peterson L, et al: Autologous chondrocyte transplantation: Biomechanics and long-term durability. Am J Sports Med 30:2-12, 2002.

12. Zaslav K, et al: A prospective study of autologous chondrocyte transplantation in patients with failed prior treatment for articular cartilage defect of the knee: Results of the study of the treatment of articular repair (STAR) clinical trial. Am J Sports Med 37:42-55, 2009.

13. Brown WE, et al: Magnetic resonance imaging appearance of cartilage repair in the knee. Clin Orthop 422:214-223, 2004.

14. Potter HG, Chong LR: Magnetic resonance imaging assessment of chondral lesions and repair. J Bone Joint Surg 91, Suppl 1:126-131, 2009.

15. Bartlett W, et al: Autologous chondrocyte implantation versus matrix-induced autologous chondrocyte implantation for osteochondral defects of the knee: A prospective, randomized study. J Bone Joint Surg Br 87:640-645, 2005.

16. Kon E, et al: Arthroscopic second-generation autologous chondrocyte implantation compared with microfracture for chondral lesions of the knee: Prospective nonrandomized study at 5 years. Am J Sports Med 37:33-41, 2009.

17. Saris DBF, et al: Comparison of characterized chondrocyte implantation versus microfracture in the treatment of symptomatic cartilage defects of the knee: Results after three years. Proceedings of the 8th World Congress of the International Cartilage Repair Society P175, Zurich, 2009.

18. Saris DBF, et al: Characterized chondrocyte implantation results in better structural repair when treating symptomatic cartilage defects of the knee in a randomized controlled trial versus microfracture. Am J Sports Med 36(2):235-246, 2008.

19. Mithoefer K, et al: Emerging options for treatment of articular cartilage injury in the athlete. Clin Sports Med 28:25-40, 2009.

20. Crawford D, et al: An autologous cartilage tissue implant NeoCart for treatment of grade III chondral injury to the distal femur: prospective clinical safety trial at 2 years. Am J Sports Med 37:1334-1343, 2009.

21. Minas T, Peterson L: Advanced techniques in autologous chondrocyte transplantation. Clin Sports Med 18(1):13-14 v-vi, 1999.

22. Hambly K, et al: Autologous chondrocyte implantation postoperative care and rehabilitation: Science and practice. Am J Sports Med 34(6):1020-1038, 2006.

23. Reinold MM, et al: Current concepts in the rehabilitation following articular cartilage repair procedures in the knee. J Orthop Sports Phys Ther 36(10):774-794, 2006.

24. Riegger-Krugh CL, et al: Autologous chondrocyte implantation: Current surgery and rehabilitation. Med Sci Sports Exerc 40(2):206-214, 2008.

25. Howard JS, et al: Continuous passive motion, early weight bearing, and active motion following knee articular cartilage repair: Evidence for clinical practice. Cartilage 1(4):276-286, 2010.

26. Mithoefer K, et al: Return to sports participation after articular cartilage repair in the knee: Scientific evidence. Am J Sports Med 37(1):167S-176S, 2009. http://ajs.sagepub.com/citmgr?gca=amjsports; 37/1_suppl/167S.

27. Wondrasch B, et al: Effect of accelerated weightbearing after matrix-associated autologous chondrocyte implantation on a femoral condyle on radiographic and clinical outcome after 2 years: A prospective, randomized controlled pilot study. Am J Sports Med 37(Suppl 1):88S-96S, 2009.

28. Ebert JR: Post-operative load bearing rehabilitation following autologous chondrocyte implantation, Perth, Australia, 2008, School of Sport Science, Exercise and Health and School of Surgery and Pathology, University of Western Australia.

29. Arokoski J, Jurvelin J, Vaatainen U: Normal and pathological adaptations of articular cartilage to joint loading. Scand J Med Sci Sports 10(4):186-198, 2000.

30. Hinterwimmer S, et al: Cartilage atrophy in the knees of patients after seven weeks of partial load bearing. Arthritis Rheum 50(8):2516-2520, 2004.

31. Eckstein F, Hudelmaier M, Putz R: The effects of exercise on human articular cartilage. J Anat 208(4):491-512, 2006.

32. Klein L, et al: Prevention of ligament and meniscus atrophy by active joint motion in a non-weight-bearing model. J Orthop Res 7(1):80-85, 1989.

33. Ebert JR, et al: Accuracy of partial weight bearing after autologous chondrocyte implantation. Arch Phys Med Rehabil 89(8):1528-1534, 2008.

34. Salter RB, et al: The biological effect of continuous passive motion on the healing of full-thickness defects in articular cartilage: An experimental investigation in the rabbit. J Bone Joint Surg Am 62(8):1232-1251, 1980.

35. Alfredson H, Lorentzon R: Superior results with continuous passive motion compared to active motion after periosteal transplantation: A retrospective study of human patella cartilage defect treatment. Knee Surg Sports Traumatol Arthrosc 7(4):232-238, 1999.

36. Salter RB: The biologic concept of continuous passive motion of synovial joints: The first 18 years of basic research and its clinical application. Clin Orthop Relat Res 242:12-25, 1989.

37. Nugent-Derfus GE, et al: Continuous passive motion applied to whole joints stimulates chondrocyte biosynthesis of PRG4. Osteoarthritis Cartilage 15(5):566-574, 2007.

38. Marder RA, Hopkins G, Jr, Timmerman LA: Arthroscopic microfracture of chondral defects of the knee: a comparison of two postoperative treatments. Arthroscopy 21(2):152-158, 2005.

39. Allen M, et al: Rehabilitation following autologous chondrocyte implantation surgery: Case report using an accelerated weight-bearing protocol. Physiother Can 59:286-298, 2007.

40. Ikenoue T, et al: Mechanoregulation of human articular chondrocyte aggrecan and type II collagen expression by intermittent hydrostatic pressure in vitro. J Orthop Res 21(1):110-116, 2003.

41. Wong M, Carter DR: Articular cartilage functional histomorphology and mechanobiology: a research perspective. Bone 33(1):1-13, 2003.

42. Macauley DC: Ice therapy: how good is the evidence? Int J Sports Med 22(5):379-384, 2001.

43. Creighton RA, Bach BRJ: Arthrofibrosis: Evaluation, prevention, and treatment. Tech Knee Surg 4(3):163-172, 2005.

44. Seyler TM, et al: Functional problems and arthrofibrosis following total knee arthroplasty. J Bone Joint Surg Am 89(suppl_3):59-69, 2007.

45. Noyes FR, et al: Prevention of permanent arthrofibrosis after anterior cruciate ligament reconstruction alone or combined with associated procedures: a prospective study in 443 knees. Knee Surg Sports Traumatol Arthrosc 8(4):196-206, 2000.

46. Noyes FR, Mangine RE, Barber SD: The early treatment of motion complications after reconstruction of the anterior cruciate ligament. Clin Orthop Relat Res 277:217-228, 1992.

47. Hewett TE, Paterno MV, Myer GD: Strategies for enhancing proprioception and neuromuscular control of the knee. Clin Orthop 402:76-94, 2002.

48. Irrgang JJ, Pezzullo, D: Rehabilitation following surgical procedures to address articular cartilage lesions in the knee. J Orthop Sports Phys Ther 28(4):232-240, 1998.

49. Martelli S, Pinskerova V: The shapes of the tibial and femoral articular surfaces in relation to tibiofemoral movement. J Bone Joint Surg Br 84(4):607-613, 2002.

50. McGinty G, Irrgang JJ, Pezzullo D: Biomechanical considerations for rehabilitation of the knee. Clin Biomech (Bristol, Avon) 15(3):160-166, 2000.

51. Grelsamer RP, Klein JR: The biomechanics of the patellofemoral joint. J Orthop Sports Phys Ther 28(5):286-298, 1998.

52. Eckstein F, et al: In vivo cartilage deformation after different types of activity and its dependence on physical training status. Ann Rheum Dis 64(2):291-295, 2005.

53. Powers CM: The influence of altered lower-extremity kinematics on

patellofemoral joint dysfunction: a theoretical perspective. J Orthop Sports Phys Ther 33(11):639-646, 2003.

54. Shields RK, et al: Neuromuscular control of the knee during a resisted single-limb squat exercise. Am J Sports Med 33(10):1520-1526, 2005.

55. Ayotte NW, et al: Electromyographical analysis of selected lower extremity muscles during 5 unilateral weight-bearing exercises. J Orthop Sports Phys Ther 37(2):48-55, 2007.

56. Bolgla LA, Uhl TL: Electomyographic analysis of hip rehabilitation exercises in a group of healthy subjects. J Orthop Sports Phys Ther 35:487-494, 2005.

57. Wood JJ, et al: Autologous cultured chondrocytes: Adverse events reported to the United States Food and Drug Administration. J Bone Joint Surg Am 88(3):503-507, 2006.

# 第 26 章

# 髌骨骨折切开复位内固定

*Daniel A. Farwell, Craig Zeman*

髌骨骨折可发生于各种人群,男性与女性的发病率基本一致。从年龄角度看,髌骨骨折更多见于成年人。髌骨骨折主要因髌骨受到直接外伤与打击引起[1-4],也可以是前交叉韧带手术或全膝关节置换术后的并发症[5-8]。随着作用力大小的不同,髌骨骨折可以是无移位的骨折或严重粉碎性骨折(伴有伸膝装置受损)。无移位骨折的患者仍然可以主动伸膝;而有移位的髌骨骨折因为伸膝机制受损,无法进行主动伸膝。有移位的髌骨骨折需进行切开复位内固定(open reduction internal fixation, ORIF)以最大程度地恢复患者的伸膝功能,并降低创伤性关节炎的发生率。

## 手术适应证与注意事项

临床医生主要通过两项指标判断患者是否需要手术:

1. 骨折移位超过 3 ~ 4mm。
2. 患者无法主动伸膝。

手术方法根据骨折类型和程度而定。对于移位的骨折,张力带钢丝固定是目前使用最广泛的手术方式[9-11]。Weber 等[12]指出,如果骨折需要固定治疗并早期进行功能活动,则必须对骨折进行可靠的固定并且预防再移位的发生。尸体研究发现将钢丝直接固定于骨上可以增加髌骨的稳定性,同时应该修复支持带来增加髌骨稳定性。Bostman 等[13]测试了髌骨骨折固定的不同入路与手术技术,发现张力带技术明显优于其他方式,而同时使用螺钉和张力带固定最为稳定[14-16]。此外,也有文献报导利用 Kevlar 可吸收缝线固定髌骨骨折[17-19]。

Simth 等[20]对髌骨骨折切开复位内固定术的术后并发症进行了回顾性研究。他们对 51 例采用张力带内固定治疗的患者随访至少 4 个月,直到骨折愈合。作者主要关注了髌骨骨折术后急性及短期并发症。虽然这项研究并没有报道包括疼痛与力量在内的各项临床指标,但是作者指出了在术后康复中需要注意的两个重要因素。使用改良张力带固定并进行早期关节活动锻炼的患者,大约 22% 在术后早期出现明显骨折移位。

**内固定失败与患者无保护行走和依从性差相关。即使术中张力带固定良好,患者术后不受控制的早期活动与负重仍可导致固定失败[3,13,21-23]。**

复位时需要恢复完整的关节面以减少术后关节炎的发生率,同时修复伸膝装置使关节恢复完全伸直的能力。大多数有移位的髌骨骨折的患者都需要进行切开复位内固定术。如果患者术前有行动能力并耐受手术,即使高龄患者也应当进行手术。骨折前无行动能力,下肢功能较差或感觉缺失(神经功能障碍)的患者可以采用非手术治疗。

简单两部分骨折的患者获得良好治疗效果可能性高于粉碎性骨折患者。影响疗效的因素与骨折固定的稳定程度、骨折块可固定的程度相关。有时需要去除无法复位固定的碎骨片,导致部分或全部髌骨切除[4,21,24-32]。髌骨切除术相比内固定术疗效较差[33-36]。

## 手术步骤

多数髌骨骨折切开复位内固定的方法都包含了张力带技术[12,21,22,37,38]。Makino 等[39]在文献中描述了一种关节镜辅助技术。张力带钢丝穿过股四头肌腱与髌腱环绕髌骨上、下极。利用钢丝张力效应对骨折部位加压。术者用 1 ~ 2 个穿过骨折面的螺钉控制骨折部位旋转。张力带钢丝从克氏针或螺钉下穿过进行骨折端加压并增加旋转稳定性。另一种方法利用空心螺钉固定,张力带钢丝可以穿过空心螺钉。对于一些特定的病例,缝线可以代替张力带钢丝[17-19]。

皮肤破损可能导致术后并发症,因此,需要在术前评估皮肤的完整程度。外伤可能使局部血供破坏,因此,康复师需要持续关注患者的皮肤,注意感染与愈合不良的可能。

手术可以在全身麻醉或椎管麻醉下进行。患者取仰卧位,大腿绑止血带。膝关节必须能完全屈伸,以利于术者判断患者术后稳定的膝关节活动度。大腿贴无菌贴膜。如果皮肤条件允许,于髌骨上做纵行正中切口。向下全层切开至腱膜(图26-1),皮瓣向内、外侧翻开,暴露整个髌骨与伸膝装置。随后切开腱膜暴露骨折线及髌腱。清理骨折端血肿,测定骨折块的松质骨边缘以助于骨折复位。两根克氏针穿过近端的骨折块从髌骨上极穿出(图26-2,A-C)。复位近端与远端骨块。利用持骨钳在伸膝位维持

固定复位的骨块(图26-2,D)。克氏针穿过髌骨从髌骨下极穿出。随后移走持骨钳(图26-2,E)。接着,张力带钢丝环绕髌骨与克氏针。张力带放置尽可能地接近髌骨与克氏针,减少术后关节活动康复锻炼产生的并发症(图26-2,F)。

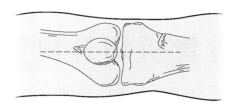

**图26-1**　髌骨骨折手术切口

为了尽可能使张力带钢丝靠近髌骨上下极与克氏针,术者利用空心针引导张力带钢丝贴近克氏针与骨。钢丝通过空心钉并环绕髌骨。用结扎钳将张力带钢丝的两端同时抽紧结扎以增加张力。必须注意,过高的张力会使张力带在康复早期出现断裂(图26-2,G 和 H)。

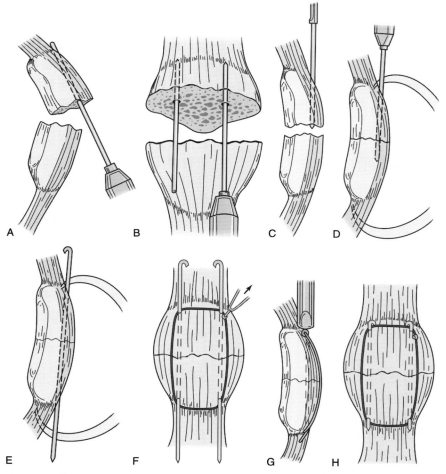

**图26-2**　髌骨横行骨折切开复位内固定术。**A ~ C.** 处理髌骨骨折端,克氏针穿过髌骨近端;**D,E.** 复位钳复位骨折,克氏针穿过远端骨块;**F ~ H.** 穿钢丝,完成张力带固定,保证术后固定稳定

随后对伸膝装置进行修复。内、外侧支持带通常在骨折线水平撕裂,可以采用不可吸收线缝合修复。最后,手术医生检查患者膝关节活动度,确保患者可以完全伸直膝关节并至少达到屈曲 90°稳定性。最后按顺序修复腱膜、皮下软组织和皮肤,关闭切口。厚敷料包扎,并支具保护。术后即刻开始冷敷或冰敷,有助于缓解疼痛。

对于髌骨严重粉碎性骨折,但有 50% 髌骨保留的患者可以采用部分髌骨切除术[33]。髌骨下极往往为主要受力粉碎处,通常需要切除(图 26-3,A)。在部分髌骨切除术中,术者于髌腱处清理骨碎块,采用 5-0 不可吸收缝线编织缝合髌腱(现在已有 5-0 钢丝缝线,兼具 18 号钢丝的强度和缝线的延伸度)。然后,沿髌骨长轴钻孔,通过髌骨隧道将缝线打结固定于髌骨上缘(图 26-3,B,C)。

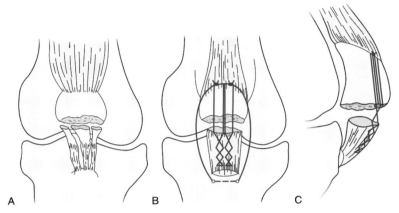

图 26-3　部分髌骨切除术。**A.** 髌骨下极粉碎性骨折,骨片清除术后;**B.**(正面),**C.**(侧面)显示肌腱编织缝合

大多数患者需要二次手术移除内固定[40]。钢丝与缝线可能突出并影响患者康复,延缓关节活动度的恢复。

简单髌骨骨折的内固定术后最为稳定。如果张力带没有贴近螺钉,康复过程中张力带可能反复切割肌腱直到贴上螺钉为止,这会减少钢丝的加压效果,并可能使骨折再移位。简单骨折内固定较为牢固,可以早期进行被动膝关节活动度锻炼。活动度锻炼幅度决定于手术方式和患者的疼痛程度。患者进行物理治疗的时机因骨折的粉碎程度而异。术后 4~6 周,此时骨与肌腱未完全愈合,固定钉松动,修复处于较易失败阶段。术后 8 周,骨折修复已经稳定,足以承受较大强度的恢复关节完全活动度的康复治疗[41]。

**这个康复规划对于粉碎性骨折且内固定不稳定的患者并不合适。这类患者一般在术后 12 周开始训练。**大多数患者需要 6 个月才能恢复伤前的运动。

### 治疗效果

成功的治疗目标是膝关节获得无痛的主动完全伸膝和正常的膝关节活动度。内固定不稳定、关节面复位不佳、患者依从性差与早期被动关节活动度锻炼缺乏是影响治疗效果的主要原因。内固定不稳定会延缓患者的术后康复训练计划。关节面复位不佳会增加康复训练时的疼痛,关节活动度与力量练习的推进速度也会受到影响。康复的过程会伴随疼痛,与积极的、能接受激进康复训练的患者相比,对疼痛耐受较差的患者,比较不容易获得关节活动度和力量的恢复。术后早期活动度练习需要尽早进行才能获得较好的结果。在术后的最初几周,不管是什么原因导致没有开始早期活动度练习,以后想要获得完全关节活动度与力量会变得比较困难。

膝关节功能在髌骨骨折术后 1 年才能恢复到最佳状况[42]。膝关节僵直与膝前痛比较常见于爬楼梯及屈膝久坐时[24,29,34,36,43,44]。接受全髌骨切除术的患者会出现伸膝迟滞。70%~80% 接受切开复位内固定术的患者获得优良效果,而 20%~30% 的患者结果为一般或差[3]。膝关节的伸膝装置力量会损失 20%~49%[36,43,44]。约 70% 接受长期随访的患者会遗留一些症状。全髌骨切除术后长期随访结果为:优良率 22%~85%;一般或差的 14%~64%[3,29,34,36,43,44-46]。

康复治疗师应当及时向术者报告任何感染的迹

象。髌骨骨折内固定术后切口感染应当早期处理，因为钢丝位置表浅容易感染，并发展成深部感染，这样就需要长期使用抗生素。

如果患者在康复治疗中出现伸膝迟滞较术后早期加重，康复医生应该通知外科医生排除内固定失效可能。此时，如果在骨折部位可以触及间隙，则能进一步证明了内固定松动。

## 康复指南

髌骨骨折 ORIF 术后患者的治疗需要骨科医生和物理治疗师的合作。这个观念的明确是考虑到了患者术后治疗的挑战性。治疗的目的是提供一个具有结构性稳定的髌股关节，使患肢功能完全恢复。影响治疗选择的因素包括以下：

1. 患者整体健康及可能影响伤口及骨折愈合。
2. 骨折位置及类型。
3. 处理方式，如术后制动（整个下肢的骨量丢失、肌肉萎缩及可能发生的膝关节挛缩）或 ORIF（允许早期关节活动及髌骨活动）。
4. 患者对制订的治疗计划的依从性（家庭计划）。

尽管髌骨骨折 ORIF 术后的康复是至关重要的，但是大部分计划实施的前提是上述条件、医师选择内固定的方式以及患者的目标（运动员、久坐不动的成年人及儿童之间的区别）。物理治疗师从医师及患者处共同得到的信息可以帮助决定康复计划制订及时间。

本章以下所述仅针对单纯横行骨折而言。临床医师在制定不同类型髌骨骨折术后康复计划时需充分考虑前述 4 个影响因素。

### 阶段 I（（急性期）

**时间**：术后 1～4 周

**目标**：控制疼痛，管理肿胀，被动关节活动度（passive range of motion，PROM）达到 0°～90°，改善股四头肌、腘绳肌收缩（表 26-1）

**表 26-1 髌骨切开复位内固定术**

| 康复阶段 | 此阶段进阶标准 | 影响恢复或限制功能的因素 | 介入 | 目标 | 原理 |
| --- | --- | --- | --- | --- | --- |
| 阶段 I<br>术后 1～4 周 | • 术后脱离医生开始治疗<br>• 可能有特殊注意事项，取决于内固定稳定性 | • 肿胀<br>• 疼痛<br>• ROM 受限<br>• 力量不足<br>• 移动受限<br>• 步态受限 | • 冷疗<br>• 肌肉电刺激<br>• PROM——伸膝、屈膝、仰卧位滑墙<br>• 等长收缩——股四头肌、腘绳肌收缩，股四头肌在 20°～30°收缩<br>• AROM——站立位腘绳肌收缩，仰卧位足跟滑动（床）<br>• 使用拐杖训练步态并佩戴制动支具进行可忍受负重<br>• 重心转移<br>• 轻柔的髌骨松动（无抵抗感） | • 控制疼痛<br>• 管理肿胀<br>• 增强肌肉收缩<br>• PROM——伸膝 0°，屈膝 90°<br>• 诱发肌肉主动收缩<br>• 避免移动时伸膝装置过度承受应<br>• 减少疼痛 | • 发自我疼痛管理<br>• 使用电刺激增强肌肉收缩<br>• 恢复医生提出的关节 ROM<br>• 准备独立转移（独立直腿抬高）<br>• 准备伸膝装置承受负荷<br>• 恢复独立转移<br>• 提高患侧下肢稳定性<br>• 髌骨无痛范围内松动以控制疼痛 |

髌骨骨折 ORIF 术后急性期康复（前 4 周）是再次损伤最易发生的时间。在这段时间里，注意细节及与治疗医生的交流是至关重要的。

争议常出现在何时开始锻炼 ROM。Hung 和同事[10]在术后 1 周开始锻炼 ROM，然而 Lotke 和 Ecker[47]常在开始任何形式的运动前制动患者 3 周。Bostman 和同事[9,13]不仅制动患者平均 38 天，还表示制动时间和最终结果之间没有联系。生物力学研究表明张力带和早期 ROM 的适合性通常会使用一个简单的横断骨折为模型[48]。诸如骨质差或粉碎性骨折等并发症可能阻碍理想的固定，从而使早期关节 ROM（锻炼）受阻。

治疗师在患者术后第一次就诊时进行评估，考虑手术过程及外科医生提到的任何限制。手术区域的检查需记录在案，并且要持续评估以预防伤口并发症。

如果手术区域出现任何感染迹象，治疗师应立即通知外科医生。术后使用拐杖，在制动支具适当使用下进行可耐受性负重。患者在可以完全负重（full weight bearing，FWB）且无须治疗师帮助（通常在 3~6 周）后，将最终过渡到独立移动（仍然适当使用制动支具）。Smith 和同事[20]报道了 4 例使用张力带的切开复位内固定术失败案例。在初期进程中未发现不恰当之处，所有的 4 例失败案例均是由于术后早期行走时未保护而摔倒所导致。

膝关节 ROM 的测量是被动进行的，由治疗师再次监察所有限制。记录下伸膝装置肌肉收缩质量，并评估关节主动屈曲。测量大腿及小腿围度以评估萎缩程度。但是，相比功能性评估而言，这个测量的价值较小。

早期的 ROM 是任何髌骨骨折后手术治疗的目标，然而早期 ROM 的定义是多种多样的，取决于谁进行了锻炼[9,10,13,47]。急性期康复趋向于注重膝关节活动度，晚期出现的步态偏差也是由于早期未处理所引起。患者常常接受各种制动支具治疗，铰链式支具可以在稳定骨折的同时进行活动。

最初的治疗着眼于恢复 ROM（0°~90°），改善股四头肌主动收缩及腘绳肌控制，改善步态（可耐受性负重），管理肿胀并控制疼痛。抬高（患肢）并冷敷是管理肿胀及控制疼痛的必要流程。

**由于邻近螺钉及钢丝，所以不使用电刺激控制疼痛。**但是电刺激可以在适当的时候用来帮助股四头肌收缩。控制疼痛也可选择轻微的髌骨松动（1、2级无阻力）。

膝关节的早期锻炼包括 PROM、有限制的 AROM 以及等长收缩。被动牵伸以恢复屈曲和伸直。牵伸的力量需与手术医生的指南一致。一般来说，患者将预期在 4 周达到屈曲 90° 及完全伸直。仰卧位的滑墙运动可以简单地在医院或家中完成（参阅术后居家训练建议部分）。重新获得完全伸直往往没有困难；无论如何，伸膝受限可以相当成功地被治疗。

主动训练早期着重于使用腘绳肌屈膝。足跟滑动和站立位屈膝可以帮助促进肌肉控制和改善 ROM。

等长收缩锻炼包括股四头肌和腘绳肌收缩以及单独的股四头肌在屈曲 20°~30° 的收缩。观察完成质量，需要时可补充电刺激。

步态训练着重于提高患腿负重承受能力。可在家庭锻炼中包含重心转移。当切口愈合并且手术医生允许的情况下，可以增加水疗以加强适当重心转移和步态力学训练。

### 阶段 Ⅱ（（亚急性期）

**时间：**术后 5~8 周

**目标：**自我疼痛管理，增加力量，改善 ROM 至 90%，开始股四头肌主动收缩的 ROM（6~8 周），平面上的步态仅有少量偏差（表 26-2）

**表 26-2　髌骨切开复位内固定术**

| 康复阶段 | 此阶段进阶标准 | 影响恢复或限制功能的因素 | 介入 | 目标 | 原理 |
|---|---|---|---|---|---|
| 阶段Ⅱ：术后 5~8 周 | • 无感染症状<br>• 疼痛无明显增加<br>• 无活动度的丢失 | • 疼痛<br>• 有限的活动度<br>• 肌力受限<br>• 步态受限 | • 继续阶段Ⅰ的干预介入治疗<br>• 髌股关节贴扎<br>• 辅助-主动活动度-继续阶段Ⅰ的下肢训练<br>• 使用功率自行车锻炼屈膝角度<br>• 主动活动度-伸膝（通常在术后 6~8 周，手术医生确认后可完成伸膝动作） | • 疼痛的自我管理<br>• 调整步态<br>• 增加下肢训练强度<br>• 膝关节的被动活动度打到 90%<br>• 独立完成居家训练 | • 为患者转移做准备<br>• 促进髌股关节恢复力线<br>• 在社区中步行，以帮助恢复步态<br>• 恢复下肢训练的稳定度与强度<br>• 促进正常的关节力线恢复<br>• 伸膝的增强机制，减少髌股关节在运动中的压力 |

康复的亚急性期或中期（5~8 周）是从限制性功能性活动到激进性功能性活动的转变。急性期锻炼和任何一种其他类型的髌骨关节康复相类似。唯有髌骨骨折 ORIF 后骨折拥有了一个真正的固定才

是真正的区别所在。尤其是在髌骨骨折使用张力带时,骨折区域的活动趋向于刺激二次愈合骨痂形成。未形成固定的骨折在运动时的危险之处在于形成骨不连(如骨折没有骨痂形成)。骨不连是由于直接在骨折处过度运动所造成,这样会阻止骨痂充分形成。这就强调了髌骨骨折后在康复过程中保持制动的重要性[49]。

另一个需要考虑的因素是髌骨骨折涉及关节面。关节面不平整可能会导致软骨退化,如未治疗,可能导致早期关节炎。髌股关节不匹配可能会改变关节力学,产生无接触区域或造成髌骨过度受压[50]。髌股关节接触区域及关节反应力必须在康复阶段作出评估。髌股关节贴扎(见图20-1~20-3)可以帮助限制髌骨骨折面的不平衡。在这一期,患者应增加使用支具进行转移的能力,以及减少对助行器的依赖(如果有的话)。在阶段 I 的基础上增加锻炼,并且患者被要求完成每天 2 次的锻炼(重复至疲劳)。在患者恢复及股四头肌、下肢控制好的基础上开始闭链运动。

这期的理疗首先使用冷疗来控制疼痛。股四头肌的电刺激继续使用以进一步恢复肌肉力量。在肿胀得到控制后可以使用湿热敷来做膝关节牵伸前准备。

继续 PROM 牵伸以获得完全屈曲。关节松动术的等级根据阻力大小来控制。股四头肌的 AROM 在 6~8 周开始(或者在认为骨折足够稳定到可以耐受之时)。在膝关节可以屈曲后健身脚踏车可以作为 ROM 辅助锻炼设备,也可以用作力量训练或心血管功能训练,从而使屈曲完全恢复,并且没有髋关节的摆动(代偿)。在增加脚踏车阻力之前需得到外科医生的认可。

这段时期的康复训练与前述的外侧松解术后的训练步骤类似。若有必要,治疗师可以开始使用贴扎。

### 阶段III(提高期)

**时间**:术后 9~12 周

**目标**:回归全功能,发展下肢耐力及协调,继续进行步行和跑步(在医生允许下)(表26-3)

表26-3　髌骨切开复位内固定术

| 康复阶段 | 此阶段进阶标准 | 影响恢复或限制功能的因素 | 介入 | 目标 | 原理 |
|---|---|---|---|---|---|
| 阶段III:9~12 周 | • 在休息时无疼痛<br>• 活动角度达到 0°~90°<br>• 股四头肌在步行中能很好控制步态<br>• 步态差异最小化 | • 长时间功能活动时,耐力不足<br>• 在特殊运动中髌骨关节处有中等程度的疼痛<br>• 在上下楼梯,单腿蹲下及保持平衡时耐力受限 | • 继续阶段 I,II 中的闭链运动与牵伸练习<br>• 髌骨贴布<br>• 髌骨松动术<br>• 渐进性抗阻训练<br>• 特殊的功能训练:自行车,跑步机,等速训练(在医生确认后)<br>• 居家训练(参见居家训练建议) | • 不限制社区步行<br>• 步态正常<br>• 良好的坐站耐力<br>• 在无贴布的情况下,保持髌骨稳定性<br>• 患者症状的自我管理 | • 减少功能活动的疼痛<br>• 改善关节生物力学<br>• 改善关节活动性和稳定性<br>• 增强关节功能<br>• 增加股内侧斜肌耐力<br>• 提高患者自我管理的依从性 |

康复的进阶阶段(第9~12周)以功能性的、技术性活动为主。最多的努力和工作花在重获患者的股四头肌、腘绳肌、腓肠肌肌力上。由于仍有的不足,前两阶段的训练还得继续。

治疗师需要铭记在心的是时间框架取决于很多因素,包括骨折类型、固定以及患者对康复的反应。

**另外,直到医生同意前,需避免等速运动。贴扎的需要应该最小化,如果需要继续使用贴扎,那么应指导患者自我贴扎技术。**疼痛和关节渗出的观察可以给予治疗师反馈,进行更激进的训练。这阶段的目标是长期通过加强耐力和协调性来加强髌股关节周围肌肉力量。

该阶段,患者应该更多进行转移训练,因为他们已经普遍具有可耐受的坐、站、行走的能力。上下楼梯和下蹲受限还仍然存在。持续的站立和步行训练还需继续加强,需致力于逐渐增加活动。在外科医生允许下,跑步及跳跃可依据个人需求开展(可能的话,在去除支具后)。

## 居家训练建议

不同阶段的锻炼项目已被列出。家庭持续训练部分列出了患者需要遵守的康复指南。物理治疗师可根据指南制订患者个性化方案。

## 问题解析

结果失败的原因包括不稳定的内固定,不协调的减少,患者依从性差,以及早期 PROM 训练太迟。不耐痛的患者获得力量和 ROM 都比较困难,并且可能遗留不足。髌骨骨折后重新回归最大功能需要 1 年的时间。遗留的问题如膝前痛和僵硬都是常见并发症[24,29,34,36,43,44]。据估计,有 70% ~ 80% 的患者在髌骨 ORIF 后可获得优良至优秀的结果,20% ~ 30% 会获得一般或较差的结果。伸膝力量的遗留性丢失据记载范围 20% ~ 49%。

不考虑训练的前提下,延长制动对最终结果是有害的[3]。尽管会产生伤口感染的风险,全 ROM 的益处超过伤口并发症的风险。但是,对于髌骨开放性骨折的患者,这个情况是很少成立的,因为他们具有很高的感染风险。

---

## 居家训练建议

**1 ~ 4 周**
**此阶段目标:**控制疼痛,管理肿胀,获得 0 ~ 90°的 PROM,增加股四头肌和腘绳肌收缩

1. 每日在家抬高患肢并冷敷 2 ~ 3 次(在锻炼后更好)
2. 抬高肢体并冷敷的同时,进行踝泵及腘绳肌牵伸(20 ~ 30 分钟)
3. 仰卧位滑墙(适当的时候),每天 3 ~ 4 组,每组 5 次
4. 主动足跟滑床,每天 3 ~ 4 组,每组 10 次
5. 股四头肌等长收缩(当医生允许后),每天 3 ~ 4 组,每组分为 2 小组,每小组 10 次。虽然诸如此类的一般的指南都会描述一定的组数和次数,但是一旦患者感到疲劳或者无法继续完成一个有质量的股四头肌收缩,那么锻炼停止。患者只计数有质量的股四头肌收缩。足跟不离地(床)。如果患者觉得站立位更容易引起股四头肌收缩,那么锻炼也可以在站立位进行。早期力量训练的关键在于寻找最适宜完成一个有质量的股四头肌收缩的体位

**5 ~ 8 周**
**此阶段目标:**疼痛的自我管理,增加力量,ROM 增加至 90%,开始股四头肌 AROM(6 ~ 8 周),平面步态尽可能无异常

1. 完成 1 ~ 4 周时同样的训练,增加重复次数。锻炼次数可以增至每天 2 组,每组 10 ~ 20 次(在不疲劳的情况下)
2. 在患者可忍受情况下开始闭链运动训练。蜘蛛侠训练需在无痛角度下开始。另外,使用弹力管进行类似蹬腿动作可以开始进行。患者从完成 2 组,每组 10 次训练开始,在可忍受的前提下增加次数
3. 若治疗师认为适合,则可以进行自我贴扎
4. 锻炼后仍需冷敷

**9 ~ 12 周**
**此阶段目标:**重获完全 ADL 功能,增长下肢耐力及协调,继续有限制地上下楼梯及跑步(在医生允许下)

1. 根据遗留不足情况,继续前 8 周锻炼内容。尽可能减少贴扎,如果必须要进行贴扎,那么久指导患者自己进行
2. 闭链运动进阶,可包括在家庭使用门槛进行跨步平衡练习
3. 在疼痛和关节渗出得到管理的情况下,逐渐回归功能性活动

---

# 临床案例回顾

1　James,45 岁,髌骨 ORIF 术后 3 周。他来接受初次评估的时候佩戴着制动支具,并且伤口愈合良好。体重 113.5kg,身高 177.5cm。什么理疗或方案对改善他的步态效果最好?

从他的体型来看,水疗是最适合他的方法,可以用来提高他的步态,同时减少体重对髌骨的压力。温水可以改善 ROM,并减轻疼痛及关节接触面的压力。

2　Meghan,25 岁,髌骨 ORIF 术后 6 周。她屈膝只有 60°,并且希望得到手法治疗(软组织松动术、关节松动术)来改善 ROM。她的屈膝"终末感受"是软的,没有太多阻力(没有卡住或者僵硬的终末感受)。她会忘记在家进行训练。治疗师可以提出怎样的建议来改变 Meghan 的预后呢?

如果可以的话,提醒 Meghan 在进行治疗前先服

用镇痛药物。治疗也要说明的是：有 20%～30% 的患者预后"较差"。如果他的案例是成功的（并且手术医生也觉得不应该这么差），那么她必须要恢复屈膝 ROM。从某种情况下，她要为自己负责。在这样的干预后，她的 ROM 得到了改善，并且她对手法技术的耐受力亦提高了。

3　Jessica，40 岁。她从矮凳上跌倒，膝关节触地，髌骨骨折。髌骨 ORIF 术后 9 周。她有髌周疼痛，无法进行 ROM 牵伸而因而屈膝受限。在过去的几周中，都强调在进行屈膝 ROM 训练的同时使用物理治疗来控制疼痛。每一点进步都需记录。什么样的治疗技术对他最有帮助？

物理治疗师需要评估髌股关节及胫股关节的活动受限情况。如果活动受限，这是有可能的，那么可以使用有阻力的髌骨松动术（3～4 级）来改善。在进行有阻力的松动术前，治疗师需要与医师进行确认。如果确实是受限的话，那么改善髌骨向下滑动可以特别改善屈膝 ROM。髌股关节接触区域及反应力也需要测量。髌股关节贴扎可以用来帮助限制髌骨骨折面的不平衡。对疼痛和屈膝的主诉会减少，尤其是闭链运动。如果受限发生在胫股关节，那么可以通过关节松动术（3～4 级）来改善屈膝（胫骨相对于股骨向后滑动）。

4　Jessica 现在已经是术后 12 周的膝关节活动度了。她进行了一系列腿部力量训练。她开始牵伸腘绳肌及小腿三头肌。她进行了以下训练：

- 靠墙微蹲。
- 保持屈膝 60° 状态下进行蹬腿练习，负重 45.4kg。
- 跨大步的弓箭步练习，负重 2.3kg。
- 在 0°～45°范围内滑墙，维持 1 分钟。
- 坐站训练。
- 健侧站立位（室内）使用弹力管进行髋屈曲、外展、内收。
- 下台阶练习，台阶高度为 20cm，维持支撑腿收缩，直至对侧腿足跟触地。

尽管她已经在锻炼过程中尽可能减轻不适感，

但在训练结束 2 天后，她还是感到疼痛。以下哪个训练可能是加重因素呢？

20cm 下台阶是最加重影响的训练，因为这在髌股关节造成了很大的压力。当患侧 FWB 进行离心收缩时，屈膝可能大于 50°。

5　David 术后 3 周，且刚开始康复治疗。他过去曾是一名患者并且疼痛耐受力不佳。他的膝关节疼痛评分为 5/10，与此同时，并没有迹象表明存在感染或者修复失稳定。可以使用哪项疼痛管理技术？

避免使用电刺激，因为近端有螺钉和钢丝。然而，电刺激可以在适当的时候使用，以帮助股四头肌收缩。在抬高患肢病冷敷之余，使用轻度的髌骨松动术（1～2 级小阻力）也有助于控制疼痛。

6　George 术后 7 周，他由于髌周疼痛而负重受限。有什么方案或技术可以帮助他管理此症状？

髌股贴扎可以帮助限制髌骨骨折面失平衡。在此阶段，要求患者增加使用支具的转移能力，同时减少对拐杖的依赖性。

7　Lissette 术后 12 周，因为疼痛而无法重返跑步活动。可以做什么来帮助患者重返之前的活动？

首先，治疗师要牢记，并且教育患者的是：重返之前活动的时间段取决于很多因素，包括骨折类型、内固定级患者对康复的反应。在此前提下制订过渡期目标（如部分负重到 FWB 的过渡、双腿蹲到单腿蹲的过渡、50% 负重单腿蹲到 100% 负重单腿蹲的过渡）可能会有帮助。对疼痛和关节渗出的管理可以有助于治疗师判断并增加活动强度。这阶段 I 的目标是髌股周围肌肉的长时间收缩来增加肌肉耐力和协调性。

8　George 术后 12 周，进步缓慢（0°～115°，股四头肌收缩弱，步态和/或单腿支撑相时仍有轻度疼痛）。在之后的 6 个月中，你能给他什么建议来帮助他成功恢复吗？

患者较弱的疼痛耐受力会影响患者轻松恢复肌力及 ROM，并且使之留有缺陷。在月度评估后，指导 George 继续完成他在家中的牵伸及肌力训练。髌骨骨折后重返最大功能需要 1 年时间。

（严孟宁　唐燕　译　徐丽丽　蔡斌　校）

# 参考文献

1. Böhler L: Technik der Knochenbruch Behandlung 12-13. Auflage. Wien: W. Maudrich, 1957.
2. McMaster PE: Fractures of the patella. Clin Orthop 4:24, 1954.
3. Nummi J: Fracture of the patella: A clinical study of 707 patellar fractures. Ann Chir Gynaecol Fenn 179(suppl):1-85, 1971.
4. Watson-Jones R: Fractures and other bone and joint injuries, Edinburgh, 1939, E&S Livingstone.
5. Piva SR, et al: Patella fracture during rehabilitation after bone-patellar tendon-bone anterior cruciate ligament reconstruction: 2 case reports. J Orthop Sports Phys Ther 39(4):278-286, 2009.
6. Keating EM, Haas G, Meding JB: Patella fracture after post total knee replacements. Clin Orthop Relat Res 416:93-97, 2003.
7. Miller MD, Nichols T, Butler CA: Patella fracture and proximal patellar tendon rupture following arthroscopic anterior cruciate ligament reconstruction. Arthroscopy 15(6):640-643, 1999.
8. Viola R, Vianello R: Three cases of patella fracture in 1,320 anterior cruciate ligament reconstructions with bone-patellar tendon-bone autograft. Arthroscopy 15(1):93-97, 1999.
9. Bostman O, et al: Fractures of the patella treated by operation. Arch Orthop Trauma Surg 102:78, 1983.
10. Hung LK, et al: Fractured patella: Operative treatment using tension band principle. Injury 16:343, 1985.
11. Lexack B, Flannagan JP, Hobbs S: Results of surgical treatment of patellar fractures. J Bone Joint Surg Br 67:416, 1985.
12. Weber MJ, et al: Efficacy of various forms of fixation of transverse fractures of the patella. J Bone Joint Surg Am 62:215, 1980.
13. Bostman O, et al: Comminuted displaced fractures of the patella. Injury 13:196, 1981.
14. Carpenter JE, et al: Biomechanical evaluation of current patella fracture fixation techniques. J Orthop Trauma 11(5):351-356, 1997.
15. Rabalais RD, et al: Comparison of two tension-band fixation materials and techniques in transverse patella fractures: A biomechanical study. Orthopedics 31(2):128, 2008.
16. Schnabel B, et al: Biomechanical comparison of a new staple technique with tension band wiring for transverse patella fractures. Clin Biomech (Bristol, Avon) 24(10):855-859, 2009.
17. Hughes SC, et al: A new and effective tension-band braided polyester suture technique for transverse patellar fracture fixation. Injury 38(2):212-222, 2007.
18. Sturdee SW, Templeton PA, Oxborrow NJ: Internal fixation of a patella fracture using an absorbable suture. J Orthop Trauma 16(4):272-273, 2002.
19. Patel VR, et al: Fixation of patella fractures with braided polyester suture: A biomechanical study. Injury 31(1):1-6, 2000.
20. Smith ST, et al: Early complications in the operative treatment of patella fractures. J Orthop Trauma 11(3):183, 1997.
21. DePalma AF: The management of fractures and dislocations, Philadelphia, 1959, Saunders.
22. Muller ME, Allgower M, Willinegger H: Manual of internal fixation: Technique recommended by the AO group, New York, 1979, Springer-Verlag.
23. Rorabeck CH, Bobechko WP: Acute dislocation of the patella with osteochondral fracture: A review of eighteen cases. J Bone Joint Surg 58A:237, 1976.
24. Andrews JR, Hughston JC: Treatment of patellar fractures by partial patellectomy. South Med J 70:809, 1977.
25. Anderson LD: In Crenshaw AH, editor: Campbell's operative orthopaedics, ed 5, St Louis, 1971, Mosby.
26. Brooke R: The treatment of fractured patella by excision: A study of morphology and function. Br J Surg 24:733, 1937.
27. Heineck AP: The modern operative treatment of fracture of the patella. I. Based on the study of other pathological states of bone. II. An analytical review of over 1,100 cases treated during the last ten years, by open operative method. Surg Gynecol Obstet 9:177, 1909.
28. Jakobsen J, Christensen KS, Rassmussen OS: Patellectomy—a 20-year follow-up. Acta Orthop Scand 56:430, 1985.
29. Peeples RE, Margo MK: Function after patellectomy. Clin Orthop 132:180, 1978.
30. Thompson JEM: Comminuted fractures of the patella: Treatment of cases presenting with one large fragment and several small fragments. J Bone Joint Surg 58A:537, 1976.
31. Watson-Jones R: Excision of the patella (letter). Br Med J 2:195, 1945.
32. West FE: End results of patellectomy. J Bone Joint Surg 62A:1089, 1962.
33. Burton VW: Results of excision of the patella. Surg Gynecol Obstet 135:753, 1972.
34. Duthie HL, Hutchinson JR: The results of partial and total excision of the patella. J Bone Joint Surg 40B:75, 1958.
35. Sanderson MC: The fractured patella: A long-term follow-up study. Aust N Z J Surg 45:49, 1974.
36. Sutton FS, et al: The effect of patellectomy on knee function. J Bone Joint Surg 58A:537, 1976.
37. Magnusen PB: Fractures, ed 2, Philadelphia, 1936, Lippincott.
38. Zionts LE: Fractures around the knee in children. J Am Acad Orthop Surg 10:345-355, 2002.
39. Makino A, et al: Arthroscopic-assisted surgical technique for treating patella fractures. Arthroscopy 18(6):671-675, 2002.
40. Johnson EE: Fractures of the patella. In Rockwood CA, Green DP, Bucholz RW, editors: Fractures in adults, ed 3, Philadelphia, 1991, Lippincott.
41. Bray TJ, Marder RA: Patellar fractures. In Chapman MD, Madison M, editors: Operative orthopaedics, ed 2, Philadelphia, 1993, JB Lippincott.
42. Crenshaw AH, Wilson FD: The surgical treatment of fractures of the patella. South Med J 47:716, 1954.
43. Einola S, Aho AJ, Kallio P: Patellectomy after fracture: Long-term follow-up results with special reference to functional disability. Acta Orthop Scand 47:441, 1976.
44. Wilkinson J: Fracture of the patella treated by total excision: A long-term follow-up. J Bone Joint Surg 59B:352, 1977.
45. MacAusland WR: Total excision of the patella for fracture: Report of fourteen cases. Am J Surg 72:510, 1946.
46. Lachiewicz PF: Treatment of a neglected displaced transverse patella fracture. J Knee Surg 21(1):58-61, 2008.
47. Lotke PA, Ecker ML: Transverse fractures of the patella. Clin Orthop 158:1880, 1981.
48. Benjamin J, et al: Biomechanical evaluation of various forms of fixation of transverse patella fractures. J Orthop Trauma 1:219, 1987.
49. Klassen JK, Trousdale RT: Treatment of delayed and non-union of the patella. J Orthop Trauma 11(3):188, 1997.
50. Sanders R: Patella fractures and extensor mechanism injuries. In Bronner BD, et al, editors: Skeletal trauma, Philadelphia, 1992, Saunders.

# 第 27 章

# 全膝关节置换术

*Julie Wong*, *Michael D. Ries*

## 简介

骨关节炎(osteoarthritis,OA),即骨关节病或退行性关节病,是最为常见的关节炎,也是全世界导致功能残障的最主要原因之一。骨关节炎是一种以关节软骨破坏为特征的慢性疾病。软骨作为关节的一部分,位于骨端,使关节可以更好的活动。软骨的破坏,使骨与骨之间发生摩擦,导致关节僵硬、疼痛和活动度下降。据估计,在美国,3300 万成年人受到骨关节炎的影响[1]。一旦非手术治疗无法缓解疼痛和恢复关节活动,手术治疗则成为患者最后的选择。关节镜手术对早期的骨关节炎患者或有疗效[2],如果失败则通常需要接受全膝关节置换术(total knee arthroplasty,TKA)。

按照美国骨科学会(American Academy of Orthopaedic Surgeons,AAOS)统计,美国每年大约实施了581 000 例膝关节置换手术。多数手术患者的年龄在60~80 岁[3],这反映了生育高峰代人的老龄化。为了应对未来手术量的增长,医师必须掌握 TKA 的手术步骤、制订合适的康复计划以使患者获得良好的效果和高的费用效益比。患者的自我评价报告显示,TKA 术后 1 年膝关节功能能恢复至正常的80%。但是,尽管术后功能相比术前有较大改善,部分患者术后仍然存在膝关节疼痛和僵直[4]。

本章节主要聚焦初次 TKA,因此作者采用 TKA 缩写而不是 TKR,以与全膝关节翻修术(total knee revision,TKR)区别。此外,微创(minimally invasive surgery,MIS)TKA 也在本章的讨论范围。

## 手术适应证与注意事项

对于非手术治疗无效的骨关节炎与炎症性关节炎患者,TKA 是一种有效的治疗方案。早期的关节炎患者可以采用非甾体抗炎药、限制活动、功能锻炼、支具保护、矫形处理和减重治疗。其他治疗方法包括关节内注射透明质酸和皮质激素。一旦非手术治疗失败而且关节炎影响患者活动功能,则手术是更合适的治疗方案。如果患者的主要症状是机械性的,伴随膝关节交锁而不是负重疼痛,那症状可能主要由半月板撕裂、退变引起。磁共振(magnetic resonance imaging,MRI)检查能有效鉴别半月板损伤与关节软骨退变。关节镜清理是治疗半月板损伤的有效手段,但对关节软骨退变效果不佳[5]。如果软骨退变主要发生在胫股内侧间室伴内翻畸形,那么胫骨外翻截骨可以有效缓解膝关节内侧疼痛,延迟全膝关节置换的时间[6]。年轻的单间室骨关节炎患者,如果膝关节活动度充分、内翻畸形轻,则是截骨术的最佳指征。其相对禁忌证包括肥胖、屈曲挛缩畸形、显著的外侧间室与髌骨关节炎、胫股关节半脱位和高龄患者。对于外侧间室骨关节炎伴外翻畸形的患者,首选股骨远端截骨而非胫骨近端截骨。不过,相比全膝关节置换术,截骨术一般需要较长的恢复期,而且效果难以预测[7]。

假体的选择包括金属垫块半关节成形、单髁置换,双髁置换和全膝关节置换。在 TKA 出现之前,McKeever 和 MacIntosh 的金属垫片半关节成形术被广泛使用[8,9]。置入物是一个金属垫片,置于股骨、胫骨关节面之间。对于不适合进行截骨术的患者(肥胖、活动受限、对侧间室关节炎),金属垫片半关节成形术有着不错的治疗效果[10,11]。不过,疼痛可能发生在金属置入物与关节软骨面的接触处。最近,一种可活动的金属垫片 Uni Spacer 被用于临床,目的是撑开内侧间室,将负荷从内侧间室转移到外侧间室[12]。但是,与单髁置换或全膝关节置换相比,其治疗效果较难预测。

单髁、双髁与全膝关节置换术同时置换了股骨、胫骨关节面,有效缓解了关节炎引发的疼痛。单髁置换术保留了对侧间室与髌股关节,适用于内侧或外侧单间室的退行性关节炎患者。相比全膝关节置换术,单髁置换术保留了前后交叉韧带、对侧关节间室和髌股关节,具有更好的术后膝关节运动学、关节活动度与关节功能。但是,单髁膝关节置换术会因为髌股关节及对侧间室关节炎的进展而失败,此时患者只能接受全膝关节置换术。膝关节力学破坏及聚乙烯磨损也会影响单髁人工关节的使用寿命。单髁置换术作为替代全膝关节置换术的一种选择,虽然适应证仍存在争议,但一般认为单髁置换术的关节使用寿命相比全膝关节置换术更难以估计,尤其是那些髌股关节或对侧间室存在关节炎的患者。近年来,一系列研究表明,单髁置换术有着不错的功能恢复与主观满意度,尤其是功能要求较高、活动量大的年轻患者[13]。相比全膝关节置换术,单髁置换术患者出院时关节活动度更大,住院周期更短(77°:67°,1.3~1.4 天:2.2 天)。单髁置换术后 6 周的平均关节活动度为 116°,其中 56% 的患者超过 120°,而全膝关节置换术后 6 周平均关节活动度为 110°。而且单髁置换术后早期出院也比较安全。97% 的患者可以直接回家,但是其中 18% 的患者需要家庭理疗,76% 的患者需要门诊理疗。只有 3% 的患者需要专业的护理或出院后康复治疗[14]。

双髁(同时包括内侧间室与髌股关节)膝关节置换术适用于有临床症状的内侧间室与髌股关节骨关节炎患者[15]。初步研究结果显示双髁膝关节置换术有着不错的临床疗效并能恢复膝关节运动学[16]。不过,双髁膝关节置换术是一项新技术,其远期疗效未知。

全膝关节置换术是治疗严重膝关节炎疼痛的有效方法。全膝关节置换同时置换内外侧间室,通常还包括髌股关节表面。患者接受全膝关节置换术后,疼痛与关节功能可以得到可靠的改善,众多报道显示其 10 年生存率为 90%~95%[17-22]。**早期失败包括感染、关节不稳定、对线不良、僵硬、反射性交感神经营养不良和髌骨问题。全膝关节置换术的相对禁忌证包括:活动性感染,伸膝装置破坏,严重骨缺损,严重的韧带功能缺失,无法控制的心血管疾病或其他可潜在增加围术期的发病率和死亡率的疾病。**不过,使用恰当的手术方法、选择合适的假体、采用合理的术后疼痛管理方法和术后康复方案都能有效避免以上问题。最新的进展包括计算机辅助手术、符合关节运动学或高屈曲的假体设计、微创入路和根据 MRI 定制的切骨导板,这些方法有助于进一步提高全膝关节置换术的疗效。全膝关节置换术常规切口起自股直肌肌腱近端中间,向远端延伸至胫骨结节内侧,髌旁内侧切开关节。这种切口能较好地缓解疼痛和提高膝关节功能,10 年生存率为 90%~95%[17-22]。但是,一些患者术后有明显疼痛和炎症反应,而且这种症状到术后 6 个月仍有不同程度存在,影响了术后的康复训练。微创全膝关节置换术对软组织保护更佳,平均切口长度为 9.4~10.9cm,小于常规全膝关节置换术(13.7~17.1cm)[23]。文献报道微创入路能够减少出血与疼痛,更有利于股四头肌功能与膝关节活动度的早期恢复[24-26]。

最近的文献显示微创全膝关节置换术疗效更佳。Berger 与合作者研究发现,经过筛选的患者可以接受门诊微创全膝关节置换术,术后当天即可出院,96% 的患者短期内无须二次入院,也没有并发症[27]。Tanavalee 等研究显示,82% 的微创全膝关节置换术组患者可以在术后第 1 天进行主动伸膝,其中 17 人可以下地行走,这是接受常规全膝关节置换术的患者无法做到的[23]。在另一项研究中,接受微创全膝关节置换术的患者在术后 12 周膝关节屈曲活动度更大、屈曲挛缩发生率更低[28]。术后 1 年,微创全膝关节置换术患者平均被动活动度 131°,平均主动活动度 121°。常规全膝关节置换术患者平均被动活动度 125°,平均主动活动度 115°[29]。

但是,微创入路可能导致术野暴露不佳并增加术后并发症。小型切骨导板的使用,术中避免髌上囊切开可以获得不错的治疗效果,并发症发生率也不高于常规全膝关节置换术[24-26]。值得注意的是,综合术前宣教和术后疼痛管理,微创全膝关节置换术相比传统入路有不少优势。肌肉强壮、既往手术、僵直膝、皮肤血运不佳和需要软组织松解的严重畸形的患者不适合采用微创入路。

## 手术步骤-传统方法

### 术前评估

术前评估包括详细的病史了解及体格检查、确定关节炎类型、其他关节受累情况及累及功能情况、行走距离、术前活动水平和术后期望活动水平,以及参与什么类型的运动。其他需要重点关注的病史包括深静脉血栓史、肺栓塞史和既往手术史,如人工关节置换、截骨矫形术以及髋部、股骨和胫骨骨折内固定。局部需要密切注意的包括膝关节力线（内翻或外翻）、关节稳定性、关节活动度（尤其是是否存在屈曲挛缩）、肌肉张力和肢体长短。

术前 X 线检查需包括负重位全长片以了解股骨和胫骨畸形,确定下肢力线。测量股骨机械轴与解剖轴的夹角,以保证术中股骨远端截骨与股骨机械轴线垂直并与胫骨近端截骨面平行（图 27-1）。常规 X 线检查还包括站立位前后位片、侧位片及髌骨轴位片。

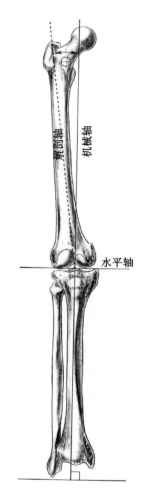

**图 27-1**　解剖轴线与股骨干平行。机械轴是股骨头中心、膝关节中心与踝关节中心的连线（感谢 Zimmer,Inc,Warsaw,Ind.）

### 手术步骤

全膝关节置换术可以使用各种不同假体和固定方式:

1. 骨水泥、非骨水泥或混合固定。
2. 金属胫骨平台或全聚乙烯胫骨假体。
3. 髌骨表面置换或不置换。

4. 后交叉韧带或前后交叉韧带替代、后交叉韧带保留或活动衬垫假体。

下面描述的初次全膝关节置换术采用骨水泥固定、金属胫骨平台假体、全聚乙烯髌骨假体和后交叉韧带替代（图 27-2）。从目前来说,这种组合被广泛使用,长期疗效确切[30-34]。

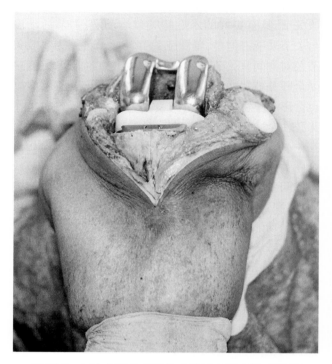

**图 27-2**　初次全膝关节置换术采用全聚乙烯髌骨假体与后交叉韧带替代假体（有些医生喜爱这种假体,但 Ries 医生并不首选这类型的假体）

### 手术技术

非手术腿采用抗血栓袜或足踝泵保护。麻醉前再次和患者确认手术侧关节,避免错误选择另外的膝关节进行手术。切皮前预防性使用一代头孢类抗生素。患者取仰卧位,大腿近端使用止血带。采用插管全身麻醉或者阻滞麻醉。不管是局部阻滞（24小时）或经皮导管阻滞（2~3 天持续阻滞）,股神经阻滞已被证明能有效控制术后疼痛[35,36]。

手术床安放沙袋或腿部固定装置,以便术中保持下肢体位稳定。整个下肢消毒并贴膜保护。用 Esmarch 驱血带驱血,止血带充气至适当的压力。

### 手术入路

采用前正中切口,起自髌骨上止于胫骨结节下。全层切开皮肤与深筋膜,向内外侧分离（图 27-3）。髌旁内侧入路切开关节囊,起自股四头肌肌腱终于胫骨结节内侧。髌骨向外翻转或向外侧半脱位。屈膝 90°，清理股骨髁、髁间和胫骨平台骨赘，切除交叉韧带。

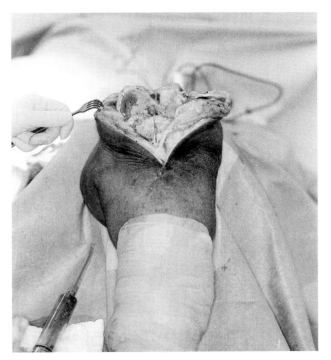

**图 27-3**　左膝关节的显露。注意全层皮瓣、髌旁内侧关节囊切开以及髌骨外翻。这个患者是内翻膝，可见严重的股骨内髁磨损

### 韧带平衡

　　在屈曲位和伸膝位，分别于外侧和内侧胫股间隙

置入椎板撑开器进行韧带平衡处理。通过去除骨赘和松解软组织获得间隙平衡。内翻、外翻与屈曲畸形是最常见的三种病理性畸形。可采用纵向骨膜下剥离或横向多平面打孔方法来实现对凹侧挛缩组织的松解。

#### 内翻畸形

　　切除胫骨平台内侧骨赘，切开内侧关节囊，必要时将内侧副韧带从胫骨处行骨膜下剥离。内翻畸形与屈曲挛缩同时存在时，通常需要松解半膜肌止点。

#### 外翻畸形

　　常规松解外侧支持带。如果外翻畸形在伸直位比屈曲位更明显，则松解髂胫束。根据畸形程度不同，选择是否松解腘肌腱、外侧副韧带和后外侧关节囊。腓总神经麻痹可能会发生，尤其是矫正合并屈曲挛缩的外翻畸形时。

#### 屈曲畸形

　　清除股骨后方骨赘并松解后关节囊可以解决轻度的屈曲畸形。进一步的矫正需要更多的股骨远端截骨与后关节囊松解。

#### 骨准备

　　在股骨滑车中央钻孔并置入股骨髓内导杆（图 27-4）。髓内导杆在正位与侧位平行于股骨干，确保与股骨解剖轴线平行。将截骨导块连接于髓内导杆进行股骨远端和前髁截骨。股骨远端截骨角度通常选择与解剖轴成 6° 外翻，以保证与机械轴垂直（图 27-5）。

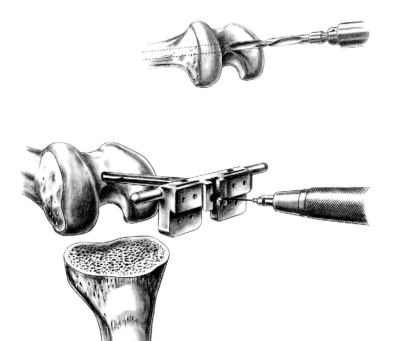

**图 27-4**　髓内导杆与解剖轴平行置入（感谢 Zimmer, Inc, Warsaw, Ind.）

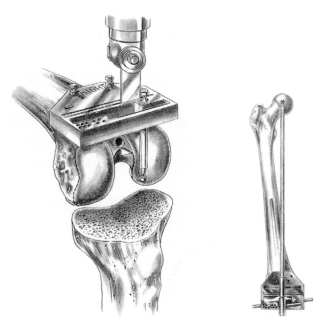

**图 27-5**　股骨远端截骨导块连接髓内导杆,保持一定外翻角度(通常是 6°),保证股骨远端截骨与机械轴垂直(感谢 Zimmer,Inc,Warsaw,Ind.)

胫骨截骨可以选用髓内或髓外导向器。胫骨截骨面与长轴垂直,后倾 3°~5°,距关节面大约 5mm。小的胫骨平台缺损可用骨水泥充填,较大的胫骨平台骨缺损需要植骨或增加金属垫片。

置入股骨前后径测量导块以明确股骨假体的型号与位置。安放截骨导块行股骨前后髁截骨。此时,可以有良好的视野,切除残留的半月板、交叉韧带和骨赘(图 27-6)。

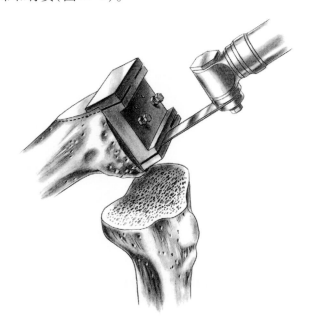

**图 27-6**　股骨前髁与后髁截骨(感谢 Zimmer,Inc,Warsaw,Ind.)

利用间隔测量模块 Spacer 测量屈、伸间隙。理想情况下,股骨远端与胫骨平台的间隙在屈、伸时应当相同,这样就保证了合适的软组织张力与韧带平衡。**如果关节无法完全伸直,则需在股骨远端增加截骨。**严重屈曲挛缩的患者,例如常见于血友病关节炎或类风湿关节炎,股骨远端截骨可能需要达到侧副韧带止点水平。在常规膝关节置换术,此时不允许再进一步截骨。一旦出现韧带止点损伤,则应该考虑使用高限制性假体或翻修假体。利用导块对股骨进行前、后斜面截骨和髁间窝截骨(图 27-7)。

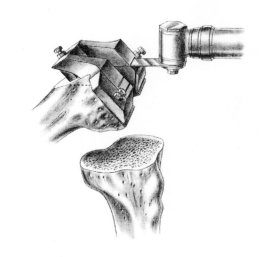

**图 27-7**　单截骨导块进行前、后斜面截骨和髁间窝切除(感谢 Zimmer,Inc,Warsaw,Ind.)

测量平台确定胫骨平台假体大小。

利用对线杆确定平台假体在前后方向和内外侧平面的位置,导向杆远端对准踝关节中央以保证平台假体旋转合适。利用打压工具打压胫骨干骺端的松质骨,使其适应胫骨平台假体的龙骨(图 27-8)。置入股骨、胫骨假体试件,确定型号、软组织张力、韧带平衡合适,髌骨轨迹与关节活动度。

用卡尺测量髌骨厚度。电锯切除或磨锉去除髌骨表面软骨。安放导向器,在髌骨截骨面上钻孔以增强假体固定(图 27-9)。假体一般偏内置入以利于髌骨轨迹。再次利用卡尺测量髌骨厚度。如果髌骨+假体的厚度超过髌骨截骨之前的厚度,需要增加截骨量以恢复髌骨原有的厚度。测试髌骨活动轨迹(图 27-10),如果髌骨活动轨迹偏外,需要进行外侧支持带松解。术中注意保护供应髌骨血运的膝上外侧动脉。

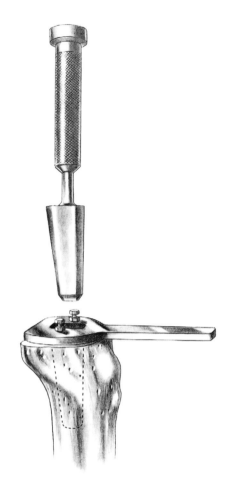

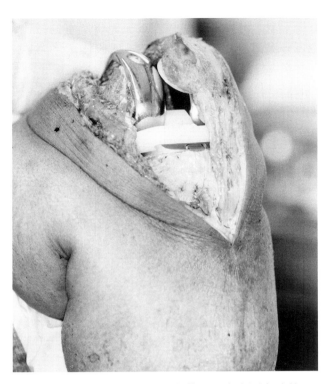

**图 27-10** 最后骨水泥固定假体。注意在测定髌骨活动中心时不要用指压

**图 27-8** 调整胫骨平台模板的旋转对线和大小,以准备胫骨近端龙骨打压(感谢 Zimmer,Inc,Warsaw,Ind.)

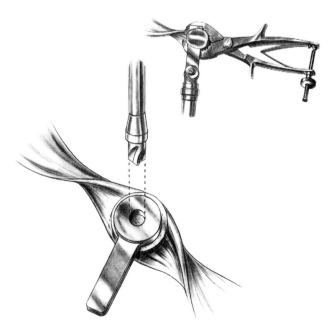

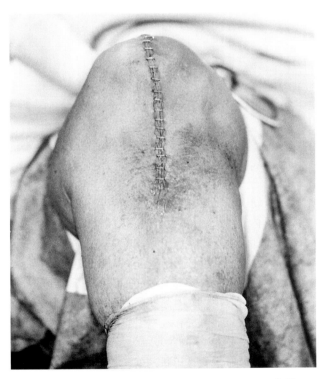

**图 27-9** 利用髌骨模板测量选择假体大小和安放位置(感谢 Zimmer,Inc,Warsaw,Ind.)

**图 27-11** 逐层关闭切口,关节囊采用不可吸收缝线,皮下组织与浅筋膜采用可吸收缝线连续缝合,皮肤采用皮钉。引流管置于外上以减少对股四头肌的影响

取出所有假体试件。脉冲灌洗冲洗骨表面，混合骨水泥。可以一次混合骨水泥固定所有的假体，也可分次混合骨水泥固定，以保证假体依序置入。在骨水泥变硬前清理多余的骨水泥。在骨水泥变硬之后，可以根据膝关节的活动度与稳定性调整胫骨平台内衬厚度。放松止血带，止血处理。

彻底冲洗切口，置入引流管，闭合切口。无菌敷料包扎。敷料外可以使用抗血栓弹力袜或加压敷料包扎（图27-11）。

## 微创置换手术

### 手术技术

微创切口起于髌骨上极，下至胫骨结节（图27-12）。对于大多数患者，切口的长度在10～12cm，但根据患者身材大小情况可长可短。全层切开皮肤与皮下组织，分离软组织瓣，以保证深层充分暴露。

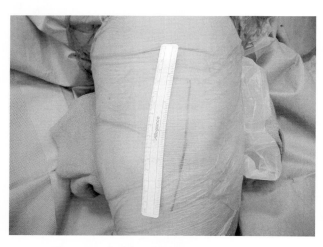

**图27-12**　皮肤切口从髌骨上极至胫骨结节

关节切开可以采用髌旁内侧入路、经股内侧肌入路或股内侧肌下入路暴露膝关节。文献报道显示，经股内侧肌小切口入路效果良好，而股内侧肌下入路因为暴露受到限制，仅适用于伸膝装置活动度大、无关节内畸形的体型瘦小患者。对于肌肉发达的男性，必须采用经股内侧肌入路或髌旁内侧入路，以便伸膝装置向外侧脱位。切除部分脂肪垫有助于显露。髌骨需要向外侧半脱位，但膝关节屈曲位外翻髌骨并非必需，这有可能导致股四头肌刺激症状和术后膝关节疼痛（图27-13）。皮肤和皮下组织可以作为"移动窗"。伸膝时，切口向近端移动暴露股骨远端（图27-14）。而屈膝时，胫骨近端暴露更好（图27-15）。微创置换术的截骨导块小于常规手术

工具，但是截骨准确度仍高。此外，还可采用一次性定制截骨导块。一次性定制截骨导块依据术前关节3D MRI检查制成，目的是为截骨提供精确的方向。伸膝时，伸膝装置的张力减小，可以在不损伤髌上囊的情况下外翻髌骨进行置换（图27-16）。

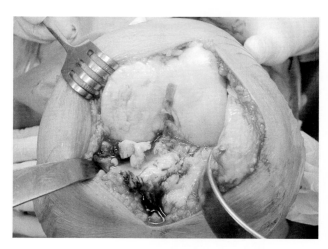

**图27-13**　屈膝位时髌骨向外半脱位但无须向外翻转

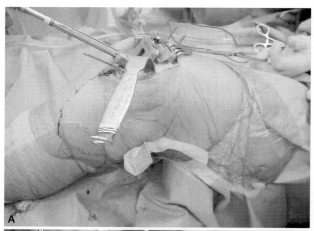

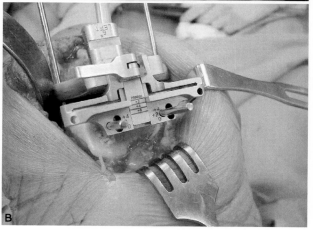

**图27-14**　**A.** 显露股骨远端时，屈膝45°～60°，使切口中心向近端移动；**B.** 安放股骨远端截骨导块，半屈膝位进行股骨远端截骨

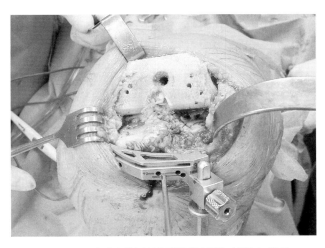

图 27-15　完全屈膝以显露胫骨近端,行平台截骨

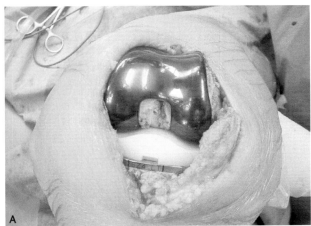

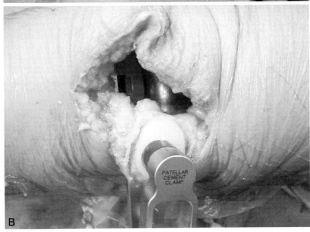

图 27-16　**A.** 置入股骨和胫骨平台假体;**B.** 伸膝位翻转髌骨,置入髌骨假体

## 康复治疗指南

成功的术后治疗应始于术前。在很多情况

下,患者在非手术治疗阶段已经接触过物理治疗师( physical therapist, PT )。高强度和低强度的抗阻训练对膝关节炎的治疗而言是一个重要的方面,此二者都有显著提高患者情况的临床效果[37]。虽然此时康复的目标可能是为了避免手术,物理治疗师必须牢记,治疗计划与术前护理应是一致的:

1. 针对疾病过程和预后开展患者宣教。

2. 改变患者的行为习惯和健康状态以保护关节。

3. 减肥的同时改善心血管。

4. 一套个性化的解决力量和灵活性障碍的训练计划。

5. 功能训练,以最大限度地提高患者的功能。

在疾病的这个阶段,患者可以做很多事。患者术前的功能和情况可以预测其是否能有成功的预后[38-40]。

如果对于一例个案而言,选择全膝关节置换术作为治疗方案,那么术前治疗需要调整为一个包括多学科的团队组合。该团队包括骨科医师、物理治疗师、护理人员、作业治疗师、社会服务工作者。虽然每一个团队成员负责他或她的专长领域,但都致力于共同的目标,提供最佳的照顾,以求患者利益最大化并获得最好的预后。

在这个阶段,患者应该接受宣教,以熟悉手术和康复过程的各个阶段。宣教可以帮助患者识别和预测可能出现的特殊问题或需求,还能强化患者在他或她自己的长期护理过程中的主动性。宣教内容建议涉及家庭规划、口腔卫生和社会规划。

在管理型医疗体系的时代背景下,许多医院已经形成了这一目的的术前教育课程。在小组气氛中,患者可以开始了解康复过程,并制订切合实际的目标和期望。在信息册上提纲挈领地列出所有相关的信息也是很有帮助的。团队和患者间良好的术前护理和沟通可以保证术后各个阶段的顺利过渡。

### 阶段 I ( 住院急性期护理 )

**时间:**术后 1 ~ 5 天

**目标:**防止并发症,减轻疼痛和肿胀,增加活动度( range of motion, ROM),恢复独立和安全地转移( 表 27-1 )

表 27-1　全膝关节置换术

| 康复分期 | 此时期进阶标准 | 障碍与功能受限 | 介入 | 目标 | 原理 |
|---|---|---|---|---|---|
| **第 I 阶段**<br>住院患者急性期康复 1~5 天) | • 术后,且由医师批准开始治疗 | • 肿胀<br>• 疼痛<br>• 活动受限<br>• 力量不足<br>• 床上活动与床位转移受限<br>• 步态受限 | • 将 CPM 设在 0°~40° 开始,指导患者根据自身耐受增加 5°~10°,5~10 小时/天<br>• 检查伤口引流,是否有红肿和过度疼痛<br>• 呼吸练习<br>• 教育患者控制水肿(抬高和踝泵)及患肢摆位以防止膝关节屈曲挛缩<br>• 被动活动度练习——仰卧位足跟在床面上滑动以完成膝关节屈伸<br>• 股四头肌、腘绳肌、臀肌训练:每组 10 次,重复三组<br>• 踝关节背屈、跖屈和环转训练<br>• 床上活动和转位训练<br>• 根据自身耐受或医生指令(使用助行器或拐杖)固定进行负重步态训练直到达到足够的股四头肌控制<br>2 天后,进展到:<br>• 开始每日 2 次主、被动活动度训练<br>• 主动活动度训练——足跟滑动(仰卧和坐)、终末位伸膝、直腿抬高 | • 独立完成以下动作:①床上活动;②穿、脱衣物,如果需要的话包括内衣;③转移;④使用合适的辅具行走<br>• 确保日常生活的生活自理和基础活动都符合身体的生物力学<br>• 使用适当的辅具平地步行 30.48m<br>• 进阶的 ROM 练习<br>• 减少疼痛和水肿 | • 恢复膝关节活动度<br>• 促进伤口愈合,减少粘连形成,预防并发症<br>• 在患者开始锻炼和步行时,伤口的和手术部位的保护是十分重要的(注:感染、深静脉血栓是人工全膝关节置换术后的主要并发症)<br>• 用重力和肌肉泵,以尽量减少水肿,防止深静脉血栓形成<br>• 减少疼痛和水肿导致的股四头肌反射的抑制<br>• 帮助患者准备独立转移<br>• 开始准备伸膝负重<br>• 恢复独立行走<br>• 改善下肢的稳定性<br>• 防止失用性萎缩和反射抑制<br>• 为回归家庭做准备,培养患者独立性 |

CPM, continuous passive motion, 持续被动活动

康复起始阶段的目标也是任何术后护理的标准。这些目标涉及任何可能的并发症的预防。医疗考量包括:①感染的预防;②肺栓塞的预防;③深静脉血栓形成的预防;④减少疼痛和肿胀。功能目标包括:①ROM 的增加;②安全和独立的日常生活活动(activities of daily living, ADLs)和步态的恢复。治疗师需要根据这些需要考虑的问题制订治疗计划。

**医疗考量**

静脉抗生素需持续 24 小时。预防深静脉血栓

形成,这通常包括抗血栓泵、香豆素、低分子肝素或这些的组合治疗。患者的整个住院期间需持续地监测手术切口引流、水疱或红疹、过度的疼痛或肿胀。**对治疗师而言,注意伤口感染的迹象和症状以及其他并发症,诸如深静脉血栓和肺栓塞等是十分重要的。如果发生可能的深静脉血栓的症状,应该限制进一步膝关节 ROM 练习直到诊断测试完成或深静脉血栓排除或抗凝治疗达到适当的水平。**本章的疑难解答部分讨论了深静脉血栓具体的体征、症状和试验。护理人员和外科医生必须对任何症状立即引

起注意。

## 功能考量

功能性活动度的恢复是全膝关节置换术成功的关键。持续被动运动（continous passive motion，CPM）已被证明对恢复早期活动是有益的，但并不一定会影响患者最终达到的 ROM。手术后在恢复室就可以立即开始使用 CPM。

在一项研究中，使用 CPM 的患者能够在 9.1 天达到屈曲 90°，而与他们对应的未使用 CPM 的患者需要 13.8 天的时间达成同样的目标[41,42]。不幸的是，CPM 被发现对于加强膝关节伸直是无效的[41,43]。

许多手术医生选择术后即刻开始 CPM[44,45]。出于对伤口愈合的担忧，另一部分手术医生选择在术后 2 天开始 CPM[46]。CPM 的有利影响包括促进伤口愈合[47]，加速清除血肿[48]，减少肌肉萎缩[49,50]，减少粘连形成[51-54]，减少深静脉血栓形成[55]，降低住院时间[56] 和减少对药物的需求[57,58]。尽管不使用 CPM 也可以实现优秀的功能和活动度，但是很多医生和患者发现 CPM 能有效降低术后并发症的频率[45,46,59]。

文献中 CPM 的应用方案存在差异。一般而言，起始设定范围从 0° 到 25° 至 40° 的膝关节屈曲。随后每天增加 5° ~ 10°，或增加至患者可耐受的限度。CPM 可每天进行 4 ~ 20 小时。住院急性期结束或达到 CPM 最大屈膝角度时停止进行。

另一种理疗，神经肌肉电刺激（neuromuscular electrical stimulation，NMES）已被证明能有效提高活动度和股四头肌的力量。**由于股四头肌无力会导致许多功能受限和跌倒风险的增加，故 TKA 术后早期应立即使用神经肌肉电刺激减轻股四头肌肌无力，从而提高患者的功能结果[60]。**把神经肌肉电刺激加入自主练习计划，TKA 术后股四头肌肌力和活化减少很快好转[61]。NMES 与 CPM 结合应用，被证明减少伸肌滞后和住院的急性期住院天数[59]。

术后第 2 或第 3 天开始于床边对患者进行练习指导[44,62]。呼吸练习意在促进肋骨的全面活动。鼓励患者在治疗师指导下采用适当的下肢摆位并抬高下肢，进行踝关节活动度练习（例如踝泵、环转）（图 27-17）。这些练习的目的是借肌肉的泵效应和被动重力的供给减少下肢远端水肿，并避免深静脉血栓。

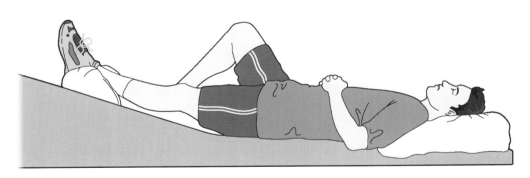

**图 27-17**　患者仰卧，将枕头放置在踝关节下以抬高末端角度，增加静脉循环，减少胫后静脉的压力

治疗师需指导患者臀肌、腘绳肌和股四头肌的等长练习防止肌肉的失用性萎缩和股四头肌反射的抑制。鼓励患者独立做这些练习，从而提高他们参与的积极性。这个练习计划最初进行时推荐每小时重复 10 次，逐渐进步到 20 次、每天 3 次[62]。

这套练习计划在康复的第 1 周内进行。患者需通过主动助力活动度练习增加灵活性，如坐位足跟滑动或治疗师助力下主动屈膝和被动伸膝。通过直腿抬高（straight leg raises，SLRs）和终末位伸膝（terminal knee extensions，TKEs）进一步加强股四头肌肌肉，从而改善膝关节的动态稳定[62,63]。一旦患者出院，这些练习将成为家庭练习计划的一部分。

治疗师还需要在一些日常生活活动中指导患者，如穿衣、洗澡、转移、够取和拾取物品。通常这些练习是在职业治疗师（occupational therapist，OT）的监督下完成，虽然在一些较小的医院，可能是由物理治疗师（PT）来负责。ADLs 需要多次复习和执行，直到患者能证明其安全、独立地完成。如果患者需要任何特殊的辅具，则需由治疗师评估并给予使用。

术后第 2 天或第 3 天使用拐杖或助行器开

始进展性步态训练[62],此练习须在急性期住院期间持续进行。这一干预的初步目标是安全、平衡和患者独立完成。练习在平坦的地面以及坡道上行走、上下楼梯或其他与患者有关的活动。

目前的临床护理路径推荐急性期住院的平均时间约为 3~4 天[62,64],并且每天 2 次物理治疗介入。患者病情稳定即可出院。具体而言,从康复的角度来看,患者应该能够完成屈膝 80°~90° 范围内的活动,30 次独立的仰卧到坐起和坐起到站立,站立行走 9.14~30.48m[65],上、下三阶台阶或根据家庭居住的需求(不用练习上下台阶)[62]。如果无法完成这些任务或发生任何术后并发症,患者可能被转移到长期护理单元或专业护理机构进一步护理。

### 阶段 II a(住院长期护理或专业护理机构)

**时间**:术后 6~14 天

**目标**:防止并发症,减轻疼痛和肿胀,增加活动度,恢复安全和独立地运动(表 27-2)

**表 27-2　全膝关节置换术**

| 康复阶段 | 此时期进阶标准 | 预期障碍和功能限制 | 干预措施 | 目标 | 基本原理 |
|---|---|---|---|---|---|
| 阶段 II a 进一步的监护或熟练的护理(住院)6~14 天 | • 无感染体征<br>• 疼痛无明显加剧<br>• 无活动度丢失<br>• 脱离重症监护病房<br>• 进行性的僵硬、伤口引流或其他并发症可能阻碍出院回家<br>• 若患者不能安全出院回家,则转入 ECU<br>• 出院回家 | • 肿胀与疼痛<br>• 活动受限<br>• 力量不足<br>• 对步行的耐受有限 | • 对阶段 I 干预措施的延续和进展<br>• 转移训练(汽车,在不同高度的座椅上练习坐到站)<br>• 使用适当的辅助装置进行渐进式步态训练<br>• 积极的膝关节伸屈练习<br>• 被动活动度练习——膝关节屈曲(仰卧位和站立位)<br>• 被动活动度练习——膝关节屈曲(坐位,台阶上,自行车上)<br>• 主动活动度训练——直腿抬高,提踵,抗阻屈膝,上下台阶,1/4 深蹲<br>• 关节松动术<br>• 软组织和肌筋膜放松(注意切口)<br>• 持续地密切监测肿胀情况 | • 疼痛与肿胀的自我管理<br>• 独立完成床上活动和转移<br>• 能在社区中独立步行(91.44~15.24m)<br>• 膝关节被动活动度 0°~100°<br>• 提升完成家庭练习的独立性<br>• 增强下肢力量 | • 若活动度持续提高则可以停止 CPM<br>• ECU 患者准备出院(向家庭或门诊过渡)<br>• 促进患者在社区中进行无辅助步行<br>• 尽量接近功能活动度(攀登楼梯需 110°)<br>• 预防失用性萎缩<br>• 治疗负重改变和代偿体位策略引起的髋关节无力(注:术后僵硬是全膝关节置换术的主要并发症。手法操作标准在不同的手术医生间差异较大——详见下文) |

这一短期阶段的康复目标与住院急性期时一致。治疗工作继续,在患者 3~7 天的住院时间里或目标达成以前,每天安排 2 次康复治疗。有时,治疗师有必要训练患者的家属或看护人员在患者转位和行走训练时给予帮助。规划患者家庭护理的需求或照料安置在长期护理机构的患者往往需要社会服务的协助。

### 阶段 II b(门诊居家健康)

**时间**:出院回家后 2~3 周

**目标**:在家庭环境中安全地转移,步行并进行大部分日常生活(ADLs)活动(表 27-3)

表 27-3　全膝关节置换术

| 康复阶段 | 此时期进阶标准 | 预期障碍和功能限制 | 干预措施 | 目标 | 基本原理 |
|---|---|---|---|---|---|
| 阶段 Ⅱ b<br>家庭健康 2~3 周（取决于需要扩展护理单元或熟练的护理设施） | • 无感染体征<br>• 疼痛无明显加剧<br>• 无活动度丢失<br>• 如果患者在家中，则需要 ADL 和安全良好的家庭支持 | • 活动度受限<br>• 力量不足<br>• 在不平坦的表面行走或上下楼梯时有困难<br>• 不能参与门诊康复（在家） | • 评估患者居家的安全性并作出必要的调整<br>• 上下车转移训练，以及在不平坦表面的步态训练<br>• 继续进行之前列出的增加膝关节活动度和肌力的练习<br>• 根据治疗师的指令和患者的情况进行渐进性负重 | • 在居家练习中保持安全，独立<br>• 使用适当辅具进行独立步行<br>• 在社区内独立步行<br>• 活动度 0°~110° | • 预防并发症，如跌倒等<br>• 回归独立生活<br>• 准备出院转诊至门诊康复机构<br>• 加强下肢运动链<br>• 预防失用性萎缩<br>• 攀爬楼梯需 110° 的屈曲，并且使用功率自行车<br>• 给予必要的处理以防止术后关节挛缩 |

　　一旦出院回家，物理治疗的介入减少到每周 3 次。这个阶段的康复过程中，目标进阶到促进功能性活动度，保持安全和独立的日常生活活动、转移及在社区里步行。对于治疗师而言，评估患者家庭的安全性并做出适当的调整是十分重要的。推荐的家庭改造包括但并不仅以下内容：防滑地毯、安全扶手和坡道的安装，及清楚住宅周围潜在的障碍物。

　　治疗师需要在住院期间开始对家庭训练计划进行评估和细化。**如果患者缺乏伸膝灵活性，则给予更积极的伸膝运动的指导（图 27-18）**。术后疼痛可限制患者进行膝关节活动度练习的能力。如果术后疼痛没有得到充分的控制，则应考虑更有效的疼痛管理策略，包括非常严重的病例的住院期疼痛管理。如果膝关节屈曲受限，那么需给予患者更进一步的主动和被动练习（图 27-19，A 到 C）。功能性力量练习可以通过开链和闭链开展。闭链运动主要为双侧踮足，坐站练习（图 27-20，A 和 B），1/4 蹲，和进阶的上下台阶练习（图 27-21，A 和 B）。闭链运动在增强股内侧斜肌和股外侧肌力量上比开链运动更高

效[66-68]。患者需要练习在家里和汽车里的特殊转移。步态练习的进阶包括患者在其自身平衡能力允许的情况下提前使用拐杖或手杖。治疗师也需与患者复习如何在外界不平的地面、斜坡上行走。在患者活动不仅仅局限于家中时停止家庭物理治疗。

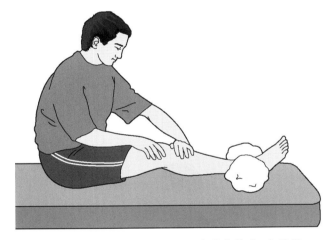

**图 27-18**　踝关节下方垫枕头，膝关节伸直，在膝关节近端施加压力

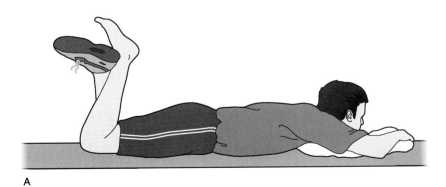

A

**图 27-19**　**A.** 俯卧位屈膝，患者俯卧位，屈膝，健侧膝关节屈曲以尽可能增加患侧膝关节屈曲角度

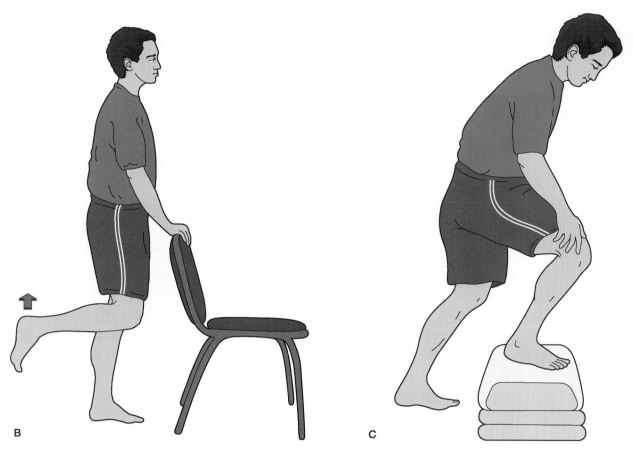

**图 27-19（续）** **B.** 站在靠背椅后屈膝，患者站立位，双手扶住椅背，患侧膝关节屈曲，足跟靠近臀部；**C.** 闭链站立屈膝，患者站立位，患侧下肢踏在台阶上，双手放在膝盖上慢慢向前倾斜，引导患膝做更多的屈曲

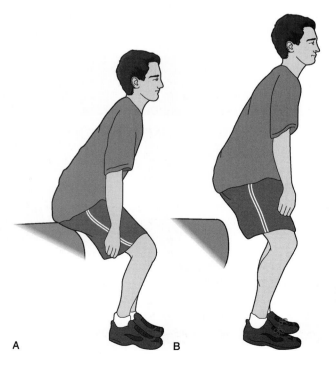

**图 27-20** 由坐到站练习。**A.** 起始位；**B.** 终止位患者在练习过程中，上肢不参与活动，反复练习不同高度从坐到站的平衡与控制

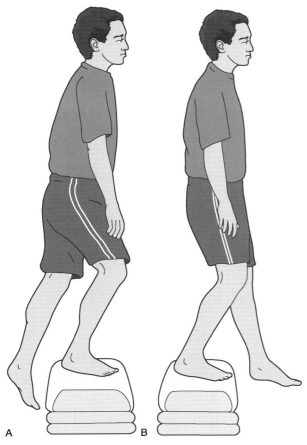

**图 27-21**　**A.** 上台阶练习,患者练习控制患侧登台阶(高度渐进);**B.** 下台阶练习,患者练习控制健侧下台阶(高度渐进)

### 阶段Ⅲ(门诊居家健康)

**时间:**出院回家后 3 ~ 12 周

**目标:**正常步态;减少对辅具的依赖;提高关节活动度(ROM);提升负重、平衡、力量、耐力和本体感觉(表 27-4)

对于进度特别领先的和态度特别积极的患者可能于术后 2 ~ 4 周开始这阶段的康复,对于更常规的患者则在 4 ~ 6 周开始。这个阶段的长度也取决于一些因素,如患者的目标和潜在的能力。治疗师应该与患者确认保险赔偿金,若保险的保额范围有限则须向患者解释所有此阶段康复涉及的项目。

常见的 TKA 术后常见问题包括髌骨不稳定和缺少运动。常规的功能性活动通常需要 0° ~ 110°的膝关节活动度。**对于纠正步态周期[69-71]和促进股四头肌肌力恢复[64]而言完全伸膝是必要的。**可能不是所有患者都能达到全关节活动度(ROM)。患者术后的膝关节活动度(ROM)可能受限。而爬楼梯、坐在一个普通的马桶座或椅子(5.18m 高)上及使用功率自行车都需要 110°的膝关节屈曲[72]。如果患者出现活动受限,则可能需要进行麻醉下手法松解(manipulation under anesthesia,MUA)。

**表 27-4　全膝关节置换术**

| 康复阶段 | 此时期进阶标准 | 预期障碍和功能限制 | 干预措施 | 目标 | 基本原理 |
|---|---|---|---|---|---|
| **阶段Ⅲ**<br>门诊康复<br>3 ~ 8 周 | • 不再只在家中<br>• 使用适当辅具进行独立安全的步行<br>• 独立安全的转移<br>• 若仍需照顾者或家庭成员帮助转移和步行,患者可以接受门诊康复 | • 活动度受限<br>• 在社区步行仍需辅具<br>• 下肢力量受限 | • 可以介入水疗<br>• 继续活动度牵伸和软组织放松治疗<br>• 加强现有练习的强度(重复次数和重量)<br>• 深蹲、蹬腿和桥式运动<br>• 参与骑自行车、行走或游泳,以调整心血管系统,每周 3 ~ 5 次,每次 20 分钟(作为一个常见的健康问题)<br>• 髋外旋肌群训练<br>• 平衡与本体感觉训练(泡沫轴)<br>• 恢复手术前的活动(见下文) | • 正常的步态模式以及减少患者对辅具的依赖<br>• 提高活动度至 100° ~ 125°或与患者健侧膝关节对比相近即可<br>• 单腿半蹲至 65% 体重<br>• 全负重下单腿站立<br>• 改善平衡,力量,耐力,和下肢本体感觉<br>• 减少肌肉代偿和关节的压力,以防止长期不平衡的问题<br>• 水疗(浮力)环境能增加关节负载,使活动变得更容易<br>• 需要 0° ~ 110°或 125°的屈曲以使用自行车和攀爬楼梯<br>• 加强膝关节伸直与屈曲以减少代偿步态,例如"提髋步态" | • 减少从坐到站过程中对健侧下肢的压力<br>• 通过闭链运动加强股内侧斜肌和股外侧肌<br>• 进行有氧训练控制体重<br>• 解决由于负重改变及姿势代偿导致的髋关节无力<br>• 加强患者社区内行走的耐力并预防跌倒<br>• 恢复手术前的活动,以恢复生活质量 |

一般情况下,手法松解的适应证是术后 6 周[73]患者的膝关节屈曲<90°或进展性的屈曲减少[73,74]。**手法松解有一定的引起骨折或其他并发症的风险,如果发生这些问题则会进一步损害患者的预后**[73]。相关的禁忌证包括严重的骨质疏松和术中明显的活动受限,膝关节损伤或手术后可发生髋、膝、踝和足的肌肉力量和灵活性的失衡[75-78]。反射性抑制、错误的关节力学、步态改变、术前失用性萎缩、制动、或神经损伤都会引起下运动链肌肉的功能改变[79-82]。因此,对于治疗师而言,评估整个下肢是否有活动度和肌肉力量的减少,然后制订一个全面的康复计划来解决找出的问题是十分重要的。

一个成功的康复计划必须包括有氧训练,对于超重的患者,需要减肥计划[83]。因为肥胖(定义为身体质量指数超过 30)往往与膝关节 OA 有关,许多TKA 患者存在超重和肌肉萎缩。

如肥胖等引起的加载于负重表面的力的增加是导致假体磨损的原因[84,85]。一项研究发现,受试者接受 TKA 手术 1 年后体重增长 12 ~ 13kg(25 ~ 30磅),增加 4% ~6% 的身体脂肪[120]。另一方面,人工关节置换术 1 年后,许多患者已恢复日常行走和娱乐活动,提高了自身最大耗氧量[86]。为了调节心血管功能,也建议患者进行无冲击运动,如功率自行车、长距步行和游泳[85]。

水疗方案已被证明在关节置换术的康复中是有效的[87-89]。浮力和温暖的环境可以缓解疼痛,增加血液循环,减轻患者的负重。许多人可以立即开始进行 ROM 训练、力量训练和无助行器下的步态纠正。治疗师可以为患者设置进阶,让他或她从齐肩水深(约负重 24%)逐渐过渡到齐腰水深(负重 50%)的情况下进行训练。

医学文献中已列举了下肢损伤后平衡的变化[90-94]。应该将平衡练习和单腿练习结合来抵消一些代偿性的姿势改变,这些姿势的改变是由于患肢负重减少、步态改变和疼痛而引起的。使用摇板和半圆泡沫滚轴等平衡装置有助于改善患者的本体感觉、平衡和姿势控制策略。

关于长期的康复目标,患者应主要关注如何尽可能长时间地保持一个无疼痛的功能活动水平。TKA 术后,是需要在一定程度上限制活动。一般而言,不鼓励患者进行反复的高冲击和高应力运动,因其可能使关节置入物松动或导致骨溶解[76,95,96]。行走时胫股关节表面的关节压力是体重的 1.5 ~ 4倍[38],骑行时是体重的 1.2 倍,在跑步时压力增至体重的 2 ~ 8 倍[97]。髌股关节的压力也呈现类似的增加。在行走过程中,髌股关节压力是体重的 0.5倍[98],而跑步时,这些压力增至体重的 3.0 ~ 4.0倍[99]。置入物的机械松动或磨损可能导致 TKA 手术失败。因此,鼓励关节置换的患者参与一些运动,以保持心血管健康,同时减少置入物经受的冲击载荷应力。

在健身房,使用跑步机(仅步行)、滑雪机、爬楼梯机、椭圆机或固定自行车是可以接受的。户外运动,允许包括高尔夫球、徒步旅行、骑自行车、越野滑雪、游泳、钓鱼、狩猎、潜水、帆船和偶尔低强度的网球双打[85]。棒球、篮球、足球、武术、跳伞、网球、壁球、跑步、足球、排球一般不推荐患者进行。

## 微创全膝关节置换术的康复

微创手术是全膝关节置换术的一项最新进展。因为微创 TKA 具有较小的切口、保留股四头肌肌腱、术中出血少、去除了传统术中髌骨外翻的步骤、减少疼痛等优点,在时间轴上看康复介入比起传统方式可以更加提前。而更早介入可以带来以下好处:更短的住院天数,更少的止痛药使用,更快的活动度(ROM)、力量和功能恢复[100-102]。

在一份临床观察观察中,MIS-TKA 患者住院天数从 7 天减少至 2 ~ 3 天[89]。术后第 1 天即可介入物理治疗,进行活动度(ROM)、日常生活活动(ADLs)和步态训练。此观察表明,MIS-TKA 患者平均术后3.2 天内膝关节可以恢复到屈曲 90°[101]。

根据患者的年龄、积极性、术前功能情况和健康水平,立即开展步态和日常生活活动(ADL)训练。针对 MIS-TKA 的早期研究表明,患者术后 1 ~ 2 周使用拐杖或助行器,然后进阶到使用手杖 1 ~ 2 周。许多患者手术后 4 周即可脱离辅助装置行走。大部分患者能在 2 周后独立完成床位转移、洗浴转移以及其他日常生活活动。多数患者在 1 个月时能爬上楼梯,2 个月后能下楼梯。在 3 ~ 6 周开始允许患者驾驶。

进行传统 TKA 的患者,轻应力的活动,如远足、游泳、骑车等在患者自觉舒适时允许开始进行。高水平的活动(如跑步、网球单打等)在很长的时期里都不推荐患者进行[100,103]。

MIS-TKA 的研究结果表明,很大比例的患者对伤口的美容效果以及更快的恢复和良好的早期功能非常满意。比起那些传统的全膝关节置换术的患者,

MIS-TKA 患者达到出院目标快 18%。与传统术后患者通常需要 1 年达到良好的功能和膝关节评分相比，MIS-TKA 患者仅需 3~4 个月就能达到[100,101,103]。

## 问题解析

虽然本治疗指南为 TKA 的术后康复拟定了一个框架，但他们不该被当做严格的治疗方案加以使用。实际上，治疗师需要针对每个患者的需求、能力和目标对治疗方案作出修改。为了帮助患者得到最佳的预后，治疗师需多次评估患者的情况，并据此调整治疗方案。治疗师应当掌握必要的能力与技巧，从而预见潜在的并发症，并作出对症治疗。下面的这个部分阐述了治疗师可以借助的额外的步骤与方法使康复治疗更符合患者的个体化需求。

### 医疗考量

在术后护理的开始阶段，最严重的并发症是伤口感染、肺栓塞、深静脉血栓、持续的关节积液以及水肿。**如上文所述，治疗师必须知道可能表明这些医疗问题的所有症状和体征。**这些并发症的任何一个都会严重地阻碍患者康复进程的时间框架和总体预后。

### 伤口感染

**患者主诉发热或发冷可能是全身性伤口感染的迹象。**患者亦可主诉严重膝疼痛，休息后不能缓解。膝关节屈曲可增加皮肤张力。如果皮肤坏死持续加重，则应限制活动度练习，直到软组织愈合到足够的程度[104]。其他感染的症状包括手术部位和引流口处温度和红斑的增加。伤口敷料应每日检查和更换直到伤口的缝钉拆除（即拆线）[72]。虽然罕见（<1%），但感染仍然是一个严重的问题，通常需要额外的手术和静脉抗生素治疗。

降低感染的风险的方法包括正确的术前皮肤准备，预防性抗生素使用和局部使用含抗生素的骨水泥，特别是免疫力低下的患者（如类风湿关节炎、糖尿病、人类免疫缺陷病毒、癌症）；减少手术时长和组织创伤[105]。

### 肺栓塞

**肺栓塞（pulmonary embolus，PE）是一种潜在致命但又罕见的并发症。**肺栓塞可危及生命，需要及时的诊断和治疗。那些可能有近端下肢（lower extremity，LE）深静脉血栓（deep venous thrombosis，DVT）的患者是具有肺栓塞风险的。位于或靠近腘静脉分叉处的下肢深静脉血栓更危险，因为这种血栓体积大于小腿上的深静脉血栓且更易引起栓塞[106]。

肺栓塞的临床表现包括心动过速、低血压、颈静脉扩张，胸部疼痛。肺的症状包括呼吸急促、湿啰音、哮鸣音和胸腔积液[104]。患者突然的呼吸困难是最常见的症状。重度栓塞患者中也常见胸痛。如果出现上述症状或体征，应立即通知护理人员及医师。

### 深静脉血栓

由于平均住院天数的下降，门诊遇到的患者患深静脉血栓的风险提高。DVT 的重要体征和症状包括患肢的疼痛和肿胀，小腿压痛和 Homans 征阳性。具体而言，患者会反映患侧小腿或整个下肢有闷痛、紧的感觉或明显的疼痛。DVT 的迹象和症状包括患侧小腿轻度肿胀；浅静脉扩张；足背屈引起的小腿肌肉压痛、硬结或痉挛，伴或不伴疼痛（Homans 征）；双腿暴露在室温时，患肢感到温暖；轻微发热；或心动过速[92]。然而，DVT 也常无症状。当出现可能的 DVT 症状，治疗师应限制进一步的 ROM 练习直到患者进行过诊断测试之后。

此外，治疗师可以使用临床决策规则（clinical decision rule，CDR）对患者 DVT 风险进行进一步评估。一系列的研究发现，基于 CDR 评分患者可被划分为低、中和高危人群。CDR 的使用可能有助于提高 DVT 概率评估和后续转诊决策的准确性[106]。

### 持续性关节积液

患者有时会主诉术后关节僵硬、疼痛和肿胀。治疗师需要再次确认患者的情况，因为这些症状一般在术后几周内会自行减轻。**持续的关节积液会阻碍康复进程。**如果患者出现膝关节肿胀，仍可以进行活动度（ROM）练习，但肿胀会限制活动，并且治疗师需要在练习前和练习后都给予冰敷治疗。软组织松动是增强肌肉恢复和减少剧烈体力活动后的疼痛的有效方法[107,108]。增加血流量可以增加损伤组织的供氧，加快其愈合并恢复稳定[109]。如果患侧肌肉疼痛是水肿、肿胀和炎症引起的[110,111]，那么可以通过按摩来减轻疼痛。抽出关节积液不仅可以减轻关节内压和关节僵硬还可以避免无痛感染。

### 全膝置换与淋巴水肿

淋巴水肿是组织内部过剩的淋巴液引起的异常

肿胀。由于创伤、外科手术、放疗或感染等疾病导致淋巴管的进展性输送能力下降，淋巴系统受损或发生功能障碍，而引起肿胀。**虽然淋巴水肿是一种轻微的并发症，但可诱发持续性肿胀**[112]。

术前出现的淋巴水肿应该使用弹力袜将其控制到最小程度，若有必要，须使用利尿药。如果术后出现淋巴水肿，可以继续康复介入，但应该使用压力丝袜控制肿胀的体积。由于膝关节的内侧分布着丰富的淋巴管，故这一区域的创伤或手术可导致淋巴水肿。这一瓶颈区域的软组织损伤会引起淋巴水肿。有静脉功能不全的患者，进行全膝关节置换术，术后发生淋巴水肿的风险增加[112,113]。

治疗淋巴水肿，可手动淋巴引流、特殊的加压包扎、运动和皮肤护。使用适当的治疗，水肿可以减少多达 60%，在某些情况下，多达 74%。一旦肢体水肿胀减轻，患者可以从使用压力绷带进阶到穿着合适的压力丝袜。抗栓袜，如 TED 软管长袜[114]（12～20mmHg），须在术后指导患者穿着预防由于卧床休息、轻度水肿或轻度静脉曲张引起的深静脉血栓（DVT）。Ⅰ类（20～30mmHg）用于轻度水肿、轻度的静脉功能不全、中度静脉曲张或有凝血障碍的个体 DVT 预防。更高阶的Ⅱ至Ⅳ类（30≥50mmHg）可用于中度至重度淋巴水肿或心血管功能不全或下肢深静脉血栓后综合征患者的预防[113,115]。

### 功能考量

#### 腓总神经失用症

腓总神经失用症可能更频繁地在以下患者身上出现：①与外翻畸形有关的屈曲挛缩；②为减轻疼痛接受硬膜外阻滞或曾接受椎板切除术；③曾接受胫骨高位截骨术[116]。

腓总神经失用症中，腓总神经及其分支被束缚在腓骨颈处。神经卡压或损伤的临床表现包括腓骨颈周围的局部压痛，感觉减弱，或向小腿外侧和足背放射的感觉异常[11,117]。损伤或卡压的腓骨颈远端的运动神经分支会产生功能障碍，可以在神经传导速度和肌电图测试中出现阳性结果。临床上，患者会出现由于踝关节背屈无力而无法足跟着地行走或站立的情况。此外，当患者尝试足趾着地步行时的不稳现象是由于踝关节肌肉力量的不均衡和相关感觉输入异常引起的。受影响的肌肉是小腿前、外侧肌群。

当腓浅神经受压时，会出现足背的感觉减退，而第一足趾蹼区不受影响。对腓深神经受压时，会出现第一足趾蹼区的感觉减退，影响足前部的肌肉，包括蹈短伸肌和趾短伸肌。

腓总神经完全麻痹会严重影响步态。不佩戴踝足矫形器的情况下，患者会出现足下垂，进而引起步行中的足掌拖地，严重的会出现跨阈步态。脆弱而不稳定的踝关节易发生内翻扭伤。部分腓总神经麻痹的功能恢复取决于受影响最严重的神经部分。外侧腓骨肌的萎缩会引起慢性足内翻，在负重时小腿相较正常侧更偏外，通常会影响步态周期中站立相时足和踝的位置及稳定性。前部肌肉的萎缩，尤其是胫骨前肌的萎缩，会影响整个步态周期。而足背侧肌群的缺失对足的基本负重功能影响较小。

神经受压的物理治疗包括近端和远端胫腓关节的力学检查和肌肉无力、感觉减退的测定。手法技术使用适当的关节松动术，引导相关肌肉的募集，对坐骨神经和腓总神经的神经根牵拉。

### 肌肉失衡

成功的 TKA 治疗需要治疗师对患者整个下肢运动链进行详细评估。异常步态、错误的力学以及肌肉失衡可能在 TKA 之前就已存在。这些因素对最终的手术结果有很大的影响。目前大多数关于肌肉失衡和神经运动再训练的概念出自于 Janda[118,119]，Lewit[120] 和 Sahrmann[82] 的研究。肌肉失衡是一个多因素的问题，也可以是高度复杂的。简而言之，肌肉不平衡的结果是：紧绷的肌肉变得更紧，弱的肌肉变弱，且运动控制变得不对称[121]。

根据 Janda[118,119] 的研究，肌肉平衡会不断调整身体的姿势以适应重力。当机体发生损伤时，错误的姿势和负重会改变身体的重心，从而引发需要肌肉适应的机械应答。关节力学性能的改变会通过迷走神经传入关节，反射的机械性刺激导致肌肉神经反射改变[122]。姿势性强直的肌肉反应为伴肌肉收缩亢进、高张力、肌纤维缩短等特点的功能障碍。动态相位肌反应为肌肉收缩抑制、低张力和力量低下。Janda[118,119] 定义了下腹部肌肉不平衡的通常模式。过度活跃的肌肉包括髂腰肌、股直肌、阔筋膜张肌、腰方肌、大腿内收肌、梨状肌、腘绳肌、腰部竖脊肌。表现出肌肉抑制或反射性无力的有臀大肌、臀中肌、臀小肌、股四头肌内侧头（vasti）、腹直肌与外部和内部斜肌。Sahrmann[82]，Dorman[123] 和他的同事，Bullock-Saxton，Janda 以及 Bullock[79]，同样发现在患者出现膝关节功能障碍时会存在整个下肢无力。

股四头肌无力，尤其是在全膝关节置换术的康复的早期阶段，必须加以解决。未能充分解决慢性肌肉损伤有可能潜在地限制 TKA 术后远期的功能疗效。针对股四头肌力量的术后康复应该减轻这些障碍，并最终达到改善功能的目的[124]。术后 1 个月内膝关节受限症状会明显加重，受影响的方面主要包括关节活动度、股四头肌肌力和功能性测试的表现。股四头肌力量在所有物理测量评估的指标中跌幅最大，且与健侧肢体的力量不匹配。股四头肌的力量和功能表现之间的高相关性表明，改善术后股四头肌力量能够增加 TKA 患者的潜在收益[125]。若股四头肌的力量不足以稳定膝

关节，患者在住院期间步行时需要佩戴固定支具。生物反馈疗法或 NMES 可以有利于"启动"股四头肌的募集机制。患者出现髌骨不稳的情况下，应尽快恢复股四头肌的力量。软组织松动、摩擦按摩及髂胫束被动牵伸可能是有益的。

髋、膝、踝关节的关节力学问题影响了手术的整体效果。Dorman 及同事[123]的一项研究发现骶髂关节的位置影响臀中肌的抑制或亢进。髋关节前旋（明显的长腿）相比髋关节后旋（明显的短腿）时表现出明显的肌肉力量减弱。针对臀中肌肌力低下的练习包括髋外展和髋关节外旋（图 27-22）。

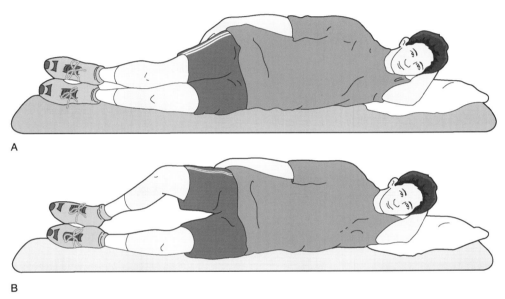

**图 27-22**　髋外旋。**A.** 起始位，患者健侧卧位，肩关节与髋关节与床面垂直，屈膝 45°；**B.** 终末位，患者双足保持并拢的状态下，患侧膝关节抬起指向天花板，要注意的是，该动作是强调髋关节的运动，而不是骨盆向后转动

踝关节运动的改变和不稳，干扰了整体的平衡感，从而影响了步态的安全性。关节松动技术能有效纠正下肢的关节功能障碍。收缩放松技术可以帮助改善膝关节僵硬患者改善肌肉紧绷或疲劳的情况[73,87]。

### 跪

跪是一项重要的功能活动，但通常膝关节置换术后患者都不会完成跪的动作，从而影响患者的日常生活能力。术前骨关节炎患者跪的能力较差，膝关节置换术后此项能力会得到提高[126]。尽管没有临床原因使患者无法完成跪的动作，但许多患者未能恢复这种活动。患者由于自身的不自信或第三方（医生，护理人员，或朋友）的建议而避免跪的动作。不能跪的原因可能存在以下几点：瘢痕的位置，皮肤

感觉减退，膝关节屈曲受限，其他关节受累或疼痛。解决这个问题的方法是在术后 6 周将跪的动作纳入物理治疗介入，因为有术后 1 年的患者反馈接受跪的运动干预是能显著改善跪这项功能活动的[125,127]。

### 总结

TKA 是一种提高生活"质量"的手段。这主要是通过缓解疼痛来改善患者的功能性活动。结果一般使用医院特殊手术[128]或膝关节协会评分系统[129]。Haas 的患者[24]在特种外科医院接受了 MIS-TKA，与传统的 TKA 相比呈现了良好的结果（表 27-5）。他们能够在术后 1 天完成一个直腿抬高，在术后 8 天去拐行走，在第 6 周开始交替爬楼梯，并在 8 周时到全范围膝关节活动度。

表 27-5　功能结果——微创手术对比
传统全膝关节置换术

| 功能测评 | 微创手术 | 传统全膝关节置换术 |
| --- | --- | --- |
| • 直腿抬高(SLR) | • 术后第 1 天 | • 不能做直腿抬高(SLR) |
| • 无手杖行走 | • 术后第 8 天 | • 术后 6 ~ 14 天借助辅具行走 |
| • 术后 3 个月膝关节屈曲 | • 屈曲 122° | • 屈曲 110° |
| • 术后 1 年膝关节屈曲 | • 屈曲 125° | • 屈曲 116° |

应该指出的是,尽管进行了广泛的康复工作,但各种研究都显示了功能能力减弱的结果。自我感知报告的测试表明,术后 1 年,大多数人已经恢复了 80% 的正常功能。然而,患者仍存在僵硬和偶尔疼痛问题[93,130,131]。Lingard 的研究表明[39,132],TKA 减少疼痛和功能改善在术后的前 3 个月达到顶峰,而在 12 个月变化趋于平稳[133,134]。Walsh 和同事[83]还发现,术后 1 年的患者在行走,上下楼梯和向心肌肉测试等活动中还是会有微小的疼痛。然而,在全膝关节假体植入术后,它仅部分地改善了从坐到站立运动中的功能情况。TKA 后,患者能完全负荷动手术的腿,但他们在站起过程中不能产生足够的膝关节角速度[135]。此外,在从坐到站运动前,需要髋关节和膝关节屈曲至少 96°。没有有效的髋关节和膝关节的后伸力量将自身抬离椅面,人们不能完成这个动作[136]。Sled 和同事在他们的研究中发现,执行髋关节外展肌为期 8 周的家庭强化训练计划后,有膝关节骨性关节炎的参与者有膝关节疼痛减少,且髋关节外展力量和坐到站的功能表现出显著提高和改善[137]。其他功能减退,包括报道的男性和女性患者中的行走速度下降(正常行走时分别为 62% 和 25%,快速行走时分别为 31% 和 6%)。临床相关性表明行走速度下降的患者中 17% 不能安全穿越典型的城市十字路口。其他最近的研究表明,1 年以上的患者存在坐到站、站到走测试[138]中更为缓慢、股四头肌无力[46,47]及与自身参照下肢肌肉围度[47]更小的问题。最后,Piva 和同事首次证实 TKA 患者的平衡和动作控制障碍是由于缺乏运动介入引起的。在这项研究中,针对平衡和动作控制的运动控制计划,提高了 TKA 患者的功能表现,改善了僵硬程度和疼痛情况[139]。

把这些研究结果牢记心间,制订并执行一套精心设计、全面覆盖的治疗计划是至关重要的。在康复进程中,通过适当的训练计划加强整个患侧下肢可以帮助患者得到更棒的恢复。

# 临床案例回顾

1　John 69 岁,他 8 天前接受了左膝 TKA。他现在半躺在医院的病床上。当治疗师在转移过程中帮助他离开床时,John 抱怨感觉头晕。他通常需要几分钟的时间来恢复清醒,但今天他需要多一点的时间来调整。步态训练已经开始,John 突然有呼吸困难。这些症状表明什么?

心率加快、低血压和呼吸困难可能是肺栓塞——一种潜在的致命性并发症的迹象。心血管症状包括心动过速、低血压、颈静脉怒张、胸部疼痛。肺的症状包括呼吸急促、啰音、哮鸣、胸腔积液。突发性呼吸困难是最常见的症状。

2　Randy 52 岁了,2 周前他接受了 TKA。他初始评估为伸膝−30° 和屈膝 75°。在他的初步评估过程中应该考虑和解决什么?

术前功能水平和术前活动度。

术前反应和发生术后黏连的潜在可能。

平素健康状况[如糖尿病,周围性血管疾病(PVD),慢性充血性心力衰竭(CHF)]。

目前伤口(感染可能)和肿胀(周长测量)的情况。

与他的家庭健康管理治疗师沟通也会让你了解目前为止他对治疗的反应。

以上是你在评估和制订治疗方案时需要着重考虑的问题。

3　针对 Randy 需要需要强调哪些练习?

在适度和患者能够耐受的疼痛范围内,需要有规律地进行被动牵伸(俯卧与仰卧悬吊),需要向踝关节和膝关节增加重量以改善伸膝。屈曲的被动牵伸应该包括仰卧位足跟滑床,同时可以给患者提供一条毛巾或弹力带以提供其可承受的超负荷阻力。也需进行滑墙练习(可以适当地加重量)。牵伸的持续时间应该根据膝关节的反应来渐进性地提高

（最小程度地——不增加疼痛、水肿或负重耐受）。

4　Sharon 是一个 60 岁的患者，TKA 术后 4 周了。她抱怨她的手术腿比另一条腿短。术前腿的长度没有差异，且医生指出没有出现会引起减少下肢长度的相关变化。有什么可能的解释？

　　经进一步评估发现患者髂骨向后旋转，从而产生明显的下肢长度差异。髋关节、膝关节和踝关节的关节力学问题影响整体的手术结果。手法技术和练习常被用来解决髂骨后旋。练习主要解决臀中肌无力，包括髋外展和髋关节外旋训练（见图 27-22）。

5　Noreen 是一个 55 岁的患者，TKA 术后 7 周。她的疼痛程度妨碍了她的膝关节 ROM 进一步超越 -8°~95°。她的术前膝关节 ROM 是 -5°~120°。她的膝关节 ROM 从在上周已停滞不前，甚至可能下降。治疗师的下一个疗程应该是什么？

　　须打电话给医师以确定她是否合适接受 MUA。与医生协商后，患者会被安排和执行一次 MUA。患者恢复治疗，并获得完全的伸膝角度和 125° 的屈曲角度。患者接受 MUA 后物理治疗还应包括治疗前服药控制疼痛，以维持和加强 MUA 中获得的 ROM。

6　Gemma 是一名 55 岁的患者。她的右膝有严重的退行性关节病，她于 8 周前接受 TKA 手术。她说膝盖周围的疼痛明显减少了。然而，她抱怨腓骨颈周围疼痛。该地区亦对触诊敏感。Gemma 有间歇性疼痛放射至小腿外侧。这些症状的可能原因是什么？

　　腓总神经围绕腓骨颈走行。患者所描述的症状表明腓总神经受到刺激。在进一步的调查中，物理治疗师指出足背区有感觉改变，而第一趾指关节与第二趾指关节之间的区域则没有此变化。此外，右足背屈外翻肌力强度等于 4/5~5/5（对徒手肌力测试［MMT］而言 5/5 是"正常"的强度）。而整个左下肢的力量被证明是正常的。开始针对坐骨神经和腓总神经的硬脊膜神经根牵拉。第一次利用神经组织松动术治疗这些目标神经后，患者背屈外翻的肌力恢复正常。使用硬脊膜神经根松动术治疗 3 个月后，患者的疼痛减少了 90%，感觉测试正常。

7　Ginny 是术后 12 周的患者，她的 ROM 十分优秀，却抱怨单腿下蹲练习（single-leg squat，SLS）时膝关节内侧痛。可以做什么来解决这个问题？

　　到目前为止，在康复过程中直到她 SLS 练习的阻力增加前她都没有抱怨疼痛。观察她 SLS 的动作技巧时，治疗师记录到她开始做髋内旋，引起膝关节"外翻"崩溃。随着在技术上重新指导患者，并加强髋外展、外旋肌群的力量，她的症状消退了。包涵整个下肢的力量训练的持续进阶是十分重要的。[140]

8　Nancy 是术后 3 个月的患者，仍继续抱怨膝关节疼痛毫无改观，并限制了她的负重耐受能力。什么应该被视为对她的症状的一个潜在的解释？

　　不幸的是慢性膝关节疼痛是一些患者的不良反应。持续性膝痛的鉴别诊断应考虑：

　　神经系统（腰起源、神经瘤、复杂区域疼痛综合征）。

　　血管性跛行。

　　肌肉骨骼系统（髋关节炎、肌腱炎、滑囊炎、应力骨折和假体周围骨折）。[141]

（严孟宁　叶济灵　译　任锟　蔡斌　校）

## 参考文献

1. Arthitistoday.org: What is osteoarthritis? Available at: http://www.arthritistoday.org/conditions/osteoarthritis/all-about-oa/what-is-oa.php accessed 6/11/10.

2. American Academy of Orthopaedic Surgeons: Osteoarthritis of the knee—a compendium of evidence-based information and resources, San Francisco, 2004, American Academy of Orthopaedic Surgeons.

3. American Academy of Orthopedic Surgeons: Total knee replacement. Available at: http://orthoinfo.aaos.org/topic.cfm?topic=A00389 (accessed 6/13/10).

4. Finch E, et al: Functional ability perceived by individuals following without total knee arthroplasty compared to age-matched individuals knee disability. J Orthop Sports Phys Ther 27(4):255, 1998.

5. Moseley JB, et al: A controlled trial of arthroscopic surgery for osteoarthritis of the knee. N Engl J Med 347(11):81, 2002.

6. Koshino T, et al: Regeneration of degenerated articular cartilage after high tibial valgus osteotomy for medial compartment osteoarthritis of the knee. Knee 10:229, 2003.

7. Stukenborg-Colsman C, et al: High tibial osteotomy versus unicompartmental joint replacement in unicompartmental knee joint osteoarthritis: 7-10-year follow-up prospective randomized study. Knee 8:187, 2001.

8. MacIntosh DL: Hemi-arthroplasty of the knee using a space occupying prosthesis for painful varus and valgus deformities. Proceedings of the joint meeting of the Orthopaedic Associations of the English Speaking World. J Bone Joint Surg 40A:1431, 1958.

9. McKeever DC: Tibial plateau prosthesis. Clin Orthop 18:86, 1960.

10. Emerson R, Potter T: The use of the McKeever metallic hemi-arthroplasty for unicompartmental arthritis. J Bone Joint Surg 67A:208, 1985.

11. Kopell HP, Thompson WAL: Peripheral entrapment neuropathies of the lower extremity. N Engl J Med 262(2):56, 1960.

12. Hallock RH, Fell BM: Unicompartmental tibial hemiarthroplasty: Early results of the UniSpacer knee. Clin Orthop Relat Res 416:154, 2003.

13. Saccomanni B: Unicompartmental knee arthroplasty: A review of

literature. Clin Rheumatol 29(4):339-346, 2010.

14. Berend KR, Lombardi AV, Jr: Liberal indications for minimally invasive oxford unicondylar arthroplasty provide rapid functional recovery and pain relief. Surg Technol Int 16:193, 2007.

15. Argenson JA, et al: The new arthritic patient and arthroplasty treatment options. J Bone Joint Surg, 91:43, 2009.

16. Wang H, et al: Gait analysis after bi-compartmental knee replacement. Clin Biomech 24:751, 2009.

17. Berger RA, et al: Long-term follow-up of the Miller-Galante total knee replacement. Clin Orthop 388:58, 2001.

18. Buehler KO, et al: The press-fit condylar total knee system: 8- to 10-year results with a posterior cruciate-retaining design. J Arthroplasty 15:698, 2000.

19. Dixon MC, et al: Modular fixed-bearing total knee arthroplasty with retention of the posterior cruciate ligament: A study of patients followed for a minimum of fifteen years. J Bone Joint Surg 87A:598, 2005.

20. Laskin RS: The Genesis total knee prosthesis: A 10-year follow-up study. Clin Orthop 388:95, 2001.

21. Lyback CO, et al: Survivorship of AGC knee replacement in juvenile chronic arthritis: 13-year follow-up of 77 knees. J Arthroplasty 15:166, 2000.

22. Worland RL, et al: Ten to fourteen year survival and functional analysis of the AGC total knee replacement system. Knee 9:133, 2002.

23. Tanavalee A, Thiengwittayaporn S, Ngarmukos S: Rapid ambulation and range of motion after minimally invasive total knee arthroplasty. J Med Assoc Thai 87(Suppl 2):195, 2004.

24. Haas SB: Minimally invasive knee arthroplasty. Course notes, Western Orthopedic Association, Seascape, Calif, May 2005.

25. Laskin RS, et al: Minimally invasive total knee replacement through a mini-midvastus incision: An outcome study. Clin Orthop 428:74, 2004.

26. Tria AJ, Coon TM: Minimal incision total knee arthroplasty. Clin Orthop 416:185, 2003.

27. Berger RA, et al: Outpatient total knee arthroplasty with a minimally invasive technique. J Arthroplasty 20(7 Suppl 3):33, 2005.

28. McAllister CM, Stepanian JD: The impact of minimally invasive surgical techniques on early range of motion after primary total knee arthroplasty. J Arthroplasty 23(1):10, 2008.

29. Arnout N, et al: Avoidance of patellar eversion improves range of motion after total knee replacement: a prospective randomized study. Knee Surg Sports Traumatol Arthrosc 17(10):1206, 2009.

30. Colizza WA, Insall JN, Scuderi GR: The posterior stabilized total knee prosthesis: Assessment of polyethylene damage and osteolysis after a 10 year minimum follow up. J Bone Joint Surg 77A:1713, 1995.

31. Diduch DR, et al: Total knee replacement in young active patients: Long term follow up and functional outcome. J Bone Joint Surg 79A(4):575, 1997.

32. Ranawat CS, et al: Long-term results of the total condylar knee arthroplasty. Clin Orthop 286:94, 1993.

33. Rand JA, Illstrup DM: Survivorship analysis of total knee arthroplasty: Cumulative rates of survival of 9200 total knee arthroplasties. J Bone Joint Surg 73A:397, 1991.

34. Stearn SH, Insall JN: Posterior stabilized prosthesis: Results after follow up of 9 to 12 years. J Bone Joint Surg 74A:980, 1992.

35. Kardash K, et al: Obturator versus femoral nerve block for analgesia after total knee arthroplasty. Anesth Analg 105(3):853-858, 2007.

36. Ilfeld BM, et al: A multicenter, randomized, triple-masked, placebo-controlled trial of the effect of ambulatory continuous femoral nerve blocks on discharge-readiness following total knee arthroplasty in patients on general orthopaedic wards. Pain 150(3):477-484, 2010. Epub 2010 Jun 22.

37. Farr JN, et al: Activity levels in patients with early osteoarthritis of the knee: A randomized controlled trial. Phys Ther 90(3):356, 2010.

38. Kuster MS, et al: Joint load considerations in total knee replacement. J Bone Joint Surg 79B(1):109, 1997.

39. Lingard EA: Five-year patient reported outcomes of TKA. Poster presented at the 71st Annual Meeting of the American Academy of Orthopedic Surgeons, San Francisco, March 2004.

40. Ritter MA, et al: Predicting range of motion after TKA. J Bone Joint Surg Am 85-A(7):1278, 2003.

41. Chiarello CM, Gunderson L, O'Halloran T: The effect of continuous passive motion duration and increment on range of motion in total knee arthroplasty patients. J Orthop Sports Phys Ther 25(2):119, 1997.

42. Vince KG, et al: Continuous passive motion after total knee arthroplasty. J Arthroplasty 2(4):281, 1987.

43. Hassen CH, et al: Meta-analysis of continuous passive motion use in total knee arthroplasty: Research presented at the APTA Scientific Meeting, Orlando, Fla, 1998.

44. Munin MC, et al: Early in-patient rehabilitation after elective hip and knee arthroplasty. JAMA 279(11):880, 1998.

45. Yashar AA, et al: Continuous passive motion with accelerated flexion after total knee arthroplasty. Clin Orthop 345:38, 1997.

46. Maloney WJ, et al: The influence of continuous passive motion on outcome in total knee arthroplasty. Clin Orthop 256:162, 1990.

47. Ross MD, et al: A comparison of quadriceps strength and girth between involved and uninvolved limbs in individuals with total knee arthroplasty. Research presented at the APTA Scientific Meeting, Orlando, Fla, June 1998.

48. O'Driscoll SW, Kumar A, Salter RB: The effects of continuous passive motion in the clearance of hemarthrosis from synovial joint: An experimental investigation in the rabbit. Clin Orthop 176:305, 1983.

49. Anderson MA: Continuous passive motion. In Iglarsh ZA, Richardson JK, Timm KE, editors: Orthopaedic physical therapy clinics of North America, vol 1, Philadelphia, 1992, Saunders.

50. Dhert WJA, et al: Effects of immobilization and continuous passive motion of postoperative muscle atrophy in mature rabbits. Can J Surg 31:185, 1988.

51. Coutts RD: Continuous passive motion in the rehabilitation of the total knee patient, its role and effect. Orthop Rev 15(3):126, 1986.

52. Coutts RD, Toth C, Kaita JH: The role of continuous passive motion in the rehabilitations of the total knee patient. In Hungerford DS, Krackow DA, Kenna RV, editors: Total knee arthroplasty: A comprehensive approach, Baltimore, 1984, Williams & Wilkins.

53. Frank C, et al: Physiology and therapeutic value of passive joint motion. Clin Orthop 185:113, 1984.

54. Parisien JS: The role of arthroscopy in the treatment of postoperative fibroarthrosis of the knee joint. Clin Orthop 229:185, 1988.

55. Lynch JA, et al: Mechanical measures in the prophylaxis of postoperative thromboembolism in total knee arthroplasty. Clin Orthop 260:24, 1990.

56. Gosc JC: Continuous passive motion in the postoperative treatment of patients with total knee replacement: A retrospective study. Phys Ther 67(1):39, 1987.

57. Burks R, Daniel D, Losse G: The effect of continuous passive motion on anterior cruciate ligament reconstruction stability. Am J Sports Med 12:323, 1984.

58. Coutts RD, et al: The effect of continuous passive motion on total knee rehabilitation (abstract). Orthop Rev 7:535, 1983.

59. Goth RS, et al: Electrical stimulation effect on extensor lag and length of hospital stay after total knee arthroplasty. Arch Phys Med Rehabil 75(9):957, 1994.

60. Stevens JE, et al: Early neuromuscular electrical stimulation to optimize quadriceps muscle function following total knee arthroplasty: A case report. J Orthop Sports Phys Ther 37(7):364, 2007.

61. Petterson SC, Snyder-Mackler L: The use of neuromuscular electrical stimulation to improve activation deficits in a patient with chronic quadriceps strength impairments following total knee arthroplasty. J Orthop Sports Phys Ther 36(9):678, 2006.

62. Enloe LJ, et al: Total hip and knee replacement treatment programs: A report using consensus. J Orthop Sports Phys Ther 23(1):3, 1996.

63. Spencer JD, Hayes KC, Alexander IJ: Knee effusion and quadriceps reflex inhibition in man. Arch Phys Med Rehabil 65:171, 1984.

64. Mukand J, et al: Critical pathways for TKR—protocol saves time and money. Adv Phys Ther Rehab Med 6(8):31, 1997.

65. Shields RK, et al: Reliability, validity, and responsiveness of functional tests in patients with total joint replacement. Phys Ther 75(3):169, 1995.

66. Cuddeford T, Williams AK, Medeiros JM: Electromyographic activity of the vastus medialis oblique and vastus lateralis muscles during selected exercises. J Man Manip Ther 4(1):10, 1996.

67. Gryzlo SM, et al: Electromyographic analysis of knee rehabilitation exercises. J Orthop Sports Phys Ther 20(1):36, 1994.

68. Tippett SR: Closed chain exercise. Orthop Phys Ther Clin N Am 1:253, 1992.

69. Corcoran PJ, Peszczynski M: Gait and gait retraining. In Basmajian JV, editor: Therapeutic exercise, ed 2, Baltimore, 1978, Williams & Wilkins.

70. Hertling D, Kessler RM: Management of common musculoskeletal disorders, ed 2, Philadelphia, 1990, Lippincott.

71. Murray MP: Gait as a total pattern of movement. Am J Phys Med 46(1):290, 1967.

72. Aliga NA: New venues for joint replacement rehab. Adv Dir Rehab 17(4):43, 1998.

73. Lux PS, Hoernschemeyer DG, Whiteside LA: Manipulation and cortisone injection following total knee replacement (abstract). Paper presented at the 64th Annual Meeting of the American Academy of Orthopedic Surgeons, San Francisco, Feb 1997.

74. Esler CN, et al: Manipulation of TKR: Is the flexion gained retained? J Bone Joint Surg Br 81(1):27, 1999.

75. Elmqvist L, et al: Does a torn anterior cruciate ligament lead to change in the central nervous system drive of the knee extensors? Eur J Appl Physiol 58:203, 1988.

76. Herlant M, et al: The effect of anterior cruciate ligament surgery on the ankle plantar flexors. Isokinet Exerc Sci 2(3):140, 1992.

77. Jaramillo J, Worrell TW, Ingersoll CD: Hip isometric strength following knee surgery. J Orthop Sports Phys Ther 20(3):160, 1994.

78. Kisner C, Colby LA: Therapeutic exercise foundations and techniques, ed 2, Philadelphia, 1990, FA Davis.

79. Bullock-Saxton JE, Janda V, Bullock MI: Reflex activation of gluteal muscles in walking. Spine 18(6):704, 1993.

80. Patla-Paris C: Kinetic chain: Dysfunctional and compensatory effects within the lower extremity (manual). Orthop Phys Ther Home Study Course 91(1):1, 1992.

81. Ross M, Worrell TW: Thigh and calf girth following knee injury and surgery. J Orthop Sports Phys Ther 27(1):9, 1998.

82. Sahrmann SA: Diagnosis and treatment of movement impairment syndromes. Course notes, San Francisco, June 1997.

83. Walsh M, et al: Physical impairments and functional limitations: A comparison of individuals one year after total knee arthroplasty with control subjects. Phys Ther 78(3):248, 1998.

84. Foran JRH, et al: The outcome of total knee arthroplasty in obese patients. J Bone Joint Surg Am 86(8):1609, 2004.

85. Savory CG: Total joint replacement patients should stick to low-impact sports. Biomechanics 5(3):71, 1998.

86. Ries MD, et al: Improvement in cardiovascular fitness after total knee arthroplasty. J Bone Joint Surg 78:1696, 1996.

87. Cocchi R: No pain with gain—aquatic total knee replacement therapy. Adv Phys Ther Rehab Med 8(3):7, 1997.

88. Farina EJ: Aquatic vs. conventional land exercises for the rehabilitation of total knee replacement patients (abstract), VII World FINA Med & Sci Aspects of Aquatic Sports.

89. Toran MW: Pooling resources for sports medicine. Adv Dir Rehab 7(3):59, 1998.

90. Friden T, et al: Disability in anterior cruciate ligament insufficiency—an analysis of 19 untreated patients. J Orthop Res 6:833, 1988.

91. Gauffin H, et al: Function testing in patients with old rupture of the anterior cruciate ligament. Int J Sports Med 11:73, 1990.

92. Koralewicz LM, et al: Comparison of proprioception in arthritic and age-matched normal knees. J Bone Joint Surg Am 82:1592, 2000.

93. Swanik CB, et al: Stiffness after TKA. J Bone Joint Surg Am 86:328, 2004.

94. Tropp H, Odenrick P: Postural control in single-limb stance. J Orthop Res 6:833, 1988.

95. Amstutz HC, et al: Mechanism and clinical significance of wear debris-induced osteolysis. Clin Orthop 276:7, 1992.

96. Jasty M, Smith E: Wear particles of total joint replacements and their role in periprosthetic osteolysis. Curr Opin Rheumatol 4(2):204, 1992.

97. Ericson MO, Nisell R: Tibiofemoral joint forces during ergometer cycling. Am J Sports Med 14(4):285, 1986.

98. Ficat RD, Hungerford DS: Disorders of the patellofemoral joint, Baltimore, 1977, Williams & Wilkins.

99. Pitman MI, Frankel VH: Biomechanics of the knee in athletes. In Nicholas JA, Hershman EB, editors: The lower extremity and spine in sports medicine, St Louis, 1995, Mosby.

100. Bonutti P: Minimally invasive total knee arthroplasty—two year follow-up. Paper presented at the 71st Annual Meeting of the American Academy of Orthopedic Surgeons, San Francisco, March 2004.

101. Laskin RS: TKR through a mini midvastus MIS approach and comparison of standard approach TKR. Paper presented at the 71st Annual Meeting of the American Academy of Orthopedic Surgeons, San Francisco, March 2004.

102. Vaughan LM: Minimal incision TKA-5 year follow-up. Paper presented at the 71st Annual Meeting of the American Academy of Orthopedic Surgeons, Symposia AR Knee, San Francisco, March 10-14, 2004.

103. Nickenig T: Medical marvels. Adv Dir Rehab 13(10):40, 2004.

104. Krupp MA, Chatton MJ: Current medical diagnosis and treatment, Los Altos, Calif, 1979. Lange Medical.

105. Ranawat CS: Optimizing outcomes in orthopedic surgery. Course notes, 71st Annual Meeting of the American Academy of Orthopedic Surgeons, San Francisco, March 10-14, 2004.

106. Riddle DL, et al: Diagnosis of lower-extremity deep vein thrombosis in outpatients with musculoskeletal disorders: A national survey study of physical therapists. Phys Ther 84(8):717, 2004.

107. Cafarelli E, Flint F: The role of massage in preparation for and recovery from exercise. Sports Med 14:1, 1992.

108. Lehn C, Prentice WE: Massage. In Prentice WE, editor: Therapeutic modalities in sports medicine, St Louis, 1995, Mosby.

109. Hunt ME: Physiotherapy in sports medicine. In Torg JS, Welsh RP, Shephard RJ, editors: Current therapy in sports medicine, Toronto, 1990, Decker.

110. Smith LL: Acute inflammation: The underlying mechanism in delayed onset muscle soreness. Med Sci Sports Exerc 23:542, 1991.

111. Tidius PM: Exercise and muscle soreness. In Torg JS, Welsh RP, Shephard RJ, editors: Current therapy in sports medicine, Toronto, 1990, Decker.

112. Lymphnotes.com: Total knee replacement and lymphedema. Available at: http://www.lymphnotes.com/article.php/id/512/. Accessed 7/19/06.

113. Norton School of Lymphatic Therapy: The Basic MLD Certification Course. Course notes, Boston, August 2004.

114. Anti-embolism.com. Anti-embolism hosiery (TED). Available at: http://anti-embolism.com/. Accessed 8/28/06.

115. Weiss JM: Treatment of leg edema and wounds in a patient with severe musculoskeletal injuries. Phys Ther 78(10):1104, 1998.

116. Idusuyi OB, Morrey BF: Peroneal nerve palsy after total knee arthroplasty: Assessment of predisposing and prognostic factors. J Bone Joint Surg 78:177, 1996.

117. Piegorsch K: Peripheral nerve entrapment syndromes of the lower extremity (manual). Orthop Phys Ther Home Study Course 91(1):1, 1991.

118. Janda V: Muscles, central nervous motor regulation and back problems. In Korr I, editor: The neurobiologic mechanisms in manipulative therapy, New York, 1978, Plenum Press.

119. Janda V: Muscles as a pathogenic factor in low back pain in the treatment of patients. Proceedings of the IFOMT 4th Conference, Christchurch, NZ, 1980.

120. Lewit K: Manipulative therapy in rehabilitation of the motor system, London, 1975. Butterworth.

121. Greenman PE: Principles of manual medicine, ed 2, Baltimore, 1996, Williams & Wilkins.

122. Bookout MR, Geraci M, Greenman PE: Exercise prescription as an

adjunct to manual medicine. Course notes, Tucson, March 1997.

123. Dorman TA, et al: Muscles and pelvic clutch. J Man Manip Ther 3(3):85, 1995.

124. Meier W, et al: Total knee arthroplasty: Muscle impairments, functional limitations, and recommended rehabilitation approaches. J Orthop Sports Phys Ther 38(5):246, 2008.

125. Jenkins C, et al: Kneeling ability after partial knee replacement. Phys Ther 88(9):1012, 2008.

126. Hassaballa MA, et al: Can knees kneel? Kneeling ability after total, unicompartmental and patellofemoral knee arthroplasty. Knee 10(2):155, 2003.

127. Palmer SH, et al: Ability to kneel after total knee replacement. J Bone Joint Surg Br 84(2):220, 2002.

128. Insall JN, et al: A comparison of four models of total knee-replacement prosthesis. J Bone Joint Surg 58A:754, 1976.

129. Insall JN, et al: Rationale of the Knee Society clinical rating system. Clin Orthop 248:13, 1989.

130. Finch E, et al: Functional ability perceived by individuals following total knee arthroplasty compared to age-matched individuals without knee disability. J Orthop Sports Phys Ther 27(4):255, 1998.

131. McAuley JP, et al: Outcome of knee arthroplasty in patients with poor preoperative ROM. Clin Orthop (404):203, 2002.

132. Lingard EA, et al: Predicting the outcome of total knee arthroplasty. J Bone Joint Surg Am 86:2179, 2004.

133. Dalury DF, et al: The long term outcome of TKA patients with moderate loss of motion. J Knee Surg 16 (4):215, 2003.

134. Jones CA, et al: Determinants of function after TKA. Phys Ther 83(8):696, 2003.

135. Boonstra MC, et al: Sit-to-stand movement as a performance-based measure for patients with total knee arthroplasty. Phys Ther 90(2):149, 2010.

136. Fotoohabadi MR, Tully EA, Galea MP: Kinematics of rising from a chair: Image-based analysis of the sagittal hip-spine movement pattern in elderly people who are healthy. Phys Ther 90(4):561, 2010.

137. Sled EA, et al: Effect of a home program of hip abductor exercises on knee joint loading, strength, function, and pain in people with knee osteoarthritis: A clinical trial. Phys Ther 90(6):895, 2010.

138. Hasson S, et al: An evaluation of mobility and self report on individuals with total knee arthroplasty. Research presented at the APTA Scientific Meeting, Orlando, Fla, June 1998.

139. Piva SR, et al: A balance exercise program appears to improve function for patients with total knee arthroplasty: A randomized clinical trial. Phys Ther 90(6):880, 2010.

140. Piva SR, et al: Contribution of hip abductor strength to physical function in patients with total knee arthroplasty. Phys Ther 91(2):225-233, 2011. Epub 2011 Jan 6.

141. Edward C, et al: The painful total knee arthroplasty: Diagnosis and management. Orthopedics 29(2):129, 2006.

# 第 28 章

# 踝关节外侧韧带的修复

*Robert Donatelli*，*Will Hall*，*Brian E. Prell*，*Graham Linck*，*Richard D. Ferkel*

踝关节需要静态和动态的稳定性。活动度对于正常踝关节在运动和日常负重活动中快速变换足的姿势而言是至关重要的功能。由足球、篮球和排球等需要跑动和跳跃的运动所引起的所有损伤中，踝关节外侧韧带损伤占 13% ～56%[1,2]。在美国，踝关节扭伤也占了急诊量的 10%，每天约为30 000 人次[3]。其中大部分的损伤都能够通过石膏固定、支具支撑、使用非甾体抗炎药和物理治疗等方式治愈。在所有踝关节扭伤中有大约 85% 包含了踝关节外侧结构的损伤[4,5]。大部分的踝关节扭伤会痊愈而不遗留任何功能性的不稳定[4]。尽管有着足够多的保守治疗研究，但是 10% ～30% 急性韧带损伤者会随着开始活动而出现反复的慢性疼痛、肿胀和不稳定的症状[4,6-9]。据报道，在扭伤踝关节之后，出现踝关节功能性不稳定的概率高达20%[10,11]。韧带性的不稳定被认为与机械感受器的缺失有关[12]，而且可能引起关节进一步退行性改变[13]。当保守治疗无法获得满意的本体感觉和机械稳定性，应考虑手术修复或者重建受伤的外侧韧带结构。

## 损伤的解剖和机制

踝关节不稳定通常是由于身体的重心在踝关节处加载，所造成的强迫性跖屈内翻性损伤。此类作用力导致了距腓前（Anterior talofibular，ATF）韧带损伤；也可能引起跟腓（Calcaneofibular，CF）韧带、前下胫腓联合韧带和距腓后（Posterior talofibular，PTF）韧带损伤[3]。ATF 韧带是外侧韧带中最脆弱的，并且与踝关节囊融合。CF 韧带是韧带复合体中唯一的关节外韧带，它比

ATF 韧带更粗大强壮[14]，能够承受 ATF 韧带所能承受重量的 2～3.5 倍[15]。PTF 韧带是所有韧带中最强壮的韧带，很少由于内翻扭伤而损伤或者与慢性踝关节不稳定相关[14]。踝关节不稳定通常是由踝关节扭伤等创伤性事件所造成的。它也可能是踝关节骨折的伴随症状，但事实是，它从来不会隐匿性出现的。

## 手术指征及注意事项

踝关节外侧重建是一种选择性的手术治疗方式，通常用来治疗连续性踝关节损伤所致的慢性不稳定。踝关节损伤可能导致支撑外侧踝关节的韧带的永久性损伤。有很多研究将踝关节外侧韧带损伤后进行手术治疗与功能性治疗的疗效进行对比。这些研究表明手术修复可能伴随有患者延迟恢复工作，活动范围受限，踝关节功能受限，并且可能增加术后的并发症，包括不可描述的疼痛[16-19]。这与进行功能性支撑和早期功能锻炼等的保守治疗有所不同。Kannus 和 Renstrom 回顾了 12 项前瞻性研究发现，进行功能性或保守治疗的 Ⅲ 级踝关节扭伤的患者恢复工作的速度比那些经历过损伤韧带的急性恢复期的患者快 2～4 倍[20]。因此，选择手术治疗通常是在物理治疗、支撑、限制活动、类固醇注射等保守治疗失败之后。术后的物理治疗在帮助患者回到积极的生活方式的过程中是非常重要的环节。

对踝关节外侧韧带进行重建的指征包括保守治疗无效时发生于日常生活（Activities of Daily Living，ADLs）和运动的反复打软腿现象，阳性体征，异常内翻和（或）前抽屉应力下正位 X 线片阳性（图 28-1）。

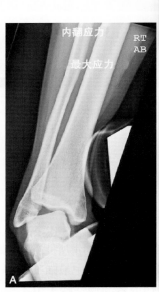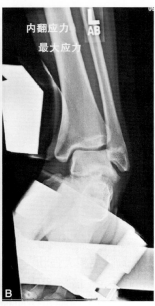

**图 28-1** 在 Telos 装置上进行内翻应力测试。与左踝相比（**B**），右踝（**A**）的距骨倾斜度增加

此类手术适用于所有年龄和类型的患者，但是很少有年龄超过 50 岁的患者接受踝关节韧带重建手术，因为他们可以通过降低活动水平以及调节功能和生活方式来避免反复扭伤的发生。考虑到对于广泛韧带松弛和胶原组织损害的患者而言，这种手术有可能失败，外科医生们应该谨慎小心。此外，进展性的关节退行性疾病或者纤维化可能是这个手术的相对禁忌证。

## 外科手术

现在已经有超过 50 种矫正外侧踝关节不稳定的手术方式[21]。大部分重建手术使用了部分或者全部的腓骨肌腱。常用的手术方式有 Watson-Jones 法、Evans 法、Chrisman-Snook 法和 Elmslie 法以及基于以上术式而做出某些修改的方法。近来越来越流行的解剖修复是用缝线编织缝合损伤韧带后，进行紧缩重叠，再固定于骨头，某些情况下行局部组织增强在最近已逐渐变得更为普遍[10,22,23]。Broström 在 1966 年提出了对 ATF 和 CF 韧带进行直接修复，并在 1980 由 Gould 作出了改良[22,24]。对损伤的外侧韧带进行直接修复，其优点在于简单可靠，而且避免了正常肌腱的使用需求。它恢复了原来的解剖结构，只需要更小的暴露，而且可以保证充分的踝关节活动。

## 术式——改良 Broström 手术

改良 Broström 手术，又称为 Broström-Gould 手术，是大多数外侧踝关节不稳的患者选择的手术方式。患者被带到手术室后，在麻醉状态下接受体查。如果外科医生对踝关节不稳定的程度有任何疑问，就会再拍摄应力 X 线片（踝关节处于内翻和前抽屉应力位）。紧接着大腿会被固定在一个已经垫置好的大腿支架上以进行踝关节镜手术，详见第 30 章。下肢也会接受常规准备并按标准术式覆盖好。首先进行关节镜检查；笔者在一项研究中发现，有 93% 的患者有其他与外侧踝关节不稳定相关的踝关节内病理变化[5]。最近，在另外一项研究中，我们发现关节镜下显示的有 95% 的患者在 Broström 手术之前就已经有了相关的关节内的问题[25]。除此之外，Taga 的一项类似的研究显示 95% 的患者在进行踝关节重建手术过程中发现有其他关节内病理变化[26]。Hua 以及他的同事[27]发现 91% 的患者在进行改良 Broström 重建手术时发现有关节内的损伤。

通过关节镜手术，可以鉴定并处理关节内的病理性改变。瘢痕化的距腓前（ATF）韧带要经过鉴定和评估来确定是否可以进行改良 Broström 修复手术。在完成关节镜手术后，护士会撤掉大腿支撑护具并将其平放在手术台上。踝关节处用消毒液再次消毒，另外再于足踝处铺上清洁手术单并更换手套。用新的无菌手术器械来开放手术部分。现在，关节镜手术可以用来进行踝关节外侧韧带的重建，但是根据 Broström 所描述，在这个时候，开放手术固定能够提供一个更好的、更可重复的结果。近来，Corte-Real 和 Moreira[11]，Lui[28]，Nery 以及他的同事们[29]报告了他们对慢性外侧踝关节不稳定的关节镜手术方法。结果显示有很大一部分取得了非常好的结果，但是在建议全部改为进行关节镜手术之前，进行关节镜手术和开放性手术的长期对比研究是很有必要的。

关节镜检查之后，踝关节准备好并且止血带已经充气完毕。在踝关节的外侧面做一切口。依外科医生的偏好或者当时临床情况的不同，该切口可斜行于皮肤褶皱处或者与腓骨-跗骨窦方向垂直。本文作者中的高年资医生倾向于做垂直切口，因为这样可以更好地评估腓骨肌腱并且在手术需要的时候能够向远侧和近侧做延长切口。逐层分离皮下组织并小心暴露用于后续复位操作的伸肌支持带。术者应小心避免损伤中间侧皮神经、腓浅神经的外侧支

（通常位于 ATF 韧带的止点）和腓肠神经（位于腓骨肌腱上方）。斜行切口沿着腓骨前缘从 AITF 韧带到 CF 韧带，在腓骨组织处留一个 3mm 或者 4mm 的小的袖口状缺口以便将撕裂的韧带复合体复位（图 28-2）。

ATF 韧带的延伸段组成了前关节囊的增厚部分，同时 CF 韧带止于腓骨头下方损伤部位的远端，两者向深处延续为腓骨肌腱。CF 韧带经常会变得松弛或者从腓骨头撕脱下来。（见文末彩图 28-2）

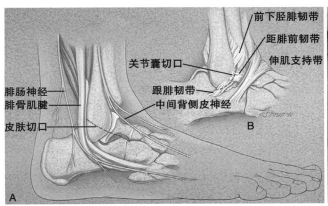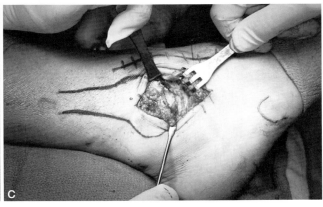

**图 28-2**　改良 Broström 重建手术。**A.** 在腓骨头上作一斜切口，沿着距腓前韧带的方向，暴露伸肌支持带和外侧韧带；**B.** 沿着前下距腓韧带到跟腓韧带的前缘作一斜行关节囊切口，在腓骨组织处留一个 3mm 或者 4mm 的小的袖口状缺口以便于将韧带复合体复位；**C.** 手术中的图片展示了在关节囊作的斜行切口（A 和 B 版权© Richard D. Ferkel，MD）

用一种被称为"pants-over-vest"的重叠缝合技术来紧缩或者缩短损伤的韧带并且提供双层加固的修复。缝合是从附着于距骨端的韧带部分开始的，因此需要在腓骨远端下方进行打结（图 28-3）。（见文末彩图 28-3）

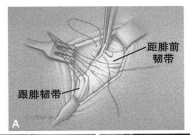

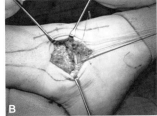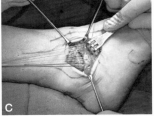

**图 28-3**　改良 Broström 手术。**A.** ATF 和 CF 韧带用不可吸收缝线并通过"pants-over-vest"的重叠缝合方式进行收口；**B** 和 **C** 手术图片展示了打结前缝线的位置；**C.** 缝线向下拉，打结的时候让踝关节处于后抽屉位（A 版权© Richard D. Ferkel，MD）

这有助于防止术后体表形成突出的结节以及穿鞋后刺激到皮肤。为了避免刺激，除了跟腓韧带靠

近腓骨肌腱的部位使用可吸收缝线以外，大多数的修复手术都使用的"0"号不可吸收缝线。让踝关节处于中立位和可后移距骨的后抽屉位，再进行打结缝线。在修复过程中，要检查踝关节是否可以维持有足够的活动范围。牵拉伸肌支持带越过修复部位将与腓骨骨膜缝合在一起。再次检查踝关节的活动度和稳定性。松开止血带，出血部位止血。用标准方式将皮肤和皮下组织缝合关闭。患者将使用放置在休息室的已经填充好的短腿石膏进行固定。

患者在 1～2 周的时候更换石膏，并随后拆掉缝线。一般来说，第 3 周的时候患者可以在石膏或者石膏靴固定下进行负重训练。通常是第 6 周或者早些时候可以进行体育活动锻炼。

### 术式——腘绳肌腱解剖重建术

进行腘绳肌腱解剖重建的适应证包括应力高、体重大的运动员、全身性韧带松弛、ATF 韧带残端不足以进行直接修复、距骨倾斜角比对侧踝关节大 10°、足内翻等。切口如图 28-2，A 所示一致。外侧韧带用同样的方式做一斜行切口以便在腘绳肌腱修复后复位。将自体或者异体植入物用不可吸收缝线缝合其两端备用。向腓骨插入导针，建立两个会聚的骨性通道，一个插入 ATF 韧带而另一个插入 CF 韧带。这些通道通过弯勺连接起来。方法 B，钻孔可以向腓骨后端钻出以增加距腓前韧带

（ATFL）臂与跟腓韧带（CFL）臂之间的骨桥。然后借由导针用钻头打出 5mm 的通道。导针随后沿着距骨颈部的非关节内部分插入并扩大到依据置入物的直径确定的预定大小（图 28-4 和图 28-5）。用贯穿装置从后向前穿过腓骨形成置入物通道（图 28-6）。随后使用特殊螺钉引导韧带，将其推入骨窝，并将此植入物固定于距骨（图 28-7）。而在方法 B 中，置入物将从前向后通过骨道，ATF 韧带将单独拉紧并在调整 CFL 臂的张力之前用螺钉固定住（图 28-8）。

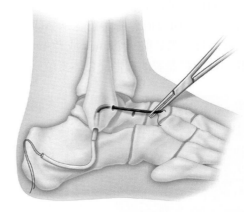

**图 28-6**　过渡的装置从后向前穿过腓骨促进移植物通道的形成

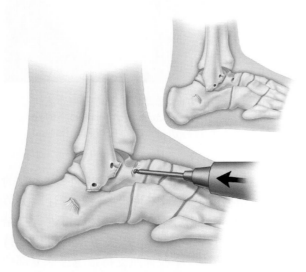

**图 28-4**　距骨和腓骨的骨道的位置，朝着距骨的后中部插入导针

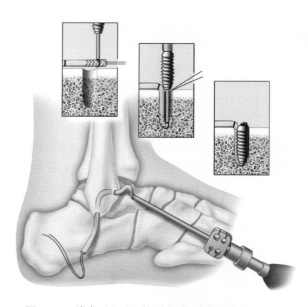

**图 28-7**　首先，用可以协助韧带并将其推入骨窝的特殊螺钉将移植物固定在距骨上

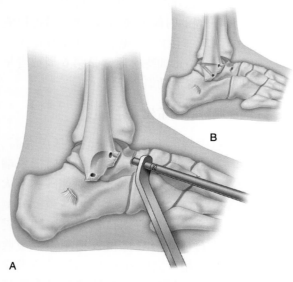

**图 28-5**　建立隧道。**A.** 隧道是一个半弧形的方式，钻距骨孔的位置和方向；**B.** 另一种在腓骨后端的钻孔布置

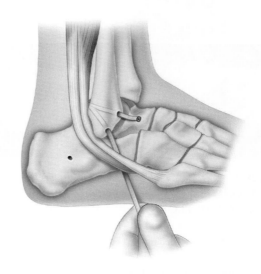

**图 28-8**　选项 B 在腓骨打的骨道成"V"字形。这样的设计可以分别调整让每一个分支的张力状态

这个手术通常是在轻微的跖屈状态下进行的，这样可以确保 ATF 韧带处于最紧绷状态。CFL 臂的张力调整通常是在轻微背屈状态下完成，并从腓骨肌腱的下方通过，从跟骨钻孔穿出。随后用螺钉固定并剪断 CFL 臂，这样可以保证有 20mm 的肌腱在跟骨内（图 28-9）。在踝关节处于中立位的时候将缝线从内侧足跟拉出，并且固定螺钉在跟骨（同时把置入物拉进隧道）的时候拉紧缝线（图 28-10）。最后的结果就是对 ATFL 和 CFL 进行了解剖重建（图 28-11）。随后在腘绳肌腱重建韧带的基础之上进行改良 Broström 修复。

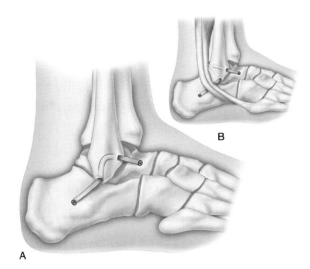

图 28-11　完全的结构示意。**A.** 移植物固定在距骨和跟骨之间的弧形骨道；**B.** 类似的技术，只不过弧形换成"V"字形

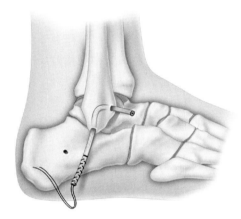

图 28-9　在适当的位置剪断 CFL 以确保至少有 20mm 的肌腱在跟骨内

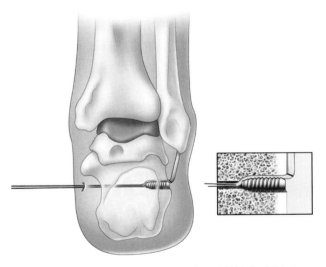

图 28-10　跟骨孔部分由钻头钻好，导针扩大孔洞以帮助缝线由内侧穿出。足置于适当的位置，在穿过跟骨和固定螺钉的时候应当对内侧的缝线施加适当的张力

患者进入休息室并用石膏固定。第 1 周和第 2 周的时候更换石膏，随后拆线。一般来说，第 3 周的时候可以在石膏或者石膏靴固定下进行负重训练。通常在第 6 周或第 8 周时可以在泳池里进行锻炼，但是，这取决于手术中还做了些什么处理。

## 手术结果

踝关节外侧韧带重建手术成功的标志为：患者的踝关节达到全范围活动且无疼痛，且可以不受限制地回归所有日常生活活动和运动。Liu 和 Baker[30] 研究了 40 具尸体的踝关节在不同手术方式后的静态限制。他们发现 Watson-Jones 术和 Chrisman-Snook 术之间的差别没有统计学意义，但是改良 Broström 手术在各种力量测试中的前后位移和距骨倾斜都是最小的。Hennrikus[31] 前瞻性地在 40 个患者中比较了 Chrisman-Snook 术和改良 Broström 术。尽管两种手术中 80% 的患者手术结果都很好，但是前一种手术方式并发症出现比例更高而后者功能评分更高。Hamilton 等人[34] 进行了 28 例改良 Broström 手术，54% 的患者是高水平的芭蕾舞蹈者。随访了 64 个月之后，28 位患者中有 27 位取得了非常好的手术结果。Peters[33] 回顾了相关的研究发现 460 例采用了改良 Broström 解剖修复术的患者中有平均 87% ～95% 人取得了非常好的手术结果。

Ferkel 和 Chams[25] 回顾了 21 例采用了改良

Broström 手术的患者。患者平均年龄 27.5 岁,平均随访了 57 个月。他们发现 95% 的患者取得了非常好的手术结果且美国足踝外科协会(American Orthopaedic Foot and Ankle Society's,AOFAS)踝/足评分高达 97.1 分。当 ATF 韧带不足以进行 Broström 修复手术时,我们可以使用自体或者异体腘绳肌腱移植物,并用生物肌腱锚钉穿过距骨和跟骨来重建 ATFL 和 CFL[34-36]。

另外,我们可以为患者采用和腘绳肌腱重建术有一样手术适应证的 Broström-Evans 术式。在此手术中,分离出腓骨短肌,用 1/3 的腓骨短肌穿过腓骨顶端的钻孔,从腓骨后端穿出。然后用锚钉将腓骨肌腱固定住。当然,Broström-Evans 手术的术后效果也是很好的[22]。

## 挑战

尽管术后踝关节稳定,但是患者依旧会抱怨有疼痛、肿胀和捻发音等症状[26]。这些症状很多与已经存在的关节内病变如退行性关节病、距骨骨软骨损伤、游离体、慢性滑膜炎、慢性瘢痕形成等有关。有时踝关节会因为重建过紧而严重限制了患者的翻转能力。这是重建术后最严重的并发症。如果术后患者没有进行足够的运动,尤其是内翻和外翻运动,那么康复过程会明显受到影响并且患者很可能会发展为疼痛性外翻足。

## 注意事项与禁忌证

术后,物理治疗师应逐步增加患者康复等级。过于激进的锻炼以及等速仪器的使用都可能引起疼痛、剪切力及肿胀增加并持续几周甚至几个月,同时移植体也会受到牵拉。如若发生上述情况,康复预后不良,这也是患者、医生和物理治疗师所不愿见到的。每一个患者进步的快慢不同,锻炼计划应根据每个患者的需求而个性化设定。

## 康复的关注点

当患者疼痛超出预期值时,物理治疗师应联系医生。此外,任何伤口渗出、发热迹象或者感染和松弛度增加都提醒物理治疗师要与手术医生联系。若患者出现急性发作的疼痛、感觉关节有"嘭"的声音、在日常生活或康复中有显著的改变,都应该立即引起手术医生的警惕。

## 康复治疗指南

术后前 6 周对于手术是否成功而言很重要。无论重建是通过直接韧带修复(如 Broström 手术)还是肌腱增强修补(如 Chrisman-Snook 手术)或者解剖重建,最开始的组织修复阶段是很重要的[9,31]。用手术重建的方式来矫正韧带的不稳定就与从软组织修复获得的稳定性一样。因此,软组织修复过程被认为是最重要的防御保护阶段。

### 评估

最初的术后评估是为了给物理治疗师一个帮助患者恢复到独立功能状态的参照基准线。最初的活动范围(ROM)测量包括主动活动范围(AROM)和被动活动范围(PROM)。PROM 是在无痛情况下进行测量的,尤其是在测量前足内翻时。

**物理治疗师有责任帮助医生和患者保护好重建的外侧韧带。前足内翻会增加重建韧带的应力,因此,必须要谨慎从事。**确定下肢力量的徒手肌力测试(MMT)可以作为初期评估的一部分。然而,踝关节的肌力测试直到患者有所好转且能够适应踝关节的抗阻训练后才能开始。**因为本体感觉功能下降和固定后引起的肌力下降,所以物理治疗师应避免让患者做单腿提踵动作,这个动作通常是用来测试正常的腓肠肌、比目鱼肌力量的。**在切口愈合后,评定活动性和是否有发生超敏反应。手术相关的腓肠神经和腓浅神经外侧支的损伤被认为是踝关节手术部位感觉下降的原因之一[10,37]。关节积液和软组织水肿可能是活动范围受限、本体感觉下降、无法强化关节的原因。在评估活动范围受限时也要对关节和软组织的活动性进行评估。

### 阶段 I

**时间:**术后 4~6 周

**目标:**减轻疼痛和肿胀,恢复关节和软组织的活动性,增强下肢和踝关节的力量,增强本体感觉,恢复正常步态,保持心血管的健康以及提供患者教育(表 28-1)。

表 28-1　侧副韧带修复

| 康复阶段 | 阶段标准 | 预期损伤和功能障碍 | 干预方法 | 目标 | 基本原理 |
|---|---|---|---|---|---|
| 阶段 I<br>术后 4 ~ 6 周 | 手术后<br>● 医生明确告知可开始康复 | ● 肿胀<br>● 疼痛<br>● 石膏固定6 周<br>● 负重受限(3周内无负重,之后在医生允许下逐渐负重)<br>● 活动度受限<br>● 肌力受限 | ● 在 6 周时开始治疗<br>● 需要时进行物理治疗<br>● 被动关节活动练习——(无痛范围内牵伸)跖屈、背屈和外翻;在完成柔和的内翻牵伸时尤其要谨慎<br>● 等长练习——各平面次最大力量多角度练习<br>● 主动关节活动度练习——踝关节:仰卧位和坐位下跖屈和背屈<br>● 进阶抗阻练习——髋关节(各方向全关节活动度)<br>● 软组织松动术<br>● 如文中所提的关节松动术<br>● 步态训练——利用适当的辅助器具,逐渐全负重<br>● 病患教育 | ● 管理肿胀<br>● 减少疼痛<br>● 增加关节活动度<br>● 增加肌肉收缩的耐力 | ● 在此阶段提供最大的保护;石膏固定 6 周;<br>● 关于负重状态,需要与医生沟通<br>● 开始恢复关节和软组织的活动性<br>● 一开始就进行肌肉收缩并且准备开始抗阻力量练习<br>● 增强髋关节周围肌力以为正常步态做准备<br>● 开始步态训练,以改善患肢对负重的耐受力<br>● 避免愈合组织的过度受力;症状可耐受的适应计划 |

在这个最需要保护的阶段中,患者将接受石膏固定,并从无负重状态逐渐过渡到负重状态。在术后第一次复查时,患者继续保持无负重状态,取下石膏以进行伤口检查。拆掉缝线并更换石膏,继续固定数周。这 3 周时间内患者可以开始负重,然后在第 6 周的时候去掉石膏。此时,根据患者的个人喜好使用控制动作(CAM)的步行辅助器、加压袜或小支撑物进行固定。6 周内,患者从活动度练习开始,到力量练习和水中练习。一些作者提倡术后 2 ~ 6 周限制背屈在10°以内,跖屈也在 10°以内,可以进行部分负重[30]。一般从第 6 周去掉石膏后才正式开始进行物理治疗。这时候组织应该已经完全愈合了,也准备好承受在无痛活动范围内的压力。研究表明运动可以滋养软骨,预防软组织挛缩并恢复关节灵活性[37]。在完成初步评估以后,物理治疗师可以进行适当的治疗。首先,物理治疗师在无痛基础上进行 I 级和 II 级的关节松动术,尤其是内翻运动。术后 6 周时,韧带已愈合得足够好,可以进行柔和的主动活动[38]。

然而,此阶段软组织无法抵抗内翻的力量[4]。患者可完成疼痛可控下的主动跖屈和背屈;各个平面多角度次最大等长训练也同样可使用。为消除制动和手术肿胀带来的影响,软组织松动和关节松动也需要

开始了。可使用适当的物理因子治疗,以消除渗出、疼痛和软组织肿胀。研究提示加压冷敷治疗术后肿胀的效果更佳,而独立的冷疗则被认为对术后肿胀是无效的[39-41]。在无辅助装置的情况下完全负重的正常步态训练的内容应包含在步态训练中。如若很少有疼痛或者无疼痛,站立相时足应该被强调适当受力。此时应该开始强调增加频率但降低强度的家庭练习。治疗师应该清晰告知患者保护愈合组织的预防措施。锻炼计划可根据情况所需由治疗师做调整。

### 预防措施

此阶段治疗师需要采取一些预防措施。谨慎地监控练习的进展程度和每个训练组的强度,对于避免愈合组织过度受力是至关重要的。在康复阶段,治疗师必须警告患者避免过度牵伸和过早地侧方组织力量训练;进阶练习需谨慎且缓慢。引起踝关节侧方综合征增加的练习必须修改或者避免。

### 阶段 II

**时间:**术后 6 ~ 8 周

**目标:**回归正常关节活动度的步态,保持正常关节活动度,增加肌力,控制疼痛和肿胀,增加本体感觉(表 28-2)

表 28-2　侧副韧带修复

| 康复阶段 | 阶段标准 | 预期损伤和功能障碍 | 干预方法 | 目标 | 基本原理 |
|---|---|---|---|---|---|
| 阶段 II<br>术后 6~8 周 | • 疼痛不增加<br>• 活动度不损失<br>• 负重耐受增加 | • 轻微肿胀<br>• 轻微疼痛<br>• 肌力受限<br>• 活动度受限<br>• 步态受限 | 如文中继续阶段 I 的措施<br>• 等长练习——多平面的次最大内翻和外翻(无痛)<br>• 主动活动——踝关节(抗重力下所有范围)<br>• 站立位双侧提踵<br>• 蹲起和弓步<br>• 跑步机练习<br>• 固定自行车(低阻抗)<br>• 弹力管(轻阻力)阶段 II 的最后可开始练习;跖屈、背屈、内翻和外翻<br>• 平衡板训练,从坐位到站位,从双侧到单侧<br>• 本体感觉神经肌肉促进技术<br>• 水中练习——深水区跑步和轻轻跳跃 | • 肿胀和疼痛的控制<br>• 增强肌力<br>• 促进坐-站时平均的负重<br>• 在水平面上最小化步态差异<br>• 增加单腿站立时的耐受力<br>• 增强踝关节的本体感觉和稳定性<br>• 增加高级活动时的耐受力 | • 继续物理因子治疗直至控制肿胀和疼痛<br>• 促进踝关节多向的肌力和稳定性<br>• 开始促进轻微抗阻的肌力<br>• 合并功能活动的渐进练习<br>• 保持一定的节律并且要持久练习<br>• 阶段 II 的后期,踝关节需能耐受内外翻增加的阻抗<br>• 多种程度负重的本体感觉练习和手法抗阻辅助本体感觉恢复<br>• 水的浮力效应辅助更多高级活动的进阶 |

　　当患者的关节活动度开始有进展且开始运动治疗时,第二阶段和第一阶段是有重叠的。在这个阶段,康复的内容与踝关节外侧扭伤文献中所提倡的相似[11]。抗重力的多平面等长练习和主动关节活动进阶至对抗重力或者弹力管的适当等级的次最大抗阻练习。腓侧的肌力训练是重点,因为反复的肿胀往往是这些肌肉无力引起不稳所导致的[4]。用来增加力量的活动可在陆地进行,也可在水中进行。在陆地上,一开始就可以利用平衡板来进行本体感觉活动以增加功能性稳定[42,43]。患者可从坐位进阶至站位,从双侧支撑到单侧支撑。单腿站立也可以开始。开始练习双侧提踵,在患者可耐受情况下由治疗师指导逐渐开始单侧提踵。对下肢运动链来讲,本体感觉神经肌肉促进法(PNF)是一种很棒的力量练习方法。在泳池中,活动可包括浅水区轻轻地慢跑和跳跃练习,弓步和蹲起练习也是有效的。患者应该在深水区持续跑步练习以增加心肺适能。步态练习是康复计划中重要的部分,应当优先选择。异常的步态模式会强化自身异常模式,从而导致活动度和力量的持续限制。步态训练时,在患者可耐受范围内以中速在跑步机上步行从低到中等水平逐渐进展。

## 阶段 III

**时间:**术后 8~10 周

**目标:**关注于回归工作和运动的训练,继续踝关节松动和被动牵伸,预防疼痛和肿胀(表 28-3)

　　当活动度和步态在正常范围内时,可以开始内外翻的等速力量练习。此时,患者应该能耐受次最大肌力训练,且无激惹症状。8 周时,开始跖屈背屈抗阻练习。在患者可耐受情况下,抗阻内外翻练习必须完成。单腿站立下健侧屈曲、外展、伸直和内收的抗阻训练,可增加弹力带张力。患者可以开始进行部分负重设备的练习,诸如 the Shuttle MVP(一种专用于高水平运动员的可部分负重的训练平台),包括单、双腿推举。所有的抗阻练习都应无痛。可以谨慎地开始三种方式的弓步、单腿站立情况下三方向触摸或者使用另外一条腿的三步走。执行无痛负重练习和等速练习的能力是软组织力量进展良好的优良象征。

表 28-3　侧副韧带修复

| 康复阶段 | 阶段标准 | 预期损伤和功能障碍 | 干预方法 | 目标 | 基本原理 |
|---|---|---|---|---|---|
| 阶段Ⅲ<br>术后 8～10 周 | • 没有活动度损失<br>• 疼痛不增加<br>• 治疗上有持续的进展 | • 在不平表面上有步态受限<br>• 活动度受限<br>• 肌力受限<br>• 增加活动相关的轻度肿胀和疼痛 | • 继续阶段Ⅰ和阶段Ⅱ的措施（如文中进行关节和软组织的松动）<br>• 弹力管练习（轻到中度阻力）——踝关节（全活动度）<br>• 等张练习——踝关节（全活动度）<br>• 等速练习——在无痛强度下练习<br>• 关节松动术——Ⅲ、Ⅳ级,减少僵硬增加活动度<br>• 单腿站立,对侧腿抗阻屈曲、外展、后伸和内收,且逐渐增加弹力带对抗张力<br>• 谨慎开始三种方式的弓步、单腿站立情况下三方向触摸或者使用另外一条腿的三步走 | • 主、被动全关节活动度<br>• 80% 踝关节肌力<br>• 自我控制的肿胀和疼痛 | • 此阶段的最后,患者可进行关节全范围活动且可以停止手法治疗<br>• 练习应该合并不同位置的变化阻抗,以增加本体感觉、力量和稳定性<br>• 进阶练习,包括强调训练特异性原则的特定动作练习 |

治疗师必须监控抗阻练习的进展以确定无症状加重。患者应做好准备根据先前的健康水平或者活动性和目标在阶段Ⅲ后结束治疗或者进阶到阶段Ⅳ。

## 阶段Ⅳ

**时间**:术后 11～18 周
**目标**:回归体育运动(表 28-4)

表 28-4　侧副韧带修复

| 康复阶段 | 阶段标准 | 预期损伤和功能障碍 | 干预方法 | 目标 | 基本原理 |
|---|---|---|---|---|---|
| 阶段Ⅳ<br>术后 11～18 周 | • 很好地进展至回归高水平活动和运动的前一阶段<br>• 正常活动度<br>• 正常肌力 | • 肌力和高水平活动耐力受限 | 如文中继续阶段Ⅰ～Ⅲ的练习<br>• 适当时使用踝关节支具<br>• 超等长训练、蹦床、"8"字步练习,克里奥卡舞步、滑板、侧方滑动、增加旋转和剪切力的运动<br>• 正方形踝关节复原跳跃（见图 30～13）<br>• 逐渐开始盒子训练模式 | • 预防回归运动后再损伤<br>• 去健身房训练<br>• 回归运动 | • 在增加的进阶练习中,患者再损伤的概率最高;临床医生应当确保训练的正确表现（超等长、旋转、剪切）<br>• 体育运动的功能性训练<br>• 在患者可以安全准确地完成练习后,他们可以接触教练和运动员了 |

通常来讲,对于患者来讲术后 11～18 周的康复目标是回归体育运动;刚开始进行体育活动时可佩带踝关节支具[10,31]。应该在治疗师监控患者进展下继续体育活动。此阶段的练习更加激进,因而再损伤的概率更大。在这康复的最后阶段,患者有能力安全且正确地完成所有练习,在少量的治疗师口头提示下使用适当的技巧和形式。在主、被动活动度恢复到正常范围且肌力回归正常后,即可执行特定运动和功能性训练。运动内容包括超等长练习、蹦床活动、拳击练习、"8"字步练习,卡里奥克舞步、滑板、侧方滑动(图 28-12～图 28-15)。许多踝关节最初的损伤来自于诸如剪力运动和需要快反应及平衡能力的运动。尽管不在这章节的内容里,但重新进行前庭系统训练对于回归专项运动过程中的运动员来讲也是同样很重要的。合并前庭系统训练的特定运动和练习可以帮助运动员达到他或她的目标(图 28-16)。这些训练应该被纳入康复计划中。

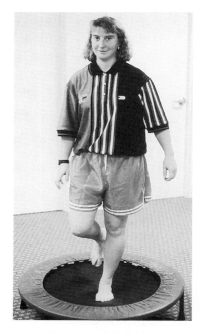

图 28-13　弹簧床站立

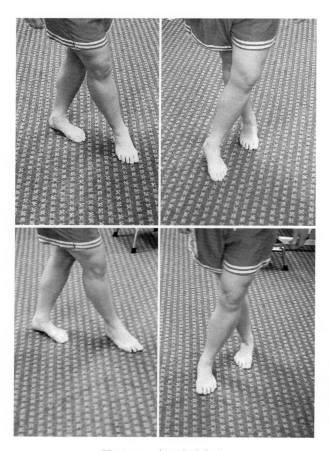

图 28-12　卡里奥克舞步

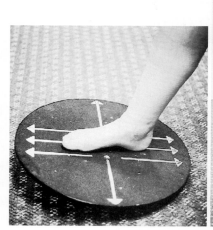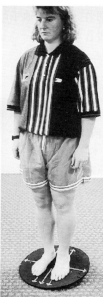

图 28-14　平衡板训练

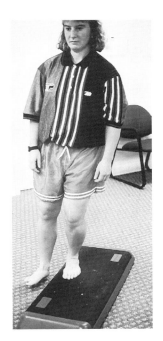

图 28-15　上台阶

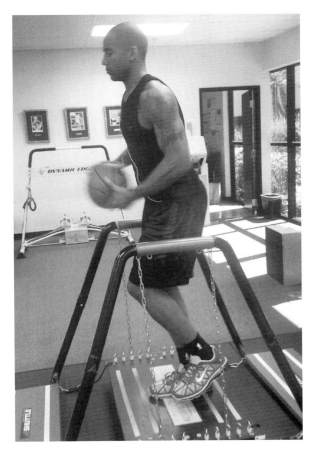

图 28-16　篮球平衡训练

## 居家训练建议

多个阶段的锻炼已经阐述清楚,那紧接着就要对回家后的康复计划进行说明。治疗师应根据患者个体情况制订计划。

## 问题解析

背屈受限对于大部分患者来讲是一个问题,因为距小腿关节活动受限是由关节受限和软组织粘连所造成的。若出现距小腿关节受限,长轴分离牵引下猛推的方法是有效的。此外,针对距骨、胫骨和腓骨的关节松动术也是有用的,对这些骨进行前后向滑动可以帮助重建背屈动作。腓肠肌和比目鱼肌肌群是影响背屈活动度的主要因素,进行热敷及低负荷长时间的牵伸可以增加软组织的延展性[44]。在患者能忍受的负荷范围内牵伸,每次 20 ~ 30 分钟,每天 1 ~ 2 次。另外一个预防慢性踝关节不稳的方法就是使用生物力学足部矫形辅具。理论上,生物力学足部矫形辅具被设计用来提高关节位置、增加下肢吸收震荡的能力且可以促进肌肉功能。

## 小结

侧副韧带重建手术的成功包括无反复出现的不稳定、关节活动度和肌力正常且负重活动时无痛。如果患者回归日常生活或体育运动时不会发生不稳,这就表明功能结果良好。实现良好结果的第一步是有适当的术后稳定。然而,成功的手术程序依赖于术后康复,且为了恢复踝关节的良好功能,患者、手术医生和治疗师之间需要紧密的合作。

## 居家训练建议

**术后 6~8 周**

**此阶段目标:** 改善步态,增加 ROM 至正常,逐渐加强肌力,控制疼痛和肿胀,增强本体感觉

1. 主动跖屈、背屈和外翻
2. 跖屈、背屈和外翻的等长练习
3. 无负重下,利用毛巾牵伸小腿三头肌
4. 抓压毛巾练习
5. 无负重状态下,四个方向髋关节练习,以增加整个下肢力量
6. 坐位下,踮提踵、抬足趾头

**进阶练习:** 所有练习开始时,每组 10 次,做 2 组。如果对这样强度的训练无不良反应,开始进阶至每组 12~15 次,做 3 组。最后直至每组 20 次,做 3 组。一旦能到达这个强度后,开始以其他形式增加强度(如更多的阻抗,更长的持续时间)。同时患者又回到每组 10 次,做 2 组的频率,再按上述方法进阶

**术后 8~10 周**

**此阶段目标:** 保持正常的 ROM,继续增加肌力,促进本体感觉恢复

1. 利用适当阻力的弹力管练习跖屈背屈
2. 内外翻的次最大等长收缩(无痛状态下)
3. 固定自行车
4. 提踵(双侧)
5. 上、下台阶练习
6. 单腿站

**术后 11~18 周**

**此阶段目标:** 进阶肌力练习,增加耐力,功能回归至受伤前水平(体育运动)

1. 站立位的小腿三头肌牵伸
2. 增加橡皮管的阻力
3. 若步态正常,开始练习直向跑步
4. 双侧提踵进阶为单侧提踵
5. 专项运动训练
6. 功能性训练
7. 在医生和治疗师的允许下佩戴踝关节支具开始回归体育运动

# 临床病例回顾

1　Will,18 岁,打篮球时 ATF 韧带撕裂。近 1 年内,反复多次发生踝关节扭伤。8 周前,接受了 ATF 韧带的修复手术。术后,他接受的物理治疗包括按摩、超声、AROM 和 PROM 练习、加压冷敷和家庭康复计划。主诉行走、上楼梯和尝试半蹲时有关节僵硬感。背屈受限在 10°,同时伴有中度肿胀。什么治疗可促进 Will 的背屈活动度且减轻肿胀?

　　再次评估患者受限的原因。对近端和远端腓骨进行关节松动,近端腓骨头做前向后松动,外踝则做后向前松动以增加背屈活动度。接着进行牵伸和 ROM 练习。Will 的被动背屈活动度增至 18°。步行、上楼梯和蹲起时的疼痛在第一次治疗后奇迹般地减轻了。

2　Leigh,30 岁,女性,跳踏板操时左踝的 ATF 韧带撕裂。10 周前进行了 ATF 韧带修复手术。主诉单侧的膝关节和背部疼痛。她存在骨盆不对称失衡,左侧髂嵴高于右侧,同时左侧的髂前上棘(ASIS)、髂后上棘(PSIS)高于右侧。相对右侧,左膝伸展角度减小。诸如单腿站、双侧提踵、微蹲和跑步机上大于 8 分钟的行走等闭链训练时会出现疼痛,所以进阶练习减少。在增加核心稳定时,什么类型的活动会使她出现单侧不平衡?

　　治疗师对 Leigh 解释,已经修改了那些引起她代偿并增加疼痛的活动。再次评估患者,并记录了骨盆受限的原因。长轴牵引以改善骨盆的不对称。适当的腘绳肌牵伸可以增加肌肉的长度。当练习修改后骨盆不对称得到修正,Leigh 能够完成以下的闭链训练:前弓步、后弓步,侧方弓步,提踵微蹲,以及在腿部推蹬机上完成抗 31.75kg 重量的单侧提踵。她也同样能完成后退行走、在跑步机上最慢速行走以及在水池中完成小跳和跑步。随着力量和耐力练习的增加,Leigh 可以进阶至更具挑战性的练习,包括核心稳定性练习。

3　Karen,22 岁,经常在周末打篮球。在一次非正式比赛中,她异常的步子引起了踝关节极度内翻,导致 ATF 韧带撕裂。11 周前,她进行了修复手术。因在闭链练习时有疼痛,减少了进阶练习。在这些活动中,是什么原因引起她的疼痛?

　　在进行更多评估时,发现 Karen 存在腓骨近端前向后滑动及远端腓骨后向前滑动受限。跟骨的外翻同样也受限。近端、远端腓骨头的滑动松动术,可以增加跟骨外翻,减轻患者活动时的疼痛。

4　Jason,30 岁,男性,在整理花园时,因为草地湿滑摔了一跤,导致 ATF 韧带撕裂。12 周前接受了修复手术。他描述踝关节的疼痛开始减轻,但第 3~5 跖骨远端的疼痛增加,且增加的疼痛影响

步行。治疗师应该评估什么？

治疗师在观察到这些临床改变后，评估了足的位置并将双侧的评估结果进行对比。发现患侧相对健侧，健足的旋前和患足的旋后增加。治疗师做了一个临时的矫正器进行尝试治疗，在其健足内侧加了一个 3°垫片、患足外侧也加了一个 3°的垫片。在下一次就诊中，患者表示受伤踝关节和距骨远端的疼痛都减轻了。之后患者应该使用永久性矫正器。

5　Jim，17 岁，在一场高校棒球赛中，他跑向二垒时 ATF 韧带撕裂，16 周前接受了韧带修复手术。一直以来他的康复进程进展得很好，但目前开始高水平运动时遇到困难。治疗师应该怎样进阶这名运动员的训练，以助他下赛季回归棒球比赛？

治疗师着手增加其专项运动的功能稳定性。患者进行多向单腿跳跃，包括前向，后向和侧向。患者开始拳击练习，包括侧向跨步和以"X"为轴的搏击训练。并开始进行本体感觉训练，包括单腿站立时对侧下肢抗弹力带屈曲、后伸和外展，并使用生物反馈踝关节训练平板（BAPS）进行训练。同时训练时间遵循循序渐进的原则逐渐从 1 分钟增至 2 分钟。

6　Steve，18 岁，一名因为撑杆跳被好几家全国体育协会第一级别的大学争相招募的优秀田径运动员。在一次比赛中，他完成撑杆跳着地时右踝关节发生了严重的内翻。就诊时，他的踝关节严重擦伤伴有 2$^+$级的凹陷性水肿，外踝和腓骨周围肌肉以及外侧副韧带有压痛。没有任何明显的步态异常，也开始了跳跃。有没有不同的诊断？其治疗疗程怎样？

治疗师首先要求 Steve 立即停止跳跃运动，然后用叩诊锤叩诊以排除骨折，很幸运的是没有骨折体征，之后的影像学检查也证实了这一点。距骨倾斜试验、前抽屉试验和高位踝扭伤征均为阳性。除外翻动作之外他可以完成所有踝关节正常运动范围内的徒手肌力检查。在外翻时出现疼痛，肌力为 3$^+$/5。患者大概可以完成全关节活动度的活动，但末端有疼痛。疗程包括维持全关节活动度，缓解肿胀和管理疼痛。因为腓侧肌肉受累的关系，在进行各平面力量训练时，外翻只能进行等长练习。患者之后开始了本体感觉和超等长练习，并在 8 周后佩戴着踝关节矫形支具（ASO）重回撑杆跳了。

7　Elizabeth，15 岁，竞技体操运动员，因在一次比赛中扭伤了右踝而导致慢性踝扭伤病史。在其跳马和自由体操项目时，频繁发生损伤。她不想进行手术且希望继续参加比赛。为了让 Elizabeth 回归运动，应当为她制订什么样的治疗计划？

经过评估，治疗师发现：她的被动背屈、距骨活动受限、腓骨肌的徒手肌力评定下降、ATF 韧带、跗骨窦附近有压痛，跟腱也有压痛，同时伴有本体感觉缺失及髋后伸力量下降。先通过物理治疗减少疼痛、炎症，并通过红外线、超声、交叉按摩及小腿三头肌和跟腱的软组织松动帮助瘢痕组织重建。距小腿关节的长轴牵引以改善背屈受限。采用渐进抗阻练习训练髋后伸肌，同时采用离心收缩训练跟腱部位。踝内、外翻训练时利用弹力带进行渐进抗阻和治疗师徒手 PNF 对角线抗阻练习。之后，她先在部分负重设备上进行超等长训练如 the Shuttle MVP，再进展至在站立位设备上完成超等长训练如速度与爆发力训练台（Vertimax）。还使用渐进振动仪进行训练以处理本体感觉缺失的问题。Elizabeth 还被建议在比赛时进行踝关节贴扎或者佩戴支具。

8　Elaine，45 岁，女性，在一次度假时被一个液晶显示器撞伤了右踝。回家后发现自己的 ATF 韧带有撕裂，之后接受了 Brostrom-Gould 手术进行韧带修复。在术后 6 周开始进行物理治疗，Elaine 挂着拐杖穿着踝关节运动控制靴走路。她描述自己的外踝、ATFL、跗骨窦和外侧韧带联合体存在疼痛。同时存在感觉缺失损害和切口周围瘢痕增生。小腿三头肌也存在萎缩和软组织活动受限。在此情况下，治疗师应该怎样介入治疗呢？

给患者制订一个家庭训练计划（HEP）：利用毛巾牵伸小腿三头肌、脱敏治疗和瘢痕松动、无痛状态下内、外翻次最大等长训练，以及主动的跖屈、背屈关节活动度练习。在就诊时，高强度电刺激用以改善肌肉萎缩，治疗后若出现疼痛则选择在冷疗的同时进行干扰电治疗。患者在治疗师监督下挂双拐开始进行渐进步态训练计划，之后转换成在健侧挂单拐，再转换成一点支撑的手杖，直至无辅助。最后阶段患者可以在无痛模式下适当负重行走。

9　Brandon，16 岁，男性，篮球运动员，反复踝扭伤。在上赛季末，他在奔跑时踩在了对手的足上并发生了严重的内翻。Brandon 和父母担心这次的新损伤可能是骨折，也想解决这一年来一直持续发生的反复扭伤。治疗师会采用什么措施来处理他的问题？

治疗师用渥太华踝关节骨折量表来排除骨折的可能，也用叩诊锤进行叩诊，并用超声检查了疼痛区域。如果有骨折，超声透过疼痛区域时会诱发患者疼痛从而提示可能有骨折。治疗师联系患者的骨科医生，转告这些结果。以便使手术医生可以为患者和其父母规划出可行的治疗方案，如果有必要的话进行影像学诊断。治疗师同时告知患者和其父母关于踝关节反复不稳可能带来的问题。诸如早期关节退化、平衡和本体感觉损害和高水平体育运动功能下降(如跑、跳、对抗运动)。

10　Ryan,25 岁,从自行车上摔下时扭伤踝关节。他被送入急诊并进行固定,在急性肿胀减退后,Ryan 接受了距小腿关节镜下 ATF 韧带重建术。去年,Ryan 曾因其他损伤接受过治疗师的治疗。术后的第 1 天,Ryan 打电话给治疗师,询问关于术后增加的疼痛和肿胀。他也同样描述和他的足有麻木、刺激感,并且小腿有压痛。治疗师应该做些什么?

因为患者并没有来到诊所就诊,无法评估。但治疗师应当告诉 Ryan 立即跟手术医生联系,以排除术后常发生的骨筋膜室综合征和深静脉血栓。若治疗师和手术医生相熟,也应该告知其这些症状并提醒其关注,以便手术医生能够适当地解决这些问题。

11　Cliff,26 岁,空军军官,在其日常体能训练时扭伤踝关节。跑步时,他在路边踩空了,一个跖屈内翻的动作损伤了踝关节。之后他接受了重建手术,现已术后 4 个月并准备再次开始跑步。治疗师应该怎样帮助 Cliff 在疼痛不恶化的情况下重新开始跑步?

在开始跑步训练计划前,Cliff 在试图开始训练计划前必须进行一定的客观检查。他需要踝关节活动无受限,尤其是完成背屈动作时,能在踝关节无痛状态下完成 3 组 15 次的单腿提踵,单腿平衡几乎对称、下肢其他涉及跑步的肌肉群肌力要充足(如髋、股四头肌和腘绳肌)。可以选择的比较合适的训练方式有椭圆机、在深水区跑步(无影响)、在水下跑步机上跑步,以便可以负担部分体重。如果 Cliff 对以上训练措施无不良反应,即可以开始跑步机上的跑步训练计划。他先以良好的节奏感开始 3~5 分钟的轻度热身,之后在小幅度跳跃刺激后开始一定速度的间断训练计划。间断训练计划:快速 1 分钟行走之后 1 分钟小跳,再 2 分钟小跳,最后 3 分钟小跳;在放松练习后再重复以上训练。这样的训练强度他需要持续至少 1 周,用来观察会有怎样的反应。若反应良好,他可以在之后的 1 周既增加跑跳的速度也增加时间。

12　Ashley,17 岁,网球运动员,她在过去的 2 年中不断地发生左踝关节扭伤。左踝距骨倾斜试验时比右踝内翻更多。但她描述踝关节不稳仅仅发生在体育运动时,正常的日常活动中没有发生。她并不想接受手术,而想用非手术的方法解决她的问题。治疗师应该采取什么措施?

治疗师应当做一个全面的下肢评估,来检查下肢的肌肉力量、关节活动度、关节灵活性和(或)流畅度、平衡和(或)前庭测试和可能需要矫正的足踝生物力学问题。发现 Ashley 的髋后群肌肉和踝外翻肌力有下降,在平衡测试中发现左侧的本体感觉缺失,动态及静态力学检查中发现在动态运动时股骨 Q 角增加从而导致膝关节外翻增加,在站立相时跗骨关节的坍塌导致旋前增加。为了解决这些问题,Ashley 需要对髋部后群肌肉和腓骨肌群进行渐进抗阻力练训练;同样也需要适配足部矫形器来纠正足踝生物力学;也要开始平衡和本体感觉的渐进训练计划。在接受这些治疗时,Ashley 应该减少网球的训练,并建议以某种方式对踝关节进行贴扎治疗或者佩戴支具,直至她的力量和生物力学问题得到解决。

13　描述一个腓骨肌群的渐进训练计划

刚受伤或者手术之后,以次最大等长训练开始。第 1 阶段进阶:增加等长收缩力的大小、持续时间。第 2 阶段:在坐位或者卧位下进行无痛的主动活动,再进阶至可以对抗中立外翻的侧卧位。第 3 阶段:开始弹力带练习,注重可以增强肌腱强度的离心收缩;也可以由治疗师进行 PNF 徒手抗阻训练。第 4 阶段:以上腓骨肌群分离训练能完成后,开始进行强调侧向和对角线运动的整体和专项训练。

（李圣坤　姜鑫　译　李天骄　华英汇　校）

## 参考文献

1. Ekstrand J, Trapp H: The incidence of ankle sprains in soccer. Foot Ankle 11:41-44, 1990.
2. Garrick JG: The frequency of injury, mechanism of injury and epidemiology of ankle sprains. Am J Sports 5(6):241-242, 1977.
3. Chan KW, Ding BC, Mroczek KJ: Acute and chronic lateral ankle instability in the athlete. Bull NYU Hosp Jt Dis 69(1):17-26, 2011.
4. DeMaio M, Paine R, Drez D: Chronic lateral ankle instability-inversion sprains: Part I & II. Orthopedics 15:87-96, 1992.
5. Komenda G, Ferkel RD: Arthroscopic findings associated with the unstable ankle. Foot Ankle Int 20(11):708-713, 1999.
6. Bahr R, Fetal P: Biomechanics of ankle ligament reconstruction: An in vitro comparison of the Broström repair, Watson-Jones reconstruction, and a new anatomic reconstruction technique. Am J Sports Med 25:424-432, 1997.
7. Balduini FC, et al: Management and rehabilitation of ligamentous injuries to the ankle. Sports Med 4:364-380, 1987.
8. Evans DL: Recurrent instability of the ankle: A method of surgical treatment. Proc R Soc Med 46:343-344, 1953.

9. Keller M, Grossman J: Lateral ankle instability and the Bröstrom-Gould procedure. Foot Ankle 35:513-520, 1996.

10. Colville MR, Grondel RJ: Anatomic reconstruction of the lateral ankle ligaments using a split peroneus brevis tendon graft. Am J Sports Med 23:210-213, 1995.

11. Corte-Real NM, Moreira RM: Arthroscopic repair of chronic lateral ankle instability. Foot Ankle Int 30:213-217, 2009.

12. Colville MR: Surgical treatment of the unstable ankle. J Am Acad Orthop Surg 6(6):368-377, 1998.

13. Harrington KD: Degenerative arthritis of the ankle secondary to long-standing ligamentous instability. J Bone Joint Surg Am 61(3):354-361, 1979.

14. Taser F, Shafiq Q, Ebraheim NA: Anatomy of lateral ankle ligaments and their relationship to bony landmarks. Surg Radiol Anat 28(4):391-397, 2006.

15. Attarian DE, McCrackin HJ, DeVito DP: Biomechanical characteristics of human ankle ligaments. Foot Ankle 6(2):54-58, 1985.

16. Evans GA, Hardcastle P, Frenyo AD: Acute rupture of the lateral ligament of the ankle: To suture or not to suture? J Bone Joint Surg Br 66(2):209-212, 1984.

17. Kaikkonen A, Kannus P, Jarvinen M: Surgery versus functional treatment in ankle ligament tears: A prospective study. Clin Orthop Relat Res, May:(326):194-202, 1996.

18. Kerkoffs GM, et al: Surgical versus conservative treatment for acute injuries of the lateral ligament complex of the ankle in adults. Cochrane Rev 3, Apr 18(2):CD000380, 2007.

19. Specchiulli F, Cofano RE: A comparison of surgical and conservative treatment in ankle ligament tears. Orthopedics 24(7):686-688, 2001.

20. Kannus P, Renstrom P: Treatment for acute tears of the lateral ligaments of the ankle: Operation, cast, or early controlled mobilization. J Bone Joint Surg Am 73(2):305-312, 1991.

21. Berlet GC, Anderson RB, Davis WH: Chronic lateral ankle instability. Foot Ankle Clin 4:713, 1999.

22. Gould N, Seligson D, Gassman J: Early and late repair of lateral ligament of the ankle. Foot Ankle 1:84-89, 1980.

23. Karlsson J, et al: Reconstruction of the lateral ligaments of the ankle for chronic lateral instability. J Bone Joint Surg 70A:581-588, 1988.

24. Brostrom L: Sprained ankles VI. Surgical treatment of "chronic" ligament ruptures. Acta Chir Scand 132:551-565, 1966.

25. Ferkel RD, Chams RN: Chronic lateral instability: arthroscopic findings and long-term results. Foot Ankle Int 28:24-31, 2007.

26. Taga I, et al: Articular cartilage lesions in ankles with lateral ligament injury: An arthroscopic study. Am J Sports Med 21:120-126, 1993.

27. Hua Y, et al.: Combination of modified Brostrom procedure with ankle arthroscopy for chronic ankle instability accompanied by intraarticular symptoms. Arthroscopy 26:524-528, 2010.

28. Lui TH: Arthroscopic-assisted lateral ligamentous reconstruction in combined ankle and subtalar instability. Arthroscopy 23:554.e1-555.e5, 2007.

29. Nery C, et al: Arthroscopic-assisted Brostrom-Gould for chronic ankle instability: A long term follow-up. Am J Sports Med 39:2381-2388, 2011.

30. Liu SH, Baker CL: Comparison of lateral ankle ligamentous reconstruction procedures. Am J Sports Med 22:313-317, 1994.

31. Hennrikus WL, et al: Outcomes of the Chrisman-Snook and modified-Brostrom procedures for chronic lateral ankle instability: A prospective, randomized comparison. Am J Sports Med 24:400-404, 1996.

32. Hamilton WB, Thompson FM, Snow SW: The modified Brostrom procedure for lateral ankle instability. Foot Ankle 13:1-7, 1993.

33. Peters WJ, Trevino SG, Renstrom PA: Chronic lateral ankle instability. Foot Ankle 12:182-191, 1991.

34. Coughlin MJ, et al: Comprehensive reconstruction of the lateral ankle for chronic instability using a free gracilis graft. Foot Ankle Int 25:231-241, 2004.

35. O'Shea KJ: Technique for biotenodesis screw fixation in tendon-enhanced ankle ligament reconstruction. Tech Foot Ankle Surg 2:40-46, 2003.

36. Takao M, et al: Anatomical reconstruction of the lateral ligaments of the ankle with a gracilis autograft. Am J Sports Med 33:814-823, 2005.

37. Gebhard JS, et al: Passive motion: The dose effects on joint stiffness, muscle mass, bone density, and regional swelling. JBJS 75A:1636-1647, 1993.

38. Karlsson J, et al: Comparisons of two anatomic reconstructions for chronic lateral instability of the ankle joint. Am J Sports Med 25:48-53, 1997.

39. Sammarco GJ, Carrasquillo HA: Surgical revision after failed lateral ankle reconstruction. Foot Ankle Int 16:748, 1995.

40. Bleakley C, McDonough S, MacAuley D: The use of ice in the treatment of acute soft-tissue injury: A systematic review of randomized controlled trials. Am J Sports Med 32(1):251-261, 2004.

41. Scheffler NM, Sheitel PL, Lipton MN: Use of Cryo/Cuff for the control of postoperative pain and edema. J Foot Surg 31(2):141-148, 1992.

42. Wilke B, Weiner RD: Postoperative cryotherapy: Risks versus benefits of continuous-flow cryotherapy units. Clin Podiatr Med Surg 20(2):307-322, 2003.

43. Eils E, Rosenbaum D: A multi-station proprioceptive exercise program in patients with ankle instability. Med Sci Sports Exerc 33(12):1991-1998, 2001.

44. Lentell G, et al: The use of thermal agents to influence the effectiveness of a low-load prolonged stretch. J Orthop Sports Phys Ther 16(5):200-207, 1992.

## 补充阅读

Chrisman OD, Snook GA: Reconstruction of lateral ligament tears of the ankle: An experimental study and clinical evaluation of seven patients treated by a new modification of the Elmslie procedure. J Bone Joint Surg 51A:904-912, 1969.

Ferkel RD, Chams RN: Chronic lateral instability: Arthroscopic and long term results. Foot Ankle Int 28(1):24-31, 2007.

Girard P, et al: Clinical evaluation of the modified Brostrom-Evans procedure to restore ankle stability. Foot Ankle Int 20:246-252, 1999.

Haraguchi N, Tokumo A, Okamura R, et al: Influence of activity level on the outcome of the treatment of lateral ankle ligament rupture. J Orthop Sci 14(4):391-396, 2009.

Shahrulazua A, et al: Early functional outcome of a modified Brostrom-Gould surgery using bioabsorable suture anchor for chronic lateral ankle instability. Singapore Med J 51(3):235-241, 2010.

Watson-Jones R: Fractures and other bone and joint injuries, Baltimore, 1940, Williams & Wilkins.

# 第 29 章

# 踝关节切开复位内固定术

*Graham Linck, Danny Arora, Robert Donatelli, Will Hall, Brian E. Prell, Richard D. Ferkel*

## 简介

踝关节骨折的治疗可以追溯到很古老的时代，

证据显示在古埃及的木乃伊中即发现踝关节损伤后痊愈的痕迹[1]。希波克拉底曾最早提出过通过足部牵引来治疗闭合性骨折的思路，但此后直到 18 世纪中叶，人们对踝关节骨折的理解及治疗才有所提

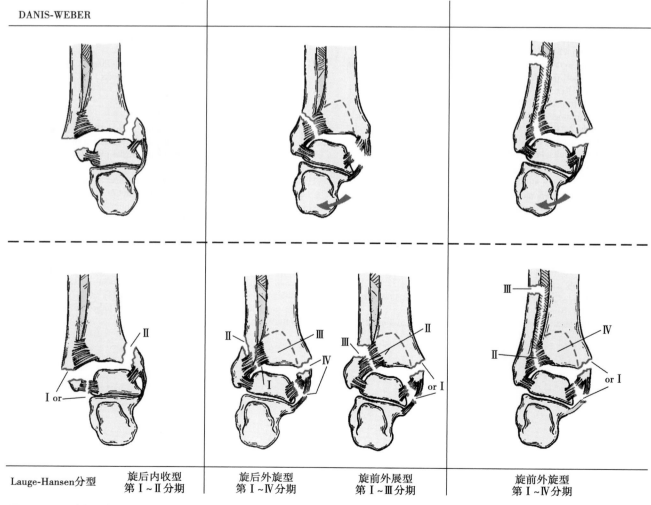

DANIS-WEBER

| Lauge-Hansen分型 | 旋后内收型<br>第 I ～ II 分期 | 旋后外旋型<br>第 I ～ IV 分期 | 旋前外展型<br>第 I ～ III 分期 | 旋前外旋型<br>第 I ～ IV 分期 |

**图 29-1** 踝关节骨折 Lauge-Hansen 分型和 Danis-Weber 分型（Browner BD，et al：Skeletal trauma，Philadelphia，2009，Saunders.）

494

高[2-4]。在此期间，Lambotte[5] 和 Danis[6] 两位医生兴起踝关节骨折的手术治疗方法，1958 年 AO 研究小组首次发起对骨折治疗的系统性研究[7-9]。这批最早的研究者为踝关节骨折的治疗带来重大进步。

当前人们对于踝关节骨折机制的大多数知识都建立于一位名叫 LaugeHansen 医生的研究基础上。他认为，受伤时足部的位置（内旋或外旋）起最主要作用，其次才是外力的方向。目前流行的踝关节骨折分型方法主要有两种：Lauge-Hansen[4] 分型和 Danis-Weber[10-11] 分型（图 29-1），还有根据腓骨骨折部位的分型法：即胫腓联合下骨折、经胫腓联合骨折、胫腓联合上骨折。此外还有根据受累骨数量的分型法，例如双踝骨折即为同时累及内踝和外踝的骨折，三踝骨折即内、外、后踝同时累及。（见文末彩图 29-1）

踝关节骨折是一种可使人逐渐衰弱的损伤，尤其是当骨折为不稳定性骨折时。对于不稳定性骨折的治疗可以选择切开复位内固定术（open reduction and internal fixation，ORIF），对于伴移位的不稳定踝关节骨折，手术治疗主要着重于恢复骨的解剖复位及关节周围韧带结构。随着科学技术及手术技术的发展，ORIF 的效果也不断得到提高[12-14]。

## 手术指征及注意事项

稳定型踝关节骨折可以选择保守治疗，要求影像学上内侧透亮区（内踝和距骨之间的间隙）或外侧透亮区（外踝和距骨之间的间隙）宽度必需<3mm，或在负重位上<5mm，以此来保证距骨和胫骨能够对合良好并且不会出现前后半脱位。以下特定的损伤可以作为保守治疗的指征：单纯无移位内踝骨折或尖端撕裂骨折、移位<3mm 并且无距骨偏移的单纯外踝骨折、受累关节面<25% 或下移<2mm 的后踝骨折。保守治疗需要根据骨折畸形的类型选择延伸到踇趾头的下肢石膏或专用靴制动。任何有距骨倾斜或半脱位的踝关节骨折，未能达到解剖复位，都需要通过手术固定。

一般来说，只要患者能够耐受手术过程，ORIF 可以应用于所有患者，而不论患者年龄、性别、运动量或职业。但是也有例外的情况，例如下肢麻痹、四肢瘫痪以及下肢不利及感觉缺失的患者不宜选用

ORIF。

对于原本体健的患者一般都能获得较好的手术效果，而一些系统性疾病如骨质疏松、糖尿病、周围性血管疾病、酗酒、吸烟等都会影响最终手术效果，这些因素在影响伤口愈合的同时也影响骨折本身的愈合。

## 手术过程

### 患者评估

获知患者受伤病史极为重要，如果有可能的话还需尽量了解到受伤时踝关节的位置及外力方向，但由于大多数患者只能描述受伤时扭伤或翻滚的类型，这些信息往往不可获知。为了患者的术后效果考虑，同时也有必要完善患者的内科合并症病史及社会习惯信息。体格检查应包括视诊、触诊和神经血管检查。对于显而易见的畸形应特别留意，因为它们常可提示可能存在的移位，并且可能需要早期闭合复位或夹板治疗。同样，踝关节周围的伤口也需引起重视，这可能提示开放性骨折的存在，并且需要紧急手术冲洗及清创治疗。

详尽的术前评估不仅需包括患者的健康状态，还需了解患者骨折情况和皮肤肿胀及张力情况，这些都有利于手术的成功。在某些情况下，为了使缝合伤口不至松开，可能需要将手术推迟至最长 14 天以使肿胀消退。近年来一种可以快速减轻肿胀的足踝泵设备的引入使得手术可以更早进行，且并发症也相应减少。

在受伤初期，患者由于过度肿胀不能使用石膏固定。在这种情况下，可使用石膏垫加斜形加压包扎联合后方夹板固定法，患者需借助拐杖保持足部无负重状态，同时抬高患肢至心脏平面以上以促进肿胀消退。

### 手术方法

目前被公认的骨折切开复位内固定术是由瑞士医生创立的 AO 法（Arbeitsgemeinschaftfür Osteosynthesefragen，or Association for the Study of Internal Fixation）。这种方法着重于钢板、螺丝以及钢丝的使用来达到完全固定的目的。

以下四个条件必须满足以达到最大可能的功能

复位效果：

1. 移位及骨折必须尽可能早地处理。
2. 所有关节面必须准确复原。
3. 伤口愈合期要保持骨折复位。
4. 关节的运动锻炼需尽早开始进行。

**麻醉和体位摆放**

患者进入手术室后需垫高腘窝以减轻术后疼痛，麻醉方式可以选择全身麻醉或硬膜外麻醉，术中预防性使用抗生素，同时准备好透视机器。

体位方面，患者通常采用仰卧位，同侧臀部垫高以使得外踝部位更易操作。大腿根部捆绑充气式止血带，随后进行患肢消毒同时铺盖无菌巾。在极少的情况下，如后踝骨折需要后外侧入路时可以选择俯卧位。

**手术步骤**

南加州骨科研究所的一项调查显示踝关节骨折的患者有很高的比例同时伴有关节内损伤[13]。大约有 75% 伴移位的患者在术前 X 线片中距骨上的骨软骨病变显示不清，只能在关节镜下探查清晰。基于这些结论和一位名叫 Lantz 医生的研究（单纯踝关节骨折患者有 41% 存在距骨顶关节软骨损伤）[8]，笔者建议所有的踝关节骨折患者在 ORIF 术前都需进行关节镜检查。Hintermann 医生[15]也发现踝关节骨折患者有 79% 存在距骨关节软骨病变，这同样支持关节镜检查的必要性。

关节镜检查的评估将在第 30 章中涉及，检查中所发现的关节内全部病变都需记录并妥善处理。术者应仔细检查距骨关节软骨有无病变、三角韧带有无撕裂、前距腓韧带和下胫腓韧带情况以及后胫骨肌腱的脱位情况，以上这些因素都可能影响骨折的复位。某些骨折也可以仅在关节镜下就达到复位或内固定[16]，典型的例子如一例内踝骨折患者通过关节镜完成清创，并经皮置入两颗空心钉即达到固定目的（图 29-2）。此外，我们也有使用关节镜治疗 Tillaux 骨折并获得满意远期疗效的例子。在关节镜检查完成后，如果骨折无法完全通过关节镜处理，则需重新消毒铺巾，更换手套及新的手术器械，准备随后的手术治疗。

根据骨折的特点，切口可以选择在内踝、外踝或后踝侧。当骨折表面上似乎仅累及内踝时，手术医

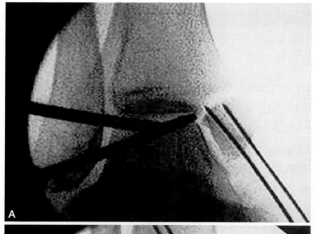

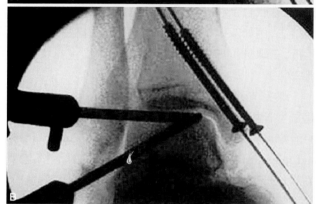

**图 29-2** **A.** 术中 X 线显示平行导丝插入内踝碎片，并通过关节镜观测导丝向前穿过骨折区域的过程；**B.** X 线显示关节镜观看空心钉插入，并在关节镜下确定解剖复位的过程

生需进一步探查胫腓下联合，并查看是否伴有骨间膜撕裂，因为此时很可能伴有腓骨近端骨折，这种骨折也被称为 Maisoneuve 骨折，有时也会累及腓骨头，如果手术医生不加重视很容易遗漏。对于这种骨折的治疗，通常从内踝尖部插入两枚相近的螺钉从而达到解剖复位。具体来说，即沿着纤维方向劈开三角韧带，随后在关节镜指导下平行插入两枚螺钉。如果胫腓下联合及小腿骨间膜已经被撕脱并且造成关节不稳定，则需要穿过腓骨和胫骨置入 1~2 枚螺钉，在足背屈状态下从胫骨内侧穿出；植入的螺钉不能是加压螺钉，因为挤压胫腓下联合可能会造成术后运动活动受限。

对于伴有三角韧带、胫腓下联合和小腿骨间膜断裂的 Weber B 型骨折，使内侧透亮区和外侧透亮区达到解剖复位是至关重要的步骤（图 29-3）。在使用关节镜清理踝关节，并清除出撕脱韧带后，即可以开始 ORIF 术。

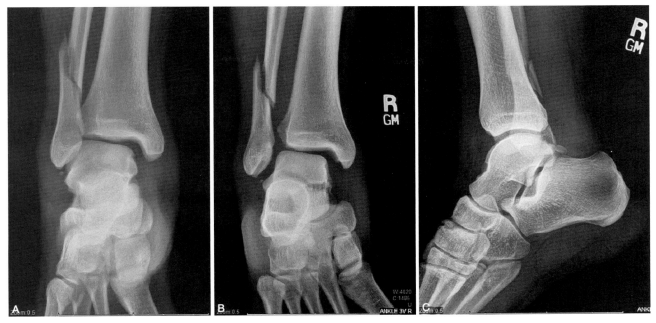

**图 29-3** Weber B 型骨折-脱位,正位(**A**),榫眼(mortise)(**B**),侧位(**C**)片显示腓骨远端骨折伴胫腓下联合和三角韧带破坏

术者首先在骨折区域切开皮肤,并向腓骨近端及远端拓展,仔细解剖至骨膜及骨折处,需注意腓神经大约在距离腓骨尖端 7cm 处跨过腓骨,术中应仔细辨认。充分暴露骨折区域并用剥离子剥离骨膜(图 29-4),刮匙清除血肿,同时用复位夹协助骨折复位。复位过程有时也需要借助踝部与足的牵引或旋转来完成(图 29-5)。当达到解剖复位后,通常需使用 1~2 枚拉力螺钉来提供横跨骨折线的压力。完成这些步骤后,再放置一块合适尺寸的钢板并用螺钉固定。

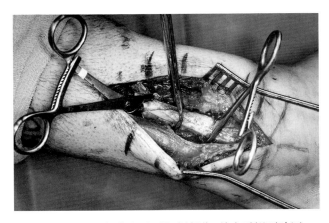

**图 29-5** 使用复位夹达到解剖复位,并在透视下验证

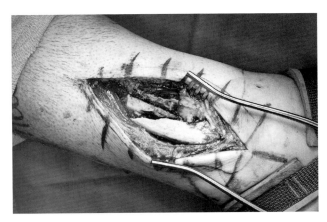

**图 29-4** 右侧外踝骨折暴露完全,剥离骨膜并撑开骨折区域组织

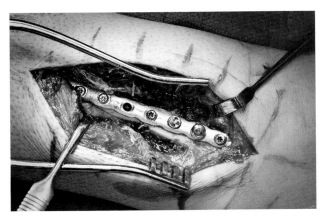

**图 29-6** 使用跨越骨折面的拉力螺钉,随后放置合适尺寸钢板,并用螺钉固定骨折,之后再插入下胫腓联合螺钉和带袢钢板复位骨折端

接下来,插入 1~2 枚下胫腓联合螺钉或一枚螺钉与带祥钢板以复位踝关节,并在透视下检查复位效果(图 29-6)。术后再行 X 线检查以核实骨折及

下胫腓联合是否达到解剖复位以及钢钉和钢板位置是否合适(图 29-7)。

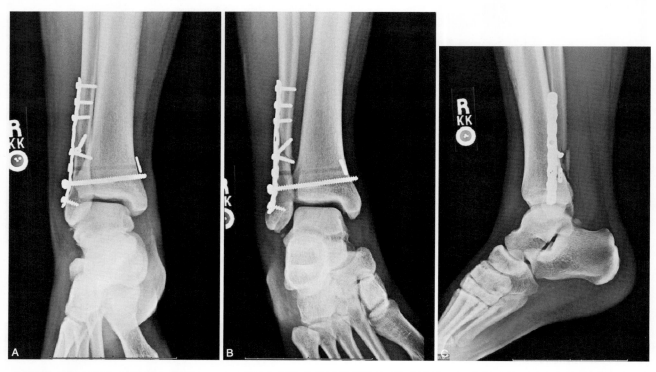

图 29-7　术后 X 线:正位(A),榫眼(mortise)(B)和侧位片显示骨折端达到解剖复位,内、外侧透亮区正常,置入物位置合适

若内踝和外踝同时骨折,手术应先从外踝侧进入(图 29-8)。然后再按照上述方法从内踝侧做切口,暴露骨折区域,移除血肿块后进行骨折

复位,再插入 1~2 枚螺钉。图 29-9 为术后 X 线片,显示骨折解剖复位良好,螺钉及钢板固定位置适当。

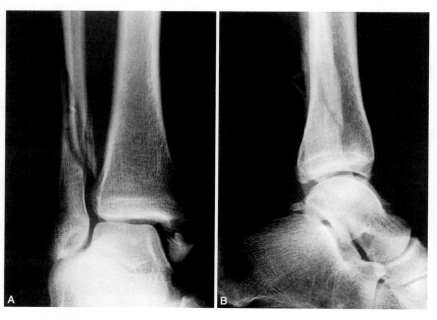

图 29-8　双踝骨折。正位(A)和侧位(B)片显示内踝和外踝同时骨折

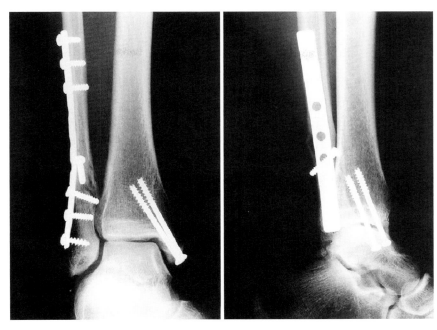

图 29-9　术后 X 线。正位（A）和侧位（B）片显示骨折达到解剖复位，螺钉和钢板位置适当

对于三踝骨折，首先按照上述方法处理内外踝，然后在术中透视下将骨折碎片复位到合适位置，接下来在胫骨前外侧方向做一小切口，插入两根导丝，随后从前向后置入 1 ~ 2 枚空心螺钉使后踝骨折碎片复位。通常来说，如果骨折累及不超过 25% 关节面，后踝碎片一般无须进行内固定，而如果需要直接处理后踝，可以选择后外侧入路。

## 术后计划

手术结束时需在功能位下用短腿石膏固定患肢，考虑到骨折部位水肿问题，进入苏醒室后需松开石膏。术后 1 周尽可能要求患者抬高患肢，如果术后患者疼痛不是特别严重，这一过程可以出院完成，当然对于一些患者他们可能需要住院 1 ~ 2 天。出院后至少 4 周患者需借助拐杖禁止负重。术后 1 周更换石膏同时检查伤口情况，并更换清洁敷料。2 周后拆线，再继续使用短腿石膏固定 2 周。术后第 4 周，更换新石膏，并嘱咐患者进行部分负重活动，逐渐摆脱拐杖增加至全负重活动。骨折愈合后，患者可以穿戴护踝，开始泳池内功能训练，继而开始陆地功能锻炼。对于固定可靠、稳定的患者，早期的运动可以在术后第 3 周或第 4 周即开始，以更早恢复肢体运动和肌力[17]。通常右侧踝关节骨折患者术后 9 周内都不能驾驶汽车。

如果患者术中使用了下胫腓联合螺钉，则需要禁止负重 6 ~ 8 周。手术 12 ~ 16 周后取出螺钉，因为如果保留螺钉会破坏正常承重关系。康复治疗在术后 6 ~ 8 周开始，螺钉取出后，可进行相对更积极的康复治疗和负重活动。

## 手术效果评估

评价手术成功包括患者骨折完全愈合，并恢复全部或基本完全恢复关节活动度（range of motion，ROM），恢复正常的肢体力量和功能[9]。功能康复在不同患者之间有不同定义，如运动员的功能康复标准和久坐老年人之间存在差别。踝关节骨折可使用几个不同的分级系统评估，其中包括主观、客观和功能数据，但是，由于骨折模式各式各样以及治疗环境的不同，最终的结果很难用于比较。很多因素可以影响结果，如受伤的程度和类型、关节内损伤情况、早已存在关节炎[3]、年龄、患者的依从性、骨本身的质量、其他部位的损伤等。最后应该提出的是，手术后还可能造成浅表神经的损伤和下胫腓联合的不稳定[18]。

对于年龄小、男性、无糖尿病和 ASA（American Society of Anesthesia）分级低的患者在踝关节骨折术后 1 年常能获得良好的功能恢复[11]。Anand 和 Klenarman[19] 曾报道，在一个包含 80 例 60 岁以上患者的样本中，88.5% 的患者都对术后结果满意。踝关节骨折是 65 岁以上老人中第四大常见骨折类型，并且常常导致严重的创伤[12]。最近的研究发现在去除其他合并症的情况下，并不存在年龄相关的危险因素[14,20]。因此,对于老年患者和年轻患者的手术标准不应存在区别。

### 术后注意事项

对于获得可靠、稳定固定的患者,有时早期运动可以在术后第3周或第4周即开始以达到早期的功能和力量恢复[17]。早期的运动和锻炼有益于ORIF术后的康复,这类患者会受到更少的活动及功能限制,疼痛也会更轻,并且踝关节活动度更好。但同时也会带来相对更高的术后不良事件发生率,因此患者和医生需共同注意,避免过度拉伸愈合中的组织[21]。

使用下胫腓螺钉的患者必须保持患肢无负重6~8周,并在术后第10~12周去除,因为留在此处的螺钉会破坏正常承重关系。物理治疗在术后第6~8周开始,螺钉去除后可开始全负重治疗。

### 术后并发症

有4%~5%的概率会发生轻微的与伤口有关的并发症,包括:表皮松解和感染、伴置入物处腓侧肌腱炎所引起的疼痛,较大的并发症包括:骨不连、置入失败、1%~2%的深部感染(超过20%发生于糖尿病合并周围神经病变的患者)、创伤性关节炎、骨筋膜室综合征等。患者若合并有诸如糖尿病、外周动脉病变等可能破坏肢体末端循环疾病,其发生伤口愈合相关并发症的风险也相应增加[22]。

## 康复治疗指南

物理治疗师通常大约在术后6周对患者作出评估。大多数情况下,患者在这6周期间处于石膏固定状态,并且在术后2~4周进行了部分负重活动。研究表明,三踝骨折的患者如果在术后2~4周借助踝关节矫形器进行全负重训练可以提高手术治疗效果[23]。近来,一项研究通过系统性回顾9例随机对照试验,将早期即进行踝关节训练的患者和术后6周均采用石膏固定的患者进行比对后发现,早期活动患者往往能更早恢复工作能力,并且在12周后踝关节活动度也得到更大提升。然而,有其他研究者发现早期活动也会增加伤口感染的概率[23,24]。一些研究者也建议在手术切口愈合后即开始早期跖屈和背屈训练[24,25]。对于合并伤口愈合问题的患者,许多可以加速伤口愈合的新技术也在不断发展中,诸如高压氧疗法、弱激光疗法、nano/microcurrent技术以及红外线灯等[22,26-28]。

### 评估

初步评估可建立远期目标和治疗方案参考的基准(栏29-1)。主动关节活动度(AROM)和被动关节活动度(PROM)应在患者可耐受范围内进行评估。ROM是初步评估中最基本的限制性评价指标。关节渗出和软组织水肿可以通过借助标准皮尺的"8"字法,或使用体积法来评估。对患者转移的评估是为了确定其减痛步态是否存在异常运动模式。在这个时期,患者往往穿戴骨折固定靴或其他矫形器并伴有剧烈疼痛。很多情况下,患者会伴有与内固定物相关的疼痛,这种疼痛也会影响日后的功能恢复[29]。治疗师需观察并检查瘢痕的活动度。关节及软组织活动度的评估着重于ROM和功能受限的评估。在内科治疗下骨骼获得足够矿化和钙化后,可以进行踝关节运动学评估。例如,在背屈和正常步态下,距骨的向后滑动应当是受限的并且和踝关节关联良好的。另外,腓骨近端和远端的前滑和后滑都会增加AROM和PROM。

待评估和讨论完成后,物理治疗师和患者应共同制订一个治疗计划和远期目标。Belcher et al等[30]曾报道过三踝骨折患者在术后长达24个月后仍有功能受损的案例。

| 栏29-1　评估目标 |
| --- |
| 评估疼痛可耐受下的PROM |
| 评估疼痛可耐受下的AROM |
| 评估关节渗出和软组织水肿 |
| 评估减痛步态前进 |
| 评估瘢痕活动度 |
| 评估软组织活动性(包括肌肉松紧度) |
| 评估术后8~10周关节活动(在骨足够矿化和钙化后) |

### 阶段 I

**时间:**术后6~8周

**目标:**尽最大可能减少疼痛和肿胀,使ROM正常化,开始AROM和运动疗法,使步态正常化,增加关节和软组织活动度,保持心血管健康,并进行患者教育(表29-1)。最初的治疗目标是减轻疼痛和肿胀,增加ROM和肌肉力量并使步态正常化。AROM和PROM训练则应在物理治疗师监管下进行。AROM可以从减重力(如在水池中)到抗重逐步进行。软组织松动训练对于减轻患者疼痛和增加ROM尤为有效。术后大约第8周,经主治医生同意后可以开始踝关节分离和滑动松动手法[31]。

表 29-1 踝关节切开复位内固定术（Ⅰ）

| 康复阶段 | 阶段标准 | 预期损伤和功能障碍 | 干预方法 | 目标 | 基本原理 |
|---|---|---|---|---|---|
| 阶段Ⅰ 术后 6 ~ 8 周 | • 骨折已复位并开始术后康复 | • 负重能力受限<br>• 疼痛<br>• 水肿<br>• ROM 受限<br>• 力量受限 | • 建议使用弹力袜<br>• 加压冷敷<br>• 电刺激（电极位置需放置合适）<br>• 踝关节背屈、跖屈、内翻、外翻的 PROM 训练（无疼痛下）<br>• Ⅱ级和Ⅲ级关节松动（第 8 周主治医生同意后）<br>• 踝关节背屈、跖屈、内翻、外翻的等长收缩（次最大量）训练<br>• 踝关节背屈、跖屈、内翻、外翻的主动运动训练（无痛）<br>• 神经肌肉本体促通技术（PNF）<br>• 重心转移训练<br>• 固定式脚踏车<br>• 固定平衡板锻炼<br>• 软组织松动术<br>• 负重步态训练<br>• 骨盆功能位指导<br>• 核心稳定性训练<br>• 家庭训练计划 | • 改善水肿<br>• 减少疼痛<br>• 提高被动关节活动度<br>• 增强肌肉力量<br>• 减少步态偏差，提高承重耐力<br>• 提高软组织活动度<br>• 提高关节活动度 | • 通过电刺激、休息、加压冰敷及抬高患肢等方法控制水肿、减轻疼痛<br>• 提高无痛状态下关节活动度，避免加重水肿和疼痛<br>• 运动可滋养关节软骨并提高训练时的耐力<br>• 通过负重状态来改善步态；重心转移和间歇负载（脚踏车）有利于提高足踝耐力<br>• 软组织和关节松动有利于恢复关节活动度、控制疼痛<br>• 核心稳定性训练可维持骨盆正常位置并改善步行生物力学<br>• 训练的自我管理 |

踝关节阻力运动训练需要延迟至骨组织获得足够矿化和钙化后进行（通常 8 周）。康复计划也包括步态训练和从浅水、深水逐步至地面进行的下肢肌力训练。近年来，一些能够分担患者体重和减轻跌倒恐惧的背带式跑步机设备出现，借助这些设备，患者可以更集中精力于其步态训练。此外，踝关节 AROM 训练也应在水池中开始进行。

在这个时期患者应避免在浅水中进行跳跃和跑步动作。但是，如果在初步评估中发现患者 ROM 欠佳或步态存在严重问题，治疗师可能需要加强监督，并将地面训练和水池训练结合进行来针对性处理这些问题。

弹力袜对于软组织水肿和关节渗出效果明显，特别是在开始负重活动后。医生应指导患者在家中进行冷敷、抬高、加压和轻微的主动锻炼，例如固定式脚踏车或 AROM 锻炼，都可减少组织水肿和关节渗出。疼痛和肿胀可用如脉冲超声或电刺激来处理。但是，这些方法都不能在金属置入物上进行，正如膝关节术后的股四头肌刺激，高伏电刺激可能在早期能阻止未来腓肠肌、比目鱼肌群的萎缩，但也可能造成肢体僵硬和负重功能受限[32]。

### 阶段Ⅱ

**时间：** 术后第 9 ~ 12 周

**目标：** 尽可能减轻疼痛和肿胀，使 ROM 正常化；步态正常化；减少软组织僵硬；增加足内在肌、外在肌以及踝关节肌肉的力量（表 29-2）。

表 29-2　踝关节切开复位内固定术（Ⅱ）

| 康复阶段 | 阶段标准 | 预期损伤和功能障碍 | 干预方法 | 目标 | 基本原理 |
|---|---|---|---|---|---|
| 阶段Ⅱ<br>术后 9 ~ 12 周 | • 没有感染征象<br>• ROM 正常<br>• 无显著疼痛加重 | • 在可控范围内的疼痛和水肿<br>• ROM 受限<br>• 力量受限<br>• 步态偏差 | • 继续Ⅰ期干预措施<br>• 必要时使用物理治疗<br>• PROM（拉伸）——腓肠肌、比目鱼肌及胫前、胫后肌<br>• AROM——坐立练习（从双足到单足，从坐到站）<br>• 等张或弹力管训练——背屈、跖屈、内翻、外翻<br>• 低抗阻训练<br>• 跑步机<br>• 固定式脚踏车<br>• 踏步机<br>• 髋周复合训练<br>• 膝关节屈伸训练<br>• 闭链运动<br>• 腿部推蹬机<br>• 双足提踵<br>• 上、下台阶<br>• 侧方上、下台阶<br>• 微蹲<br>• 半弓步<br>• 等速肌力训练（亚极量）——120° ~ 180°/s<br>• 平衡训练 | • 水肿自我管理<br>• 减轻疼痛<br>• 增加 ROM<br>• 增加力量<br>• 减少步态异常<br>• 改善步态的功能性力量<br>• 增加耐力<br>• 增加本体感觉并防止再损伤 | • 渐进式家庭练习，必要时借助仪器<br>• 提供针对性下肢拉伸<br>• 提高抗重运动耐力<br>• 使用不同的阻力逐渐增加力量<br>• 利用运动器材来提高功能性肌力和耐力；改善心血管功能<br>• 利用闭链和平衡训练加强负重位足和踝部肌力 |

AROM. 主动关节活动度；PROM. 被动关节活动度；ROM. 关节活动度

　　阶段Ⅱ自疼痛和肿胀减轻时，通常是在术后 9 ~ 12 周。阶段Ⅱ的治疗仍需延续阶段Ⅰ中 ROM 和步态的恢复。为加强胫前、胫后、腓侧及腓肠肌、比目鱼肌群的力量可采用渐进式抗阻训练。在家中利用弹力管进行对抗训练也有助于提升在训练中心时的训练效果。肌力训练可选择固定式脚踏车、踏步机、上台阶、下台阶、提踵、等速运动等。腓肠肌和比目鱼肌特定肌力测定有助于判断有无肌肉萎缩可能。表格中展示了完整的下肢力量训练计划和心血管功能改善计划，同时结合关节和软组织松动训练。亚极量等速训练可用较高的速度，如 120° ~ 180°/s，较高的速度可以避免阻力过大而加重患者症状。伴随着患者平衡训练的加强，本体感觉运动也要相应增加，平衡板的使用可以促进本体感觉恢复。提踵锻炼可先从坐位开始，到站立位过渡，再到单足站立。表格中也提到可使用物理治疗（如加压包扎和冰敷）来减轻运动后疼痛和肿胀。也可使用电刺激疗法，但需保证导电片远离钢板和螺钉。如果疼痛

和肿胀限制了康复过程的进行，则需根据情况调整强度。**如果负重训练和抗阻力训练过于激进则会加剧患者症状，并延长数周康复时间。**

**阶段Ⅲ**

　　**时间**：术后 13 ~ 18 周
　　**目标**：维持正常 ROM 范围、关节软组织活动度、步态和肌肉力量；增加高水平活动的协调性；改善平衡和本体感觉（表 29-3）。

　　康复的阶段Ⅲ在术后 13 ~ 18 周。这个时期骨折通常已经得到愈合[25]，患者 ROM 基本正常并且获得正常步态，徒手肌力试验显示力量也得到增加。在进行更加激进训练之前，患者需得到外科医生的准许。治疗训练计划应当加入 60% ~ 70% 最大耐受强度力量训练，这个亚极量强度最好通过患者提起确定重量物体 10 次的能力来确定，第 9 次和第 10 次抬举对患者完成应当是有一定困难的。此阶段开始等速肌力训练，锻炼中的不同速度参照速度谱来

表 29-3　踝关节切开复位内固定术（Ⅲ）

| 康复阶段 | 阶段标准 | 预期损伤和功能障碍 | 干预方法 | 目标 | 基本原理 |
|---|---|---|---|---|---|
| 阶段Ⅲ<br>术后 13～18 周 | • 继续Ⅱ期锻炼<br>• 无 ROM 丢失<br>• 无疼痛增加 | • 力量受限<br>• 步态受限<br>• 跳跃和跑步受限 | • 继续Ⅰ期和Ⅱ期干预措施<br>• 跑步机增加斜度和后退模式<br>• 等速速度谱训练<br>• 敏捷性练习——侧方滑步（lateral shuffles）、森巴舞（Carioca），并开始低水平的超等长训练<br>• 泳池疗法——在齐腰或胸部深水中练习跑步和跳跃动作 | • ROM 完全恢复<br>• 无步态偏移<br>• 踝关节肌肉力量恢复 80%～90%<br>• 协调、平衡、本体感觉增加<br>• 为回归体育运动奠定基础 | • 阶段Ⅰ-Ⅲ 的渐近性训练；摆脱对使用仪器控制疼痛的依赖<br>• 通过非平地前进锻炼和敏感性练习提高踝关节和足部对社区环境的适应力，重返体育运动<br>• 渐进式等速练习锻炼使踝关节适应耐力活动<br>• 借助水池提供的无重力帮助提高高级活动耐力<br>• 若有运动障碍则使用 FCE 评估其工作耐受性 |

FCE. 功能性能力评估；ROM. 关节活动度

• 患者在这个阶段应开始渐进式跑步和跳跃训练。但是，也需加强监视防止恶化。活动间歇足够的休息和恢复是非常必要的。如果患者出现问题（如疼痛、肿胀加重），治疗师应当以急性损伤对待，在进入下个阶段前减轻该症状

选择，我们已经发现速度谱训练对于提高足踝外侧肌肌力和功率非常有效。

因为患者此时希望回到体育运动和更高强度工作，所以应开始功能锻炼。斜坡和后退模式跑步机锻炼是非常好的耐力训练方式。也可从泳池训练跑、跳开始。

## 阶段Ⅳ

**时间：**术后 19 周起

**目标：**完全回归体育运动或日常活动（表 29-4）

表 29-4　踝关节切开复位内固定术（Ⅳ）

| 康复阶段 | 阶段标准 | 预期损伤和功能障碍 | 干预方法 | 目标 | 基本原理 |
|---|---|---|---|---|---|
| 阶段Ⅳ<br>术后 19 周起 | • 继续Ⅰ～Ⅲ期锻炼 | • 高水平运动功能受限 | • 继续Ⅰ～Ⅲ期干预措施<br>• 超等长训练<br>• 步行和运动模拟训练<br>• 功能性能力评估（FCE） | • 返回工作和体育运动 | • 按照特定的训练原则回归早先的运动<br>• 若有运动障碍则使用 FCE 评估工作耐受性 |

FCE. 功能性能力评估

阶段Ⅳ即康复的最后时期，开始于术后第19周。这个阶段是为患者回归运动、工作和其他任何运动量大的活动做准备。特定运动锻炼需要在踝关节护具前提下谨慎进行。

增强式训练可在预先拉伸肌肉后模拟很多运动项目，例如深度跳、蹦床、跳跃、障碍物跨越。然而，增强式训练对关节和软组织结构负担同样很重，所以需要在下肢肌肉力量完全恢复后开始进行。

## 注意事项

三踝骨折是严重的创伤，术后康复过程可能发生二次损伤及引发并发症。如石膏或骨折靴固定后的减痛步态，有时会引起下背部或骶髂部疼痛。此时的对症处理应着重于及早恢复患者正常步态或限制步行。

早前存在的过度旋前可能继发引致诸如足底筋膜炎等过度使用问题，治疗则可能需要借助物理治疗或足部矫形器。由于背屈受限有时也是一个问题，给予患者2~30分钟的低负荷背屈拉伸对于改善不适效果显著，这个过程也可以和腓肠肌及比目鱼肌群的湿热敷治疗或超声波治疗同时进行。

## 居家训练建议

不同阶段的锻炼计划已在上述篇幅中罗列，建议患者按照居家训练建议表中的要求进行康复，物理治疗师也可以参照表格为患者定制个性化训练计划。

## 居家训练建议

**第6~8周**
**目标**：减小疼痛和肿胀，改善ROM，开始AROM和运动治疗，改善步态，保持心血管健康
1. 踝关节AROM（跖屈、背屈、内翻、外翻）
2. 非负重位腓肠肌和比目鱼肌群拉伸锻炼（可借助毛巾或皮带）
3. 坐位提踵、抬趾
4. 冷敷、抬高、加压
5. 借助固定式脚踏车和（或）泳池疗法改善下肢状况
训练进度：以上一组锻炼每次2组，重复10次。如果上述强度下无不良反应，可以增加到每次3组，重复10次，然后可增加为每次3组，重复12~15次。一旦患者可以耐受3组锻炼20次，那么就必须以某种形式增加强度（例如增加阻力、延长时间等），连续完成2组训练10次。

**第9~12周**
**目标**：恢复正常ROM和步态，增加足内在肌及外在肌力量，改善心血管状况
1. 站立位提踵练习
2. 踝部各方向运动抗阻力锻炼（借助弹力带或弹力管）

3. 上、下楼梯练习
4. 单腿站立-睁眼站立在枕头上-闭眼站立在枕头上（锻炼平衡感和本体觉）
5. 步行计划，包括适当爬山
6. 借助固定式脚踏车、踩步机、跑步机、水中练习、蹬腿、抬足趾改善下肢状况
7. 负重小腿后肌肉拉伸锻炼

**第13~18周**
**目标**：保持正常ROM、步态、力量；增加运动协调性以适应更高水平的活动；改善平衡感和位置觉；向体育运动过渡
1. 渐进式抗阻力训练
2. 泳池运动如跳跃、跑、变向
3. 敏捷性练习如侧向滑步、倒退走、森巴舞（Carioca）
4. 继续阶段Ⅱ下肢锻炼

**第19周及之后**
**目标**：完全恢复受伤前肢体功能（体育和专项运动）
1. 最大化强化下肢肌肉
2. 陆地活动，如跑步、跳跃、变向
3. 体育模拟活动

## 问题解析

在踝关节手术解剖恢复后残留的问题包括：慢性疼痛、运动减少、复发性水肿、感觉不稳。这些不良后果通常原因不明，但可能和隐藏的关节内损伤有关[10,33-35]。其他可能出现的术后问题还有有畸形愈合或骨不连、内固定装置的松动或断裂、感染以及伤口愈合问题，这些并发症都不常见。除非有禁忌证存在，治疗师必须进行瘢痕松动，以及常规关节拉伸和松动。需要特别注意逐步增加软组织和关节的灵活性，切不可为追求更快改善ROM而过度地拉伸关节。泳池疗法应在初始阶段进行，并辅以部分地面

锻炼;随着患者逐渐恢复,应增加陆地训练比重,相应减少泳池训练。治疗师应避免过度牵拉踝关节,否则可能导致肿胀、疼痛加重或继发性运动功能下降。

若患者出现严重加重的疼痛、肿胀、运动减退或伤口愈合问题,应尽快通知相关医生。另外,如果出现感染或内固定松动,也应尽快告知医生。

## 展望

在下个世纪,不断进步的外科技术及康复技术将使患者更早回归工作和运动。随着更多的医生和治疗师专注于足踝问题,会有更多基础及临床研究实施来推动足踝治疗与康复的进步。

# 临床案例回顾

1　Amy,30 岁女性,踢足球时造成双踝骨折。她在 15 周前接受 ORIF 术。术后主诉患肢僵硬,并随着日常活动不断加重。治疗师如何根据她的问题制订治疗计划呢?

当患者术后主诉僵硬时,我们有必要先确定问题是出在关节上还是软组织上。治疗师评估该患者后发现其近端腓骨前向后滑动和远端腓骨后向前滑动受限。针对性治疗后,患者立刻感觉到僵硬感减退。

2　Lauren,23 岁女性,摩托车撞伤后双踝骨折。术后恢复良好,但是她注意到在切口难以愈合的部位有化脓性液体流出,检查后发现周围皮温升高并有红肿。需要如何处理?

通知医生,并让患者接受检查。检查发现患者伤口出现感染,随后使用广谱抗生素治疗,并开始涡流治疗,水温保持在 36.7 ~ 37.8℃,每次 20 分钟,每周 3 次。同时进行常规伤口护理,其之前康复计划在稍作改动后继续进行。

3　Brittany,30 岁女性,双踝骨折,在 16 周前接受 ORIF。她目前已经回到其美术教师岗位,需要全天长时间站立。恢复工作后,她发现外踝出现疼痛并进行性加重,尤其在下午和晚上最为明显。治疗师应该怎样处理这位患者呢?

对 Brittany 评估后发现她的 AROM 和肌肉力量在正常范围内,她在愈合过程中出现内固定松动,但是拒绝接受再次手术。治疗师嘱其使用家用 TENS 治疗器,并告知使用方法、注意事项及禁忌。同时嘱咐其在工作和需要长时间行走或跑步时穿戴踝关节稳定护具(ankle-stabilizing orthosis,ASO)。最后,治疗师针对她每天不同的站立时间为其制订了不同的治疗方法(如建议她讲课时坐着)。

4　Sarah,23 岁,大四学生,右侧双踝骨折,6 周前接受 ORIF。主诉右侧小腿负重时进行性加重疼痛,同时注意到和左侧比较,右侧小腿触摸起来感觉更"热"。因为这个原因,她已经连续 2 晚没有睡好。治疗师如何处理呢?

治疗师对其进行进一步评估后发现右侧小腿 Homans 征阳性,马上通知她的医生,并立刻送到医院行 B 超检查,检查提示深静脉血栓(DVT)形成,随后即入院进行抗凝治疗。

5　Braeden,19 岁,男性,双踝骨折,20 周前接受 ORIF。术后第 10 周起在另一个医院接受物理治疗。根据治疗师描述他主诉外踝跟腱置入物处疼痛,疼痛在早晨最弱,白天逐渐加重,同时伴患侧跟骨外展受限,旋前加重,存在 5°背屈。治疗师该如何处理?

治疗师对患者进行关节松动术:距骨前后滑动 Ⅲ 级和 Ⅳ 级手法,跟骨生理运动外展 Ⅲ 级和 Ⅳ 级手法。为患者施行收缩-放松手法以增加背屈,随后教会他如何在家使用这个技巧。同时也教他如何进行腓侧肌、腓肠肌、比目鱼肌群的力量锻炼。另外,在他的右鞋底内侧放置一个 3°的楔形物来减少旋前角度。后期患者则使用矫形鞋垫。

6　Eric,26 岁足球运动员,比赛时和另一名运动员因足勾绊损伤踝关节,导致右侧胫腓骨复合骨折,接受 ORIF,并在术后第 8 周至治疗师处进行首次评估。此前他都处于无负重状态,治疗师应该为这个阶段的 Eric 制订怎样的治疗方案呢?

初次评估应包括耐受范围内踝关节主动和被动活动度检查,治疗师应当观察手术切口有无感染征象,在此阶段肌力测试则要推迟进行。治疗开始时需借助物理治疗例如红外线灯、超声,并在允许下进行瘢痕按摩等来促进愈合，减少瘢痕过度增生。如果肉眼发现腓肠肌、比目鱼肌群萎缩，治疗师在测量其周长和体积后，可进行高频率电刺激治疗。还应指导 Eric 进行家庭训练计划，包括主动、被动关节运动锻炼，如背屈、跖屈、内翻、外翻，过程中不应有疼痛。随后指导他如何进行步态训练，例如，开始时在可忍耐负重（WBAT）下使用双侧腋下拐。一旦他达到良好的力学支撑并且行走时无疼痛感，可以离开患侧拐杖，仅使用对侧腋下拐，然后到使用单侧手杖，最后到彻底脱离辅助设备。

7　Lorraine，30 岁女性，在一次越野车翻车事故中损伤踝关节，导致左侧胫骨远端骨折，同时伴左足跖跗关节骨折脱位（Lis Franc 损伤），两处骨折都施行 ORIF。在接受最初 4 个月的康复训练后，她已经返回她售货员工作岗位。随后发现逐渐加重的足外侧疼痛、肿胀，以及从胫骨远端内侧蔓延至足弓的疼痛。治疗师如何针对性治疗呢？

治疗师对 Lorraine 进行步态力学评估后发现，站立位时跗骨间关节存在塌陷。为处理这个问题以及胫骨远端内侧的压痛，可通过矫形鞋垫在行走时帮助支撑跗骨间部位。还发现 Lorraine 存在踝关节背屈受限，骰骨活动受限以及第一跖趾关节受限。为此制订了下列手法治疗来改善关节活动度：踝关节分离、距骨前后滑动、骰骨前后滑动、第一跖趾关节牵引及前后滑动。嘱咐她在工作时尽可能多地休息，这样踝关节就不会在工作时肿胀。

8　Kate，21 岁，跌倒后损伤双侧踝关节。她需要同时接受外固定和 ORIF 来恢复合适对线和帮助伤口愈合。受伤后 4 个月她都保持无负重状态，1 年后开始接受运动治疗。最近一段时间，她开始恢复跑步，但是出现双侧跟腱炎。针对她的问题，应该制订哪种类型的锻炼计划呢？

离心运动锻炼已经被证实可以强化跟腱。但是在有伤口发炎情况下，患者最开始的锻炼强度，应当以不加重组织损伤为宜。治疗起始时可以借助物理治疗减少局部疼痛、肿胀、压痛，也可以进行温和的腓肠肌、比目鱼肌群毛巾拉伸锻炼。以上锻炼计划和双侧提踵一起进行，每次 3 组，重复 15 次，每周根据患者本身对锻炼的反应每次增加 1~2 组。经过 4~6 周的双侧提踵后，患者可以逐渐改为单侧提踵，按照之前的进度继续进行锻炼。在锻炼起始时

Kate 站在台阶边缘，尽可能跖足，在最高点停顿一段时间，然后慢慢降低重心返至地面。如果可能的话，最理想的下降时间是 5~7s。

9　Sally，45 岁女性，从马背上摔落后导致左踝关节骨折。在受伤后她接受 ORIF，并且经过无负重锻炼 8 周。现在大约是她术后 4 个月，可以不借助辅助器械行走。她的主诉是在进行较长时间负重活动后会伴有左膝内侧疼痛及肿胀。经过进一步的检查后，治疗师认为她可能存在软骨或半月板病变，该如何处理呢？

在受到较大的创伤如踝关节骨折后，需要进行 ORIF，此时最重要的是固定伤处，防止任何二次损伤（如骨筋膜室综合征或感染）。有时在这种损伤中，在运动链上端的其他病变可能当时不能被发现，而直到患者进行更激进的负重活动时才显露出来。患者应当再回到她的骨科医生处，治疗师也应当联系骨科医生并将他（她）的意见和客观检查结果告知医生。对 Sally 来说，她有内侧关节疼痛，偶有弹响，以及爬楼时疼痛，研磨试验、Thessaly 试验阳性，进行影像学检查后发现内侧半月板撕裂，之后接受了关节镜治疗。

10　Allan，25 岁，棒球运动员，比赛中踩在对方队员足上导致右踝关节骨折。骨折后经过 ORIF 固定，并在术后 4 周穿着踝关节运动约束（controlled ankle movement，CAM）靴。现在是她术后第 6 个月，最近开始特定的运动活动，如跑步、跳跃、转向。需请治疗师为她制订一个当前阶段的康复计划。

在开始更高强度的运动前，如涉及跑步、跳跃及篮球运动所需要的转向跑，患者需要有足够的下肢力量、一定的软组织及关节活动度，才能进行强度更大的活动。另外，在进行高负重活动之前，患者也需要经过神经肌肉和干扰训练，重点训练着陆机制和本体感觉。患者应当利用特定的陆上器械开始神经肌肉、本体感觉训练。Allan 开始时可以在泳池中练习跳跃，或借助可以提供部分负重的设备（例如 shuttle MVP）练习，首先从双腿锻炼开始，逐渐进阶至单腿练习。在这个阶段完成后，Allan 将开始更多全负重锻炼，例如跳跃蹲、单足跳跃障碍、多向弓步等。后期，在继续保证良好力线和充分关节保护下，应该包含专项运动技巧训练。举例说 Allan 可以进行篮球技巧训练时来回穿梭练习或者在每个练习阶

段演习规定动作。

11　Angela,55 岁女性,从台阶上摔倒导致左踝关节开放性骨折。受伤后接受手术治疗,但是术后出现伤口愈合困难,需要皮瓣移植。Angela 患有糖尿病,并伴有远端肢体循环障碍。在受伤后她接受了 8 周的物理治疗,伤口仍然没有完全愈合,但没有感染征象(如红、热、痛、溢液表现)。治疗师在她康复的这个阶段应当怎样帮助伤口愈合呢?

首先治疗师应联系她的顾问医生了解患者伤口愈合困难的相关情况。近年来,有很多新的技术得到发展来帮助这些具有伤口愈合问题的患者。手术医生和治疗师可以选择的治疗方案有高压氧治疗、红外线灯、微电流和(或)毫微电流刺激器以及传统的伤口护理技术(使用不同类型的局部药膏、敷料)。对 Angela 来说,首先应嘱咐她伤口部位不能过度用力,如不能长时间站立,否则会引起肿胀加重,进一步导致伤口愈合延迟。另外,也需嘱咐她控制其他可能影响伤口愈合的生活方式,如抽烟、吸毒、营养不足以及服用任何可能延缓愈合的药物。下一步的康复锻炼必须在伤口完全愈合后才能开始。

(王昕　姜鑫 译　李天骄　干耀恺 校)

## 参考文献

1. Elliot S, Wood J: The archeological survey of Nubia: Report for 1907-1908, vol 2, Cairo, 1910 Ministry of Finance, Egypt, National Printing Department.
2. Adams F: The genuine works of Hippocrates, London, 1849, C and J Adlard.
3. Jarde O, et al: Malleolar fractures: Predictive factors for secondary osteoarthritis. Retrospective study of 32 cases. Acta Orthop Belg 16(4):382-388, 2000.
4. Lauge-Hansen N: "Ligamentous" ankle fractures: Diagnosis and treatment. Acta Chir Scand 97:544-550, 1949.
5. Lambotte A: Chirurgie operatoire des fractures, Paris, 1913, Masson & Cie.
6. Danis R: Le vrai but et les dangers de l'ostesynthese. Lyon Chirugie 51:740-743, 1956.
7. Allgower M, Muller ME, Willenegger H: Techniques of internal fixation of fractures, Berlin, 1965, Springer-Verlag.
8. Lantz BA, et al: The effect of concomitant chondral injuries accompanying operatively reduced malleolar fractures. Int Orthop Trauma 5(2):125-128, 1991.
9. Wiss DA, editor: Masters techniques in orthopaedics: Fractures, ed 3, Philadelphia, 2012, Lippincott Williams & Wilkins.
10. Michelson JD: Ankle fractures resulting from rotational injuries. J Am Acad Orthop Surg 11:403-412, 2003.
11. Wiesel SW, editor: Operative techniques in orthopaedic surgery, Philadelphia, 2011, Lippincott Williams & Wilkins.
12. Jensen SL, et al: Epidemiology of ankle fractures: A prospective population-based study of 212 cases in Aalborg, Denmark. Acta Orthop Scand 69:48-50, 1998.
13. Loren GJ, Ferkel RD: Arthroscopic assessment of occult intraarticular injury in acute ankle fractures. Arthroscopy 18(4):412-421, 2002.
14. Pagliaro AJ, Michelson JD, Mizel MS: Results of operative fixation of unstable ankle fractures in geriatric patients. Foot Ankle Int 22:399-402, 2001.
15. Hintermann B, et al: Arthroscopic findings in acute fractures of the ankle. J Bone Joint Surg 82B:345-351, 2000.
16. Loren GJ, Ferkel RD: Arthroscopic strategies in fracture management of the ankle. In Chow JCY, editor: Advanced Arthroscopy, New York, 2001, Springer.
17. Godsiff SP, et al: A comparative study of early motion and immediate plaster splintage after internal fixation of unstable fractures of the ankle. Injury 24(8):529-530, 1993.
18. Redfern DJ, Sauvé PS, Sakellariou A: Investigation of incidence of superficial peroneal nerve injury following ankle fracture. Foot Ankle Int 24(10):771-774, 2003.
19. Anand N, Klenarman L: Ankle fractures in the elderly: MVA versus ORIF. Injury 24:116-120, 1993.
20. Chaudhary SB, et al: Complications of ankle fracture in patients with diabetes. J Am Acad Orthop Surg 16:159-170, 2008.
21. Lin CWC, Moseley AM, Refshauge KM: Rehabilitation for ankle fractures in adults (review). Cochrane Collaboration 3, 2008.
22. Kleinman Y, Cahn A: Conservative management of Achilles tendon wounds: Results of a retrospective study. Ostomy Wound Manage 57(4):32-40, 2011.
23. Thomas G, Whalley H, Modi C: Early mobilization of operatively fixed ankle fractures: a systematic review. Foot Ankle Int 30(7):624-666, 2009.
24. Ahl T, et al: Early mobilization of operated on ankle fractures. Acta Orthop Scand 64:95-99, 1993.
25. Hovis WD, Bucholtz RW: Polyglycolide bioabsorbable screws in the treatment of ankle fractures. Foot Ankle Int 18(3):128-131, 1997.
26. Eskes A, et al: Hyperbaric oxygen therapy: solution for difficult to heal acute wounds? Systematic review. World J Surg 35(3):535-542, 2010.
27. Landau Z, Migdal M, Lipovsky A, et al: Visible light-induced healing of diabetic or venous foot ulcers: a placebo-controlled double blind study, Photomed Laser Surg. World J Surg 29(6):399-404, 2011.
28. Lee B, et al: Ultra-low microcurrent in the management of diabetes mellitus, hypertension and chronic wounds: Report of twelve cases and discussion of mechanism of action. Int J Med Sci 7:1, 2010.
29. Brown OL, Dirschl DR, Obremskey WT: Incidence of hardware-related pain and its affect on functional outcomes after open reduction and internal fixation of ankle fractures. J Orthop Trauma 15(4):271-274, 2001.
30. Belcher GL, et al: Functional outcome analysis of operatively treated malleolar fractures. J Orthop Trauma 11:106-109, 1997.
31. Donatelli R: Biomechanics of the foot and ankle, Philadelphia, 1996, FA Davis.
32. Hasegawa S, et al: Effect of early implementation of electrical stimulation to prevent muscle atrophy and weakness in patients after anterior cruciate ligament reconstruction. J Electromyogr Kinesiol 21(4):622-630, 2011.
33. Anderson IF, et al: Osteochondral fractures of the dome of the talus. J Bone Joint Surg 71A:1143-1152, 1989.
34. Rozzi SL, et al: Balance training for persons with functionally unstable ankles. J Orthop Sports Phys Ther 8:478-486, 1999.
35. Schmidt R, et al: The potential for training of proprioceptive and coordinative parameters in patients with chronic ankle instability. Z Orthop Ihre Grenzgeb 143(2):227-232, 2005.

## 补充阅读

Eilis E, Rosenbaum D: A multi-station proprioceptive exercise program in patients with ankle instability. Med Sci Sports Exerc 33(12):1991-1998, 2001.

Hommen JP, Ferkel RD: Arthroscopic treatment of the juvenile Tillaux ankle fracture, submitted for publication.

Hughes SPF: A historical view of fractures involving the ankle joint. Mayo Clin Proc 50:611, 1975.

Lauge N: Fractures of the ankle. Analytic historic survey as the basis of new, experimental, retrogenologic and clinical investigations. Arch Surg 56:259, 1948.

Leeds HC, Ehrlich MG: Instability of the distal tibiofibular syndesmosis after bimalleolar and trimalleolar ankle fractures. J Bone Joint Surg Am 66(4):490, 1984.

Michelson J, Curtis M, Magid D: Controversies in ankle fractures. Foot Ankle 14:170-174, 1993.

Renström PA: Persistently painful sprained ankle. J Am Acad Orthop Surg 2:270-280, 1994.

Simanski CJ, et al: Functional treatment and early weightbearing after an ankle fracture: A prospective study. J Orthop Trauma 20(2):108-114, 2006.

Stone JW: Osteochondral lesions of the talar dome. J Am Acad Orthop Surg 4:63, 1996.

Taga I, et al: Articular cartilage lesions in ankles with lateral ligament injury. An orthoscopic study. Am J Sports Med 21:120, 1993.

Weber BG: De verletzungen des oberon Sprunggellenkes, Aktuelle Probleme in der Chirurgie, Bern, 1966, Verlag Hans Huber.

# 第 30 章

# 踝关节镜

*Tom Burton*, *Danny Arora*, *Benjamin Cornell*, *Lisa Maxey*, *Richard D. Ferkel*

1918 年,在日本的 Takagi 进行了首例尸体的踝关节镜检查[1]。而后他在 1939 年报道了首例人体踝关节镜检查[1]。随着光纤传输、摄像机、小关节的仪器和牵引设备的出现,关节镜已经成为一个重要的诊断和治疗踝关节疾病的工具。踝关节镜检查可以让术者在做关于关节内结构和韧带应力测试的时候直观地看见关节内的情况。为了降低发病率和死亡率,人们提出了许多种不同的关节镜手术方式[2-6]。随着更好、更小的关节镜和相关设备的出现,以及更多有效的非侵袭性牵引设备的出现,踝关节镜现在已经成为了一门艺术。它作为执业医生诊断和治疗的工具已经成为了很多机构的标准程序。

## 手术适应证和禁忌证

足踝关节镜已经成为很多疾病的有价值的辅助诊断和治疗的工具。踝关节镜的诊断适应证(栏30-1)包括不明原因的疼痛、肿胀、僵硬、不稳定、关节积血、交锁、异常的骨折或者脱位。

---

**栏 30-1　手术适应证和禁忌证**

| 适应证 | 禁忌证 |
|---|---|
| 游离体 | 感染 * |
| 前胫距关节骨赘 | 严重的 DJD * |
| 软组织撞击症 | 复杂性区域性疼痛综合征 † |
| 骨软骨损伤 | 中度的 DJD † |
| 滑膜切除术 | 重度水肿 † |
| 外侧不稳定 | 血供差 † |
| 关节融合术 | |
| 踝关节骨折 | |

---

\* 绝对禁忌证
† 相对禁忌证

---

踝关节镜手术指征包括游离体取出、骨赘切除、软组织撞击症的清理术、骨软骨损伤和踝关节不稳定的治疗。其他的指征还包括创伤后的退行性关节炎的融合治疗、踝关节骨折和骨折后缺损的治疗。

踝关节镜的绝对禁忌证包括局限性的软组织或者全身性感染以及严重的退行性关节病( degenerative joint disease , DJD )。终末期的 DJD 中,基本上不可能成功的牵引,因此不可能看到踝关节。相对禁忌证包括复杂性区域性疼痛综合征( complex regional pain syndrome , CRPS )、有活动限制的中度DJD、重度水肿以及血供差。

## 患者评估

踝关节镜手术后成功的结果取决于精确地诊断和扼要的术前计划。理解患者主诉并收集以下的诸如受伤的日期、症状的持续时间和严重性、诱发事件、以前的损伤和任何发红的迹象、肿胀、不稳定、刺激、交锁或者弹响等信息是很重要的。

应该要进行一般的身体检查,要特别关注风湿类疾病。体格检查应该包括:视诊、触诊、ROM 以及特殊体查,检查的时候应该进行双侧对比,还应该评估踝关节和距下关节的稳定性。通常,可以向特殊的关节部位注射局麻药以进行紧急诊断。

血常规化验来确定全身和风湿病的情况以及是否有感染的情况。踝关节抽液和关节液的分析有助于区别开踝关节局部炎症和败血症的情况。

每个患者都应该进行常规 X 线片检查(前后位、侧位、正位)。当怀疑踝关节不稳定时,应力位片可以提供一些有用的信息。计算机断层扫描 CT 和(或)磁共振成像 MRI 在评估足踝的软组织和骨性疾病中有帮助。三相骨扫描也有助于区分软组织与骨组织中病理。

## 手术技术

### 手术体位

踝关节镜通常在以下四种体位下进行：①仰卧位；②仰卧时，膝盖在手术床远端屈曲90°；③侧卧位或者；④俯卧位以进行后踝关节镜操作。在考虑了具体手术情况之后，手术医生按照自己的喜好选择最终的手术方式。医生按照需要和喜好选择不同类型和尺寸的关节镜设备。上述的手术方式是本章节笔者最常用的手术方式，可以在笔者著作中找到更加详细的关于踝关节镜的描述[2]。

### 手术体位

患者被带进手术室并保持仰卧位。髋关节屈曲45°，大腿放在支撑物上方，填充物置于腘窝近端和止血带远端的位置。然后先进行下肢的术前准备并盖好以便于后续的操作。止血带按需准备好。在足踝部位有一个非侵袭性的牵引带，用来分离远端胫骨和距骨，这样可以保证有4mm的关节间隙通路（图30-1）。如果没有进行牵引，外科医生很难在不损伤关节软骨的情况将关节镜等器械置入踝关节内；很难在没有足够关节间隙的情况下看见踝关节的中部和后部。牵引装置小心放置，以免损伤神经血管并用接近13.6～18.1kg的力牵引踝关节，时间应不超过60～90min。在应用牵引带之前，医生应识别并在皮肤上标记出足背动脉、腓深神经、大隐静脉、腓骨前肌肌腱、第三腓骨肌肌腱以及腓浅神经及其分支。识别腓浅神经及其分支是通过翻转和跖屈足、趾来完成的。（见文末彩图30-1）

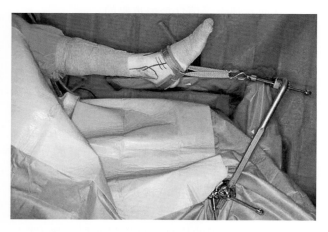

**图30-1** 患者用支撑物固定好，足踝关节镜的软组织牵引装置的应用

### 关节镜入口布局

外科医生使用三个主要的入口或者区域来置入关节镜和仪器（图30-2）。包括前内侧、前外侧和外侧的入口。如果有需要可以在附近增加入口，但是一般很少需要。首先切开皮肤，然后用直钳分离皮下组织直至踝关节腔。外科医生必须十分小心，避免损伤血管神经和肌腱等结构。（见文末彩图30-2）

最先建立前内侧入口，然后将直径2.7mm，30°倾斜面的小关节镜插入关节腔。然后在直视下建立外侧的入口，特别小心操作以免损伤腓浅神经分支。然后将关节镜置于踝关节的后部，可以在跟腱外侧做一个后侧入口，并通过后踝韧带进入关节腔。

近年来，俯卧位下的关节镜技术进一步取得进展，通过后外侧入口和后内侧入口。这为许多问题的治疗提供了可能性，包括距骨软骨损伤（osteochondral lesions of the talus，OLT），附三角骨和踇长屈肌肌腱炎或损伤[7-10]。笔者偶尔会采用这个手术体位。

### 关节镜检查

进行一个21点的关节镜下检查以确保有进行系统的评价[2]。在完成这个关节镜的评估之后，医生确认病理情况，然后用直径在2.0～3.5mm的小关节镜器械进行相应地处理。这些器械包括篮钳、刀子、关节内刨削、钻头。用篮钳和关节内刨削去除关节内的瘢痕组织。用关节内刨削进行滑膜切除术（图30-3）。对OLT进行仔细评估，如果发现它们松动了，就用环形刮匙和香蕉刀进行切除。医生可以使用经踝或经距骨的钻，和（或）微骨折技术来促进纤维软骨以及缺血区新循环的形成（图30-4）。急性踝关节骨折可以用关节镜进行评估；医生可以在镜下监测用经皮螺钉固定骨折处时，骨折复位的情况（详见第29章）。（见文末彩图30-3，30-4）

手术完成后，用不可吸收缝线封闭切口，然后用弹力绷带包扎，用后托固定。

### 术后计划

患者拄拐不负重1周。然后将夹板和缝线拆除。如果骨软骨损伤采用了上述任意一种治疗方法，那么患者可能需要不负重4～6周。在此期间，患者由可拆卸的夹板进行固定并允许患者主动地进行踝关节的锻炼，以促进纤维软骨的形成。患者手术的方式和患者的个人目标决定了负重的状态和康复。

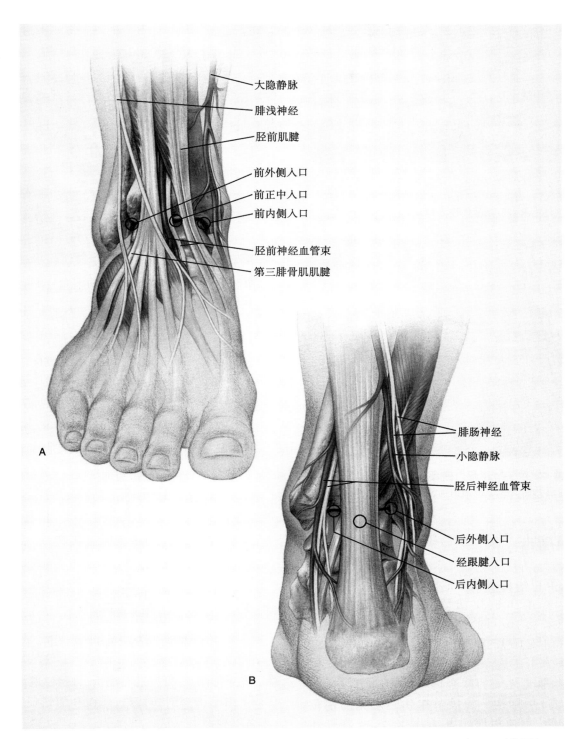

大隐静脉

腓浅神经

胫前肌腱

前外侧入口

前正中入口

前内侧入口

胫前神经血管束

第三腓骨肌肌腱

腓肠神经

小隐静脉

胫后神经血管束

后外侧入口

经跟腱入口

后内侧入口

A

B

**图 30-2** **A.** 踝关节镜前方入口, 前正中入口一般不采用; **B.** 踝关节镜后方入口, 经跟腱入口不常用( From Ferkel RD: An illustrated guide to small joint arthroscopy, Andover, MA, 1989, Smith & Nephew Endoscopy )

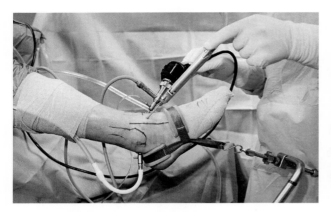

图 30-3　右踝关节镜手术。注意到此时小关节镜在前内侧入口，而关节内刨削在前外侧入口，此外，可以看到后外侧入口是液体注入口

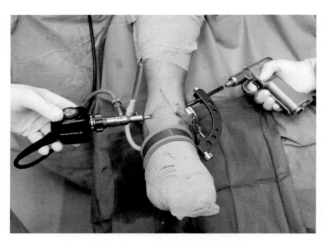

图 30-4　右踝关节距骨内侧骨软骨损伤的经踝钻孔。注意到此时关节镜是由前外侧入口进行观察的

## 软组织撞击

　　踝关节扭伤是运动最常见的损伤之一。每万人中每天就有 1 例扭伤情况出现。有 10% ~ 50% 的患者会有不同程度的踝关节慢性疼痛。踝扭伤后出现踝关节慢性疼痛最主要的病因就是软组织撞击。这个可能发生在下胫腓联合韧带，胫骨与腓骨之间的联合韧带间隙，或者内侧、外侧和（或）后侧沟。踝关节扭伤最常见的部位位于前外侧[11]。应根据病史，体格检查，选择性注射等方面谨慎地下诊断。MRI 在评估这方面问题很有帮助（图 30-5）[12]。

　　踝关节扭伤后踝关节外侧疼痛的一系列变化可以通过图 30-6 来解释[12]。

　　为了鉴别一些包括踝关节后外侧角的滑膜病理学，一个牵引装置是必要的，因为这些鉴别有时很困

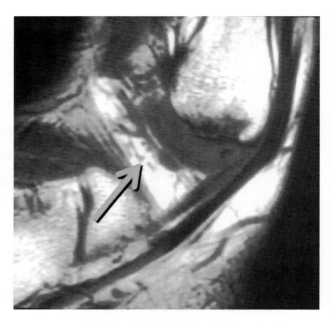

图 30-5　矢状位 $T_1$ 加权 MRI 显示低信号强度，与踝关节前外侧软组织撞击一致

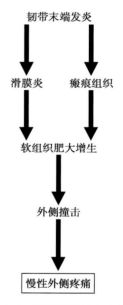

图 30-6　外侧踝关节疼痛顺序

难。发炎的滑膜、增厚的粘连带、骨赘以及游离体都在镜下用电动刨削和钻头、抓钳和篮钳（图 30-7）。（见文末彩图 30-7）

　　术后，患者用夹板固定 1 周，然后进入一个 CAM（控制角度运动）的步行辅助器 2 ~ 3 周。随后，他们穿上一个柔软的足踝支撑并开始正式进行物理治疗。只有在达到康复目标后，患者才可以恢复活动或者运动。

　　踝关节前外侧软组织撞击的关节镜治疗方法已

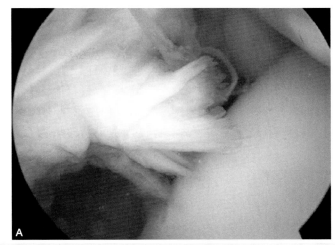

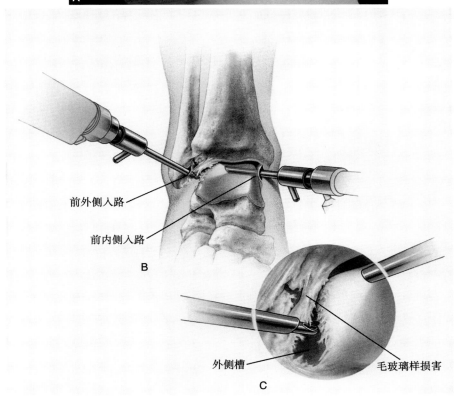

前外侧入路

前内侧入路

B

外侧槽　　毛玻璃样损害

C

图 30-7　踝关节软组织撞击。**A.** 关节镜下可见右踝关节滑膜炎和踝关节穹隆前外侧瘢痕；**B.** 右踝关节前外侧软组织撞击产生的滑膜炎和前外侧槽纤维化；**C.** 关节镜模式图显示瘢痕条索及右踝关节穹隆外侧距腓韧带前下方的炎症(*B* and *C* 摘自 FerkelRD：An illustrated guide to small joint arthroscopy, Andover, MA, 1989, Smith & Nephew Endoscopy. )

经被证明对于踝扭伤后的慢性踝关节疼痛是成功有效的。多数的学者报道了接近 80% ~ 85% 的患者取得了非常好的疗效[11,13,14]。

## 骨软骨损伤

对于踝关节骨软骨损伤的病因、治疗和预后的争议仍然存在。踝关节 OLT 占全部骨软骨损伤 4% 左右。20 ~ 30 岁期间，男性相对于女性而言更多一些。内侧踝关节穹隆损伤比外侧常见。

有许多原因可能导致 OLT。创伤被认为是重要的原因，但是也有非创伤性的因素，例如特发性股骨头缺血性坏死。诊断 OLT 需要高度的警惕，因为症状可能不明显且影像学不容易发现。患者可能在急性外伤后抱怨持续存在的踝关节疼痛(即踝关节扭伤),或者可能持续地抱怨着不断进展的踝关节疼痛。有文献显示疼痛的部位可能与损伤的部位有关,因此增加了病情的模糊度。其他常见症状包括僵硬、深部疼痛、肿胀、弹响、绞索,或者甚至是不稳定。

对保守治疗无效的 OLT 可以采用关节镜治疗。

大多数认为慢性 OLT 都松动了且必须要切除掉。然后在骨软骨损伤部位进行微骨折和(或)钻孔。偶尔这些松动的部分可以被固定回原位(图 30-8)。(见文末彩图 30-8)

术后,患者保持中立位,用夹板固定 1 周。关节镜切口恢复后(1~2 周),就要开始进行 ROM 的锻炼,因为早期的活动有助于软骨的修复。根据损伤

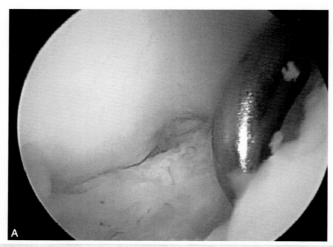

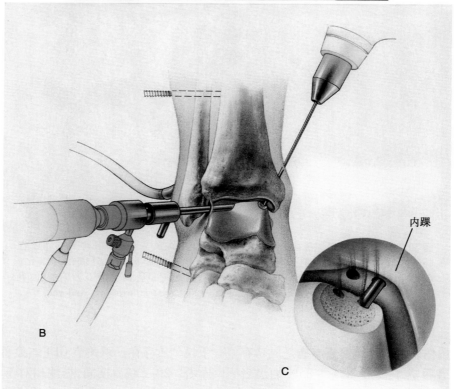

图30-8　距骨软骨损伤的治疗。**A.** 关节镜下后外侧入路见右踝关节距骨内侧的骨软骨损伤,通过前内侧入路可见微骨折孔;**B.** 通过前外侧入路,经内踝钻孔至距骨的骨软骨损伤;**C.** 关节镜下见克氏针有内踝传入距骨,产生出血通路(*B and C* 摘自 Ferkel RD:An illustrated guide to small joint arthroscopy, Andover, MA, 1989, Smith & Nephew Endoscopy. )

的大小,患者维持非负重状态 6~8 周。通常 4~6 周,患者就开始在泳池进行物理治疗,然后过渡到地上锻炼。6 个月内应避免剪切力、剪应力或者撞击的活动。

OLT 的关节镜治疗,与切开手术相比,有更低的复发率和更短的恢复时间等优点。踝关节镜是对 OLT 进行分类的最可靠的方法之一。近来,关节软骨损伤的临床治疗在骨科领域引起了广泛的研究兴趣。用来尝试恢复透明软骨的方法包括不同细胞的移植,如骨膜和软骨膜组织,编织的碳纤维垫子以及骨软骨自体移植物、异体移植物。

此外,在美国,软骨细胞移植术已经广泛地研究了。未来的研究中,骨软骨损伤有希望成功用关节软骨而不是纤维软骨来替代[9]。

## 手术结果

许多关于踝关节镜治疗结果的文献已发表。手术结果取决于手术发式,且相关研究已在进行[15-23]。通常,很大一部分患者是否取得良好结果依赖于病变的性质。手术后的期望包括全范围的关节活动度,力量和完全正常的功能。而术前的关节活动度、力量和病变的严重程度对结果产生影响。

## 并发症

所有的关节镜手术都会有潜在的并发症[24]。踝关节镜手术最常见的并发症是神经血管结构的损伤,尤其是腓浅神经[8]。侵袭性和非侵袭性的撑开牵引的整体并发症发生率是不同的。现在的并发症发生率在 6.8%~9%[25,26]。理疗师应及时将术后理疗过程中发现的任何问题告诉医生。有时,切口区域的按摩有可能刺激到神经,引起麻木和感觉减退。一般来说,我们在足踝关节镜手术 2~3 周之后开始物理治疗以避免伤口的问题以及软组织恢复引起疼痛增加的问题。

## 康复治疗指南

一个成功的踝关节镜术后康复计划的制订应当考虑多个因素。对同一损伤,根据患者年龄、损伤的严重程度、慢性程度、软组织的愈合情况、患者身体情况和伤前功能水平的不同,其康复计划也会有较大差异。医生、物理治疗师和患者必须共同努力完成一个合适的、有效且高效的治疗计划以最大程度促进患者恢复。因为上述提及的影响因素和个人进展情况,所以下列每一个治疗方案的阶段中可能有 1~3 周的重叠。

物理治疗师在制订踝关节康复计划时应考虑以下 6 条的基本原则:

1. 保护愈合组织。手术中直接或间接影响了哪些组织? 该组织是健全还是破损的?

2. 不仅仅是力量训练。在开始踝关节力量训练前需要控制急性症状和恢复活动度。患者的力量训练计划中加入本体感觉训练将改善总体康复效果。

3. 将关节制动产生的影响减到最小。

4. 鼓励在训练中保持距下关节中立位以提高功能训练的效果。这时可用矫正器械辅助。

5. 康复的最终目标是完善患者功能,减少疼痛,并恢复患者一个合理可接受的生活质量。

6. 考虑患者的整体情况。踝关节只是患者运动链中的一个组成部分。康复时整体的运动功能应当受到重视。一个包含患者的上肢、躯干、核心和下肢功能的康复计划能促进整个机体功能的恢复。意识并发现运动链中出现的任何功能障碍将促进机体功能恢复并减少未来可能出现的问题。

以下的康复计划是为一名因在篮球比赛中反复内翻扭伤导致慢性疼痛的患者制订的。该患者已通过踝关节镜手术清除了前外侧撞击损伤的软组织。

### 术前阶段

**目标**:恢复踝关节功能性 ROM;恢复正常步态;应用矫形器矫正力线;考虑到术后负重状态,应用适当的辅具进行步态训练;建立患者的术后早期家庭运动计划(home exercise program,HEP),帮助患者能顺利从手术过渡到术后康复训练;对接下来几个月将发生的状况进行宣教并回答患者的问题(表 30-1)。

表 30-1　踝关节镜

| 康复阶段 | 阶段标准 | 预期损伤和功能障碍 | 干预方法 | 目标 | 基本原理 |
|---|---|---|---|---|---|
| 术前 | 确诊患者将要进行手术 | • 活动度受限<br>• 步态较差<br>• 无正式康复计划<br>• 患者对手术预期不确定 | • ROM 训练,关节松动,制订家庭康复计划来提高 ROM<br>• 针对社区的障碍来使用辅具和负重限制下的步态训练<br>• 教育患者术前和术后 1 周的家庭康复计划<br>• 教育患者手术情况、术后照护和时间节点 | • 恢复功能性 ROM<br>• 根据术后负重情况使用必要的辅具来恢复步态<br>• 制订包括术前和术后的个性化 HEP<br>• 告知患者下一步治疗计划 | • 术前 ROM 的改善能促进术后 ROM 的恢复<br>• 术前阶段患者的安全很重要。较差的步态或负重状态会使整个治疗效果差强人意<br>• 术前 HEP 的练习能使患者术后更正确地进行 HEP 并提高患者术后康复的依从性<br>• 在患者理解手术预期效果以及需要他们配合的事项的前提下,他们通常能更好地恢复 |

## 阶段 I :急性期

### 首次术后检查

触诊
- 切口部位
- 局部肌肉和肌腱(腓肠肌、比目鱼肌、跟腱)
- 检查是否有凹陷性水肿
- 足背动脉搏动

　　主动活动范围(AROM)、被动活动范围(PROM)的测量
- 背屈、跖屈、内翻、外翻
- 跆趾背屈
- 膝关节和髋关节

　　围度的测量
- 如图 8 或体积测量

　　健侧下肢肌肉力量
- 股四头肌

- 腘绳肌
- 髋屈肌
- 髋伸肌
- 髋外展肌
- 髋内收肌
- 髋内旋肌
- 髋外旋肌
- 腹肌

　　功能障碍测定
- 下肢功能测量
- 足踝功能障碍测定

　　测试的注意事项
- 若患者无法负重则不进行负重测试
- 若患者感觉过敏则不进行肌力测试

　　**时间**:术后 1 周

　　**目标**:保护愈合组织,控制术后疼痛和肿胀,开展 HEP,维护患者整体健康水平(表 30-2)

表 30-2　踝关节镜

| 康复阶段 | 阶段标准 | 预期损伤和功能障碍 | 干预方法 | 目标 | 基本原理 |
|---|---|---|---|---|---|
| 阶段 I<br>术后 1 周 | • 术后手术医生同意开始治疗<br>• 手术医生向治疗师交代所需的注意事项 | • 保护愈合组织<br>• 疼痛和肿胀<br>• 患者的整体健康 | • 遵循医生指导的负重限制<br>• 抬高患肢,频繁冰敷(低温气动装置或冰袋)<br>• 患者开始对健侧腿、躯干和上肢的锻炼<br>• 开始手术医生认可的家庭康复训练 | • 保护愈合组织<br>• 控制疼痛和肿胀<br>• 启动家庭康复计划<br>• 维持患者总体健康情况 | • 过快增加负重可能导致症状恶化,延误治疗进度<br>• 控制疼痛和肿胀将帮助患者获得缓慢、稳步推进的治疗进程<br>• 要确保患者健康安全的回归生活 |

术后,需要支具固定并限制负重。患者应遵守所有术后指导除非医生另行告知。抬高患肢和间歇性冰敷(包括低温气动设备)将有助于控制术后肿胀和疼痛。患者按术前制订的方案进行家庭康复训练,可以包括上肢(UE)的 AROM、抗阻训练、躯干和核心训练、臀肌等长收缩,以及健侧股四头肌和腘绳肌 AROM 训练。

## 阶段 Ⅱ:早期康复

**时间**:术后 2~5 周

**目标**:减少炎症和疼痛,增加踝关节 ROM,恢复软组织柔韧性、活动性,恢复正常步态,进行负重和非负重练习,保持患者有良好的心血管功能(表30-3)。

表 30-3 踝关节镜

| 康复阶段 | 阶段标准 | 预期损伤和功能障碍 | 干预方法 | 目标 | 基本原理 |
|---|---|---|---|---|---|
| 阶段 Ⅱ<br>术后 2~5周 | • 手术医生准许患者可耐受的负重<br>• 手术医生同意去除支具 | • 疼痛和肿胀<br>• 活动受限<br>• 行走困难<br>• 力量下降<br>• 可能出现身体素质下降 | • 冰敷,电刺激,手法治疗(软组织松动和 Ⅰ~Ⅱ级关节松动)<br>• ROM 训练和开展<br>• 家庭康复计划<br>• 步态训练<br>• 有条件可进行泳池疗法<br>• 开始本体感觉锻炼<br>• 整体健康的康复训练,但注意患侧限制 | • 减少疼痛和肿胀<br>• 增加 ROM<br>• 恢复软组织柔韧性<br>• 依据负重限制恢复步态<br>• 维持、推进下肢、上肢和躯干练习计划 | • 术后状态+疼痛+肿胀+活动受限是常见的关节和组织功能损伤的表现<br>• 泳池疗法是有效的控制负重训练方式 |

在医生的指导下移除支具。只要没有代偿患者都应逐步提高可耐受负重(WBAT),并最终达到完全负重(FWB)。在手术切口已愈合且获得外科医生的批准后,可进行泳池疗法。泳池疗法应包括正常行走、负重练习、平衡和深水区有氧运动。地面训练可通过 AROM 训练、单车练习、负重训练和被动抗阻训练逐步开展。注意不要急于求成,这可能导致不必要的炎症反应,阻碍康复进程。其间需注意一般身体状况。可通过 PROM、A/AROM、AROM 和关节松动术来改善踝关节和周围关节的活动度。同样,软组织情况也需要引起重视,它是维持正常关节功能的重要部分。在患者能承受的前提下可以开展平衡练习。先从静态训练开始,如单腿站立(SLS)然后进阶到站立在不同界面上(垫子、毛巾、蹦床)进行训练,再逐步进阶到动态平衡,如 PlyoBack。以下为一些利于实现第 2 阶段目标的建议。

### 减少炎症和疼痛

• 冰敷和抬高患肢。适当的按压也非常有益。可

通过如"GameReady"和"CryoCuff"的一些设备完成。
• 电刺激。
• 肌内粘贴布。
• 软组织松动术。这可缓解术后或外伤后常发生的肌痉挛。淋巴消肿技术还可以缓解炎症。
• 超声波药物透入疗法、电离子透入疗法。在患处使用超声波或电离子驱动药物进入患处,通常是类固醇。这需要由外科医生决定何时采用,药物太早渗入患处可能阻碍术后愈合。
• 踝关节泵和环绕活动。
• 前足、中足、后足的 Ⅰ~Ⅱ级关节松动术。当足踝松动后可采用持续牵伸技术伸展关节囊。Ⅰ~Ⅱ级关节松动术产生的轻微振动,可以帮助减少肿胀和疼痛。一旦疼痛和肿胀缓解,可进行Ⅲ和Ⅳ级松动术以改善关节活动度。以下是对于关节附属运动的一些推荐:
  • 前足和跗骨前后向滑动
  • 距骨晃动(随着跟骨运动)
  • 距小腿关节向前滑动(增加跖屈)

- 距小腿关节向后滑动（增加背屈）（见图 29-8）
- 距小腿关节（增加榫眼状关节的附属运动）（见图 29-6）和距下关节分离牵引（见图

29-8）
- 向内、外侧距下关节滑动（增加外翻和内翻）（图 30-9）

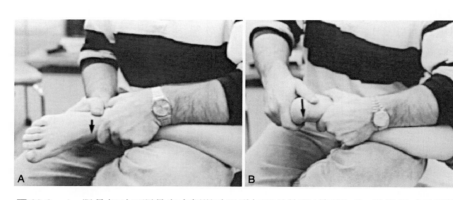

图 30-9　**A.** 跟骨相对于距骨向内侧滑动以增加跟骨外翻（旋前）；**B.** 跟骨相对于距骨向外侧滑动以增加跟骨内翻（旋后）（From Andrews JR，Harrelson GL，Wilk KE：Physical rehabilitation of the injured athlete，ed 3，Philadelphia，2004，Saunders. ）

### 恢复正常步态

当患者过渡到部分负重（PWB）、可耐受负重（WBAT）和完全负重（FWB）时应注意正确的从足跟着地过渡到足趾离地的动作模式。这会使患者离开辅具后减少代偿动作。在泳池中的治疗和着地训练时也要注意这个问题。需要注意的是，不仅要锻炼患侧踝关节恢复活动度和强度，患侧的邻近关节以及健侧关节也应一起锻炼，这将减少代偿动作。矫形器可以协助足踝维持正确的力学位置。

### 增加踝关节 ROM 和软组织柔韧性

关节和软组织松动术配合运动是提高关节活动度和软组织功能的有效方法。假如一名患者在外伤或手术之后一直使用支具或制动，那么患处的软组织和关节的活动度将很快受到限制。在确保手术区域安全的情况下可采取以下措施：

- 关节松动术。Ⅱ ~ Ⅲ级的关节松动术有助于恢复关节功能并减少关节囊挛缩。
- 软组织松动术以减少软组织粘连、痉挛、水肿等的限制。
- 腓肠肌、比目鱼、踇长屈肌、胫骨前肌、腘绳肌、股四头肌、臀大肌和臀屈肌在负重和非负重下的拉伸。
- 各个平面的 AROM 练习。

### 加强肌力

在避免加重足踝伤势的前提下有条不紊推进强化训练是非常重要的。若症状加重需要延迟 1 ~ 2 周。应该让患者理解过度的训练或功能负重可能会刺激或使得愈合组织承受过大的应力。可适时加入一些低阻抗的练习，通过加入新的练习或是加大目前练习项目的强度、次数，使康复过程稳步进展，降低伤情加重的风险。如下所示：

- 各平面的手法抗阻运动，阻抗等级从轻到重。
- 加强内在肌锻炼（卷毛巾、捡弹珠）以稳定推进期的踇趾关节。
- "雨刮器"动作。
- 使用弹力带主动抗阻力锻炼（从轻至重）（图 30-10）。
- 最小疼痛范围内进行低抗阻腿蹬举以及全身训练。
- 踮起足趾或足跟的负重。
- 进行上肢、躯干和近端下肢的练习。
- 在低抗阻运动单车上开始有氧运动。

### 增加本体感觉

加强稳定肌力量训练可提高运动能力以及在不稳平面上的安全性，同时也可以增加失去平衡时的反应能力。如下所示：

- SLS 训练（见图 28-5）。从稳定的平面开始 SLS 运动慢慢到使用坚硬的平衡板。在原有基础上，发展为动态 SLS，如使用的蹦床、弹力带等器械。踝关节生物力学平板系统（biomechanical ankle platform System，BAPS）可以应用于座位下轻微负重 AROM 锻炼，逐步增加直到站立位完全负重

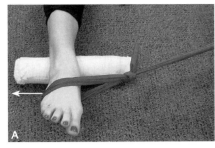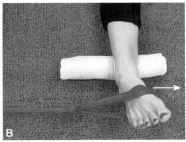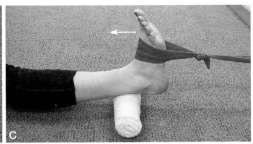

**图 30-10** 利用弹力带或医用橡皮管进行抗阻训练。**A.** 外翻；**B.** 内翻；**C.** 背屈（From Andrews JR，Harrelson GL，Wilk KE：Physical rehabilitation of the injured athlete，ed 4，Philadelphia，2012，Saunders. ）

（见图 28-6）。

### 保持心血管健康

康复过程中保证患者整体的健康十分重要。患者的身体状态对康复训练的安全性和维持正确运动模式十分重要。如果身体某些部分存在疲劳却还继续进行康复训练，身体其他部位就必须超负荷维持活动，这可能引起过用并造成损害。维持健康的锻炼方式如下：

- 固定（运动）单车。使用标准的或斜靠的运动单车。
- 上肢测力计。
- 深水池中跑步或骑车训练。
- 高重复、低阻抗训练，如"推""拉"动作不断地交替进行。
- 椭圆机是一个很好的帮助锻炼的工具（在患者可以全负荷锻炼后），可以在最小影响下进行更多功能锻炼。

- 各种减重设备，可以配合跑步机一起使用。

### 增加患者的知识和意识

物理治疗师对患者宣教使患者积极参与到自己的康复训练中。对于患者的治疗反应物理治疗师要生动地给予讲解，如告知如何避免病情加重，如何一步步成功实施康复计划。以下是提高患者的认知的方法：

- 在舒适的环境中交谈，鼓励开放式沟通。
- 详细告知病情，如损伤的发病机制、如何愈合、避免损伤的注意事项和限制、若发生损伤时该如何处理、进展的关键点、治疗的期望和目标，治疗方案的选择以及遵从治疗的重要性等事宜。

### 阶段Ⅲ：后期康复

**时间**：术后 6～8 周
**目标**：减轻疼痛和肿胀，恢复正常 ROM，恢复正常肌力，恢复本体感觉（表 30-4）

**表 30-4 踝关节镜**

| 康复阶段 | 阶段标准 | 预期损伤和功能障碍 | 干预方法 | 目标 | 基本原理 |
| --- | --- | --- | --- | --- | --- |
| 阶段Ⅲ<br>术后 6～8 周 | • 步态能够正常或接近正常<br>• 增加 ROM<br>• 增加肌力<br>• 减少疼痛和肿胀<br>• 能承受负重和本体训练 | • 剩余的疼痛和肿胀<br>• 关节和软组织受限影响全 ROM<br>• 肌力不充分<br>• 全身状态减弱的可能 | • 必要时理疗、电刺激<br>• 关节和软组织松动术（进阶到Ⅲ～Ⅳ级）<br>• 推进运动训练、本体感觉训练、心血管训练 | • 减轻疼痛和肿胀<br>• 恢复 ROM<br>• 达到正常肌力<br>• 恢复本体感觉<br>• 进阶家庭康复训练<br>• 保持、促进身体健康 | • 软组织愈合时间窗中在 6 周时基本愈合 |

在这个时期若康复计划进展顺利，患者此时的 ROM 和肌力应该恢复到能够用接近正常步态行走，并能按计划进展各种负重和非负重的练习。

### 减轻疼痛和肿胀

维持针对问题的物理疗法。如果患者是机械性的功能障碍或表现,理疗可以很有效地改善患者症状。此时患者已进入组织愈合阶段,可以考虑超声药物药物透入疗法或电离子透入疗法(这需要手术医师协商,判断是否干扰预期的愈合)。鼓励患者采用居家理疗,如冰块。视情况调整治疗计划。

### 恢复关节活动度

此阶段患者应接近正常活动度。松动时应考虑结合更强的软组织松动和牵伸训练。可利用体重进行伸展更进一步增加关节活动度。肌肉能量技术也是改善活动度的有效技术。同时继续常规的下肢锻炼。锻炼前后的拉伸运动对训练非常有效。使患者接受可能出现的额外训练(在治疗师的指导下)不仅能过渡训练,还能完成下阶段康复训练。

### 增加肌力

当患者足够耐受时,可加入抗阻训练时可采取以下锻炼计划:

- 利用本体感觉神经肌肉促进疗法(PNF)对踝关节和下肢循序渐进加强阻力。
- 增加弹力带的阻力。
- 增加"雨刷"动作和抓毛巾的阻力。
- 负重下进行腓肠肌、比目鱼肌的向心和离心训练。可使用手持重、阻力带或负重背心来增加阻力。如果使用腿部推举则增加重量。

- 上下台阶。增加阻抗和高度(见图28-15)。
- 增加运动单车、椭圆机、跑步机等项目的阻抗和时间。如果可耐受可以增加坡度。
- 使用弹力带、运动绳索训练(由易到难)经行闭链训练(图30-11)。
- 正向及侧向弓步(在可承受前提下增加负重)。
- 应用弹力带横向迈步、滑步、跨台阶。
- 滑板。
- 不断调整加强上肢和躯干训练。

### 提高本体感觉和平衡

因为这阶段的患者基本恢复正常运动能力,平衡和本体感觉的恢复就显得更加重要。因此,支撑面的稳定性需要调整(如平衡板,动力盘等)。加之人为干扰或额外负重如重物或弹力带将会挑战患者的平衡能力。

- 在静态和动态的不同支撑面上单腿站立以及健侧抗阻
- 踝关节生物力学平板系统
- 平衡板
- 动力盘
- 蹦床上的重心转移
- 倾斜板上变换体位(图30-12)

运动时继续关注注意事项、限制、进度和具体的目标。

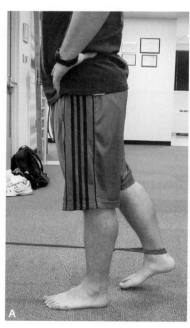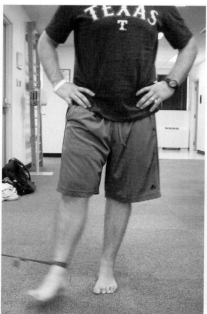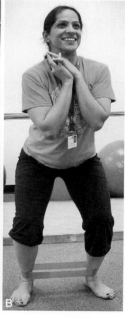

**图30-11　A.** 对侧踢腿训练以模仿闭链旋前和旋后,弹力带绑在健侧;**B.** 弹力带阻抗下侧向迈步(From Andrews JR, Harrelson GL, Wilk KE: Physical rehabilitation of the injured athlete, ed 4, Philadelphia, 2012, Saunders. )

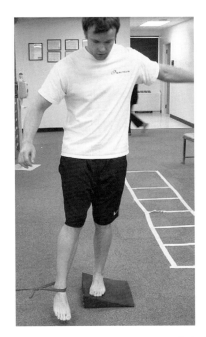

**图 30-12** 斜面上本体感觉训练,弹力带绑在健侧 (From Andrews JR, Harrelson GL, Wilk KE: Physical rehabilitation of the injured athlete, ed 4, Philadelphia, 2012, Saunders. )

## 阶段Ⅳ:特异性运动

**时间**:术后 9～12 周

**目标**:提供特定的运动训练,使患者回归运动所需的体能状态和运动员的特殊能力;独立居家和健身房锻炼计划(HEP,GEP)(表 30-5)

这最后一个阶段的康复是运动员重返运动的决定性阶段,但往往这一部分在康复过程中被遗漏了。人们常以为当运动员的 ROM 及肌力恢复后就能重新进行运动了。但其实 ROM 和肌力的恢复并不意味着能够安全和成功的回归运动,这需要专项运动训练。当运动员准备回归赛场时,需要接受一系列高强度的运动和专项训练来重建预期的应力、力量和动作。

**以下几点对于运动员开始这阶段Ⅰ康复训练十分重要**:

**无痛**

**无肿胀**

**ROM 正常**

**肌力正常**

**本体感觉良好**

表 30-5　踝关节镜

| 康复阶段 | 阶段标准 | 预期损伤和功能障碍 | 干预方法 | 目标 | 基本原理 |
|---|---|---|---|---|---|
| 阶段Ⅳ<br>术后 9～12 周 | • 手术医生批准<br>• 正常的 ROM 和肌力<br>• 无疼痛<br>• 本体感觉良好 | • 强度与速度欠缺,无法达到运动和专项运动所需的能力 | • 专项训练使身体状态达到运动所需的强度和速度 | • 成功恢复运动功能 | • 全 ROM 及肌力并不意味着患者或运动员能安全且成功地达到运动所需的强度和速度 |

在这个阶段中,运动员将致力于强化力量、本体感觉、体能训练。这些训练不单单要满足运动能力的要求,还需进一步满足其职业的特殊需求。比如橄榄球踢球手和进攻内锋的康复训练就大不相同。以下是篮球运动员的康复项目:

- 跑步机上跑步
  - 慢跑到冲刺跑的变速跑(必要时)
  - 改变坡度
  - 考虑侧滑步和交叉步
- 在硬地场上慢跑到冲刺
- 抗阻跑(陡坡、运动绳)
- 双向跳跃
- 敏捷性训练(逐渐训练到可适应专项运动场面和竞技速度)(见图 28-12)
  - "A"跳(高抬腿)

- "B"跳(伸膝高抬腿)
- 交叉步
- 后踏步
- "8"字训练
- 切入训练
- 各个方向超等长
- 蹦床训练
- 四象限跳(单侧下肢)(图 30-13)
- 技术训练
  - 带球
  - 上篮
  - 投篮
  - 篮板
  - 挡拆
- 记录并播放运动员的训练录像,分析运动中可能

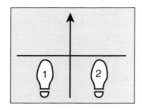

**侧跳**：跳向旁边的象限

**前后跳**：跳向前和向后的象限

**四方跳**：环形的跳。按照顺时针或逆时针

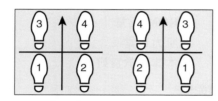

**三角形跳**：在三个不同的象限跳跃。有四种三角形，每一种都有不同的对角线跳跃

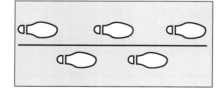

**交叉跳**：以X型跳

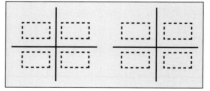

**直线跳**：沿着4.5~6米的直线向前和向后跳

**Z型跳**：沿着4.5~6米的直线向前或向后的侧跳

**指定跳**：按照前五种模式,跳入标记的象限

图30-13　四象限跳。四象限跳的八个基本跳跃模式是从简到难安排的。箭头表示运动员面朝的方向。No. 1 是起始位置( From Toomey SJ：Four-square ankle reha-bilitation exercises. Phys Sports Med 14：281,1986. )

导致再损伤和新伤的薄弱环节和力学问题( 纠正薄弱环节和力学问题)

检查后,指导运动员重返赛场所需的基本训练:

- 非负重练习
- 部分负重练习
- 全负重练习
- 稳定平面平衡训练
- 行走
- 负重平衡板训练( 双侧过渡到单侧)
- 多平面步态训练

- 交叉步
- 篮下跑动
- 慢跑
- 快跑
- 双腿跑跳
- 倒走
- "8"字跑
- 切入和倒球
- 超等长
- 单腿跑跳

该计划对于运动员是个挑战但是要牢记患者还在恢复期中。强度应该设定在患者身体能承受以及能够成功地完成。依其运动项目的特点进行体能训练。但要牢记安全有效是最终目的。

在正式的康复训练结束前,物理治疗师应复查运动员居家康复的训练内容。运动员需要独立完成其家庭康复计划。

如果运动员有训练团队支持,获得运动员同意后应与教练共同探讨过渡期的训练方案。专项训练的速度和时间应以确保患者安全为前提。如果伤员感到在运动后出现持续 1~2 天的疼痛肿胀,这说明其身体状况尚未满足当前运动强度。务必在出院小结中体现运动员状态给手术医生。务必解释 HEP 并与队医进行沟通。

## 问题及解决方法

踝关节术后手术区域酸痛、麻木、刺痛的情况并不罕见,可能还有一定肿胀和瘀斑。物理治疗可以在术后 1~3 周开始。如果治疗过于激进,明显的肿胀和疼痛将导致活动受限、肌力下降、影响功能以及使得患者丧失信心。一旦发生,需要花费时间调整恢复,可能使康复治疗延迟 2~3 周或者更多。尽管早期负重是合理的,但仍要注意去除支具后患者是否有避痛步态。有些患者可能需要根据手术方式、软组织情况以及愈合情况来采取特殊的注意事项。物理治疗师应仔细阅读手术记录,与手术医生讨论相关注意事项。

踝关节镜和别的手术一样有并发症,据统计有 6.8%~9%。最常见的并发症是周围的神经损伤,其中尤以腓浅神经最常见。损伤腓浅神经将会导致足趾至足背短暂或永久麻木感。治疗师如发现以下情况应立即通知手术医生:

- 手术区域明显的渗出、发红、肿胀、疼痛加重。
- 发热。
- 小腿可见异常发红肿胀。
- 感觉缺乏或丧失的情况持续发展。
- 突然明显的不能耐受治疗。
- 患者拒绝康复治疗。
- 患者不遵从部分或全部康复治疗。

确保运动员、患者在外科医师处复诊时持有一个康复进展的记录。这有利于手术医师了解患者在何处康复、获得何种进步、存在何种问题以及给出下阶段 I 恢复的意见。保持沟通畅通。

## 小结

踝关节镜术后康复计划应与手术医师共同商定。一个能考虑到患者组织愈合程度并且能不断提升运动功能的计划有利于患者的康复,使功能损失降到最小。患者充分完成一个阶段的康复目标才能进入下一步康复。只有当运动员、患者在几乎无疼痛的状态下恢复到正常的 ROM、肌力、本体感觉,同时满足正常活动所必需的身体条件时才能允许患者开始正常的活动(专业运动或是家庭活动)。不要忘记训练患肢的同时也要关注健侧和上肢的情况。牢记,患者需要执行正常的生活运动,意味着要达到充分的功能、足够强度以及持久的耐力。最后,或许最重要的一点是如有任何疑问或问题应及时与手术医生交流,及时的交流反馈有利于患者/运动员最终的康复效果。

# 临床案例回顾

1 保罗,踝关节镜手术切除前胫距关节骨赘。术后 7 周重返岗位任商店经理,这使他经常需要步行。他急于快速恢复和完成日常工作。最后一次随访,他主诉有时会出现酸胀。疼痛一直没有缓解,且肿胀持续存在。在家里练习时,保罗努力进行抗阻练习。物理治疗师该如何帮助保罗呢?

保罗被告知,过于激进的康复训练可能导致症状加重并延缓康复进程。保罗的医生为他开了份处方使用压力袜来减轻肿胀,并建议他尽可能坐着抬高患肢,每天冰敷 3 次。另外,重新调整了家庭康复计划中的抗阻和次数以减少可能的刺激。在不引起症状加重的前提下稳步推进治疗,使他的康复进程的延迟最小化。

2 克里斯汀是一个 32 岁女性,5 周前在踝关节镜下接受了软组织撞击清理术。术后开始物理治疗包括按摩、超声波、AROM 和 PROM 训练、抗阻训练、冷疗和 HEP 治疗。她的主诉是行走、下楼梯以及尝试下蹲时有疼痛。背屈受限以及轻微肿胀仍无法消退。什么治疗可以有效地帮助她？

使用固定远端胫骨前向后滑动距骨的距小腿关节松动术。使用远端腓骨的松动术帮助距骨更好地在踝穴内活动。其次进行牵伸训练和 ROM 练习以巩固背屈。当 ROM 增加了 15° 时就显著地减缓了行走、上下楼和下蹲时的疼痛。

3 杰西卡，40 岁女性，9 周前踝关节镜下去除游离体。她已 5 周未非负重并按计划治疗，但因其在闭链训练中感到疼痛如 SLS、双侧提踵、微蹲和在跑步机上步行超过 8 分钟，使得训练进展缓慢。什么类型的闭链练习可以促进杰西卡恢复？

治疗师解释说，任何造成长时间疼痛及肿胀的活动都需要停止，并与物理治疗师重新分析。为了使训练起到应有的效果，可以尝试任何的调整和改变。如果训练时仍有症状应停止直到这样的症状消失。杰西卡是能够无痛进行以下训练：前弓步、后弓步、侧弓步和在 34kg（75 磅）的腿举机上做提踵。她可以在跑步机上倒走并减少时间。游泳池内减重练习也很理想。随着耐受不断进步，她能逐步无症状的完成治疗。

4 丽贝卡，45 岁有一个孩子的母亲。她于 5 周前行踝关节镜滑膜切除术。当她直立几个小时后感觉持续酸痛。昨天，她在中午站立几个小时以及全天间歇性的休息。今天，在接受治疗时，她有轻到中度的肿胀并主诉负重后会有轻到中度疼痛。她今天应如何治疗？

当疼痛和（或）肿胀限制康复的进展时，需要修改康复训练的强度。治疗师在这种情况下应着重控制疼痛和肿胀。使用距小腿关节的滑动和分离牵引松动术以及温和的 PROM 训练；AROM 和抗阻训练因疼痛和肿胀可暂时搁置。使用软组织松动术以协助消减肿胀和解决软组织、筋膜的限制。同时进行加压冰敷。提醒患者避免任何可能加重病情的因素。患者的肿胀、疼痛减轻后康复训练可回到正轨。

5 珍妮弗，22 岁的芭蕾舞演员，10 周前因后方软组织撞击综合征接受踝关节镜手术。她已经开始恢复舞蹈动作，但当在跳舞踮起足尖时会感觉后踝挤压不适。现阶段什么样的治疗特别有帮助珍妮弗康复？

使用距小腿关节松动术。稳定的胫骨远端由后向前滑动距骨以增加跖屈。为了解决芭蕾舞蹈中的一些极限动作，在跖屈终末端应用 Ⅳ 级关节松动术以牵伸关节囊。治疗后，珍妮弗后踝终末端症状明显的缓解。

6 詹姆斯，30 岁的休闲足球运动员。因多次踝关节扭伤导致内侧距骨骨软骨损伤。9 周前行踝关节镜游离体清除。他在跑步机或跑道上慢跑 15 分钟以上不会引发任何症状。在周末，他出去踢球时开始觉得酸痛。主诉无法穿插，只能直上直下。有什么办法可以帮助詹姆斯重返球场？

尽管詹姆斯可以在平地上无痛奔跑，但由于草地本身的不稳定性会对他有挑战。詹姆斯可能在回到草地上奔跑前需要花更多时间进行动态运动来恢复本体感觉。在平地上改变方向的奔跑可以刺激关节控制距下关节的横向运动。他可以在不会引起不适的前提下在草地上适度慢跑，让自己的身体去适应新的环境来一步步完成重回球场的目标。

7 莎伦 2 周前行踝关节镜术后进行物理治疗 1 周。今天她主诉疼痛加重，并且手术切口发红。经检查你注意到手术切口出现局部水肿、红斑、发热。此外，伤口还有少量黄色渗出物。根据今天的发现你如何调整你的物理治疗方案？

你应立刻联系她的外科医生，因为伤口可能已经感染。

8 比尔为治疗滑膜炎进行关节镜手术，2 周后抱怨他的足外侧麻木和刺痛。他注意到是在 1 周前去除支具开始负重后症状明显加重的。在主动 ROM 训练的过程中特别是勾足趾时他常常感受到这种症状。此时你还可以做什么客观评估来帮助你治疗比尔？

任何制动后都可能减少足踝的神经活动性。直腿抬高试验或坍塌试验可以确定是否是神经造成了比尔的症状。

（李圣坤　蒋佳　译　华英汇　李云霞　校）

# 参考文献

1. Takagi K: The arthroscope. J Jpn Orthop Assoc 14:359, 1939.

2. Ferkel RD: Arthroscopic surgery: The foot and ankle, Philadelphia, 1996, Lippincott-Raven.

3. Ferkel RD, Hommen JP: Arthroscopy of the ankle and foot. In Mann RA, Coughlin M, Saltzman C, editors: Surgery of the foot and ankle, ed 7, St Louis, 2006, Mosby.

4. Ferkel RD, Scranton PE, Jr: Arthroscopy of the ankle and foot. J Bone Joint Surg Am 75(8):1233-1242, 1993.

5. Jackson J, Ferkel RD, Nam EK: Ankle and subtalar arthroscopy. In Thordarson DB, editor: Foot and ankle: Orthopaedic surgery essentials, ed 2, Philadelphia, 2012, Lippincott Williams & Wilkins.

6. Stetson WB, Ferkel RD: Ankle arthroscopy. Part I: Technique and complications. Part II: Indications and results. J Am Acad Orthop Surg 4(1):17-34, 1996.

7. Acevedo JI, et al: Coaxial portals for posterior ankle arthroscopy: An anatomic study with clinical correlation on 29 patients. Arthroscopy 16:836-842, 2000.

8. Sitler DF, et al: Posterior ankle arthroscopy. J Bone Joint Surg 84A:763-769, 2002.

9. van Dijk CN, de Leeuw PAJ, Scholten PE: Hindfoot endoscopy for posterior ankle impingement: surgical technique. J Bone Joint Surg Am 91(Suppl 2):287-298, 2009.

10. van Dijk CN, Scholten PE, Krips R: A 2-portal endoscopic approach for diagnosis and treatment of posterior ankle pathology. Arthroscopy 16:871-876, 2000.

11. Ferkel RD, et al: Arthroscopic treatment of anterolateral impingement of the ankle. Am J Sports Med 19:440-446, 1991.

12. Ferkel RD, et al: MRI evaluation of anterolateral soft tissue impingement of the ankle. Foot Ankle Int 31(8):655-661, 2010.

13. Bassett FH, et al: Talar impingement by the anteroinferior tibiofibular ligament: A cause of chronic pain in the ankle after inversion sprain. J Bone Joint Surg 72A:55-59, 1990.

14. Liu SH, et al: Arthroscopic treatment of anterolateral ankle impingement. Arthroscopy 10:215-218, 1994.

15. Bazaz R, Ferkel RD: Results of endoscopic plantar fascia release. Foot Ankle Int 28(5):549-556, 2007.

16. Ferkel RD, Chams RN: Chronic lateral instability: Arthroscopic findings and long-term results. Foot Ankle Int 28(1):24-31, 2007.

17. Ferkel RD, Hewitt M: Long-term results of arthroscopic ankle arthrodesis. Foot Ankle Int 26(4):275-280, 2005.

18. Ferkel RD, et al: Surgical treatment of osteochondral lesions of the talus. Instr Course Lect 59:387-404, 2010.

19. Ferkel RD, et al: Arthroscopic treatment of osteochondral lesions of the talus: Long-term results, submitted for publication Am J Sports Med 36:1750-1762, 2008.

20. Gregush RV, Ferkel RD: Treatment of the unstable ankle with an osteochondral lesion: Results and long-term follow-up. Am J Sports Med 38:782-790, 2010.

21. Loren GJ, Ferkel RD: Arthroscopic assessment of occult intra-articular injury in acute ankle fractures. Arthroscopy 18:412-421, 2002.

22. Williams MM, Ferkel RD: Subtalar arthroscopy: Indications, techniques, and results. Arthroscopy 14:373-381, 1998.

23. Zengerink M, et al: Current concepts: treatment of osteochondral ankle defects. Foot Ankle Clin 11:331-359, 2006.

24. Ferkel RD: Complications in ankle and foot arthroscopy. In Ferkel RD, editor: Arthroscopic surgery: The foot and ankle, Philadelphia, 1996, Lippincott-Raven.

25. Nickisch F, et al: Postoperative complications in patients after posterior ankle and hindfoot arthroscopy. J Bone Joint Surg Am 94:439-446, 2012.

26. Young BH, Flanigan RM, Digiovanni BF: Complications of ankle arthroscopy utilizing a contemporary noninvasive distraction technique. J Bone Joint Surg Am 93(10):963-968, 2011.

# 第 31 章

# 跟腱修补和康复

*Jane Gruber*, *Eric Giza*, *James Zachazewski*, *Bert R. Mandelbaum*

急性还是慢性跟腱的损伤发生是因人而异的。这些损伤的严重程度从轻度、过度使用性炎症反应到急性、创伤性跟腱断裂等不同程度。非手术治疗是用石膏或者功能性支具固定,而手术是开放或经皮手术修复。术后管理随制动的时间和早期运动的时间而变化。本章节介绍了目前手术干预的趋势,概述了康复指南和技术以及与治疗跟腱断裂的相关理论的细节。

## 手术指征和注意事项

### 解剖

跟腱复合体包含了腓肠肌、比目鱼肌和跖肌(统称为小腿三头肌),并直接附着于跟骨后表面的中上1/3处。跟腱在距离跟骨4cm的水平横截面是圆形的,在此处它会变扁平然后旋转90°使其内侧纤维插入后方。这种纤维生物力学的"缠绕"增加了存储的能量,以提高短缩速度和肌肉力量[1]。

足背伸时,跟腱和跟骨上1/3接触。这里由跟骨后滑囊衬垫,它位于跟腱和跟骨上1/3之间。

跟腱并没有真正的滑膜鞘。跟腱腱鞘周围的结构由一个三层组织组成[2]。组织的浅层最坚韧,类似于深筋膜。这一层组成了浅表后腔隙的后边界。中间层(肌腱系膜)为跟腱中间部分提供了主要的血液供应。组织的最深层是细软而薄的;然而,它常是从跟腱的最浅层——肌腱外膜分离出来的。

跟腱由三个不同来源提供血液和营养物质[2]。供应最丰富的是在跟腱的近端和远端部分,而最缺乏的地方是跟腱的中央部分。正如 Lagerrgren 和 Lindholm[3] 和其他人[4,5] 共同证实的一样,在靠近跟骨

附着点 2~4cm 的中央部分,血管的数目逐渐在减少(图 31-1)。

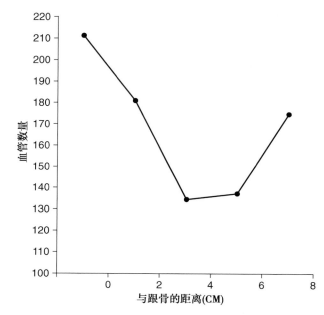

**图 31-1** 跟腱内血管数量与距离跟骨距离的关系(出自 Carr AJ, Norris SH: The blood supply of the calcaneal tendon. J Bone Joint Surg Br 71B:100,1989.)

营养支是直接从肌肉发出,滋养远端腓肠肌腱膜以及跟腱的近端部分[6]。跟腱的附着处由骨膜血管和肌腱血管的吻合支供血。正如已经提到的,主要的血液供应来自于肌腱系膜。血管通过与深肌腱层的网络式连接进入跟腱。这些血管放射状地离开深肌腱层并沿着与跟腱长轴垂直的方向进入跟腱。然后分布到近端和远端。由于在跟腱的后方,在外力的作用下会与皮肤相互摩擦,因此大部分的血管分布在跟腱的前方,这里可以提供更多的保护(图31-2)。

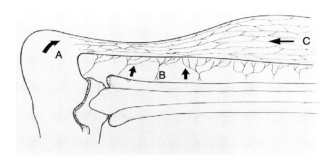

图 31-2　跟腱周围血管的图表,显示了骨性连接(A),腱系膜(B),肌腱移行处的血供(C)(出自 Carr AJ, Norris SH: The blood supply of the calcaneal tendon. J Bone Joint Surg Br 71B: 100, 1989)

## 发病机制

有理论认为肌腱损伤是个连续性的事件,包括低血供以及反复的轻微伤,这些导致了局部跟腱变性和退化,并最终在一个超过肌腱生理承受量的非正常负荷下发生断裂。基于临床和病理的结果,跟腱炎的传统描述是不可取的[7],跟腱的病理学表现可以分为三类:①腱旁组织炎;②肌腱炎合并腱旁组织炎;③单纯肌腱炎[8-10]。

腱旁炎仅包括腱旁组织的单纯炎症,而不管是否有无内衬滑膜。腱旁组织增厚并且在腱旁组织和肌腱之间形成粘连[11]。然而,患者很少会有单独的腱旁炎,一些学者认为这个过程是肌腱炎的前期[7]。

肌腱腱炎合并腱旁组织炎不仅包括腱围组织的炎症,还包括跟腱的退行性改变。Paddu、Ippolito、Postacchini[10] and Kvist、Kvist[11] 提到了在这种情况下进行手术时可以发现肌腱增厚、软化和黄化,以及撕裂和血管芽的形成。与肌腱炎一样,炎症过程常伴随着疼痛。

单纯腱炎常表现为跖屈时出现滑动的小结节[7]。它在经常久坐的中年人中也可以表现为一个慢性小结,或者在年龄超过 35 岁、跟腱发生过自发性断裂的人群中表现为病理性的断裂[12]。在急性断裂的手术修复中常见到缺氧和黏液样退变、脂肪浸润和肌腱钙化病变等组织病理学改变[10,12]。

Hippocrates 是第一个报道跟腱损伤的人,而在 1575 年 Ambrose Pare 是第一个描述跟腱断裂的人,Gustave Paoaillon 是第一个报道肌腱的手术修复的人[1,2,13]。最常用来解释这些损伤的发病机制是随着不同活动所致的机械负荷的增加,从而使跟腱发生了退行性改变[13,14]。低血供和反复的轻微伤的同时出现,导致了退行性改变和炎症并使跟腱有断裂的危险。因为肌腱的低血供和反复的轻微伤导致愈合和再生受阻碍或者停止。Alfredson、Thorsenand Lorentzon[15] 表示肌腱的微损伤导致了慢性损伤区域缺乏正常水平的前列腺素 E,而前列腺素 E 可能是愈合所需要的东西。这些因素的结合可能就是为什么大部分的断裂都发生在距离肌腱跟骨附着处 2~6cm 的地方。有关的内部因素包括年龄(引起血供和 DNA 合成的减少)[16-18]、内分泌功能和营养状态[19]。外因包括肌腱后方的挤压和摩擦作用(来自于皮肤和不搭配的鞋类的挤压),这些因素进一步妨碍了血管形成、愈合和再生。氟喹诺酮类抗生素也与跟腱断裂有关,它们的使用抑制了核心蛋白多糖的转录,而核心蛋白多糖是胶原结构中是非常重要的并且在使用了这类药物的患者中跟腱断裂的比值比是 4.2[20]。急性跟腱断裂也发生在因治疗慢性肌腱炎而进行皮质醇激素注射所导致的[7]。

一般情况下,跟腱可以承受日常活动和运动的高强度力量。然而,如果发生了退行性改变,此时平时承受的机械负荷可能就超过了肌腱的生理承受量。就机械力学而言,跟腱可能由于突然的作用力而损伤或者断裂。这包括了强力的拉伸或者离心性肌收缩。一次突然的最强的肌肉活动引发了一个比正常力量大得多的力,而这个力快速地作用于肌腱上并导致了断裂的发生。可以引起断裂的高负荷作用力通常与运动过程中的剧烈活动有关。在跑步和跑动活动中所受到的这种力作用于跟腱上,经计算这种力大概在 4000~5500N[21-23];详见图 31-3[19]。Arner 和 Lindholm[24] 描述了会导致断裂的 3 个活动:

伸直膝关节时,在用足前负重的情况下用力蹬离。(如跑步、短距离赛跑、跳跃)

在全部负重的情况下突然地背伸,可能伴随着滑倒、跌倒或者突然地减速

从高处跳下并在跖屈的情况下着地所引起的暴力性背伸

Curwin 很好地总结了可能的肌腱损伤的进展过程(图 31-4)。

## 流行病学

有关于跟腱断裂的发病率、病因以及非手术治疗、手术治疗、术后管理等的报道在最近 50~60 年间不断增加。这些报告的病例数不仅归因于社区卫生保健的观察研究和致力于发表研究以提高对患者的关怀,还归因于普通群众参加娱乐活动的热情在不断地增加。

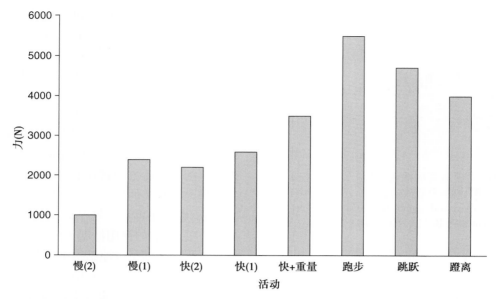

**图 31-3** 在台阶的边缘上做需要抬高足趾的运动以及运动相关的活动时，跟腱作用力的改变。慢(2)，双足承重，慢速；慢(1)，单足承重，慢速；快(2)，双足承重，快速；快(1)，单足承重，快速；快+重量，额外的承重；跑步，慢跑；跳跃，离地 50cm；蹬离，从向前跑转向向后跑。快速和慢速运动代表了在临床治疗跟腱炎过程中的渐进步骤（出自 Curwin SL：Tendon injuries：pathophysiology and treatment. In Zachazewski JE，Magee DG，Quillen WS，editors：Athletic injuries and rehabilitation，Philadelphia，1996，Saunders. ）

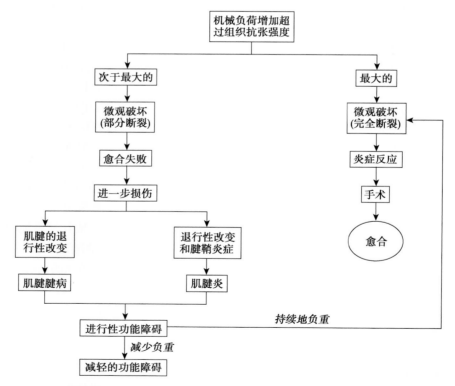

**图 31-4** 肌腱损伤的进展。炎症反应可能是有限制的并且很少被运动员注意到，甚至发展为退行性改变。当剩余的胶原纤维过载以及更多的纤维受损，炎症反应会再次发生，这个可能发生在最初损伤之后的几周或者几个月。在肌腱炎症阶段之后，它可以作为急性损伤进行处理并且可以正常愈合。很少的病例中会由于施加的作用力超过了现在变弱了的肌腱抗张强度而导致肌腱的断裂（出自 Curwin SL：Tendon injuries：Pathophysiology and treatment. In Zachazewski JE，Magee DG，Quillen WS，editors：Athletic injuries and rehabilitation，Philadelphia，1996，Saunders. ）

尽管自发的肌腱断裂很少见，但是跟腱是最常见的断裂的肌腱之一。据 Kannus and Jozsa[12] 报道，在 1968—1989 年手术治疗的肌腱断裂的人中有 44.6%（891 个人中有 397）的人是跟腱断裂，而肱二头肌肌腱大约有 33.9%。跟腱断裂通常是创伤性的并且在 30～40 岁间多发[25-27]，这比其他肌腱断裂的年龄段来得早（图 31-5）。

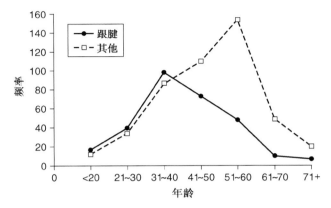

**图 31-5**　跟腱断裂患者的年龄分布图（出自 Josza L, et al: The role of recreational sport activity in Achilles tendon rupture. Am J Sports Med 17: 338, 1989.）

大部分的断裂发生在平时的娱乐活动中的人群，而不是进行高强度的竞赛的运动员。据 Nistor[28] 所描述，105 个跟腱断裂的患者中发生在竞赛中的只有 9 个，剩余的患者中 35 个人 1 周锻炼 2 次，41 个人 1 周锻炼 1 次，20 个人散步或者偶尔锻炼，还有 2 个人不运动。在 Cetti 和他的同事的报道中[26]，111 个在参加体育运动中跟腱断裂的患者中有 92（83%）个人 1 周平均只进行 3.6 小时的锻炼。据 Jozsa 和他的同事报道[27]，292 个跟腱断裂的患者中有 59% 的患者是发生在平时的娱乐活动时——141 个（83.2%）男性和 29 个（16.8%）女性，没有一个患者是在竞赛中断裂的。在他们的调查中，有超过 625 个跟腱断裂的患者发生在职员或白领工人，除了在运动的时候，他们都经常处于久坐的生活状态中。对许多研究进行总结发现需要突然加速或者减速的运动最容易引起断裂（表 31-1）。与运动无关的断裂通常是由跌倒或者绊倒导致，这些过程也会有突然的加速和减速活动。总而言之，相比于女性而言，男性更容易发生跟腱断裂。2:1[29]，4:1[30]，1.6:1[31]，8.7:1[28]，10:1[25]，12:1[10] 等比值都报道过。

**表 31-1　基于运动方式的跟腱断裂的分布**

| 运动 | 研究 | | | | | | | | | | | |
|---|---|---|---|---|---|---|---|---|---|---|---|---|
| | Frings[129]（1969）德国 | Nillius, et al[130]（1976）瑞典 | Inglis et al[31]（1976）美国 | Cetti and Christenson[131]（1983）丹麦 | Holz[132]（1983）德国 | Schedl et al[133]（1983）澳大利亚 | Zolinger et al[134]（1983）瑞士 | Kellam, et al[99]（1985）加拿大 | Jozsa, et al[135]（1987）匈牙利 | Cetti, et al[26]（1983）丹麦 | Soldatis, et al[100]（1997）美国 | Karjalainen, et al[90]（1997）芬兰 |
| 足球 | 102 | 35 | 18 | 7 | 168 | 13 | 300 | 33 | 58 | 10 | 3 | 2 |
| 手球 | 32 | 9 | 4 | 19 | 57 | – | – | – | 10 | 7 | – | 1 |
| 排球 | – | – | 4 | – | 6 | 14 | – | 5 | 3 | 3 | 4 | 2 |
| 篮球 | – | – | 29 | – | 6 | – | – | – | 23 | – | 10 | 1 |
| 羽毛球 | 4 | 38 | – | 20 | – | – | – | – | – | 58 | – | 7 |
| 网球 | 5 | 15 | – | 23 | 4 | – | – | – | 12 | 3 | 3 | 1 |
| 乒乓球 | 4 | 5 | 20 | – | – | – | – | – | 2 | – | – | – |
| 其他球类 | 9 | – | 20 | – | – | – | 230 | – | 5 | – | – | – |
| 体操 | 43 | 19 | – | 5 | 47 | 7 | 110 | – | 12 | 10 | – | – |
| 跑步 | 46 | 6 | – | – | 42 | 5 | – | – | 14 | – | – | 1 |
| 跳跃运动 | 31 | – | 5 | – | 18 | – | – | 17 | 14 | – | – | – |
| 登山 | – | – | – | 1 | – | – | – | – | – | – | – | – |
| 攀岩 | – | – | – | – | – | – | – | – | 3 | – | – | – |
| 举重 | – | – | – | – | – | – | – | – | 6 | – | – | – |
| 蹦床 | – | – | – | 1 | – | – | – | – | – | – | – | – |
| 自行车 | – | – | 1 | – | 39 | – | – | – | 3 | – | – | – |
| 滑雪 | 6 | – | 12 | – | 73 | 19 | 570 | – | 4 | – | – | 1 |
| 跳舞 | – | – | 10 | – | – | – | – | – | 7 | 1 | – | 1 |
| 慢跑 | – | – | 9 | – | – | – | – | – | – | – | – | – |
| 壁球 | – | – | – | – | – | – | – | – | – | – | 2 | – |
| 有氧运动 | – | – | – | – | – | – | – | – | – | – | 4 | – |
| 棒球 | – | – | – | – | – | – | – | – | – | – | 4 | – |
| 其他 | 30 | 7 | – | – | 6 | – | 30 | – | – | 19 | 4 | 1 |
| 总计 | 317 | 134 | 131 | 53 | 479 | 68 | 1240 | 59 | 173 | 111 | 30 | 20 |

**急性跟腱断裂的诊断**

大部分的情况下,根据病史就可以诊断。患者通常会描述到他们听到"啪"的一声,就像有人在他们后面踝关节处踢了一下。跟腱疼痛的前驱症状在5%~30%的病例里面有报道[12,32]。断裂通常发生在"分界区",距跟骨止点2~6cm的地方[3]。跟骨撕脱性骨折相对不常见[4]。详细的病史和体格检查是非常重要的,因为据报道大约22%的初级保健医生遗漏了急性跟腱断裂诊断[26]。体格检查通常包括缺损部位的触诊和Thompson试验[33]的检查,Thompson试验表现为(肌腱)中断和腓肠肌收缩时无法跖屈。进行Thompson试验时,首先示意患者跪在一个椅子上,足悬空在边缘,放松腓肠肌。在这个俯卧位,检查者通常可以发现在患侧与对侧静止时角度的区别。放射影像的评估排除了骨组织损伤的情况。磁共振成像(MRI)在证实跟腱是否损伤、损伤部位以及损伤的程度上有很大帮助。MRI对于评估跟腱修复以后的状态也很有帮助[34]。在MRI不是常规检查的国家里,超声检查已经被用于评估跟腱的断裂。没有结果显示其中哪一个临床试验更出众;然而,结合病史以及体格检查再加上放射影像技术(如果有必要)将可以得到准确的诊断[36]。

在明确诊断之后,通过建立治疗目标,进行明确的物理治疗和康复过程。如果还有有关诊断或者损伤严重程度的问题,接着就可以采用MRI和超声检查来提高诊断的准确性。理疗师(PT)在制订治疗方案前应该确定患者的功能和运动目标、个人需求以及优先选择。

**手术和非手术处理**

直到20世纪非手术治疗依旧是跟腱断裂的主要治疗手段。它包括用石膏固定、包裹以及不同时期的支撑架[37]。Quenu和Stoianovitch[38]在1929年报道称跟腱断裂应该及时地进行手术治疗。Christensen[30](1953)和Arner,Lindholm,以及Orell[4](1958)比较了手术患者和非手术患者,结果显示手术组的效果更好。随着新技术的出现,运动医学领域取得了很大的进步,包括坚强内固定结合术后康复等。因此,最佳的跟腱断裂治疗方法变得有争议。一些研究支持对跟腱断裂进行非手术处理[28,39],正如接下来的1973的编辑声明:"鉴于非手术治疗可以取得的卓越的效果,是否采取手术修复跟腱闭合性断裂的正当性就值得怀疑了[40]。"在一个及时更新的关于跟腱损伤的荟萃分析报道中,Khan和他的同事们发现急性跟腱断裂的开放手术治疗相比于非手术治疗可以明显地降低再断裂的风险,但是它明显地增加了其他并发症的风险,包括伤口感染。不同的研究之间有不同的显著性。总之,手术组再断裂的概率是3.5%,而非手术组是12.5%。其他并发症(感染、粘连、感觉中断)的概率在手术组是34%,而非手术组是2.7%。

在2003年,Weber和他的同事[42]比较了23个进行非手术治疗和24个手术治疗的急性断裂的患者。非手术组的患者允许在20°的髋股关节石膏固定下全负重,石膏固定6周,每周进行超声检查和更换石膏。手术组的患者用石膏固定并保证6周不负重并结合不同的康复治疗方案。结果显示非手术组的返回工作和挂拐杖的时间更短,23个患者中有4例在7~24周期间再撕裂。而手术组24位患者中只有1例在3年时再断裂。这个研究表明非手术治疗可能对于一些患者来说是更可以接受的方法,但是手术治疗有更低的再断裂的概率,甚至用传统的术后固定方式。医生必须探讨一下目标和患者的期望值,然后决定哪个治疗方法是最适合。非手术治疗的指征包括患者的伴随疾病、久坐的生活方式或者更低的功能性和运动目标。

早期非手术选项更容易被接受和耐受。但是,在过去的20年间,患者的期望值和功能性目标增加了,因此,手术选项更被接受和喜欢。

Ma和Griffith[43]在他们的文章中第一次提到了微创外科手术。据报道[41,44,45],经皮治疗组总的有更低的并发症(尤其是感染)发生率。比较开放性和经皮技术的研究的受试者有限,限制了它们的可靠性。

选择手术修复的患者通常是对于最佳的功能性恢复有极大的兴趣。

2010年,美国骨科医生协会发表了急性跟腱断裂的治疗指南。一个关于所有现有文献的荟萃分析表明手术治疗和非手术治疗有相似的结果。这个研究证明了两个中等强度的建议,包括建议早期术后保护性的负重以及使用保护性的装置,这些装置允许采用手术治疗的患者进行术后活动[36]。

除了手术技术以外,功能性的术后治疗计划避免了石膏固定以及容易耐受、安全,并且对于有目标的运动员以及强烈渴望得到高功能性恢复的患者而言是有效的。

## 跟腱断裂的紧急护理

20 世纪,有很多文章提出了急性跟腱断裂的处理方法。选择的选项中最重要的指导原则应该包括以下几点:

1. 这个选项和过程是安全的和有效的。
2. 这个方法能够让患者达到现实的目的。
3. 医生能够成功执行这个方法。
4. 这个方法的风险对于患者和医生来说是可接受的。

急性跟腱断裂的明确的选项包括修复、增强修复以及重建。

# 手术方法

## 修复

任何修复方法的基本原理都是修补肌腱断端恢复连续性,促进愈合以及恢复肌肉功能。技术上的困难是整理相对的"拖把头"并用稳定的方式把它们相对齐。Bunnell[51] 和 Kessler[52] 是第一个使用并普及端端吻合技术的医生,这种技术常用于缝合断裂的肌腱。Ma 和 Griffith[43] 在 1977 年描述了经皮修补方法;然而,他们的患者有更高的再断裂的概率。Beskin[25] 介绍了三束缝合法,而 Cetti[46] 在 1988 年提出了一种缝合方法并在 1991 年由 Mortensen and Saether[53] 加以改良,这种缝合方法就是六束缝合法。Nada[54] 在 1985 年描述了跟腱断裂的外固定技术的应用。Richardson,Reitma 和 Wilson[55] 描述了使用可抽出缝线的良好结果,该方法可以将缝线反应降到最小,但是需要进行第二次手术以去除缝线。更近有一个商业化器械可以通过一个微创切口做一个经皮入口来缝合修复断裂的部分。June 和他的同事评价了 30 个使用该器械进行有限的开放手术缝合跟腱撕裂,18 个月的随访发现有 16 例非常满意,11 例满意,3 例不满意[56]。

每一个技术都有自己的优势和劣势,因此有了广泛的选项可以选择。医生选择手术方法应该是基于技术训练、准确的病理解剖学诊断以及患者的目标和期望。

## 增强修复

从历史上看,增强手术进化为补充修复"拖把头"的结构,再加上缝线。大部分的增强手术包括了腓肠肌肌筋膜瓣或者跖肌腱。Christensen[30] 在 1981年描述了使用腓肠肌腱膜瓣增强跟腱的修补。Silfverskiold[57] 描述了中心旋转腓肠肌瓣以及 Lindholm[58] 设计了两翻领瓣的方法。Lynn[59] 使用了跖肌腱并将它铺开以用膜来增强修补。Kirschembaum 和 Kellman[60] 在 1980 改良了筋膜瓣的技术,将它们集中使用而不是分开使用。Chen 和 Wertheimer[61] 证实了在跟骨远侧使用缝合锚钉并用半硬式固定法修复腓肠肌翻领瓣。总的说来,当关于修复完整性的怀疑持续存在的时候,这些方法确实能够帮助恢复连续性和修复结构的强度。在实际应用中,这些技术都只在特定的情况使用,但是它们应该仍然是医生的选项。

## 重建

急性断裂通常采用上述提及的修复技术,增强或不增强。通常这些方法可以确保连续性和急性断裂的愈合。然而被忽略的是慢性断裂也需要用自体或异体材料进行重建。自体材料包括阔筋膜[62]、腓骨短肌转移[63]、趾长屈肌[64] 以及踇长屈肌[65]。异体材料包括碳纤维[66]、马来克司聚乙烯网[67]、聚对苯二甲酸乙酯类人造血管[49]、聚乳酸种植体,聚丙烯类编织网[68]。然而,在适当的情况下应用它们之前,医生必须熟悉这些手术方法并理解它们的优势和劣势。

### 跟腱修复的概念

跟腱断裂后手术治疗和非手术治疗都需要长期的石膏固定。尽管石膏固定可能促进愈合,但是它也可能出现下列的"石膏病[69,70]"的表现:

- 肌肉萎缩
- 关节僵直
- 软骨萎缩
- 退行性关节炎
- 粘连形成
- 深静脉血栓形成

跟腱手术后的固定在久远的 1954 年只考虑了一个与手术并发症最相关的因素[24,30,43]。不同的临床研究证明不管是采用手术方式还是非手术方式进行处理,在跟腱损伤后的石膏固定后运动的力量缺失的后遗症比例在 10% ~ 16%[9,28,71-73]。

瑞士的 AO 组发现稳定的而坚强的骨折内固定允许早期的活动范围(ROM)以及最大程度的康复,因此可以使萎缩和石膏病最小化。这个原则表明只要是确保了内固定的情况下,肌腱断裂后的早期活动应该提倡。为了支持这个观点,已经证实早期活动可控制萎缩的情况发生[74],促进纤维聚合形成胶原[75],并促进在修复部位胶原的机化,增强损伤部位的力量[76-79]。Krackow,Thomas,和 Jones[80] 最初描述了一个缝合技术,这个缝合技术允许"坚强"内固定而没有肌腱的坏死。这个技术,加上腱鞘的完全修复,应该能够在没有术后石膏固定的情况下取得积极的和成功的跟腱断裂愈合结果。

Mandelbaum,Myerson,和 Forster[13] 报道了 29 个急性跟腱断裂运动员的病例,他们都采用了 Krackow 改良缝合技术。术后,这些患者没有进行严格固定并且开始了早期活动度和训练计划。这些患者中没有发生再断裂、持续性疼痛、明显的感染或者皮肤坏死等并发症的情况。术后 6 周,90% 的患者恢复了正常的活动范围。6 个月后,92% 的患者已经返回运动了;只有不足 3% 的患者在运动测试时发现肌肉力量不足。这些患者中,跟腱撕裂的坚强内固定允许一个更高功能的康复过程,包括早期运动和负重。Maffulli 和他的同事强调了他们的调查结果,他们将 42 个手术的患者随机分成两组,一组采用传统的术后固定方案,另一组采用全负重方案。在全负重组,患者用全负重的石膏固定 2 周的时间,然后用全负重的背屈夹板固定 4 周,最后再用全负重的石膏固定 2 周。他们发现全负重组 1.5 周之后就不需要拐杖了,而且更早回到工作,更轻微的腓肠肌萎缩,患者更高的满意度,更少的患者来访,运动功能与传统方案组相当[32]。这种加速但可控的术后管理方法已经被证实是安全的而且在帮助运动员和患者恢复到日常生活活动(ADLs)和需要高功能级别的运动中是非常有效的[13,14,81]。

## 术前治疗

患者在确诊之后应该用有压迫性的松紧带或者有内聚力的带子包扎,这样可以让肿胀最小化。他们应该尽早冰敷并抬高患肢。如果可能的话,患者应该被允许在行走支具的辅助下走动或者用手杖来促进循环以及预防静脉血栓。手术应该在损伤后的 7 ~ 10 天到门诊手术室进行。这个时间上的延迟可以让肌腱断端结合,这样可以让修复更容易进行。

## 手术技术

手术时患者在全身麻醉、区域麻醉或局部麻醉下俯卧。应该注意到对侧足的静息张力。为了保证最精确,两只足都需要准备好,这样方便比较两边的

肌腱长度。做一个正中切口或者内侧切口,切口一般正好在腓肠肌内侧。在腱鞘做一直切口,分离好并做好标记。在修复肌腱之前,要将肌肉前表面,肌腱组织和腱旁组织的粘连清除掉。在腱旁组织的表面做一小切口,深入蹈长屈肌的肌肉,这样有助于腱旁组织的闭合。撕裂的每一段都采用 Krackow 缝合方法,并使用 2 号不可吸收缝线进行缝合(图 31-6)。最新引进的合成物质,像 Fiberwire* 或者 Orthocord† 聚乙烯缝线现在常规用于修复并且已经展现出比传统编织缝线更好的强度。

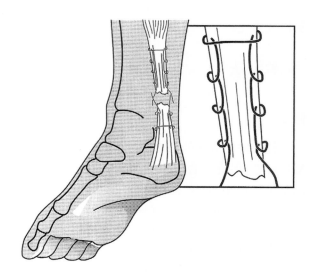

**图 31-6**　Krackow 缝合技术(Courtesy Santa Monica Orthopaedic and Sports Medicine Group,Santa Monica, Calif. )

将缝线适当地拉紧以达到对侧足的静息角度。如果对张力有什么不确定,那么可以通过比较对侧足进行确认。缝线打结在肌腱的前面并固定好。然后用 4-0 可吸收缝线解剖闭合腱鞘。活动踝关节来评估修复结构的稳定性。褥式缝合闭合伤口,并在内侧打结以保护肌腱;并用后夹板固定。术后第 2 天,取下夹板,并轻轻地进行主动的踝关节活动(AROM)。开始轻微地活动度锻炼。术后 2 周左右拆线,并在行走支具的辅助下进行更进一步的负重锻炼。

## 经皮修复

跟腱的经皮修复已经成为开放手术的可接受的选项之一。这项技术的提倡者例证了更低的伤口并

* Arthrex,Naples,Fla.
† DePuyMitek,Norwood,Mass

发症率和相当的再断裂的概率[83-87]。Halasi、Tallay 和 Berkes[46]开展了 123 例内镜下修复术且没有伤口的问题,4~6 个月后返回运动以及没有伤口并发症。尽管腓肠神经刺激可能是这项技术的一个并发症,但是手术过程中内镜的辅助可能可以降低发生腓肠神经并发症的概率。

### 经皮修复技术

Buchgraber 和 Pässler[83]描述了以下的几种手术技术。患者处于俯卧位并给予短效的全身麻醉。通过触诊判断肌腱缺损部位,然后沿着皮肤褶皱的中心做一横向或者垂直的切口。故意留下伴发的血肿。用 15.3mm 的刀片在肌腱撕裂部位上方 10~12cm 处的内侧和外侧各做一个切口。另外在跟骨上方跟腱附着处的内侧和外侧做两个同等长度的切口。为了避免腓长神经损伤,在近端的外侧切口处用蚊式钳使皮肤和其下的筋膜回缩。在三角针的帮助下[*],在近端用 1.2mm 的聚对二氧环己酮缝线(PDS)从内侧切口穿过到外侧切口。然后三角针引导通过撕裂部位的上方,从肌腱近端穿过,然后再穿到近端的外侧切口。使用三角针这个部位的 PDS 缝线的一端正好穿过中间的切口。接下来,三角针从远端的外侧切口推进肌腱组织,使得 PDS 缝线的一端来承载,并从远端抽出。缝线的另一端与三角针连接并引导通过远端的内侧切口,再通过远端的外侧切口,然后从内侧穿出。最后一步,三角针从中央切口向近端肌腱断端穿过,然后从近端的内侧切口穿出。再三的活动踝关节以确保缝线已经深入肌腱组织。在跖屈的情况下将缝线的两端打结。打完第一个结后,多次背伸踝关节以检查缝线的张力。再用十字打结方式打两个结以后,手术结束。

### 可能的并发症

非手术治疗主要的并发症是相对高的再断裂概率和功能的不完全恢复。手术治疗的并发症包括感染、麻醉的问题、再断裂、深静脉血栓以及功能的不完全恢复。感染是灾难性的并发症,因为软组织覆盖是一个主要的问题且只能够用带血管蒂皮瓣和重建肌腱手术来解决[88]。

---

[*] Aesculap, Tuttlingen, Germany

## 康复的治疗指南

### 对肌腱愈合的考虑

术后康复过程中,进行早期运动需要理疗师对组织愈合过程有知识储备。因为治疗师可以通过这些知识在正确的时间点采用适当的压力,这样可以使康复过程按照最佳的节奏来恢复并且确保得到很好的临床效果。Leadbetter[89],Curwin[19] 和 Curwin 及 Stanish[22]作了大量的总结,这些总结充分地描述了肌腱生理学和愈合。

图 31-7 总结了愈合过程的各个阶段和跟腱修复术后传统管理计划以及术后早期的运动康复。肌腱愈合发生在 4 个连续相关的阶段,这 4 个阶段有所重叠。

### 愈合阶段

#### 炎症反应

创伤和撕裂后即刻或手术修复初始阶段,凝血反应启动,形成纤维蛋白凝块,其中包含修复细胞必不可少的纤维连接蛋白。最终纤维连接蛋白创建细胞迁移的支架,支持成纤维细胞活动。血块形成后不久,多核白细胞和巨噬细胞进入损伤区域清除细胞和组织碎片。由此产生的花生四烯酸级联反应是本阶段的主要化学反应。除非发生伤口感染等意外事件,这个阶段通常不超过 6 日。

#### 修复和增殖

修复和增殖阶段开始于损伤后 48 小时,并持续 6~8 周。巨噬细胞在此阶段的早期发挥关键作用。巨噬细胞具有移动性,在必要时能释放各种生长因子、化学因子和蛋白水解酶用于激活成纤维细胞和修复肌腱[89]。成纤维细胞增殖并产生大量的胶原蛋白。修复早期主要生成Ⅲ型胶原,交联少,纤维小,力量弱。随着修复进程的发展,胶原沉积变为以Ⅰ型胶原为主,交联多,纤维大,力量强。Ⅰ型胶原的加速沉积这个阶段,并持续至重塑和成熟阶段。

Karjalainen 和同事等人[90]利用磁共振观察肌腱愈合过程。术后患者不负重,跖屈位石膏固定 3 周;之后 3 周在中立位下戴短腿行走管型石膏行走,部分负重;拆除石膏后开始 AROM 和行走练习。MRI 记录修复术后 3 周、6 周、3 个月和 6 个月的变化(图

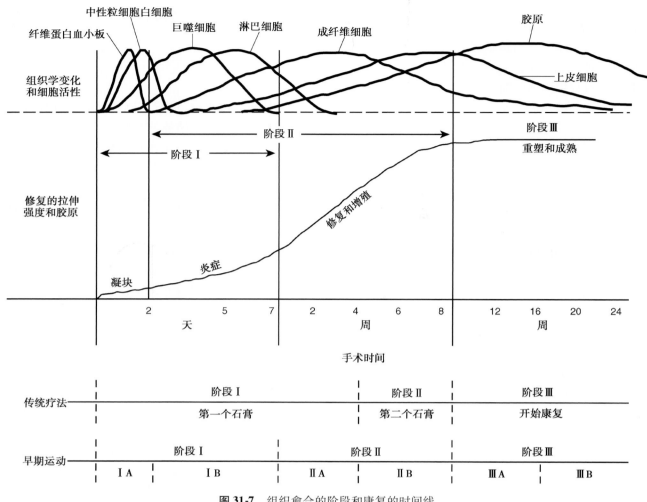

**图 31-7** 组织愈合的阶段和康复的时间线

31-8）。在此阶段,修复区跟腱急剧增粗,术后 3 周和 6 周分别为健侧的 2.9 ~ 3.4 倍。第 3 周时全部肌腱都出现弥漫性不均匀高信号,到第 6 周 21 例患者中还有 13 例肌腱出现这种情况,在另外 8 例中早期形成的高信号只存在于尚在修复的肌腱中心。

**重塑和成熟**

　　胶原纤维及其交联的重塑和成熟是愈合阶段Ⅲ的特征。总体趋势为细胞增生性和活性降低,细胞外基质增加,生化结构更趋向正常[91]。胶原纤维在 2 个月内呈现功能性的线状排列[89]。伤后几个月时纤维成熟将要完成,但胶原类型和排列、水含量、DNA 含量和黏多糖含量等生化差异仍将持续下去。瘢痕组织性能永远不能完全等同于正常肌腱[8]。尽管完成了愈合的所有阶段,但其生物力学性能通常下降 30% 以上[8,22,92,93]。Karjalainen 及其同伴[61]发现肌腱的横截面积仍然在增粗,3 个月时为健侧的 6.1 倍,6 个月时为 5.6 倍。3 个月后,21 个修复的肌腱中

有 19 个的 MRI 显示面积不等的高信号,表明手术和固定后的肌腱内部的缺损修复仍在进行。

**未来研究方向**

　　在骨、软骨和肌腱愈合的治疗中,基因治疗和生长因子扮演了越来越重要的角色[94,95]。软骨源性形态蛋白-2（CDMP-2）可以影响肌腱修复[95]。Forslund 和 Aspenberg 利用兔子跟腱断裂模型进行对比发现 CDMP-2 组 14 天时关节僵硬和修复失败的情况较对照组更为严重[96]。未来的治疗可能会包含在修复区使用生长因子。

**术后处理:传统固定和再活动与早期活动的对比**

　　跟腱断裂修复手术开展的 50 年来,传统的术后处置方法是石膏固定或其他制动装置固定直至认为愈合完成,然后开始活动度和力量训练[12,26,31,32,97-102]。基于目前对结缔组织生理学的研究水平及其他手术修复成功经验如前交叉韧带重建,有学者采用术后早

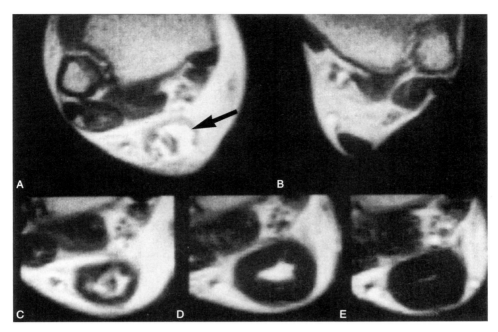

图 31-8 T₂加权 MRI(TR,2000 毫秒;TE,80 毫秒)所示断裂跟腱手术修复后的常规愈合过程。**A.** 受损跟腱呈现高信号(箭头处)、边缘与中央部位呈低信号;**B.** 健侧;**C.** 6 周时,跟腱内的损伤与边缘更加明显;**D.** 3 个月时,愈合跟腱组织恢复正常的低信号水平,跟腱内的损伤部位逐渐局限,横截面积为健侧的 7 倍(B);**E.** 6 月时,瘢痕几乎不可见,跟腱周边水肿逐渐消退(来自 Karjalainen PT,et al:Magnetic resonance imaging during healing of surgically repaired Achilles tendon ruptures. Am J Sports Med 25[2]:164,1997. )

期活动康复治疗,以减少关节制动带来的有害影响(如僵硬,肌肉力量、耐力及灵活性下降等)[74,93,103,104]并有利于早日恢复术前运动功能。多篇文献将术后传统固定与术后早期运动[12,32,101,108-110]、早期负重进行比较研究[12,32,101,102,109-111]。在 Khan 的一篇荟萃分析中发现早期活动和功能支具能减少粘连、瘢痕增生及感觉障碍,并且在术后再撕裂及感染上与传统固定方式无明显差异[41]。但早期功能锻炼可提供更好的患者体验,同时与石膏固定相比,亦未明显增长患者跟腱再撕裂的概率[109]。目前尚无比较不同运动早期康复运动方案的相关研究,不同的方案使组间比较变得困难。这里提供的指南是综合多种介入方案结合适合肌腱愈合的分期而提出的。

## 结果测量

目前有多个测量仪器在跟腱断裂研究中使用。除了活动度、小腿围和肌肉测试,采用仪器进行功能测试和患者满意度的调查也可帮助临床医生设定治疗目标并引导治疗成功。早期的研究中多采用疼痛、僵硬、活动受限、穿鞋受限、患者满意度、强度和活动度等无法用来评分的指标[111-114]。维多利亚研究所运动评估表被证实可用于跟腱炎和急性跟腱损伤

的评估,并可对患有跟腱疾病的患者进行分级评估。这些评估手段尽管可靠有效,但其反应性尚需进一步完善。患者在使用八项可视化量表对如晨僵、行走疼痛、下楼梯、提踵、单腿跳及参加运动和体育活动的能力进行评分[116]。

足踝功能评分(FAAM)可用于评估常见足踝疾病的日常活动受限情况及工作与非工作时的受限情况。这一评分表以 Likert 心理反应量表为基础,包括一个 21 项日常生活能力评定的子量表及一个 8 个问题的运动子量表。子量表满分均为 100 分,用以区别最小临床差异(MCID)的分数在日常活动能力表中为 8 分,在运动子量表中为 9 分[117,118]。2007年,有研究者提出了一项专用于跟腱断裂结果评估的测量方法,这一方法可靠有效,但还缺少随机临床试验的结果加以支持[110,119,120]。跟腱断裂评分(ATRS)采用 10 项每项 10 分的量表来研究活动困难与强度、疲劳、僵硬、疼痛、日常生活活动、走平路、上楼梯或爬山、跑步、跳跃及体力劳动之间的关系。我们认为 10 分以上的得分变化是有临床意义的[119]。

## 对于传统制动非手术治疗的指导

制动方式可采用常规石膏托具[12,32,45,101,102]或固定

角度的足踝矫形器[109]。制动时间可为 4~8 周[101,102,109]。制动期间出于伤口护理或减少跖屈角度的需要可更换托具。最早可在 2 周时即开始负重[102]。

### 阶段 I 和阶段 II

**时间**：术后 1~8 周

**目标**：采用适当辅助装置以尽可能地减轻患者不适，控制术后水肿疼痛，鼓励独立步行（除非医生允许否则先非负重行走，通常 4 四周左右逐步开始增加负重）

在跟腱断裂修复手术的传统术后康复中常在第 I 和第 II 阶段使用石膏固定（表 31-2）。这阶段 I 物理治疗师能为康复及手术修补疗效提供的帮助并不太多。根据不同跖屈角度调整石膏托具可防止修复处过早承受压力。术后将足部固定于跖屈位的石膏托具多在制动的最后 3~4 周逐步调整到中立位（0°背屈位）。在这期间，物理治疗师应针对性设计体适能训练以保持患者的身体力量与心血管功能。拆除石膏之后如有必要时，物理治疗师可通过有不同高度选择的足跟保护靴保护跟腱，最长 8 周时间不完全负重。拐杖也可用于逐步增加负重以减少应力的影响。

表 31-2　跟腱修复（传统康复）

| 康复阶段 | 阶段标准 | 预期损伤和功能障碍 | 干预方法 | 目标 | 基本原理 |
|---|---|---|---|---|---|
| 阶段 I<br>术后 1~4 周 | • 术后 | • 水肿<br>• 疼痛<br>• 丧失非负重能力<br>• 心血管功能和肌肉功能失调 | • 固定于跖屈位<br>• 抬高患肢和冰敷<br>• 指导并监督患者逐步在拐杖保护下进行负重<br>• 制订并执行心血管功能和肌肉功能恢复计划 | • 控制水肿和疼痛<br>• 保护修复组织<br>• 尽可能减轻心血管和肌肉功能失调 | • 固定于跖屈位能在愈合过程中最大限度地减少压力<br>• 抬高患肢和冰敷有助于减少疼痛和肿胀<br>• 非负重可保护修复的组织<br>• 保持心血管和肌肉的功能正常对全身健康以及在除去外固定后恢复至术前功能水平至关重要 |
| 阶段 II<br>术后 5~8 周 | • 持续水肿和疼痛<br>• 更换石膏时切口愈合良好 | • 减缓术后疼痛和肿胀<br>• 小腿和足部肌肉萎缩<br>• 允许渐进负重练习<br>• 心血管功能和肌肉功能失调 | • 背屈中立位固定<br>• 根据需要抬高患肢和冰敷<br>• 在辅助设备下指导患者进行渐进负重直至完全负重<br>• 适当优化心血管功能和肌肉功能恢复计划 | • 控制出现的水肿和疼痛症状<br>• 继续保护修复组织<br>• 有条件下鼓励完全负重<br>• 尽可能减轻心血管和肌肉功能失调 | • 肌肉固定于舒张伸长位时萎缩率最低<br>• 渐进负重至完全负重能促进本体感觉恢复及负重<br>• 病情允许应立即实施功能恢复计划 |

### 阶段 III

**时间**：术后 9~16 周

**目标**：恢复正常步态，增加活动度和力量，改善瘢痕活动度。

在传统术后康复方案中，直到阶段 III 才真正开始康复计划。此时瘢痕组织已开始成熟，因此在可承受范围内可逐步进行活动度、关节活动、拉伸、肌力和步态的训练并逐步恢复正常功能。比起恢复的时间线而言，治疗的顺序更多地取决于如何解决患者的身体损伤与功能受限。通过解决损伤以重建功能，培养技巧，最终使患者完全恢复重返体育运动。

最初的目标是恢复活动度。开始力量训练之前，患者必须先开始改善活动度。先进行矢状位（背屈与跖屈）与横断位（内翻与外翻）的主动练习并逐步过渡到膝关节的屈伸练习。治疗师应采用关节松动术帮助患者重获关节活动，同时利用拉伸训练恢复肌肉弹性，改善活动度（参见第 29 章描述踝关节活动的示意图）。

本阶段中应注意通过适当方法与对治疗方案和家庭恢复练习中强度的调整来控制疼痛与肿胀等症状。在逐步增加负重过程中可采用拐杖、手杖等适合的辅助器械以恢复正常步态,避免继发性过度疲劳或肌腱炎综合征。根据走路步态的表现理疗师可大致评估患者恢复情况。软组织松解术可用于减少瘢痕粘连。这些辅助方法如有必要可贯穿整个康复计划始终(表 31-3)。

表 31-3　跟腱修复(传统康复)

| 康复阶段 | 阶段标准 | 预期损伤和功能障碍 | 干预方法 | 目标 | 基本原理 |
|---|---|---|---|---|---|
| 阶段Ⅲ<br>术后 9~16 周 | • 拆除外固定<br>• 疼痛不加重<br>• 活动度不降低<br>• 切口愈合 | • 步态周期改变(步态摇摆前阶段)<br>• 关节活动度及肌肉的伸缩性降低<br>• 肌萎缩及肌张力降低<br>• 软组织水肿和关节肿胀<br>• 肌腱肥大<br>• 瘢痕粘连<br>• 心血管功能降低 | • 抬高患肢,冰敷,使用非甾体抗炎药<br>• 超声治疗和(或)漩涡治疗<br>• 被动活动(牵伸)-腓肠肌-比目鱼肌,腓骨肌群,胫前、胫后肌群<br>• 活动,泳池疗法以及早期的运动方案中的关节松解术<br>• 主动活动度和各个方向等长训练,过渡到用管子或手动阻力做抵抗练习(本体感觉神经肌肉易化)<br>• 步态训练-根据需求提踵;如果需要,可用辅助设备(拐或手杖)继续进行渐进的提踵耐受练习以获得正常的步态周期,避免继发性过劳、肌腱炎综合征;根据步态周期表现出的症状逐步调整训练; | • 控制出现的水肿和疼痛<br>• 步态周期正常化<br>• 获得完全的活动度<br>• 提高所有足踝肌肉力量<br>• 减少瘢痕粘连<br>• 促进心血管功能和肌肉功能恢复 | • 这些措施与适度活动、拉伸相结合已被证实有助于改善组织变形<br>• 恢复正常活动度<br>• 通过活动度训练提高力量,提高整体功能<br>• 增加力量和耐力<br>• 在摆动前期的步态异常可能是因为受限的背屈和跖屈-提踵辅助以降低在步态周期早期肌肉跟腱结构的张力;可视具体情况减少或取消提踵训练<br>• 重视过劳症状酌情处理以减少症状的严重程度与持续时间 |
| 阶段Ⅳ<br>术后 17~20 周 | • 活动度、灵活性和9~16周后加强锻炼<br>• 能够进行等长单腿提踵并能控制下半身体重偏心时的稳定<br>• 主动活动度背屈 5°<br>• 被动活动度背屈 10°<br>• 跖反射对称,内翻及外翻对称<br>• 步行无需辅助设备 | • 无器械辅助下步态轻度或极轻度改变<br>• 关节活动度及肌肉韧性受限<br>• 无法连续做单腿提踵<br>• 肌力降低<br>• 本体觉减低<br>• 软组织水肿<br>• 肌腱肥大<br>• 轻度瘢痕粘连<br>• 心血管和肌肉功能失调 | • 继续Ⅲ期的干预措施<br>• 酌情继续关节松解术治疗<br>• 继续拉伸练习;从斜坡的边缘开始拉伸<br>• 继续进行早期运动方案中的足部踝部肌力练习<br>• 根据需要修改心血管和肌肉调理方案<br>• 等速和自重抵抗运动,如提踵(如果之前的练习后无新发症状出现)<br>• 平衡和本体感受活动(如生物力学踝平台系统,单腿平衡的练习)<br>• 近阶段结束,开始跑步运动和特定运动技能训练 | • 在水平表面上获得正常步态周期;步态周期明显正常后开始跑步项目<br>• 完全对称的踝关节活动度和肌肉韧性<br>• 继续改善足和踝关节力量;重复提踵<br>• 对称单肢平衡<br>• 减少瘢痕粘连<br>• 促进心血管和肌肉功能恢复 | • 按指示进行渐进强度的恢复计划<br>• 恢复关节运动<br>• 促进患者自我管理和拉伸活动<br>• 准备出院<br>• 通过促进单肢平衡,等速测试和水中渐进至陆地的练习项目增强足部和踝部的对称力量<br>• 根据不同患者对干预的反应继续治疗<br>• 根据患者的需求提供良好的心血管功能维持方案<br>• 提高力量和完善的功能<br>• 提高不平稳支撑面上的平衡能力和协调能力<br>• 过渡到高级职业活动或运动 |

### 阶段Ⅳ

**时间**：术后17~20周

**目标**：平地上步态正常，开始跑步训练，恢复完全的活动度，增加肌力，提高身体平衡性和协调性

随着活动度的恢复，治疗师可指导患者开始肌肉力量的练习。最初可进行等长运动训练，之后如果在训练时未出现不适表现，可逐步过渡到利用弹性管和手动阻力技术进行力量训练，这些技术包括如本体感觉神经肌肉促进练习、等速练习及自重抗阻练习。患者在尝试踮单足前应先练习踮双足足尖以减少拉伸应力和可能出现的疼痛肿胀等症状。先在平地上完成踮足尖训练，之后恢复完全活动度后可尝试在台阶边缘完成练习。本体感觉与平衡性练习应与力量练习同期展开。在患者步态正常、恢复完全活动度并能快速踮足尖后。物理治疗师可指导其尝试一系列练习项目，包括如跑步训练、针对性运动项目技巧练习及功能性训练。术后4~6个月时进行肌肉力量、爆发力与耐力的等速评估有助于评估患者能否重返体育运动，但需要注意的是评估结果并不是唯一的决定因素。

采用传统制动康复方案成功修复跟腱的效果已通过多项考量指标得到证实，这些指标包括如再撕裂率、肌肉力量、小腿围、跟腱宽度与回归原有活动强度的情况。在一篇旨在比较石膏制动与功能性支具康复效果的荟萃分析中，Khan发现传统制动方案的合并再撕裂率为5%，其他并发症（粘连、感染和不适）的发生率为35.7%[41]。石膏制动并早期负重组与不负重组相比二者不良反应无明显差异[102]。负重组较非负重组提早3个月弃拐行走，同时两组在用超声测得的跟腱尺寸及等长肌力上亦无明显差异。肌力测量方法包括单腿踮足尖、手动肌肉测试和等速肌力测试。研究者用顶峰测量的方法评估了等速跖屈时的肌肉力量，他们发现接受跟腱重建患者的腓肠肌和比目鱼肌的肌肉力量可达对侧未累及处的83%~101%[37]。也有学者采用基于不同速度的等速肌力测试的差值作为评价指标，将结果按"差"至"极好"分级，发现其中优良率占比为71%~79%。文献中报道的不少结果评估方法在比较不同研究中多较难运用，原因是这些研究采用不同的操作定义，表现出不同的方法，同时他们的数据采样点也各自不同，这些情况导致难以得出有意义的比较结论。

### 早期运动指南

早在1984年，即有多位学者开始提出不同的修复方法来允许患者术后早期活动以减少制动带来的不良反应[13,49,86,106,120-123]。亦有研究人员设计研制了用于保护术后修复处的矫形器和特制夹板。在一病例序列研究中仅有一例患者未使用术后固定而是采用了早期活动的康复方案，且该患者在术后24周的随访中未出现并发症。最早可在术后第1天即开始保护下的主动活动度训练[120]。某些情况下则在术后2周开始主动活动度练习较为适宜[32,109,123]。大部分患者术后6周开始不再使用功能矫形器，在此后几个星期内部分患者可能会使用足跟保护靴。手术后可立即尝试负重，最迟也应在术后2周内开始负重训练[32,101,109,110]。负重的重量应在患者能够承受的前提下逐步增加。**不管进行了哪种类型的修复手术，设计早期活动的康复计划均应考虑修补跟腱的强度与完整性随愈合阶段的进展也是在动态变化的。**

### 阶段Ⅰa

**时间**：术后1~2天

**目标**：防止感染，控制水肿和疼痛，增加主动活动度（AROM），预防并发症，需要时使用辅助设备以鼓励患者独立步行

### 阶段Ⅰb

**时间**：术后3~7天

**目标**：尝试主动活动度（AROM）与背屈到5°，跖屈可达健侧的50%，控制水肿疼痛

**若在术后康复中采用早期运动训练，治疗师需谨记组织愈合的不同阶段和每阶段Ⅰ中组织能承受的张力负荷的程度。**在早期活动康复方案的1a和1b阶段，我们主要着眼于评估伤口情况，减少肿胀，并开始活动度练习（表31-4）。此时无须过分强调活动度的改善。在每日术后康复中患者应在能忍受疼痛肿胀的前提下借助间断性被动活动度（PROM）训练恢复活动度。治疗师可使用冰敷、压迫、患肢抬高等方法以减轻手术部位的肿胀。

### 阶段Ⅱa

**时间**：术后2~4周

**目标**：增加主动活动度（Active Range Of Motion，AROM）和被动活动度（Passive Range Of Motion，PROM），增强肌肉力量，提高负重

表 31-4　跟腱修复（早期活动）

| 康复阶段 | 阶段标准 | 预期损伤和功能障碍 | 干预方法 | 目标 | 基本原理 |
|---|---|---|---|---|---|
| 阶段 I a<br>术后 1 ~ 2 天 | • 术后 | • 疼痛<br>• 软组织和关节水肿<br>• 调整负重，支具承重 | • 保护手术部位<br>• 进行冰敷、按压和抬高患肢<br>• 教育进行足趾卷曲和夹紧<br>• 主动活动度（移除支具后）-足关节在疼痛限度内每天背屈、跖屈两次<br>• 患者教育<br>• 指导并监督支具辅助下负重 | • 监测伤口状态<br>• 防止伤口感染<br>• 控制疼痛和肿胀<br>• 提高主动活动度<br>• 预防并发症 | • 手术部位的检视和保持清洁对患者摘除外固定后恢复活动度至关重要<br>• 冰敷，加压包扎，术肢抬高并用冰袋包绕在清洁伤口之外有利于减轻肿胀<br>• 卷足趾和主动活动度背伸和跖屈可以通过肌肉泵练习降低水肿 |
| 阶段 I b<br>术后 3 ~ 7 天 | • 无感染征象 | • 疼痛<br>• 软组织和关节水肿<br>• 调整负重，支具承重直到术后 14 天 | • 控制伤口感染<br>• 进行冰敷，加压包扎和抬高患肢<br>• 主动活动度-增频至每天 3 次背屈和跖屈<br>• 超声治疗<br>• 指导监督支具辅助下负重 | • 尽量减少关节僵硬<br>• 促进愈合<br>• 减少软组织和关节肿胀<br>• 主动背伸至-5°<br>• 与健侧对比恢复 50% 的跖屈与活动度 | • 同上<br>• 治疗超声已经证明可以协助成纤维细胞增殖并介导胶原纤维顺应张力线重塑[124,125,127] |

　　早期活动康复项目 II a 期（表 31-5）的康复重点在使术侧足踝能进行超过中立位的主动背屈，能在保护夹板或是有固定铰链保护靴的保护下完成完全负重康复训练，（图 31-9）**并开始在尽量少产生作用于修复处张力负荷的前提下尝试全身肌群轻量肌力训练。**

　　在 I a 和 II a 阶段可采用治疗性超声波以帮助愈合。现有研究证明治疗性超声波能在体外兔跟腱修复的动物模型中增加实验用兔的胶原蛋白合成，增强肌腱拉伸强度[79,124-126]。Enwemeka[125] 和 Enwemeka、Rodriguez、Mendosa[124] 先后报道称采用频率 1MHz，剂量为 0.5W/cm² 和 1W/cm² 进行连续 9 个疗程每次 5 分钟的超声治疗有利于愈合。Jackson、Schwane 和 Starcher[126] 指出在伤后第 5 天给予连续超声治疗（先连用 8 天，每次时间 4 分钟，剂量为 1.5W/cm²，之后改为隔天使用直到伤后第 21 天）能影响胶原蛋白合成和断裂强度。Freider 等人[127] 在对跟腱部分撕裂、未行手术修复的马里兰大鼠进行每周 3 次、每次剂量为 1.5W/cm²、持续 2 周或 3 周的

治疗性超声治疗后报道了与前文相似的结果。Ng 采用 1MHz 频率的治疗性超声波分别以 0.5、1.2 和 2W/cm² 的不同剂量持续作用于重度损伤的大鼠跟腱，所得胶原纤维尺寸在各治疗组间无显著性差异。但在实验组与假操作组间还是有明显的统计学差异的[128]。

　　虽然通过动物实验所得的结论不能直接应用于人类，但治疗性超声波在炎症期与增生期的疗效是值得肯定的。在上述阶段进行超声治疗是一种常见的临床治疗方案。

### 阶段 II b

**时间：**术后 5 ~ 8 周

**目标：**平地步行时步态正常，力争恢复完全活动度（双侧对称），增强肌力与本体感觉

　　在 II b 期（表 31-6），患者应努力达到完全的、与健侧对称活动度，在平地步行时恢复正常步态，尝试在某些场景下脱离保护靴行走，同时继续力量训练并开始本体感觉训练。

表 31-5　跟腱修复（早期活动）

| 康复阶段 | 阶段标准 | 预期损伤和功能障碍 | 干预方法 | 目标 | 基本原理 |
|---|---|---|---|---|---|
| **阶段Ⅱa**<br>术后 2~4周 | • 创面无渗液及感染<br>• 水肿和疼痛水平无加重<br>• 术后疼痛逐步减轻<br>• 用拐杖下地负重疼痛不增加<br>• 术后第 3周时切口应已愈合良好，可过渡到本阶段涉及的更为主动的干预措施（水池疗法） | • 逐步减轻的术后疼痛<br>• 逐渐减轻的软组织和关节肿胀<br>• 瘢痕粘连<br>• 下地和逐渐增加负重<br>• 活动度受限<br>• 肌力下降<br>• 心血管耐力和体能受影响 | • 继续阶段Ⅰ的干预措施<br>• 关节活动技术-前后和中间-横向滑动<br>• 渐进的软组织活动和瘢痕按摩<br>• 渐进负重练习和带行走夹板的步态训练<br>• 开始触地负重第 8天;14 天疼痛和症状允许下开始从部分强化到完全负重<br>• 等长特性-脱离夹板<br>• 踝关节在中立位-内翻和外翻<br>• 在晚Ⅱa期开始等长跖屈<br>• 水池疗法-全浮力条件下步行或跑步（只允许非全体重支撑！）<br>• 主动活动度（脱离夹板)-踝关节（早期Ⅱa期，各个方向，膝关节屈曲和伸展;晚期Ⅱa期，借助毛巾或皮带轻微背伸，膝关节弯曲伸展下足趾卷曲抓取毛巾）<br>• 夹板保护下的步态训练,承重耐受<br>• 弹性管或带练习-内翻,外翻及跖屈和背伸;在疼痛和症状能忍受的范围内循序渐进加强<br>• 等张训练-对未受影响的肌群进行负重练习<br>• 从自行车台到行走冲刺的心肺功能锻炼 | • 尽量减少关节僵硬<br>• 促进愈合<br>• 减少水肿<br>• 尽量减少瘢痕粘连<br>• 从第 14 天开始增加负重直至耐受完全负重<br>• 实施等长收缩力锻炼项目<br>• 提高肌肉整体力量和耐力<br>• 早Ⅱa 期:膝关节伸直主动背屈 0°,膝关节屈曲下主动背屈 5°<br>• 晚Ⅱa 期:膝关节伸直主动背屈 0°~5°,膝关节屈曲下主动背屈 5°~10°<br>• 降低心血管功能失调发生 | • 超声治疗在最初的 3 周最有效,之后效果降低;于晚Ⅱa 期中断<br>• 修复组织的强度和症状的稳定性都足够开始在保护支架下进行全体重负重练习;根据患者的症状波动和活动能力调整负重练习的强度<br>• 保持中立位的等长收缩有助于增强力量并能减少水肿和萎缩,该体位能最大程度降低修复组织的张力<br>• 游泳池练习可促进非负重环境下的活动度<br>• 冰敷,按压,并运用冰袋抬高患肢减小肿胀<br>• 卷足趾和主动活动度背伸和跖屈可通过提供肌肉泵降低水肿<br>• 通过手术以及康复的过程能获得修复处组织足够的强度去进行主动活动度 0°背屈和其他活动到症状耐受在膝关节屈曲伸直下<br>• 毛巾卷发促进肌肉泵的行动,以减少水肿和萎缩<br>• 到 4 周,足够的强度可以支持症状允许内的跖屈等长及等张收缩,这在无体重负重下进行<br>• 保持整体肌力和心血管耐力对恢复日常活动和娱乐活动的能力是必要的;步行夹板能在活动中保护修复组织 |

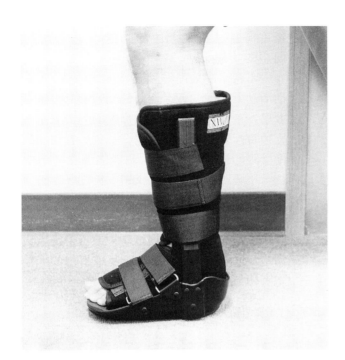

图 31-9　穿着保护性夹板和靴子开始渐进式的全负重运动。应使用铰链式支具

表 31-6　跟腱修复（早期活动）

| 康复阶段 | 阶段标准 | 预期损伤和功能障碍 | 干预方法 | 目标 | 基本原理 |
|---|---|---|---|---|---|
| **阶段Ⅱb** 术后 5～8 周 | • 活动度无异常<br>• 没有新增症状<br>• 在行走夹板保护下完全负重<br>• 切口愈合<br>• 轻度水肿<br>• 疼痛已控制<br>• 主动活动度<br>• 背屈良好<br>• 跖屈，内翻/外翻对称 | • 最小的术后疼痛<br>• 有限的主动活动度<br>• 力量降低<br>• 肌腱肥大和持续软组织肿胀<br>• 移除夹板后的步态异常<br>• 无法做单腿提踵<br>• 改变的本体感觉和关节反应时间 | • 继续第Ⅰ和Ⅱ阶段的干预措施<br>• 被动活动度-开始在体重承重下进行背屈，同时保持膝关节屈曲或伸直<br>• 主动活动度（移除支具）<br>• 能耐受摘除夹板的步态训练<br>• 力量训练-开始双腿提踵<br>• 等速训练-次最大速度范围<br>• 跖屈和背伸，加强耐力<br>• 所有未受影响的肌肉群进行力量训练计划<br>• 在摘除行走夹板下进行固定自行车训练直至耐受<br>• 针对活动度的游泳池治疗（在浮力辅助下进行行走或跑步）；在齐足踝到齐胸的水中进行提踵练习 | • 在所有的动作下都能获得完全对称的活动度<br>• 在水平面有正常的步态周期，在摘除夹板后能适应外界环境<br>• 针对腓肠肌比目鱼肌群开展等速和等张的力量训练计划<br>• 改善心血管功能<br>• 提高肌肉的力量和耐力<br>• 提高本体感觉和关节反应时间 | • 继续活动已增加软组织强度和活动能力，恢复关节活动度以便在摘除夹板下进行步态训练；出于安全性考虑，步态训练需在可控的环境下才能摘除夹板；经医生和治疗师的决策方可摘除夹板<br>• 正常日常生活活动所需的负重关节背屈；修复的组织应具有足够的强度；如果出现症状，中断进行<br>• 腓肠肌-比目鱼肌修复最初控制等长收缩；现在修复组织强度足够耐受强度渐进的力量练习 |

### 阶段Ⅲa

时间：术后 9~16 周

目标：在所有活动时步态正常，可完全负重，继续增强肌力与耐力，从步行开始酌情过渡到慢跑训练（若合适），在本阶段末期可尝试等速训练与水疗增强练习（此阶段末）

### 阶段Ⅲb

时间：术后 17~20 周

目标：恢复术前活动和从事体育运动的水平

Ⅲa 期（表 31-7）的康复训练注重增加活动速度，提升患者肌力使其能完成连续的单腿跖足，同时通过康复练习提高腓肠肌与比目鱼肌肌群

的耐力以适应功能性改善。Ⅲb 期（表 31-8）恢复旨在通过逐步全面的功能训练使患者达到其期望的功能水平。

不管术中采用哪种强化固定方式，所有采用早期活动方案的学者在他们的文献中都报道了良好的效果。基于可比性的考虑疗效的测量方法与传统康复项目疗效评估的方法完全一致。背屈和跖屈活动度受限的情况极少发生，患者能够在随访中完成踵行与单腿踮足的测试。此外，术侧的等速顶峰肌力与健侧相仿，相差在 5% 以内[13,105]。

**术后跟腱再断裂极为罕见，且多与患者未被充分告知教育即尝试重返运动[123]或不遵医嘱尝试大运动量运动有关[101]。**与传统康复项目中的那些再断裂患者相似，这些结果也难以进行比较分析。

表 31-7　跟腱修复（早期活动）

| 康复阶段 | 阶段标准 | 预期损伤和功能障碍 | 干预方法 | 目标 | 基本原理 |
|---|---|---|---|---|---|
| 阶段Ⅲa 术后 9~16 周 | • 日常生活行为不再需要行走夹板辅助；可能在早期需要用夹板辅助延长步行阶段<br>• 在摘除夹板后能够获得日常生活无痛步态<br>• 与健侧相比，背屈活动范围差异最小化<br>• 完全的跖屈、内翻和外翻 | • 因跖屈、力量、耐力、背屈受限导致步态在摆动前期出现差异<br>• 无法进行单腿提踵<br>• 无法跑跳<br>• 日间长时间行走后晚上轻度疼痛以及肌肉和跟腱疲劳<br>• 对肌腱承重活动耐受有限（同心和离心） | • 根据指导继续从阶段Ⅰ和阶段Ⅱ进行干预，尤其是负重关节背伸牵拉练习<br>• 主动活性度-根据症状，对单腿提踵增重至 1.5 倍体重<br>• 步态训练-在阶梯和斜面进行跑步机行走，不平整的表面行走，爬楼梯；如果症状允许（无冲刺，变向，或跳跃活动）逐步过渡到慢跑直到阶段结束；迷你蹦床上慢跑<br>• 等速练习-次最大速度的跖屈和背伸<br>• 游泳池训练-增强式训练（在齐腰深的水中练习跳跃）<br>• 有氧运动 | • 停止使用步行夹板<br>• 从水平面上反复单腿提踵<br>• 所有的日常活动都能保持正常的步态周期<br>• 完全对称的负重背屈<br>• 开始快走或慢跑计划<br>• 在一天结束后，活动后减少的肌肉疼痛和基建乏力的主诉<br>• 提高跖屈力量和耐力<br>• 改善最大速度跖屈力量和耐力<br>• 准备陆地活性训练<br>• 改善心血管健康水平 | • 跖屈无力有损步态；康复重点在于改善功能跖屈力量和耐力（单腿提踵）；更高速度下的步态恢复需到这阶段Ⅰ晚期或进入Ⅲb 期末才得以开展<br>• 使用倾斜跑步机可增强腓肠肌-比目鱼肌的力量和耐力<br>• 不平表面和台阶训练能提高本体感觉和日常行走能力<br>• 开展慢跑和跑步的前提是患者无症状，具有正常的步态，并且能够以中到高速执行多个单腿提踵，以避免跟腱负重过大和引发炎症反应<br>• 使用迷你蹦床可在不同的速度促进背伸，并能促进更高速度下的偏心负载耐受能力<br>• 继续在本期恢复需要的力量和耐力，以使患者获得完全的进行日常活动和娱乐活动功能<br>• 池中增强式活动能促进不全负重压力下的功能<br>• 使用步态训练活动和楼梯机提供有氧训练 |

表 31-8　跟腱修复(早期活动)

| 康复阶段 | 阶段标准 | 预期损伤和功能障碍 | 干预方法 | 目标 | 基本原理 |
|---|---|---|---|---|---|
| 阶段 Ⅲ b<br>术后 17~20 周 | • 在各种平面和斜坡保持正常步态<br>• 快走和慢跑无步态异常<br>• 能够以中高速反复单腿提踵<br>• 日常生活,跑步机行走和慢跑等活动无症状 | • 无法跳跃或正常单腿跳<br>• 在较高级的娱乐活动中难以冲刺变向 | • 回顾既往康复计划,解决尚未解决的问题<br>• 个性化力量、灵活性、活动度和功能锻炼,以减轻损伤和功能限制 | • 达到完全康复 | • 多数患者和运动员必须经历这个阶段,具体要视患者的自身情况而定,本阶段应解决包括早期锻炼过快等产生的任何损伤和功能限制 |

## 小结

目前跟腱修补术后早期活动疗法与传统术后石膏固定疗法之间的优劣尚待进一步阐明。尽管较新的研究结果表明早期活动的患者结果令人满意,但由于手术定义、监测标准、术后资料采集时间、手术技术等因素的不同,我们还难以批判的眼光考量这两种治疗理念。虽然不管借助哪一种康复项目,患者能达到的最终功能情况基本相近,本章作者认为跟腱修补术后早期活动较传统术后石膏固定能使患者更早地独立生活,获得更好的生活质量。当然患者的服从度与康复期间的照管情况也应纳入考量。

## 居家训练建议

跟腱修补术后坚持家庭锻炼对重获完全的日常生活娱乐能力相当重要。本章提出的建议并无定法,因任一患者的家庭锻炼项目都需基于其术后状况、预期的后续行为、个体需要等因素个性化拟定。与之相应,锻炼频率、组数及每组重复次数也由治疗师根据患者的情况结合自己的专业观点综合加以确定。

## 居家训练建议:传统康复计划

**1~4 周**
**阶段目标**:控制水肿和疼痛症状,改善功能,减少不适
1. 水肿和疼痛:冰敷、抬高患肢;尝试弯足趾和踝泵训练
2. 运动功能提高:尝试在拐杖帮助下非负重走,根据手术医生的考虑、制动方式在可接受范围内逐步调整训练量
3. 对于不适:适当提升心血管及肌肉功能。(这一方面练习宜贯彻康复计划始终)

**5~8 周**
**阶段目标**:控制症状,改善功能

1. 对于可能出现的症状:必要时可冰敷、加压、抬高术侧下肢,按需进行弯曲足趾与踝泵练习
2. 功能改善:在合适辅助工具的协助下逐步过渡到完全负重练习

**9~16 周**
**阶段目标**:提高活动度;继续力量训练并慢慢恢复功能

1. 活动度
　a. 踝关节在各个方向上开始非负重下拉伸练习(背屈、跖屈、内翻、外翻)
　b. 膝关节屈伸的情况下完成踝关节负重背屈拉伸训练

## 居家训练建议:传统康复计划(续)

2. 力量训练
   a. 开始所有肌肉群的等长和松紧带肌肉力量训练
   b. 可承受的前提下逐步过渡到双腿蹠足训练
3. 运动功能
   a. 症状允许的情况下开始脱去石膏托
   b. 为控制症状可使用足跟保护靴或手杖或拐杖

**17~20 周**

**阶段目标:提高活动度;继续力量训练;继续恢复功能**

1. 活动度:继续所有力量练习
2. 力量训练
   a. 开始单腿蹠足练习
   b. 在无疼痛肿胀感染等不适的情况下进行最高达 1.5 倍自重负重的蹠足练习
3. 运动功能

a. 开始在各种地面及上下坡上行走
b. 本阶段末期若未出现明显不适症状且患者能连续完成单腿蹠足,则可让患者尝试快走或慢跑
c. **不要冲刺、变向或是跳跃**

**20 周后**

**阶段目标:继续力量训练;继续恢复功能**

1. 力量训练
   a. 在台阶边缘完成单腿蹠足
   b. 在可承受范围内进行举重训练
2. 运动功能
   a. 在力所能及的情况下开始慢跑训练
   b. 开始尝试有单足跳、双足交替跳跃等含跳跃的活动
   c. 回归日常休闲及体育活动

## 居家训练建议:早期活动康复训练

**第1周**

**阶段目标:控制水肿疼痛症状,改善活动度,开始功能训练,减少不适**

1. 水肿和疼痛:冰敷、抬高患肢;尝试弯足趾和踝泵训练
2. 活动度:每天三次主动活动度(AROM)训练;在可承受疼痛条件下去除夹板,保持膝关节屈曲伸直的情况下完成蹠屈与背屈练习
3. 运动功能提高:尝试在拐杖帮助下非负重行走,根据手术医生的考虑,制动方式在可接受范围内逐步调整训练量
4. 对于不适:适当提升心血管及肌肉功能。(这一方面练习宜贯彻康复计划始终)

**2~4 周**

**阶段目标:处理水肿;改善活动度;继续力量训练与功能训练**

1. 水肿:需要时冰敷、加压并抬高患肢;必要时亦可弯足趾和踝泵训练
2. 在本阶段早期(术后 7~21 天,Ⅱa 期)活动度:在可承受疼痛条件下去除夹板,保持膝关节屈曲及伸直的情况下完成每天三次蹠屈与背屈的主动活动度(AROM)练习
3. 在本阶段晚期(术后 21~28 天,Ⅱb 期)活动度:在膝关节屈曲及伸直的前提下每日 3 次借助毛巾或皮带进行小幅度背屈拉伸练习
4. 本阶段早期的拉伸练习:在踝关节处于中立背屈位时练习内翻与外翻
5. 本阶段晚期的拉伸练习:尝试蹠屈与背屈,若无疼痛肿胀可逐步过渡到利用轻质松紧带进行练习
6. 功能训练(注意本阶段需一直穿戴行走靴):术后第 8 天开始触地负重练习;若疼痛肿胀未加重可自第 14 天开始逐步增加负重量

**5~8 周**

**阶段目标:提高活动度,继续力量训练与功能训练**

1. 活动度
   a. 合适时继续Ⅱa 阶段的训练内容
   b. 开始在膝关节屈曲伸直时完成负重下背屈拉伸训练
2. 力量训练
   a. 合适时继续Ⅱa 阶段的训练内容
   b. 开始双腿蹠足练习
3. 功能训练
   a. 在症状能够忍受的情况下尝试脱离夹板保护下地活动
   b. 必要时用保护靴和手杖控制症状

**9~16 周**

**阶段目标:提高活动度,继续力量训练,完善功能训练**

1. 活动度:继续Ⅱb 阶段的训练以恢复完全的活动度
2. 力量训练
   a. 逐步过渡到单腿蹠足训练
   b. 在无疼痛肿胀感染等不适的情况下进行最高达 1.5 倍自重负重的蹠足练习
3. 功能训练
   a. 开始在各种地面及上下坡上行走
   b. 本阶段末期若未出现明显不适症状可让患者尝试慢跑
   c. 不要冲刺、变向或是跳跃

**17~20 周**

**阶段目标:继续力量训练,改善功能**

1. 力量训练
   a. 在台阶边缘完成单腿蹠足
   b. 在可承受范围内进行举重训练
2. 功能训练
   a. 开始尝试有单足跳、双足交替跳跃等含跳跃的活动
   b. 回归日常休闲及体育活动

# 临床案例回顾

1　试述愈合的三个阶段？

　　（a）炎症反应期——损伤、撕裂或是手术修复后的几分钟内；

　　（b）修复增生期——最早可在损伤后 48 小时时开始，并可持续 6~8 周；

　　（c）重塑成熟期——可长达数月之久。

2　斯科特，35 岁，正接受其术后 7 天的首次术后评估。其病史中的哪些部分有助于治疗师避免制定过于激进冒险的康复方案？

　　他的健康情况，家族史与既往史都是判断是否存在延迟愈合进程因素的重要参考。糖尿病，外周血管性疾病，类固醇和（或）非甾体抗炎药用药史，抗凝药，吸烟史，既往手术或是非手术治疗的愈合情况，疼痛耐受能力，营养状况以及高身体质量指数均会影响软组织的愈合。

3　南希目前在进行早期活动康复项目。术后 1 周她开始康复时 ATRS 评分为 10 分。术后 6 周时她已取得了长足进步，ATRS 评分达 44 分。根据上述信息你将如何规划她的下一步治疗？

　　回顾详细评分内容可以发现南希目前的主要问题是活动受限而非疼痛、僵硬或是肌肉力量不足，这点与客观证据是一致的。下一步可评估南希的日常生活活动、职业和娱乐活动需求并据此开展针对性训练。

4　科莉 7 周前接受了跟腱修补手术。她目前处于部分负重阶段并使用了固定保护夹板。术后 9 周时她要开始非负重下踝关节各方向上的拉伸练习。在愈合的第 I 和 II 阶段（第 1~8 周），纤维细胞持续增值，产生了大量的胶原。尽管胶原数量增加明显，修补处组织仍然薄弱需要保护（如有限负重和不剧烈的活动度拉伸练习）。为什么尽管胶原纤维增加但组织强度仍然不够？

　　此时沉积的多为 III 型胶原，其交联性弱，纤维尺寸偏小，强度较低。随着修复过程的进行胶原沉积会转变为 I 型胶原，后者有着更好的交联性，尺寸与强度也更加适宜。

5　金女士现年 40 岁，在打网球时撕裂了她的跟腱。她 7 周前接受手术现在希望能恢复到受伤前的运动水平。她可以从事哪些较为安全的练习以为其重返球场奠定良好基础？

　　在金女士康复方案的这阶段 I，她可以安全地尝试深水跑步练习（身着有浮力的背心以防止足部触到池底），此外核心力量训练（如用医疗球在坐位或仰卧位下练习）也能预防修复处拉伤，如肩胛骨稳定性和肩袖相关练习等上肢训练也有所帮助。

6　43 岁的道格 9 周前接受了跟腱修补术。医生为他选择了传统制动康复方案。他今天来诊所就诊，主诉拆除石膏 1 周行走（站立期）时仍感疼痛。治疗师可采取什么方法控制他的症状？

　　理疗师可通过调节保护靴的高度以防止肌腱完全负重。此外，在拐杖辅助下渐进负重也可用于控制机械应力。这些方法也可用于控制伤口疼痛感染。

7　布莱恩术后 3 月发现他接受跟腱修补的患侧看起来比健侧粗，这正常吗？

　　伤后 3 个月时修复区域的面积可达健侧的 6.1 倍，到 6 个月时仍有 5.6 倍。在 21 例接受检查的已修复跟腱中，19 例出现了提示肌腱内侧中央部损伤的尺寸不一的高强度信号。肌腱内侧损伤的出现似乎是手术修补与石膏固定后恢复过程的正常组成部分。

8　汤姆接受了早期活动的康复指导，目前处于术后第 3 周，在这阶段 I 有什么治疗能帮助他的伤口愈合吗？

　　如果切口干燥开始愈合，可以使用治疗性超声帮助伤口愈合。某些研究显示治疗性超声能增加胶原合成，提高张力负荷。

9　丹目前术后 22 周，活动度与力量均恢复良好。他能正常地在平地上行走，并已重新开始跑步训练，但是他的灵活性似乎不太好。丹还提及"他对自己开刀的地方还是没那么有信心"，作为一名临床医生你能做些什么以减轻他的担忧么？

　　术后跟腱再断裂极为罕见且多与患者未被充分告知教育即尝试重返运动有关。他所从事的运动项目对身体的要求可通过分阶段、分时的训练来满足。这一方法有助于他在要求较低的训练中取得成功并重新建立他对修复处的自信。参见相关章节：回归跑步与回归跳跃的系统性训练。

（李圣坤　蒋佳　译　华英汇　李云霞　校）

# 参考文献

1. Romanelli D, Almekinders L, Mandelbaum B: Achilles rupture in the athlete: Current science and treatment. Sports Med Arthrosc Rev 8:377, 2000.

2. Schuberth JM: Achilles tendon trauma. In Scurran BL, editor: Foot and ankle trauma, ed 2, New York, 1996, Churchill Livingstone.

3. Lagerrgren C, Lindholm A: Vascular distribution in the Achilles tendon: An arteriographic and microangiographic study. Acta Chir Scand 116:491, 1959.

4. Arner O, Lindholm A, Orell SR: Histologic changes in subcutaneous rupture of the Achilles tendon. Acta Chir Scand 116:484, 1959.

5. Carr AJ, Norris SH: The blood supply of the calcaneal tendon. J Bone Joint Surg 71B(1):100, 1989.

6. Schatzker J, Branemark PI: Intravital observation of the microvascular anatomy and microcirculation of tendon. Acta Orthop Scand Suppl 126:3, 1969.

7. Alfredson H, Lorentzon R: Chronic Achilles tendinosis: Recommendations for treatment and prevention. Sports Med 29:135, 2000.

8. Amadio PC: Tendon and ligament. In Cohen IK, Diegelmann RF, Lindblad WJ, editors: Wound healing: Biochemical and clinical aspects, Philadelphia, 1992, Saunders.

9. Bradley JP, Tibone JE: Percutaneous and open surgical repairs of Achilles tendon ruptures. Am J Sports Med 18:188, 1990.

10. Paddu G, Ippolito E, Postacchini F: A classification of Achilles tendon disease. Am J Sports Med 4(4):145, 1976.

11. Kvist H, Kvist M: The operative treatment of chronic calcaneal paratendonitis. J Bone Joint Surg 62B(3):353, 1980.

12. Kannus P, Jozsa L: Histopathological changes preceding spontaneous rupture of a Achilles tendon. J Bone Joint Surg 73A(10):1507, 1991.

13. Mandelbaum BR, Myerson MS, Forster R: Achilles tendon ruptures: A new method of repair, early range of motion, and functional rehabilitation. Am J Sports Med 23(4):392, 1995.

14. Mandelbaum BR, Hayes WM, Knapp TP: Management of Achilles tendon ruptures. Foot Ankle 2(3):1, 1997.

15. Alfredson H, Thorsen K, Lorentzon R: In situ microdialysis in tendon tissue: High levels of glutamate, but not prostaglandin E2 in chronic Achilles tendon pain [see comment]. Knee Surg Sports Traumatol Arthrosc 7:378, 1999.

16. Almekinders LC, Deol G: The effects of aging, antiinflammatory drugs, and ultrasound on the in vitro response of tendon tissue. Am J Sports Med 27:417, 1999.

17. Hastad K, Larsson HG, Lindholm A: Clearance of radiosodium after local deposit in the Achilles tendon. Acta Chir Scand 116:251, 1959.

18. Strocchi R, et al: Human Achilles tendon: Morphological and morphometric variations as a function of age. Foot Ankle 12:100, 1991.

19. Curwin S: Tendon injuries: Pathology and treatment. In Zachazewski JE, Magee DJ, Quillen WS, editors: Athletic injuries and rehabilitation, Philadelphia, 1996, Saunders.

20. van der Linden PD, et al: Increased risk of Achilles tendon rupture with quinolone antibacterial use, especially in elderly patients taking oral corticosteroids [see comment]. Arch Int Med 163:1801, 2003.

21. Curwin SL: Force and length changes of the gastrocnemius and soleus muscle-tendon units during a therapeutic exercise program and three selected activities, master's thesis, Halifax, Nova Scotia, Canada, 1984, Dalhousie University.

22. Curwin S, Stanish W: Tendinitis: Its etiology and treatment, Lexington, Mass, 1984. Collamore Press.

23. Gregor RV, Komi PV, Jarvinen M: Achilles tendon forces during cycling. Int J Sports Med 8(suppl):9, 1987.

24. Arner O, Lindholm A: Avulsion fracture of the os calcaneus. Acta Chir Scand 117:258, 1959.

25. Beskin JL, et al: Surgical repair of Achilles tendon ruptures. Am J Sports Med 15:1, 1987.

26. Cetti R, et al: Operative versus nonoperative treatment of Achilles tendon rupture: A prospective randomized study and review of the literature. Am J Sports Med 21(6):791, 1993.

27. Jozsa L, et al: The role of recreational sport activity in Achilles tendon

rupture: A clinical, pathoanatomical, and sociological study of 292 cases. Am J Sports Med 17(3):338, 1989.

28. Nistor L: Surgical and non-surgical treatment of Achilles tendon rupture. J Bone Joint Surg 63A(3):395, 1981.

29. Carden DG, et al: Rupture of the calcaneal tendon: The early and late management. J Bone Joint Surg 69B:416, 1987.

30. Christensen IB: Rupture of the Achilles tendon: Analysis of 57 cases. Acta Chir Scand 106:50, 1953.

31. Inglis AE, et al: Ruptures of the tendo Achilles. J Bone Joint Surg 58A:990, 1976.

32. Maffulli N, et al: Early weightbearing and ankle mobilization after open repair of acute midsubstance tears of the Achilles tendon. Am J Sports Med 31:692, 2003.

33. Thompson TC, Doherty JH: Spontaneous rupture of tendon of Achilles: a new clinical diagnostic test. J Trauma 2:126, 1962.

34. Mink JH, Deutsch AL, Kerr R: Tendon injuries of the lower extremity: magnetic resonance assessment. Top Magn Reson Imaging 3:23, 1991.

35. Harcke H, Grisson LE, Finkelstein MS: Evaluation of the musculoskeletal system with sonography. AJR Am J Roentgenol 150:1253, 1988.

36. Chiodo CP, et al: The diagnosis and treatment of acute Achilles tendon rupture. J Am Acad Orthop Surg 18(8) 503, 2010.

37. Wills CA, et al: Achilles tendon rupture: A review of the literature comparing surgical versus non-surgical treatment. Clin Orthop 207:156, 1986.

38. Quenu J, Stoianovitch I: Les ruptures du tendon d'Achilles. J Chir (Paris) 67:647, 1929.

39. Laseter JT, Russell JA: Anabolic steroid-induced tendon pathology: A review of the literature. Med Sci Sports Exerc 23:1, 1991.

40. Achilles tendon rupture (editorial). Lancet 1:189, 1973.

41. Khan RJ, et al: Treatment of acute Achilles tendon ruptures: A meta-analysis of randomized, controlled trials. J Bone Joint Surg Am 87:2202-2210, 2005.

42. Weber M, et al: Nonoperative treatment of acute rupture of the Achilles tendon: results of a new protocol and comparison with operative treatment. Am J Sports Med 31:685, 2003.

43. Ma GW, Griffith TG: Percutaneous repair of acute closed ruptured Achilles tendon: A new technique. Clin Orthop 128:247, 1977.

44. Wong J, Varrass V, Maffulli N: Quantitative review of operative and non-operative management of Achilles tendon ruptures. Am J Sports Med 30(4) 565, 2002.

45. Tang KL, et al: Arthroscopically assisted percutaneous repair of fresh closed Achilles tendon rupture by Kessler's suture. Am J Sports Med 35(4):589, 2007.

46. Cetti R: Ruptured Achilles tendon: Preliminary results of a new treatment. Br J Sports Med 22:6, 1988.

47. Cetti R, Henriksen LO, Jacobsen KS: A new treatment of ruptured Achilles tendons. Clin Orthop 308:155, 1994.

48. Crolla RMPH, et al: Acute rupture of the tendo calcaneus. Acta Orthop Belg 53:492, 1987.

49. Levy M, et al: A method of repair for Achilles tendon ruptures without cast immobilization. Clin Orthop 187:199, 1983.

50. Rippstein P, Jung M, Assal M: Surgical repair of acute Achilles tendon rupture using "mini-open" technique. Foot Ankle Clin 7(3):611, 2002.

51. Bunnell S: Primary repair of severe tendons. Am J Surg 47:502, 1940.

52. Kessler I: The grasping technique for tendon repair. Hand 5:253, 1973.

53. Mortensen NHM, Saether J: Achilles tendon repair: A new method of Achilles tendon repair tested on cadaverous materials. J Trauma 31:381, 1991.

54. Nada A: Rupture of the calcaneal tendon. J Bone Joint Surg 67B(3):449, 1985.

55. Richardson LC, Reitman R, Wilson M: Achilles tendon ruptures: Functional outcome of surgical repair with a "pull-out" wire. Foot Ankle Int 24:439, 2003.

56. Jung HG, et al: Outcome of Achilles tendon ruptures treated by a limited open technique. Foot Ankle Int 29(8):803-837, 2008.

57. Silfverskiold N: Uber die subkutane totale Achillessehn-enruptur und

deren Behandlung. Acta Chir Scand 84:393, 1941.

58. Lindholm A: A new method of operation in subcutaneous rupture of the Achilles tendon. Acta Chir Scand 117:261, 1959.

59. Lynn TA: Repair of the torn Achilles tendon, using the plantaris tendon as a reinforcing membrane. J Bone Joint Surg 48A:268, 1966.

60. Kirschembaum SE, Kellman C: Modification of the Lindholm procedure for plastic repair of ruptured Achilles tendon: A case report. J Foot Surg 19:4, 1980.

61. Chen DS, Wertheimer SJ: A new method of repair for rupture of the Achilles tendon. J Foot Surg 31:440, 1992.

62. Bugg EI, Jr, Boyd BM: Repair of neglected rupture or laceration of the Achilles tendon. Clin Orthop 56:73, 1968.

63. Teuffeur AP: Traumatic rupture of the Achilles tendon: Reconstruction by transplant and graft using the lateral peroneus brevis. Orthop Clin North Am 5:89, 1974.

64. Mann RA, et al: Chronic rupture of the Achilles tendon: A new technique of repair. J Bone Joint Surg 73A:214, 1991.

65. Wapner KL, Hecht PJ, Mills RH, Jr: Reconstruction of neglected Achilles tendon injury. Orthop Clin North Am 26:249, 1995.

66. Jenkins DHR, et al: Induction of tendon and ligament formation by carbon implants. J Bone Joint Surg 59B:53, 1977.

67. Hosey G, et al: Comparison of the mechanical and histologic properties of Achilles tendons in New Zealand white rabbits secondarily repaired with Marlex mesh. J Foot Surg 30:214, 1991.

68. Giannini S, et al: Surgical repair of Achilles tendon ruptures using polypropylene braid augmentation. Foot Ankle 15:372, 1994.

69. Haggmark T, et al: Calf muscle atrophy and muscle function after nonoperative vs. operative treatment of Achilles tendon ruptures. Orthopaedics 9(2):160, 1986.

70. Muller ME, et al: General considerations. In Muller ME, et al, editors: Manual of internal fixation: Techniques recommended by the AO-Group, Berlin, 1979, Springer-Verlag.

71. Inglis AE, Sculco TP: Surgical repair of ruptures of the tendo Achilles. Clin Orthop 156:160, 1981.

72. Leppilahti J, et al: Isokinetic evaluation of calf muscle performance after Achilles rupture repair. Int J Sports Med 17:619, 1996.

73. Shields CL, et al: The Cybex II evaluation of surgically repaired Achilles tendon ruptures. Am J Sports Med 6:369, 1978.

74. Booth FW: Physiologic and biochemical effects of immobilization on muscle. Clin Orthop 219:15, 1987.

75. Pepels WRJ, Plasmans CMT, Sloof TJH: The course of healing of tendons and ligaments (abstract). Acta Orthop Scand 54:952, 1983.

76. Enwemeka CS: Inflammation, cellularity, and fibrillogenesis in regenerating tendon: Implications for tendon rehabilitation. Phys Ther 69:816, 1989.

77. Enwemeka CS: Connective tissue plasticity: ultrastructural, biomechanical, and morphometric effects of physical factors on intact and regenerating tendons. J Orthop Sports Phys Ther 14(5):198, 1991.

78. Enwemeka CS, Spielholz NI, Nelson AJ: The effect of early functional activities on experimentally tenotomized Achilles tendon in rats. Am J Phys Med Rehabil 67:264, 1988.

79. Gelberman RH, et al: Flexor tendon repair in vitro: A comparative histologic study of the rabbit, chicken, dog, and monkey. J Orthop Res 2:39, 1984.

80. Krackow KA, Thomas SC, Jones LC: A new stitch for ligament-tendon fixation: Brief note. J Bone Joint Surg 68A:764, 1986.

81. Soma CA, Mandelbaum BR: Repair of acute Achilles tendon ruptures. Orthop Clin North Am 26(2):239, 1995.

82. De Carli A, et al: Effect of cyclic loading on new polyblend suture coupled with different anchors. Am J Sports Med 33:214, 2005.

83. Buchgraber A, Pässler HH: Percutaneous repair of Achilles tendon rupture: Immobilization versus functional postoperative treatment. Clin Orthop Relat Res 341:113, 1997.

84. Haji A, et al: Percutaneous versus open tendo Achilles repair. Foot Ankle Int 25:215, 2004.

85. Halasi T, Tallay A, Berkes I: Percutaneous Achilles tendon repair with and without endoscopic control. Knee Surg Sports Traumatol Arthrosc 11:409, 2003.

86. Lim J, Dalal R, Wasseem M: Percutaneous vs open repair of the ruptured Achilles tendon—a prospective randomized controlled study. Foot Ankle Int 22(7):559, 2001.

87. Tomak SL, Fleming LL: Achilles tendon rupture: An alternative treatment. Am J Orthop 33:9, 2004.

88. Leppilahti J, et al: Free tissue coverage of wound complications following Achilles tendon rupture surgery. Clin Orthop 328:171, 1996.

89. Leadbetter WB: Cell matrix response in tendon injury. Clin Sports Med 11(3):533, 1992.

90. Karjalainen PT, et al: Magnetic resonance imaging during healing of surgically repaired Achilles tendon ruptures. Am J Sports Med 25(2):164, 1997.

91. Laurant TC: Structure, function and turnover of the extracellular matrix. Adv Microcirc 13:15, 1987.

92. Gamble JG: The musculoskeletal system: Pathological basics, New York, 1988, Raven Press.

93. Gelberman RH, et al: Effects of early intermittent passive mobilization on healing canine flexor tendons, J Hand Surg 7(2):170, 1982.

94. Hannallah D, et al: Gene therapy in orthopaedic surgery. J Bone Joint Surg Am 84:1046, 2002.

95. Rodeo SA: What's new in orthopaedic research. J Bone Joint Surg Am 85:2054, 2003.

96. Forslund C, Aspenberg P: Improved healing of transected rabbit Achilles tendon after a single injection of cartilage-derived morphogenetic protein-2. Am J Sports Med 31:555, 2003.

97. Fitzgibbons RE, Hefferon J, Hill J: Percutaneous Achilles tendon repair. Am J Sports Med 21(5):724, 1993.

98. Gerdes MH, et al: A flap augmentation technique for Achilles tendon repair, postoperative strength and functional outcome. Clin Orthop 280:241, 1992.

99. Kellam JF, Hunter GA, McElwain JP: Review of the operative treatment of Achilles tendon rupture. Clin Orthop 201:80, 1985.

100. Soldatis JJ, Goodfellows DB, Wilber JH: End to end operative repair of Achilles tendon rupture. Am J Sports Med 25(1):90, 1997.

101. Costa ML, et al: Immediate full weight bearing mobilization for repaired Achilles tendon ruptures: A pilot study. Injury 34:874-876, 2003.

102. Maffulli N, et al: No adverse effect of early weight bearing following open repair of acute tears of the Achilles tendon. J Sports Med Phys Fitness 43:367-379, 2003.

103. Malone TR, Garrett WE, Zachazewski JE: Muscle: deformation, injury, repair. In Zachazewski JE, Magee DJ, Quillen WS, editors: Athletic injuries and rehabilitation, Philadelphia, 1996, Saunders.

104. Zachazewski JE: Muscle flexibility. In Scully R, Barnes ML, editors: Physical therapy, Philadelphia, 1989, Lippincott.

105. Carter TR, Fowler PJ, Blokker C: Functional postoperative treatment of Achilles tendon repair. Am J Sports Med 20:459, 1992.

106. Fernandez-Fairen M, Gimeno C: Augmented repair of Achilles tendon ruptures. Am J Sports Med 25(2):177, 1997.

107. Solveborn SA, Moberg A: Immediate free ankle motion after surgical repair of acute Achilles tendon ruptures. Am J Sports Med 22(5):607, 1994.

108. Sorrenti SJ: Achilles tendon rupture: Effect of early mobilization in rehabilitation after surgical repair. Foot Ankle Int 27:407-410, 2006.

109. Suchak AA, et al: The influence of early weight bearing compared with non-weight bearing after surgical repair of the Achilles tendon. J Bone Joint Surg Am 90:1876-1883, 2008.

110. Yotsumoto T, Miyamoto W, Uchio Y: Novel approach to repair of acute Achilles tendon rupture early recovery without postoperative fixation or orthosis. Am J Sports Med 2(38):287, 2009.

111. Metz R, et al: Acute Achilles tendon rupture: Minimally invasive surgery versus nonoperative treatment with immediate full weight bearing—A randomized controlled trial. Am J Sports Med 36:1688, 2008.

112. Kangas J, et al: Early functional treatment vs early immobilization in tension of the musculotendinous unit after Achilles rupture repair: A prospective, randomized, clinical study. J Trauma 54(6):1171, 2003.

113. Boyden EM, et al: Late versus early repair of Achilles tendon rupture

clinical and biomechanical evaluation. Clin Orthop Relat Res 317:150-158, 1995.

114. Leppilahti J, et al: Outcome and prognostic factors of Achilles rupture repair using a new scoring method. Clin Orthop Relat Res 346:152-161, 1998.

115. Don R, et al: Relationship between recovery of calf muscle biomechanical properties and gait pattern following surgery for Achilles tendon rupture. Clin Biomech 22:211-220, 2007.

116. Robinson JM, et al: The VISA-A questionnaire: A valid and reliable index of the clinical severity of Achilles tendinopathy. Br J Sports Med 35:335-341, 2001.

117. Martin RL, et al: Evidence of the validity for the Foot and Ankle Ability Measure (FAAM). Foot Ankle Int 26(1):968-983, 2005.

118. Carcia CR, et al: Achilles pain, stiffness, and muscle power deficits: Achilles tendinitis clinical practice guidelines linked to the International Classification of Functioning, Disability, and Health from the Orthopaedic Section of the American Physical Therapy Association. J Orthop Sports Phys Ther 40(9):A1, 2010.

119. Nilsson-Helander K, et al: The Achilles Tendon Total Rupture Score (ATRS): Development and validation. Am J Sports Med 35(3):421-426, 2007.

120. Maffulli N, et al: Favorable outcome of percutaneous repair of Achilles tendon ruptures in the elderly. Clin Orthop Relat Res 468:1039-1046, 2010.

121. Kerkoffs GM, et al: Functional treatment after surgical repair of acute Achilles tendon rupture: Wrap vs walking cast. Arch Orthop Trauma Surg 122(2):102, 2002.

122. Mortenson NH, Skov O, Jenson PE: Early motion of the ankle after operative treatment of a rupture of the Achilles tendon: A prospective, randomized clinical and radiographic study. J Bone Joint Surg Am 81(7):983, 1999.

123. Motta P, Errichiello C, Pontini I: Achilles tendon rupture: A new technique for easy surgical repair and immediate movement of the ankle and foot. Am J Sports Med 25(2):172, 1997.

124. Enwemeka CS, Rodriguez O, Mendosa S: The biomechanical effects of low intensity ultrasound on healing tendons. Ultrasound Med Biol 16:801, 1990.

125. Enwemeka CS: The effect of therapeutic ultrasound on tendon healing: A biomechanical study. Am J Phys Med Rehabil 67:264, 1988.

126. Jackson BA, Schwane JA, Starcher BC: Effect of ultrasound on the repair of Achilles tendon injuries in rats. Med Sci Sports Exerc 23(2):171, 1991.

127. Freider S, et al: A pilot study: The therapeutic effect of ultrasound following partial rupture of Achilles tendons in male rats. J Orthop Sports Phys Ther 10(2):39, 1988.

128. Ng GY, Fung DT: The effect of therapeutic ultrasound intensity on the ultrastructural morphology of tendon repair. Ultrasound Med Biol 33(11):1750-1754, 2007.

129. Frings H: Uber 317 falle von operrierten subkutanen Achil-lesrupturen be sportiern und sportlerinnen. Arch Orthop Unfallchir 67:64, 1969.

130. Nillius SA, Nilsson BE, Westin WE: The incidence of Achilles tendon rupture. Acta Orthop Scand 47(1):118, 1976.

131. Cetti R, Christenson SE: Surgical treatment under local anesthesia of Achilles rupture. Clin Orthop 173:204, 1983.

132. Holz U: Die Achilles shenen ruptur–klinische und ultratrukturturelle aspekte. In Chapchal G, editor: Sportverletzungen und Sportschagen, Stuttgart, 1983, Georg Tieme.

133. Schedl R, Fasol P, Spangler H: Die Achillessehnen-ruptur als sportverletzung. In Chapchal G, editor: Sportverletzungen und Sportschagen, Stuttgart, 1983, Georg Tieme.

134. Zolinger H, Rodriquez M, Genoni M: Zur atiopathogeneseund diagnostik der Achillesehnenrupturen im sport. In Chapchal G, editor: Sportverletzungen und Sportschagen, Stuttgart, 1983, Georg Tieme.

135. Jozsa L, et al: Pathological alterations of human tendons. Morphol Igazsagugy Orr Sz 27(2):106, 1987.

# 第 32 章

# 踇囊切除术

*Joshua Gerbert, Neil McKenna*

## 定义

　　"踇囊炎"是指第一跖趾关节（metatarsal phalangeal joint, MTPJ）周围的增生肥大。"踇外翻"（hallux valgus）过去被作为所有类型踇囊炎的总称，没有确切的定义。而踇外翻实际是指踇趾额面的畸形，踇趾的跖面逐渐开始转而朝向第二趾。"踇外展"（hallux abductus）是指第一趾横断面的畸形，踇趾向第二趾靠近、跨越或骑跨。在大多数案例中，外科医生通常会根据术前踇趾的位置，诊断为"伴踇囊炎的踇外展"（图 32-1）或"伴踇囊炎的踇外展-外翻"。"背侧踇囊炎"是指第一跖趾关节背侧的增生，并且在大多数情况下提示第一跖趾关节活动限制，也称为踇僵硬（hallux limitus）。（见文末彩图 32-1）

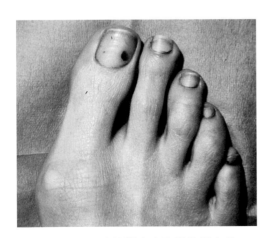

**图 32-1**　一位伴踇囊炎的踇外展患者

## 病因学

　　踇外翻畸形是一种复杂、动态变化的疾病，随着时间延长，即便使用非手术治疗很可能也不能阻止畸形进展，尤其是当第一跖列存在结构性行列不齐时尤为明显。一旦踇外翻畸形进展到一定程度，任何非手术治疗都不能逆转这种状况。非手术治疗也许能中止畸形的进展或减轻相关症状。这种疾病的病因有很多，有时是多种原因共同作用引起。以下是踇外翻畸形常见的几种原因：

- 组成第一跖列的一块或多块骨存在结构性排列不齐；
- 下肢生物力学不平衡，行走时存在非正常足内转；
- 代谢性疾病（如导致第一跖趾关节退行性变的关节炎性皮疹或骨刺增生）；

　　需要提到的是当下肢内在和外在肌在行走时出现功能异常，并存在显著内转，踇趾会开始向第二趾偏移，反作用力会推动第一跖骨更加向中间偏移。横断面上如果第一跖楔关节（metatarsal cuneiform joint, MCJ）活动度越大，那么第一跖骨与第二跖骨会更加张开。矢状面第一跖楔关节活动度越大，那么第一跖骨会向背侧移位越多，并且造成第一跖趾关节活动受限越严重（即踇僵硬而非伴内侧踇囊炎的踇外展）。

## 手术纠正的指征及注意事项

　　为了确定病变的具体部位，需要进行详细的负重位和非负重位足和下肢检查。在非负重位下测量第一跖趾关节的活动度（背屈和跖屈）（图 32-2）。

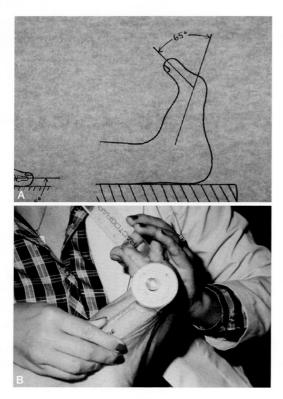

图 32-2    A. 非负重位测量第一跖趾关节背屈角度，顺着第一跖骨倾斜角作一直线并向外延伸，在这条线背侧的移动即为背屈角度；B. 使用量角器测量第一跖趾关节背屈角

在正常的前进步态下背屈的角度大约为 65°（图 32-3）。由于正常步态周期中并不需要第一跖趾关节的跖屈，所以我们只需知道第一跖趾关节可以在无不适下跖屈到一定角度，而并不需要特别关注跖屈的角度值。对第一跖楔关节横断面及矢状面活动度的评估对于发现有无活动过度具有重要意义，如果第一跖列矢状面上存在活动过度，则需要让患者背屈第一跖后再次评估。通过背屈第一趾，可以触动跖腱膜（绞盘机制）。如果矢状面上不存在异常活动，那么使用矫正装置就可能纠正由于第一趾列过度活动造成的变形力，这种变形力在行走中常常影响第一跖趾关节，限制其活动，造成转移性跖骨痛。但是，如果通过背屈跗趾触发绞盘机制后过度活动仍然存在，那么就需要手术治疗来阻止这种异常活动，例如第一跖楔关节融合，即 Lapidus 术式。跗囊炎出现症状往往并不是手术矫正的指征。例如一位进行性跗外展伴跗囊炎患者，其跗趾明显靠近第二趾但没有任何症状，但仍需要通过手术来防止第二趾畸形和第二跖趾关节脱位。（见文末彩图 32-2）

负重位下的影像学评估对于确定第一跖列是否存在排列不齐以及病变当前的严重程度（图 32-4）

非常重要。图 32-5 显示跖骨头跖面出现两块籽骨，作为附着于相邻趾骨基底部跖面的跗短屈肌腱膜的支点。有时位于腓侧的籽骨会造成巨大的变形力，所以外科医生可能需要松解附着的软组织或将其切除（图 32-6）。这个操作可能造成瘢痕形成一定程度上会限制术后第一跖趾关节的背屈。（见文末彩图 32-6）

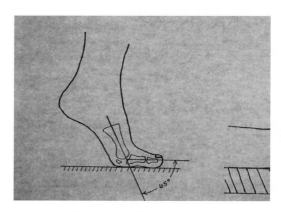

图 32-3    前进步态时需要 65° 背屈。一些患者可能不需要达到这个数值即可完成正常的前进

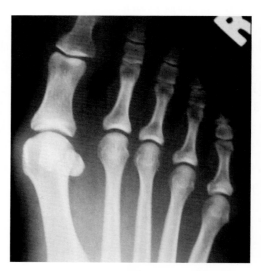

图 32-4    图 32-1 患者的负重位后前位 X 线片。跗趾向第二趾偏移，第一、二跖间角增大。这位患者还存在第一跖趾关节软组织不平衡和第一跖排列不齐

角度测量方法有很多种，并且和临床检查相对应。

骨科医生在选择哪种术式或确定哪种术式最合适之前，也需要考虑患者整体的健康状况、身体类型、年龄、职业和家庭环境等因素。临床和影像学评估可能提示一种"理想"的手术方式，而患者的健康状况和（或）社会数据可能指示选择较少的手术。

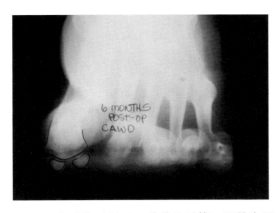

**图 32-5**　负重位下跖面 X 线片显示第一跖骨头跖面两块籽骨,共同组成关节复合体的部分。它们为踇短屈肌提供良好的机械条件,保持踇趾头良好的抓力

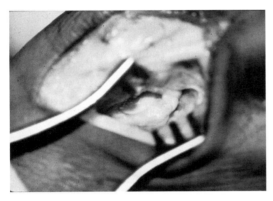

**图 32-6**　背侧切口松解第一跖趾间隙中腓侧籽骨的术中照片。有时这个解剖过程或籽骨切除会造成严重的瘢痕形成或间隙中血肿形成,从而导致术后相关并发症发生

## 手术方式

由于用于纠正踇外翻畸形的手术方式非常多,而且在很多情况下外科医生可能会同时进行几种不同的术式,我认为康复医生将不同手术方式分类是有益的,因为这关系到术后治疗,并且也有利于简要概括手术要点。这一章节不允许我将所有踇外翻手术方式一一罗列,但是以下是较常见的几种。

### 类别 1

患者术后可以立即进行前进运动,术后 2~3 周即可恢复高强度活动能力。

1. 第一跖趾关节软组织平衡重建——McBride 术(很少作为单独的手术进行)(图 32-7)(见文末彩图 32-7)

2. 第一跖趾关节假体植入——全假体或半假体(图 32-8)(见文末彩图 32-8)

3. 骨赘切除——用于踇僵硬患者移除第一跖趾关节背侧的骨刺(背侧踇囊炎)(图 32-9)

4. 第一跖趾关节切除成形术——Keller 术式(通常用于第一跖趾关节无法挽救的老年患者)(图 32-10)(见文末彩图 32-10)

### 类别 2

患者术后可以立即负重,但是术后 2~3 周严禁进行前进步态,术后 8 周内不能进行高强度运动。

1. 跖骨头切除术以相对恢复跖间角(图 32-11)(见文末彩图 32-11)

2. 跖骨头减压截骨术,缩短跖骨并且开放第一跖趾关节以允许更大的关节活动(图 32-12)(见文末彩图 32-12)

3. SCARF 跖骨干截骨术(图 32-13)(见文末彩图 32-13)

### 类别 3

患者术后可以立即负重,但是术后 4~6 周严禁进行前进步态,手术 12 周内不能进行高强度运动。

1. 趾骨楔形切除——Akin 截骨(图 32-14)(见文末彩图 32-14)

2. 第一跖趾关节融合(图 32-15)

### 类别 4

患者术后 6~7 周必须保持无负重,术后 12~16 周不能进行高强度运动。

1. 跖骨基底截骨(图 32-16)

2. 第一跖楔关节融合(图 32-17)

### 类别 5

患者手术截骨或融合区域使用骨移植,在移植骨达到一体化之前不能进行负重,根据移植骨的大小不同最长可能需要 3 个月。

1. 跖骨基底截骨加植骨(图 32-18)

2. 第一跖趾关节或第一跖楔关节融合加植骨(图 32-19)

### 病理学

对大多数的踇囊炎来说,其内在病理是同时存在第一跖趾关节软组织失平衡和第一跖列中一块和更多块骨排列不齐。因此,外科医生可能需要同时

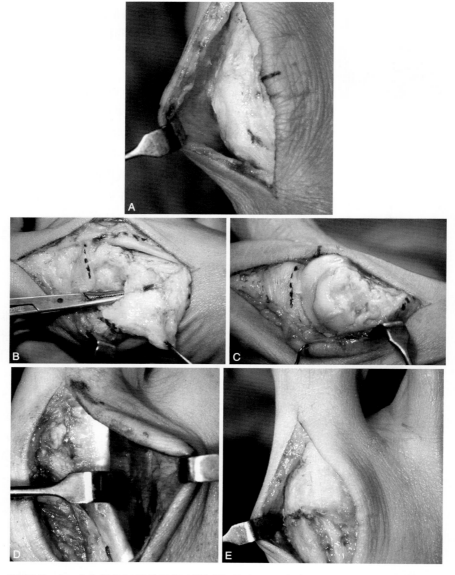

**图 32-7** **A.** 术中照片显示软组织型跗囊切除术以重建关节周围软组织,这是手术开始阶段,从背侧切口暴露第一跖趾关节背侧及内面;**B.** 术中照片示从内侧切开关节囊,切断附属韧带暴露跗囊区域;**C.** 暴露第一跖趾关节内侧面,切除跖骨头内侧面增生部分;**D.** 解剖进入第一跖骨间隙,松解外侧非正常紧密结构,如有必要再松解腓侧籽骨;**E.** 内侧面封闭后及第一跖趾关节囊背侧面照片,多余的组织被切除,跗趾被重新排列至合适位置

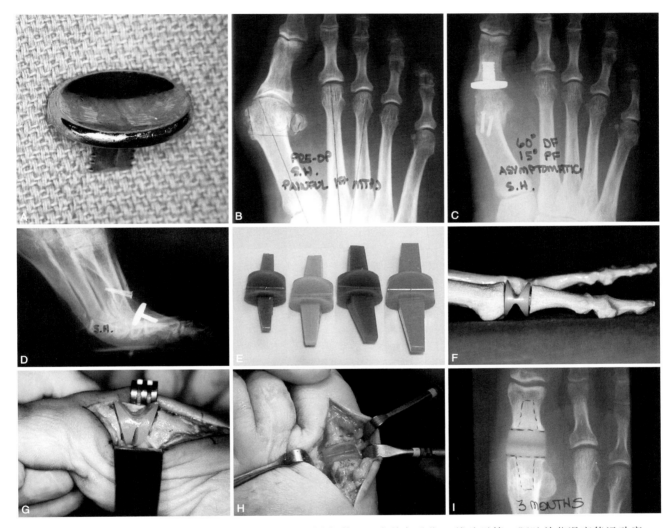

**图 32-8**　**A.** 一个用于替换远端踇趾基底部的金属"半"假体；**B.** 术前负重位 X 线片示第一跖趾关节退变伴运动疼痛，由于踇囊及踇外翻导致跖间角异常增大，治疗方法为跖骨头切除缩短第一、二跖骨距离，同时重建第一跖骨头周围软组织，使用半假体替换近节趾骨基底部；**C.** 跖骨切除术后 X 线片，使用两根螺钉固定，重建周围软组织，置入半假体以获得足够的跖趾关节背屈、缓解疼痛；**D.** 前进位侧位片示跖骨头置入物的移动；**E.** 不同尺寸的硅胶折页全假体；**F.** 在模型骨中插入假体以确定它的位置及需要从跖骨头和近节趾骨基底部需要移除骨的体积，为了保持第一跖骨头的承重能力，正常情况下从跖骨头移除的骨量较少，大部分从近节趾骨切除，同时要避免踇短屈肌插入间隙中；**G.** 从内侧面观察整个合页假体的术中照片；**H.** 从背侧面看到的整个假体；**I.** 术后负重位正位片示整个假体位置

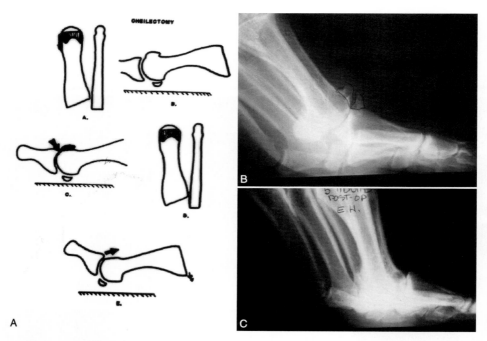

**图 32-9** **A.** 骨刺切除术,跖骨头和近节趾骨基底背侧、内侧和外侧的骨刺被移除;**B.** 前进位侧位片示第一跖趾关节背侧严重的骨刺形成,引起患者疼痛和运动受限;**C.** 前进位术后侧位片示骨刺移除后恢复正常的运动

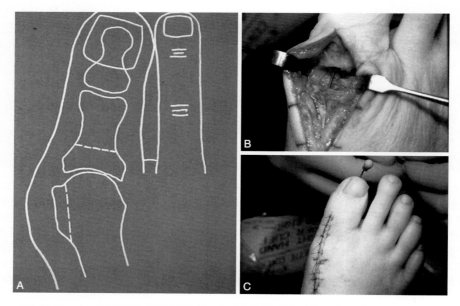

**图 32-10** **A.** 关节切除成形术(Keller 术式)中需要从近节趾骨基底切除的骨量; **B.** 术中从背侧看到将克氏针从踇趾插入穿过跖骨头,使踇趾在横断面及矢状面保持位置正确,直到趾骨基底切除形成的空隙被瘢痕组织填满才能拔出;**C.** 插入克氏针的术后照片,显示术后踇趾缩短,在很多患者身上这会导致转移性跖骨痛

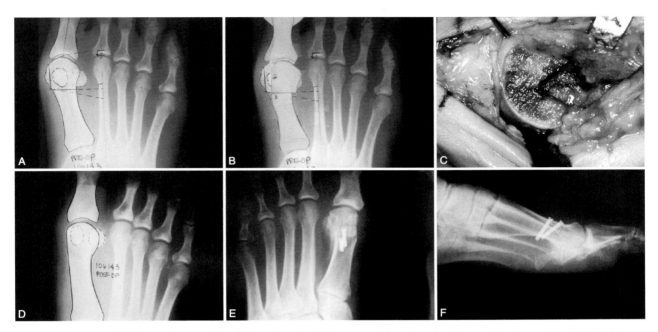

图 32-11　**A.** 术前负重位片示蹈外翻伴蹈囊炎，原因是第一跖趾关节周围软组织平衡失调，造成跖间角逐渐增大；**B.** 测量模板展示跖骨切除术，跖骨头移向外侧以获得相对正常的跖间角，并消除蹈囊。同时需要施行软组织重建术（McBride 术式）恢复关节平衡；**C.** 跖骨颈 chevron 截骨（Austin 术式）后的术中内侧面照片；**D.** Austin/McBride 术后负重位片，使用可吸收棒固定；**E.** 采用同样术式，切除部位用两根螺钉固定的术后正位片；**F.** 两根螺钉固定的术后侧位片

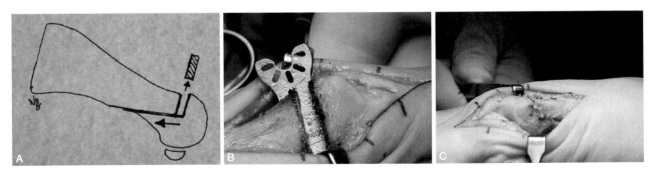

图 32-12　**A.** 跖骨头减压切除术，为缩短第一跖骨切除一部分骨，从而松解第一跖趾关节周围软组织，增加活动范围；**B.** 术中背侧面照片示部分切除的第一跖骨头；**C.** 内侧面照片示减压切除术后用两根螺钉从背侧向跖侧固定

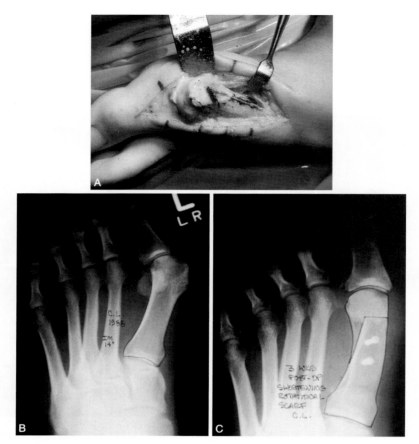

图32-13　**A.** 术中照片示第一跖骨干长"Z"行切除,即 SCARF 截骨;**B.** 术前负重 X 片示第一跖骨较长,跖间角增大,姆外翻畸形;**C.** SCARF 截骨和软组织平衡重建术后负重位 X 片,使用螺钉固定,可以看到跖间角减小,跖骨长度缩短至相对正常水平,第一跖趾关节得到重建

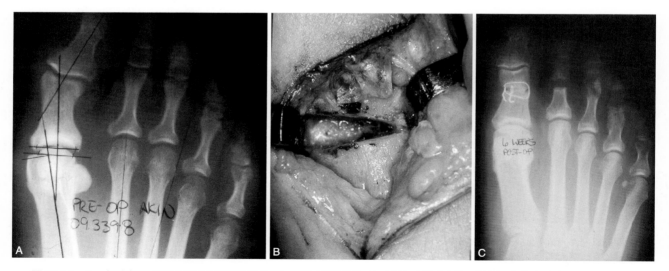

图32-14　**A.** 术前负重位片示趾间关节异常外展,但没有姆囊炎;**B.** 近节趾骨内侧楔形骨切除术中背侧面照片,当切除部位封闭后可减少异常外展,使足趾伸直;**C.** Akin 截骨术后负重正位片,无菌钢丝固定,不需要软组织重建

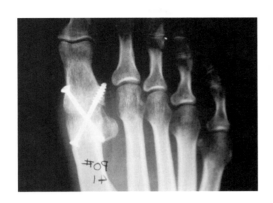

**图 32-15** 术后负重位片示 2 根交叉螺钉融合第一跖趾关节。一旦固定牢靠,踇趾的各个方向的位置将不能改变

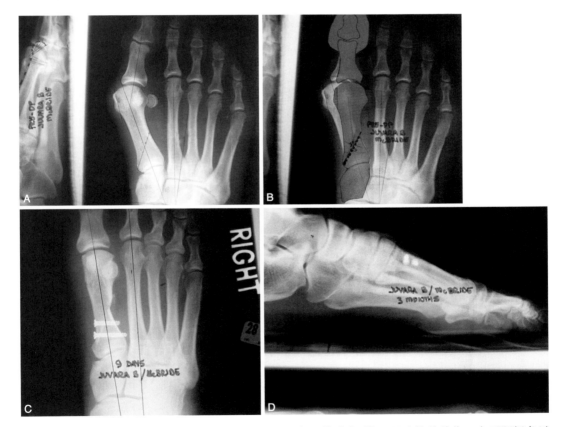

**图 32-16** **A.** 踇外翻伴踇囊炎术前负重正位片,跖间角显著增大,第一跖趾关节移位。由于跖间角过大,不能使用跖骨头切除矫正;**B.** 同一张 X 片用纸质模板模拟切除跖骨基底以减少跖间角,可以看到外侧楔形骨切除,楔形尖端朝向内侧;**C.** 术后 X 片示跖骨基底切除并使用 2 根螺钉固定后跖间角减小,同时第一跖趾关节周围施行软组织平衡重建术;**D.** 侧位片示术后第一跖骨矢状面恢复正常直线。可以看到第一跖骨皮质与第二跖骨平行,因此能够确保第一只跖骨正常承重位置

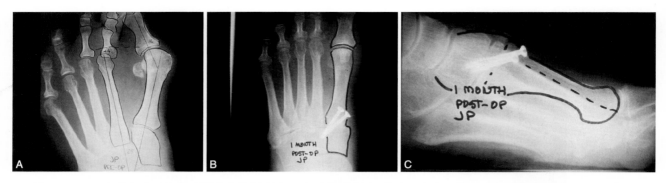

图 32-17　**A.** 术前负重正位片示踇外翻伴踇囊炎,跖间角显著增大,临床上会发现第一跖楔关节处跖骨在矢状面存在异常过度运动,第二跖趾关节向背侧脱位,由于踇囊炎长期存在使第二趾向背侧移位骑跨至踇趾上;**B.** 第一跖楔关节融合(Lapidus 术式)+McBride 软组织平衡重建后的术后正位片,融合部位用两根螺钉固定,术中采用几种术式来重置第二跖趾关节并重组第二跖;**C.** 跖楔关节融合术后侧位片示第一跖骨矢状位位置正常,跖骨有所缩短。第一跖骨背侧皮质和第二跖骨背侧皮质(虚线)平行

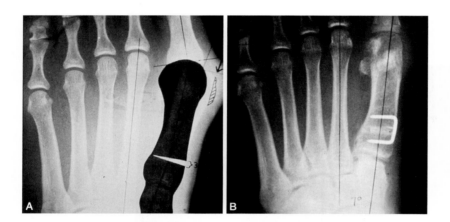

图 32-18　**A.** 术前负重位正位片,模拟展示跖骨基底内侧做楔形骨切除以减小显著增大的跖间角,切除部位空隙需要植骨;**B.** 楔形骨切除后植骨的术后正位片,使用双足钉固定,第一跖趾关节周围施行 McBride 软组织平衡重建

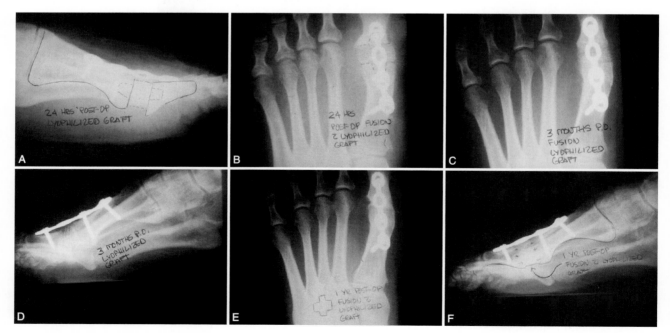

图 32-19　**A.** 第一跖趾关节融合加植骨术后侧位片,植骨是很有必要的,因为骨切除后需要植骨来保持踇趾的长度,背侧使用了一块钢板固定;**B.** 植骨术后 24h 正位片;**C.** 移植骨关节固定术后 3 个月正位片;**D.** 术后 3 个月侧位片;**E.** 术后 1 年正位片,患者获得完全骨重构和第一跖趾关节稳固融合;**F.** 术后 1 年侧位片

施行几种术式,例如 Akin 骨切除、McBride 软组织平衡重建、跖骨基底切除术。术后治疗需基于不同的术式给予最大的保护。所以在给出的跖骨基底截骨病例中,患者需要保持 6 ~ 7 周零负重。如果使用坚强内固定并且患者较配合,则可以更早开始第一跖趾关节活动锻炼,也不需要使用下肢石膏。患者一旦可以负重,并回归日常活动,当然也可以更快康复。

## 跖骨头切除术(类别 2)及第一跖趾关节软组织平衡重建术(类别 1)手术步骤

有一种比较常见的蹈囊切除术需要涉及第一跖骨切除(Austin 或 Chevron 截骨)和软组织重建(McBride 术),以同时纠正位置和排列不齐(见图 32-11,A)。术中使用踝部充气式袖带来阻断流向足部的血流,从而保证操作区域干洁,这个过程大概需要 45 ~ 60 分钟来完成。在消毒准备后,从第一跖趾关节背侧偏内做切口进入,分离皮下组织和神经血管(见图 32-7,A)。随后采用某种蹈囊切除术进入并暴露第一跖趾关节。

在图 32-7,B 可以看到采用倒"L"形切口进入,穿过内侧悬韧带和侧副韧带,因此可暴露第一跖骨头背侧和内侧面,如图 32-7,C 所示。基于术前 X 片和术前模拟,术者可确定需要切除跖骨头内侧隆起的大小,如图 32-11,B 所示。在内侧隆起被切除后,使用无菌标记笔标记出计划截骨部分。手术到这个时候,也就是进行截骨之前,术者需要决定是否进行第一跖趾关节外侧松解或移除腓侧籽骨。随后如图 32-7,D 所示做进一步解剖,某些医生会选择在背侧做第二个切口来进行这个操作,从而松解异常紧张的软组织,以防止其限制蹈趾外展。随后借助一些强力工具,如图 32-11,C 所示从内向外切断全部皮质。然后根据术前 X 片评估或模拟结果,将跖骨头向外侧朝第二跖骨移动数毫米。当跖骨头移至期望的位置,然后根据术者的偏好对截骨部位进行固定,同时将跖骨干内侧的突出部分切除平整。图 32-11,D 是使用可吸收棒固定的术后 X 片。图 32-11,E 和 F 则是使用两根空心螺钉固定的术后 X 片。

固定完成后,结构问题得到纠正,接下来需要进行软组织重建。在这个病例中,我们使用了内侧倒"L"蹈囊切除术,助手协助将蹈趾固定至横断面正常位置,主刀医生从而可以看到内侧多余的蹈囊组织有多少,将这些多余的组织切除,然后用缝线将内

侧蹈囊关闭(图 32-7,E),再将背侧缝合。一些医生会选择直接缝合皮下组织,也有医生会在真皮层插入几针埋结缝合以减少皮肤张力。皮肤缝合通常使用不可吸收线,当然也可根据主刀医生偏好选择。

为控制术后水肿及加强软组织稳定性,术后采用绷带包扎。患者穿着外科术后鞋或可移动步行靴,二者都可消除步态周期的前进步态,从而让患者术后即可进行移动,这也是截骨术后所需要的保护措施。

## 潜在并发症

为了让康复医生更好地获知蹈囊切除术后患者康复效果,他们需要了解手术引起的内在解剖学改变。此外,有一些术中损伤使用物理疗法也不能消除。如果可以的话,康复医生应当至少看到患者术前 X 线片,因为某些患者会有不切实际的美容康复期望。

以下是几种常见的蹈囊切除术后并发症和可能的原因:

1. 手术区域慢性水肿

(1) 矫正过程涉及几种骨切除术,从而需要更大的分离解剖。

(2) 依从性差的患者长时间将足部保持在手术结束时的位置。

(3) 血肿形成,尤其是在第一跖趾间隙中。

(4) 长时间的石膏固定制动。

2. 骨切除后骨延迟愈合

(1) 某些依从性差的患者过早开始术后移动。

(2) 内固定不牢。

(3) 内科因素(吸烟、类固醇类激素使用、骨质疏松等)。

(4) 手术足部有过创伤手术。

3. 第一跖趾关节活动受限

(1) 第一跖趾关节周围软组织结构过紧。

(2) 第一跖骨切除后作背屈运动。

(3) 长时间制动。

(4) 第一跖骨头背侧巨大骨切除后行关节囊固定术。

(5) 第一跖趾关节协调恢复失败。

(6) 软组织纤维化和(或)第一跖趾关节跖侧籽骨损伤。

(7) 某些依从性差患者术后过早进行或不进行第一跖趾关节锻炼。

(8) 腓骨长肌肌无力或胫前肌过度负荷。

4. 站立时蹈趾头负重不足

（1）第一跖骨短缩切除导致屈肌腱过松和跖侧筋膜向蹈趾滑动（减压术）。

（2）蹈短屈肌腱未能插入蹈趾基底部（关节假体置入，切除性关节成形术）。

（3）第一跖骨头背侧重建后关节囊固定术（骨刺切除术，关节假体置入）。

（4）第一跖趾关节背侧软组织过紧。

（5）第一跖趾关节跖侧慢性水肿（跖骨头切除术）。

5. 蹈趾远离小趾（蹈内翻）

（1）第一跖趾关节内侧面软组织过紧。

（2）跖间角矫正过度。

（3）蹈趾切除矫形过度。

## 康复计划制定前注意事项

以下是物理治疗师在为蹈囊切除术患者制定治疗计划前需要了解的方面。

**1. 是否施行了截骨术，如果有的话，在什么部位，以及采用了何种固定方式？** 在恢复最好的情况下一般需要 6 周达到骨愈合。近节趾骨骨干或第一跖骨骨干的截骨通常需要 7 周时间达到足够愈合。吸烟患者愈合时间会相对更长。使用两点固定，尤其是螺钉固定的方法可以更利于恢复良好的第一跖趾关节活动度。

**2. 是否使用移植骨，如果有，大小、多少以及植入在什么部位？** 由于需要新生血管长入和新骨形成，骨移植愈合时间比截骨术更长。移植骨越大，需要的时间越长。需要用到移植骨的蹈囊切除术即 Lapidus 术（第一跖楔关节融合）。这些患者术后可能需要保持 3 个月零负重，这同样取决于植入骨的体积。另外，除非使用钢板固定跖楔关节背侧，第一跖趾关节 ROM 恢复锻炼都需要限制，因为任何过于激进的背屈运动都会产生作用于第一跖骨的跖屈力，从而使融合断裂。

**3. 使用何种固定方式，以及用了多大的固定装置？** 若使用较大的金属固定装置，尤其是第一跖楔关节背侧的固定，由于超声治疗时会积聚较多的热量，可能成为此后超声治疗的禁忌证。

**4. 患者保持零负重或非前进步态多长时间，是否使用石膏固定？** 第一跖趾关节运动被禁止或限制时间越长，运动受限的概率就越大。如果物理治疗师确定第一跖趾关节存在严重纤维化和（或）患者无法再进行足够锻炼增加 ROM，那么患者应当尽早回到他的骨科医生处重新评估，以确定运动受限不是由于关

节异常结构不齐引起。如果关节及相关结构排列整齐，外科医生应对第一跖趾关节进行麻醉后，被动活动关节并记录背屈和跖屈的角度。然后患者将结果返回物理治疗师，从而进一步对关节进行处理。

**5. 患者顺从性如何？** 多数医生知道患者是否顺从性好，这个信息也应当让物理治疗师了解。不幸的是，大多数物理治疗处方不会询问这个信息，而且外科医生也不愿将这个信息在处方中陈述。因此可能需要在物理治疗处方中加入一个选框以让外科医生能够要求物理治疗师联系他询问相关信息。

## 蹈囊切除术后预期效果

对于大多数蹈囊切除术后患者，在术后 5～6 个月可能会出现下列表现和（或）症状，即便手术很完美，患者术后康复仍可能不平稳。

1. 手术部位在长时间移动或休息-抬高锻炼后出现残余水肿。

2. 在每天晚上或将足长时间泡在温水中后出现足背颜色改变。

3. 手术部位表浅神经出现轻微短暂性神经炎。

4. 手术瘢痕敏感度增高。

5. 第一跖趾关节 ROM 部分受限，尤其是和术前比较出现跖屈受限。

6. 触诊可发现第一跖趾关节间隙硬化。

## 康复治疗指南

### 术前注意事项

引起足过度内翻的下肢生物力学失衡是蹈囊炎的常见原因。物理治疗师扮演着评估这种低效运动的角色。因为最后迟早需要进行锻炼，因此，可以在手术前即开始康复治疗。如果允许的话，术前评估应包括正常步态下足内侧跖屈力的评估，至少应有第一跖趾关节背屈和跖屈活动度的测量。还需测定下肢肌肉肌力，特别是腓骨长、短肌和蹈长、短屈肌。Schuh 及其同伴[1] 建议使用美国骨科足踝协会（American Orthopedic Foot and Ankle Socity）建议的跖趾角和跖间角来作为功能性测量结果。

### 术后初步检查

患者应该被告知并配合其负重计划（取决于手术方式），从而降低并发症发生的风险。因此，物理

治疗师很有必要了解手术方式,并和患者共同协商。了解患者术前影像学检查结果对于全面了解其畸形情况很有帮助。栏 32-1 列举了应该包含在评估中的客观检查项目。

---

**栏 32-1　术后初步检查**

- 水肿测定:较好的方法是测定体积,周长测定相对不可靠
- 关节活动度(ROM):第一跖趾关节(MTP)背屈和跖屈角度;若无禁忌需同时测非负重和负重位时活动范围(根据 Shamus et al[3] 所描述的方法)(图 32-20)
  ○ 距小腿关节背屈
  ○ 距下关节外翻和内翻
- 关节运动学检查:所有足部关节,包括踝关节和胫股关节。请注意手术方式的不同,因为可能进行关节融合。一些术式也会移动或重置籽骨的位置
- 手术部位评估:
  ○ 寻找潜在感染表现
  ○ 评估瘢痕和下层结构的牢固性但不能直接拉扯切口
  ○ 记录水肿的范围
  ○ 记录任何血管舒缩功能紊乱表现(红、温热或苍白、发绀)
  ○ 寻找营养改变的表现(头发变粗,指甲易碎,皮肤纹理的改变)
- 运动评估(无禁忌下进行)
  ○ 若患者为零负重,确定他/她能够完全独立的使用移动辅助设备。并检查辅助设备确定其能起到合适的作用
  ○ 对于全负重的患者,行走时踇趾压力的测定是确定足内侧承重是否下降的有利手段。这个过程可以借助 Harris Mat、测力台或其他设备完成。还需通过踏步和下蹲动作评估下肢运动学状态及其与足旋前的关系
- 肌肉力量评估
  ○ 全负重患者的第一跖趾关节跖屈功能评估:Shamus et al.[3] 建议使用压力测量器(pinch gauge dynamometer)来评估
  ○ 旋前肌群的徒手肌力测定,因为前足内侧良好的承重需要中足的内旋来实现
  ○ 髋部和膝部肌肉的徒手肌力测定,尤其当患者刚开始禁止术后负重时
- 软组织活动度
  ○ 重点关注腓侧肌肉肌腱,这部分肌群的强化需要合适的滑动性来保证
  ○ 作用于胫骨前肌的一些技术或手法可以有效降低肌肉紧张度,从而改善腓侧肌群的功能
  ○ 评估踇展肌、踇收肌和踇屈肌的功能
- 下肢周围神经活动性
  ○ 只要踝关节可以活动,就应当在迈步足下降时和直腿抬高时评估腓肠神经、腓神经、胫神经功能
- 全负重患者的本体感觉
  ○ 睁眼和闭眼单腿站立
  ○ 注意观察患者是否有自主中足内旋。如果发现同侧中足内旋减少,可能需要在随后的治疗中鼓励患者完成这个动作以恢复正常的中足跖侧承重能力

---

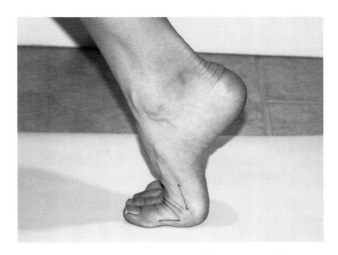

**图 32-20** 根据 Shamus 及其同事[3] 所描述的,首先画一条第一跖骨的二等分线,另一条线二等分第一趾骨,跖趾关节中点画一个圆点。然后在地板放一张印纸。让患者在这张纸上走 8 步,这样纸上会留下相应的足印。再引导患者回到足印上,使足保持在一定的姿势。此时对患者进行评估。嘱咐患者尽可能抬高足后跟,但要保持两足间的距离不变以及踇趾始终接触地面。然后使用量角器,借助之前做好的标记测量。测量三次,取最大值

请记住如果患者接受了 4 类和 5 类的手术(跖骨基底截骨无论有无植骨、第一跖楔关节融合、第一跖楔关节或第一跖趾关节融合加植骨术),他们需要更长的的时间来愈合。如果愈合不完全,这些关节的被动活动应当被禁止。因此,在对这些关节施加任何治疗或患者自身产生的力量前都应当就该部位的完整性与外科医生作商议。

## 治疗指导

由于不同术式的应用,因此没有特定的相关分期。跖骨基底截骨需要 6～7 周的零负重,而 SCARF 术则可以术后立即负重。但是前进行走要到术后 3～4 周才能开始。

类别 5 中使用了移植骨的术式要直到融合部位充分愈合后才能开始物理治疗。外科医生会在患者随后的术后随访中确定是否愈合。最早可以到第 8 周,但也可能长至 3 个月。当患者能够接受物理治疗,医生则会根据负重情况和特定的术后防护来制订合适的治疗计划。

接受类别 4 中术式(跖骨基底截骨和第一跖楔关节融合)的患者可以比类别 5 的患者更早开始康复治疗。当手术区域充分愈合后,外科医生会让患者开始去接受康复治疗。但是,患者此时可能仍然

不能负重。

总的来说,选择合适的康复阶段取决于患者的负重情况和伤口愈合阶段。请参考表格中针对每种特定术式的指导意见。

### 阶段 I(零负重)(表32-1)

术后患者常会出现足部水肿。通过各种仪器、手法治疗、阶段训练、制动等方法来控制水肿很有必要。由于患者不能负重,所以他们应当能够独立使用这些辅助设备,这同时也能帮助防止摔倒和额外创伤事件的发生。

ROM受限可能是由于足踝的制动引起,而足踝制动是为了防止出现挛缩导致步态代偿和功能受限。对接受骨移植或关节融合的患者,保持该部位固定是很有必要的,因为运动可以在其他地方得到代偿。**物理治疗师在对手术固定关节施加任何手法外力前都必须和外科医生协商。**踝关节周围交叉的结构有可能出现过度紧张,因此也需要尽可能活动筋膜和神经。

**表 32-1 踇囊切除术后康复**

| 康复阶段 | 阶段标准 | 预期损伤和功能障碍 | 干预方法 | 目标 | 基本原理 |
|---|---|---|---|---|---|
| 阶段 I | • 术后<br>• 零负重 | • 水肿和疼痛<br>• 零负重<br>• 活动减少<br>• 术后及失用性虚弱 | • 淋巴回流技术<br>• 指导患者抬高患肢及冰敷<br>• 冰冻疗法<br>• 间歇加压(避免直接按压)<br>• 步态训练<br>• 第一跖趾关节、籽骨、距小腿关节、距下关节、跖跗关节、跗横关节、胫腓关节的分级松动。由于这个手法本身的特点,除非患者已经完全对Ⅱ级和Ⅲ级耐受,才能试图对患者进行Ⅳ级松动。康复早期禁止分离第一跖趾关节,尤其是当趾骨头截骨使用了可吸收棒时<br>• 切口邻近皮肤软组织松动。禁止直接拉扯切口本身<br>• 腓骨肌、胫前肌、踇展肌、踇收肌和踇长屈肌软组织松动<br>• 注意限制条件后在slump坐姿或直腿抬高姿势下进行下肢神经滑动技术<br>• 非负重下臀肌力量锻炼:壳式训练,侧卧髋外展、俯卧髋后伸<br>• 股四头肌和腘绳肌力量锻炼:直腿抬高、短弧股四头肌锻炼、俯卧屈膝、健身球足跟桥式<br>• 腓骨肌力量锻炼:首先作手法抵抗,当动作熟练后用弹力带练习<br>• 足趾主动活动:主动背屈、牵伸、外展;再作外力对抗。捡弹珠、卷毛巾、踇屈肌等长收缩 | • 控制水肿和疼痛<br>• 确保患者能独立使用辅助设备<br>• 保持或提高不同关节运动状况<br>• 恢复组织活动性<br>• 恢复肌肉运动和肌腱滑动<br>• 改善下肢神经系统滑动机制<br>• 增强力量 | • 帮助淋巴及静脉循环<br>• 控制水肿范围<br>• 持续的加压可能促进远端组织坏死<br>• 避免任何可能影响恢复的摔伤<br>• 在进入全负重前改善足踝负重<br>• 防止瘢痕粘连和过度增生<br>• 为未来的肌力训练提供最佳的收缩功能<br>• 防止开始高水平运动锻炼时神经过度紧张<br>• 使开始负重时步态异常最小化<br>• 为行走时跖面最佳受力提供适宜的前足内旋<br>• 改善踇趾功能<br>• 第一跖趾关节跖屈强化可帮助前进时跖面承重 |

由于功能性运动整体减少,我们需要严密观察手术区域是否有过度瘢痕形成或粘连。如果这个部位需要治疗,要避免直接牵拉正在愈合的皮肤,以免对伤口愈合产生反作用。

失用性萎缩和虚弱是另一个由于禁止负重导致的潜在并发症。物理治疗师在制订当前锻炼计划时也需要考虑到患者先前的功能水平。例如,如果患者是网球运动员,由于上肢和躯干的废用,他的康复计划将这些部位的锻炼包括进去。

### 阶段 Ⅱa( 部分负重) ( 表32-2)

这个时期的患者可能穿着步行靴或支撑鞋,此期控制水肿仍然非常必要。这是让患者了解水肿和开始负重之间关系的非常适宜的时间。当开始进行部分负重时,水肿进行性增加并不常见。患者应当理解大范围加重的水肿,且休息后不缓解可能提示负重时间过长和( 或)负重过度;因此患者需要调节自己的活动水平以帮助减弱炎症反应。足踝的复合运动也要逐步进行。记住需要注意交叉在踝关节的不同组织以及足踝部的关节运动学。自患者开始步行起,应当能完成正常的距小腿背屈运动。此期还需包括瘢痕监控和手术部位的治疗。**术后前 4 周应避免直接按摩瘢痕组织。**

表 32-2　蹞囊切除术后康复

| 康复阶段 | 阶段标准 | 预期损伤和功能障碍 | 干预方法 | 目标 | 基本原理 |
|---|---|---|---|---|---|
| 阶段 Ⅱa | • 部分负重<br>• 可能穿着步行靴或支撑鞋 | • 水肿和疼痛<br>• 活动减少<br>• 术后肌肉功能损伤<br>• 步态受损<br>• 本体感觉受损 | • 按 Ⅰ期的干预措施按需继续<br>• 如果水肿持续 4 周以上,与外科医生协商使用弹力带或其他压力衣<br>• 按 Ⅰ期的干预措施按需继续。前 3 周禁止对第一跖趾关节使用Ⅳ级关节松动,除非患者已从 Ⅰ期过渡到Ⅱ期<br>• 若术中使用可吸收棒,术后前 6 周避免分离第一跖趾关节<br>• 继续前一阶段锻炼<br>• 不负重蹲起(托托健身器)、坐姿提踵,阻力要小于体重<br>• 不负重行走(借助减重支撑系统或水池)<br>• 所有锻炼不能出现疼痛<br>• 患肢支撑坐于健身球上 | • 控制水肿和疼痛<br>• 保持或提高不同关节及软组织的运动能力<br>• 增加力量和运动控制能力<br>• 无痛部分负重行走<br>• 双侧下肢控制力对称 | • 帮助淋巴及静脉循环<br>• 控制水肿范围<br>• 改善足踝功能以适应全负重<br>• 全负重时使步态受损最小化<br>• 为行走时跖面最佳受力提供适宜的前足内旋<br>• 改善蹞趾功能<br>• 帮助最小化全负重时代偿步态出现可能 |

下肢和其他功能依赖区的肌力训练也要开始进行或继续。非负重锻炼是很有价值的手段,可帮助恢复神经血管和功能运动之间的协调性。当患者开始负重后,下肢的本体感觉尤为重要。单足支撑坐于健身球上是非常有效的评估方式同时也是治疗手段,在此期后期,患者双侧足应当保持功能对称。

### 阶段 Ⅱb( 开始全负重) ( 表32-3)

此期的患者可能穿着步行靴或支撑鞋。在刚开始全负重时会可能会出现水肿加重。物理治疗师应当告知患者过长或过重的负重和炎症反应之间的关系。这会帮助患者逐步恢复无痛全负重。

这个时期双侧踝关节背屈运动应当已经达到对称,在此期的后期第一跖趾关节的背屈应当至少能到 55°,第一跖趾关节跖屈应当完全恢复,这样跖骨头可以正常地附着于地面。**关节运动方面,如果使用了可吸收棒,在术后前 6 周应禁止手动分离第一跖趾关节。**双侧足踝软组织完整性对称和神经运动的对称性也应达到。后期也不能有任何瘢痕组织僵硬的表现。

肌力练习也要逐步进行以适应功能性负重锻炼,例如下蹲、踏步、足跟站立、弓步。治疗处方应根据手术方式的不同制订。接受类别 2 中的术式患者在术后前 2～3 周不能进行前进运动。因此,这些患者行走时不能先迈健侧足,因为这会造成前移过程中患侧第一跖趾关节背屈(图 32-21)。对于类别 3 的患者也是一样,但是,他们在术后 4～6 周都禁止

前移。作为一份安全的治疗处方,下台阶动作应从 18cm 或更低高度开始;可做适当弓步动作;禁止拉伸患侧第一跖趾关节。弓步时前足位置要适当,避免后足足跟离地(图 32-22)。

表 32-3　姆囊切除术后康复

| 康复阶段 | 阶段标准 | 预期损伤和功能障碍 | 干预方法 | 目标 | 基本原理 |
|---|---|---|---|---|---|
| 阶段Ⅱb | • 全负重,但受到的地面反作用力不能超过正常行走时作用力<br>• 可能穿着支撑鞋 | • 活动减少<br>• 术后肌肉功能损伤<br>• 步态受损<br>• 本体感觉受损 | • 按Ⅱa 期的干预措施按需继续。Ⅳ级关节松动可在本期使用。如果 ROM 增加较慢可使用 ROM 夹板,但是这个治疗方法一般不在医保范围<br>• 继续前一期干预措施<br>• 站立蹲起<br>• 向前弓步,患肢不能摇晃(足跟不能离地)(见图 32-22)<br>• 台阶训练(然而,患肢需要引导下台阶动作)(图 32-21,A)<br>• 在托托健身器上不负重提踵(使阻力小于重力)<br>• 注意第一 MTPJ 跖面负重是否合适以及同侧髋部过度内收的代偿(图 32-25 B)<br>• 人为暗示在站立中期和末期用中足负重<br>• 所有锻炼不能出现疼痛<br>• 单腿站立、扰动训练 | • 在这一期结束时,患者第一跖趾关节背屈和跖屈 PROM 应达到 55°,以使第一跖骨头能完全着地<br>• 结束时所有软组织功能失调全部改善<br>• 腓侧和足内在肌足够强壮<br>• 无痛步行<br>• 双侧下肢控制力对称 | • 恢复合适的足踝力学机制<br>• 负重增加同时使步态受损最小化<br>• 为行走时足底最佳受力提供适宜的前足旋前<br>• 改善姆趾功能重返高水平运动<br>• 恢复高水平运动所需的最佳本体感觉 |

在患者进行这些锻炼时,物理治疗师需要进行足内侧负重的质和量检查。**内侧足过度负重需要立即干预**。内侧足负重受限可能由几个因素共同造成:腓骨长、短肌或姆长、短屈肌虚弱或控制不良、足内侧紧张(未行关节固定术)、距下关节外翻受限或距小腿关节背屈受限、第一跖骨跖屈受限、臀内旋受限。疼痛或恐惧也可以是另外的原因。一旦确定后,物理治疗师应行针对性治疗。Kernozek 及其同事[2]发现 12 个月前接受远端跖骨截骨的患者虽然获得了良好的恢复(踝关节和第一跖趾关节运动良好、步行疼痛减弱),但与术前相比,他们足内侧的负重并没有增加。而这些患者都只按照外科医生的建议进行 ROM 锻炼,但没有接受物理治疗师的治疗。Shamus 及其同事[3]发现与对

照组相比,实验组患者随着第一跖趾关节 ROM 增加、姆屈肌功能改善及进行步态锻炼后,其疼痛的减弱有显著性差异。这些研究体现出步态锻炼和功能训练的必要性,它们可以促进下肢的正常力学恢复,尤其是在康复治疗阶段。

本体感觉锻炼应当在站立时逐步进行。而且应根据每个患者当前的损伤程度和与功能进步的水平来制定。

### 阶段Ⅲ(无保护全负重)(表 32-4)

此期的患者没有任何受限。由于功能恢复可能仍存在水肿。患者双侧踝关节背屈对称,第一跖趾关节背屈至少能达到 55°～65°,站立时第一跖骨头完全着地。

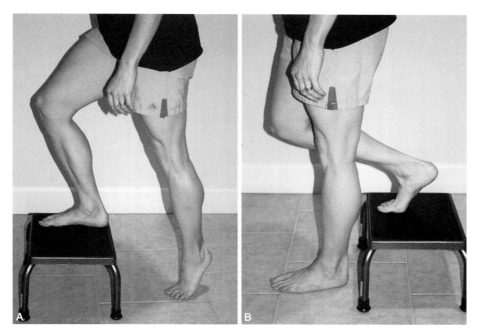

**图 32-21**　**A.** 右侧患肢上台阶时作为起始位置,需观察训练开始时患肢第一跖趾关节背屈的角度,因观察需要,患者换足前进时不能有保护措施;**B.** 健侧下肢下台阶时作为最终位置,当右足仍与台阶接触时观察右足第一跖趾关节背屈角度,因观察需要,患者在做这个前进动作时不能有保护措施

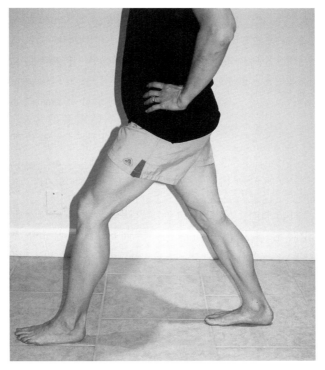

**图 32-22**　弓步同时保持足跟着地,这是右侧患肢完成这个动作的最后位置。不让足前摇摆可以限制第一跖趾关节背屈

表 32-4  姆囊切除术后康复

| 康复阶段 | 阶段标准 | 预期损伤和功能障碍 | 干预方法 | 目标 | 基本原理 |
|---|---|---|---|---|---|
| 阶段Ⅲ | • 无保护全负重 | • 活动减少<br>• 术后肌肉功能损伤<br>• 在碰撞运动中出现忧虑和（或）运动控制不良 | • 继续激进的关节松动和牵伸<br>• 继续先前的锻炼<br>• 双足夹健身球站立提踵,提高前足晃动的弓步,台阶训练（见图 31-21,B）<br>• 注意第一跖趾关节跖面负重是否合适以及同侧髋部过度内收的代偿<br>• 迷你蹦床或海绵垫跳跃练习、无负重慢跑（减重支撑系统或水池中）逐步到全负重（取决于手术方式及术后防护） | • 此期结束时患者第一跖趾关节背屈 PROM 应达到 55°~65°并能充分跖屈,以使第一跖骨头完全着地<br>• 在所有训练中不需提示患者用内足承重<br>• 所有训练无疼痛<br>• 无痛跳跃和跑（取决不同术式及术后防护） | • 使足踝力学恢复至能完成高水平活动<br>• 恢复下肢正常控制力 |

此期的重点在于达到前期的目标,并开始超过正常步态的负重锻炼。康复计划应高度个体化,并基于患者受伤前的水平制订。过程中不能产生疼痛,逐步达到负重无疼痛。

此期结束时,患者应当无步态偏移(尤其是足内侧负重受限),能承受自身体重完成双侧对称的提踵,仅有轻微或完全无痛。对于有更高功能恢复要求的患者,能否跑或跳需根据不同手术的相关限制来决定是否能进行。

## 问题解析

物理治疗师可能会遇到有些患者诉说在治疗开始时手术部位周围出现感觉过敏。脱敏疗法是治疗复杂局部疼痛性功能失调很有利的手段。同时物理治疗师也应教育患者重视自我脱敏、渐增性负重锻炼以及自我 ROM 训练,以缓解焦虑。在治疗过程中,患者需要从物理治疗师处获得对他们所获得进步的积极反馈。

第一跖趾关节周围表浅神经卡压是另一种可能出现的问题。鼓励患者做足趾屈曲同时踝关节跖屈的活动可帮助松动该部位,从而预防这种问题的出现。例如可让患者跟骨悬于地面夹弹珠。治疗计划起初进行软组织松动技术也能帮助减轻症状。

对于怀疑有神经压迫者(出现灼热、背侧痉挛和（或）不见缓解的疼痛),需要与外科医生共同协商是否使用离子电渗疗法。

## 居家训练建议

家庭保护部分概括了患者应当遵循的术后康复计划。康复医师可据其个性化制定康复计划。

 ## 居家训练建议

**阶段Ⅰ**
1. 控制水肿
   • 建议冰敷或抬高患肢
2. 对瘢痕进行软组织松动
3. 第一跖趾关节轻柔自我松动或牵伸
4. 腓侧及足内在肌肌力锻炼
   • 雨刮器动作、卷毛巾、捡弹珠

5. 适当的髋及膝部肌群肌力锻炼
6. 器械训练
   • 避免:任何站立锻炼和直接压迫足部活动(如腿部推蹬)
   • 建议:治疗师批准的坐姿臀外展器械、坐姿或俯卧屈腿、伸腿

**阶段Ⅱa**

## 居家训练建议（续）

1. 根据情况控制水肿
2. 根据情况对瘢痕进行软组织松动
3. 非负重下自我关节松动
4. 力量练习：
   - 坐姿提踵
   - 继续 I 期锻炼
5. 本体感觉锻炼：
   - 上肢支撑（肘部撑桌）重心转移
6. 器械训练
   - 避免：任何站立锻炼
   - 建议：腿部推蹬，重量应小于体重，只要不出现疼痛即可

### 阶段 II b

1. 根据情况控制水肿
2. 根据情况对瘢痕进行软组织松动
3. 自我关节松动
   - 逐步进入负重拉伸以恢复更多 ROM
4. 楔形第一跖趾关节牵伸（图 32-23）
5. 面向墙面小腿牵伸
6. 背屈第一跖趾关节弓步拉伸（图 32-24）
7. 力量练习：
   - 抗阻侧向行走
   - 肘部撑桌无疼痛下双侧提踵
8. 本体感觉训练

- 从单腿站立至有干扰和闭眼站立
9. 器械锻炼
   - 避免：任何超过正常行走时负重的活动，例如超等长和跳跃训练
   - 建议：负重坐姿提踵，腿部推蹬，蹲举

### 阶段 III

1. 如果关节活动范围仍不满意，继续关节松动
2. 如果肌肉力量仍不满意，继续 II 期的力量练习
   - 包括弓步时腿前足摇摆练习
3. 注意弓步时有无过度膝外展
4. 尽力使用前足内侧跖面负重（图 32-25）
   - 两足夹球提踵（图 32-26）
5. 下列训练可可帮助患者用足趾站立时将重量转移至足外侧
   - 单腿下蹲至大腿后侧与小腿后侧接触
6. 本体感觉训练
   - 单腿站立三面干扰，逐步进行到不稳定面站立

### 康复结束后

在治疗过程中已经确定的导致畸形的潜在损伤应该在患者恢复受伤前功能水平时告知患者

- 踝关节背屈受限
- 髋后伸受限
- 弓步或提踵以帮助保持第一跖趾关节背屈

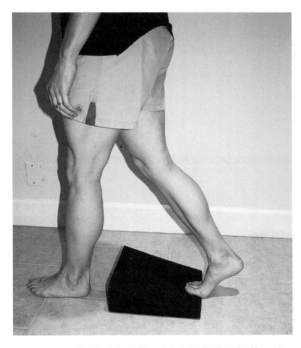

**图 32-23**　楔形面自我第一跖趾关节背屈拉伸。这是右下肢的结束位置。患者在牵伸过程中不能超过限度，而且要停在感觉到紧张的位置保持 5～10s。重复几次后，关节活动度会有所提高，可以进行更大的背屈

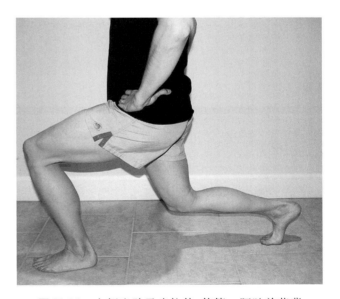

**图 32-24**　右侧患肢弓步拉伸，使第一跖趾关节背屈。结束位置由患者跖趾关节最大背屈角度估计。患者牵伸过程不能超过限度，而且要停在感觉到紧张的位置，保持 5～10s

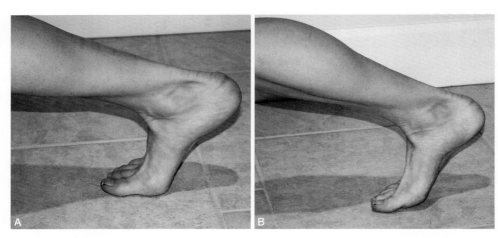

**图 32-25    A.** 弓步锻炼时内侧前足跖面负重的合适位置示范；**B.** 内侧前足跖面负重不充分的示范，注意重量是如何转移到足中心和外侧面。在经过锻炼后这应当有所改善从而为之后的前进训练做好准备，并且减少代偿性的疼痛出现

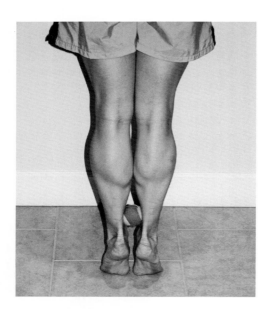

**图 32-26**    用胫骨后面夹球从而使髋内收，协助提踵时将重量转移至足内侧，需要用到第一跖趾关节背屈。用跟腱夹球使后足内翻，可将重量转移至足外侧

# 临床案例回顾

1  蹈囊切除术后患者出院后针对如何穿鞋，物理治疗师应该告知患者什么？

美国骨科医师学会（American Academy of Orthopaedic Surgeons）建议：定期测量足长度，因为它们会随着时间逐渐改变；测量双侧足，并穿着较大足的鞋码；试穿应在每天结束时，这时候足是最大的；试穿时应站立；确保蹈趾前有 1~1.3cm 空隙；距骨凸要在鞋子最宽的部位；不要购买过紧的鞋或把鞋撑大；以及足跟尽量不要有滑动。

2  Katrina 来到物理治疗中心做初次评估。她带来了她的用药信息和处方。处方上写着"蹈囊切除术后，物理治疗师评估及治疗"。这些信息在她的治疗师进行手法评估前是否足够？

物理治疗师需要知道手术的术式。每一种术式有其独立的一套根据负重情况给予的防护措施，什么时候可以在步态中开始推进，以及是否可以对前足内侧关节施加外力。

3  术后除了需要评估手术部位还需要包括哪些部位的评估？

由于不同部位间功能相互依赖的重要性，治疗师应当鉴定患者运动链中每个独特"链接"运动的质和量。这需要考虑到患者手术的防护。踝关节和髋关节的评估尤其重要,为了最小化第一跖趾关节横向压力,患者需要有适宜的髋后伸和踝关节背屈。臀中肌和胫后肌的无力也可能导致旋前控制不佳,从而引起压力增大。此外还有很多可能会加重踇外翻畸形。因此,物理治疗师需要对每个患者的运动功能有全面了解,并确定经过康复治疗可以改善什么。

4　Keri 一周前接受了骨刺切除术和 McBride 软组织平衡重建术,现在到物理治疗中心进行初次评估。为什么此次物理治疗师需要评估第一跖趾关节内侧软组织的完整性?

　　在手术中第一跖趾关节囊内侧可能被切开,同时也可能有外侧籽骨的松解。因此,物理治疗师很有必要防止关节内侧和跖侧内面瘢痕过度增生。这会帮助减少踇内收受限可能性,以及防止踇外翻形成。

5　踇囊切除术后可能会影响什么周围神经? 影响会有多大?

　　由于切口可在背面内侧或内侧,如果该部位瘢痕过度增生可影响到腓浅神经的背侧分枝,还可能出现踇趾内侧感觉异常,或第 2 趾和第 3 趾感觉异常。腓浅神经分支的 slump 实验和直腿抬高试验可帮助确定是否有神经动力学改变。

6　Simone 3 周前接受 SCARF 截骨术。治疗中,物理治疗师为什么让她进行捡弹珠和踇趾等长训练?

　　第一跖趾关节适宜的屈曲 ROM 和力量可帮助足内侧负重。这对于诸如跑、跳运动中的推进非常重要。足内侧负重减少可能会引起足外侧、膝外侧、髋关节和腰椎负重增加。

7　Brian 接受了踇囊切除术,目前处于第 3 阶段,可以无保护负重。他会在家进行提踵练习,但是,他开始抱怨有同侧第 5 跖骨痛。物理治疗师针对他的锻炼情况应当做什么检查?

　　Brian 可能存在提踵时足外侧过度负重,这有很多原因可以引起,包括踇屈肌肌力减弱、第一跖趾关节背屈受限、疼痛、恐惧、腓骨肌无力、和(或)错误的运动模式。如果是由于恐惧和(或)错误的运动模式引起,可嘱咐用两侧胫骨后侧夹球从而帮助足内侧跖面负重。除此之外其他损伤,物理治疗师需要针对性做出治疗,然后根据反应再评估。

8　Bernice 8 周前接受了第一跖楔关节内融合术加植骨术,已经开始负重,但发现严重的水肿加重。物理治疗师需要关心吗? 为什么?

　　当功能需求增加时水肿加重很常见。但是,治疗师需要考虑到植骨的完整性,尤其是在功能过渡的时候。负重持续的时间和频率需要在患者耐受范围内逐渐增加。在排除血管原因后同侧出现凹陷性水肿可能提示移植骨应变,此时应当和外科医生沟通。

9　当试图提高第一跖趾关节背屈角度时,物理治疗师该如何松动关节?

　　由于跖骨头是凸面的,而趾骨近端是凹面的,所以应当向背侧滑动趾骨近端从而增加背屈角度。

10　Casey 8 周前接受踇囊切除术,目前可以在无保护下全负重。她说与健侧足相比,患侧足在站立时足内侧负重很小。目前她在步行时不会感到疼痛。物理治疗师注意到她第一跖趾关节背屈和跖屈的主动关节活动度和被动关节活动度都在正常范围内。徒手肌力测试双侧踇屈肌都是 5 级。这种情况说明了什么?

　　有很多可能可以解释这种步态出现的原因。治疗师需要确定这种情况是仅由一种因素引起,还是由几种不同原因共同导致。疼痛和(或)恐惧可能是一个原因。如果 Casey 蹲起和跨越台阶正常且无痛,那么就可能由恐惧引起的。也可能是距下关节外翻受限、髋内收受限和髋内旋受限引起。针对这个案例,治疗师很可能会发现 Casey 蹲起和跨越台阶都存在功能紊乱。

（王昕　唐燕 译　干耀恺　蔡斌 校）

## 参考文献

1. Schuh R, et al: Rehabilitation after hallux valgus surgery: importance of physical therapy to restore weight bearing of the first ray during the stance phase. Phys Ther 89(9):934-945, 2009.
2. Kernozek TW, Sterriker SA: Chevron (Austin) distal metatarsal osteotomy for hallux valgus: Comparison of pre- and post-surgical characteristics. Foot Ankle Int 23(6):503-507, 2002.
3. Shamus J et al: The effect of sesamoid mobilization, flexor hallucis strengthening, and gait training on reducing pain and restoring function in individuals with hallux limitis: A clinial trial. JOSPT 34(7):368-376, 2004.
4. American Academy of Orthopaedic Surgeons: Bunion surgery. Retrieved August 11, 2010, from http://orthoinfo.aaos.org/topic.cfm?topic=a00140, 2001.

## 补充阅读

Burns AE: Surgical Procedures of the Hallux. In Banks AS, et al, editor: McGlamry's comprehensive textbook of foot and ankle surgery, Philadelphia, 2001, Lippincott Williams and Wilkins.

Chang TJ: Distal metaphyseal osteotomies in hallux abducto valgus surgery. In Banks AS, et al, editor: McGlamry's comprehensive textbook of foot and ankle surgery, Philadelphia, 2001, Lippincott Williams and Wilkins.

Chang TJ, Camasta CA: Hallux limitus and hallux rigidus. In Banks AS, et al, editor: McGlamry's comprehensive textbook of foot and ankle surgery, Philadelphia, 2001, Lippincott Williams and Wilkins.

Coughlin MJ, Mann RA: Surgery of the foot and ankle, ed 8, Philadelphia, 2007, Mosby.

Gerbert J: Textbook of bunion surgery, ed 3, Philadelphia, 2001, Saunders.

Gudas CJ: scarf Z-osteotomy. In Banks AS, et al, editor: McGlamry's comprehensive textbook of foot and ankle surgery, Philadelphia, 2001, Lippincott Williams and Wilkins.

Mothershed RA: Osteotomies of the first metatarsal base. In Banks AS, et al, editor: McGlamry's comprehensive textbook of foot and ankle surgery, Philadelphia, 2001, Lippincott Williams and Wilkins.

Yu GV, Shook JE: Arthrodesis of the First metatarsophalangeal joint. In Banks AS, et al, editor: McGlamry's comprehensive textbook of foot and ankle surgery, Philadelphia, 2001, Lippincott Williams and Wilkins.

# 第 33 章

# 跳跃型运动选手回到场上的过渡期

*Christine Prelaz*

下肢运动损伤在运动员里是很常见的,可能轻度扭伤或拉伤,或是导致在重返工作或运动有明显功能限制[1]。统计显示在美国业余及竞赛运动员每年有300~500 万例受伤案例[1],每年全世界花费大约 100 万美金[2]。全美大学体育协会(NCAA)研究指出>50% 的下肢运动伤害为膝关节及足踝,常见于大概在 16 岁这个时期[3]。此数据是来自全美大学体育协会伤害监测系统(NCAA Injury Surveillance System),负责统整在 15 项体育运动中 16 岁这个年纪好发率数据[3]。研究指出持续性下肢运动伤害受到内在及外在等因素影响[2,4]。近来发表的文章较着重于降低运动伤害的主要目标为辨认出可变因素及非可变因素。这些伤害的频率及花费让临床医师受到挑战,不仅需要帮助受伤运动员恢复功能,还需要提供避免未来持续受伤的介入。在现今的竞赛环境中,健康照顾团队从运动员、教练及家长的会面临更高阶的压力,要让运动员尽可能安全且得当地回到运动场上,有实证医学研究的持续评估及适当的治疗方案设计可以提供临床医师可能的最好信息,以决定运动员什么时候可重回运动场。

## 治疗方案设计

一些下肢康复计划可以同时运用在非手术治疗及术后治疗。每个临床医师都有针对专一运动伤害特别的介入方式。例如美国骨科运动医学协会(American Orthopedic Society for Sports Medicine)发现前交叉韧带重建术需要考虑的因素是最多样化的[5],包括承重、制动、护膝、物理治疗的时间长短,以及什么时候返回运动场。这么多的因素在方案当中可能会造成混淆,不知道什么是适合,以及康复方案是否可以套用在全部的例子上。无论是什么样的损伤,医生、物理治疗师、运动训练师以及其他的医疗专业人员之间形成团队的密切沟通,提供最好的环境让运动员重回运动场。临床医师需要有全面的了解,如:什么结构有问题、手术方式、外科手术的偏好和组织愈合限制。因为它超过本章节所要探讨的针对每个特殊活动或伤害的方案的范围,这个章节的目标是提供对于跳跃型运动员成功且安全重返运动场上的一般康复准则、想法和资料。

### 准备重返运动场的准备

不论何种损伤或手术方式,决定运动员的准备状况然后进行各阶段康复是临床医师的责任。

持续观察组织耐受程度是运动员要进阶到各个康复时期很重要的一点。损伤类型和受伤程度、手术方式、疼痛程度、肿胀、关节活动度、肌力、耐力、柔韧性、患者目标以及心理状态,这些都是帮助临床医师决定进展程度的因素。

个性化目标需要依照运动员现在的功能程度,之后他们要返回的竞赛程度,还有运动的独特性来设计。大致来说,训练计划的目标是恢复或增加柔韧性、耐力、肌力、平衡、敏捷度。一旦运动员完成急性期康复,需求分析的概念可以帮助建立多运动独特性计划。需求分析将活动/运动的需求和运动员的个体话都考虑进去,因此设计出对比烹饪料理书籍更个性化的方案,需要完成需求分析、生理和生物力学分析。当考虑到一个独特的个体,需要观察哪些肌肉参与其中,能量系统需求、速度、力量、爆发力、耐力需求以及其他特殊需求[6]。而且,目前状态和运动员先前的历史纪录会影响方案设计,然后朝着独特性目标前进。运动特殊化训练是运动员重返运动场的基础,康复计划应该要合并全身参与的包含核心力量与健侧肢体的运动。

## 柔韧性

关于静态牵伸的文章存在着争议[7]。数篇研究指出静态牵伸在运动伤害避免的角色是不大的,而且在运动前执行静态牵伸可能还会对表现有负面效果[8]。有些研究者发现在被动牵伸之后肌肉力量[9]和跳跃能力会下降[10]。在研究领域和竞赛场上动态热身取代静态牵伸的概念已经有增加的趋势,动态热身相较于静态牵伸来说,因为肌肉处在一个更连续性的动作中,因此,整体温度增加,可达到一个真正的热身。动态牵伸对运动员来说也可以使用更多运动独特性的动作来结合平衡,动作控制和心理准备,可以让神经肌肉系统准备好面对于接下来的比赛[11]。一些动态热身运动例子包括足跟/足尖走路、行走、跑跳步、长腿踢、踢臀、弓箭步行走、森巴步、侧边滑行。这并不表示放弃使用静态牵伸,然而,Shrier[8]学者主张不在运动前进行,但将一般牵伸当作是全面性方案的一部分可以增加肌力、跳跃高度和速度[8]。需要较大的关节活动度或需要增加整体柔韧性的运动员可以从静态牵伸里得到好处(栏33-1)。活动结束过后执行牵伸也可以帮助放松组织和避免一般运动过后的僵硬感。

受伤运动员的肌力训练需要有特别的考虑。膝关节受伤康复对于临床医师是个挑战,举例来说,前交叉韧带重建术康复的主要目标为在保护重建的韧带和避免过多的髌股关节压力下恢复下肢肌力。受伤之后或制动之后常会发生股四头肌肌肉萎缩。Shlbourne和共同研究人员[12]追踪接受前交叉韧带修复术的人4年后的状况发现在股四头肌肌力上最多约有10%的肌力下降。使用开链训练及闭链训练来建立股四头肌肌力存在着不同意见的争议(图33-1),有些学者提倡在前交叉韧带重建术之后两者都可以使用[13,14]。Ross和他的助手们的一篇回顾性文章[15]比较前交叉韧带重建术之后开链训练及闭链训练指出在膝关节屈曲40°到完全伸直的过程中前交叉韧带和髌股关节承受最大的压力[16,17]。因此,建议在膝关节角度>40°的时候使用股四头肌开链训练来避免造成组织过多的压力,超过60°尽量避免闭链运动,因为对于髌股关节最大的压力发生在膝关节弯曲60°~90°[17]。

因为受伤后或制动容易导致慢肌萎缩,在早期康复计划方案建议低阻力,高重复次数(6~10组,12~15次一组)[15]。患侧与健侧的肌肉平衡也是早期康复主要目标之一。一个全面性的肌力训练方案应该强调核心、髋部、小腿和足踝肌肉,还有适当的股四头肌/腘绳肌比例。因为扮演着控制胫骨向前位移的角色,用开链训练和闭链训练来训练腘绳肌肌力是很重要的。传统型和功能型训练技巧都可以融合在当中,以增加训练的多样性和有效性(栏33-2)。

---

**栏33-1 柔韧性**

**静态牵伸的一般准则**
- 初始热身
- 慢慢牵伸,不要弹跳
- 牵伸到有感觉到轻微张力,但不是疼痛
- 维持20~30秒
- 每个肌肉群组重复2~3次

**主要牵伸运动肌群**
- 腘绳肌
- 髂胫束
- 腓肠肌,比目鱼肌群
- 股四头肌
- 下背肌群
- 屈髋肌群
- 胸部肌群、股二头肌群
- 阔背肌、股三头肌

---

## 力量

进行任何训练前,全面了解运动和每位运动员的需求是很重要的。需求分析帮助临床医师设计全面独特性计划来发展力量、耐力、爆发力、速度、敏捷度和平衡能力。

---

**栏33-2 肌力训练**

准则:高重复次数,低阻力-下肢运动在早期康复期里重复每组12~15次,4~6组。上肢和核心训练可以依照标准训练准则执行。结合传统型和功能型训练技巧
- 开链训练膝关节伸直90°~45°(依每位医师和临床医师的思考哲理决定)
- 闭链训练0~60°
  - 双腿蹲,单腿蹲
  - 双腿推,单腿推
  - 可使用适当的滚筒增加控制能力,双腿蹲,单腿蹲
  - 多方向弓箭步(可加重量,运动绳索,抗阻力绳索)
  - 前后侧边跨步
- 腘绳肌
- 髋外展、内收肌
- 垫脚尖-膝关节弯曲和伸直膝关节
- 核心训练-腹部、髋部肌群,下背部
- 上半身
  - 胸部
  - 三角肌
  - 阔背肌、肩膀后侧
  - 肱二头肌
  - 肱三头肌

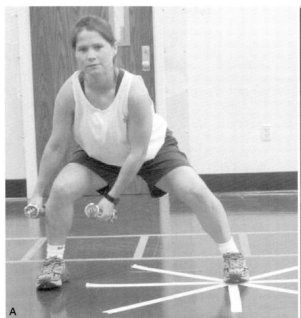
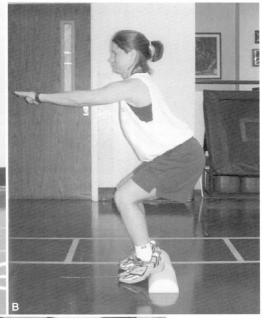
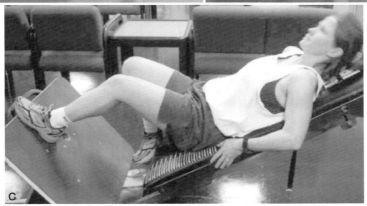

**图 33-1**　闭链运动。**A.** 多角度弓箭步；**B.** 小幅度蹲；**C.** 单足蹲

近年来有越来越多的文章提到髋部和核心肌力对于下肢运动损伤之间的关系。然而，这个关系尚不明了。举例来说，发现女性跑者因为髋关节内收和内转动作增加导致髋外展及外转肌群无力，出现髌股疼痛或髂胫束症候群。然而，这样的情况在肌力没有缺失的状况下也会发生。在一些案例中观察到的不正常生物力学不一定和肌力明显相关联。因此对于下肢运动伤害的人，在临床评估还有治疗计划里也应该考虑改变本体感觉和腰骶椎和髋部的神经肌肉控制的其他因素[18]。

### 超等长训练

#### 一般原则

超等长训练是利用牵伸收缩循环来储存能量。牵伸收缩循环包括离心期及肌肉在牵伸姿势下发生的前负荷储存能量。缓冲期是指在向心和离心收缩中间的时间，缓冲期需要保持短暂，如果越长，储存的能量消失得越多。最后时期为向心收缩时期储存能量以用来做反方向的反应（肌肉向心收缩来提供需求动作的力量）[19]。

在设计超等长训练方案时，要考虑年龄、体重、目前的肌力和整体状况、经验、先前的运动伤害和运动需求[19,20]（栏 33-3 ～ 栏 33-5）。

### 热身/缓和

热身运动可以包含一般和独特性技巧增强练习，像是行军步、小步跑、滑步、步法练习[20]。静态和动态牵伸应该一起执行。

---

**栏 33-3　超等长训练准则**

- 合适的鞋子
- 弹性表面
- 扎实、安全的设施
- 足够而且安全的训练空间
- 要进阶之前要有合适的控制和技巧练习
- 热身:静态、动态拉伸,跑跳步,行走,跳跃等。
- 频率:根据强度和其他因素调整,一周 2~3 次
- 量:
  - 初学者-60~100 步
  - 中间程度-100~150 步
  - 进阶-120~200 步
  - 顶尖-200~400 步
- 强度:低、中、高。强度增加量减少。
- 恢复:重复中间休息 30 秒到 3 分钟,依照强度调整。每次训练间隔允许 48~72 小时。
- 方向:依照运动独特性选择增强垂直方向、水平方向、侧向或是结合方向、斜向。

**进阶**

**基础准则**
- 从简单到复杂
- 量从少到多
- 一半练习进阶到运动独特性活动
- 双侧到单侧活动
- 稳定平面到不稳定平面
- 低速到高速

**困难度进阶**
- 原地跳
- 站姿跳跃
- 多次单足跳/跳跃
- 跳跃/圆椎体练习
- 阶梯/深跳

Data from Nutting M:Practical progressions for upper body plyometric training. NSCA Performan Train J 3(2):14-19,2004.

---

**栏 33-4　超等长训练范例**

**低强度**
- 跃马步、加速跑、小步跑、行军步
- 跳绳
- 靠墙跳
- 蹲跳
- 两足单脚跳
- 侧边、向前、向后单脚跳
- 踩点的练习-双脚
- 跳远

**中强度**
- 双脚跳起弯曲碰臀部
- 弓箭步、跳起、换脚前弓箭步
- 剪刀跳
- 跨跃障碍物跳跃(前、后、侧边)
- 单脚跳

- 点的练习-单脚
- 跳跃
- 双脚斜向跨栏
- 单脚点练习
- 换方向跳
- 180°旋转跳

**高强度**
- 单脚三连跳
- 单脚斜向跳
- 单脚垂直向上跳
- 单脚跳起弯曲碰臀部

**避震**
- 深跳
- 跳箱子

---

**栏 33-5　超等长训练准则**

**一般原则**

频率:
- 一周 1~3 次
- 非球季时一周 2 次为标准

强度:
- 低、中、高
- 强度增加,量减少

恢复:
- 组间休息 30 秒至 3 分钟
- 每次训练间隔允许 48~72 小时

量
- 每次训练总步数
- 初期训练:60~100 步
- 中阶:100~150 步

- 进阶:120~200 步
- 如果强度是高强度,量应该要低到中度。
- 较年轻的,较没有经验的或受伤后的人调整低一点
- 高水平运动员每次训练应该要执行 200~400 步

**进阶**
- 要开始超等长训练前应该要有足够的力量和足够的整体状况程度
- 从简单到复杂的练习
- 从低量、低强度到高
- 从一般练习到运动独特性练习
- 从双侧到单侧
- 从稳定平面到不稳定平面
- 从低速到高速
- 从高度较低到高度较高

## 适当的技术

为了避免受伤,除了适当的神经肌肉再训练,适当的指示和监测技术也很重要的。口语、视觉、徒手提示可以用来指导运动员适当的控制。如果运动员在运动过程中没有办法表现出适当的控制时,在继续训练前先暂停而且给予一个短暂的休息时间。如果不适当的动作还是持续出现,那这项运动在这个阶段就不要再继续了。向运动员解释和强调适当技术的重要性,可以帮助避免过度使用和在训练过程中再次受伤。

## 频率

一周执行 1 ~ 3 次。2 次是在非赛季时的标准[21]。频率会依运动季强度和处于哪个康复周期来调整。

## 数量

这里是指每次的锻炼步数总和。初阶要达到60 ~ 100 步,中阶则是 100 ~ 150 步,进阶非赛季时的锻炼则是 120 ~ 200 步[20]。如果训练是高强度,数量则应该为低到中强度。数量也可以当作特别的距离[21],对于较年轻,经验较不足或受伤后的人可以调整至低一点。顶尖运动员需要进行200 ~ 400 步[19]。

## 强度

强度是指在增强式训练中对于组织所产生的压力总和。可以分类为低(图 33-2)、中或高(图 33-3)。**大致上来说,强度增加时,量应该下降。运动员体重如果超过 99.9kg(220 磅)不要执行从高于45.7cm(18 吋)的地方往下跳**[19]。

## 渐进

运动员要渐进到下个阶段,需要有足够的力量和整体状况程度。建议运动员要执行吸震性增强式训练,像是深跳需要可以先蹲本身体重的 1.5 倍。超等长训练应该要依据运动员的当前评估、运动独特性目标的设立、适当技巧和控制的完成,以及没有任何过度使用的症状。总的来说,以下所列是超等长训练避免过度训练和超等长训练过程中避免受伤的准则[23]。

- 从简单进阶到复杂
- 量从低到高

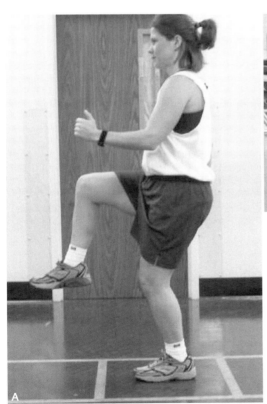

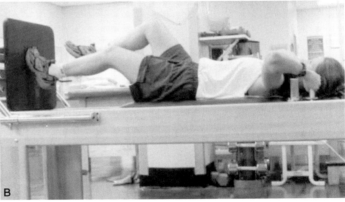

**图 33-2** 下肢增强式训练。**A.** 行走;**B.** 在皮拉提斯器械上诱发弹跳能力

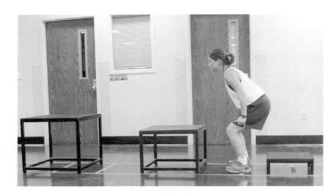

图 33-3　高强度增强式练习:跳箱子

- 一般到独特性运动
- 双侧到单侧
- 稳定平面到不稳定平面
- 慢速到快速
- 高度从低到高

## 恢复

在重复训练中间要有足够的恢复时间,锻炼过程中也一样。超等长训练和有氧锻炼不一样。而中间的休息时间依运动强度以及个人状况有关。可以30 秒最多至 3 分钟休息时间[19]。超等长训练次数不要连续几天持续执行。大致来说,超等长训练锻炼中间间隔允许 48 ~ 72 小时[24]。

## 活动方向

需求分析决定运动需要垂直方向、水平方向、侧边或斜向或综合的速度和爆发力。大多数运动需要各方向结合。在运动方案里也要加入运动中特别需要的练习。适当的技巧和控制是进入下一阶段的关键。

## 速度和敏捷度

敏捷度是指快速改变身体方向、加速或减速的能力。它受平衡、力量、协调和技巧程度的影响。不同程度的运动员,找出最一刚开始足够的力量和情况,可以让敏捷度进步,如果这个达成了以后,增强反应和爆发动作技巧的练习可以渐进融合在训练里面(图 33-4)。

速度和敏捷性训练准则如下:

- 适当的热身
- 运动员对于所选择的练习需要有足够的力量和整体程度
- 速度和敏捷性训练需要在训练早期执行,最好间隔几天,让训练成效达到最大,避免疲劳和过度使用。
- 在每次训练及重复执行中间允许有足够的休息。心律和呼吸在练习后要回复到正常范围。建议训练和休息比为 1:4 ~ 6[22]
- 每周训练次数依运动种类、个人目前整体状况、受伤病史、练习强度和训练周期做调整。一般规则大约一周 2 次。
- 数量:每次运动 2 ~ 5 组
- 追求质量而不是追求数量

栏 33-6 列出多样的速度和敏捷度练习,仅供参考。读者应该希望在速度、敏捷性、增强式训练有明确的资料来源,以获得更全面的训练清单和指示[20,22,25,26]。

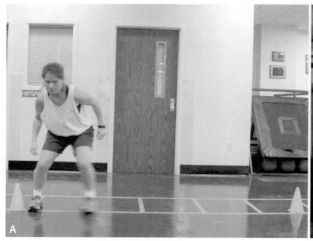
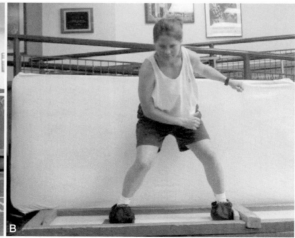

图 33-4　敏捷度练习。**A.** 侧向滑步;**B.** 滑板

## 神经肌肉训练

　　神经肌肉控制是指由协调的肌肉活动来控制动作的能力。它是由从本体感觉和动态感觉系统、视觉系统、前庭系统所接收到的感觉传入讯息输出的一个动作反应。稳定性可以由这三个传入系统的整合连续地回馈传递到中枢神经系统而达成,本体感觉使用数种不同的感觉传入,像是本体感受器和在肌肉、肌腱、关节囊的末端感觉神经。本体感受器传达动作和位置感觉的信息。

　　视觉传入接受从大脑皮质来的信息,前庭核提供信息给前庭和体感觉系统来做适当的调整,维持稳定及平衡。动态关节稳定是指关节在活动中快速地改变关节负荷还能够维持稳定的能力[27]。

　　受伤后,韧带和关节囊感受器可能会发生传入神经阻滞,组织肿胀和疼痛也会因为感觉反馈的干扰,改变反射性关节稳定和神经肌肉协调。

　　神经肌肉训练方案主要目标为在受伤后增强或恢复神经肌肉控制,这可以减少受伤的发生率[28-32]。一个全面的神经肌肉训练方案应该要整合挑战这三个系统的运动:本体感觉、视觉、和前庭觉系统。神经肌肉训练方案应该结合多层次介入,包括肌力训练、柔韧性、平衡、敏捷度、增强式训练等。促使这些系统有适应性地活动,包括开链、闭链运动、离心训练、平衡活动、反射诱发、牵伸收缩训练、生物回馈训练和位置控制训练。平衡训练包括静态和动态地

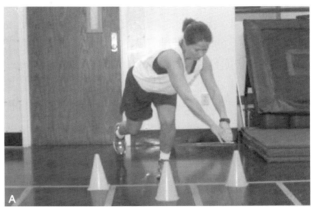

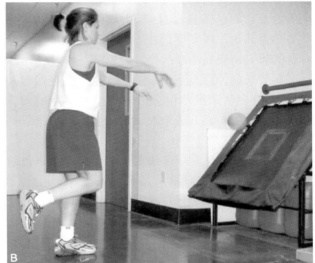

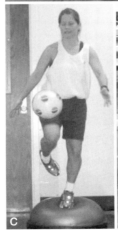
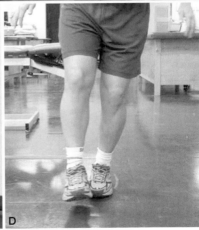

图 33-5　神经肌肉训练活动。**A.** 触碰椎体-平衡运动;**B.** 投掷-本体觉练习/神经肌肉控制;**C.** 在 BO-SU 上结合功能性活动和平衡训练;**D.** 四个方向踢腿-平衡/本体觉训练

面,像是摇摇板、平衡球、泡棉垫来增加静态和动态的平衡。功能性训练,像是跳和降落、敏捷度和干扰训练,也应该依运动需求加进训练当中。图 33-5 描述数种神经肌肉训练活动的例子。前面所提到的,临床医师需要不断地观察运动员的组织承受能力,以及决定是否准备好进到下一个康复阶段。Myer 和共同研究者[33]提出针对前交叉韧带重建运动员要回到运动场上的进阶后期计划,有明确的标准,包括动态稳定、功能性肌力强化、力量发展、对称的运动表现。这项计划有一项明显的限制是有些标准是需要使用特殊的测试设备,但是临床医师不容易取得,像是平衡仪和等速测试机器。

### 回归运动场

　　如先前提到的,康复计划目标是让运动员可以重新达到最高的功能程度。这建立在目前科学准则上的康复计划包括愈合过程、生理解剖、人体力学、动力学等知识。需要谨记在心的是准则和概念会随着新的研究出现而不断改变。

　　一般来说,回归运动场是根据多种主观和客观的标准,许多临床医师也会汇整其他人使用的测试发展出自己的一套方法来决定运动员是否准备好回到运动场上。

　　单足跳跃测试常用来决定运动员是否可以进阶到下阶段的康复计划以及是否准备好回归运动场上。各个跳跃测试不管是单独使用或结合使用在文章里面都有描述[34-38]。这些测试包括单足跳跃停止测试[36]、单足跳跃距离和时间测试、三连跳[34-39]。数篇研究指出这些测试在信效度组内相关系数介于 $0.66 \sim 0.97$[40-42]。Barber 和共同研究者推荐至少使用两个跳跃测试,且要达到 85% 肢体对称分数[34]。

　　其他测试量测也用来决定是否适合回到运动场上。垂直弹跳高度(图 33-6)和等速测试则用来评估功能和力量[43,44]。1RM(最大重复次数)足推举测试或蹲也可以用来评估力量。折返跑和"8"字形跑法可以用来测试跑步、切入、转身的能力[34,45,46]。T-test(图 33-7)和 Edgren side step test 是两种可以用来评估敏捷度和身体控制的测试[47]。这些测试也可以用来当作康复计划和功能性练习。

　　速度测试测量每个时间单位内身体的位移量。测试速度的临床目的常会因为缺乏合适的空间而有所限制。主要研究这些测试的族群为前交叉韧带损伤或前交叉韧带重建的人,然而,这些测试也被使用在下肢患者人群中。在 *The Essentials of Strength and*

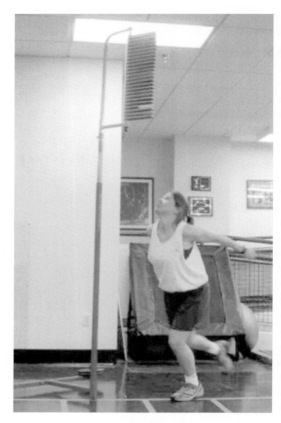

**图 33-6**　垂直跳跃测试

*Conditioning*[47]里提到的标准健康和体适能测试,包括柔韧性、耐力、有氧代谢能力和敏捷度、速度也可以包含在测试里面,而且也能够和标准数据做比较。

　　Davies[48]有发展出一套使用系统性功能渐进测试和运动的功能性测试算法。它的设计是在渐渐减少临床控制的同时渐进增加运动的困难度。这个算法包括自主信息、基础测量、KT 1000 test、平衡测试、闭链和开链肌力测试、双足跳跃测试、单侧跳跃测试、下肢功能性测试和运动独特性测试[48]。允许运动员进阶到下一个阶段有非常具体的标准,临床医师通过经常的测试和观测时刻了解患者的状况。针对个人缺失的部分,调整已经设定好的临床方针,使之成为一个个性化的康复计划。

　　Hewett 和共同研究者[49]目前研究着重在针对女性运动员,利用生物力学负重测量来预测有前交叉韧带受伤风险的人。包括在膝关节增加的外翻动作是潜在前交叉韧带受伤的关键预测因素(图 33-8)。如果能辨别出来和下肢伤害有关的预测因素,那么,为减少受伤的概率而设计的的检测计划和训练计划诞生了。总体来说,目前还没有任何一个标准测试能决定运动员是否可以安全返回运动场,这需要建立在关节活动度、力量、症状学和功能性测试之上。

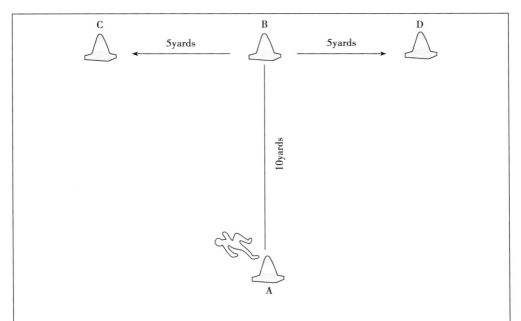

设备：四个锥形瓶,秒表,足够的空间

**测试顺序：**
- 将四个锥形瓶排成像图中的T形样式。
- 运动员在测试前需要有足够的热身和牵伸。
- 运动员从A点开始。
- 开始,运动员短跑冲刺到B点,右手碰到锥形瓶底部,往左侧拖曳五码,用左手碰到C点锥形瓶底部,往右侧滑步十码,用右手碰到D点锥形瓶底部,往左滑步,用左手碰到B点锥形瓶底部,然后跑回A点。当运动员通过A点时秒表停止。
- 完成两回合,纪录最佳试验时间。
- 如果运动员没有碰到锥形瓶底部,在滑步时双足交叉,没有面向前面,不好的控制产生的话测试就不算。

**图 33-7**　T 测试( Adapted from Semenick DM：Testing protocols and procedures. In Baechle TR, editor：The essentials of strength training andconditioning, Champaign, Ill, 1994, Human Kinetics. )

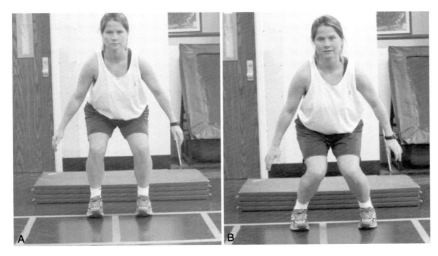

**图 33-8**　**A.** 良好的降落姿势,有好的下肢排列；**B.** 不好的降落姿势,下肢过多外翻

<table>
<tr><td>

**栏 33-7　重返运动场上的标准例子**

**评估**
- 关节活动度
- 自评问卷分数（自选）：Lysholm，Knee Outcome Survey，International Knee Documentation Committee，Cincinnati Knee Rating Scale，foot/ankle outcomes，or other functional outcome assessment self-reports
- 力量：最大重复次数足推举，蹲，等速测试
- 稳定性：徒手测试，KT-1000
- 功能性测试：
  - 垂直跳跃
  - 跳跃测试（单足跳距离测试，三连跳距离测试，单足跳连续六公尺测试，交叉跳跃测试）
  - 敏捷度、身体控制：T-test，Edgren side step test，折返跑
  - 下肢功能性测试
  - 平衡测试

**重返运动的标准**
- 没有疼痛
- 没有不稳定、打软腿的感觉
- 没有肿胀
- 关节活动度完全而且没有疼痛
- 和健侧比较，肌力缺失<10%
- 建立起合适的肌肉平衡比例
- 和健侧比较，功能性测试分数<10%，需要可以执行好的技巧和控制

</td></tr>
</table>

表 33-7 提供临床医师可以选择用来帮助做这个

决定的测试框架。建议最少有两项跳跃测试[34]，一项力量测试，还有一项敏捷度、身体控制测试。运动员需要在整个测试过程中完成适当的行态和技巧，低于 10% 的良好控制是目前在很多机构里允许重返运动场上的标准，而这些测试有明显的限制，且被综合考评。未来的研究不只需要确定风险因素，还有确定哪些测试流程预测安全重返运动动场上最好。

## 总结

让跳跃型运动员尽可能安全且有效率地回到运动场上是康复计划的主要目标。而回到运动场上的时间受许多因素影响。有科学的知识背景和临床技术来决定运动员什么时候和如何进阶到下一个阶段是临床医师的责任。目前测试程序有它们的局制，然而，它们提供一些客观的数据来帮助临床医师决定什么时候让运动员恢复运动。不可能有一套像烹饪食谱一样的康复介入方式。表格 33-1 只有提供一个例子看多样性的训练项目怎么综合在一起。这个章节的目标是提供临床医师准则、想法和资料，让跳跃型运动员重回运动场上，真切希望能达到这个目标。

**表格 33-1　训练计划案例**

| 天数 | 1~3 周 | 4~6 周 | 5~8 周 |
|---|---|---|---|
| 星期一 | • 肌力训练<br>• 上肢超等长训练<br>• 核心肌力<br>• 心肺训练 | • 肌力训练<br>• 上肢超等长训练<br>• 核心肌力<br>• 心肺训练 | • 肌力训练<br>• 上肢超等长训练<br>• 核心肌力<br>• 心肺训练 |
| 星期二 | • 低强度超等长训练-四种练习<br>• 敏捷性<br>• 心肺训练 | • 两种低强度，两种中强度超等长训练练习<br>• 进阶到四种中强度增强度练习<br>• 敏捷性<br>• 运动独特性练习<br>• 心肺训练 | • 两种中强度，两种高强度超等长训练练习<br>• 进阶到四种高强度练习<br>• 敏捷性<br>• 运动独特性练习<br>• 心肺训练 |
| 星期三 | • 肌力训练<br>• 上肢超等长训练<br>• 核心肌力 | • 肌力训练<br>• 上肢超等长训练<br>• 核心肌力 | • 肌力训练<br>• 上肢超等长训练<br>• 核心肌力 |
| 星期四 | • 低强度超等长训练-四种练习<br>• 敏捷度<br>• 心肺训练 | • 两种低强度，两种中强度超等长训练练习<br>• 进阶到四种中强度超等长练习<br>• 敏捷性<br>• 运动独特性练习 | • 两种中强度，两种高强度超等长训练练习<br>• 进阶到四种高强度练习<br>• 敏捷性<br>• 运动独特性练习<br>• 心肺训练 |
| 星期五 | • 肌力训练<br>• 核心肌力<br>• 心肺训练 | • 肌力训练<br>• 核心肌力<br>• 心肺训练 | • 肌力训练<br>• 核心肌力<br>• 心肺训练 |

# 临床案例回顾

1  Matt，42 岁，男性，曾经接受过前交叉韧带重建手术。他已经完成初期术后康复，现在正在第一期回归运动计划（动态平衡和强化训练）你会用什么标准来评估他现在是否已经准备好要进阶到功能性肌力训练运动（第二期）？

- 没有疼痛
- 没有肿胀
- 完全关节活动度
- 单足蹲维持对称（膝关节屈曲 60°，维持 5 秒）
- 配合有节奏的步伐在跑步机上跑步
- 可接受的单足平衡测试：这些标准是依建立在 Myer 和其共同研究人员发展的重返运动场上的计算方法上[33]。Matt 如果要可以从第一期进入到第二期训练应该要有至少 70 分的 International Knee Documentation Committee score 和基本力量分数，这个算法有些许局制，因为测试所需要的仪器对大多数的临床医师来说并不好取得。然而临床医师可以利用其他低科技测试和测量，像是最大重复次数，侧向踏步测试和星型飘移平衡测试。

2  Matt 现在是前交叉韧带、半月软骨修复术后 6 个月。他每周 1 次去健身房参加康复课程，增加肌力和心肺训练，重心放在功能性训练上。他进步许多，在降落和敏捷性运动时有好的控制。动机非常强也急切地想回到篮球运动上。术后 6 个月，他执行了功能性评估，包括四个单足跳跃测试。虽然他在测试过程中没有任何疼痛和症状，但是在接下来几天发现在膝关节处有显著的肿胀和不舒服，在这个阶段你会怎样调整运动计划？

- 再次检查膝关节是否有不稳定的现象或可能的半月软骨病理现象。
- 使用仪器来降低肿胀和疼痛。
- 如果有任何再次受伤的疑虑告知医师和（或）转诊给医师。
- 如果没有明显的再受伤的现象，关节活动度和轻量的肌力训练可以执行，避免关节活动度和肌力下降。
- 如果症状消失，根据回归运动的标准来逐步进入适当的康复时期。

3  Julie，36 岁，女性，在休闲时打排球的时候足踝二级扭伤，过去她有过几次扭伤，但是这次是最严重的一次。她的步行靴几周前暂停使用，而现在康复的状况也进步了，虽然她的医师已经让他重新回去打排球，她在做一些轻量的增强式运动足踝还是有轻微肿胀和疼痛，那她真的可以重新回去打排球了吗？

她因为下面几项原因还不能回去球场上：

- 在执行轻量增强式运动和敏捷性练习时还有疼痛。
- 现在足踝外翻肌群力量为 4 分（满分 5 分）。
- 在星形平衡测试上有平衡缺失。
- 排球对她来说是种休闲运动，没有任何要重返运动场上的压力。

4  Andy 已经完成腘绳肌二度拉伤的康复计划。3 周后他重新回去打网球，但是腘绳肌又再次受伤，他在慢跑、切入、跳跃时都没有抱怨疼痛，徒手肌力测试也是 5 分，有什么因素可能导致他的再次受伤呢？

研究指出约有 1/3 在重返运动的第一年里可能会有腘绳肌拉伤的机会，高好发率指出不足够的康复，还没有成熟到重返运动场上或两者原因加在一起。Heiderscheit 和共同研究者[50]提出了诊断、康复渐进和避免受伤的建议。可能造成再次受伤的因素包括持续性的肌肉无力、肌腱连接处的延展性下降和（或）受伤后的生物力学和动作形态的代偿改变产生。通过检查适当的诊断、适当的渐进期以及使用最好取得的证据来决定是否重回运动场，对降低再发生的概率有益处。增强和促进下肢神经肌肉控制和腰椎骨盆肌肉组织的治疗性运动是主要的组成。徒手治疗技术来恢复活动也可以包含在内[50]。

帮助决定是否可以重返运动场上的肌力测试要在俯卧位下执行，膝关节屈曲 90° 和 15°，运动员需要可以执行 4 次无疼痛感最大强力收缩。如果可以的话等速测试会是较好的选择，应该要在离心腘绳肌收缩与向心股四头肌肌力比例 <5% 的缺失[50]。

5  Matt 现在是前交叉韧带、半月软骨修复术后 7 个月。你可能会用什么测试标准来决定他是否准备好重回运动场上？

依据医师和（或）临床医师的喜好，也会看患者运动特殊需求来挑选。以下是常见的标准：

- 没有疼痛
- 没有不稳定、打软腿的感觉
- 没有肿胀
- 没有疼痛且完全的关节活动度

- 和健侧比较，肌力缺失<10%
- 建立起适当的肌肉平衡比例
- 和健侧比较，功能性测试分数缺失<10%，需要执行好的技巧和控制（参考表33-7）

（陈冠文 译　程图　蔡永裕 校）

## 参考文献

1. Kraus JF, Conroy C: Mortality and morbidity from injuries in sport and recreation. Annu Rev Public Health 5:163-192, 1984.
2. Murphy DF, Connolly DA, Beynnon BD: Risk factors for lower extremity injury: A review of the literature. Br J Sports Med 37:13-29, 2003.
3. Hootman JM, Dick MA, Angel J: Epidemiology of collegiate injuries for 15 sports: Summary and recommendations for injury prevention and initiatives. J Athl Train 42(2):311-319, 2007
4. Bahr R, Holme I: Risk factors for sports injuries: A methodological approach. Br J Sports Med 37(5):384-392, 2003.
5. Delay BS, Smolinski RJ, Wind WM, et al: Current practices and opinions in ACL reconstruction and rehabilitation: Results of a survey of the American Orthopedic Society for Sports Medicine. Am J Knee Surg 14(2):85-91, 2001.
6. Cissick J: You need a needs analysis, http://www.coachr.org, accessed July 8, 2010.
7. Croner C: Stretching out. J Biomech 10:1-8, 2004.
8. Shrier I: Stretching out before exercise does not reduce the risk of local muscle injury: A critical review of the clinical and basic science literature. Clin J Sports Med 9:221-227, 1999.
9. Fowles JR, Sale DG, MacDougall JD: Reduced strength after passive stretch of the human plantar flexors. J Appl Physiol 89:1179-1188, 2000.
10. Cornwell AG, et al: Acute effects of passive muscle stretching on vertical jump performance. J Hum Mov Stud 40:307-324, 2000
11. Stein A: Warming up: The dynamic alternative to static stretching, http://www.pponline.co.uk/encyc/warming-up-the-dynamic-alternative-to-static-stretching-1051, accessed July 8, 2010.
12. Shelbourne KD, Whitaker HJ, McCarroll JR: Anterior cruciate ligament injury: Evaluation intraarticular reconstruction of acute tears without repair—Two to seven year follow-up of one hundred and fifty five athletes. Am J Sports Med 18:484-493, 1990.
13. DeCarlo M, Klootwyk TE, Shelbourne KD: ACL surgery and accelerated rehabilitation: Revisited. J Sport Rehabil 6:144-156, 1997.
14. Mangine RE, Kremchek TE: Evaluation-based protocol of the anterior cruciate ligament. J Sport Rehabil 6:157-181, 1997.
15. Ross MD, Denegar CR, Winzenried JA: Implementation of open and closed kinetic chain quadriceps strengthening exercises after anterior cruciate ligament reconstruction. J Strength Cond Res 15(4):466-473, 2001.
16. Beynnon BD, et al: The strain of the anterior cruciate ligament squatting and active flexion-extension: A comparison of an open and closed kinetic chain exercise. Am J Sports Med 25:823-829, 1997.
17. Steinkamp LA, et al: Biomechanical considerations patellofemoral joint rehabilitation. Am J Sports Med 21:438-444, 1993.
18. Heiderscheidt B: Lower extremity injuries: Is it just about hip strength? J Orthop Sports Phys Ther 40(3):39-41, 2010
19. Kutz MR: Theoretical and practical issues for plyometric training. NSCA Perform Train J 2(2):10-12, 2002.
20. Chu DA: Jumping in to plyometrics. Champaign, Ill, 1998, Human Kinetics.
21. Allerheiligen WB: Speed development and plyometric training. In Baechle TR, editor: The essentials of strength training and conditioning, Champaign, Ill, 1994, Human Kinetics.
22. Brown LE, Ferrigno VA, Santana JC: Training for speed, agility, and quickness. Champaign, Ill, 2000, Human Kinetics.
23. Nutting M: Practical progressions for upper body plyometric training. NSCA Perform Train J 3(2):14-19, 2004.
24. Cissik JM: Plyometric fundamentals. NSCA Perform Train J 3(2):9-13, 2004.
25. Boyle M: Functional training for sports. Champaign, Ill, 2004, Human Kinetics.
26. Radcliffe JC, Farentinos RC: High-powered plyometrics, Champaign, Ill, 1999, Human Kinetics.
27. Williams GN, et al: Dynamic knee stability: Current theory and implications for clinicians and scientists. J Orthop Sports Phys Ther 31(10):546-566, 2001.
28. Caraffa A, et al: Prevention of anterior cruciate ligament injuries in soccer: A prospective controlled study of proprioceptive training. Knee Surg Sports Traumatol Arthrosc 4:19-21, 1996.
29. Hewett TE, et al: The effect of neuromuscular training on the incidence of knee injury in female athletes: A prospective study. Am J Sports Med 27:699-706, 1999.
30. Hewett TE, et al: Plyometric training in female athletes: Decreased impact forces and increased hamstring torques. Am J Sports Med 24:765-773, 1996.
31. Risberg MA, et al: Design and implementation of a neuromuscular training program following anterior cruciate ligament reconstruction. J Orthop Phys Ther 31(11):620-631, 2001.
32. Fitzgerald GK, Axe MJ, Snyder-Mackler L: The efficacy of perturbation training in nonoperative anterior cruciate ligament rehabilitation programs for physically active individuals, Phys Ther 80:128-140, 2000.
33. Myer GD, et al: Neuromuscular training techniques to target deficits before return to sport after anterior cruciate ligament reconstruction, J Strength Conditioning Res 22(3):987-1014, 2008
34. Barber SD, et al: Quantitative assessment of functional limitations in normal and anterior cruciate ligament-deficient knees, Clin Orthop 255:204-214, 1990.
35. Fitzgerald GK, et al: A decision-making scheme for returning patients to high-level activity with nonoperative treatment after anterior cruciate ligament rupture. Knee Surg Sports Traumatol Arthrosc 8:76-82, 2000.
36. Juris PM, et al: A dynamic test of lower extremity function following anterior cruciate ligament reconstruction and rehabilitation. J Orthop Sports Phys Ther 26:184-191, 1997.
37. Noyes FR, et al: Abnormal lower limb symmetry determined by function hop tests after anterior cruciate ligament rupture. Am J Sports Med 19:513-518, 1991.
38. Wilk, KE, et al: The relationship between subjective knee scores, isokinetic testing, and functional testing in the ACL-reconstructed knee. J Orthop Sports Phys Ther 20:60-73, 1994.
39. Fitzgerald, GK, et al: Hop test as predictors of dynamic knee, stability. J Orthop Sports Phys Ther 31(10):588-597, 2001.
40. Bandy WD, Rusche KR, Tekulve FY: Reliability and symmetry for five unilateral functional tests of the lower extremity. Isokinet Exerc Sci 4:108-111, 1994.
41. Bolgla LA, Keskula DR: Reliability of lower extremity functional performance tests. J Orthop Sports Phys Ther 26:138-142, 1997.
42. Brosky JA, et al: Intrarater reliability of selected clinical outcome mea-

sures following anterior cruciate ligament reconstruction. J Orthop Sports Phys Ther 29:39-48, 1999.

43. Blackburn JR, Morrissey MC: The relationship between open and closed chain strength of the lower limb and jumping performance. J Orthop Sports Phys Ther 27:430-435, 1998.

44. Petschnig R, Baron R, Albrecht M: The relationship between isokinetic quadriceps strength and hop tests for distance and one-legged vertical jump test following anterior cruciate ligament reconstruction. J Orthop Sports Phys Ther 28:23-31, 1998.

45. Tegner Y, Lysholm J: Derotation brace and knee function in patients with anterior cruciate ligament tears. Arthroscopy 4:264-267, 1985.

46. Tegner Y, et al: A performance test to monitor rehabilitation and for evaluation of anterior cruciate ligament injuries. Am J Sports Med 14:156-159, 1986.

47. Semenick DM: Testing protocols and procedures. In Baechle TR, editor: The essentials of strength training and conditioning, Champaign, Ill, 1994, Human Kinetics.

48. Davies GJ, Zillmer DA: Functional progression of exercise during rehabilitation. In Ellenbecker TS, editor: Knee ligament rehabilitation, New York, 2000, Churchill Livingstone.

49. Hewett TE, et al: Biomechanical measures of neuromuscular control and valgus loading of the knee predict anterior cruciate ligament injury risk in female athletes. Am J Sports Med 33:492-501, 2005.

50. Heiderscheit BC, et al: Hamstring strain injuries: Recommendations for diagnosis, rehabilitation, and injury prevention. J Orthop Sports Phys Ther 40(2):67-81, 2010.

# 第 34 章

# 让患者重回跑步的过渡期

*Steven L. Cole*

对患者来说能让他们能重回之前的运动场上意味着康复成功。在接受康复时,很多运动员常问的第一个问题是:"我什么时候可以开始跑步?"。身为一个临床人员,我们的责任就是让他们至少能够拥有部分的运动能力,让他们可以训练自己的心肺能力。在这个章节,主要是让患者能够重新开始跑步。史丹佛大学的弗莱博士(Dr. Fries)[1]做一个 21年的长期追踪计划,他比较跑者组及对照组,虽然研究有些条件上的限制,但是仍然发现慢跑组比对照组失能率较低,存活率较高。

不管患者的受伤程度或是手术方式,临床人员有责任依照他的状况去决定患者执行什么阶段的康复计划。设计运动计划是要让患者重新回到运动场上跑步的,而该章节的目的给临床人员一个基本的框架:如何设计比较完整的康复计划,而且让治疗人员随时谨记有什么因素会影响患者重新开始跑步计划。这些因素包含:年龄、受伤的类型、目前及先前的手术方式、疼痛程度、关节活动角度、肌肉力量、耐力、柔韧性、患者的目标及心理因素[2]。

患者的术后康复到重回运动场这段期间,大部分会是接受同一位临床人员的治疗。然而,再重回运动场这段期间也是相当重要的,包含了第一次重回运动场上,要如何跟运动医疗团队,包含医师、物理治疗师、合格的运动教练有良好的沟通。

## 评估

了解患者先前的体能状况及他的术后康复状况,有助于帮助患者设定可行的目标。要先评估患者的体能状况,包含:有氧能力(通常是在脚踏车上测次大运动量)、柔韧性(关节活动角度)、肌肉力量（全身肌力,不只有受伤的地方)、平衡及协调。完整的步态评估也可以找出患者步态的生物力学缺失。鞋子需要经过专业的评估,及在开始运动前需要确认患者穿着的鞋子是合脚的。

## 柔韧性、力量及平衡协调

在跑步的过程需要考虑参与足碰触地板的过程的所有的关节,以及地面反作用力的转移所造成的动力链效应。虽然在跑步的过程,上半身(颈椎、胸椎、上肢)也扮演着重要的角色。但在本章,我们将重点放在腰椎到足的作用。在手术后制动期间,患者需要重新建立正常的关节活动角度及髋关节、膝关节、足踝关节的柔韧性。需先评估以下所列的主要肌群:腰椎旁的肌肉、阔背肌、多裂肌、臀肌、梨状肌、髋部屈肌、内收肌、腘绳肌、髂胫束、髋关节旋转肌、股四头肌(特别是股直肌)、腓肠肌及足部的肌肉。

## 步行训练

在开始一个积极的闭链运动计划前,患者需要先建立一个正常的步态。在大多数情况下,在术后康复的期间,步态训练应该已经训练完成了。步行训练的基本原则:如果患者行走时跛行,就应该使用拐杖和(或)缩短行走的步幅长度。如果步行训练会导致肿胀增加,即代表患者还没有准备好,他应该使用拐杖,直至他可以步行训练后没有不适。

在以下各段的测试,是用于在静态和动态的姿势时,评估下肢是否能提供足够稳定支撑的能力。在进行下一个阶段训练前,患者一定要能完成以下测试。

### 基础的平衡测试

让患者双足平均分配重量的站立,轻松的不扶任何东西,闭上眼睛,保持平衡 20 秒钟。

### 并列站姿测试

示意患者将一足的足跟与另一足的足尖靠拢,后面足为非惯用足,重量均匀分布在双足,手放在髋关节两侧,闭上眼睛。计算患者在 20 秒内改变该平衡位置的次数。再进阶的状况下,患者应该有<4 次的失误(例如:把手离开髋关节两侧、睁开眼睛、抬起前足掌或足跟、跨步、移步或甚至跌倒)。

### 平衡训练流程

- 请患者双足站立,两足重量平均分配。开始与在手辅助平衡的情况下做训练,让手扶桌子的边缘,张开眼睛,然后进阶到离桌子一段距离,不扶桌子及闭起眼睛的站立。
- 请患者将一足之足跟与另一足的足尖靠拢,在前面足为惯用足,重量均匀分布在双足。开始与在手辅助平衡的情况下做训练,让手扶在桌子的边缘,张开眼睛,然后进阶到离桌子一段距离,不扶桌子及闭起眼睛站立。
- 请患者使用受伤的那侧单足站立,开始与在手辅助平衡的情况下做训练,让手摸在桌子的边缘,张开眼睛,然后进阶到离桌子一段距离,不扶桌子及闭起眼睛站立。
- 请患者使用受伤的那侧单足站立,离墙面 61cm(24 英吋)。拿网球对着墙面做抛及接的动作。进阶动作为,设立四个点,其中两点为高度需高于头的位置 30.5cm(12 英吋),宽度为比肩宽更宽;另外两点的位置在腰的高度,宽度为宽于髋关节 30.5cm(12 英吋)的位置上。在整个训练过程中,交替地把网球丢在这四个点上。

若患者的平衡进步和患者能够维持一个稳定的位置,即可进展到一个新的阶段。

## 肌肉力量、肌耐力

需要先评估患者的躯干或核心的力量,及所有下肢的肌肉力量。评估应该包括不只包含等长肌肉力量测试,也需包含离心及向心收缩的能力,因为跑步的过程涉及加速和减速。在动态活动下,患者必须要有保持脊柱和骨盆稳定的能力。在跑步的过程,良好的核心力量将让患者适当地分配力量,让这些力量可以有效率利用,并控制动作的质量,以吸收地面反作用力,减少关节压力。患者需有要良好的核心力量和平衡才能进行更积极的的跑步训练。

### 核心稳定性

测试核心稳定性,要求患者在多个面向做移动和控制,多个平面包含矢状面、额状面、横切面和多重面向。近端侧的稳定度控制非常重要(在这种情况下,是躯干和骨盆),以提供远程肢体的活动度[3-5]。以下是简单的核心稳定性测试,易于施行,并可以定性及定量的测量。

矢状面测试运动,是量测向前、向后或前后方向的稳定性,这个方向的稳定性可以帮助跑者在向前移动身体,准备停止的减速期或下坡时。

桥式-矢状面:

说明:

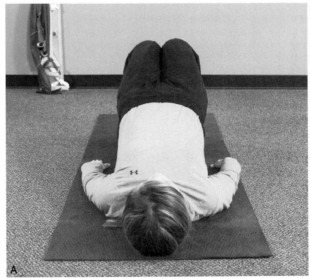
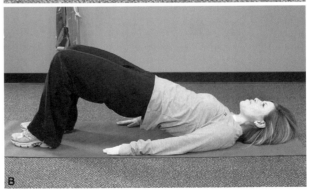

**图 34-1**　具有良好稳定性的桥式。**A.** 髋关节部保持水平,且下肢保持在正确位置上;**B.** 腰没有拱起或下陷

- 平躺并膝关节弯曲
- 收紧腹肌和臀肌
- 慢慢地把臀部抬离床面
- 试图维持这个动作 30 秒

  稳定性好的桥式（图 34-1）：
- 髋关节部保持水平（图 34-1，A）
- 下肢保持在正确位置上（图 34-1，A）
- 腰没有拱起或下陷（图 34-1，B）
- 能够维持 30 秒

  稳定性差的桥式（图 34-2）：
- 腰下陷，且动作摇晃摇晃（图 34-2，A）
- 髋关节没有维持水平（图片中她用膝关节并拢，使用她的内收肌作为代偿动作）（图 34-2，B）

  俯卧桥式-矢状面：
  说明：
- 开始先俯卧
- 收紧腹部及臀肌，用前臂及足踝支撑
- 维持这个姿势 30 秒

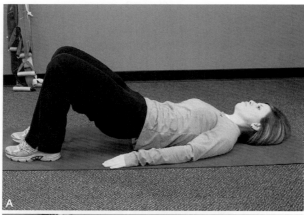

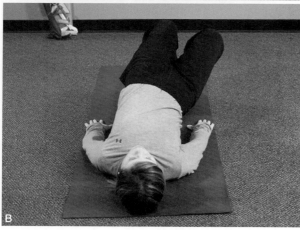

图 34-2　不具有良好稳定性的桥式。**A.** 侧视图；**B.** 顶视图

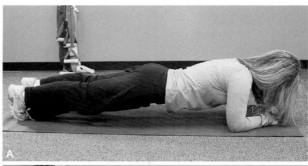

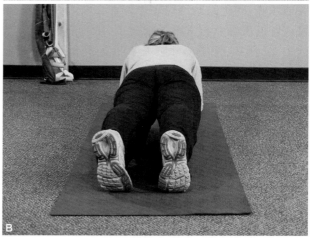

图 34-3　稳定性好的俯卧桥式。**A.** 腰没有拱起或下陷；**B.** 髋关节维持水平

  稳定性好的俯卧桥式（平板式）（图 34-3）：
- 能够维持 30 秒
- 腰没有拱起或下陷（图 34-3，A）
- 髋关节维持水平（图 34-3，B）

  稳定性差的俯卧桥式（图 34-4）：
- 腰部塌陷（图 34-4，A）
- 髋关节没有维持水平（图 34-4，B）

　　额状面及横切面的稳定性可以帮助跑者维持在向前跑的姿势，如果这两个面向不稳定会造成动作没有效率。会浪费能量在过多的左右摇摆或旋转动作。

  侧桥式（侧平板式）-额状面：
  说明：
- 从任一侧开始（测试需要双侧）
- 用前臂支撑侧身，足部接触地面
- 腹部用力
- 维持动作 30 秒

  稳定性好的侧桥式（图 34-5）：
- 维持动作 30 秒
- 在下方的髋关节没有凹陷（图 34-5，A）
- 肩膀和足在同一条直线上（图 34-5，B）

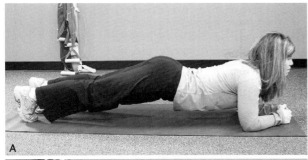

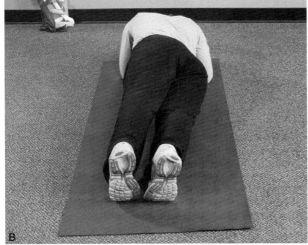

**图 34-4**　稳定性差的俯卧桥式。**A.** 腰部塌陷；**B.** 髋关节没有维持水平

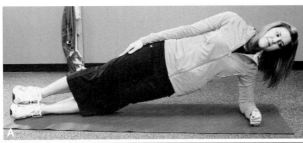

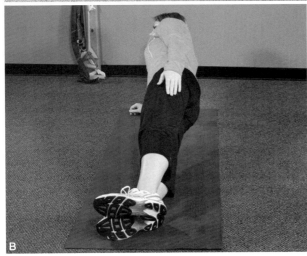

**图 34-5**　稳定性好的侧桥式。**A.** 在下方的髋关节没有凹陷；**B.** 肩膀和足在同一条直线上

稳定性差的侧桥式（图 34-6）：
- 不能让肩和足对准或维持平衡（图 34-6，A）
- 在下方的髋关节下陷（图 34-6，B）

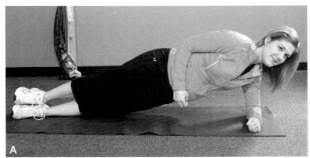

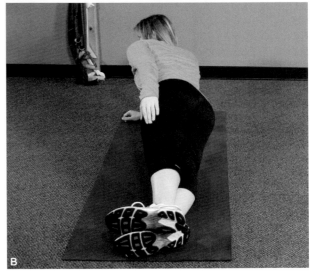

**图 34-6**　稳定性差的侧桥式。**A.** 肩膀和足没有在同一条直线上；**B.** 在下方的髋关节凹陷

直膝桥式-横切面（图 34-7）：
说明：
- 平躺双足膝关节弯曲
- 收缩腹肌和臀肌
- 慢慢地把臀部从床面抬高
- 在桥式时，让其中一侧的膝关节伸直
- 每侧需要试维持这个姿势 10 秒钟
  稳定性好的直膝桥式：
- 每侧需要试维持这个姿势 10 秒钟
- 髋关节部保持水平
- 膝关节仍然笔直
- 上背平贴在床面上
  稳定性差的直膝桥式：（图 34-8）：
- 髋关节部凹陷和不水平（图 34-8，A）
- 不能维持膝关节伸直
- 肩膀和背部没有平贴（图 34-8，B）

多层面的稳定性是最功能性的,因为跑步是一个同步的三方向动态动作,身体的所有的动作同时控制地面的反作用力和提供推进力。已证实缺乏足够多平面稳定性会增加下肢受伤的风险[6]。

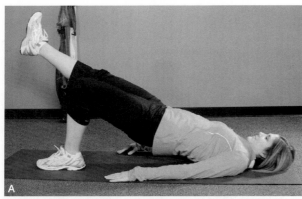

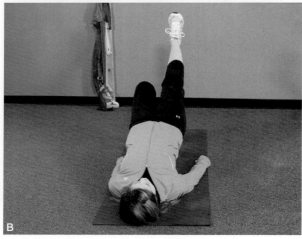

**图 34-7**　稳定性好的直膝桥式-横切面。**A.** 髋关节维持在较高的位置上,且髋部没有凹陷,且伸直的足与另一侧足平行;**B.** 髋关节维持水平

对侧手足支撑的四足跪姿-多层面(图 34-9):

说明:

- 手及膝关节四点支撑于地面
- 腹部收紧
- 慢慢延展一侧手及对侧足
- 维持这个动作 10 秒钟

稳定性好的对侧手足支撑的四足跪姿:

- 每边能保持 10 秒钟
- 腰部不拱起或凹陷
- 手臂和腿部不向下落

　　稳定性差的对侧手足支撑的四足跪姿(图 34-10):

- 髋关节凹陷或没有维持水平(图 34-10,A)
- 手臂和腿部低于水平(图 34-10,B 和 C)

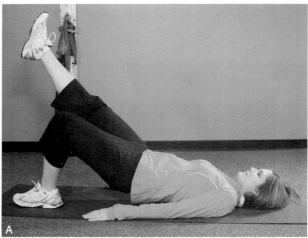

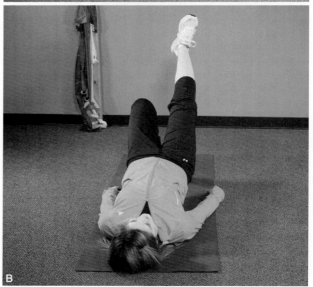

**图 34-8**　稳定性差的直膝桥式-横切面。**A.** 髋关节没有维持水平,髋部凹陷;**B.** 肩膀和背部没有平贴

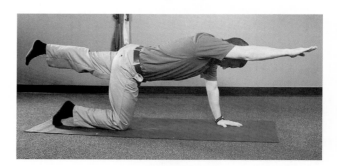

**图 34-9**　对侧手足支撑的四足跪姿-多层面

- 不能保持平衡

**下肢稳定性**

　　在准备返回运动场跑步时,建立足够力量的初次接触地板的肌肉(腓肠肌,比目鱼肌)是非常重要的。这可以是透过逐步的闭锁链运动完成,从专注

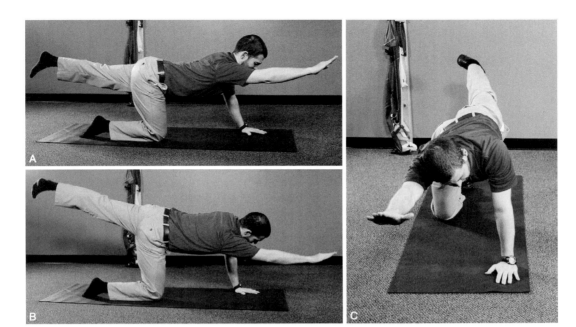

**图 34-10**　稳定性好的对侧手足支撑的四足跪姿。**A.** 髋关节凹陷或没有维持水平；**B 及 C.** 手臂和腿部低于水平

于动作质量渐渐进步到要求数量。

踮足尖训练进展成单腿跳：

- 双足同时踮足尖，并平均分配体重于双足。刚开始可以让手摸在桌子的边缘，然后进阶到离桌子一段距离，不扶桌子的站立。
- 健侧的单足踮足尖，保持平衡，稳定的位置（10 ~ 25 次）。这可以当作患侧足的"标准"。
- 患侧的单足踮足尖，刚开始可以让手摸在桌子的边缘，然后进阶到离桌子一段距离，不扶桌子的站立。动作的质量应该是与健侧足一样的（高度、速度和动作控制）。
- 双足跳跃，平均分配体重于双足。
- 健侧足的单足跳跃（10 ~ 25 次），这可以当作患侧足的"标准"。
- 患侧足的单足跳跃。动作的质量应该是与健侧足一样（高度，速度和运动的控制）。

这个动作应该强调动作的质量及重复次数需要足够。跳跃的高度、有控制的落下及着地，以及维持良好的平衡。重复次数从 5 次逐渐进阶到 25 次。

单腿蹲测试-多面向（图 34-11）：

说明：

- 用一只足站在凳子上，蹲下过程，保持足底平贴在凳面上。
- 让小腿保持垂直地板，膝关节不能超足尖
- 慢慢放下让悬空侧的足碰触地板。

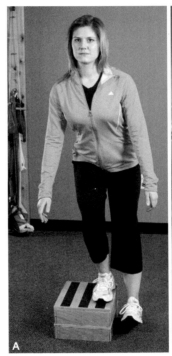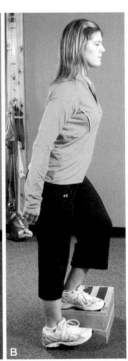

**图 34-11**　单腿蹲测试-多层面。**A.** 这张照片是有良好的稳定度动作，在蹲下过程中，膝关节在足尖的正上方，且足尖是指向前方的，两侧肩膀是一样高的；**B.** 背部挺直，膝关节没有超过足尖

- 每边做 5 下

稳定性好的单腿蹲测试：

- 能够维持平衡的完成 5 次
- 膝关节能对准第 2 个足趾头

- 髋部不向内旋
- 患者没有失去平衡
  稳定性差的单腿蹲测试(图34-12):
- 左图,太多内收角度,代表臀部肌肉力量不足(图34-12,A)
- 右图,膝关节不稳定摇晃,代表股四头肌或臀部肌肉力量不足(图34-12,B)

用客观的测量工具评估患者吸收力量及产生力量的能力。在下肢受伤的患者,所使用的评估方法是跳跃测试及单足跳及停止测试[7](图34-13)。在测试前,患者需要建立正常的走路能力,然后慢慢进阶到可以踮足尖站立,阶段Ⅰ(走路训练),并慢慢进阶到阶段Ⅱ(超等长训练),最后才可以回到运动场跑步。

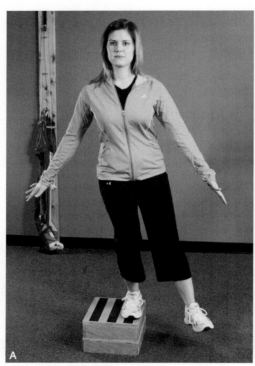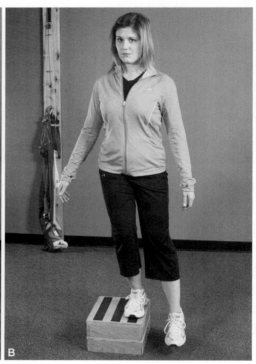

**图34-12** 稳定性差的单腿蹲测试

**跳跃测试(健侧足跳跃、患侧足着地)**
跳跃测试:
1:_____ cm
2:_____ cm
3:_____ cm
跳跃距离除以患侧足单足跳距离之百分比:_____%
**目标:<109%才是正常的;若>109%表示该患者需要在对患侧做冲击力吸收的训练**
由保罗博士所开发
A
**单足跳及停止测试(用相同侧的足跳跃及着地)**
单足跳及停止测试:健侧患侧
1:　　　　_____ cm　　　　_____ cm
2:　　　　_____ cm　　　　_____ cm
3:　　　　_____ cm　　　　_____ cm
患者身高:_____ cm
健侧足单足跳距离除以患者身高之百分比:_____%
患侧足单足跳距离除以健侧足单足跳距离之百分比:_____%
患侧足单足跳距离除以患者身高之百分比:_____%
**目标:健侧足单足跳距离应该与患者身高相同才是正常的;若第一个百分比<89%表示该患者需要对健侧做力量训练;相同的,若第3个百分比<89%表示该患者需要对患侧做力量训练。**
由保罗博士所开发
B
**图34-13** **A.** 跳跃测试;**B.** 单足跳及停止测试

## 疼痛控制

用客观且前后一致的方式评估患者的疼痛是很重要的。可以试着评估患者一段时间的疼痛程度，可以了解疼痛是越来越痛、维持一样或渐渐减少。把疼痛程度分成 0 ~ 10 分，0 分代表完全不痛，10 分代表非常疼痛无法忍受[8]。

- 越来越痛：需要休息，把活动量下降到之前的程度，及减少运动的强度。
- 保持相同：维持之前的活动程度，直到疼痛减少。

对于成功返回跑步的关键，必须要了解患者的程度、疼痛位置、正常的病程，这可能会影响患者恢复的过程。一般来说，患者运动前应先温敷并充分牵拉，运动后要立即冰敷 15 ~ 20 分钟。**如果患者出现肿胀关节或肌肉疼痛，且持续时间超过 72 小时，代表他的活动太多了，并需要降低活动程度（持续时间、强度）或增加训练间的休息。**如果负重或有持续性的疼痛发生，应该咨询医师。

一些有用的提示：如果患者觉得持续性的肌肉紧张，则应该停止活动，执行静态牵伸受伤的地方（至少重复 3 次，并维持 30 秒），然后再恢复运动。如果肌肉紧张又再出现，应停止并再重新牵伸患处。如果连续 3 次的肌肉紧张需要牵伸或是肌肉紧张感仍存在，患者需要停止活动，并且立即冰敷 20 分钟。

对患者来说，知道确切的疼痛位置是很重要的，需要辨别疼痛是否都在同一个地方，或是疼痛的地方是到处移动的。

- 同一个位置：需要非常小心，练习间需要多休息，并保持低强度，并运动在平坦且柔软的表面。
- "四处移动"：疼痛会四处移动，但是疼痛强度不会增加。

患者需要去辨别他们什么时候会产生疼痛。

- Ⅰ 型：活动后。计划：牵伸受伤的区域（至少 3 ~ 5 次重复，维持 30 秒）；要慢慢且轻柔的牵伸，然后冰敷 20 分钟。若只是肌肉用力的酸痛，则可以继续做运动。**如果有任何关节疼痛或肿胀，则要增加休息的频率，并且减少活动量至之前的运动程度。咨询医生。**
- Ⅱ 型：活动期间（肌肉），或开始至症状消失。计划：保持同样的活动水平及低强度，直到症状消失。
- Ⅲ 型：活动期间（肌肉），逐步增加运动强度。计划：减少活动水平，牵伸及舒缓肌肉，以减轻症状。如果这些步骤不能缓解症状的话，则需要停止活动。维持相同的活动水平；如果症状持续，则要把活动度降低至之前的水平。
- Ⅳa 型：早晨醒来时有症状，然后症状渐渐消失。计划：减少活动至以前的水平，并保持低强度。
- Ⅳb 型：在晚上时，患者会疼痛或痛醒。这是一个警讯，表示患者做太多的训练，是肌肉或关节无法忍受的。计划：完全的休息，直至症状消失为止。降低活动度至先前的水平，并保持低强度低。

## 返回运动场的跑步计划

### 阶段 Ⅰ：步行计划

要进展到阶段 Ⅱ（超等长训练），患者必须能够无痛且积极的步行（每小时 6.7 ~ 8.3km），在开始增强式和散步、慢跑运动计划前，患者最好是能在水平的跑步机上行走 30 分钟作为热身。患者需要是没有疼痛，且没有肿胀及肌力下降的问题，尤其是在隔天早上起床时。

在开始运动之前，至少需要有 5 分钟的热身运动。在热身运动时，患者应该能有正常的步幅及有办法能正常说话。在 2 分钟后，患者应以每 30 秒增加 0.8km/h 的速度完成剩下 3 分钟的热身运动。

在运动结束之后，至少需要有 5 分钟的缓和运动。在缓和运动时，患者应该能有正常的步幅及有办法能正常说话。患者应以每 30 秒减少 0.8 km/h 的速度完成 5 分钟的缓和运动。

**若患者会觉得疼痛或没有办法完成运动，则应马上停止，并开始牵伸及冰敷在患处。若隔日患者没有觉得任何不适，则可以重新开始运动计划。**

### 进阶

完成一个步行训练（5 分钟的热身，30 分钟步行，5 分钟的缓和运动），连续 2 天后，需先休息 1 天，再做连续 2 天的步行训练。若觉得没有疼痛，或是肿胀，及肌力或关节活动度下降，则可以再休息 1 日后进阶到下一个阶段。

### 目标

患者应能没有疼痛且积极的在水平的跑步机上完成步行计划（大致 6.7 ~ 8.3km）。患者应要在最快的步行速度或步幅完成此计划。而且在步行计划中,患者需要维持足跟—足趾的步态,没有双足悬空的时间。

完训练后的几天,患者需要没有任何疼痛,尤其在清晨醒来时。

### 阶段Ⅱ:增强式训练

要让患者重新回到跑步的阶段,增强式练习是必不可少的一环。超等长训练的肌肉缩短时期,可以让患者跑步表现更好及更有效率[9]。若要进阶到第三个阶段,需要患者觉得没有疼痛,或是肿胀,及肌力或关节活动度下降。尤其在做

### 理论

一般来说跑1.6km跑需要有1500次的足部与地板接触,每足750次。在这个运动计划中,需要每足有470次的接触,大约是理论值的2/3。若能成功完成这个计划(表34-1),是一个很好的指标,表示患者可以完成0.8~1.2km的距离。

表34-1　闭锁链运动计划

| 运　动 | 组数 | 次数/组 | 总次数 |
|---|---|---|---|
| 第一步:双足足踝跳跃:原地 | 3 | 30 | 90 |
| 第二步:双足足踝跳跃:前/后 | 3 | 30 | 90 |
| 第三步:双足足踝跳跃:左/右 | 3 | 30 | 90 |
| 第四步:单足足踝跳跃:原地 | 3 | 20 | 60 |
| 第五步:单足足踝跳跃:前/后 | 3 | 20 | 60 |
| 第六步:单足足踝跳跃:左/右 | 3 | 20 | 60 |
| 第六步:单足跳跃 | 4 | 5 | 20 |

共有22组,共407次足部接触
注:单足跳是使用患侧执行
休息间隔:组间休息90秒,每个运动间休息3分钟

我比较偏好患者在较"宽容"的表面下做运动,例如橡胶软垫。在运动的间歇时间,需要牵伸腓肠肌、比目鱼肌、股四头肌、腘绳肌。临床人员需要强调动作的质量,包含足趾至足跟的着地,三关节的屈曲(髋关节及膝关节屈曲、踝关节背屈),三关节伸直(髋关节和膝关节伸直、踝关节跖屈)和轻轻地着地。若患者是膝关节、大腿或臀部受伤,则应该更强调有足够的膝关节和髋关节屈曲。

如果患者在运动过程中,有持续性的肌肉紧张,且不舒适感增加时,患者需要立即停止运动,并记录疼痛发生的状况及目前踩踏的步数。例如,患者疼痛产生在第261步。这可以当作未来运动计划的一个参考依据。

如果患者持续疼痛而无法继续进行运动时,他应该需要停止运动计划,并且牵伸及冰敷在受伤的地方。如果隔日疼痛解除,他应该尝试重新开始运动计划。

### 阶段Ⅲ:步行及慢跑进阶(表34-2)

若患者有达成以下条件,患者可以开始在平面地板进行此阶段运动:

1. 患者完成阶段Ⅰ和阶段Ⅱ
2. 患者在日常生活中没有疼痛或肿胀
(在疼痛分级中,0分表示完全不痛,10分表示非常疼痛,患者需要是0分)
3. 按压受伤部位不会感到疼痛

表34-2　步行及慢跑进阶

| 阶段 | 步行 | 慢跑 | 重复次数 | 总时间 |
|---|---|---|---|---|
| 阶段Ⅰ | 5分钟 | 1分钟 | 5次 | 30分钟 |
| 阶段Ⅱ | 4分钟 | 2分钟 | 5次 | 30分钟 |
| 阶段Ⅲ | 3分钟 | 3分钟 | 5次 | 30分钟 |
| 阶段Ⅳ | 2分钟 | 4分钟 | 5次 | 30分钟 |
| 阶段Ⅴ | 1分钟 | 5分钟 | 5次 | 30分钟 |
| 阶段Ⅵ | 每天持续慢跑30分钟。从刚开始的5分钟的步行,慢慢增加速度。最后5分钟也是步行,慢慢减慢速度直到舒服的步行 | | | |

## 运动计划

- 如果慢跑会感到疼痛,患者应立即停止运动,并使用冰敷。如过隔日没有疼痛、肿胀、肌力或关节活动角度下降的问题,则可以继续运动计划。若患者仍然持续疼痛或疼痛增加时,患者则应回到上一个运动计划直到状况稳定再进阶到下阶段 I。
- 若在隔日早上,活动正常,且没有任何疼痛且没有任何紧缩的感觉,患者则可以进行下阶段 I 的训练。
- 患者不能连续 2 天都做进阶的运动,患者应该要在进阶到下阶段 I 时做 1 天的休息。

## 阶段 Ⅳ : 计时的跑步计划

在这个阶段中,主要是控制跑步的时间。患者需要在平坦、舒适的表面跑步(即高尔夫球场或运动场),才能在进阶到有坡度的表面。而且,必须遵循 10% 的规定[10]:每周最多只能增加上周的 10% 的距离。如果患者在跑步后的隔天早上,没有紧缩的感觉,他可以继续下一个阶段。

增加跑步的强度(快慢)要比增长时间来得更早。如果患者增加跑步的频率(每周跑几天),则临床人员请他降低每次跑步的时间。如果患者已经进行一段时间的训练,在他休息后的隔天可以增加强度或跑步时间,但是剩下几天要调回原本的运动强度。

若患者有持续存在的肌肉紧绷感或不舒适(跛行或步态改变),他或她则应该立即停止活动,并记录发生不舒适的时间(例如 30 分钟的运动,是在第 21 分钟发生不舒适)。则可以考虑将一个运动分成两个小运动,让他的运动时间是短于疼痛发生的时间。例如,有一个 30 分钟的训练计划,患者会在 24 分钟产生不舒适,则可以把它设计成两个 20 分钟的运动。而这两个小运动则必须间隔 6 ~ 8 小时。如果患者有持续性的疼痛产生,则临床人员可以参考本书的疼痛控制这个章节。**要记住,若疼痛发生并且持续时,需要将运动计划回到上一个阶段,直到患者症状稳定后才能进阶。**

## 阶段 Ⅳ : 计时的跑步计划-中级 ( 表 34-3 )

如果患者完成阶段 Ⅰ、阶段 Ⅱ、阶段 Ⅲ,则可以开始这个阶段的训练。

这个中级的训练,是让患者从受伤中慢慢恢复的计划,如应力性骨折或是因为疾病而无法行走的患者,或是有 4 周以上没有下肢承重行走的患者。为了让软组织可以适应,患者应该每 2 天跑 1 天,且维持 8 周。他或她在休息的那一天,可以做其他训练计划、轻微活动或整日休息。且患者的速度要达到每英里 8 ~ 9 分钟的速度。

表 34-3　计时的跑步计划-中级

| | 天 | | | | | | | |
| --- | --- | --- | --- | --- | --- | --- | --- | --- |
| | 1 | 2 | 3 | 4 | 5 | 6 | 7 | 周 |
| 分钟 | 30 | – | 30 | – | 30 | – | 35 | 1 |
| | – | 30 | – | 30 | – | 35 | – | 2 |
| | 35 | – | 30 | – | 35 | – | 35 | 3 |
| | – | 34 | – | 40 | – | 35 | – | 4 |
| | 35 | – | 40 | – | 40 | – | 35 | 5 |
| | – | 40 | – | 40 | – | 40 | – | 6 |
| | 45 | – | 40 | – | 40 | – | 45 | 7 |
| | – | 45 | – | 40 | – | 45 | 30 | 8* |
| | – | 45 | 35 | – | 45 | 40 | – | 9 |
| | 45 | 45 | – | 45 | 45 | 30 | – | 10 |
| | 45 | 45 | 35 | – | 45 | 45 | 40 | 11 |
| | – | 45 | 45 | 45 | – | 45 | 45 | 12 |

* 从第 8 周开始不是每 2 天跑一次,会有连续跑的天数

### 阶段Ⅳ:计时的跑步计划-高级(表34-4)

这个高级的运动计划是针对软组织受伤的患者或跑者,例如扭伤足踝,导致他有小于 4 周的时间无法训练。患者完成阶段Ⅰ、阶段Ⅱ、阶段,则可以开始这个阶段的训练。为了让软组织可以适应,患者应该每 2 天跑 1 天,且维持 8 周。他或她在休息的那一天,可以做其他训练计划、轻微活动或整日休息。且患者的速度要达到每千米 4.7 ~ 5 分钟的速度。

#### 表 34-4　计时的跑步计划-高级

| | 天 | | | | | | | |
|---|---|---|---|---|---|---|---|---|
| | 1 | 2 | 3 | 4 | 5 | 6 | 7 | 周 |
| 分钟 | 30 | – | 30 | 30 | – | 35 | 30 | 1 |
| | – | 35 | 35 | – | 40 | 35 | – | 2 |
| | 40 | 40 | – | 45 | 40 | – | 45 | 3 |
| | 45 | – | 45 | 40 | 30 | – | 45 | 4 |
| | 40 | 35 | – | 45 | 40 | 40 | – | 5 |
| | 45 | 45 | 40 | – | 45 | 45 | 45 | 6 * |
| | 45 | – | 50 | 50 | 45 | – | 50 | 8 |
| | 50 | 50 | – | 55 | 50 | 50 | – | 9 |
| | 55 | 55 | 50 | – | 55 | 55 | 55 | 10 |
| | – | 60 | 55 | 55 | – | 60 | 60 | 11 |
| | 55 | – | 60 | 60 | 60 | – | 65 | 12 |

\* 从第 8 周开始不是每 2 天跑一次,会有连续跑的天数

### 里程数规划

为了让软组织可以适应,患者应该每两天跑一天,且维持 2 周。接着,再进阶至 1 周最多跑 5 天,且维持 4 周。若患者先前的训练是每个阶段不到 6.4km,则患者需要遵循表 34-5 ~ 表 34-7 所示的时间里程表。

#### 表 34-5　6.4km(4 英里)以下的里程表计划

| | 天 | | | | | | | |
|---|---|---|---|---|---|---|---|---|
| | 1 | 2 | 3 | 4 | 5 | 6 | 7 | 周 |
| 英里 | 1/2 | – | 1/2 | – | 1/2 | – | 1 | 1 |
| | – | 1 | – | 1 | – | 2 | – | 2 |
| | 2 | 1 | – | 2 | 2 | – | 3 | 3 |
| | 2 | – | 3 | 3 | – | 4 | 3 | 4 |
| | – | 4 | 4 | – | 4 | 4 | – | 5 |

#### 表 34-6　6.4 ~ 9.6km(4 ~ 6 英里)的里程表计划

| | 天 | | | | | | | |
|---|---|---|---|---|---|---|---|---|
| | 1 | 2 | 3 | 4 | 5 | 6 | 7 | 周 |
| 英里 | 1 | – | 1 | – | 1 | – | 2 | 1 |
| | – | 2 | – | 2 | – | 3 | – | 2 |
| | 3 | 2 | – | 3 | 3 | – | 4 | 3 |
| | 3 | – | 4 | 4 | – | 5 | 4 | 4 |
| | 35 | 5 | 5 | – | 6 | 5 | – | 5 |

注:回到受伤前的里程数需要 4 ~ 6 周

表 34-7　每周 64 ~ 96km（40 ~ 60 英里）的里程表计划

| | 天 | | | | | | | |
|---|---|---|---|---|---|---|---|---|
| | 1 | 2 | 3 | 4 | 5 | 6 | 7 | 周 |
| 英里 | 2 | – | 2 | – | 2 | – | 3 | 1 |
| | – | 3 | – | 3 | – | 4 | – | 2 |
| | 4 | 3 | – | 4 | 4 | – | 5 | 3 |
| | 4 | – | 5 | 5 | – | 6 | 5 | 4 |
| | – | 6 | 6 | – | 7 | 6 | 6 | 5 |

注：回到受伤前的里程数需要 4 ~ 6 周

## 未来运动计划考虑

目前，有很多人在讨论是否穿着跑鞋对跑步所造成的影响。他们考虑到的原因是足部接触地板的机制，有一些作者发现赤足跑步可以降低受伤概率，因为接触点是在足掌而不是在足跟上。从动力学上来看，这是有意义的，因为用足掌着地，可以用离心的背屈（使用足掌-腓肠肌及比目鱼）来吸收地板反作用力；而不是使用跟骨-胫骨的方式，这个减速期是发在膝关节。然而，这仍然是有争议的，因为再练习这个训练方式时，会造成软组织压力（足和踝关节跖屈酸痛）。虽然这个机制仍然在讨论中，但这是一个关于让患者减轻骨骼的压力的方法的有趣讨论。跑鞋保护我们的双足免于一些环境的危害（不平的表面、尖锐的表面、极端的冷或热）及一些足部的变形（例如：过度内旋）。未来研究计划，则需要了解更多足部接触的机制，及设计更适合的跑鞋[11,12]。

## 总结

有很多跑步运动计划可以供临床人员使用。这个章节所提供的计划，笔者已经实施一段时间并证实是有效的，临床人员要不断评估患者的状态，并确保他们的肌肉力量、柔韧性、平衡是足够进行运动计划。能够跑多远，取决于相当多的因素（例如：肌肉酸痛或体能程度）。运动跑鞋也是另一种考虑。评估跑鞋的磨损及足部的类型，需要经由专业人员进行全面的评估。

# 临床案例回顾

1　患者已经准备回到跑步的过渡期，而且他平常活动也没有任何疼痛。但是在他完成阶段 Ⅱ 训练（增强式训练），他觉得起床后踏到地板时，他的跟腱紧绷且疼痛。但在房间走了一阵子，他觉得紧绷感及疼痛消失。请问这位患者当天需要做什么样的活动？

休息 1 天，做温和的牵伸，并冰敷不舒服的地方。次日，患者应重复之前的活动，不能再进阶。

2　患者 3 个月前接受髋关节关节唇切除，他希望能够重新开始跑步。在他返回运动场前，有什么应考虑的因素？

他或她应接受完整的评估，包含是否有足够的关节活动角度、柔韧性、肌肉力量及平衡能力，确保全身的状态，而不仅仅是手术部位。

3　患者在执行计时的跑步计划-中级（阶段 Ⅳ），并准备开始 1 周跑较多天的行程。请描述这位患者要如何增加他的跑步时间。

在休息日的隔天，增加 5 分钟的跑步时间；再隔天，需要减少 5 分钟；然后，休息。每 3 天为一个循环。

4　患者已通过平衡测试。在进行跑步前，需要考虑什么样的功能性运动？

患者必须有正常的行走能力和核心稳定性。

5　为什么好的核心力量对跑步是很重要的？

良好的核心力量可以让力量平均的分配，让动作控制更有效率，也可以帮助吸收地面反作用力，减少冲击力。

6　保罗之前开过半月板修复的手术，并开始进行跑步计划。他已经完成地阶段 I 并开始进行阶段 II，但是在第 2 周时，他的膝关节发生延迟性疼痛及肿胀，有什么是需要修正的？

重新检查他的状况，发现他的原因是因为胫骨被压缩和旋转（怀疑可能是修复处受损）。处理并控制他的肿胀状况，并请他回去找他的主治开刀医师。

（陈冠文 译　程图　蔡永裕 校）

## 参考文献

1. Chakravarty EF, et al: Reduced disability and mortality among aging runners: A 21-year longitudinal study. Arch Intern Med 168(15):1638-1646, 2008.
2. Kulund DN: The injured athlete, Philadelphia, 1988, Lippincott, Williams, and Wilkins.
3. Kibler WB, Press J, Sciascia A: The role of core stability in athletic function. Sports Med 36(3):189-198, 2006.
4. Willson JD, et al: Core stability and its relationship to lower extremity function and injury. J Am Acad Orthop Surg 13(5):316-325, 2005.
5. Bliss LS, Teeple P. Core stability: The centerpiece of any training program. Curr Sports Med Rep 4(3):179-183, 2005.
6. Zazulak BT, et al. Deficits in neuromuscular control of the trunk predict knee injury risk: A prospective biomechanical-epidemiologic study. Am J Sports Med 35(7):1123-1130, 2007.
7. Munro AG, Herrington LC: Between-session reliability of four hop tests and the agility T-test. J Strength Cond Res 25(5):1470-1477, 2011.
8. 50mg of Benadryl and some morphine. Feb. 8, 2010. http://firefighter-paramedicstories.blogspot.com/2010/02/50mg-of-benadryl-and-some-morphine.html.
9. Kawamoto J-E: Go ahead and jump: Using plyometric training to improve running performance. June 25, 2010. http://running magazine.ca/2010/06/sections/health-nutrition/body-work/go-ahead-and-jump-using-plyometric-training-to-improve-running-performance/.
10. Buist I, et al: The GRONORUN study: Is a graded training program for novice runners effective in preventing running related injuries? Design of a randomized controlled trial. BMC Musculoskelet Disord 8:24, 2007.
11. Warburton M: Barefoot running. Sportscience 5(3), 2001. sportsci.org/jour/0103/mw.htm.
12. Lieberman DE, et al: Foot strike patterns and collision forces in habitually barefoot versus shod runners. Nature 463(7280):531-535, 2010.

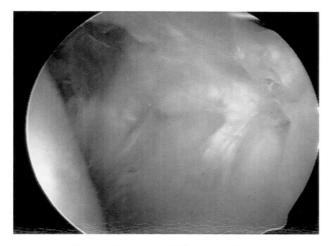

图6-2　Ⅰ型 SLAP 损伤。上盂唇磨损

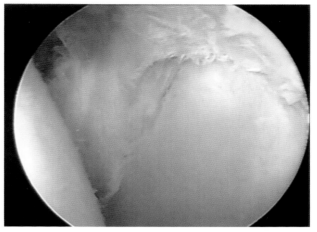

图6-3　Ⅰ型 SLAP 损伤行清理术后

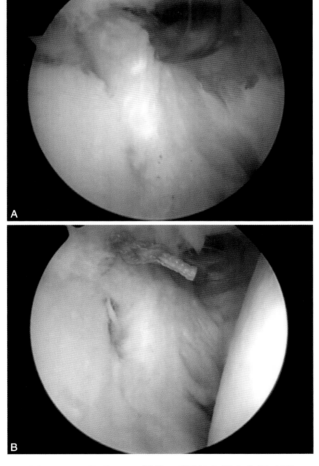

图6-4　A.Ⅱ型 SLAP 损伤,盂唇基底部自肩胛盂撕脱;B.Ⅱ型 SLAP 损伤(修复后)

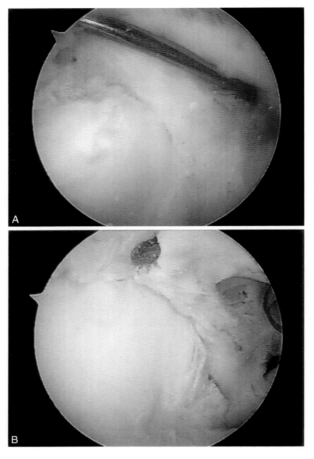

**图6-5** **A.** Ⅱ型 SLAP 损伤（探针显示撕裂）；**B.** Ⅱ型 SLAP 损伤（修复后）

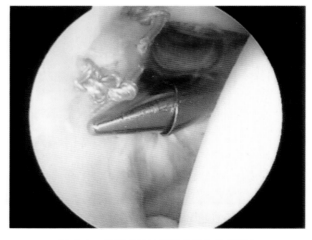

**图6-6** Ⅱ型 SLAP 损伤（缝合修复后）

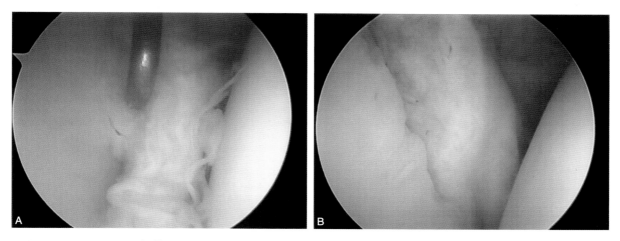

**图 6-7** **A.** Ⅲ型 SLAP 损伤(不稳定的桶柄状撕裂);**B.** Ⅲ型 SLAP 损伤清理更像处理膝关节半月板的桶柄状撕裂一样

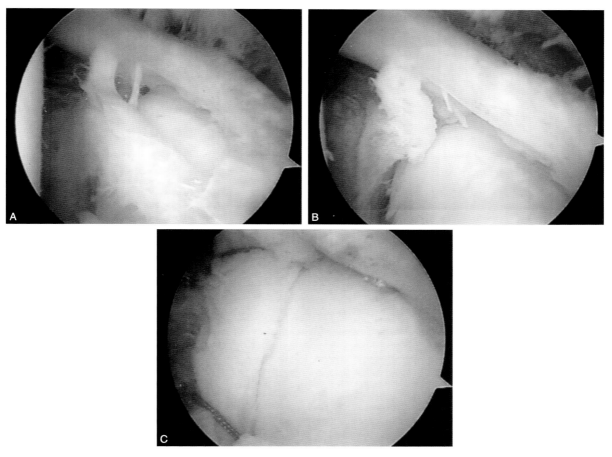

**图 6-8** **A.** Ⅳ型 SLAP 桶柄状撕裂延伸至肱二头肌腱;**B.** Ⅳ型 SLAP 桶柄状撕裂,边缘修剪,待缝合;**C.** 缝线缝合Ⅳ型 SLAP 桶柄状撕裂

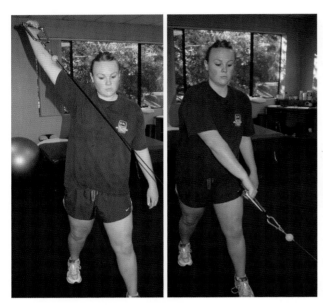

图 10-3    神经本体感觉肌肉促进法滑轮模式,使用
轻重量或快速滑轮。改变手臂角度与活动范围来模
拟功能性活动或专项运动平面

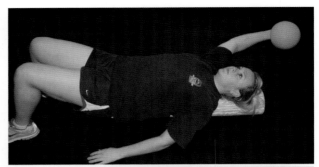

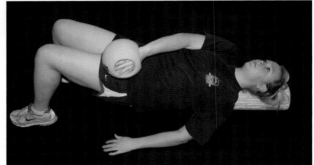

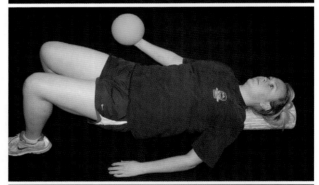

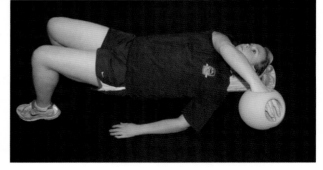

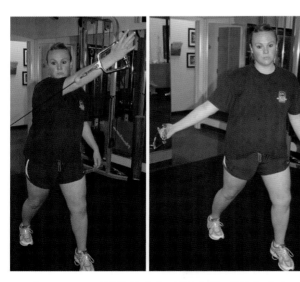

图 10-4    上肢滑轮模式来对尺侧副韧带施加应力。
通过改变运动平面、屈肘角度和前臂位置,来改变对
尺侧副韧带的应力。手处于旋后位(低手掷飞盘)
进一步增加尺侧副韧带的紧张度

图 10-5    上肢 PNF 技术 D1D2 模式,使用泡沫轴与
Plyoball。改变手臂角度以挑战盂肱关节稳定性或
通过活动度改变尺侧副韧带应力。保持核心肌群收
缩维持躯干中心在泡沫轴上。将膝脚并拢进一步挑
战核心稳定性

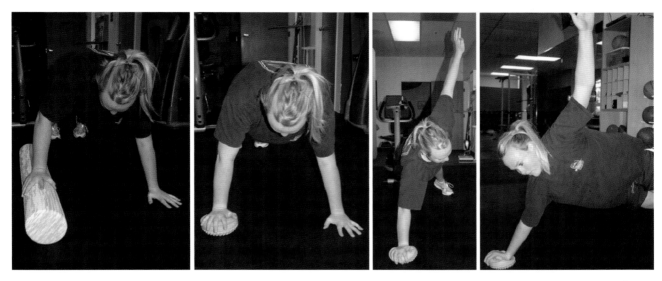

**图 10-6**　上肢 PNF 技术 D1D2 模式,使用 Physioball。在保持腹横肌收缩,控制住髋关节水平和健身球。双膝并拢维挑战躯干稳定性。维持稳定情况下可以在不同速度下练习,闭眼可进一步挑战平衡机制

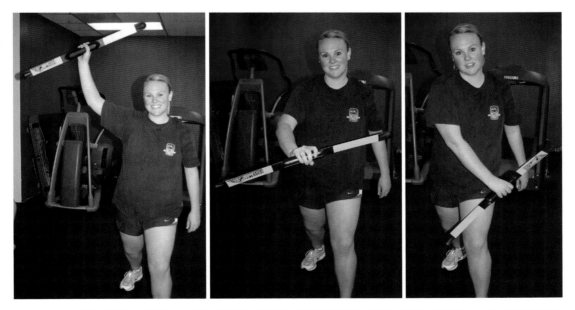

**图 10-7**　上肢模式利用躯干振动杆,从不同角度的静态控制进阶到功能性投掷、发球模式。重点是训练耐力和长时间控制动作

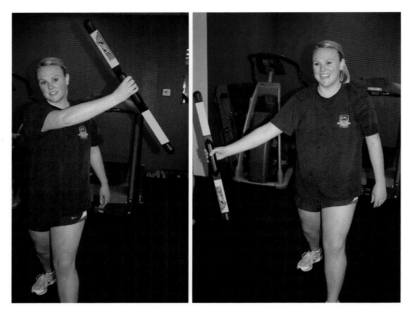

**图 10-8**    上肢模式利用躯干振动杆,从不同角度的静态控制进阶到功能性投掷、发球模式。重点是训练耐力和长时间控制动作

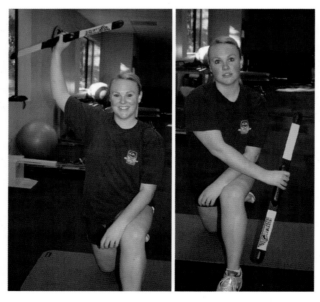

**图 10-9**    单膝跪位用躯干振动杆强化上肢训练,强调肩胛骨控制,头和躯干直立体位,整个模式保持稳定

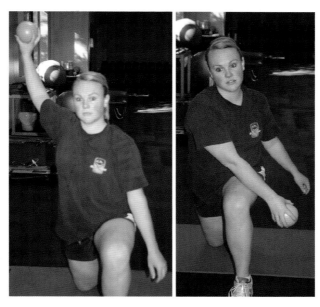

**图 10-10**　单膝跪位用 Plyoball 强化上肢训练，强调肩胛控制，头和躯干直立体位，整个模式保持稳定

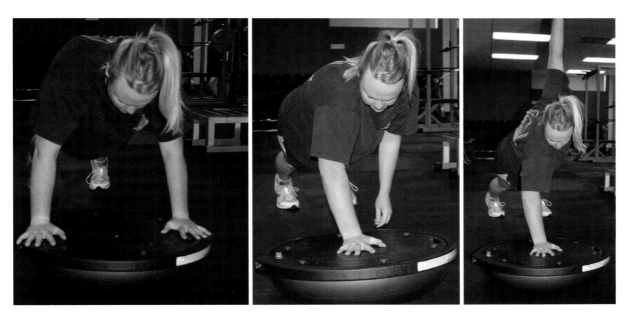

**图 10-13**　用平衡盘 Bosu 球完成双侧上肢到单侧上肢闭链进阶运动。肩胛骨在前伸和回缩位进行控制训练。整个过程中维持核心稳定

| 颜色 | 临床相关性 | 细丝标记 |
|------|-----------|----------|
| ■ 绿色 | 普通 | 1.65~2.83 |
| ■ 蓝色 | 减少轻触 | 3.22~3.91 |
| ■ 紫色 | 减少保护 | 3.84~4.31 |
| ■ 红色 | 失去保护 | 4.56~6.65 |
| ■ 红色线条 | 不能测试 | >6.65 |

**图 12-6** 细线的解释

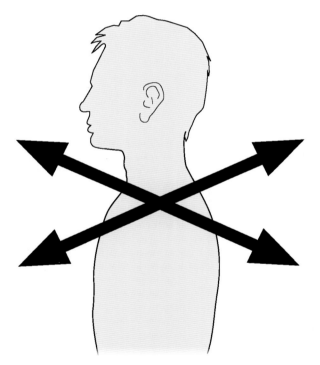

**图 14-7** 颈椎中立位。在颈椎、胸椎和腰椎正确排列时,关节、肌肉和脊椎的应力最小

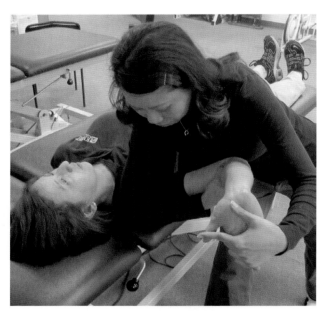

**图 14-14** ULNT 1 技术

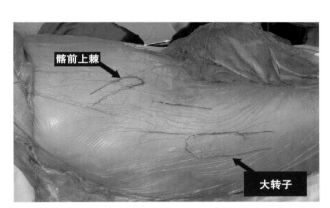

图 19-2　8cm 长的切口

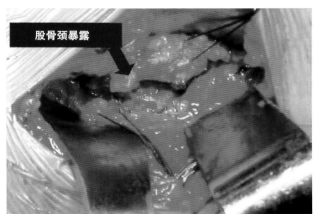

图 19-3　前外侧关节囊切口

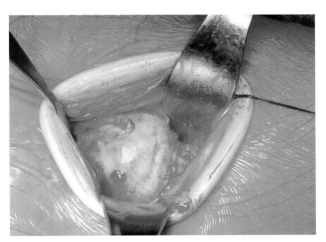

图 19-4　外旋 90° 使股骨头脱位, 进一步暴露股骨头

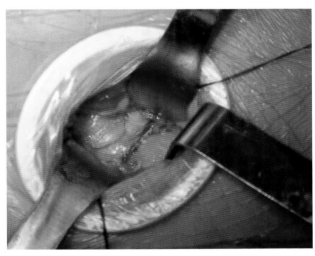

图 19-5　用骨凿将外侧股骨颈截断, 移除股骨头

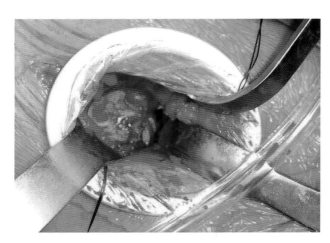

图 19-6　暴露髋臼

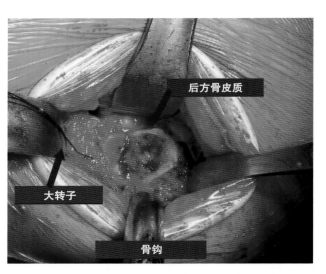

图 19-7　髋关节过伸、内收和外旋,有助于磨锉近端股骨

后方骨皮质

大转子

骨钩

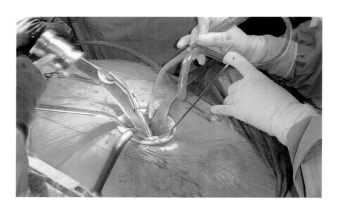

图 19-9　从前方切口容易完成骨髓腔磨锉

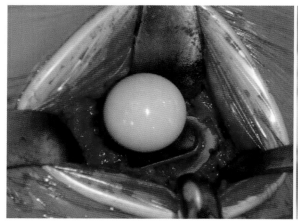

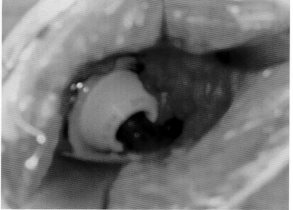

图 19-10　股骨头植入和复位

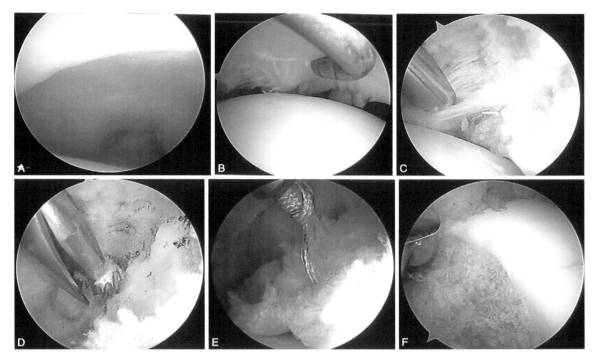

图 20-8　关节镜下可见中间室盂唇和髋臼窝周围翻转的马蹄形关节软骨( A )探查可见盂唇撕裂( B )将之与关节囊和髂前下棘病变一并清除。清理髋臼并刨削( D )以便移除病变组织,修复盂唇( E )使之愈合成为健康的骨组织。刨刀也可以用来移除撞击区域和髋臼骨,方法同上。F 图所示透视下引导清除凸轮畸形

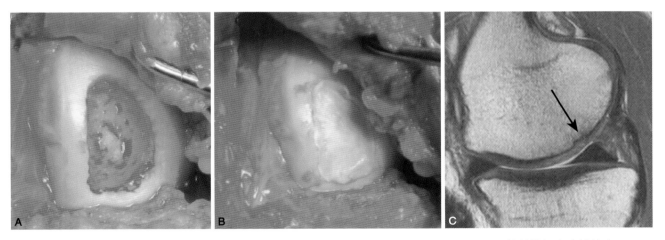

图 25-2　A. 股骨髁软骨缺损术前照;B. 被覆盖的软骨缺损区;C. 术后 36 个月 MRI 显示软骨缺损完全被填充

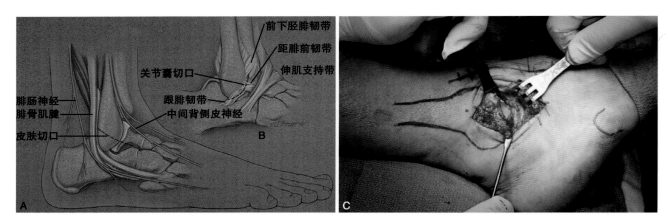

**图 28-2**　改良 Broström 重建手术。**A.** 在腓骨头上作一斜切口,沿着距腓前韧带的方向,暴露伸肌支持带和外侧韧带;**B.** 沿着前下距腓韧带到跟腓韧带的前缘作一斜行关节囊切口,在腓骨组织处留一个 3mm 或者 4mm 的小的袖口状缺口以便于将韧带复合体复位;**C.** 手术中的图片展示了在关节囊作的斜行切口(A 和 B 版权© Richard D. Ferkel, MD)

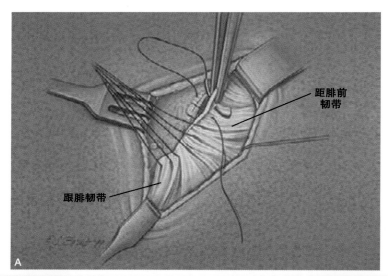

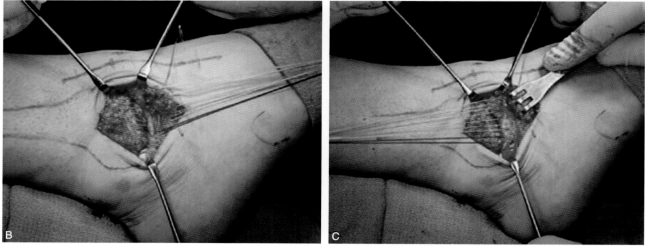

**图 28-3**　改良 Broström 手术。**A.** ATF 和 CF 韧带用不可吸收缝线并通过"pants-over-vest"的重叠缝合方式进行收口;**B** 和 **C** 手术图片展示了打结前缝线的位置;**C.** 缝线向下拉,打结的时候让踝关节处于后抽屉位(A 版权© Richard D. Ferkel, MD)

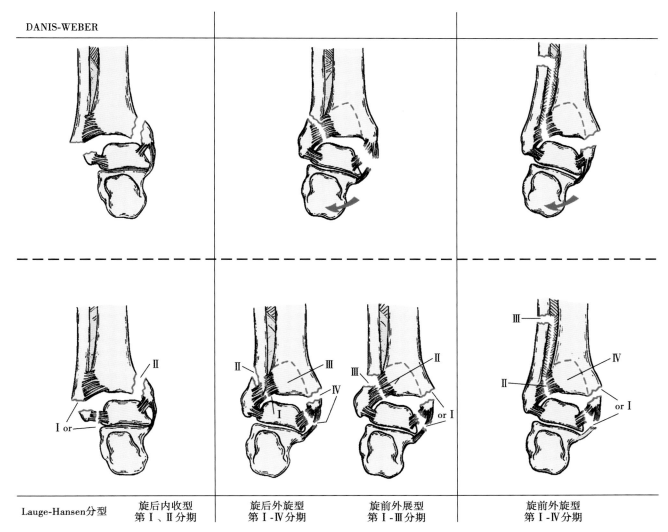

DANIS-WEBER

| Lauge-Hansen分型 | 旋后内收型<br>第Ⅰ、Ⅱ分期 | 旋后外旋型<br>第Ⅰ-Ⅳ分期 | 旋前外展型<br>第Ⅰ-Ⅲ分期 | 旋前外旋型<br>第Ⅰ-Ⅳ分期 |
|---|---|---|---|---|

图 29-1　踝关节骨折 Lauge-Hansen 分型和 Danis-Weber 分型（Browner BD，et al：Skeletal trauma，Philadelphia，2009，Saunders.）

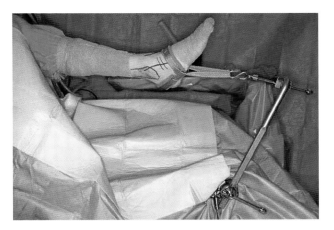

图 30-1　患者用支撑物固定好，足踝关节镜的软组织牵引装置的应用

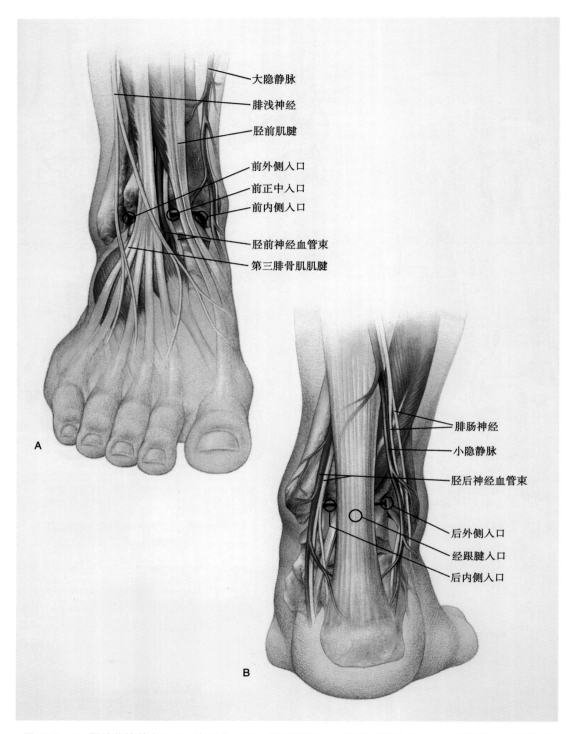

大隐静脉

腓浅神经

胫前肌腱

前外侧入口

前正中入口

前内侧入口

胫前神经血管束

第三腓骨肌肌腱

腓肠神经

小隐静脉

胫后神经血管束

后外侧入口

经跟腱入口

后内侧入口

A

B

**图 30-2    A.** 踝关节镜前方入口,前正中入口一般不采用;**B.** 踝关节镜后方入口,经跟腱入口不常用
(From Ferkel RD:An illustrated guide to small joint arthroscopy,Andover,MA,1989,Smith & Nephew Endoscopy)

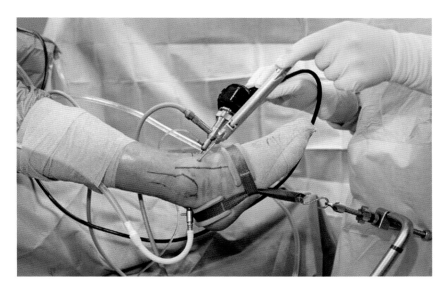

**图 30-3** 右踝关节镜手术。注意到此时小关节镜在前内侧入口,而关节内刨削在前外侧入口,此外,可以看到后外侧入口是液体注入口

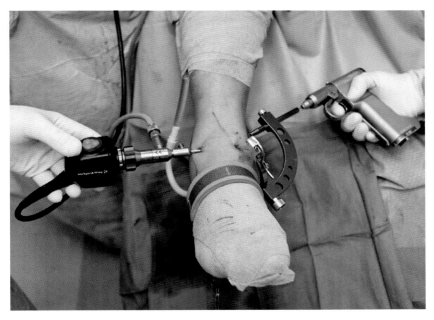

**图 30-4** 右踝关节距骨内侧骨软骨损伤的经踝钻孔。注意到此时关节镜是由前外侧入口进行观察的

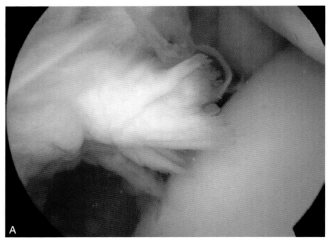

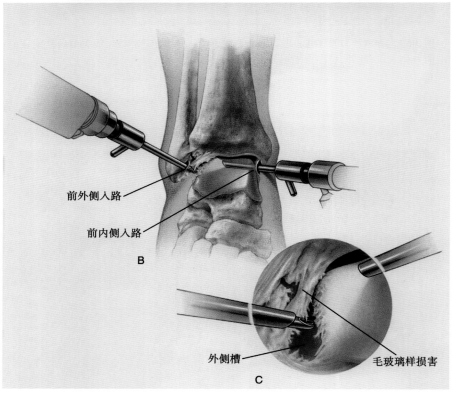

前外侧入路

前内侧入路

B

外侧槽

毛玻璃样损害

C

**图 30-7** 踝关节软组织撞击。**A.** 关节镜下可见右踝关节滑膜炎和踝关节穹隆前外侧瘢痕;**B.** 右踝关节前外侧软组织撞击产生的滑膜炎和前外侧槽纤维化;**C.** 关节镜模式图显示瘢痕条索及右踝关节穹隆外侧距腓韧带前下方的炎症(*B* and *C* 摘自 FerkelRD:An illustrated guide to small joint arthroscopy,Andover,MA,1989,Smith & Nephew Endoscopy.)

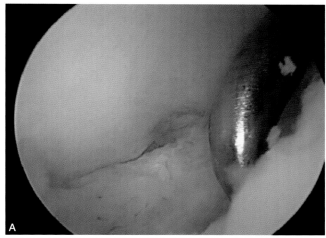

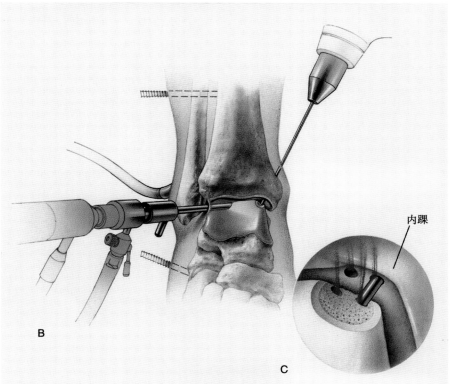

内踝

**图30-8**　距骨软骨损伤的治疗。**A.** 关节镜下后外侧入路见右踝关节距骨内侧的骨软骨损伤,通过前内侧入路可见微骨折孔;**B.** 通过前外侧入路,经内踝钻孔至距骨的骨软骨损伤;**C.** 关节镜下见克氏针有内踝传入距骨,产生出血通路(*B* and *C* 摘自 Ferkel RD: An illustrated guide to small joint arthroscopy, Andover, MA, 1989, Smith & Nephew Endoscopy. )

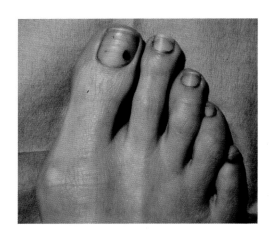

图 32-1　一位伴跚囊炎的跚外展患者

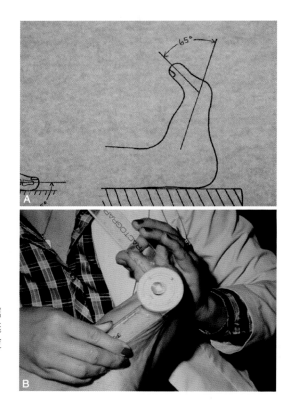

图 32-2　**A.** 非负重位测量第一跖趾关节背屈角度,顺着第一跖骨倾斜角作一直线并向外延伸,在这条线背侧的移动即为背屈角度;**B.** 使用量角器测量第一跖趾关节背屈角

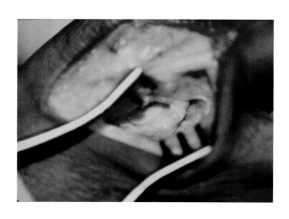

图 32-6　背侧切口松解第一跖趾间隙中腓侧籽骨的术中照片。有时这个解剖过程或籽骨切除会造成严重的瘢痕形成或间隙中血肿形成,从而导致术后相关并发症发生

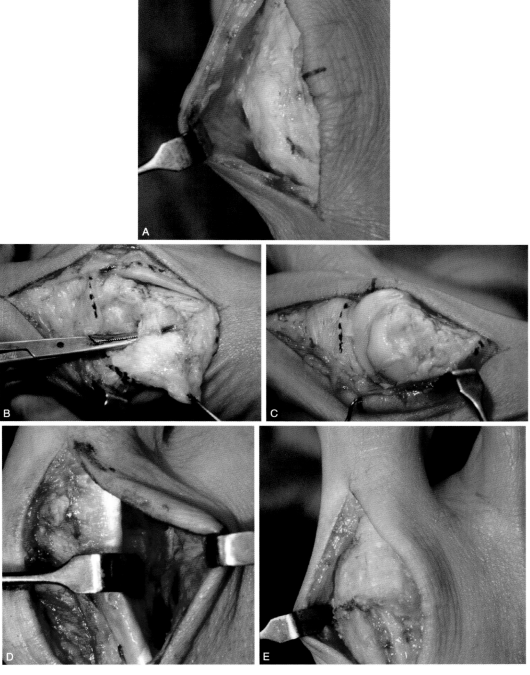

图 32-7 **A.** 术中照片显示软组织型姆囊切除术以重建关节周围软组织,这是手术开始阶段,从背侧切口暴露第一跖趾关节背侧及内面;**B.** 术中照片示从内侧切开关节囊,切断附属韧带暴露姆囊区域;**C.** 暴露第一跖趾关节内侧面,切除跖骨头内侧面增生部分;**D.** 解剖进入第一跖骨间隙,松解外侧非正常紧密结构,如有必要再松解腓侧籽骨;**E.** 内侧面封闭后及第一跖趾关节囊背侧面照片,多余的组织被切除,姆趾被重新排列至合适位置

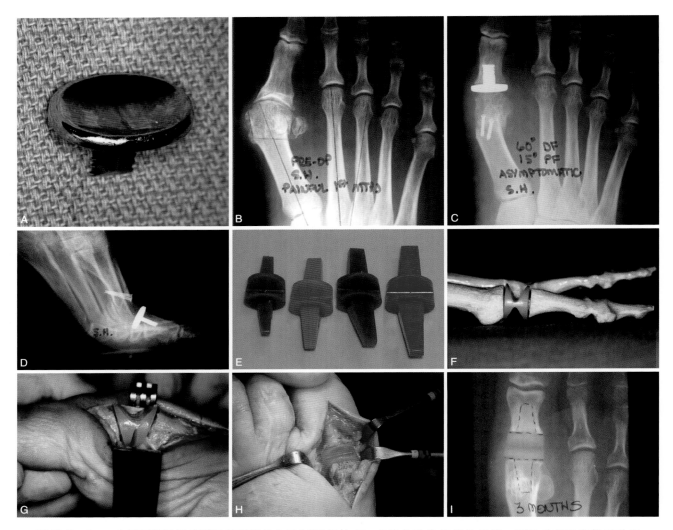

**图 32-8**　**A.** 一个用于替换远端跗趾基底部的金属"半"假体；**B.** 术前负重位 X 线片示第一跗趾关节退变伴运动疼痛，由于跗囊及跗外翻导致跗间角异常增大，治疗方法为跖骨头切除缩短第一、二跖骨距离，同时重建第一跖骨头周围软组织，使用半假体替换近节趾骨基底部；**C.** 跖骨切除术后 X 线片，使用两根螺钉固定，重建周围软组织，置入半假体以获得足够的跗趾关节背屈、缓解疼痛；**D.** 前进位侧位片示跖骨头置入物的移动；**E.** 不同尺寸的硅胶折页全假体；**F.** 在模型骨中插入假体以确定它的位置及需要从跖骨头和近节趾骨基底部需要移除骨的体积，为了保持第一跖骨头的承重能力，正常情况下从跖骨头移除的骨量较少，大部分从近节趾骨切除，同时要避免跗短屈肌插入间隙中；**G.** 从内侧面观察整个合页假体的术中照片；**H.** 从背侧面看到的整个假体；**I.** 术后负重位正位片示整个假体位置

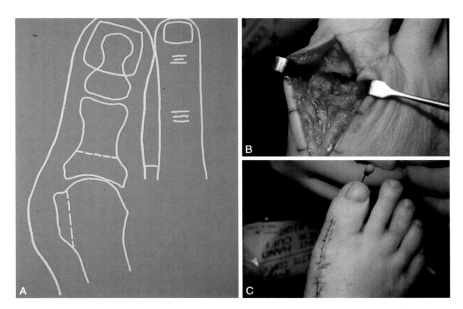

图 32-10　A. 关节切除成形术(Keller 术式)中需要从近节趾骨基底切除的骨量;B. 术中从背侧看到将克氏针从踇趾插入穿过跖骨头,使踇趾在横断面及矢状面保持位置正确,直到趾骨基底切除形成的空隙被瘢痕组织填满才能拔出;C. 插入克氏针的术后照片,显示术后踇趾缩短,在很多患者身上这会导致转移性跖骨痛。

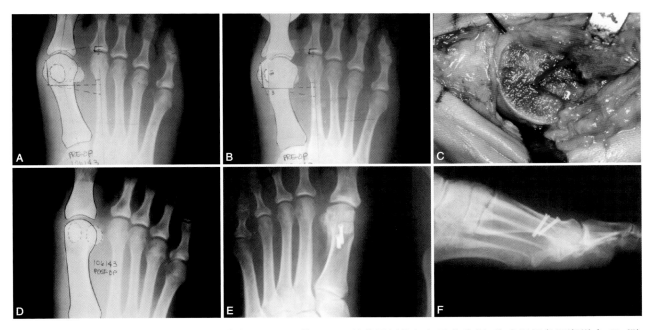

图 32-11　A. 术前负重位片示踇外翻伴踇囊炎,原因是第一跖趾关节周围软组织平衡失调,造成跖间角逐渐增大;B. 测量模板展示跖骨切除术,跖骨头移向外侧以获得相对正常的跖间角,并消除踇囊。同时需要施行软组织重建术(McBride术式)恢复关节平衡;C. 跖骨颈 chevron 截骨(Austin 术式)后的术中内侧面照片;D. Austin/McBride 术后负重位片,使用可吸收棒固定;E. 采用同样术式,切除部位用两根螺钉固定的术后正位片;F. 两根螺钉固定的术后侧位片

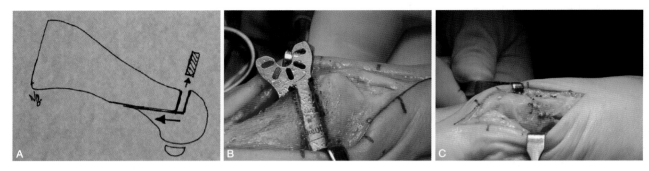

**图 32-12**    **A.** 跖骨头减压切除术,为缩短第一跖骨切除一部分骨,从而松解第一跖趾关节周围软组织,增加活动范围;
**B.** 术中背侧面照片示部分切除的第一跖骨头;**C.** 内侧面照片示减压切除术后用两根螺钉从背侧向跖侧固定

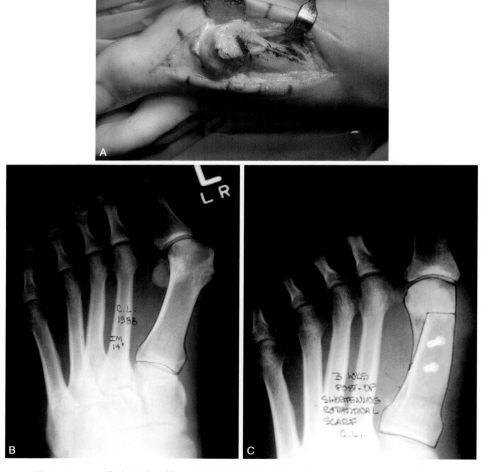

**图 32-13**    **A.** 术中照片示第一跖骨干长"Z"行切除,即 SCARF 截骨;**B.** 术前负重
X 片示第一跖骨较长,跖间角增大,踇外翻畸形;**C.** SCARF 截骨和软组织平衡重
建术后负重位 X 片,使用螺钉固定,可以看到跖间角减小,跖骨长度缩短至相对
正常水平,第一跖趾关节得到重建

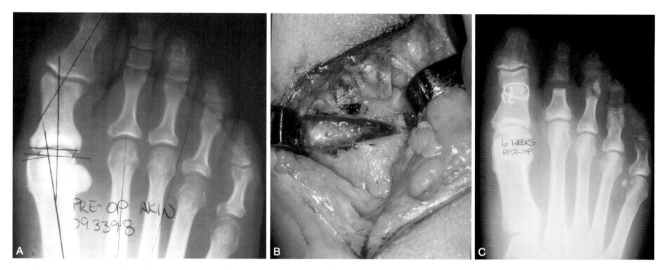

图 32-14　**A.** 术前负重位片示趾间关节异常外展,但没有跗囊炎;**B.** 近节趾骨内侧楔形骨切除术中背侧面照片,当切除部位封闭后可减少异常外展,使足趾伸直;**C.** Akin 截骨术后负重正位片,无菌钢丝固定,不需要软组织重建